人类卵子学

主　编　孙莹璞　相文佩

副 主 编　孙青原　孙海翔　黄国宁　黄元华　胡琳莉

主　审　朱桂金

人民卫生出版社

图书在版编目（CIP）数据

人类卵子学/孙莹璞,相文佩主编. —北京:人民卫生
出版社,2018

ISBN 978-7-117-25909-5

Ⅰ.①人… Ⅱ.①孙…②相… Ⅲ.①卵子-人体生
理学 Ⅳ.①R339.2

中国版本图书馆 CIP 数据核字（2018）第 047026 号

人卫智网	www.ipmph.com	医学教育、学术、考试、健康,
		购书智慧智能综合服务平台
人卫官网	www.pmph.com	人卫官方资讯发布平台

人类卵子学

主　　编:孙莹璞　相文佩
出版发行:人民卫生出版社（中继线 010-59780011）
地　　址:北京市朝阳区潘家园南里 19 号
邮　　编:100021
E - mail:pmph @ pmph. com
购书热线:010-59787592　010-59787584　010-65264830
印　　刷:北京顶佳世纪印刷有限公司
经　　销:新华书店
开　　本:889×1194　1/16　印张:33
字　　数:1022 千字
版　　次:2018 年 4 月第 1 版　2018 年 8 月第 1 版第 3 次印刷
标准书号:ISBN 978-7-117-25909-5/R・25910
定　　价:199.00 元

打击盗版举报电话:010-59787491　E-mail:WQ @ pmph. com
（凡属印装质量问题请与本社市场营销中心联系退换）

编委名单（以姓氏笔画为序）

孔祥东　郑州大学第一附属医院
叶　虹　重庆市妇幼保健院
全　松　南方医科大学南方医院
孙正怡　中国医学科学院北京协和医院
孙青原　中国科学院大学
孙海翔　南京大学医学院附属鼓楼医院
孙莹璞　郑州大学第一附属医院
孙筱放　广州医科大学附属第三医院
朱桂金　华中科技大学附属同济医院
张　玲　华中科技大学同济医学院计划生育研究所
杨　菁　武汉大学人民医院
相文佩　华中科技大学同济医学院计划生育研究所
胡琳莉　郑州大学第一附属医院
徐艳文　中山大学第一附属医院
黄元华　海南医学院附属医院
黄国宁　重庆市妇幼保健院
靳　镭　华中科技大学附属同济医院

编者名单（以姓氏笔画为序）

尹太郎	王　婧	王雅琴	王震波	孙　婧	朱丽霞	闫文杰
吴庚香	宋天然	宋文妍	张　腾	张宁媛	李　红	李　洁
李　脉	李　涛	李　维	李宇彬	李赛姣	沈晓婷	肖　楠
陈　磊	陈东红	岳　静	姚桂东	胡海珊	胡梦雯	姬萌霞
徐　蓓	徐家伟	徐朝阳	聂　睿	戚树涛	程　丹	韩树标

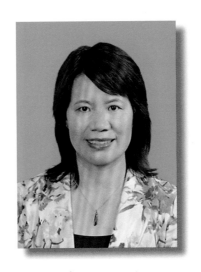

孙莹璞　教授

医学博士，二级教授，博士生导师。郑州大学第一附属医院副院长兼生殖与遗传专科医院院长；中华医学会生殖医学分会主任委员；河南省医学会生殖医学分会主任委员。全国优秀科技工作者，第七届国家卫生计生突出贡献中青年专家。

1997 年创建了郑州大学第一附属医院生殖医学中心暨河南省生殖医学中心。带领团队在试管婴儿技术、卵子及卵巢组织冷冻技术、胚胎植入前遗传学诊断技术、中期妊娠单卵多胎射频消融减胎术、双胎输血综合征胎儿镜下激光凝固胎盘血管交通支等技术方面走在国内前列。填补国际技术空白 2 项，国内技术空白 3 项、省内技术空白 12 项。2009 年建立了国际上首批多囊卵巢综合征来源的人胚胎干细胞系并定向分化为脂肪细胞；2011 年完成了中国首例应用单细胞 SNP 微阵列技术进行胚胎植入前遗传学诊断分娩健康婴儿；2015 年完成了中国首例卵巢早衰患者体外激活原始卵泡的卵巢组织自体移植分娩健康婴儿；2016 年完成中国首例亨延顿舞蹈病双芯片胚胎植入前遗传学诊断获临床妊娠，成功分娩健康宝宝；2016 年研发国际首例 MaReCS 技术阻断染色体平衡易位胚胎植入前遗传学诊断试管婴儿诞生。

承担国家自然科学基金面上项目 4 项，国家卫生计生委科研基金、教育部 211 工程三期重点学科建设项目及省厅级重大课题 20 多项。发表 SCI 收录论文 90 余篇，包括 *Nature*、*PNAS*、*Cell Research* 等权威杂志。

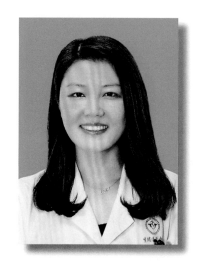

相文佩　教授

医学博士,博士生导师。华中科技大学同济医学院计划生育研究所生殖药理与生殖内分泌研究室主任。

中华医学会生殖医学分会青年委员;中华医学会计划生育分会青年委员;湖北省医学会生殖医学分会常务委员;湖北省性学会理事;湖北省生殖健康学会常务委员。

2005年毕业于华中科技大学同济医学院,获得妇产科学博士学位;2011年至2013年在美国匹兹堡大学医学中心做访问学者。致力于卵子发生、女性生育力保存、卵巢衰老及干细胞研究。主持国家自然科学基金项目2项,参与国家"十二五"、重点研发等项目研究。在国内外学术期刊发表论著40余篇,在 *Scientific Reports*、*Journalof Biological Chemistry*、*Human Reproduction*、*Placenta* 等杂志发表SCI收录论文多篇。主编和参编国家"十一五"规划教材《生殖疾病学》、《临床生殖医学》、《女性不育症》等多部著作。

序

生命的繁衍源于精子和卵子的结合。卵细胞除提供一半的细胞核遗传物质以外，还有几乎全部的细胞质遗传物质。卵泡发育、减数分裂、卵泡发生的调节、卵泡发生的细胞及分子变化等过程都有其独特性和复杂性。探寻卵泡发育、激活、分裂、运送、受精等过程中的关键基因和分子机制是生殖医学工作者的焦点。

现代生活方式的改变和女性受教育程度的提高，使女性生育年龄延迟，尤其是"二孩政策"的施行，高龄再生育人群增加，对生殖医学工作者提出了新的挑战。面对高龄、卵巢功能储备减退患者如何获取高质量的卵子，成为一项新的研究课题。女性恶性肿瘤的发病率上升和年轻化，使肿瘤患者生育力保存显得尤为重要。还有日益恶劣的环境对人类生殖的损伤，林林总总，在面对新的挑战和重要的科学问题需要解决的关键时刻，我欣喜地看到《人类卵子学》专著的出版。可以说，这部专著的出现，填补了国内卵子研究领域大型专著的空白，也为生殖医学界画上了浓墨重彩的一笔。

在郑州大学孙莹璞教授和华中科技大学同济医学院相文佩教授的组织下，来自全国生殖领域的著名专家殚精竭虑、精心撰写，从基础、临床、实验室到最新研究进展，为我们呈现了内容实用、丰富、前沿的大型专著，相信此书定会对生殖医学工作者带来极大的帮助。

院士

2018 年 3 月

　　卵子是女性一生中最珍贵而有限的细胞,是女性生育力的重要标志。卵子的发育和成熟不仅是创造新生命的开始,而且也是女性生殖健康的重要保证。近几十年来,随着辅助生殖技术的发展,人们通过各种体内和体外操作技术,对卵子的认识已从早期动物研究深入到对人类卵巢、卵泡和卵子的发生、调节和成熟的研究。并且随着社会的进步和发展,更加重视疾病与卵子发生的相关性,最终希望在通过对人类卵子全面深入认识的基础上,实现对女性生育力的保护和保存。

　　本书从基础、临床、辅助生殖技术和实验室方面分为四篇,共二十五章,结合最新研究进展详细地从卵巢、卵泡和卵子的发生与调节机制开始,在此基础上分析临床疾病如内分泌疾病、卵巢相关疾病和遗传性疾病等对卵泡和卵子发生的影响机制,进一步通过辅助生殖技术对卵子在体外的临床操作、实验室对卵子的检测和评估明晰而完整地概括对人类卵子的全面认识,特别是纳入了基础和临床科学研究中许多重要的和最新的发现,其中包括分子、细胞和遗传的发现及其与临床的相关性,以及干细胞和卵巢组织移植等最新的临床应用。本书各章节理论与实践相结合,各有侧重,又密切相关,铺衬延续。

　　本书是由专注于人类卵子基础和临床研究的成绩斐然的专家,花费大量精力认真、严肃地收集资料,集思广益,反复修改编写而成的大型专著。在此,向为本书编写付出辛劳的各位同仁致以由衷的感谢!希望对人类卵子感兴趣的研究者和临床医生们会发现本书有益于他们的工作。

2018 年 3 月

目　录

第二篇　临　床　篇

第三篇　辅助生殖技术篇

第四篇　实验室篇

基础篇

第一篇

第一篇 基础论

第一章

卵巢与卵泡的结构与功能

第一节 卵巢的结构与功能

卵巢(ovary)属于女性内生殖器,与输卵管合称为子宫附件(uterine adnexa)。

一、卵巢的形成

在人体胚胎发育到第3~4周时,卵黄囊内胚层开始出现原始生殖细胞。第4~5周时,胚胎形成泌尿生殖嵴。泌尿生殖嵴位于体腔背面,是由肠系膜基底部两侧体腔上皮增生形成的两个隆起部位组成,泌尿生殖嵴内侧为生殖嵴,外侧为中肾。原始生殖细胞迁移至生殖嵴后被性索包围形成原始生殖腺。在胚胎发育至第8周时,若无睾丸决定因子存在,原始生殖腺则分化为卵巢。

原始生殖细胞具有多种分化潜能,对人类性腺的发育具有诱导作用。人类原始生殖细胞来源于卵黄囊尾侧的内胚层细胞,大约于胚胎第4~6周时开始游走进入生殖腺,到达卵巢组织后原始生殖细胞则称卵原细胞(oogonia)。原始生殖细胞在迁移途中及到达生殖嵴后迅速分裂,由胚龄10~15周时最初的1000个原始生殖细胞已经分化增殖到约60万个卵原细胞,并继续增殖,因而卵原细胞遍布于卵巢皮质,是卵巢内繁殖分裂的干细胞。在胚龄15~20周,卵原细胞开始分化进入并停留在减数分裂前期I,此时称为初级卵母细胞(primary oocyte)。卵巢中只有5%的卵原细胞可以发育成活,其余绝大多数均走向退化。在第15~17周,卵泡细胞伸入卵母细胞间,卵母细胞间的相互联系消失,开始出现原始卵泡,22~26周为原始卵泡发育的高峰期,出现大量的原始卵泡(primitive follicle),主要位于皮髓交界区。新生儿时期,双卵巢内原始卵泡数目大约在70万~200万个;在女性青春期时,原始卵泡数目在30万~50万个左右;女性围绝经期时(40~50岁),双侧卵巢内只剩下数百个原始卵泡。在生育期(青春期至绝经期之间的30~40年),卵巢在下丘脑及垂体的调节下开始有周期性排卵,原始卵泡数目虽然众多,但在正常女性一生之中能够发育成熟并排卵的只有400个左右,其余原始卵泡则会闭锁。

二、卵巢的位置

卵巢,形状为扁椭圆形,位置位于子宫两边,宫底外侧、输卵管下方,可分为内、外侧两面,上、下两端,前、后两缘。卵巢内侧面,又称肠面(intestinal-surface),多与回肠紧邻,朝向盆腔,外侧面与盆腔侧壁相邻。卵巢上端又称输卵管端(tubalextremity),较钝圆,与输卵管的伞端相连接;下端又称子宫端(uterineextremity),较上端稍尖,朝向子宫。卵巢前缘有卵巢系膜(mesovarium)附着,称为卵巢系膜缘(mesovarianborder),卵巢系膜为卵巢与子宫阔韧带间的腹膜皱襞,长度很短,卵巢系膜与阔韧带后叶相连的部位称为卵巢门(ovarian hilum)。通往卵巢的血管、神经及淋巴管通过卵巢门和卵巢系膜进出卵巢。卵巢后缘隆起较明显,朝向后内方,又称为独立缘(freeborder),不与周围组织相连。卵巢的内侧(子宫端)与子宫之间有卵巢固有韧带相连接,外侧(盆壁端)与骨盆壁之间以卵巢悬韧带(骨盆漏斗韧带)相连接(图1-1)。

(一)固有韧带

卵巢固有韧带(utero-ovarian ligament)又名卵巢子宫索(utero-ovariancord),是由平滑肌和纤维组织构成的索条,位于卵巢与子宫底外侧角间,其内含有血管。卵巢固有韧带起自卵巢的子宫端,止于子宫底外侧的输卵管与子宫相结合处的后下方,卵巢固有韧带经由子宫阔韧带的两层间接近后叶处穿过,从子宫阔韧带背侧观察,卵巢固有韧带穿行处的阔韧带后叶微隆起,并呈皱襞状。

3

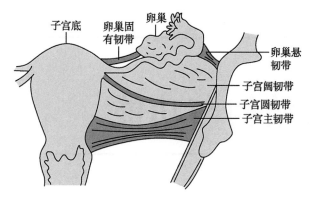

图 1-1　子宫各韧带

（二）悬韧带

子宫阔韧带上缘腹膜向上延伸，外 1/3 包绕卵巢血管，形成骨盆漏斗韧带（infundibulo pelvic liga-ment），又称卵巢悬韧带（suspensory ligament）。卵巢悬韧带位置居于骶髂关节前方，起自骨盆入口处的髂总血管的分叉处，向下行走，止于卵巢的输卵管端，卵巢悬韧带实质上是腹膜皱襞，在其内穿行的有卵巢动静脉、淋巴管、卵巢神经丛及少量平滑肌纤维和致密的结缔组织等。另外，与卵巢输卵管端相连的输卵管卵巢伞，对卵巢也能起到一定的固定作用。

卵巢为腹膜内位器官，为子宫阔韧带后叶所包裹形成卵巢囊（ovariancapsule）。卵巢的活动性较大，其位置一般位于卵巢窝（ovarianfossa）内，外侧与盆腔侧壁的腹膜相接。卵巢窝位于髂内动脉和髂外动脉起始部的交角内，其前界为脐动脉索，后界为髂内动脉和输尿管，底部由盆筋膜、腹膜壁层及闭孔内肌组成。卵巢窝底部的腹膜外组织内，有神经和血管通行。

在不同年龄阶段，卵巢的位置也会有一定的变化，胎儿时期，卵巢的位置位于腰部和肾的附近，与男性睾丸的位置相似；出生时，卵巢位置较高，略呈斜位；随年龄增长，卵巢位置下降，至成年，卵巢位置较低，其长轴近于垂直位；老年女性的卵巢位置则更低。卵巢的位置可因子宫位置变化而受到影响，当子宫向左倾时，左卵巢稍向下移位，子宫端稍转向内；右倾时则相反；当妊娠时，随着子宫的增大、移动，卵巢位置也会有极大的改变，当胎儿娩出后，卵巢一般不能回到原位置。此外，大肠充盈程度对卵巢的位置也会有一定的影响。

三、卵巢形态结构

卵巢是女性的生殖器官，位于子宫两侧，左右各一枚，颜色为灰红色，质地较为韧硬，形状为呈扁平

的椭圆形。卵巢的形状、大小和外观随着年龄的改变而有不同。青春期前，卵巢尚未开始排卵，表面光滑；青春期，卵巢开始排卵，由于卵泡的生长和卵母细胞的排出，卵巢表面变得凹凸不平，并可见排卵孔。绝经后的卵巢萎缩变小变硬。

卵巢表面无腹膜，仅覆盖有一层由单层立方上皮组成的生发上皮，生发上皮下为一层纤维组织构成的卵巢白膜，白膜下为卵巢组织；卵巢组织分为皮质和髓质，卵巢皮质较厚，位于卵巢的外周，是卵泡的生长发育的场所，其内含有各个生长阶段的卵泡、黄体、白体和闭锁退化的卵泡，卵泡与卵泡之间为含有大量梭形基质细胞和网状纤维的致密结缔组织。卵巢髓质和皮质之间没有明显界限，髓质位于卵巢中心，无卵泡，由疏松的结缔组织构成，髓质内含有血管、神经、淋巴及少量的平滑肌纤维。卵巢的结构示意图如图 1-2 所示。

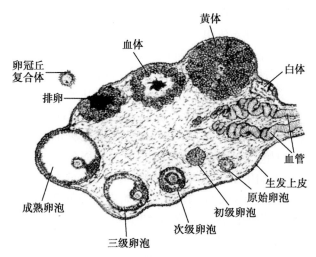

图 1-2　卵巢的构造模式图

四、卵巢附属器官

卵巢的附属器官是指附属于卵巢的胚胎残余器官，包括卵巢旁体、卵巢冠及囊状附件。

（一）卵巢冠

卵巢冠（epoophoron）：又名副卵巢，位于卵巢系膜内，由 10～20 条横小管（transverseductulus）和一条卵巢冠纵管（longitudinal epoophoron duct）构成。横小管来源于中肾小管，在男性类似于附睾迷管和睾丸输出小管，冠纵管位置靠近输卵管，并与之平行，是中肾管萎缩遗留的部分，与男性的附睾管相当。横小管的一端靠近卵巢称为卵巢端，另一端靠近输卵管为输卵管端，并以直角汇入卵巢冠纵管。两者均为上皮小管，管壁肌层较厚，具有分泌现象，

对卵巢系膜的紧张度有一定作用。

（二）囊状附件

囊状附件（vesicular appendage），为中肾管头端的遗迹，有一个或数个不等，其内含有液体，常位于输卵管漏斗附近，是卵巢冠上方向下垂的小豆形有蒂的纤毛上皮小囊。

（三）卵巢旁体

卵巢旁体（paroophoron），是胚胎期中肾尾侧部中肾小管的遗迹，相当于男性旁睾。由数条上皮小管和血管球构成，居于卵巢系膜内、卵巢冠的内侧及卵巢动脉进入卵巢门处，较卵巢冠更为接近子宫。卵巢旁体可在初生儿体内见到，在5岁以后用显微镜观察，有时可看到卵巢旁体存在。

（四）卵巢血管

卵巢的血供主要来自子宫动脉的卵巢支和卵巢动脉。卵巢动脉从腹主动脉分出，于腹膜后沿腰大肌前下行入骨盆腔，跨过输尿管和髂总动脉的下段，穿入卵巢固有韧带向内横行，经卵巢系膜入卵巢门，为卵巢提供血供。卵巢动脉和子宫动脉卵巢支由卵巢门进入卵巢髓质，形成螺旋状分支，呈辐射状进入卵巢皮质，形成毛细血管网，主要分布在卵泡膜和黄体，毛细血管网集合后形成微静脉，于卵巢髓质内汇聚成小静脉，出卵巢门，并在卵巢系膜内汇形成卵巢静脉丛，最后汇成卵巢静脉，与同名动脉伴行。右侧卵巢静脉直接注入下腔静脉，左侧卵巢静脉注入左肾静脉。

依据卵巢动脉及子宫动脉对卵巢血液供应分布的不同，卵巢的动脉血液供应可分为四种类型：

Ⅰ型：通常情况下卵巢血液由子宫动脉和卵巢动脉的分支互相吻合共同提供，此为混合供应型，卵巢的血供大部分为此种类型。

Ⅱ型：卵巢内侧由子宫动脉的分支供应，外侧由卵巢动脉的分支供应，两者提供的血液供应基本相当，此型属于均衡供应型，为卵巢血液供应的变异类型。

Ⅲ型：由子宫动脉的分支提供主要的血液供应，此为子宫动脉供应优势型。

Ⅳ型：由卵巢动脉提供主要的血液供应，此为卵巢动脉供应优势型。

由于卵巢的血液供应存在着上述四种类型的变化，在行输卵管结扎术时，一般强调选择输卵管的中1/3部为结扎部位，以防止损伤供应卵巢的血管分支，结扎时，应注意保存输卵管系膜间血运的通畅性，若卵巢血运受阻，则可能导致卵巢功能障碍，造成术后月经改变。

（五）卵巢淋巴管

卵巢皮质内有丰富的淋巴管，毛细淋巴管围绕在卵泡外膜和黄体的周围，卵泡内膜和颗粒层没有淋巴分布；卵巢皮质内淋巴管互联成网，向髓质内汇集合成较大的淋巴管，出卵巢门，汇入腰淋巴结。

（六）卵巢神经

卵巢神经来自子宫神经丛和卵巢神经丛，与卵巢血管一同经卵巢门进入卵巢髓质，形成神经丛，并发出神经纤维进入皮质内，神经纤维多分布于血管壁上，在次级卵泡内形成末梢神经感受器，终止于黄体细胞之间。此外，在闭锁的卵泡内膜、白体及生殖上皮均有神经纤维分布。

五、卵巢的功能

卵巢具有排卵和内分泌两种功能。一般生育期妇女的性功能旺盛，卵巢功能已发育成熟，在下丘脑和垂体的调控下可以有规律周期性排卵，合成并分泌甾体类激素和多肽激素。

（一）卵巢周期

从青春期女性性器官开始发育至绝经前这段时间内，卵巢在形态和功能上发生的一系列变化，称为卵巢周期。

1. 卵泡的发育和成熟 卵泡是卵巢的基本功能单位，卵泡发育从原始卵泡开始。胚胎20周时，原始卵泡数量最多约700万个，随着胚胎的发育大部分原始卵泡发生退化闭锁，新生儿出生时，卵巢皮质内大约有70万～200万个卵泡，儿童期，剩余的70万～200万枚原始卵泡则继续退化，至青春期，皮质内的原始卵泡只余下约30万～50万枚。女性整个生育期，大约只有400个卵母细胞发育成熟并排卵，每个生殖周期中会有多个卵泡募集，并开始发育，但一般只有一个卵泡可以发育成熟，其余同一批的卵泡发育到一定程度便自行退化，称为卵泡闭锁。原始卵泡在旁分泌和自分泌的细胞因子作用下离开卵泡库，在下丘脑腺垂体卵巢功能轴分泌的多种激素的作用下，卵泡逐渐发育成熟，需经历原始卵泡、初级卵泡、次级卵泡、三级卵泡和成熟卵泡等多个阶段发育成熟并排卵。卵子发育成熟是一个非常复杂的过程，需要卵泡刺激素（follicle-stimulating hormone，FSH）和黄体生成素（luteinizing hormone，LH）协同作用。在FSH的作用下，卵泡内卵泡液含量迅速增加，卵泡体积也快速增大。卵泡液中高浓度的FSH和LH可以直接作用于卵巢颗粒细胞，LH刺激卵泡管上皮的分泌活动,有助于受精卵的运输。在青春期,雌激素促进女性生殖器及第二性征的发育,如促使阴唇发育、丰满、色素加深,促使乳腺管增生,乳头、乳晕着色等。

雌激素对下丘脑和垂体均具有正负反馈作用,可以调控垂体促性腺激素的分泌。雌激素在维持卵母细胞减数分裂停滞状态起到一定的作用,使细胞核及细胞质成熟同步化,有利于卵母细胞的发育,并且在卵母细胞获得受精能力以及在卵泡和卵母细胞成熟、排卵及胚胎发育等多个方面起到特殊作用。此外,雌激素可以促进水钠潴留;抑制低密度脂蛋白合成,促进肝脏高密度脂蛋白合成,降低循环中胆固醇水平;维持和促进骨基质代谢。

孕激素的生理作用通常是在雌激素的基础上发挥效应。孕激素可以使增生期子宫内膜向分泌期内膜转化,降低子宫平滑肌兴奋性及其对缩宫素的敏感性,从而抑制子宫收缩,有助于胚胎的植入及胎儿在宫内的生长发育;孕激素可以使宫口闭合,黏液分泌减少,性状变黏稠,阻止不利因素上行。此外,孕激素还有抑制输卵管肌节律性收缩的振幅,加快阴道上皮细胞脱落,促进乳腺腺泡发育的作用。在月经中期,孕激素具有增强雌激素对垂体正反馈的作用,而在黄体期孕激素通过对下丘脑、垂体的负反馈作用,抑制促性腺激素分泌。

雌激素与孕激素既有协同作用又有拮抗作用,协同作用体现在,孕激素在雌激素作用的基础上,可进一步促使女性生殖器官和乳房的发育,为妊娠准备条件。拮抗作用体现在,雌激素促进子宫内膜增生及修复,孕激素则限制子宫内膜增生,并使增生的子宫内膜转化为分泌期,此外,在子宫收缩、输卵管蠕动、宫颈黏液变化、阴道上皮角化和脱落以及钠和水的潴留与排泄等方面均有雌激素和孕激素的拮抗作用。

自青春期开始,雄激素分泌增加,从而促进毛发的生长,促进阴蒂、阴唇和阴阜的发育,雄激素具有减缓子宫及其内膜的生长与增殖,抑制阴道上皮的增生和角化的作用。过多的雄激素会对雌激素产生拮抗作用,长期使用雄激素或机体分泌过多的雄激素,可使女性出现男性化表现。对机体代谢功能的影响:雄激素可以促进蛋白质合成及肌肉生长,刺激骨髓红细胞增生,增加基础代谢率,促进肾远曲小管对 Na^+、Cl^- 的重吸收而引起水钠潴留。在性成熟期前,骨骺尚未闭合,雄激素可促使长骨骨基质的生长及钙的留存;在性成熟后,雄激素可使骨骺的闭合,使骨骼生长停止。

第二节 卵泡的结构与功能

一、卵泡的基本结构

卵泡(follicle)是卵巢的基本结构和功能单位,它由一个卵母细胞(oocyte)及包围卵母细胞的卵泡细胞(follicular cell)组成。一个成熟的卵泡是由原始卵泡启动后经历初级卵泡、次级卵泡和三级卵泡发育而来,这一过程称为卵泡发育。

依据卵泡的不同生长阶段,可将卵泡分为:原始卵泡、初级卵泡、次级卵泡、三级卵泡和成熟卵泡;根据是否出现卵泡腔将卵泡分为腔前卵泡和有腔卵泡。

1. 原始卵泡(primordialfollicles) 原始卵泡由初级卵母细胞和一层颗粒细胞构成,直径约为 20 ~ 35μm,此时期的初级卵母细胞是一个停滞在第一次减数分裂双线期的卵母细胞,位于卵泡中央,圆形,核大而圆,染色质细疏,着色浅,核仁明显,胞质呈嗜酸性。颗粒细胞偏小,形状扁平,其外有一层薄层基膜,颗粒细胞为卵母细胞提供营养和支持。原始卵泡在胎儿 12 ~ 22 周时形成,在人类胎儿发育的第 7 个月,原始卵泡的数量达到最多,大约有 700 万个。在出生前,初级卵母细胞进入最后一轮 DNA 合成,然后被抑制在第一次减数分裂前期可长达 12 ~ 50 年,直至排卵前才完成第一次减数分裂或退化。至青春期,每个生殖周期都有一批原始卵泡离开卵泡库,开始生长发育。

2. 初级卵泡(primary follicle) 初级卵泡直径 >60μm,由卵母细胞周围包绕一层立方形的颗粒细胞构成。部分原始卵泡被募集离开卵泡库开始生长发育,形成初级卵泡,此期间,卵母细胞体积逐渐增大,颗粒细胞形状由扁平状变为立方形或柱状。在初级卵泡早期,编码透明带蛋白的基因被转录,翻译,产生特异性蛋白,并在卵母细胞和颗粒细胞之间开始形成一层含有糖蛋白的嗜酸性膜,称为透明带(zonapellucida,ZP),透明带对保护卵子、精卵识别及精卵特异性结合、营造胚胎发育的微环境有重要意义。

初级卵泡的发育过程中,卵母细胞和颗粒细胞会形成间隙连接。间隙连接是由连接子构成,使相邻细胞间形成电偶联和代谢偶联。间隙连接蛋白37(Cx37)是卵母细胞与颗粒细胞之间的主要连接蛋白,间隙连接蛋白37对于卵泡发育是必需的,缺乏此蛋白的卵母细胞则无法发育到具有恢复减数分裂能力的阶段。

3. 次级卵泡(secondary follicle) 次级卵泡直径约120μm,由卵母细胞周围包绕两层或以上立方形的颗粒细胞构成。在卵泡发育的同时,其形态结构也在不断地变化。在此阶段,颗粒细胞的数目和层数在不断地增多,卵母细胞的体积不断增大,卵泡膜细胞开始形成。第二层颗粒细胞的出现标志着次级卵泡的形成,颗粒细胞由单层立方上皮变为复层柱状上皮,颗粒细胞间形成较大的间隙连接,间隙连接蛋白43(Cx43)在初级卵泡向次级卵泡转变的过程中发挥重要的作用。卵泡膜细胞在初级卵泡向次级卵泡转变过程中出现,由刚开始的基质细胞样的细胞逐渐发育成膜细胞,膜细胞分为内膜层和外膜层,内膜层由多边形或梭形的膜细胞和毛细血管组成,约3~5层细胞,膜细胞表达LH受体,在LH刺激下产生雄激素,内膜层的毛细血管网可以为卵泡的生长和发育提供血供和营养物质。外膜层由结缔组织和少量平滑肌纤维构成。卵泡膜细胞与基底膜紧密联系,位于卵泡之间的细胞间质,在卵泡发育过程中发挥着非常重要的作用。卵泡发育至次级卵泡阶段由5个部分构成,由外至内分别为卵泡膜、基膜、颗粒细胞、透明带及初级卵母细胞。

4. 三级卵泡(tertiary follicle) 又常称为窦状卵泡(antral follicle),由次级卵泡进一步发育形成。三级卵泡开始出现卵泡腔,卵泡腔内充满着由卵泡膜血管渗出物和卵细胞分泌物构成的卵泡液。卵泡液中含有大量的营养成分、类固醇激素及多种活性物质,因此对卵泡的发育和成熟有重要的作用。卵泡液同时充当着媒介的作用,通过卵泡液卵母细胞和颗粒细胞之间可以接受或释放调节物质。

随着卵泡的生长,卵泡液不断增多,卵泡腔也不断增大,卵母细胞和部分颗粒细胞被挤到一侧,形成一个向卵泡中央突出的半岛,称为卵丘(cumulus)。卵母细胞周围的颗粒细胞即称为卵丘细胞,在透明带周围有一层呈放射状排列的颗粒细胞被称为放射冠(corona radiata),卵泡腔内其他的颗粒细胞则紧贴在卵泡腔的周围,称为壁层颗粒细胞。高度分化的卵丘细胞,其胞质突起可通过透明带上的孔洞,与卵母细胞的质膜建立缝隙连接,形成一个功能上的整体即卵丘卵母细胞复合体。各种小分子信息及营养物质通过缝隙连接运输,如丙酮酸盐或氨基酸,可从颗粒细胞通过细胞间隙连接通道进入卵母细胞。

5. 成熟卵泡 又称格拉夫卵泡(Graafian follicle),最初由荷兰解剖学家格拉夫(R. de Graaf)发现,故而命名。在人类,生长卵泡一般经12~14天发育为成熟卵泡(mature follicle),初级卵母细胞直径可达125~150μm,而卵母细胞体积随着卵泡液的急剧增多而显著增大,最大直径可达到或超过20mm;由于颗粒细胞的数目不再随卵泡的生长而增加,卵泡壁则越来越薄,卵泡向卵巢表面隆起。在排卵前36~48小时,初级卵母细胞恢复并完成第一次减数分裂,形成次级卵母细胞(secondary oocyte)和第一极体(first polar body),后者极小,位于次级卵母细胞与透明带之间的卵周隙(perivitelline space)内。次级卵母细胞迅速进入第二次减数分裂,并停滞在分裂中期,必须等到排卵及受精时才能完成第二次减数分裂。成熟卵泡的大小及卵泡腔的大小均达到最大,此时卵泡液最多,颗粒细胞不再增殖。颗粒细胞通过缝隙连接与卵母细胞紧密接触,对卵泡的形成和发育,及卵母细胞的营养和成熟起重要作用。颗粒细胞的去极化是卵母细胞成熟的重要特征。通常情况下,人在一个月经周期中只有一个卵泡可以发育为成熟卵泡并排卵。成熟卵泡占据整个卵巢皮质层,并可以突出于卵巢表面。成熟卵泡的结构示意图如图1-5所示。

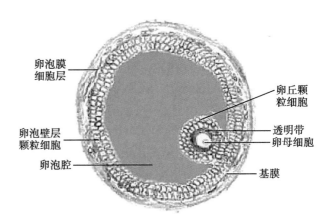

图1-5 成熟卵泡的结构示意图

二、卵子的超微结构和功能

卵子由外至内分别由透明带、卵周间隙、卵母细胞膜质、卵浆、细胞核及核仁组成。

1. 透明带 透明带是卵母细胞的外皮层,厚度约在10~31μm之间,包裹在从次级卵泡期开始卵母细胞及早期胚胎外层,对卵母细胞及早期胚胎起到保护作用,在精卵识别、精卵结合、阻止多精受精及营造早期胚胎微环境上起到重要的作用。人类透明带是由卵母细胞和颗粒细胞共同合成分泌产生的糖蛋白所组成的膜结构,厚 $13\sim15\mu m$,由糖蛋白、碳水化合物和至少 4 种 ZP 特异性蛋白(ZP1,ZP2,ZP3,ZP4)组成。人卵母细胞的透明带在受精后变薄。扫描电子显微镜下可以看到,在成熟的卵母细胞上,透明带实际上是由很多细丝状的纤维排列组成的网状结构,围绕在透明带周围的颗粒细胞可以伸出伪足与卵母细胞膜相接触,因而成熟卵母细胞的透明带含有许多孔洞。而未成熟的卵母细胞的透明带则为无孔的紧密结构。通过透射电子显微镜观察,未成熟卵母细胞透明带由紧密的网状纤维组成,成熟卵母细胞的透明带为疏松的纤维状结构。透明带可分为内外两层,内层及外层均由网状纤维组成,不同时期的卵母细胞透明带内外层的组成也会有变化,外层纤维排列为较大的网状结构,内层由短直的纤维组成,有时交联成圆形结构,受精后透明带内层纤维融合并变硬,起到阻止多个精子进入的作用,外层透明带结构则无明显变化。透明带的厚度与卵母细胞的直径没有关系。透明带的厚薄与受精的发生有着密切的关系。有研究显示,透明带的厚度小于 $18.6\mu m$ 时,卵母细胞的受精效果最好。在不孕不育的患者中,厚透明带($22\mu m$ 或以上)的卵子则需要行卵胞浆内单精子注射才能获得较好的受精结局,而单精注射后的胚胎发育并不受透明带厚度的影响。

2. 卵周间隙 出现在卵母细胞的 M I 期,卵周间隙为卵母细胞与透明带内层间的一狭窄空隙,其内充满卵丘细胞的分泌物。在 M II 期的卵母细胞,卵周间隙内可见第一极体。

3. 卵母细胞质膜 在原始卵泡时期,卵母细胞质膜光滑,与颗粒细胞膜紧密相贴,初级卵泡时卵母细胞质膜出现短小的微绒毛,至窦卵泡期,微绒毛增多变长,并垂直插入透明代内,卵母细胞成熟后微绒毛则倒伏在卵母细胞表面。

窦状卵泡的卵母细胞直径为 $100\sim130\mu m$,已达成熟期大小,卵母细胞胞质及细胞核在不同的发育时期,会有相应的变化。

(1)GV 期:又称生发泡期,生发泡期卵母细胞停滞在减数分裂 I 双线期,卵母细胞核膜清晰,胞核偏居细胞一侧的,染色质浓缩,核仁清晰,偏向核的一侧,核内大量透明无结构的核液,称为生发泡。此时期,卵母细胞胞质边缘已出现皮质颗粒,但数量较

少,散在分布;线粒体外观无活性,主要分布在近核周区,粗面内质网、溶酶体、高尔基复合体等相伴线粒体分布;脂滴广泛分布于卵母细胞中。图 1-6 为 GV 期人类卵子。

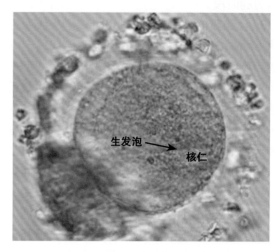

图 1-6 GV 期人类卵子

(2)M I 期:此期卵母细胞处在第一次减数分裂中期,生发泡破裂,核仁消失,第一极体尚未排出,几乎无卵周间隙。M I 期卵母细胞细胞器增多,线粒体增多最为明显,以椭圆形为主,其周围有粗面内质网、溶酶体、粗大脂滴减少,丰富的高尔基复合体,细胞器移向卵母细胞皮质区,卵母细胞内皮质颗粒增多。图 1-7 为 M I 期卵子。

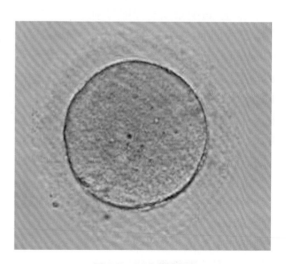

图 1-7 M I 期卵子

(3)M II 期:卵母细胞光镜下直径约 $150\mu m$,卵母细胞为第二次减数分裂中期,第一极体已排出。第一极体的形态及胞质的完整性可以预测排卵后人类卵母细胞的成熟度及卵母细胞的质量。第一极体的一些形态标准如形状(圆、椭圆)、大小、表面(光

滑、粗糙）以及碎片（是否有碎片）可以用来推测提示卵母细胞是否已经发生老化。卵母细胞具有丰富的线粒体、溶酶体、滑面内质网等细胞器，及少量的核糖体。线粒体散在分布于胞质中，略微致密，周围伴有丰富的滑面内质网，脂滴减少并分布较分散，但颗粒较大；卵母细胞内可见胞质较少的透亮区，稍偏于极体的对侧；质膜下有密集的皮质颗粒，约 1~2 排，呈线性排列在质膜下（M Ⅱ期卵母细胞结构示意图如图 1-8 所示，IVF 周期中 M Ⅱ卵子图片如图 1-9 所示）。

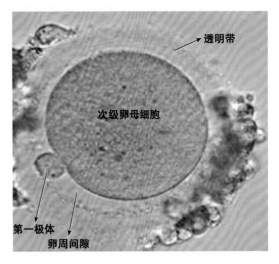

图 1-9　IVF 周期中 M Ⅱ卵子图片示意图

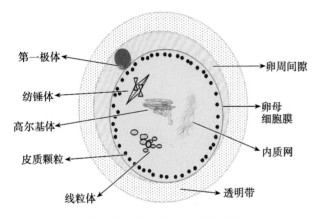

图 1-8　卵母细胞结构示意图

根据卵母细胞的卵周间隙、细胞器分布、颜色、粒度等，将人卵母细胞分为以下几类：

1. 正常的卵母细胞。

2. 细胞质正常，其他方面非正常的卵母细胞（如卵周间隙宽大和透明带颜色异常）。

3. 细胞质异常的卵母细胞。

4. 各种形状异常的卵母细胞。

5. 合并多种异常的卵母细胞。

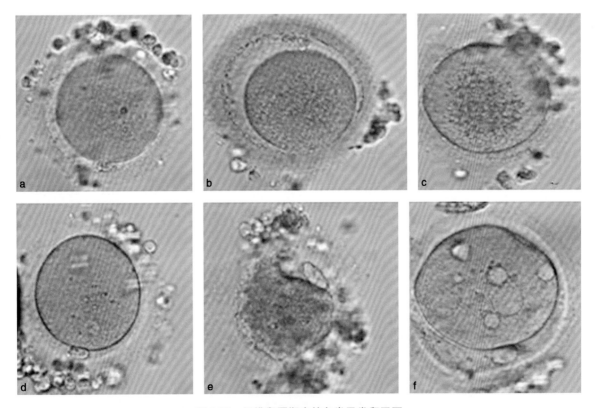

图 1-10　促排卵周期中的各类异常卵子图

a. 第一极体呈现碎极体；b. 碎极体伴卵周间隙增宽；c. 卵母细胞胞质颗粒化；d. 胞质空泡；e. 卵母细胞退化；f. 透明带异常伴胞质大空泡

部分研究显示,来源于正常结构卵母细胞的胚胎,有着更高的种植率;由具有异常细胞质的卵母细胞发育形成的胚胎质量较差,且细胞非整倍体发生率高。促排卵周期中的各类异常卵子如图1-10所示。

(宋苏 相文佩)

参 考 文 献

1. Ebner T, Moser M, Sommergruber M, et al. First polar body morphology and blastocyst formation rate in ICSI patients. HumReprod, 2002, 17(9):2415.

2. Gabrielsen A, Lindenberg S, Petersen K. The impact of the zonapellucida thickness variation ofhuman embryos on pregnancy outcome in relation to suboptimal embryo development. A prospective randomized controlled study. HumReprod, 2001, 16(10):2166.

3. Lefièvre L, Conner SJ, Salpekar A, et al. Four zonapelluci-da glycoproteins are expressed in the human. Hum Reprod, 2004, 19(7):1580-1586.

4. Conner SJ, Lefievre L, Hughes DC, et al. Cracking theegg:increased complexity in the human zonapellucida. Hum Reprod, 2005, 20(5):1148-1152.

5. 曹义娟. 人卵颗粒细胞凋亡对卵母细胞发育潜能的影响. 中国妇幼保健, 2012, 27:4780-4782.

6. Visser JA, H de Jong F, LavenJSE, et al. Anti-Mullerianhormone:a new maker for ovarian function. ReProduction, 2006, 131(1):1-9.

7. 杨永杰,张燕君,李媛. 卵丘细胞凋亡对体外培养卵母细胞发育潜能的影响. 解剖学报, 2007, 38(6):697-703.

8. 孙莹璞,徐瑜,苏迎春,等. 人胚胎透明带厚度及其变量与体外受精-胚胎移植妊娠结局的关系. 生殖医学杂志, 2004, 13(006):349-353.

第二章

卵 泡 发 育

第一节　胎儿期的卵巢及卵泡发育

一、胎儿期的卵巢

生殖腺由体腔上皮、上皮下方间充质组织及原始生殖细胞三部分组成。

（一）未分化性腺的形成

人胚第 5 周时，两侧中肾嵴内侧面上皮下方的间充质细胞增殖，形成纵行的生殖嵴。此后，生殖腺嵴表面的上皮细胞向其下方的间充质组织生长，形成许多不规则的细胞索，称初级性索（primary sex cord）。胚胎第 4 周时，位于卵黄囊后壁近尿囊处有许多源于内胚层的大圆形细胞，称为原始生殖细胞（primordial germ cell）。它们在第 6 周经背侧肠系膜陆续向生殖嵴迁徙，这个过程约在 7 天内完成，原始生殖细胞进入初级性索内。只有当生殖细胞到达生殖嵴时，女性胚胎的性腺始基原始皮质才分化完全，形成卵巢。研究显示，原始生殖细胞不仅为将来配子的初级"储备"，而且在生殖细胞迁移完成后对于刺激生殖腺中体细胞（非生殖细胞）的进一步发育也很重要。

（二）卵巢的发生

若体细胞和原始生殖细胞的膜上无组织相容性 Y 抗原（histocompatibility Y antigen，H-Y 抗原），则未分化性腺自然向卵巢方向分化；因此，卵巢的形成比睾丸晚。人胚第 10 周后，卵巢网由初级性索向深部不断生长而成，该组织在很短的一段时间内退化，被基质和血管所替代，成为卵巢髓质。此后，生殖嵴表面上皮细胞再次增生，形成新的细胞索，称次级性索（secondary sex cord）或皮质索（cortical cord），它们较短，分散于皮质内。约在人胚第 16 周时皮质索断裂形成原始卵泡，其由一个来自卵原细胞的初级卵母细胞及一层由皮质索细胞分化来的小而扁平的卵泡细胞组成。卵泡之间的间充质组成卵巢基质。

Witchis 提出，诱导因子决定了性腺分化是以髓质为主、还是以皮质为主。他认为存在"皮质素（cortexin 或 corticin）"和"髓质素（medullarin）"两种诱导因子。前者诱导作用弱，仅在没有髓质素时刺激未分化的性腺皮质分化为卵巢组织，促使皮质层的生殖细胞分化为卵母细胞，同时促进副中肾管生长，抑制髓质部增长，抑制中肾管进一步发育。而后者是一种髓质的强诱导剂，通过它的刺激形成睾丸组织，同时抑制皮质的增生。皮质与髓质在两性之间有明显的差别，性激素在控制这些结构变化中也起重要的作用。性激素控制溶酶体酶，主要是酸性磷酸酶和核糖核酸酶活性，这些酶可直接引起某些结构的降解。

（三）卵巢的下降

生殖嵴初始位置位于后腹壁的上方，在其尾侧有一条由中胚层形成的索状结构，称引带（gubernaculum）。引带的末端与阴唇阴囊隆起相连，随着胚体生长，引带相对缩短，从而导致生殖腺的下降。第 3 个月时，生殖腺已位于盆腔，卵巢即停留在骨盆缘稍下方。

二、胎儿期的卵泡发育

作为女性的性腺，卵巢的主要功能是分泌性激素和提供卵子，其功能维持有赖于卵泡的存在。卵泡由一个卵母细胞和其周围的卵泡细胞组成，根据分化阶段不同可分为原始卵泡、生长卵泡（初级卵泡、次级卵泡、三级卵泡）、成熟卵泡和闭锁卵泡。卵子发生是由卵原细胞经过有丝分裂增殖，然后进入减数分裂，再经过生长并完成减数分裂成熟的过程。胚胎时期的卵原细胞可分裂增生，胎儿期进入减数分裂，并在性成熟后完成生长发育，完成第一次减数分裂，分化为次级卵母细胞（图 2-1）。卵泡形成是

内小窦卵泡良好发育,并可分泌一定量的雌二醇。

3. 胎儿晚期　母亲受孕 7 个月后卵巢皮质中不再出现处于细线期和偶线期的卵细胞,在皮质深部 2/3 处每个卵母细胞至少被一层完整的单层颗粒细胞围绕,卵原细胞的有丝分裂停止。孕 9 个月的卵巢内,初级卵母细胞达 4 百万,几乎全部进入双线期,随生殖细胞的大批闭锁,至出生后第一年仅为 1 百万~2 百万。

晚期胎儿期卵巢的一个明显变化为:随着颗粒细胞增生和分泌增多,多个 Call-Exner 小体融合形成卵泡腔。此时卵泡液与成人卵泡液略有不同,主要为黏多糖、电子密度物质、血清蛋白、促性腺激素和催乳素。卵泡液的产生使卵泡体积迅速重大。Salfi 等研究了人胎儿期与婴儿期卵泡发育过程,发现卵母细胞直径与卵泡直径呈正向线性相关。卵母细胞比卵泡的生长速率慢,这在胎儿期表现更突出(胎儿期 $y = 0.53x + 7.56$;婴儿期 $y = 0.75x + 9.89$)。卵泡直径与颗粒细胞直径也呈一条正向抛物线相关。卵泡腔的形成使卵母细胞处于偏心位置。在卵泡成熟的最终时期,卵泡的快速生长主要为卵泡液聚积所致,而此时卵泡液的浓度比早期生长卵泡低。电镜观察发现窦前期的早期生长卵泡即具有典型的分泌功能细胞器:高尔基复合体、粗面内质网、滑面内质网、线粒体和脂滴;提示此时细胞具有产生甾体激素的功能。组织化学提示这些细胞有羟甾脱氢酶的活性。透明质酸、前列腺素 E_2 对卵丘细胞松散起重要作用。

(二) 卵泡发育的调控

1. 卵母细胞的凋亡调控　如上所述,人类生殖细胞迁移至原始卵巢后仍以有丝分裂方式增殖,并开始向初级卵母细胞转化。在妊娠 20 周时卵母细胞数量达至峰值,每侧约 350 万个;此时卵母细胞进入减数分裂期,并多停滞在双线期。然而,99.9% 的卵母细胞不能发育成熟,而是在不同阶段发生了凋亡,其中 2/3 发生在减数分裂粗线期阶段至原始卵泡池形成之间。卵母细胞凋亡是一种生理现象,存活下来的细胞数决定了原始卵泡池的卵泡数目。其凋亡机制仍不十分清楚,但研究显示微环境中氧化应激、生长因子不足、基因突变等因素均可影响细胞存活。

(1) 卵母细胞凋亡假说:哺乳动物原始卵泡形成前卵母细胞的凋亡假说主要有以下 3 种:

1) 存活因子缺乏假说:随着细胞有丝分裂卵母细胞数急剧增加,这需要更多的生长因子维持其存活,但卵巢中的细胞因子并未能同步增长,不能维持全部卵泡的存活,缺乏支持的大部分卵泡发生凋亡。小鼠实验证实卵巢内确实存在维持卵母细胞存活的生长因子,如卵母细胞膜上存在 Kit 受体,当 Kit 配体(Kit ligand,KL)缺乏或有 KL 中和抗体时,卵母细胞凋亡增加。

2) 质量控制假说:在减数分裂前期 I 染色体交换过程中,容易发生一些错误,如 DNA 修复和联会错误、重组异常、错配等,这将导致卵母细胞本身存在一定的缺陷。为保证遗传物质的正常,机体内存在质量控制点,能够发现有缺陷的细胞并促进其凋亡。研究已发现某些参与减数分裂过程的基因突变可触发凋亡,如共济失调性毛细血管扩张突变体(ataxia telangiectasia-mutated,Atm),位于联会丝复合体上,是 DNA 修复所需,Atm 缺失小鼠减数分裂受阻,卵母细胞凋亡增加,且此凋亡不受促凋亡因子 caspase-2 和 Bax 的影响;又如 Nobox,是一种卵母细胞衍生的同源异形基因,缺乏时可影响某些生长因子的表达,加速细胞凋亡。

3) 自我牺牲假说:该假说认为部分卵母细胞本身即为行使滋养功能的附属细胞,它们的存在是为了维持将行使生殖功能的卵母细胞发育,主要通过细胞间桥相互作用。卵母细胞巢破裂、原始卵泡形成时出现凋亡高峰,这可能是滋养功能卵母细胞发生凋亡、自我牺牲所致。

这些假说仍有很多未明之处,如生长因子介导的存活通路、质量控制点有哪些、如何决定卵母细胞行使滋养功能还是生殖功能等,需进一步研究阐明。

(2) 促凋亡因子:胚胎卵巢中已发现了多种参与卵母细胞凋亡的促凋亡因子,如 TNF-α、AHR、FOXO3a 等。

1) 肿瘤坏死因子-α(tumor necrosis factor α,TNF-α):在人鼠胚胎第 20 天和出生第 2 天的卵巢卵母细胞及颗粒细胞中均可检测到 TNF-α 的表达。研究显示:适宜浓度的 TNF-α 能够与高亲和力受体 TNFR1 结合,促进卵母细胞凋亡;TNF-α 抗体可以促进卵母细胞存活,这表明对于围产期卵母细胞来说,TNF-α 有促凋亡的作用。

2) 芳香化烃受体(aromatic hydrocarbon receptor,AHR):是一种进化上高度保守的转录因子,属于 *Per-Arnt-Sim* 基因家族,在卵母细胞中大量表达,目前仍未在体内发现其天然配体。来自外界的多环芳烃可与 AHR 结合,增加促凋亡蛋白 Bax 的表达量,促进卵母细胞凋亡;胎儿期卵母细胞凋亡在 AHR 缺失小鼠中是减少的,这提示卵母细胞凋亡可由 AHR 通过促凋亡蛋白 Bax 介导。发现 AHR 的内源性配体,就可以更好地明确其促凋亡作用机制。

3) FOXO3a(forkhead box group O3a or forkhead-like protein-1, FKHRL-1):是叉头转录因子(Fox)"O"组(FOXO1/FKHR, FOXO3a/FKHRL-1, FOXO4/AFX)成员之一,是 IGF-1 信号通路的下游底物。FOXO 下游有两个重要的靶分子:细胞周期调节蛋白依赖性激酶抑制因子 p^{27Kip1}(cyclin-dependent kinase inhibitor)和促凋亡蛋白 Bim。IGF-1 信号通路是调控哺乳类细胞代谢、存活及凋亡的重要通路。当 IGF-1 类生长因子缺失时 FOXO 在细胞核内,发挥转录因子的功能;当生长因子存在时 FOXO 被 Akt 磷酸化,并转移至胞质中,失去转录功能。已发现新生大鼠卵巢中,FOXO3a 表达于卵母细胞核内,其表达点与 TdT、caspase-3 介导的 dUTP 缺口末端标记(TUNEL)阳性细胞相对应并且比例相近,提示 FOXO3a 高表达可能与卵母细胞凋亡有关。

尽管 TNF-α、AHR、FOXO3a 等因子有促进卵母细胞凋亡的作用,但这些因子对下游因子的调控机制尚需进一步研究。此外,Bcl-2 家族和 caspases 家族是否参与了卵母细胞凋亡的调控仍存在争论。有实验显示,抗凋亡蛋白 Bcl-2 缺乏的小鼠出生时卵母细胞数量显著减少,而 Bax 缺失的新生小鼠卵母细胞数量增多;这支持 Bcl-2 家族参与卵母细胞凋亡的调节。但也有人指出围产期 Bcl-2 本身为低表达;在 Atm 和 Bax 均缺失的小鼠中,Atm 缺乏所引起的卵母细胞凋亡增加不能由 Bax 的缺乏纠正,由此得出对于卵母细胞凋亡来说 Bcl-2 家族不是必需的。有学者认为 caspase-2 缺乏可增加出生时卵母细胞数;也有学者认为 caspase-3 不参与卵母细胞凋亡的调节。关于这两个基因家族在卵母细胞凋亡中的作用有待进一步明确。

2. 原始卵泡池的形成及卵泡发育的初始启动

凋亡高峰期后,卵母细胞逐渐被前颗粒细胞包绕,形成原始卵泡(图 2-2);原始卵泡形成时间在不同种属中有所不同。在人类,胎儿出生之前原始卵泡已经形成。而在啮齿类动物,出生时原始卵泡尚未形成,仅有簇状分布的卵母细胞(卵母细胞巢),随后卵母细胞逐渐被前颗粒细胞包绕形成原始卵泡,至出生后 3~4 天原始卵泡池形成。这期间约有 20% 的原始卵泡初始启动成为发育卵泡。新生鼠不能合成类固醇激素,出生后来自母体的激素将成对数下降,出生 2 天后已检测不出,而此时原始卵泡形成并部分初始启动,这提示新生鼠体内母体类固醇激素的急剧下降可能与原始卵泡形成及卵泡初始启动密切相关。为阐明这一过程,取出生第 0 天大鼠卵巢体外培养,研究发现添加孕激素或雌激素均能明显抑制原始卵泡形成和原始卵泡向初级卵泡转化;而出生第 4 天大鼠卵巢添加孕激素或雌激素均不能影响原始卵泡初始启动。推测类固醇激素水平的急剧下降是原始卵泡形成和卵泡初始启动所必需,但之后雌激素、孕激素不能直接影响卵泡的发育启动。

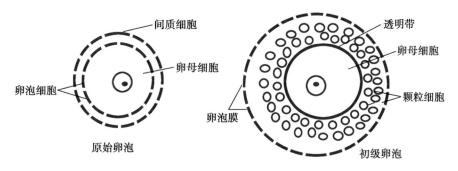

图 2-2　原始卵泡示意图

研究显示,联合丝复合物蛋白 1(synaptonemal complex protein-1, SCP-1)可能也参与了原始卵泡池的形成及卵泡发育的初始启动。SCP-1 仅存在于粗线期,是维持粗线期重组同源染色体联合蛋白复合物的核心成分,进入双线期停滞时消失,此时原始卵泡开始形成;当缺乏 SCP-1 时,卵母细胞提前进入双线期,原始卵泡提前形成。该蛋白仅表达于卵母细胞,新生大鼠出生 1 天内急剧下降,促进了原始卵泡的形成。

第二节　青春期前的卵巢及卵泡发育

一、青春期前的卵巢

卵巢在出生时已发育比较完善,但卵泡处于原始状态;青春期前生殖系统处于静止期,保持幼稚状态,卵巢长而窄,表面光滑,卵泡虽然能大量自主生长,但仅发育至窦前期即萎缩、退化;卵巢皮质主要由原始卵泡构成,它们没有独立的血管网,主要依靠间质血管供血,这些小血管散在性分布于原始卵泡附近。儿童期卵巢发育非常缓慢;儿童后期,下丘脑促性腺激素释放激素抑制状态约从 8～10 岁开始解除,受垂体促性腺激素的影响,卵巢内的卵泡有一定发育并分泌性激素,但仍达不到成熟阶段。卵巢形态逐步变为扁卵圆形。卵巢逐渐向骨盆腔内下降。

二、青春期前的卵泡发育

胚胎时期的卵原细胞可分裂增生,并分化为次级卵母细胞。足月胎儿的卵巢内约有 1 百万个原始卵泡,尽管在母体促性腺激素的刺激下,有部分卵泡可生长发育,但它们很快退化,而大多数的原始卵泡一直持续至青春期前。

(一) 原始卵泡发育的启动

原始卵泡形成后,部分卵泡参与了初始启动,部分卵泡按一定速率进入发育池,部分卵泡发生凋亡,直至原始卵泡池耗竭。原始卵泡处于休眠状态,被启动后就不可逆转,这是卵泡发育过程中的重要环节,直接影响女性的生育寿命。研究发现,原始卵泡的启动过程不受促性腺激素类激素的影响,促卵泡生成素受体 (follicle-stimulating hormone receptor, FSHR) 和促黄体激素受体 (luteinizing hormone receptor, LHR) 缺失的小鼠体内原始卵泡可正常启动,多种卵泡内分泌、旁分泌和自分泌因子可能参与调控了此过程。对动物的超微结构和生化研究证明,原始卵泡生长的最早变化是卵细胞中脱氧核糖核酸和蛋白质合成的迅速增加及卵浆和卵膜的超微结构的改变。这些代谢变化导致卵母细胞明显增大,并出现恢复减数分裂的生理活性。基因操作技术和生殖技术的进步,使研究这一机制成为可能,下文将对几种参与原始卵泡发育启动的调控因子进行介绍。

1. KL/c-kit-FOXO3a 信号通路　KL 又称干细胞因子 (stem cell factor, SCF),是 c-Kit 的配体,对多种类型的细胞有广泛作用。在卵巢中,颗粒细胞产生 KL,其受体位于基质细胞、卵泡膜细胞和卵母细胞上。KL 是第一个被认为可以促进原始卵泡发育的因子。体外实验显示,在出生第 4 天的卵巢内发现自发性卵泡发育,添加 KL 可明显增强这一现象,而添加 KL 中和抗体 ACK-2 后可完全阻断这种促发育过程;体内实验显示,新生鼠注射 ACK-2 后,原始卵泡的发育启动以及初级卵泡的生长减慢;这提示原始卵泡发育可由卵巢内源性因素促进,KL 在此基础上可进一步诱导卵泡启动。KL 还能与基质细胞上的受体相结合,促进基质细胞向卵泡膜细胞转化,促使初级卵泡形成。KL 可能是原始卵泡向初级卵泡转化的关键因子。

FOXO3a 可通过 p27Kip1 抑制细胞周期蛋白激酶合成酶活性,从而阻断细胞周期进程,使细胞周期停滞。*FOXO3a* 基因缺失的新生鼠卵巢内卵泡过度活化,原始卵泡提前启动,成年后卵巢功能早衰,提示 FOXO3a 可能与抑制卵泡发育、维持卵泡休眠有关。进一步研究发现,FOXO3a 和 PI3K 信号通路中的 Akt 主要表达在原始卵泡和初级卵泡的卵母细胞中;体外培养卵母细胞中 KL 能激活 Akt,从而使 FOXO3a 磷酸化、抑制其活性,促进卵母细胞生长。这些结果提示 FOXO3a 可能参与了卵泡发育的启动调节,在原始卵泡向初级卵泡转化过程中 KL-kit-PI3K-Akt-FOXO3a 通路可能起到了关键性作用。

张力蛋白同源基因 (PTEN) 是 PI3K 通路中另一个重要的调控因子,在卵母细胞及颗粒细胞中均有表达。研究发现,原始卵泡启动后,PTEN 表达量下降;而 PTEN 缺失或突变可引起 PIP3 增加,Akt 磷酸化加强,促进 FOXO3a 核转运,原始卵泡过度活化。提示,PTEN-PI3K/Akt 信号转导通路也是调控原始卵泡启动及卵母细胞生长的重要通路。

2. 碱性成纤维生长因子 (basic fibroblast growth factor, bFGF)　bFGF 主要存在于原始卵泡和初级卵泡的卵母细胞中,其受体位于颗粒细胞上,bFGF 能促进原始卵泡向初级卵泡转化。体外培养出生第 4 天大鼠卵巢组织中添加 bFGF 后,发育卵泡比例增加,静止期卵泡减少,颗粒细胞和卵泡膜细胞增生;而加入中和抗体后其促卵泡发育作用遭到阻断,提示 bFGF 能诱导卵泡池中原始卵泡的发育,使其向初级卵泡转化。同时还发现 bFGF 能促进 KL mRNA 的表达;bFGF 中和抗体能阻断 KL 引起的卵泡启动增加;而 KL 的中和抗体也能阻断 bFGF 诱导的卵泡发育加速;这些结果表明卵母细胞产生的 bFGF 可刺激颗粒细胞表达 KL,两者共同促进卵泡从休眠状态进入生长状态。

3. 白血病抑制因子(leukemia inhibitory factor, LIF) LIF 是一种诱导分化因子,最早被认识是一种作用于白血病细胞的细胞因子,之后发现多个系统的发育都受其影响。各个发育阶段卵泡的颗粒细胞及窦前、窦状卵泡的卵母细胞中均有 LIF 的表达。在体实验中,添加 LIF 能增加颗粒细胞上 KL mRNA 的表达,促进原始卵泡向初级卵泡转化,提示 LIF 可通过诱导 KL 表达,促进卵泡膜细胞和颗粒细胞增殖,并与 KL 相互或协同作用诱导原始卵泡发育启动。

4. 胰岛素(insulin) 胰岛素是一种内分泌型因子,颗粒细胞、基质细胞和卵泡膜细胞上均有其受体表达。它能增加卵泡膜细胞产生雄激素和刺激颗粒细胞分泌类固醇激素。胰岛素还参与了卵泡发育的启动,与 KL、LIF 相互作用进一步增加了原始卵泡向发育卵泡转化的比率。它们可诱导扁平的颗粒细胞向立方形的颗粒细胞转变,还能诱导基质细胞转化为卵泡膜细胞,最终诱发原始卵泡向初级卵泡的发育。

5. 骨形成蛋白(bone morphogenetic proteins, BMPs) BMPs 属于转化生长因子 β(transforming growth factor-β, TGF-β)超家族,目前已发现 20 多个成员。哺乳动物卵巢中 BMP-2、3、4、6、7、15 均有表达,其中 BMP-4 和 BMP-7 的作用相似,可能参与了原始卵泡向初级卵泡的转化。BMP-4 存在于卵泡膜细胞和间质细胞中,近年来发现它与原始卵泡形成、存活和发育启动相关。BMP-4 能促进新生大鼠卵巢原始卵泡启动,增加发育卵泡比例;当卵巢中内源性 BMP-4 被 BMP-4 中和抗体去除后,卵巢体积缩小、卵母细胞和卵泡数量减少,提示 BMP-4 能维持卵母细胞及卵泡存活,诱导原始卵泡转化为初级卵泡。研究发现,卵泡膜细胞分泌的 BMP-7 与 BMP-4 作用相似,对大鼠和小鼠原始卵泡中的卵母细胞和颗粒细胞起作用,诱导形成初级卵泡。

6. 角质化细胞生长因子(keratinocyte growth factor, KGF) KGF 是一种间充质细胞衍生的生长因子,可以与上皮细胞上的成纤维细胞生长因子受体 2(fibroblast growth factor receptor-2, FGFR-2)结合,介导间质细胞与上皮细胞的相互作用,促进上皮细胞增生。窦状卵泡的卵泡膜细胞可分泌 KGF,其受体位于颗粒细胞上,能促进颗粒细胞增生。体外实验中,添加 KGF 能增加 KL 在前颗粒细胞中的表达,促进原始卵泡向初级卵泡转化,KGF 中和抗体能减弱 KL 诱导的卵泡发育启动。体内可能作用机制是:原始卵泡前颗粒细胞分泌的 KL 诱导基质细胞向前卵泡膜细胞转化,后者产生的 KGF 又以旁分泌方式刺激比邻的前颗粒细胞增生,促进其转化为颗粒细胞,完成原始卵泡发育的启动诱导。前卵泡膜细胞分泌 KGF 促进初级卵泡形成,这为前卵泡膜细胞参与卵泡发育调控提供了依据。

7. 神经生长因子 神经生长因子属于神经营养因子(neurotrophic factors, NTs),是中枢及周围神经元存活和分化所必需的一种生长因子。在非神经细胞中也存在 NTs 的表达,啮齿类卵巢就已发现多种 NTs,如神经生长因子、NT-3 和 NT-4/5,其中神经生长因子被认为与原始卵泡形成和发育启动有关。其受体 P75NTR 和 TrkA 表达于间质细胞中。出生第 7 天神经生长因子缺失的小鼠卵巢中发育卵泡数量明显减少,间质细胞增殖受限,裸露的卵母细胞数增多,提示神经生长因子通过作用于间质细胞的受体,促进前颗粒细胞分化并包绕卵母细胞,形成原始卵泡;同时促进间质细胞增殖,诱导初级卵泡和次级卵泡的形成。还有实验指出,NT-4 及其位于卵母细胞的受体 TrkB 也可促进原始卵泡形成、启动卵泡发育,但神经生长因子与其是否存在相互作用还有待进一步研究。

8. 抗米勒管激素(anti-Müllerian hormone, AMH or Müllerian-inhibiting substance, MIS) AMH 属于 TGF-β 超家族,最初在睾丸中发现其具有抑制男性胚胎米勒管发育的作用。其后在小鼠所有窦状卵泡之前的生长卵泡或人类所有小于 6mm 的生长卵泡中均发现其表达。AMH 是目前研究发现的唯一能抑制原始卵泡募集的细胞因子。它不仅能抑制 FSH 依赖性的优势卵泡选择,而且能抑制原始卵泡的募集。在 AMH 缺失的小鼠卵巢中发现生长卵泡的数量增多,同时原始卵泡数量显著减少;出生第 2 天的小鼠卵巢中添加 AMH,生长卵泡明显减少,提示 AMH 可抑制原始卵泡的启动。AMH 由卵泡颗粒细胞表达,抑制原始卵泡向初级卵泡转化,维持其处于静止状态。

综上所述,KL/Kit、bFGF、LIF、胰岛素、BMP-4 和 7、KGF、神经生长因子等可促进原始卵泡发育,而 FOXO3a、AMH 等能抑制原始卵泡的启动,但各因子具体作用机制仍需要进一步研究。

（二）卵泡的发育、排卵及闭锁

目前的研究认为，原始卵泡一旦启动，就是一个连续的、不可逆的发育过程，其结局只有两种：成为优势卵泡后成功排卵，或启动后阻断在任一阶段，停止发育后闭锁。多种内分泌因素和卵巢局部调节因素，如类固醇类激素、生长因子和细胞因子等都参与了卵泡发育和凋亡的调控。

1. 卵泡的发育及排卵　在人类青春期或啮齿类动物动情期开始前，由于缺乏促性腺激素类激素（如 FSH）的刺激，原始卵泡启动后仅能发育至窦前卵泡阶段，不能发育成熟，而发生闭锁。直到下丘脑-垂体-性腺轴发育成熟，能够分泌促性腺激素类激素，特别是 FSH 后，部分停滞在窦前阶段的卵泡可以继续发育，少量卵泡生长迅速，成为优势卵泡并排卵。

2. 卵泡的闭锁　哺乳动物的绝大多数卵泡不能发育成熟，而是在发育的不同阶段发生了闭锁。目前研究认为，凋亡介导了脊椎动物卵泡的闭锁，而卵泡的闭锁方式在卵泡腔形成前后是不同的。在窦前卵泡阶段之前，闭锁开始于卵母细胞凋亡，逐渐延及其他细胞，最终导致卵泡闭锁；而卵泡腔形成后，凋亡则由颗粒细胞启动。多种凋亡相关因子，如促凋亡和抗凋亡因子、死亡配体及其受体、细胞因子、生长因子等，通过相互作用决定了卵泡的存活或闭锁。近年来也有学者提出自噬是卵泡闭锁的一种重要方式（图 2-3）。

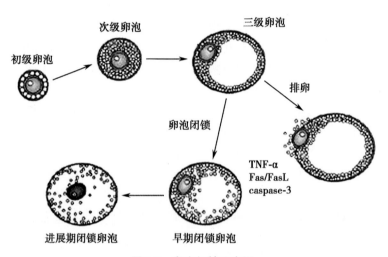

图 2-3　卵泡闭锁示意图

（1）卵母细胞诱发的卵泡闭锁：卵母细胞凋亡不仅诱发处于静止状态的原始卵泡，同时也诱发已启动的早期发育卵泡整个卵泡的闭锁。原始卵泡是一种处于休眠状态的卵泡，这些卵泡也按一定的速率不断死亡。发育早期的卵泡闭锁由卵母细胞凋亡引发，不受促性腺激素的调控，是一个自发性的生理过程，TNF-α 在其中起到重要作用。Fas/FasL、caspase-3 等也可能参与了卵母细胞的存亡调节。研究发现，仅在闭锁卵泡的卵母细胞中表达 Fas，且缺乏存活因子 KL 时可引起卵母细胞凋亡，推测 Fas 可促进卵母细胞死亡。而对 caspase-3 在卵母细胞凋亡中的作用却有两种不同看法：有研究认为 caspase-3 不参与早期卵泡凋亡的调节；也有人认为，caspase-3 存在于早期卵泡的卵母细胞中，其阳性细胞数量与凋亡细胞数之间差异无显著性意义；对其作用仍需进一步探讨。

（2）颗粒细胞诱发的卵泡闭锁：Devine 等对第 38 天大鼠卵巢组织进行电镜观察，结果发现：早期原始卵泡闭锁时卵母细胞形态学变化早于颗粒细胞；而较晚期卵泡闭锁时，最早出现的是颗粒细胞典型凋亡样变，此时卵母细胞的形态仍然正常，其与颗粒细胞之间的微绒毛结构被破坏，使其逐渐从颗粒细胞中剥离。随着卵泡闭锁的进展，卵母细胞逐渐出现形态学变化：细胞器分布杂乱，粗面内质网及线粒体嵴消失，但染色质没有凝集、细胞核仍然正常，典型的凋亡样变 DNA 降解形成核小体片段现象始终未见。直至卵泡闭锁末期，卵母细胞也没有变性为凋亡小体，而是形成几个互相连接的圆形小体，其表面没有芽状突起，电子密度也没有升高。因此，他们认为此时的卵母细胞既非凋亡，也不是坏死，而是以一种特殊方式发生的细胞死亡。其原因可能是：凋亡是细胞主动死亡的过程，其目的是保护其余组织免受少数异常细胞的影响；而每个卵泡仅有一个卵母细胞，无需以此方式来自我保护。这种现象仅发生在较晚期的卵泡如窦状卵泡和排卵前卵泡中，而早期卵泡卵母细胞的凋亡却不能由此解释。

在哺乳动物的卵泡颗粒细胞中已发现了多种死亡配体和受体，如 FasL 及其受体、TRAIL 及其受体、TNF-α 及其受体，它们属于 TNFR 超家族，其死亡受体都具有胞质死亡结构域，当死亡配体与其受体结合后激活胞外死亡途径，导致细胞凋亡。然而，机体及卵巢内还存在多种抑制凋亡的信号通路，只有抗凋亡信号被抑制后，才能激活死亡途径。

1）FasL 和 Fas：目前研究最多的卵泡闭锁死亡配体-受体是 FasL 和 Fas。Fas 是细胞膜内在糖蛋白，FasL 属于 Ⅱ 类膜蛋白，在人类、大鼠、小鼠、牛和猪卵巢的颗粒细胞中均有表达，且在闭锁卵泡中表达量增高。健康卵泡中仅有少量 FasL 和 Fas，不能引起颗粒细胞的凋亡。研究发现，平时 Fas 以非活化状态存在于胞质中，而非胞膜上；当 FSH 撤退或 IGF-1、雌激素浓度改变时，颗粒细胞凋亡信号被启动，Fas 表达量增高并向胞膜移动，与 FasL 结合后激活胞内死亡结构域，活化 caspase-8 并引起下游级联反应，导致细胞死亡。

2）TRAIL 及其受体：体内另一对死亡配体-受体：肿瘤坏死因子相关凋亡诱导配体（tumor necrosis factor-related apoptosis-inducing ligand，TRAIL）及其受体［DR4（death receptor 4）、DR5（death receptor 5）、DcR1（decoy receptor 1）］，存在于猪卵泡颗粒细胞中，其中 TRAIL 与 DcR1 具有高亲和力。研究发现，TRAIL、DR4 和 DR5 在正常卵泡中低表达，而 DcR1 呈高表达；在闭锁卵泡中 TRAIL、DR4 和 DR5 表达增加，而 DcR1 呈阴性表达。据此推测，在正常卵泡中 TRAIL 与 DcR1 结合，其诱导颗粒细胞凋亡作用被抑制；当卵泡发生闭锁时，DcR1 含量逐渐减少后消失，TRAIL 的抑制作用被解除，并与 DR4 及 DR5 结合，进而激活细胞表面受体死亡途径。

3）TNF-α 及其受体：TNF-α 既可引起细胞死亡，也可促进细胞增殖，具有双重调节作用，这与其所结合的受体有关。TNF-α 有两种类型的受体：TNFR1 和 TNFR2。TNFR1 有胞质内死亡结构域，与 TNF-α 结合后可活化胞外死亡途径，引起细胞凋亡。而 TNFR2 无胞质死结构域，与肿瘤坏死因子受体相关因子 2（tumor necrosis factor receptor-associated factor 2，TRAF2）结合后活化 NF-κB，继而上调抗凋亡蛋白如伴 X 染色体凋亡蛋白抑制剂（X-linked inhibitor of apoptosis protein，XIAP）、FLIP 等的表达，维持细胞存活。研究发现，TNF-α、TNFR2 和 TRAF2 同时存在于猪卵巢卵泡颗粒细胞中，TNFR2 和 TRAF2 高表达于健康卵泡中；当卵泡发生闭锁时，两者表达量显著下降，提示在卵泡颗粒细胞中 TNF-α 是一个存活因子，可增强卵泡的抗凋亡能力。

4）Nodal/ALK-7 和 Ski 蛋白：除上述因子外，机体中还存在其他促凋亡因子，它们可通过干预多条存活或死亡通路进而影响卵泡命运，如近期被人们所关注的 Nodal/激活素受体样激酶 7（activin receptor-like kinase-7，ALK-7）和 Ski 蛋白。

Nodal 属于 TGF-β 超家族，而 ALK-7 是 Ⅰ 类受体蛋白，它们主要分布在大鼠的窦状卵泡中。在健康卵泡中，Nodal 分布在卵泡膜细胞上，ALK-7 则存在于颗粒细胞内；而当促性腺激素撤退引发卵泡发生闭锁时，在颗粒细胞中发现两者均有表达。研究发现，Nodal 过表达或有活性的 ALK-7 明显增多时，卵泡颗粒细胞凋亡增加。其传导通路可能是：Nodal/ALK-7 引起 TGF-β 信号转导因子 Smad2 磷酸化并向核转位，促使 XIAP mRNA 及蛋白表达量下调，继而 Akt 磷酸化减少，颗粒细胞线粒体将释放死亡蛋白 Smac/DIABLO、Omi/HtrA2 和细胞色素 C 进入胞质引起细胞凋亡。推测：Nodal/ALK-7 可受促性腺激素调节，并参与颗粒细胞凋亡的诱导。

Ski 蛋白是细胞原癌基因 c-ski 的产物，在大鼠卵巢闭锁卵泡颗粒细胞中呈阳性表达，而在生长卵泡中未见表达，提示 Ski 可能参与了卵泡选择和颗粒细胞凋亡过程。

研究认为，当促卵泡生长因子存在时不仅可以促进卵泡的生长、分化，还能抑制卵泡凋亡；因此，虽然卵泡的各种细胞中存在多种促凋亡因子，但只要有促进卵泡细胞增殖、分化、生长的因子存在细胞就能继续存活、发育。机体及卵巢内存在多种促进卵泡发育的因子如促性腺激素（FSH、LH）、雌激素、IGF-1、IL-1 等，均有抗凋亡作用。卵泡颗粒细胞自身也存在抗凋亡因子，如细胞 FLICE 样抑制蛋白（cellular-flice like inhibitory protein，cFLIP），其与 procaspase-8 具有同源性，具有 cFLIPL 和 cFLIPS 两种形式。cFLIP 前者在猪的健康卵泡中高表达，而闭锁卵泡中表达下降；后者在所有卵泡阶段中都是低表达的。cFLIP，特别是 cFLIPL，能与 procaspase-8 发生竞争，从而抑制活化 caspase-8，阻断死亡配体，尤其是 FasL-Fas 通路诱导的凋亡，在健康卵泡颗粒细胞中起抗凋亡作用。

（三）自噬和卵泡闭锁

观察发现，凋亡现象并没有存在于青春期前非洲刺毛鼠闭锁的原始卵泡和初级卵泡中。闭锁的卵母细胞和颗粒细胞均未显示出凋亡的典型表现:如核浓缩和活化的 caspase-3,并且凋亡标志物及 TUNEL 染色均为阴性。直至出生 1~7 天的非洲刺毛鼠卵巢中仍未检测到有活性的 caspase-3。Tingen 等认为卵母细胞避开凋亡可能是因为:卵母细胞与颗粒细胞之间的交互作用能抑制卵母细胞发生凋亡。然而出生后许多原始卵泡发生闭锁,这必然存在另一种消除形式,很可能是自噬。目前,自噬已被认为是一种非常重要的非凋亡性细胞程序性死亡机制。Hulas-Stasiak 等发现闭锁的非洲刺毛鼠卵母细胞,尤其是来源于原始卵泡和初级卵泡的卵母细胞,在产后第一天自噬标志物 Lamp1 表达已明显增高;此外,这些卵母细胞膜富含大量溶酶体、空泡和自噬体。在另一项大鼠研究中 Devine 等发现,原始卵泡和初级卵泡的卵母细胞中有大量胞质空泡,但却完全没有核浓缩现象。Rodrigues 等发现刚出生小鼠的卵母细胞中溶酶体数量增加,但只有少数生殖细胞发生了凋亡。这些都表明了自噬是引起出生后生殖细胞死亡消失的重要机制。Escobar 等发现,在青春期前大鼠闭锁卵泡中卵母细胞可以通过多种方式发生退化,从自噬到凋亡,或两者共同作用导致细胞死亡。研究认为,新生大鼠卵母细胞的闭锁主要由凋亡介导(TUNEL 反应阳性和活化的 caspase-3),而在第 5、10、25、28 天大鼠闭锁卵泡中,既发现了局部性的凋亡标志物,也发现了自噬标志物的表达(Lamp1 和酸性磷酸酶强阳性表达)。Ortiz 等也观察到在大鼠闭锁卵泡中,卵母细胞同时表达活化的 caspase-3 和 Lamp1,并且 TUNEL 反应阳性。据此,Escobar 等推测,卵母细胞死亡可能起始于线粒体等细胞器的自噬降解,进而促进了 caspases 的活化,导致 DNA 片段化,此过程不伴有核浓缩。Gonzales-Polo 等也证实自噬体的出现早于凋亡,且这两条通路存在交叉。但有研究明显提示,出生后非洲刺毛鼠的卵母细胞只存在自噬性死亡,这可能是由于不同物种之间存在差异。

第三节　生育期卵巢及卵泡生长发育

生育期的卵泡生长发育与青春期相比其主要区别是由于生育期下丘脑-垂体-卵巢轴功能已经稳定,从而使卵泡池中原始卵泡通过初始募集及周期募集促进卵泡进一步生长发育,最终出现优势卵泡并排卵。人类出生时卵泡池中存在原始卵泡约 1 百万~2 百万个,其中绝大部分在卵泡发育不同阶段发生闭锁,真正可以发育成熟并排卵的只有约 400~500 个。

一、卵泡生长发育的不同时期

Gougen 根据卵泡的大小及周围颗粒细胞的形态及数量将卵泡发育过程分成不同阶段。

（一）静止卵泡及其生长启动

1. 原始卵泡(primordial follicle)　直径 0.03~0.06mm,含有一个初级卵母细胞,周围包绕单层扁平的颗粒细胞。原始卵泡形成于妊娠 3~5 周,此后一直存在,它是卵巢的基本功能单位,也是卵细胞储备的唯一形式。

2. 初级卵泡(primary follicle)　直径>0.06mm,含有一个卵母细胞,周围包绕单层立方或柱状颗粒细胞。

卵泡起始生长的形态学改变特征包括:颗粒细胞形状从扁平变为立方或柱状,颗粒细胞增殖,卵母细胞增大和透明带开始形成。扁平颗粒细胞向立方或柱状颗粒细胞的转变,在功能上与某些 mRNA 的表达(例如卵泡抑素)相关。颗粒细胞增殖和形态变化先于卵母细胞直径的增加。在人类,当卵泡最大横断面有 15 个颗粒细胞时,卵母细胞直径才开始有实质上的增加。卵母细胞的生长伴随有透明带的形成,最初的证据是 PAS 阳性物质岛的形成。此后卵母细胞的增大与卵泡的直径呈正相关,当卵母细胞平均直径达 80μm 时,其相应卵泡直径为 110~120μm;颗粒层细胞数量大约为 600 个时,卵泡的生长进入次级卵泡期。本阶段卵泡的发育是促性腺激素非依赖的,受遗传因素和局部的各种调节因子所影响,又称为促性腺激素非依赖生长期。

（二）早期卵泡生长期

早期卵泡生长期指从次级卵泡(secondary follicle)发育到选择卵泡的时期。

1. 次级卵泡(secondary follicle)　当卵泡周围颗粒细胞由单层变复层时,卵泡发育为次级卵泡,直径 0.12mm,含一个卵母细胞,周围包绕 2 层柱状颗粒细胞。总数≤60 个。

2. 窦前卵泡(preantral follicle)　是指由次级卵泡发育而来,卵母细胞周围有多层颗粒细胞,并出现卵泡膜间质上皮细胞,直径 0.12~0.20mm。

3. 早期窦卵泡(early antral follicle) 卵泡周围颗粒细胞数目明显增多,颗粒细胞内开始合成并分泌出黏多糖蛋白形成早期的窦腔,直径0.3~0.4mm。

（三）窦卵泡生长期

从窦前卵泡发育至成熟卵泡,需要经过85天或3个月经周期,卵泡在结构及功能上都经历一个复杂的过程,从募集(recruitment)到选择(selection)、优势化(dominance)及伴随的卵泡闭锁。

次级卵泡开始对促性腺激素敏感,但是其敏感性较低,直径0.12~0.20mm的窦前卵泡发育成为直径2.0mm的窦卵泡,需要60天。当窦卵泡直径达2mm后,颗粒细胞数量明显增加,对FSH的敏感性也增加,依赖FSH作用继续发育,直径从2~18mm,颗粒细胞数量最终增达160倍,需要25天,后15天相当于月经周期的卵泡期。所以,早期卵泡生长期及窦卵泡生长期又分别称为促性腺激素反应生长期或促性腺激素依赖生长期。

二、促性腺激素非依赖卵泡生长期的调节机制

人类卵泡从原始卵泡发育为次级卵泡的时期,约需9个月。从胎儿期的5个月开始,一直延续到绝经,每一个时期有相应的一批原始卵泡以固有速率募集发育为次级卵泡,并继续向前发育,其中的发生机制仍不明了。

目前研究认为卵巢旁分泌因子在启动卵泡生长发育起着关键性作用,参与窦前卵泡生长发育的因子见表2-1。这些因子其中部分是体细胞来源的蛋白,包括抑制卵泡生长的抑制素A、碱性成纤维生长因子(bFGF)以及被认为起刺激物作用的Kit配体(KL)。KL由颗粒细胞产生,它作用于卵母细胞和膜细胞的Kit受体(KITL),是启动卵泡生长及卵母细胞生长所必需的。有研究显示原始卵泡在周围微环境的影响下可以激活原始卵泡颗粒细胞(pfGCs)中的mTORC1-KITL信号通路,进而这些细胞唤醒原始卵泡进行卵泡募集,所以卵巢微环境、体细胞、生殖细胞三者相互作用才能够维持正常的卵泡募集。颗粒细胞间及颗粒细胞与卵母细胞间是通过缝隙连接(gap junction,GJs)相互作用,从而保持细胞间营养及小分子物质交换、信息的传递。GJs由connexin家族的跨膜通道组成(图2-4)。在窦卵泡期,FSH刺激Cx43合成,从而增加通道功能,而排卵前LH峰可以通过磷酸化Cx43而打断细胞间联系,LH的作用是消除Cx43蛋白,使得GJs消失,从而使细胞

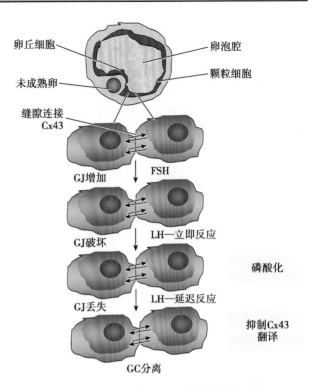

图2-4 颗粒细胞间的缝隙连接
（修改自Gustavo AP,et al. The Scientific World Journal,2012）

间偶联分离。另外有证据表明FSH对启动卵泡生长并非必要,因为在切除垂体的动物中也可见卵泡生长。在FSHβ-亚基或者FSH受体基因失活突变的人类和小鼠中,卵泡可以发育至次级和窦状卵泡的早期,但是与FSH水平正常时相比,卵泡发育较慢,发生频率亦明显降低。因此,尽管在缺乏促性腺激素时,卵泡可生长至窦前卵泡,但FSH可以促进其进一步生长发育。促进卵泡募集的颗粒细胞因子还包括Notch1,研究发现在体外干扰Notch1的活性可以阻止卵泡募集。合成雌激素、孕激素是颗粒细胞早期功能的标志。随着卵泡的生长发育,颗粒细胞逐渐分化及增加E_2的合成。孕激素抑制卵泡凋亡可能与其抑制TNF-α有关,因为TNF-α可以结合细胞死亡受体。有研究证实颗粒细胞可以维持卵母细胞减数分裂停滞。另一个颗粒细胞分泌的可以促进卵母细胞成熟的因子是卵泡液减数分裂活化甾醇(FF-MAS),LH及FSH可以增加FF-MAS水平。研究报道抑制卵泡募集的因子包括AMH、PTEN、Foxo3a、p27和Foxl2等。颗粒细胞产生的AMH抑制原始卵泡向初级卵泡转化,同时抑制窦卵泡对FSH的敏感性,若这种物质缺乏,卵泡的损耗就会加速;PTEN能够抑制PI3K通路从而抑制卵泡募集。另外,研究发现TSC1及TSC2对抑制原始卵泡过度募集也起着重要作用,Tsc1/mTORC1与PTEN/PI3K

信号通路协同作用抑制原始卵泡激活,Tsc2 也通过抑制 mTORC1 从而抑制原始卵泡被募集。

目前认为卵母细胞在卵泡生长发育过程中也起着重要作用,卵母细胞可以控制颗粒细胞增殖与分化,使其转变为分泌激素与蛋白的细胞。而另一方面,颗粒细胞对卵母细胞的生长、分化、有丝分裂、胞质成熟等也是必不可少的。当卵母细胞生长到一定程度时,卵母细胞可以分泌一些因子抑制颗粒细胞分泌促进卵母细胞生长的因子,提示卵母细胞不仅决定卵泡生长,还决定自身的生长发育。在人类的胎儿期原始卵泡开始发育,开始时卵母细胞周围有一层扁平颗粒细胞包绕。细胞与细胞及细胞与细胞基质化学信号交换可以影响激素的合成及卵泡各个成分(卵母细胞、颗粒细胞及卵泡膜细胞)生长因子的分泌。这种相互作用可以联合卵泡不同细胞成分及生殖细胞和体细胞不同细胞成分的功能,从而参与卵子及卵泡的生长发育。卵母细胞通过下游基因 *Figα* 发挥作用,*Figα* 属于 Nalp 家族,在卵泡囊的破裂和原始卵泡的募集过程发挥作用,*Figα* 突变的纯合子小鼠,其卵泡发育停滞,*Figα* 可以调节 ZP 基因的表达,ZP 基因编码卵膜蛋白。卵母细胞源性生长因子还包括 TGF-β 家族:GDF9、BMP4、BMP7 和 BMP15 等,它们可激发原始卵泡的活化,而卵泡的储备是通过抑制原始卵泡的激活和转录因子的活化实现的(如 Nobox、Lhx8 和 Sohlh2)(图 2-5)。研究

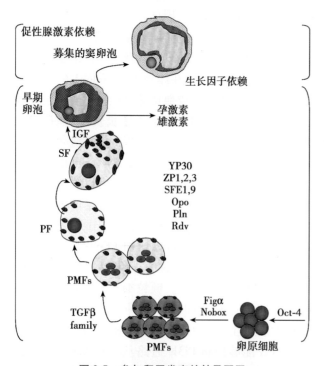

图 2-5　参与卵子发育的转录因子
(修改自 Gustavo AP,et al. The Scientific World Journal,2012)

发现 GDF9 还参与卵泡膜的形成,早期的卵泡膜内层在次级卵泡末期形成,当卵泡膨胀压迫周围基质时,卵泡膜外层形成。研究发现 GDF9 因子缺乏时卵泡无卵泡膜发育,因此 GDF9 可能对卵泡膜形成起着重要作用,然而触发前膜细胞迁移到卵泡外层表面的信号仍不清楚。而敲除 *GDF9* 基因小鼠和敲除 *BMP15* 基因纯合子突变绵羊的卵巢表型揭示,卵母细胞来源的蛋白 GDF9 和 BMP15 对于颗粒细胞以种属特异性的方式增殖很重要。在这两种动物实验中,颗粒细胞在增殖大约 2 倍后终止,不过卵母细胞继续生长,产生最终退化的大卵母细胞,其周围包绕着单层颗粒细胞。另外实验动物研究支持卵泡发育需要雌激素这一观点,但是否能够外推到灵长类动物尚有争议。其他与卵泡生长有关的其他功能基因还包括转录因子和 RNA 结合蛋白等。

三、促性腺激素依赖卵泡生长期的调节机制

生育期卵泡生长发育与青春期卵泡生长发育的主要区别是由于生育期下丘脑-垂体-卵巢轴抑制的解除,从而使窦卵泡可以依赖促性腺激素进一步生长发育。卵巢内的原始卵泡经过非促性腺激素依赖的机制发育到次级卵泡时,颗粒细胞开始出现 FSH、雌激素、雄激素受体,并通过缝隙连接偶联。另外,卵泡膜细胞也获得了 LH 受体和合成类固醇激素的能力。次级卵泡构成了窦前卵泡池,从而可以将依赖于 FSH 的卵泡募集于此。

卵泡的初始募集指原始卵泡池内卵泡开始进行生长发育的第一次选择。窦卵泡的募集称为周期募集,这个过程是短暂的,相当于月经周期的第 1～4 天,一般情况下进入募集并继续发育的卵泡数约为 20～30 个,称为卵泡簇(cohort)。它们均具有潜能继续发育为成熟卵泡,在形态上也无区别。如果在募集阶段取出其中一个卵泡并不影响其他卵泡的发育,同时也不影响正常排卵。所以周期募集是排卵的必要条件,但募集发生后并不是一定有排卵发生。在周期募集过程中除 FSH 的作用外,目前认为其他一些激素因子如抑制素(inhibin)、生长激素(GH)、生长因子等,可经过卵泡局部旁分泌、自分泌途径调节募集的持续发生。募集是周期性的,在月经周期的大部分时间内,循环中的 FSH 水平不足以维持窦前卵泡向窦卵泡的继续发育,因而它们走向闭锁或静止,只有在前一周期黄体后期,血中的类固醇激素降低导致促性腺激素水平上升,而重新开始募集另

一个卵泡簇的卵泡，随着卵泡的发育，相应颗粒细胞分泌的雌激素负反馈作用，及抑制素等局部微环境的作用，可导致募集暂停，因此仅在一较短时间范围内有窦卵泡的启动。从卵巢旁分泌因子启动募集上来的卵泡群随时等待着进入周期募集，等待 FSH 波的到来，同时亦受 AMH 的调控。AMH 在卵泡起始及周期性募集中均起着重要作用。一个正常月经周期中可存在多个募集波。

当募集到多个卵泡进入依赖促性腺激素生长期后，并不是全部卵泡可以发育至成熟卵泡并排卵，其中经历了优势卵泡的选择。关于卵泡选择的机制，目前公认的是"FSH 阈值"和"FSH 窗"学说。所谓 FSH 阈值即指卵泡生长发育所需的 FSH 刺激的最小血中浓度。阈值的高低反映卵泡对 FSH 的敏感性。由于每一个卵泡都有自己的生长轨迹，即不是所有的卵泡都从一个阶段同步发育到另一个阶段，因而在同一时间点，不同的卵泡对 FSH 的敏感性也不一致，往往生长越快的卵泡其 FSH 阈值越低，这是每个月经周期优势卵泡选择的前提条件。卵泡期开始的时候，由于血中 FSH 水平的升高，往往能同时满足一群卵泡继续生长所需的 FSH 值，使这些卵泡得以继续生长，但是 FSH 的升高仅有一个有限的时间窗。月经周期的第 7 天左右，募集的卵泡簇受 FSH 的影响，开始发育，其中个别 FSH 受体含量丰富，颗粒细胞中分裂指数高及要求 FSH 阈值低的卵泡，优先发育为优势卵泡，它表现为直径增大，并分泌更多的卵泡液，卵泡腔充盈。卵泡腔对优势卵泡有重要作用。FSH 对卵泡腔的形成及扩大具有重要作用，缺乏 FSH 或者卵巢缺乏 FSH 受体的动物或人类的卵巢中罕见有含有卵泡腔的窦状卵泡。卵泡腔及其液体有助于排卵时释放卵丘-卵母细胞复合物，并在无血管区域中作为营养交换和排除废物的载体。卵泡腔还是一个独特的环境，使卵丘-卵母细胞复合物可以在其中完成生长和成熟的过程。卵泡腔的发育需要水的快速流入，这主要是通过跨细胞过程。该过程由颗粒细胞表达的水外膜蛋白 7、8、9 形成的水通道介导。由于经由水外膜蛋白进行水的净转运需要渗透梯度，颗粒细胞能活跃地转运离子，以产生这种梯度。另外，卵泡腔内葡糖胺聚糖的水解可以增加卵泡液的渗透压，支持水的流入。排卵前 5 ~ 6 天，卵泡发生快速膨大（这是窦腔液体累积以及颗粒细胞增殖的结果）并且移至卵巢表面。即将排卵的卵泡加速膨胀可能引起月经中期盆腔疼痛。细胞周期基因表达产生的周期蛋白 D2，对这种膨胀

很重要，因为周期蛋白 D2 无功能的小鼠表现出颗粒细胞增殖受损，并随之出现排卵缺陷。完成了这一生长阶段的卵泡称之为格拉芙（Graafian）卵泡，为排卵作准备。

LH 在卵泡发育过程中是必需的，从卵泡发育开始卵泡膜细胞就已经具有 LH 受体及 17α-羟化酶的活性，因此 LH 能够刺激卵泡膜细胞产生雄激素。另外，卵泡膜细胞能够发挥旁分泌的作用，加强 FSH 的作用，增强颗粒细胞对 FSH 的敏感性。低剂量的 LH 能够上调卵泡膜细胞 LH 受体的含量，诱发颗粒细胞 LH 受体的形成。所以卵泡的发育需要一定水平的 LH，但是超过了 LH 峰值，反而抑制颗粒细胞的增殖。FSH 促进了个别卵泡优势化的过程中，FSH 还激活了颗粒细胞的细胞色素 P450 芳香化酶，促进了 E_2 的合成与释放，当 E_2 达一定水平后，反馈抑制垂体及下丘脑，使 FSH 释放减少，在本卵泡簇中的众多卵泡由于 FSH 受体的数目少于主导卵泡，使接受 FSH 刺激的阈值高。当 FSH 下调后，不能达到 FSH 阈值的刺激，发育受阻而闭锁。而优势卵泡上的颗粒细胞上已经出现 LH 受体，LH 补充了 FSH 的不足进一步促进卵泡的生长发育至排卵。

促性腺激素在这一时期的卵泡生长发育中起着主要作用，同时卵巢自分泌或旁分泌的雌激素及其他肽类激素也对卵泡的选择有一定的协同作用。动物实验表明，雌激素可以增加颗粒细胞上 FSH 受体的表达，从而促进颗粒细胞增殖，减少卵泡生长对 FSH 的依赖，同时还能抑制卵泡细胞凋亡，所以卵泡产生的雌激素是卵泡成熟和选择的必要条件。那些生长快速的卵泡，虽然由于卵巢激素对垂体的负反馈导致 FSH 分泌减少，它也仍能通过自身分泌的雌激素继续生长而被选择作为优势卵泡，并最终发育成熟。有研究发现因颗粒细胞缺乏芳香化酶或该酶的活性低下使得颗粒细胞不能合成雌激素而导致卵泡成熟过程中闭锁或不能排卵。此外，某些肽类激素在卵泡的发育中也发挥了重要作用，如转化生长因子、激活素、胰岛素样生长因子、血管内皮生长因子可以增强 FSH 的作用，而胰岛素样生长因子结合蛋白、表皮生长因子则可能减弱 FSH 的作用。3 ~ 6mm 小卵泡可产生胰岛素样生长因子（IGF-1），卵巢存在相应的结合蛋白及受体，颗粒细胞存在一个生长激素释放激素/生长激素/IGF-1（GHRH/GH/IGF-1）轴，与卵泡及卵子的成熟密切相关，所以这些卵巢旁分泌因子也参与促性腺激素依赖生长期的卵

泡发育。

四、卵子的发育与调节

随着卵泡进入生长发育轨迹,其代谢、生理和遗传等方面发生了一系列的变化,从而为卵母细胞完成减数分裂、获得受精能力以及随后形成胚胎打下基础。原始卵泡从胎儿时期形成的卵泡池启动生长时,首先表现为卵母细胞直径的增大,所以卵母细胞直径增大是卵泡被募集的最早特征性表现。窦前卵

泡中的卵母细胞还不具备恢复减数分裂的能力。排卵前,卵母细胞完成第一次减数分裂,成为次级卵母细胞,并停留在第二次减数分裂中期,等待受精。直至精子进入卵母细胞内,第二次减数分裂才完成。卵泡的颗粒细胞通过缝隙连接为卵母细胞提供氨基酸、核糖核酸和其他代谢物。随着卵母细胞的生长、发育和成熟,卵泡细胞逐渐对促性腺激素和卵巢旁分泌因子有反应。目前研究认为有多种转录因子参与卵母细胞的发育(表 2-1)。

表 2-1 窦前卵泡生长发育的因子

因子	来源	作 用
TNF-α	卵母细胞	调节卵母细胞的凋亡
BMP15	卵母细胞	原始卵泡的增殖及分化
GDF9	卵母细胞	原始卵泡的增殖及分化
EGF/bFGF	卵母细胞	促进原始卵泡及窦前卵泡发育
Figα	卵母细胞	有助于原始卵泡分泌结构基因 ZP1、ZP2、ZP3 和 ZP
Protein c-kit	卵母细胞和卵泡膜细胞	原始卵泡转化为初级卵泡,生殖细胞迁移及分化
Acitin	颗粒细胞	颗粒细胞的增殖
KL	前颗粒细胞	诱导原始卵泡向初级卵泡分化
GH	内分泌	促进窦前卵泡的颗粒细胞及卵泡膜细胞发育
Insulin	内分泌	刺激原始卵泡向初级卵泡发育
IGF-1	颗粒细胞	刺激窦前卵泡向窦卵泡发育
AMH	颗粒细胞	抑制原始卵泡发育
AhR	颗粒细胞	调节卵泡池大小
BMP4	卵泡膜细胞及间质	促进原始卵泡向初级卵泡发育及卵母细胞存活
KGF	卵泡膜细胞	颗粒细胞的增殖
mTORC1	颗粒细胞	促进原始卵泡向初级卵泡发育
TSC1	颗粒细胞	抑制原始卵泡向初级卵泡发育
TSC2	颗粒细胞	抑制原始卵泡向初级卵泡发育
Foxo3a	颗粒细胞	抑制原始卵泡向初级卵泡发育

第四节 卵泡的成熟及排卵

一、卵泡的成熟

在卵泡成熟过程中,最关键的是卵母细胞的成熟。卵母细胞成熟(oocyte maturation)是指在排卵前数小时,充分发育的优势卵泡中的卵母细胞恢复并完成第一次减数分裂的过程,也是卵子发生的最后

阶段,此时卵母细胞发生重大变化,为随后的受精和将来胚胎的发育做好准备。月经中期的 LH 峰或注射 hCG 启动了卵母细胞的成熟。卵母细胞成熟包括:核的成熟、胞质的成熟和膜的成熟。

（一）卵母细胞成熟的表现

1. 核的成熟 卵母细胞成熟的关键是核的成

熟,表示卵母细胞完成第一次减数分裂并进入第二次减数分裂中期,镜下确定卵母细胞成熟的标志是第一极体的形成。在生理状态下,排卵前 LH 峰,能够减少卵母细胞成熟抑制因子(OMI)分泌,促进卵丘细胞分泌促成熟蛋白,最终诱导核成熟。

(1)卵母细胞成熟核形态学变化:卵子发育时,生发泡直径增大,可见明显的核仁,核膜呈波浪形,有许多小孔,卵母细胞可能通过这些小孔进行核与胞质的物质和信息交换。初级卵母细胞的核膜相对较平滑,在卵子发育的过程中核膜的皱褶逐渐增多,生发泡破裂前短时间内,核膜的皱褶加深。卵母细胞成熟时,生发泡主要在微丝的调控下向卵子皮质区迁移。在 LH 峰出现之前,生发泡的结构可能已经发生了变化,如染色质凝聚在核仁周围,并紧靠核膜。染色质凝聚 20～24 小时后,生发泡开始破裂,二价染色体形成。染色体上的着丝粒与微管相连,从而形成减数分裂纺锤体,卵子没有中心粒,由微管组织中心组织纺锤体微管的运动。可能在肌动蛋白、微丝和微管的共同作用下,纺锤体移到卵子表面,这个时期为第一次减数分裂中期(M I)。M I 持续数小时,然后依次进入分裂后期和末期。在 LH 峰或注射 hCG 后第一极体排出,卵子快速进入第二次减数分裂中期(M II)。

(2)核成熟的生化准备:虽然窦前卵泡中的卵母细胞不具备恢复减数分裂的能力,但已开始合成减数分裂所需的某些分子。这些生长期产生的分子将以无活性的形式存在,并在卵母细胞成熟和胚胎发育早期表达和翻译,有些则可一直保存到卵受精后胚胎植入的发育阶段。早期窦卵泡中的卵母细胞发生了根本性的变化,已经具备了恢复减数分裂的能力。卵母细胞核的成熟需要新的蛋白参与,以获得生发泡破裂(GVBD)及发育到 M II 期的能力。研究证实,在卵母细胞体外培养时,蛋白质合成抑制剂亚胺环己酮可以抑制卵母细胞发生 GVBD;此外,细胞周期蛋白 B 的合成和积累可能是导致卵母细胞恢复减数分裂的关键。同时,蛋白质水解作用对卵母细胞的成熟也很重要。蛋白水解酶抑制剂可阻止卵母细胞的染色质凝集和 GVBD。因此,某些蛋白质的合成和水解可能是诱使卵母细胞核膜裂解的两个必要的连续的步骤。蛋白质的磷酸化和去磷酸化也是影响卵母细胞减数分裂的重要因素。染色体凝集和核膜解体两个恢复减数分裂的主要特征事件均与蛋白质磷酸化有关。如蛋白质磷酸化抑制物 6-二甲氨基嘌呤可以阻止小鼠等卵母细胞的染色质凝集。

在一部分蛋白质发生磷酸化的同时,另一些蛋白质或酶则必须发生去磷酸化,才能获得活性,使卵母细胞成熟。如组成 MPF 前体的 cdc2 亚基的两个残基 Tyr15 和 Tyr14 处于磷酸化状态时,可使 MPF 处于无活性状态;而 cdc2 上的 Tyr161 的磷酸化则直接促进 cyclin 和 cdc2 结合成复合体。

2. 胞质的成熟 初级卵母细胞胞质内的细胞器很少,且主要聚集在生发泡周围,随着卵母细胞的发育,细胞器逐渐迁移至皮质区。等到卵子成熟后,除皮质颗粒外,细胞器又迁移至卵子中央。除了核的成熟外,胞质的质量和成熟度也能影响卵子的受精及随后胚胎发育的能力。卵细胞质的成熟通常伴随着核的成熟,但卵泡浆的成熟更难以定义和检测。线粒体是胞质中重要和独特的细胞器,线粒体的成熟是胞质成熟的重要标志。线粒体的主要作用是通过氧化磷酸化作用进行能量转换,是细胞各种活动能量的主要来源。一般认为大部分线粒体 DNA 来自母亲。在卵母细胞成熟过程中,由于卵子代谢需求的变化,线粒体发生了一系列形态和位置的改变。在胎儿卵原细胞和成人原始卵泡的卵母细胞中,线粒体主要沿核周分布;从早期窦卵泡开始,线粒体逐渐向周围迁移;但在三级卵泡内的卵母细胞中,线粒体重新聚集在生发泡旁;而在 M II 期的成熟卵子中,线粒体在胞质内均匀分布直至受精后再聚集在原核周围。

3. 膜的成熟 在卵母细胞成熟的过程中,卵泡膜和透明带的结构也发生相应的改变,以利于受精的发生。近来越来越多的证据表明类固醇对不同细胞类型有直接效应,当靶细胞暴露于类固醇数分钟可以观察到快速的信号转导通路的激活和离子通道的开放,其作用是通过与膜受体结合在靶细胞表面开始。在卵泡浆成熟过程中,雌激素可能作用于卵母细胞表面,使其钙离子释放系统的反应性发生改变。发育早期的卵母细胞膜相对较光滑,在发育过程中卵膜表面的皱褶逐渐增多。卵母细胞膜表面的微绒毛分布均匀并深入透明带内,与颗粒细胞形成桥粒连接从而交换信息。卵母细胞膜还有一个重要的特性,即能够与精子结合。卵膜可能在特定部位才能结合精子。LH 支持的雌激素可能通过非基因效应(膜效应)参与了卵母细胞的膜成熟过程。由于卵泡液中含有一定浓度的孕酮,卵膜成熟也可能需要特定的卵泡内孕酮环境。卵泡液内孕酮与雌激素的比值可以作为卵子成熟的标志。孕酮能使已获能及待获能的精子产生钙浓度升高。孕酮也可能参与了卵膜钙离子释放系统的发育。随着卵泡的发育,当初级卵母细胞直径达到最初的2倍时,在卵母细胞与卵泡细胞之间出现一层细胞外糖蛋白基质,即透明带。透明带不仅为卵子和胚胎的发育提供了保护屏障,而且通过其表面的糖蛋白介导了种属特异性的精卵结合,因而透明带结构的异常会导致受精异常或不受精。

总之,随着卵子的发生,卵细胞核、胞质及胞膜均逐渐成熟,为受精的发生和其后胚胎的发育作好了准备。

(二) 卵母细胞成熟的调节机制

1. LH峰重启卵母细胞的减数分裂 卵母细胞成熟的过程中最重要的是卵母细胞重新启动减数分裂,完成核的成熟,所以了解卵子减数分裂阻滞(meiotic arrest)的机制则更容易理解卵子减数分裂重启的机制。目前认为维持卵母细胞在成熟前减数分裂阻滞最重要的细胞内信号分子是cAMP(图2-6),而cAMP主要受腺苷酸环化酶(adenylyl cyclases,ACs)及磷酸二酯酶(phosphodiesterase,PDEs)的调节。前者的主要作用是合成cAMP,后者主要起分解作用。而ACs主要受G蛋白调节,Gas促进ACs的合成,Gas需与G蛋白偶联受体(GPR3)结合才能起作用,而Ga1抑制它们的合成。而对PDE的调控机制研究甚少。胞内的cAMP起到抑制卵母细胞成熟的作用,其机制可能是通过活化蛋白激酶A(PKA)。支持这一结论的实验证据有:①在裸露的小鼠卵母细胞提高cAMP水平可以抑制自发成熟,而用cAMP的类似物联丁酰基cAMP或PDE的拮抗剂均可以阻滞卵子减数分裂;②通过注射Gas的抗体可以使得小鼠卵子重新开始减数分裂;③在小鼠排卵前及排

卵时通过喂PDE可以抑制卵母细胞成熟;④哺乳动物卵母细胞开始启动成熟时细胞内cAMP水平显著下降。颗粒细胞内产生的cAMP可通过缝隙连接运送到卵细胞内,但卵细胞内的cAMP并不一定完全来源于卵泡颗粒细胞。颗粒细胞的代谢产物可能通过影响卵细胞内cAMP的合成和代谢从而维持卵细胞内高水平的cAMP。研究发现LH峰可以通过干扰cAMP信号通路而重启卵母细胞的减数分裂。

然而卵泡中cAMP对核成熟有抑制和促进的双重作用。当卵母细胞中cAMP持续升高时抑制其减数分裂恢复,而当cAMP短暂升高时则促进卵母细胞减数分裂恢复。cAMP的抑制作用是由于cAMP能维持PKA的活性状态,从而抑制MPF的活性或降解MPF的亚单位。因此,PKA的活化和随后特异蛋白的磷酸化是减数分裂调控的重要步骤。卵细胞内cAMP的短暂升高可促进核成熟。在游离的兔卵泡中,可观察到cAMP升高持续在0.5小时内,随后4小时cAMP明显降低,同时卵细胞开始GVBD,提示cAMP水平短暂升高后又降低则导致卵子减数分裂的重新启动。

另外,颗粒细胞与卵母细胞的缝隙连接在维持卵子减数分裂阻滞中也起着重要作用。其机制可能是通过缝隙连接可以将cAMP从颗粒细胞传递至卵子。卵泡内的颗粒细胞之间通过缝隙连接紧密联系,同时颗粒细胞与卵子之间也有突触穿过透明带,在卵膜形成缝隙连接。低分子量的物质能在它们之间扩散,从而使各种体细胞的信息直接通过缝隙连接通道对核成熟进行调控。LH峰或注射hCG后,卵泡的卵丘增大,卵子与卵丘细胞之间的偶联减少,导致卵子不再直接通过缝隙连接接受调控的信号。将发育完善的卵母细胞从成熟卵泡中分离出来,然后在缺乏激素诱导的简单缓冲液中培养,卵母细胞也能自发进行GVBD以及继续减数分裂,形成MⅡ期的卵子。故推测,卵母细胞与颗粒细胞之间的联系减少可能促使卵母细胞重新开始减数分裂。

2. LH峰促进生长因子的分泌 研究发现LH峰后通过卵泡膜细胞及颗粒细胞上的LH受体增加,同时释放一些生长因子导致卵丘的膨胀及卵母细胞的成熟。已经证实表皮生长因子(EGF)在其中起着重要作用。体外实验证实通过EGF处理后颗粒细胞及卵母细胞间的缝隙连接遭到破坏,其机制可能是EGF激活了MAPK,而后者导致Cx43的磷酸化,Cx43磷酸化后使得缝隙连接不稳定,从而打断细胞间的连接交流,抑制上述减数分裂抑制因子进入卵子。

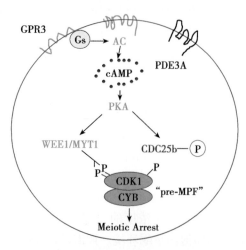

图2-6 卵子有丝分裂停止的分子机制
(修改自Lisa,et al. Reproduction,2005)

3. LH峰促进激素的分泌 颗粒细胞可以促进卵子成熟的因子是FF-MAS。研究发现LH峰促进FF-MAS增加,不管是减数分裂阻滞的卵母细胞或在颗粒细胞中培养的卵母细胞经FF-MAS刺激后均可以促进卵母细胞的成熟。在卵泡中可以检测到FF-MAS的存在,它可能由颗粒细胞分泌。最近有研究证实FF-MAS不仅促进减数分裂由MⅠ期进入MⅡ期,而且可以稳定卵子于MⅡ期从而有助于受精。另外,LH峰促进合成的孕激素、类固醇激素及雄激素等均可以促进卵母细胞的成熟。但目前关于FF-MAS的作用尚不明确。

4. LH峰调节钙离子功能 钙离子(Ca^{2+})在卵母细胞核成熟中发挥关键性作用。核成熟是钙调蛋白和Ca^{2+}依赖的,钙调蛋白和Ca^{2+}通过调节卵母细胞的磷酸二酯酶活性,增强cAMP的调节作用。目前认为,细胞内Ca^{2+}的释放是减数分裂启动最早的标志之一。卵母细胞核成熟启动开始Ca^{2+}释放出现有规律的变化:启动时Ca^{2+}释放的峰值增加,频率加快;核开始成熟时,即3小时之后,Ca^{2+}释放的峰值降低、频率减慢;6小时后Ca^{2+}释放逐渐消失。同时,卵母细胞内的可释放的Ca^{2+}总量在成熟期显著增加。因此,在体外卵母细胞成熟的培养液中,钙离子是必需的。在LH峰的作用下,颗粒细胞膜表面磷脂酰肌醇水解生成Ca^{2+}释放的配体:二酰甘油和三磷酸肌醇(IP3)。二酰甘油是Ca^{2+}依赖的蛋白激酶C(PKC)的激活剂,Ca^{2+}和PKC均参与对减数分裂的调控。IP3与受体结合后则使颗粒细胞的Ca^{2+}从细胞内释放出来,并注入卵母细胞内;IP3还可通过缝隙连接的偶联途径进入卵细胞内,促发卵母细胞内的Ca^{2+}释放;Ca^{2+}也可能直接通过缝隙连接进入卵母细胞内,卵子对Ca^{2+}诱导的Ca^{2+}释放产生反应。体外培养时,Ca^{2+}载体可引起细胞内Ca^{2+}浓度的升高从而激活卵子。锂盐则可通过抑制肌醇单磷酸的降解从而消耗肌醇使IP3的合成减少,最终阻滞卵母细胞的成熟。

二、排卵

在血LH峰后,一定直径的成熟卵泡快速增大,并突出于卵巢皮质表面,放射冠与卵丘基底间逐渐脱离,在峰后的34~36小时卵母细胞及其周围的卵丘细胞自卵丘壁的破口释放,周围平滑肌收缩后形成血体,这一过程称为排卵。

(一)排卵发生的前提条件

1. LH峰的出现 卵泡来源高水平的E_2（300pg/ml或1100pmol/L）持续2~3天,对垂体及下丘脑正反馈调节形成排卵前的LH/FSH峰持续40~58小时,这触发了减数分裂的再启动、排卵和黄素化。排卵前LH峰大约出现在卵泡破裂之前36小时。

2. 颗粒细胞与卵母细胞间的缝隙连接丢失 排卵前,LH峰的出现抑制颗粒细胞增殖基因的转录,使其丢失缝隙连接,从而拆散颗粒细胞和卵母细胞的电生理合胞体。

3. 卵丘的膨胀 排卵必须有卵丘膨胀的存在。卵丘膨胀是透明质酸合成增加的结果,后者发生的机制是:LH诱导卵丘细胞和颗粒细胞内透明质酸合成酶表达,血清inter-α胰蛋白酶抑制物重链与葡萄糖胺聚糖共价偶联,以及前列腺素E_2诱导透明质酸结合蛋白TSC-6的表达。Bikunin(inter-α胰蛋白酶抑制物的一种成分)缺陷的小鼠,由于卵丘无法膨胀而导致排卵障碍。COX-2和前列腺素受体EP2缺陷的小鼠也有卵丘膨胀异常导致的排卵缺陷。在将要破裂的卵泡突出的表面,形成一个圆锥形斑,此斑的破裂伴随着卵子和卵泡液的缓慢排出(而不是暴发),这提示卵泡液并非处于高压的状态。

4. 孕酮的协同作用 孕激素及孕激素受体(PR)是调节卵泡破裂的重要因子。PR的拮抗剂RU486或P合成抑制剂可以完全抑制排卵。在LH峰前几天颗粒细胞就开始合成孕激素。*PR*基因敲除的小鼠表现为卵泡生长正常及黄素化,但是完全抑制排卵。在LH/FSH峰出现前12小时孕酮水平已经略有上升。在排卵过程中LH的早期作用发生在LH峰的几小时内,它可以诱导颗粒细胞产生孕激素受体。此外,靶向缺失孕激素受体基因的小鼠不发生排卵,以A型受体尤为显著。

这些观察表明,孕酮通过经典机制调节排卵基因的表达。已经证实若干候选基因呈现对围排卵期孕酮的依赖性,包括金属蛋白酶。

(二)LH峰促进排卵的分子机制及调节LH峰的神经内分泌机制

1. LH峰诱导颗粒细胞出现LH受体 卵泡周围有两种不同的颗粒细胞。靠近基底膜的是壁层颗粒细胞,它围绕在卵泡壁周围;而柱状颗粒细胞则靠近卵母细胞。这两类细胞在排卵过程中表现完全不同。事实上,对LH峰直接产生作用的是壁层颗粒细胞,因为它较柱状颗粒细胞有更丰富的LH受体。最新研究表明排卵前的LH峰信号主要由壁层颗粒细胞及卵泡膜细胞接受,它们进一步向柱状颗粒细胞传递信号引起一系列反应。如,使柱状颗粒细胞的 LH 受体增加,从而对 LH 峰产生作用。

2. LH 峰激活多条细胞内信号通路,从而调节排卵基因的表达。 LH 受体是典型的 G 蛋白偶联受体(GPCR),它进一步激活腺苷酸环化酶(adenylate cyclase,AC),导致细胞内 cAMP 大量增加,从而激活 cAMP 依赖的 PKA。PKA 的下游,CREB 在 133 位丝氨酸发生磷酸化,吸引 CBP/p300 转录共激活因子。另外,研究证实 LH 峰也激活了其他信号通路,如,激活了磷脂酶 C 活性及 ERK1/2 或 MAPK 信号通路。这些信号通路都与排卵密切相关。

3. LH 峰诱导转录调节因子的表达 LH 峰可以促进核受体共调节因子 RIP140 在排卵前颗粒细胞大量表达,排卵后则迅速下降。RIP140 参与调节多种卵泡破裂的基因表达。RIP140 缺失的小鼠表现为卵泡正常生长,但排卵被完全抑制。LH 峰同时也激活了转录因子 Egr-1 和 C/EBPβ。Egr-1 缺失的小鼠表现为不孕,可能是由于没有 LH 的分泌,因为它参与 LHβ 链的合成。另外 ADAMTS-1 也是 LH/PR 诱导的基因。

4. 调节 LH 峰的神经内分泌机制 LH 峰的出现对排卵的发生至关重要,研究表明 LH 峰的出现主要由神经内分泌机制调节。GnRH 释放峰的出现是由于血浆中雌激素突然升高的正反馈导致的。在大鼠及人类,雌激素和孕激素都参与 LH 峰的出现。在月经周期的早期,雌激素水平较低,GnRH 则被抑制。随着雌激素峰值的出现,诱导 GnRH 释放,LH 峰出现,LH 可以刺激卵巢合成孕激素。GnRH 的释放不是雌激素直接作用于 GnRH 细胞导致的,而是通过含有神经肽 kisspeptin 的中间细胞。雌激素在介导神经元-神经胶质细胞网络(neural-glial network)中起重要作用。研究显示 kisspeptin 是 GnRH 释放必需的,它的受体 GPR54 位于 GnRH 细胞。在月经期,随着雌激素的升高,诱导 kisspeptin 神经元表达 PR,从而强烈刺激 GnRH 细胞。当雌激素到达峰值时,星型胶质细胞膜上的雌激素受体被激活,转而激活 mGluR1a 和启动 neuroP 快速合成。局部 neuroP 刺激 kisspeptin 细胞向 GnRH 细胞释放 kisspeptin,从而促进释放 GnRH。也有其他学者提出不同的假说,它们发现 GnRH 的释放可以被神经激素 alloprenanolone 所调节,它是由孕激素合成的。Alloprenanolone 刺激释放 glutamate 进而激活 GnRH 细胞上 NMDA 受体。这些结果证实 alloprenanolone 可以强烈刺激 GnRH 的释放。但是这两个假说不是绝对相互冲突的,neuroP 可以被星型胶质细胞上的酶转化为 allogprenanolone。所以这两种机制都可能参与其中。

(三) 卵巢内旁分泌因子在排卵中的作用

既往研究重点关注下丘脑-垂体-卵巢轴在卵泡成熟及排卵中的作用,近年来随着生殖内分泌学和分子生物学的研究进展,发现卵巢内微环境局部自分泌和旁分泌调节因子也直接参与调节。卵泡排卵斑的形成和破裂无疑也反映了酶对卵泡壁的局部作用。与此观点一致的是,将蛋白酶抑制物滴入窦腔内可抑制排卵。已提示,在候选蛋白酶中与排卵有关的是纤溶酶原活化物。大鼠排卵前时刻,卵泡壁局部该物质的浓度升高。尽管对卵巢细胞在激素调节下产生这种蛋白酶很少有怀疑,但其作用还存在疑问。对敲除尿激酶、组织纤溶酶原活化物、纤溶酶原基因的缺陷小鼠的研究表明,纤溶酶并非卵泡破裂所必需,或者说,对于激活排卵需要的其他蛋白酶并非必需。

1. 前列腺素 在排卵前颗粒细胞中 COX-2 的诱导下,LH 刺激卵泡合成前列腺素。环氧合酶-1(cyclooxygenae-1,COX-1)在颗粒细胞中不表达,并且排卵刺激对 Graafian 卵泡中此酶的水平没有影响。全身或者局部窦腔内给予前列腺素合成抑制物,可以抑制实验动物的排卵,导致黄素化未破裂卵泡。通过对动物应用选择性 COX-2 抑制物罗非克西(rofecoxib)的研究发现,该药物可以延迟 LH 峰之后出现卵泡破裂超声征象的时间,可超过 48 小时;而对照组破裂征象在 36 小时内最明显。COX-2 基因靶向突变的小鼠具有的排卵缺陷可以通过给予外源性前列腺素 E_2 纠正,因此前列腺素 E_2 被认为是与排卵有关的关键性前列腺素。敲除 COX-2 基因小鼠的另一个重要异常是卵丘不能膨胀。缺失前列腺素 E_2 的 EP2 受体的小鼠也有排卵前缺陷和排卵后卵丘膨胀异常。这些研究提示前列腺素 E_2 参与排卵过程和卵丘膨胀。在 COX-2 缺陷的小鼠卵泡中可诱导产生孕激素受体,进一步证明了孕酮和前列腺素在排卵中的独立作用。

2. ADAMTS-1 目前唯一被证实与排卵有关的蛋白酶是 ADAMTS-1。ADAMTS-1 是去整合素和金属蛋白酶家属的成员,在大鼠排卵前卵泡颗粒细胞中能被诱导产生,在敲除孕激素受体的小鼠中不能被诱导产生,提示该基因作为孕酮调节因子参与排卵过程。小鼠 ADAMTS-1 基因靶向缺失导致卵泡生长缺陷和雌性不孕,ADAMTS-1 缺失的小鼠表现为很低的排卵率,同时卵子留在黄素化的卵泡中。

3. 基质金属蛋白酶(matrix metalloproteinases, MMPs) 卵泡壁顶部由单层上皮细胞和两层胶原组成,排卵前卵泡壁顶部胶原的降解被认为是排卵过程的限速步骤。研究发现,MMPs 是参与卵泡破裂的关键蛋白酶,人工合成的 MMPs 抑制剂可阻碍排卵过程。排卵前后伴随蛋白水解、血管发生和组织重建,这些动态组织的变更要求细胞外基质(extracellular matrix,ECM)的不断重建。ECM 成分包含蛋白和非蛋白分子,它们形成具有组织特异性的细胞黏附结构。ECM 不仅是构成卵泡骨架的基本成分,而且还参与连接细胞与细胞、组织与组织,介导细胞间的信息传导,同时调节细胞增殖、发育、迁移和代谢过程。其中基质蛋白与其细胞受体的相互作用能调节细胞结构、第二信使的产生和基因表达。ECM 内环境稳定性的维持在很大程度上依赖于基质金属蛋白酶(MMPs)及其组织抑制因子(tissue inhibitors of MMPs,TIMPs)的协调控制,MMPs-TIMPs 是参与 ECM 降解和重建的主要蛋白酶系统。但是 MMP-3、MMP-7、MMP-9、MMP-11 缺陷的小鼠繁殖正常,提示排卵中这些酶单独不具备决定性作用。

4. 纤溶酶原系统与排卵 20 世纪初,Schoc 就发现纤溶酶与卵泡破裂相关。但是直到 1975 年,Beer 等才证实纤溶酶可直接降解牛卵泡壁,提示纤溶酶在卵泡壁破裂过程中起着一定作用。纤溶酶是一种丝氨酸蛋白水解酶,它包含一个由 His、Asp 和 Ser 组成的催化活性中心,具有广泛水解酶活性。在纤溶酶激活因子(tPA,uPA)作用下,其前体纤溶酶原的 Arg560-Val561 处发生断裂从而形成由二硫键连接的双链分子纤溶酶。纤溶酶降解 ECM 的作用主要是通过打开纤蛋白分子的 Arg-x 和 Lys-x 键。排卵的两个前提变化均与纤溶酶原系统相关,即在

排卵前卵丘-卵母细胞复合体脱离 GC 层,游离于卵泡腔;卵泡壁特定部位的局部破裂。tPA 和 PAI-1 的协同作用使排卵前卵泡形成局部蛋白水解"窗口域",这对卵泡的局限定向破裂起着重要调控作用。卵丘-卵细胞复合体脱离 GC 细胞层,主要取决于卵丘细胞的扩散。实验发现卵细胞也表达 tPA,它也受促性腺激素同步调节,并证明与卵细胞成熟和卵丘细胞扩散有关。

5. 血管内皮生长因子 卵巢血流是影响卵巢功能的重要因素,正常妇女卵巢内周期性血管形成伴随血流呈周期性改变,与卵巢性激素周期性分泌相关。血管内皮生长因子(VEGF)在卵巢内周期性表达,与卵巢内血管生成、血流变化和性激素分泌的周期性变化密切相关,内分泌异常时卵巢 VEGF 表达和血清 VEGF 水平亦呈相应变化。体内实验研究表明,VEGF 诱导血管生成和血管通透性的变化,在血管发生过程中起着举足轻重的作用。研究发现 VEGF 在排卵过程中主要通过自分泌调节。正常生育年龄妇女卵泡期和黄体期的颗粒细胞和卵泡膜细胞中 VEGF 的分泌存在周期性变化。原始卵泡和闭锁卵泡不分泌 VEGF,随着窦卵泡逐渐发育至成熟卵泡,颗粒细胞及卵泡膜细胞上 VEGF 的表达强度也逐渐增强。颗粒细胞、卵泡膜细胞分泌的 VEGF 能够促进卵泡周围微血管生成,使得卵泡获得更多来自血液的 FSH 和 LH 来促进其进一步发育。VEGF 可以促进微血管渗透性增高导致血浆外渗、卵泡液积累,提示 VEGF 参与卵泡选择、发育的过程。Levitas 等认为排卵前卵泡强表达的 VEGF 具有两方面作用:一方面与前列腺素协同作用,增加卵泡周围血管通透性导致卵泡液快速聚集,促进排卵;另一方面则促进内皮细胞分泌纤溶酶原激活物,继而激活纤溶酶,引起卵泡基膜的降解、卵泡破裂和排卵。

第五节 卵泡的闭锁

卵巢中绝大部分卵泡在发育的各个阶段逐渐退化,称为卵泡闭锁(atresia)。卵泡闭锁从女性胎儿妊娠 7 周就已开始,它是卵母细胞通过一定机制而湮灭的过程,是生长卵泡的归宿之一。生育期99.9% 以上的卵泡发生闭锁,仅有 400～500 个卵泡能正常发育、成熟、排卵。整个脊椎动物中均有卵泡闭锁现象,这对维持卵巢内环境的稳定具有重要意义。人类卵泡闭锁可发生在卵泡发育的各个时期,以初级卵母细胞时期最常见,早期窦卵泡也是发生

卵泡闭锁的主要时期。但是不同时期发生的卵泡闭锁略有不同,发育早期卵泡闭锁首先从卵母细胞退变开始,而发育后期的卵泡闭锁则始于颗粒细胞凋亡。

卵泡闭锁的形态学特征主要表现为:卵母细胞核固缩,伴随着染色体、胞质溶解,卵泡膜细胞肥大,颗粒细胞层减少,胞质内出现类脂质、黄素化现象。紧接着卵母细胞发生退化,颗粒细胞、卵泡膜细胞进一步演变成纤维体。

发育后期卵泡闭锁的生化特征表现为:颗粒细胞上促性腺激素受体数目减少,雌激素分泌减少,孕酮分泌及IGF结合蛋白表达增加。同时闭锁卵泡中缝隙连接蛋白Connexin 43表达下降,而硫酸糖蛋白SP-2表达增加。

目前认为卵泡闭锁的过程可分为5个步骤:①首先颗粒细胞中出现凋亡小体;②颗粒细胞层与卵泡基底膜分离,此时基底膜尚完整,没有受到破坏;③卵泡基底膜出现碎片破裂;④在卵泡内出现细胞碎片,来自卵巢间质的巨噬细胞开始进入卵泡;⑤最后卵泡细胞消失。目前认为细胞凋亡是卵泡闭锁的主要机制,它所累及的主要是颗粒细胞。研究发现闭锁卵泡中最先发生凋亡的细胞是颗粒细胞,早于卵母细胞及卵泡膜细胞,提示颗粒细胞凋亡可能是卵泡闭锁的始动因子。在闭锁卵泡超微结构的研究中发现卵泡细胞中存在胞质空泡、染色质浓集,细胞形成凋亡小体等凋亡特征性改变。这些改变首先发生在颗粒细胞中,随后也出现于卵泡膜细胞中。从闭锁卵泡的颗粒细胞中分离出DNA片段在电泳下形成明显的梯度,这是细胞凋亡的特殊标志之一。虽然由于女性年龄及卵泡发育阶段的不同,卵泡闭锁的具体过程可能不同,但目前公认发生卵泡闭锁的始动机制是细胞凋亡。

一、颗粒细胞凋亡的机制

颗粒细胞分泌的雌激素及胰岛素样生长因子(insulin-like growth factor,IGF)与卵泡的生长发育密切相关。如果这些关键的生存依赖因子缺乏,颗粒细胞不仅失去相应功能,同时导致细胞凋亡。颗粒细胞的凋亡与细胞死亡受体(cell death receptor)密切相关。颗粒细胞死亡受体介导的凋亡信号通路模式如下:①一个死亡受体配体结合细胞外的受体,而该受体有一个胞内死亡域(death domain,DD);②胞内DD进而结合Fas相关死亡域蛋白(Fas-associated with death domain protein,FADD);③FADD激活下游Caspase 8;④Caspase 8进而激活CytC-Apaf1-caspase 9复合体;⑤该复合体进一步激活caspase 3引起凋亡。与颗粒细胞凋亡相关的死亡受体主要分为五大类:①FAS(APO-1)/CD95及其受体;②TNF-α及其相关受体;③TARIL;④APO-3;⑤PFG-5。目前人类颗粒细胞凋亡的研究主要集中在前三种受体,对于后两种受体研究甚少。

(一)Fas(APO-1)/CD95及其受体

细胞凋亡是细胞清除不再需要的细胞或受到病毒、肿瘤等严重损害的细胞的一种形式。凋亡通路研究最多的是FasL(Fas ligand,也称为Apo1L或者CD95L)和Fas(也称为Apo1或CD95)系统。FasL的结构与TNF类似。FasL和TNF-α都属于TNF超家族,且都具有激活凋亡的功能。FasL主要表达在活化的T细胞及自然杀伤细胞表面,通过结合Fas导致靶细胞发生凋亡。

FasL和Fas是颗粒细胞凋亡的主要因子,这两者均在颗粒细胞中表达。用Fas激活抗体处理雌性小鼠时颗粒细胞凋亡及卵泡闭锁增加。人卵巢中Fas抗原表达随卵泡发育成熟而降低,窦卵泡早期闭锁时期颗粒细胞表达Fas含量增加,随着闭锁进展其表达量不断增加。绝经后卵巢中Fas抗原染色阴性。在退化黄体及闭锁卵泡中Fas抗原表达丰富,说明了Fas抗原通过凋亡过程参与了黄体退化及卵泡闭锁。在每个月经周期中,Fas抗原通过启动卵泡闭锁而被消耗,选择优势卵泡。颗粒细胞凋亡时FasL和Fas增加的同时,细胞内Fas信号通路的主要抑制因子cFLIP表达下降。在体外研究发现cFLIP抑制Fas介导的细胞凋亡,通过RNA干扰抑制cFLIP后则可以诱导颗粒细胞凋亡。提示在正常卵泡中抑制Fas介导的颗粒细胞凋亡起着重要作用。细胞内其他介导FasL和Fas凋亡通路的因子如FADD与caspase 8也与颗粒细胞的凋亡密切相关。

FasL和Fas凋亡通路也可以被IGF、EGF、bFGF所抑制。通过雌激素处理颗粒细胞可以抑制其通过Fas通路发生凋亡,FSH处理也可以降低FasL和Fas表达量从而抑制凋亡,而IL-6可以促进cFLIP从而抑制Fas通路。

(二)TNF-α及其相关受体

TNF-α结合不同的受体(TNFR-1或TNFR-2)可以同时诱导细胞凋亡或增生。研究发现TNF-α激活TNFR1-TRADD-FADD-caspase 8信号通路时可导致细胞凋亡,而TNF-α激活TNFR1-TRADD-RIP-TRAF2信号通路时则可以促进细胞增生。TNF-α结合TNFR2时可以通过激活TRAF2而促进细胞增生,提示TRAF2可能是TNF-α结合TNFR-1或TNFR-2而促进细胞增生的重要因子。TNF-α及其受体在人类颗粒细胞凋亡的具体作用机制尚不明确。目前研究发现卵巢内巨噬细胞、颗粒细胞、卵泡膜细胞产生的TNF在卵巢微环境调节中发挥重要作用。TNF-α能诱导多种细胞凋亡,是通过神经鞘氨醇及ICE/CED-3连接半胱氨酸蛋白酶通路实现的,颗粒细胞、卵母细胞是其靶细胞。体外无血清培养早期卵泡,出现自发凋亡,加入 FSH 可抑制 60% 的凋亡。FSH 的作用可被 TNF 抑制,说明 TNF 能诱导早期卵泡凋亡,参与调节卵泡排卵及闭锁。

(三) TRAIL

TRAIL 及其受体 DR4、DR5、DcR1、DcR2 与卵泡生长与闭锁的研究较少。有研究发现胎儿孕 11 周时可以在卵巢组织中检测到 TRAIL,同时在卵子中可以检测到 DR5 和 DcR2,而 DR4 和 DcR1 的含量甚微。成人的卵巢颗粒细胞可以表达 TRAIL、DR5、DcR1、DcR2。卵泡闭锁时 TRAIL 表达量增加,其受体 DR4 没有显著变化。在健康卵泡中 DcR1 的作用主要是抑制 TRAIL 通路,它大量表达于颗粒细胞。

二、卵泡闭锁的调节因子

目前研究认为多种因素参与卵泡闭锁的调控,主要有以下几个方面:

(一) 雌激素和雄激素

颗粒细胞不仅是雌激素的主要来源,同时也是雌激素的主要靶细胞。颗粒细胞表面表达雌激素受体 ER-α 和 ER-β。雌激素可以促进卵泡的生长发育,促进颗粒细胞促性腺激素受体的表达,同时抑制细胞凋亡。Cyp19(芳香化酶)缺失小鼠不能合成雌激素,表现为不孕。同样 ER-α 和 ER-β 敲除小鼠也表现为不孕,缺乏大的窦卵泡,其颗粒细胞也遭到破坏。随着年龄的增加,卵泡闭锁及颗粒细胞凋亡增加,其机制可能与上调促进凋亡基因 p53 和 bcl-2、bax 相关。研究显示雌激素可抑制早期窦状卵泡和窦前卵泡颗粒细胞凋亡,且呈剂量依赖性,同时给予雄激素有抑制雌激素的抗凋亡效应。有研究认为雌激素能抑制 Ca^{2+}-Mg^{2+} 依赖性的核酸内切酶的活性,该酶一旦激活,细胞的 DNA 核小体间即发生不可逆的裂解,雄激素能抑制雌激素的这种作用。

(二) 促性腺激素

下丘脑-垂体-性腺轴在卵泡的闭锁过程中起着非常重要的作用。

1. 促性腺激素释放激素 (GnRH) GnRH 对卵泡的生长发育主要通过两个途径进行调节。一方面,GnRH 与垂体前叶的特异性受体结合,通过激活腺苷酸环化酶-cAMP-蛋白酶促进 LH 和 FSH 的合成与释放,调节卵泡的生长。从这一方面来说,GnRH 在卵泡的生长中起着促进作用。另一方面,卵巢上存在少量的 GnRH 受体,GnRH 与这些受体结合后,抑制了卵泡的生长。因此,GnRH 具有促进和抑制

卵泡生长发育两方面作用。

2. FSH、LH 及其类似物与卵泡闭锁 体外研究发现 FSH 能够抑制大鼠颗粒细胞的凋亡,从而促进卵泡的发育、卵泡细胞的分化及抑制卵泡闭锁。FSH 与 LH 的协同作用在调节卵泡的生长发育、优势卵泡的选择和抑制卵泡闭锁的过程中起着重要作用。

血清中 FSH 浓度及卵泡对 FSH 的敏感性决定了优势卵泡的选择。如果 FSH 分泌不足或卵泡本身对 FSH 不敏感均可以导致卵泡闭锁。如果 FSH 水平提高且超过卵泡对 FSH 敏感的阈值,将诱导一定数量的早期卵泡生长发育。当 FSH 水平高到一定程度时,原本一些弱敏感性将发生闭锁的卵泡也会进一步生长发育。卵泡发育中后期,由于负反馈导致 FSH 水平下降及卵泡分化导致优势卵泡的数目下降,只有那些对 FSH 敏感的卵泡会进一步生长发育成为优势卵泡,而其他不敏感的卵泡则发生卵泡闭锁。卵泡对 FSH 敏感性的不同是内分泌、旁分泌和自分泌几种因素共同作用的结果,卵泡敏感性的分化增强了 FSH 水平下降导致的结果。此外,促性腺激素还调节 IGFBPs 的合成,FSH 抑制 IGFBP-2 在颗粒细胞中表达,而 LH 则刺激 IGFBPs-4 mRNA 在膜细胞中的表达。

FSH 是促进卵泡生长发育的主要激素,FSH 作用后优势卵泡分泌雌激素及抑制素,而卵泡膜细胞主要合成雄激素以供颗粒细胞合成雌激素。雌激素及抑制素通过 HPO 轴负反馈抑制 FSH 的分泌。由于 FSH 的下降导致小卵泡的闭锁。而优势卵泡颗粒细胞已经出现 LH 受体,卵泡生长转为依赖 LH,最后在 LH 峰出现时诱发排卵。

(三) 类胰岛素生长因子 (IGF)

IGF 是促进卵泡生长发育的局部调节因子。颗粒细胞可以表达 IGF-1 及其受体 IGF-1R。在小鼠中,IGF-1 在原始卵泡中表达量很少,随着卵泡的发育不断增加,在晚窦前卵泡及早窦卵泡期到达高峰,但在凋亡卵泡中表达量很少。IGF-1 可以促进 FSH 诱导的芳香化酶活性及颗粒细胞中的 LH 受体的表达,雌激素或 FSH 均可以促进颗粒细胞合成 IGF-1。IGF-1 缺乏的小鼠表现为不孕,小窦卵泡期就发生闭锁,没有成熟的窦卵泡。在 IGF-1 缺乏的小鼠中 FSH 受体也缺失。

卵巢产生的 IGF-1 及 IGFBPs 在卵泡发育中起重要作用。IGF-1 受体存在于颗粒细胞内,IGF-1 能抑制颗粒细胞的凋亡。在卵泡液中,颗粒细胞合成

的 IGFBPs 能中和 IGF-1，解除 IGF-1 的抗凋亡作用。所以 IGF-1 能够与促性腺激素协同刺激卵泡成熟，而 IGFBPs 则起对抗作用。

卵泡的发育、闭锁与 IGFBPs 活性密切有关。而 IGFBPs 活性依赖于 Zn^{2+}、Ca^{2+} 的氯化物，所以 IGFBPs 的活化能被 EDTA 强烈抑制。实验研究显示丝氨酸蛋白酶参与正常健康卵泡及闭锁卵泡中 IGFBPs 的降解。在正常卵泡中，各种 IGFBPs 的表达略有不同：IGFBP-2 mRNA 主要表达在靠近基底膜的颗粒细胞，高于靠近卵母细胞的颗粒细胞；而 IGFBP-4 mRNA 在大、小卵泡中均无变化，IGFBP-5 mRNA 则在小卵泡中的表达量高于大卵泡；而闭锁卵泡中，颗粒细胞内 IGFBP-2、IGFBP-5 mRNA 表达增加，而卵泡膜细胞中 IGFBP-2、IGFBP-4 表达增加。早期闭锁卵泡，IGFBP-2、IGFBP-5 mRNA 表达增强，而无 IGFBP-4 mRNA 表达。晚期闭锁卵泡中，IGFBP-2、IGFBP-5 mRNA 表达进一步增强，IGFBP-4 mRNA 亦表达，且 IGFBP-2、IGFBP-5 mRNA 的表达比 IGFBP-4 mRNA 的表达要早。

以上说明卵泡闭锁时，IGFBP-2 在闭锁卵泡液的浓度比正常卵泡高，IGFBP-2 浓度与凋亡的颗粒细胞百分数呈相关关系，提示在卵泡闭锁时，IGFBP-2 有一定的调节作用。IGFBP-2 在大小卵泡中含量不一，在小卵泡中含量高，且小卵泡闭锁的比率大。FSH 体外能刺激 IGF-1 产生，抑制 IGFBPs 的生成。降低 FSH 浓度会导致 IGF-1 含量及活性均下降，IGFBPs 生成增加。IGFBP-2 在体内依赖于 FSH 活性，说明 FSH 参与调节 IGF 系统。

（四）转化生长因子（TGFs）

研究发现闭锁卵泡的内膜细胞中 TGF-α 和 MYC 蛋白染色强阳性，提示 TGF-α 和 MYC 蛋白可能对卵子的生长及卵泡的分化和闭锁具有调节作用。又有研究发现当用 TGF-α 和 β 联合刺激培养的小鼠卵泡膜细胞及间质细胞后，在荧光显微镜下观察到了染色质浓缩和核丝微粒的碎化等细胞凋亡的特征现象，但是若单独用 TGF-α 或 TGF-β 刺激则没有发生凋亡，提示闭锁卵泡中的卵泡膜细胞是由 TGF-α 和 β 联合作用清除的。

（五）表皮生长因子（EGF）

体外实验证实表皮生长因子（EGF）可以抑制 FSH 和 cAMP 诱导的雌激素的合成，使卵泡内的雌激素和雄激素比值下降，这说明 EGF 对卵泡的闭锁起一定的作用。

（六）白细胞介素（IL-1）

IL-1β 是公认的调节卵巢内一系列生化反应的调节因子，同时也是作为一种抗卵泡闭锁的因子。IL-1β 可以抑制颗粒细胞产生 IGFBP-4、IGFBP-5，且 IL-1β 对 IGFBP 的抑制会因 IL-1β 受体拮抗剂的存在而消除。说明 IL-1β 的调节作用是通过其特定的受体进行：①通过与特定的受体结合，抑制 IGFBP-4、IGFBP-5 的转录；②抑制 IGFBPs 蛋白的累积；③提高使 IGFBPs 分解的肽链内切酶活性。IL-1β 抑制 IGFBP-4 和 IGFBP-5 的转录是降低相关基因的转录水平而不是改变相关基因 mRNA 的稳定性。

总之，目前认为雌激素、IGF、FSH、EGF、bFGF、IL-1β 是促进颗粒细胞存活的重要因子。体外培养的颗粒细胞研究显示，当缺乏这些因子时，颗粒细胞发生凋亡，在这些颗粒细胞中内源性的凋亡通路被激活，同时导致卵泡闭锁。当加入这些因子时可以抑制颗粒细胞发生凋亡。PI3K-AKT 通路是激素及生长因子激活抑制凋亡的主要通路。PI3K-AKT 通路抑制凋亡的主要作用是 FOXO 的磷酸化。当上述促进存活的因子缺乏时，FOXOs 去磷酸化，被转入细胞核，增强促进凋亡因子的表达。研究发现 IGF-1 及 FSH 都可以激活 PI3K-AKT 通路，调节 FOXO1 基因的转录及 FOXO1 的磷酸化，促进颗粒细胞的增生、分化及生存。而用 EGF、bFGF、IL-1β 处理颗粒细胞时也可以抑制颗粒细胞的自发凋亡，其机制也可能与 PI3K-AKT-FOXO 通路相关。

三、颗粒细胞凋亡介导的卵泡闭锁的生物学意义

在周期募集前，卵泡闭锁的出现调整了生殖细胞的储存量，导致了女性胎儿出生时发生第一次生殖细胞储备的大幅度下降（约80%）。进入青春期时，第二次储备量又一次下调，从而保证占总数 0.1% 约 400 ~ 500 个卵泡可发育为成熟卵泡。关于这两次的生殖细胞储备量的下调机制不清楚。青春期以后的卵泡闭锁发生在正常月经周期建立后，此时卵泡闭锁的目的是为了实现人类单卵泡发育的目的，主要是通过与主导卵泡生长同步的各种激素、因子的调节所致。人类卵泡闭锁选择颗粒细胞凋亡作为主要形式也是生物学进化的一大杰作。通过颗粒细胞凋亡，可以避免细胞坏死带来的炎症反应，卵巢中虽然不断存在卵泡闭锁，但通过颗粒细胞凋亡维持了卵巢内环境的稳定，避免了免疫炎症反应对卵

巢及卵子带来的不良影响。

（宋天然　孙海翔）

参 考 文 献

1. Byskov AG. The role of the rete ovarii in meiosis and follicle formation in the cat, mink and ferret. J Reprod Fertil, 1975, 45 (2):201-209.

2. Monniaux D. Oocyte apoptosis and evolution of ovarian reserve. Gynecol Obstet Fertil, 2002, 30(10):822-826.

3. Doneda L, Klinger FG, Larizza L, et al. KL/KIT co-expression in mouse fetal oocytes. Int J Dev Biol, 2002, 46(8):1015-1021.

4. Morita Y, Maravei DV, Bergeron L, et al. Caspase-2 deficiency prevents programmed germ cell death resulting from cytokine insufficiency but not meiotic defects caused by loss of ataxia telangiectasia-mutated(Atm) gene function. Cell Death Differ, 2001, 8(6):614-620.

5. Rajkovic A, Pangas SA, Ballow D, et al. NOBOX deficiency disrupts early folliculogenesis and oocyte-specific gene expression. Science, 2004, 305(5687):1157-1159.

6. Pepling ME, Spradling AC. Mouse ovarian germ cell cysts undergo programmed breakdown to form primordial follicles. Dev Biol, 2001, 234(2):339-351.

7. Morrison LJ, Marcinkiewicz JL. Tumor necrosis factor alpha enhances oocyte/follicle apoptosis in the neonatal rat ovary. Biol Reprod, 2002, 66(2):450-457.

8. Matikainen TM, Moriyama T, Morita Y, et al. Ligand activation of the aromatic hydrocarbon receptor transcription factor drives Bax-dependent apoptosis in developing fetal ovarian germ cells. Endocrinology, 2002, 143(2):615-620.

9. Hussein MR. Apoptosis in the ovary: molecular mechanisms. Hum Reprod Update, 2005, 11(2):162-177.

10. Cunningham MA, Zhu Q, Hammond JM. FoxO1a can alter cell cycle progression by regulating the nuclear localization of p27kip in granulosa cells. Mol Endocrinol, 2004, 18(7):1756-1767.

11. Ratts VS, Flaws JA, Kolp R, et al. Ablation of bcl-2 gene expression decreases the numbers of oocytes and primordial follicles established in the post-natal female mouse gonad. Endocrinology, 1995, 136(8):3665-3668.

12. Matikainen T, Perez GI, Zheng TS, et al. Caspase-3 gene knockout defines cell lineage specificity for programmed cell death signaling in the ovary. Endocrinology, 2001, 142(6):2468-2480.

13. Paredes A, Garcia-Rudaz C, Kerr B, et al. Loss of synaptonemal complex protein-1, a synaptonemal complex protein, contributes to the initiation of follicular assembly in the developing rat ovary. Endocrinology, 2005, 146(12):5267-5277.

14. Parrott JA, Skinner MK. Kit ligand actions on ovarian stromal cells: effects on theca cell recruitment and steroid production. Mol Reprod Dev, 2000, 55(1):55-64.

15. Castrillon DH, Miao L, Kollipara R, et al. Suppression of ovarian follicle activation in mice by the transcription factor Foxo3a. Science, 2003, 301(5630):215-218.

16. Reddy P, Shen L, Ren C, et al. Activation of Akt(PKB) and suppression of FKHRL1 in mouse and rat oocytes by stem cell factor during follicular activation and development. Dev Biol, 2005, 281(2):160-170.

17. Nilsson EE, Skinner MK. Kit ligand and basic fibroblast growth factor interactions in the induction of ovarian primordial to primary follicle transition. Mol Cell Endocrinol, 2004, 214(1-2):19-25.

18. Nilsson EE, Kezele P, Skinner MK. Leukemia inhibitory factor(LIF) promotes the primordial to primary follicle transition in rat ovaries. Mol Cell Endocrinol, 2002, 188(1-2):65-73.

19. Kezele PR, Nilsson EE, Skinner MK. Insulin but not insulin-like growth factor-1 promotes the primordial to primary follicle transition. Mol Cell Endocrinol, 2002, 192(1-2):37-43.

20. Brankin V, Quinn RL, Webb R, et al. Evidence for a functional bone morphogenetic protein(BMP) system in the porcine ovary. Domest Anim Endocrinol, 2005, 28(4):367-379.

21. Kezele P, Nilsson EE, Skinner MK. Keratinocyte growth factor acts as a mesenchymal factor that promotes ovarian primordial to primary follicle transition. Biol Reprod, 2005, 73(5):967-973.

22. Levanti MB, Germana A, Abbate F, et al. TrkA and p75NTR in the ovary of adult cow and pig. J Anat, 2005, 207(1):93-96.

23. Weenen C, Laven JS, Von Bergh AR, et al. Anti-Mullerian hormone expression pattern in the human ovary: potential implications for initial and cyclic follicle recruitment. Mol Hum Reprod, 2004, 10(2):77-83.

24. Durlinger AL, Gruijters MJ, Kramer P, et al. Anti-Mullerian hormone inhibits initiation of primordial follicle growth in the mouse ovary. Endocrinology, 2002, 143(3):1076-1084.

25. Markstrom E, Svensson E, Shao R, et al. Survival factors regulating ovarian apoptosis—dependence on follicle differentiation. Reproduction, 2002, 123(1):23-30.

26. Depalo R, Nappi L, Loverro G, et al. Evidence of apoptosis in human primordial and primary follicles. Hum Reprod, 2003, 18(12):2678-2682.

27. Inoue N, Maeda A, Matsuda-Minehata F, et al. Expression and localization of Fas ligand and Fas during atresia in porcine ovarian follicles. J Reprod Dev, 2006, 52(6):723-730.

28. Inoue N, Manabe N, Matsui T, et al. Roles of tumor necrosis factor-related apoptosis-inducing ligand signaling pathway in granulosa cell apoptosis during atresia in pig ovaries. J Reprod Dev, 2003, 49(4): 313-321.

29. Nakayama M, Manabe N, Inoue N, et al. Changes in the expression of tumor necrosis factor(TNF) alpha, TNFalpha receptor(TNFR)2, and TNFR-associated factor 2 in granulosa cells during atresia in pig ovaries. Biol Reprod, 2003, 68(2): 530-535.

30. Wang H, Jiang JY, Zhu C, et al. Role and regulation of nodal/activin receptor-like kinase 7 signaling pathway in the control of ovarian follicular atresia. Mol Endocrinol, 2006, 20(10): 2469-2482.

31. Kim H, Yamanouchi K, Nishihara M. Expression of ski in the granulosa cells of atretic follicles in the rat ovary. J Reprod Dev, 2006, 52(6): 715-721.

32. Matsuda-Minehata F, Goto Y, Inoue N, et al. Changes in expression of anti-apoptotic protein, cFLIP, in granulosa cells during follicular atresia in porcine ovaries. Mol Reprod Dev, 2005, 72(2): 145-151.

33. Tingen CM, Bristol-Gould SK, Kiesewetter SE, et al. Prepubertal primordial follicle loss in mice is not due to classical apoptotic pathways. Biol Reprod, 2009, 81(1): 16-25.

34. Hulas-Stasiak M, Gawron A. Follicular atresia in the prepubertal spiny mouse (Acomys cahirinus) ovary. Apoptosis, 2011, 16(10): 967-975.

35. Devine PJ, Payne CM, McCuskey MK, et al. Ultrastructural evaluation of oocytes during atresia in rat ovarian follicles. Biol Reprod, 2000, 63(5): 1245-1252.

36. Rodrigues P, Limback D, McGinnis LK, et al. Multiple mechanisms of germ cell loss in the perinatal mouse ovary. Reproduction, 2009, 137(4): 709-720.

37. Escobar ML, Echeverria OM, Ortiz R, et al. Combined apoptosis and autophagy, the process that eliminates the oocytes of atretic follicles in immature rats. Apoptosis, 2008, 13(10): 1253-1266.

38. Ortiz R, Echeverria OM, Salgado R, et al. Fine structural and cytochemical analysis of the processes of cell death of oocytes in atretic follicles in new born and prepubertal rats. Apoptosis, 2006, 11(1): 25-37.

39. Gonzalez-Polo RA, Boya P, Pauleau AL, et al. The apoptosis/autophagy paradox: autophagic vacuolization before apoptotic death. J Cell Sci, 2005, 118(Pt 14): 3091-3102.

40. 庄广伦, 主编. 现代辅助生育技术. 北京: 人民卫生出版社, 2005: 10-39.

41. Gustavo AP, Martin EA, Antonio DB, et al. Biology and biotechnology of follicle development. The Scientific World Journal, 2012, 938138: 1-14.

42. Chang RJ, Heidi CA. Disordered follicle development. Mol Cell Endocrinol, 2013, 373: 51-60.

43. Quirk SM, Cowan RM, Harman RM, et al. Ovarian follicular growth and atresia: The relationship between cell proliferation and survival. J Anim Sci, 2014, 82: e40-e52.

44. Irma VK, Katja K, Tomaz T, et al. Gene expression profiling of human oocytes developed and matured in vivo or in vitro. BioMed Research International, 2013, 879489: 1-20.

45. Russell DL, Robker RL. Molecular mechanisms of ovulation: co-ordination through the cumulus complex. Hum Reprod Update, 2007, 13(3): 289-312.

46. Christensen A, Bentley GE, Cabrera R, et al. Hormonal regulation of female reproduction. Horm Metab Res, 2012, 44(8): 587-591.

47. Evans JJ1, Anderson GM. Balancing ovulation and anovulation: integration of the reproductive and energy balance axes by neuropeptides. Hum Reprod Update, 2012, 18(3): 313-332.

48. Matsuda F, Inoue N, Manabe N, et al. Follicular growth and atresia in mammalian ovaries: regulation by survival and death of granulosa cells. J Reprod Dev, 2012, 58(1): 44-50.

49. Manabe N, Goto Y, Matsuda-Minehata F, et al. Regulation mechanism of selective atresia in porcine follicles: regulation of granulosa cell apoptosis during atresia. J Reprod Dev, 2004, 50(5): 493-514.

50. Zhang H, Risal S, Gorre N, et al. Somatic cells initiate primordial follicle activation and govern the development of dormant oocytes in mice. Curr Biol, 2014, 24(21): 2501-2508.

51. Adhikari D, Flohr G, Gorre N, et al. Disruption of Tsc2 in oocytes leads to overactivation of the entire pool of primordial follicles. Mol Hum Reprod, 2009, 15(12): 765-770.

52. Adhikari D, Zheng W, Shen Y, et al. Tsc/mTORC1 signaling in oocytes governs the quiescence and activation of primordial follicles. Hum Mol Genet, 2010, 19(3): 397-410.

53. Reddy P, Liu L, Adhikari D, et al. Oocyte-specific deletion of Pten causes premature activation of the primordial follicle pool. Science, 2008, 319(5863): 611-613.

第三章

卵泡发生的调节

第一节 下丘脑-垂体-卵巢轴

人类下丘脑不仅作为神经传导器官对外周和中枢神经系统信息产生应答,而且还分泌神经内分泌激素和神经递质,通过门脉血管网络被输送至垂体发挥内分泌调节作用,控制并指导卵巢内卵泡生长发育和性激素的分泌,反之卵巢激素通过内分泌反馈机制对垂体前叶及其激素分泌进行调节,从而构成完整的下丘脑-垂体-卵巢内分泌轴。

一、下丘脑的神经内分泌调控

下丘脑是大脑基底部间脑的组成部分,位于第三脑室底部与部分侧壁,视神经交叉处上方。下丘脑含有分泌释放性和抑制性激素的肽神经元,同时具有神经元与内分泌腺细胞的特征与功能。肽神经元以神经内分泌的方式对血流信号和脑内的神经递质产生反应。神经内分泌、神经激素或神经递质在下丘脑神经元胞质内核糖体中生成,在高尔基复合体中包装成小泡,后由活跃的轴流输送到神经末梢。下丘脑分泌的神经内分泌激素包括促进促性腺激素分泌的促性腺激素释放激素(GnRH)、抑制催乳素分泌的催乳素抑制素(PIH)和多巴胺等。

分泌 GnRH 的细胞最早出现于内侧嗅基板,人胚胎发育早期 GnRH 神经元和嗅神经元一起沿从鼻区投射到脑中隔-视前核嗅神经末梢移行至中枢神经系统的弓状核区,此过程中嗅基板的神经元发育异常或 GnRH 神经元移行异常是 Kallmann 综合征的患者发病原因之一。GnRH 神经元在核内先合成前体蛋白,编码 92 个氨基酸 GnRH 前体蛋白的基因位于 8 号染色体短臂上,经转录、翻译和翻译后加工再在胞质内经酶作用裂解为十肽物质的 GnRH,储存于囊泡内,由轴突纤维(结节漏斗束)运送到正中隆起处,经垂体门脉血输送到腺垂体,也可投射到边缘系统、杏仁、海马、室周器官,起神经递质或神经调节物的作用。

经典系列研究表明,正常的垂体促性腺激素分泌依赖于 GnRH 按照特定频率和脉冲式释放。弓状核是生殖内分泌的中枢部位,弓状核 GnRH 从低频率开始释放,此后逐渐加快释放频率,从释放相对不活跃进展为夜间活跃性释放,直到形成完全成人型释放模式。正常月经周期维持依赖于 GnRH 特定范围频率和幅度的脉冲式释放,卵泡期早期 GnRH-LH 脉冲频率为 90 分钟 1 次,卵泡期晚期呈低频高幅型,每 60~70 分钟 1 次,排卵期是高频高幅型,黄体期 LH 脉冲分泌每 100~200 分钟 1 次。卵巢甾体激素的释放也呈脉冲式释放特征,与 LH 脉冲式释放促进卵巢甾体激素生成作用一致。当卵巢功能调节异常时,如去势或绝经后妇女 GnRH-LH 脉冲频率为 60 分钟 1 次的高频高幅型。GnRH 神经元存在内在脉冲性或节律活性,并受多种激素与神经递质共同调节。如弓状核附近有阿片肽神经元与多巴胺神经元。阿片肽能递质可持续抑制下丘脑 GnRH 脉冲分泌;合成多巴胺的细胞体存在于下丘脑弓状核和室周核内,多巴胺可直接抑制弓状核内 GnRH 活性,也可由下丘脑结节漏斗多巴胺通道运送到垂体,直接和特异性抑制催乳素分泌,也能通过促进阿片肽能递质的活性抑制 GnRH 的脉冲分泌。下丘脑神经元中神经肽 Y 促进 GnRH 的脉冲式释放,在垂体内增强促性腺激素对 GnRH 的反应性。

二、垂体促性腺激素的分泌与调控

人类垂体位于蝶鞍之中,经垂体柄穿过鞍膈与下丘脑联系。供应垂体前叶的血液来自下丘脑正中隆突处的网带状结构的毛细血管丛,发源于正中隆突处毛细血管网的垂体上动脉注入门脉血管丛,后沿垂体柄下行注入垂体前叶,因此垂体前叶受门脉循环中的下丘脑神经激素调节。由于垂体门脉血管系统存在血液返流现象,垂体激素也可被运送到下丘脑发挥对下丘脑神经元的负反馈作用。垂体前叶中存在促性腺激素性分泌细胞、催乳素分泌细胞、促甲状腺素分泌细胞、生长激素分泌细胞和促肾上腺皮质激素分泌细胞。促性腺激素分泌细胞呈嗜碱性,分泌卵泡刺激素(FSH)和黄体生成素(LH),两者的协同作用可刺激卵巢或睾丸中生殖细胞的发育及性激素的生成与分泌,与 hCG 和 TSH 同属于糖蛋白激素,皆由 α 与 β 两个亚单位肽链以非共价键结合而成,α-肽链结构相同,而 β-肽链各有特征,从而决定各激素的功能特异性。

垂体促性腺激素的生成与释放受下丘脑促性腺激素释放激素(GnRH)直接调控。GnRH 对 FSH 合成的总体控制要比对 LH 的作用小。应用特异的 GnRH 受体拮抗剂阻断 GnRH 受体,FSH 分泌只被抑制 40%～60%,但 90% 的 LH 分泌受到抑制。GnRH 生理频率的上升和下降对 FSH 和 LH 具有不同的作用,在 GnRH 缺乏的患者中,增加 GnRH 刺激的频率导致 LH 水平升高,而 FSH 没有变化,动物实验发现促性腺激素细胞的 GnRH 受体数目也随着刺激频率的上升而增加,β-LH 的表达也相应增加,β-FSH 没有显著改变。低频率的 GnRH 的刺激导致 LH 总体平均水平下降和 β-LH 的表达下降,反而有助于体外 FSH 的合成与分泌,与体内低性腺激素反馈引起的 FSH 升高相关。

垂体促性腺激素存在双项分泌反应,提示垂体促性腺激素存在两个功能池,即"双池理论"。GnRH 静脉注射后 5 分钟,可见 LH 于 20～25 分钟、FSH 于 45 分钟达到分泌高峰,并均于数小时后降至治疗前基线水平,此时 FSH 分泌和 LH 分泌升高反映储存于 Gn 分泌细胞内的激素释放,代表垂体对 GnRH 的敏感性,称为第一池。以较低剂量持续静脉给药,促性腺激素先快速升高,于 30 分钟达到高峰,随后出现一个高水平分泌的平台期,90 分钟后开始下降,225～240 分钟时出现第 2 次持续分泌高峰,这反映 Gn 分泌细胞内新合成 LH、FSH 的释放,代表垂体对 GnRH 反应的储备,称为第二池。由此可见 GnRH 促进促性腺激素释放作用表现在 3 个方面:促进促性腺激素的合成和储存;激活储存池中促性腺激素,促进其进入释放池而直接分泌(自我激发作用);促进垂体促性腺激素即刻性释放(直接分泌)。

此外,垂体内细胞因子与生长因子组成调节垂体细胞的发育、增殖、垂体激素合成与分泌的自分泌和旁分泌系统,而卵巢雌激素、孕激素、抑制素协同下丘脑 GnRH 调控垂体促性腺激素的分泌。其中促性腺细胞分泌的激活素与抑制素同属于转化生长因子-β 家族中的肽激素,激活素通过增加 GnRH 受体形成而增强垂体对 GnRH 的反应性,促进 β-FSH 基因表达;抑制素可阻断激活素的作用,从而抑制 β-FSH 基因的表达。

三、卵巢性激素合成分泌与调控

卵巢在促性腺激素的作用之下,利用来自血液循环的胆固醇合成雌激素、孕激素和雄激素等甾体激素。卵巢甾体激素的生物合成需要多种属于 P450 超基因家族的羟化酶及芳香化酶的作用,胆固醇在促性腺激素的刺激下,经线粒体内细胞色素 P450 侧链裂解酶的催化作用,形成孕烯醇酮;之后经过 △5-3β-羟基类固醇途径生成孕烯醇酮和脱氢表雄酮,经 3β-羟基类固醇脱氢酶转化成雄烯二酮,或 △4-3-酮途径生成孕酮和 17α-羟孕酮,在 P450 17α 作用下生成雄烯二酮;雄烯二酮经 17β-羟甾脱氢酶催化后生成睾酮,或经 P450 芳香化酶转化成雌酮或雌二醇。此外,卵巢产生抑制素、松弛素等蛋白质激素,以及骨形成蛋白、生长分化因子-9 等卵巢内因子,发挥卵巢自分泌与旁分泌调节因子的作用,调节卵巢成分生长与功能作用。

动物实验说明,下丘脑之中存在对甾体激素产生反应和释放 GnRH 反馈中枢,GnRH 的释放是神经激素、垂体促性腺激素和性激素正/负反馈作用的结果。

(一) 雌激素的反馈

多数证据表明,低剂量的雌激素具有负反馈作用机制,抑制垂体促性腺激素的分泌,而绝经后及切除了卵巢的妇女 LH 和 FSH 水平明显上升。在对绝经之后及切除卵巢妇女广泛研究中发现,绝经后妇女 GnRH 值高于绝经前的妇女,服用低剂量雌二醇后 GnRH 可降至卵泡期水平,并且绝经后妇女服用雌二醇不降低 GnRH 脉冲的频率,提示雌激素对垂体促性腺激素分泌的负反馈是通过改变 GnRH 脉冲的振幅来实现 GnRH 的调控。但是在下丘脑 GnRH 神经元和垂体促性腺激素细胞中均发现 ERα 和 ERβ 的受体,并且在下丘脑受损的猴子用雌二醇,并脉冲式地给予 GnRH 后仍可以降低 LH 分泌,由此可见雌激素的负反馈机制可能同时作用于下丘脑和垂体,在下丘脑中负反馈抑制 GnRH 的分泌,在垂体中负反馈抑制促性腺激素分泌的同时减少促性腺激素对脉冲性 GnRH 的反应。

雌激素除了负反馈作用机制外，还发挥正反馈作用以产生排卵前 LH 峰。几乎所有动物实验证据均显示垂体对 GnRH 的敏感性与雌二醇水平的浓度和升高持续的时间有关。当循环中雌二醇浓度达到特定的临界值并能维持一段特定时间时，雌二醇对 LH 的负反馈抑制作用将转变为正反馈促进作用，产生排卵前 LH 峰诱发排卵。

（二）孕激素反馈

孕激素在下丘脑与垂体两个部位发挥生理作用，低水平孕酮对雌激素正反馈调节有放大作用，促进垂体分泌 LH，并增强 FSH 对 GnRH 的反应性，LH 升高引起排卵后卵泡黄素化引起孕酮水平明显升高，高水平的孕酮通过抑制下丘脑的 GnRH 脉冲性从而分泌抑制垂体促性腺激素分泌，同时也通过干扰雌激素作用，拮抗垂体对 GnRH 的反应性。在对存在下丘脑病变的猴子给予 GnRH 脉冲性治疗时，孕酮不能阻断由雌激素诱导的促性腺激素分泌，因此高水平的孕酮在下丘脑水平抑制排卵，低水平孕酮的易化作用仅在垂体对 GnRH 产生反应时出现。

（三）抑制素、激活素与卵泡抑素

早期有证据表明，性腺中的非甾体成分参与对垂体的反馈作用。抑制素与激活素属于转化因子-β 家族中的肽激素。抑制素最早从卵泡液之中分离而来，因其能够选择性抑制垂体细胞分泌 FSH 而得名，抑制素有两种形式（抑制素 A 与抑制素 B），α 亚单位相同，而 β 亚单位各不相同。抑制素可以选择性抑制 FSH 但不抑制 LH 分泌。激活素由两个 β 亚单位组成，刺激 FSH 分泌，从而抑制催乳素、ACTH 与生长激素反应。激活素通过增加 GnRH 受体形成而增强垂体对 GnRH 的反应性。卵泡抑素为肽类激素，有包括促性腺细胞在内的多种垂体细胞分泌，也称 FSH 抑制蛋白，不仅抑制 FSH 合成和分泌，而且还降低 FSH 对 GnRH 的反应性，并通过与激活素结合的方式降低激活素的活性。体外试验显示去势大鼠的垂体此 3 种激素的表达均增加，补充雌激素后

抑制素表达降低、卵泡抑素表达增加。GnRH 也刺激卵泡抑素的表达，因此激活素活性降低，FSH 的分泌也降低。因此雌激素选择性抑制 FSH 的分泌，而 GnRH 刺激 FSH 的分泌的幅度小于 LH。

总之，下丘脑-垂体-卵巢轴是一个完整并协调的神经内分泌系统，下丘脑通过脉冲性分泌 GnRH 调节垂体促性腺激素的释放，从而控制性腺的发育与性激素的分泌，维持女性生殖周期性。卵巢在促性腺激素作用下，发生性激素分泌的周期性变化；而卵巢的性激素对中枢的生殖调节激素的合成与分泌又具相应的反馈调节作用，使循环中促性腺激素呈现相关的周期变化。下丘脑-垂体-卵巢激素间的关系受多种反馈系统的调控，包括正反馈与负反馈性调节、循环中性激素对下丘脑和垂体两者的长反馈调节、垂体激素对其自身激素和下丘脑释放激素的抑制性短反馈调节以及下丘脑释放激素对其自身合成的抑制性超短反馈调节（图 3-1）。

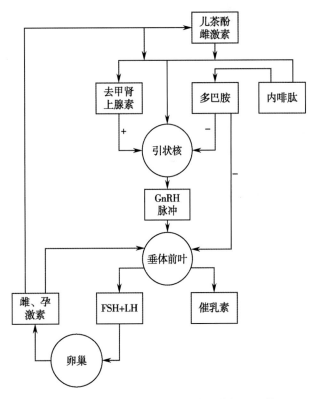

图 3-1　下丘脑-垂体-卵巢轴激素间的相互调节

第二节　卵泡库的维持及卵泡生长启动的调控

一、卵泡库的维持

人类卵巢的生理功能包括周期性的释放配子（卵母细胞）和生成类固醇激素（雌二醇与孕酮）。

卵巢是由数以万计的卵泡组成，其中 95% 以上的卵泡为原始卵泡，原始卵泡是储存卵子的主要场所。卵原细胞的有丝分裂、减数分裂及闭锁三个过程决定了卵巢内卵泡库的数量（图 3-2）。

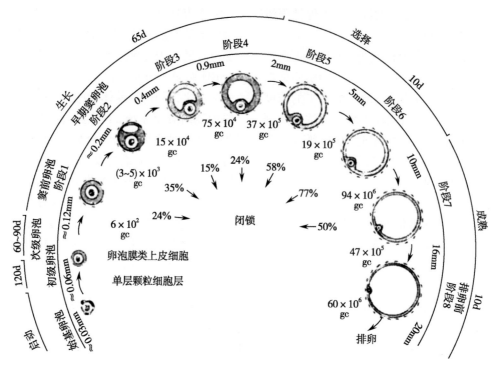

图 3-2　成人卵巢内卵泡生长发育的各个阶段及各级生长卵泡出现闭锁的比例

妊娠第 6～8 周时，卵巢分化的第一个征象是原始生殖细胞快速有丝分裂和数量增加，细胞数增多和体积增大称为卵原细胞。妊娠第 16～20 周，卵原细胞数量达到 600～700 万个，是性腺内卵原细胞数量最多的时期，此时，卵巢皮质内陆续形成许多原始卵泡，由一个停滞于减数分裂双线期的卵母细胞、一层来自生发上皮或卵巢网、梭形的前颗粒细胞及一层基底膜组成。这是女性基本生殖单位，亦是卵细胞储备唯一形式。此后生殖细胞数量将不可逆的减少，总生殖细胞的 2/3 为正处在减数分裂中的初级卵母细胞，其余的 1/3 为卵原细胞。生殖细胞数量随后降低的一个原因是卵原细胞有丝分裂率的下降，大约在妊娠第 28 周结束有丝分裂过程。

在卵泡发育过程中，个别卵泡停止生长，并以凋亡方式退化，即所谓卵泡闭锁，此过程在卵泡生长发育的同时也同步进行着，导致卵泡库数量的不断减少。其机制尚未阐明，早期发育阶段卵泡的闭锁与促性腺激素无关，但以后卵泡的闭锁与卵泡微环境内 FSH 不足、雄激素过多、生长因子等自分泌、旁分泌因素异常、卵母细胞与颗粒细胞凋亡有关。闭锁卵泡直径一般小于 10mm，闭锁后的卵泡被纤维组织代替，但基底膜外的卵泡内膜细胞却肥大，变为仍然具有内分泌功能的次级间质细胞。卵原细胞闭锁率增加是生殖细胞数量减少的原因，卵原细胞闭锁在妊娠 20 周达到顶峰，随后接着是卵泡闭锁，这个过程大约在妊娠第 24 周开始。退化既可以由缺乏存活因子，如 Kit 配体、LIF、碱性成纤维细胞生长因子所引发，也可以被死亡诱导因子，如 Fas 配体、TGF-β 和活化素所引发。

从妊娠中期开始这种不可恢复的损耗推进了性腺生殖细胞库的缩小，出生前减少速度最快，卵母细胞数量从妊娠中期的 600～700 万个降至出生时的 200 万个，至青春期仅残留 30 万个，在以后的 30～40 年的生育期之内，将有 400～500 个卵泡会发育成熟并排卵。在绝经期前的 10～15 年间，卵泡丢失开始加速，卵泡丢失与轻微的 FSH 升高、抑制素 B、胰岛素样生长因子-Ⅰ 降低相关，可能继发于 FSH 刺激的增强。在早期原始卵泡的颗粒细胞内也存在 AMH 抑制原始卵泡发育。同时，AMH 的旁分泌作用抑制 FSH 促进卵泡发育作用，因此在临床中血液中 AMH 浓度反映生长卵泡数量，也可用于预测卵巢储备力和生育力。随着女性年龄增长，每个周期卵泡生长的数目将逐渐减少，持续至绝经卵母细胞的储备将耗竭殆尽。

二、卵泡生长发育

妊娠第 18～20 周，卵巢髓质深部血管会逐渐长入富含细胞的卵巢皮质部，标志着卵泡开始形成。来源于间充质或上皮的血管周围细胞和血管一起将完成第一次减数分裂的卵母细胞包绕起来形成原始卵泡。Gougeon 提出的卵泡的各个级别主要是由卵泡的大小和颗粒细胞的数量所决定,从原始卵泡到窦前卵泡大约需要 6~7 个月,此时期是非激素依赖性的。

当原始卵泡分期分批地脱离了静止状态的原始细胞库后,卵泡的生长开始。这从妊娠的第 5~6 个月开始,卵泡中除卵母细胞外主要有颗粒细胞(CC)和膜-间质细胞(TC),原始卵泡是由一层扁平的原始 GC 和一个卵母细胞组成的,卵泡起始生长首先观察到的是颗粒细胞由扁平变为立方形并开始增殖,其内的卵母细胞开始生长,出现卵母细胞增大,胞核增大至直径约 26μm,胞质积累,卵母细胞的直径逐渐增至 75~80μm,细胞内有许多生化及超微结构的变化,周围形成一层黏多糖蛋白即透明带的包绕。卵泡进入闭锁之前,可进行不同程度的成熟发育,前颗粒细胞层转变为立方形颗粒细胞层是初级卵泡形成的标志,当颗粒细胞进一步增生时,初级卵泡进一步形成窦前卵泡,妊娠第 6 个月即可出现窦前卵泡。

卵母细胞的分化和生长是次级卵泡生长期的一个重要部分,卵母细胞的生长伴有透明带的增厚,卵母细胞的增大与卵泡的直径呈正相关,当卵母细胞平均直径为 110~120μm,颗粒层细胞数量大约为 600 个,卵泡的生长进入次级卵泡期。在初级卵泡末期形成卵泡膜内层,颗粒细胞产生 FSH、雌激素、雄激素受体,卵母细胞与周围颗粒细胞跨透明带突起直接连接,形成缝隙连接,并通过缝隙连接双向转运营养、生长因子和其他分子支持卵母细胞的生长。卵泡膜内层的形成与来自于微动脉的卵泡血供发育有关,微动脉在邻近基底膜处终止于环形网状微血管。同时膜基质细胞有产生 LH 受体和合成类固醇激素的能力。颗粒细胞间无数小腔隙融合形成卡尔爱克斯钠(Call-Exner)小体,卵泡腔内充满含细胞碎片的凝块,逐渐增加的液体是从卵泡膜血管中渗入无血管颗粒细胞层的血液渗出物。随着卵泡腔形成,卵泡膜内层发育更加完善,细胞和血管数量增加,在卵泡膜细胞内形成富含脂质的胞质空泡,当卵泡膨胀压迫周围基质时,卵泡外膜形成。此时的卵泡被称为窦前卵泡或次级卵泡。

窦前卵泡发育为成熟卵泡需约 85 天,该过程主要受 FSH 的调控。在 FSH 缺乏或者卵巢缺乏 FSH 受体的动物或人类中罕有窦状卵泡。颗粒细胞分泌卵泡液形成窦腔,其液体促进卵丘-卵母细胞复合物生长成熟,同时有助于排卵时释放卵丘-卵母细胞复合体,并在无血管区域中作为营养交换和排除废物的载体。卵泡增大约 150 倍,卵母细胞及周围的 2~3 层颗粒细胞形成卵丘,此时卵泡直径约 2mm。窦状卵泡发育成为排卵前卵泡约需 15 天,在排卵前 5~6 天,颗粒细胞增殖和窦腔液体累积导致卵泡体积快速增大,卵泡移至卵巢表面直至发生排卵。但是每一周期中开始生长的卵泡数量取决于尚未被激活的原始卵泡库中剩余卵泡数量。

三、卵泡生长的启动调控

卵泡的生长是卵母细胞、颗粒细胞、卵泡膜细胞以及卵巢基质的相互作用下发生的。其中卵母细胞对于卵泡功能起重要作用,卵泡的存活依赖于有活性的生殖细胞存在,在体外将卵母细胞从窦状卵泡中移除之后,随后出现颗粒细胞黄素化;然而将小鼠次级卵泡中中等大小的卵母细胞移植转移到原始卵泡中,在次级卵泡卵母细胞存在的情况下,该原始卵泡发育的速度加倍,提示卵母细胞产生抑制和促进颗粒细胞增殖分化的因子。卵母细胞对卵泡发育的作用部分是通过卵母细胞选择性或特异性产生的生长分化因子-9(GDF-9)和骨形成蛋白-15(BMP-15)等特异性因子发挥作用。在敲除 *GDF-9* 和敲除 *BMP-15* 基因纯合子突变的动物实验中发现,颗粒细胞在增殖约 2 倍后终止,不过卵母细胞继续生长,产生最终退化的大卵母细胞,其周围围绕着单层颗粒细胞。人初级卵泡中的卵母细胞分泌 GDF-9,调控早期卵泡发育,既可以直接促进颗粒细胞的增殖和分化,同时又能通过拮抗 FSH 对颗粒细胞的正性作用,精确调节颗粒细胞的增殖与分化。BMPs 家族成员参与卵泡/卵母细胞生长发育的调控,BMP-15 由早期卵母细胞产生,刺激颗粒细胞增殖、维持卵泡生存、发育,能抑制颗粒细胞 FSH 受体的表达,防止 FSH 诱导的孕酮产生,从而防止卵泡过早黄素化。

原始卵泡激活后形成初级卵泡,然后发育至次级卵泡、窦前卵泡以及窦卵泡阶段。这个过程需要卵母细胞进一步生长和颗粒细胞的增殖。TGF-β 超家族的成员通过与二聚蛋白激活素结合促进颗粒细胞增殖而发挥作用。卵母细胞表达 GDF-9 和 BMP15,并在原始卵泡向初级卵泡发育的过程中发挥重要的作用。两者通过协同作用,调节卵泡内细胞增殖以及 SCF 的表达。在这个阶段,AMH 通过降低卵泡对 FSH 的敏感性进一步抑制卵泡生长。随着卵泡的生长,AMH 表达水平下调与芳香化酶的水平上调同步,进而增加卵泡合成雌二醇的能力。因此,AMH 不仅参与控制离开原始卵泡池的卵泡的比例,可能也在优势卵泡的选择中发挥作用。

近几年研究认为,启动卵泡生长的因子来源于卵巢本身。其中一些是体细胞来源的蛋白,包括抑制细胞生长的抑制素 A、碱性成纤维生长因子(bFGF)以及 Kit 配体。Kit 配体由颗粒细胞产生,作用于卵母细胞和膜细胞的 Kit 受体,是启动卵泡生长和卵母细胞生长所必需的。同样在卵泡发育的调节过程中,PI3K/Akt/Foxo3a 通路在原始卵泡生长中发挥重要调控作用,包括磷酸酶、张力蛋白同源物(PTEN)和转录因子 Foxo3a。PTEN 抑制 Akt 对卵泡的刺激作用,进而抑制细胞增殖。所以,敲除 *PTEN* 基因的小鼠表现为原始卵泡池提前被激活,进而大大地缩短小鼠的生育年限。这个现象是卵母细胞特异性的,因为颗粒细胞缺失 PTEN 的小鼠没有出现这样的表型。作为转录因子中叉头家族的一员,Foxo3a 是 PI3K 通路的另一个关键的下游调节因子。与 PTEN 一样,Foxo3a 抑制卵泡的激活,所以敲除 *Foxo3a* 基因的小鼠也表现为卵巢早衰。有研究发现,在离体培养 2 天小鼠卵巢中加入外源性雄激素培养 10 天,可观察到大量原始卵泡启动生长成为初级卵泡,进一步试验发现,雄激素受体与配体结合是通过激活 PI3K/Akt/Foxo3a 通路启动调控原始卵泡的生长。

最近,有人认为 Hippo 信号通路是另一个对卵泡激活过程起潜在作用的细胞内信号转导通路。Hippo 信号通路是一个高度保守的激酶级联反应通路,由细胞密度高的区域细胞膜间调节因子激活。激活的 Hippo 信号通路导致磷酸化以及一种称为 YAP 的细胞增殖转录因子失活。因此,在细胞丰富的组织中,细胞生长和增生受到抑制,而细胞含量少的组织中,Hippo 信号通路保持失活状态,YAP 促进细胞生长。已经有人认为这个机制正和器官的大小有关系,或许也能解释卵巢皮质碎片的出现。因此,中断 Hippo 信号通路会导致卵泡生长抑制。

原始卵泡细胞的分化还可能与激活素、孤儿受体等密切相关。这一作用可能是通过卵泡体细胞自分泌/旁分泌调控机制,与抑制素一起经双向调控 FSHR 和 FSH 基因表达实现的。到目前为止,原始卵泡启动和选择生长的真正原因不清,其机制仍然不清楚,还有待于进一步研究。

第三节 卵泡生长的激素调节

原始卵泡开始发育的时间远在月经周期起点之前,从原始卵泡到窦前卵泡大约需要 6 ~ 7 个月,而经窦前卵泡、窦卵泡与排卵前卵泡的发育时间约需要 85 天。卵泡的生长过程受到下丘脑-垂体-卵巢轴分泌的促性腺激素和甾体激素等内分泌激素的调节。

窦前卵泡中颗粒细胞具有合成全部三种甾体激素(雌激素、孕激素和雄激素)的能力。FSH 与其受体的结合,以及腺苷酸环化酶介导的信使 cAMP 活化,可引起颗粒细胞核内多种 mRNA 的表达,并编码引起细胞增殖、分化和功能特异的蛋白质的形成,单独 cAMP 的增加显然不能复制 FSH 对颗粒细胞功能的所有作用,并且 FSH 受体也可能激活替代信号通路,包括:有丝分裂原活化激酶和蛋白激酶 B。在基因敲除小鼠中 FSH 受体的不足加速了卵母细胞的丢失,导致生育力过早衰退。FSH 受体是一个七次跨膜 G 蛋白偶联的受体,由位于染色体 2p21 的单个基因编码。若功能性 FSHβ 亚基或 FSH 受体缺乏,将导致卵巢小,卵泡发育一般不会超过窦前阶段。

一、卵泡的募集

在次级窦前卵泡发育到窦卵泡的过程中,FSH 是必需的。FSH 是窦卵泡存活因子,在缺乏局部因子增强卵泡对 FSH 敏感性或放大 FSH 的效应时,FSH 的降低会触发程序化的细胞死亡。前一月经周期晚黄体期和本周期的早卵泡期,在孕激素、雌激素和抑制素 A 水平低落的黄体晚期,血清 FSH 水平以及它的生物活性升高,超过一定阈值后募集卵巢内一组窦卵泡持续不断生长,此时需要达到 FSH 阈值浓度以维持生长。尽管传统观点认为这种月经周期中卵泡发育波为单个,但是近期超声研究提示有多个卵泡发育波发生,其发生机制仍不清楚。

FSH 通过多种机制促进颗粒细胞分裂。在啮齿类动物,在 FSH 刺激下合成的雌激素是颗粒细胞重要的促有丝分裂剂。FSH 也增加缝隙链接的数量,体细胞或卵母细胞产生生长因子介导颗粒细胞分裂。同时 FSH 还有诱导颗粒细胞内的芳香化酶产生的作用。在 FSH 存在的情况下,卵泡液中雌激素占优势;相反,当 FSH 缺乏时,卵泡液中雄激素占优势。因此,雌激素和 FSH 优势对于维持颗粒细胞增生和卵泡继续发育必不可少。

FSH 和雌激素呈现协同作用,共同促进颗粒细胞有丝分裂、细胞增生和 FSH 受体的快速增加。窦前期卵泡中颗粒细胞开始出现特异性 FSH 受体的表达,促进雄激素芳香化并形成卵泡自身内的雌激素微环境。同样在早期卵泡发育中颗粒细胞中存在特异性雄激素受体,雄激素在低浓度时进一步增强芳香化酶的活性而增加雌激素的生成,高浓度雄激素抑制芳香化作用,使卵泡出现雄激素的特征并趋于闭锁状态。健康卵母细胞生长发育的必备条件是雄/雌激素比例最低,当雄激素占优势的内环境可遏制雌激素促进颗粒细胞增生的作用,如雄激素持续存在必将导致卵母细胞的退行性变化。此时,在 FSH 促进颗粒细胞增殖的同时,FSH 和雌激素共同促进卵泡液的形成与增加,使其集聚于颗粒细胞的间隙中形成卵泡腔,促使卵泡发育成为窦卵泡。有研究发现,卵泡液中甾体激素浓度高于血浆浓度数倍,反映卵母细胞周围颗粒细胞与卵泡膜细胞具有内分泌活性。

二、两细胞-两促性腺激素系统

1959 年,由 Falck 提出两细胞系统理论:哺乳动物的卵巢中主要含有两类体细胞,即颗粒细胞和构成卵泡壁的卵泡膜细胞,这是对卵巢类固醇激素生成的逻辑性解释,也阐明了卵巢特异性激素的生成部位与激素受体出现的重要性(图 3-3)。人类窦前卵泡和窦卵泡的卵泡膜细胞仅含有 LH 受体,而颗粒细胞仅含有 FSH 受体,在发育后期,在 FSH 和雌激素作用下也能分化出 LH 受体。最初的卵泡发育从原始卵泡向窦前卵泡的发育并不依赖于促性腺激素,但此后的卵泡生长发育为 FSH 依赖性。当颗粒细胞对 FSH 刺激产生应答时,即出现颗粒细胞增生、卵泡生长和 FSH 受体数目增加。这是 FSH 自身的特异性效应,即自我激发作用。随着卵泡的发育,卵泡膜细胞开始出现 LH 受体、胆固醇侧链裂解酶(P450scc)、17α-羟化酶(P450c17)和 3β-羟基类固醇脱氢酶的表达。位于卵泡内膜和卵泡膜间质细胞的细胞膜上约含有 2 万个 LH 受体。卵巢在 FSH 和 LH 的作用下可合成雌激素、孕激素和雄激素。进一步研究发现,颗粒细胞缺乏甾体激素合成通路中由孕激素转化为雄激素所必需的转化酶,不能由孕酮转化为雄激素,因而颗粒细胞的积累产物是孕酮;而卵泡膜细胞虽然能将孕酮进一步转化为雄激素,但

因为它缺少芳香化酶,所以不能进一步芳香化转化为雌激素。有研究证实,LH 促进卵泡膜细胞生成雄激素,然后卵泡膜内的雄激素弥散进入颗粒细胞层,在颗粒细胞内经 FSH 诱导的芳香化酶作用转化为雌激素。颗粒细胞产生的孕激素可被膜细胞 17α-羟化酶利用,转化为雄激素,两种体细胞分别在 FSH 与 LH 作用下相互作用,作用产物的相互转换是卵巢雌激素形成的前提。

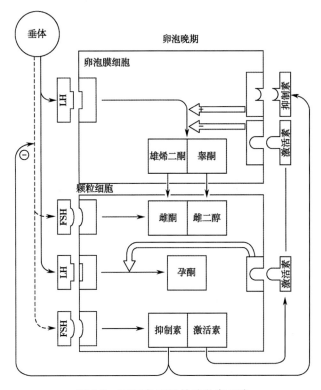

图 3-3 两细胞-两促性腺激素系统
引自:临床妇科内分泌与不孕. 第 6 版. 李继俊译. 济南:山东科学技术出版社,2003

虽然颗粒细胞和卵泡膜细胞在功能上是两个区域,但两者的协同作用可加速雌激素的生成。体外研究发现,小型窦卵泡中的颗粒细胞将大量雄激素转换成为生物活性更强的 5α-还原型雄激素二氢睾酮。与之相反,大型窦状卵泡中分离培养的颗粒细胞则优先将雄激素转化为雌激素。这种卵泡从雄激素微环境向雌激素微环境的转变取决于卵泡对 FSH 作用的敏感性增加。因此只有在窦状卵泡发育至晚期雌激素生成才明显增加。

三、优势卵泡的选择

(一)卵泡刺激素的作用

在 FSH 的作用下,募集的卵泡群中有一个卵泡优先发育成为优势卵泡,其余卵泡皆逐渐退化闭锁,

这个现象称为选择。这种一个优势卵泡的选择在很大程度上取决于雌激素在卵泡内与FSH的相互作用和雌激素对垂体FSH分泌的作用。虽然雌激素增强FSH对成熟卵泡的作用,但对下丘脑-垂体系统呈现负反馈作用,即抑制FSH分泌,抑制FSH对发育不良卵泡的支持作用。FSH分泌减少引起FSH依赖芳香化酶的活性降低,从而抑制未成熟卵泡内雌激素生成。即使有个别卵泡成功获得雌激素微环境,但由于FSH支持作用的减弱,而抑制颗粒细胞的增生和功能,促使卵泡向雄激素微环境转化,最终引起卵泡闭锁。一旦细胞进入凋亡过程,对FSH的反应性即受到局部生长因子的调节,颗粒细胞产生的肿瘤坏死因子(TNF)抑制FSH促进雌二醇生成作用。

优势卵泡的出现、卵巢体积增大、雌二醇分泌增高和卵泡中期FSH逐渐降低间呈现同步化反应。优势卵泡选择后给予外源性雌激素治疗,能够通过抑制FSH分泌时期水平低于维持卵泡发育的阈值,从而抑制排卵前卵泡发育并引起卵泡闭锁。这种雌激素对FSH的负反馈作用可以抑制所有非优势卵泡的发育。被选择的优势卵泡继续发育仍然依赖于FSH,优势卵泡中颗粒细胞的增生速率高于其他非优势卵泡簇,具有较多的FSH受体,并且卵泡内高雌激素浓度,或自分泌、旁分泌肽类作用增强,因此优势卵泡对FSH最敏感,使优势卵泡能够脱离自身雌激素分泌快速增加对FSH抑制带来的不良影响。

（二）黄体生成素的作用

在卵泡的发育过程中,LH刺激膜细胞合成甾体激素,为颗粒细胞芳香化提供雄激素的底物。虽然LH并非卵泡生长所必需,但在优势卵泡的晚期发育、最后成熟和功能方面发挥重要作用。卵泡期LH的作用是通过激活17α-羟化酶活性,为雌激素的合成提供底物——雄烯二酮;排卵前LH峰能促使卵母细胞最终成熟及排卵。

随着卵泡内雌激素浓度的增加,FSH的作用重点从对自身受体的升调作用逐步转向促进LH受体的生成。尽管FSH水平降低,但由于优势卵泡仍然保持对FSH的反应性,并形成局部高雌激素浓度,从而为卵泡内颗粒细胞LH受体发育提供理想的内环境。这些受体使颗粒细胞能对LH峰起反应,从而激发减数分裂重新开始、排卵以及随后颗粒细胞和膜细胞的黄体化。卵泡成熟过程中,需要一定水平的LH刺激膜细胞产生雄激素以及与FSH水平协同作用,高水平的LH可能促进过早黄素化以及可

能使未达成熟阶段的卵泡闭锁,因此产生了卵泡成熟需要LH窗的观点。能够刺激优势卵泡成熟的LH水平使较小卵泡的生长延缓,并抑制芳香化酶活性,因此使用LH或hCG促进卵泡在终末阶段成熟的同时也使多卵泡发育减少到最低程度。

LH阈值代表的是cAMP增加的幅度,LH阈值不仅可以被颗粒细胞和膜细胞所感受,而且还可以通过激活增加cAMP辅助信号转导级联被感受。LH受体激活cAMP和IP3的信号是依赖于LH的剂量。LH受体有一个七次跨膜区,是G蛋白偶联受体,由位于染色体2p21的基因编码,靠近FSH受体的基因。LH受体基因敲除的小鼠在发育卵泡周围的膜细胞层相对正常,但是卵泡发育成熟停滞于窦状卵泡早期,没有排卵或黄素化的表现。这与LH受体基因纯合失活突变妇女中的表型相似。卵巢从原始卵泡到窦状卵泡发育阶段均有发育较好的膜层细胞,但是没有排卵前卵泡或黄体,由此说明LH对于卵泡正常产生雌激素、排卵和黄素化是必需的,但是并非形成膜层所必需。

（三）雌激素的作用

雌激素除了对生殖道、下丘脑、垂体的全身性作用,对于卵巢内的颗粒细胞、膜细胞和黄体细胞均有重要作用。雌激素受体α、β由表面上皮、颗粒细胞、膜细胞、黄素化颗粒细胞表达,在优势化卵泡和排卵前卵泡中雌激素受体β占优势。雌激素增加细胞缝隙链接和促进窦腔形成,增多颗粒细胞的雌激素受体含量。与促性腺激素协同作用,包括促进卵巢生长及LH、FSH受体的表达,增强芳香化酶活性,对下丘脑垂体有正、负反馈双重调节作用。

在给予严重促性腺激素分泌不足的妇女外源性FSH时,卵泡会生长至排卵前期,此时卵泡生长,但是缺乏外源性LH,雌激素合成量很少。此外,在17α-羟化酶和芳香化酶缺乏的妇女中,常见低雌激素水平卵泡囊肿的发生。由此可见,卵泡生长至相当于排卵前期的大小并不一定需要产生与正常卵泡成熟相当的高水平雌激素。也有报道称在该类妇女中,从低雌激素水平卵泡中获取其卵母细胞,体外受精成功,并有分裂期胚胎形成,但胚胎移植后未能获得妊娠。因此,卵泡生长本身不需要高水平的雌激素,但是对卵母细胞的功能以及在使成熟卵母细胞受精后能够发育成能存活胚胎的协同作用中,可能需要雌激素对颗粒细胞或卵母细胞发挥关键作用。

(四) 雄激素的作用

雄激素除了作为生成雌激素底物之外,也有促卵泡生成作用。在对灵长类动物实验中发现,健康的窦前和窦状卵泡的颗粒细胞富含雄激素受体,而在膜细胞和基质中雄激素受体的表达较少,给予睾酮或5α-双氢睾酮会促进初级卵泡的累积及卵泡存活。在对卵巢储备低下妇女的研究显示,应用雄性激素能够增强 FSH 受体在卵巢中的表达,提高卵巢颗粒细胞对 FSH 的敏感性,促进初级卵泡的生成;也可能通过促进颗粒细胞产生 AMH 和抑制素 B 发挥作用。但是在啮齿类动物的研究发现不同观点,雄激素在体外的某种系统中阻碍颗粒细胞增殖,促进卵泡闭锁。同样在多囊卵巢综合征患者的卵泡中,高浓度的5α-双氢睾酮在颗粒细胞中多为芳香化酶竞争性抑制剂起作用。在排卵前卵泡的细胞中,雄激素增加 FSH 刺激的芳香化酶表达和激素的产生,而抑制 hCG 刺激芳香化酶的活性和孕激素合成。由此可见,雄激素对卵泡生长和功能的作用可能通过雄激素受体及非受体介导机制,以一种阶段依赖性方式发挥促进作用,也发挥抑制作用。

第四节 卵母细胞成熟的激素调节

人的月经周期中,在排卵前约有20个大的三级卵泡在双侧卵巢中形成。然而,通常其中只有一个卵泡能够排卵,剩余的三级卵泡发生闭锁。导致卵泡闭锁的机制目前还不清楚。有理论认为,被选中排卵的卵泡能够获取最多的 FSH 促进其生长,相对于其他卵泡,此卵泡可能体积稍大、血管更丰富并且拥有更多的颗粒细胞和 FSH 受体。同时被选中的卵泡内雌激素的分泌升高并通过负反馈抑制垂体 FSH 的分泌。这样其他的三级卵泡就会丧失 FSH 而退化。出人意料的是,卵泡中含有 GnRH,GnRH 会抑制卵泡的功能,而 GnRH 是否在卵泡闭锁过程中发挥作用目前还不清楚。

减数分裂是从双倍体细胞产生单倍体配子的过程,而单倍体的配子对于有性生殖过程是十分重要的。雄性哺乳动物进入青春期后,减数分裂就持续不断地进行,而不同的是,雌性哺乳动物的减数分裂在胎儿发育阶段就已经开始,并且有两个阻滞点。一般认为,雌性哺乳动物在出生时,卵母细胞数目是一定的,而其中相当一部分会在第一次减数分裂前期发生细胞凋亡。减数分裂前,DNA 进行复制,在发生减数分裂的细胞中,来自父方和母方的同源染色体进行遗传信息的交换,称为同源重组。重组发生之后,初级卵母细胞被阻滞在第一次减数分裂前期的双线期,在这个时期,同源染色体被染色体交叉点连接在一起。卵母细胞被称作颗粒细胞的体细胞包围,颗粒细胞参与了与卵母细胞的双向交流,这种双向交流为卵母细胞的生长、颗粒细胞的增殖提供了支持。在长时间阻滞在第一次减数分裂前期(通常称作双线期停滞)的过程中,卵母细胞的体积增大,而颗粒细胞的数目增加。卵母细胞在生长的过程中积累了大量用于减数分裂成熟、受精以及早期胚胎发育的 mRNA。在卵母细胞生长期的中途,转录活动开始减少,到卵母细胞停止长大时,细胞内的转录基本上处于静止状态。完全长大并且能够进行减数分裂的卵母细胞存在于大的有腔卵泡中,当接收到排卵信号时,重新恢复并完成第一次减数分裂。第一次减数分裂为不对称细胞分裂,排出一个明显比卵母细胞小并且无功能的细胞称为极体。卵母细胞随后停滞在第二次减数分裂中期(M Ⅱ),直到精子进入,使 M Ⅱ 期的卵母细胞受精,卵母细胞才能完成第二次减数分裂,并排出第二极体。这样,从开始的一个双倍体生殖细胞经过减数分裂产生了一个单倍体卵子。卵母细胞从减数分裂恢复到停滞在 M Ⅱ 期的过程称为卵母细胞成熟(oocyte maturation)或者是减数分裂成熟(meiotic maturation)。卵母细胞成熟的过程主要由成熟促进因子(maturation promoting factor,MPF)调节,MPF 由 cyclin-dependent kinase 1 (CDK1)和 cyclin B1 组成。

激素对卵母细胞成熟的调节主要体现在 LH 峰能够使卵母细胞的减数分裂恢复,并排出第一极体,停滞在 M Ⅱ 期。

一、卵母细胞核成熟

在充分发育的窦状卵泡中的卵母细胞周围的体细胞,对周期中间的 LH 峰产生响应,诱发卵母细胞重新开始减数分裂成熟过程。尽管启动成熟过程的信号通路有待阐明,但是卵泡细胞和卵母细胞内 cAMP 水平的调节是一个关键因素。对卵泡细胞 LH 受体的刺激导致 Gs 蛋白激活以及随后由跨膜腺苷酸环化酶产生 cAMP。这一信号通路的激活引起特异性基因的转录,这些基因在卵母细胞成熟和排卵过程中,对于调节卵泡细胞功能方面很重要。另外,从卵泡细胞传导到卵母细胞的信号起着诱发减数分裂重新开始的作用。

有一种可能，即减数分裂抑制分子（例如cAMP），由卵母细胞和卵泡细胞的缝隙连接进入卵母细胞减少，导致减数分裂恢复。支持这一观点的证据是：采用PDE3（破坏卵母细胞的cAMP磷酸二酯酶）进行药物抑制，可以完全阻断体内和体外的卵母细胞成熟。另外一个可能，即卵泡细胞分泌一种旁分泌因子，可以起着启动成熟过程的作用。卵母细胞启动成熟的形态学标志是生发泡破裂。此后，染色质浓缩、向皮质区移动，第一次减数分裂的纺锤体形成。随着第一极体的分离和排出，紧接着随即进入第二次减数分裂的中期并停滞于此期，此时称为次级卵母细胞或者第二次减数分裂停滞卵子。第二次减数分裂的停滞发生在卵子从卵泡释放之前。减数分裂的完成，伴随着第二极体的分离和排出，这要等到受精才会发生。

LH水平的升高引发了卵母细胞在体内减数分裂的恢复。而LH受体（LH receptor，LHR）仅在壁颗粒细胞与卵泡膜细胞中表达，在卵母细胞与卵丘细胞中都没有表达。因此，必定存在一个由表达LHR的细胞向不表达LHR的细胞传递信号的通路。LH诱导含有LHR的壁颗粒细胞表达EGF-like因子amphiregulin（AREG）、epiregulin（EREG）和betacellulin（BTC）。在体内，AREG和EREG的mRNA的表达发生于GVBD之前，而BTC的表达则发生于LH水平升高后的3小时，此时，大部分卵母细胞已经发生GVBD。在诱导体外培养的卵泡成熟时，AREG和EREG比BTC更有效。这些结果说明BTC不是LH刺激后首先产生的信号分子，AREG和EREG是LH水平升高后首先表达的信号分子。AREG和EREG敲除的小鼠卵母细胞在体内受到LH/hCG水平升高影响后，卵母细胞的成熟发生延迟。

EGF先以跨膜蛋白前体的形式表达，此前体在细胞表面被细胞外的蛋白酶水解。水解后释放的可溶性的生长因子以内分泌、旁分泌或者自分泌的方式发挥作用。这些因子与靶细胞上的生长因子受体酪氨酸激酶结合，激活细胞内的多条信号通路。EGF诱导的EGF受体以及MAPK信号通路的激活可能是促进卵泡内卵丘细胞扩展和卵子成熟的介导因子。促性腺激素诱导的小鼠卵母细胞减数分裂的恢复依赖于卵泡中的体细胞内MAPK的激活。促性腺激素水平升高后，卵泡内颗粒细胞和卵丘细胞中MAPK的激活对于卵母细胞的减数分裂恢复是必需

的，而卵母细胞内MAPK信号通路的激活主要在GVBD发生后纺锤体组装的过程中发挥作用。颗粒细胞中MAPKs（ERK1和ERK2，ERK1/2 gc$^{-/-}$）缺失的小鼠完全不育，因为该小鼠的卵母细胞不能恢复减数分裂，并且激素处理后小鼠不能排卵。然而，当取出该小鼠的卵母细胞进行体外培养时，卵母细胞能够发生GVBD并发育到MⅡ期。在含有次黄嘌呤的培养液中培养卵母细胞-卵丘细胞复合体，向培养液中加入AREG，野生型小鼠的卵母细胞恢复减数分裂，而ERK1/2gc$^{-/-}$小鼠的卵母细胞则不能恢复减数分裂，这说明EGF信号通路依赖于ERK1和ERK2。

卵丘细胞中EGF受体和MAPK的激活可能通过cGMP与卵母细胞的减数分裂联系起来。卵丘细胞中的cGMP可以通过间隙连接进入卵母细胞，在卵母细胞内，cGMP抑制PDE3的活性。LH峰值过后，卵泡中体细胞和卵母细胞中的cGMP水平均下降。卵母细胞内的cGMP水平的下降可能是由于MAPK使connexin 43发生磷酸化，导致连接卵丘细胞与卵母细胞的间隙连接关闭，卵母细胞中PDE3的活性升高。LH诱导的信号通路并不使GPR3-Gs-AC信号通路阻断，即卵母细胞内会继续合成cAMP，而PDE3A活性的升高可能足以降低卵母细胞中cAMP的水平，使卵母细胞恢复减数分裂。在体外用药物诱导间隙连接的关闭，使卵泡中的卵泡发生自发的减数分裂恢复，这与上面提出的模型一致。Zhang等发现，小鼠的壁颗粒细胞表达natriuretic peptide precursor type C（Nppc）的mRNA，而卵母细胞促进卵丘细胞中表达NPPC的受体natriuretic peptide receptor 2（NPR2），NPPC使卵丘细胞和卵母细胞中的cGMP水平升高，抑制卵母细胞的减数分裂恢复。

二、细胞质成熟

在"细胞质成熟"的过程中，其形态改变不像核成熟那样明显，也在LH峰随后发生，若卵子受精，它对于卵子的成功激活和各种种植前胚胎发育也十分关键。在超微结构水平，细胞器的分布有改变，皮质颗粒朝向卵母细胞皮质移动，而线粒体向内部迁移，均匀分布，高尔基复合体出现丢失，这是成熟卵子合成新蛋白能力下降的多方面的原因。在染色体向皮质区移动的过程中，卵母细胞变得高度极化。肌动蛋白细胞骨架改变，覆盖于第二次减数分裂中期纺锤体上面的皮质肌动蛋白增厚。胞膜的这一区域缺乏微绒毛——与卵母细胞膜的其他部分不同，

后者富有微绒毛。缺失这种微绒毛可以阻止精子进入第二次减数分裂纺锤体区域，从而不干扰减数分裂的正常过程。

在分子水平,细胞质成熟伴随着募集特定的静止母源 mRNAs,这些 mRNAs 会被翻译成蛋白,例如组织纤溶酶原激活物(tPA)、c-mos 以及三磷酸肌醇Ⅰ型受体(IP$_3$R-Ⅰ)。c-mos 的翻译对于激活核成熟所需要的细胞周期蛋白很关键。最近从小鼠的研究获得的证据提示,随着核成熟而增加的 IP3R-Ⅰ蛋白,对于成功激活卵子很重要,它可以增加卵子呈现钙振荡的能力,但是 tPA 的作用还未被阐明。细胞质多腺苷酸化是募集母源 mRNA 的分子机制。mRNA3'端非翻译区特异的核苷酸序列,作为细胞质多腺苷化的成分,引导 polyA 聚合酶与这些mRNAs 结合,将 polyA 链添加到 mRNAs 上面。多腺苷酸化使这些 mRNAs 与多聚核糖体、序列翻译、编码蛋白水平的增加之间发生联系。

在卵母细胞成熟期间细胞质蛋白的翻译后修饰也同时进行。例如,在从第一次减数分裂到第二次减数分裂的过渡期间,微管经历了乙酰化改变。另外,细胞质蛋白,尤其是那些与调节细胞周期有关的细胞质蛋白,其磷酸化和去磷酸化是细胞质成功成熟所必需的。

三、卵母细胞周期的控制

就如在体细胞一样,卵母细胞周期由目前已知的细胞周期蛋白(cyclins)和细胞周期蛋白依赖激酶(cyclin-dependent kinase)的水平和活性所控制。其中一种蛋白——成熟促进因子(maturation-promoting factor,MPF)在生物测定中被当作是一种激动剂,当注射入卵母细胞中时,它可以诱导卵母细胞减数分裂重新恢复。之后发现 MPF 是两种蛋白的异二聚体:细胞周期蛋白 B 和 p34^{cdc2}(现已知为细胞周期蛋白依赖激酶-1,cdk1)。受 LH 峰刺激,MPF 被激活,诱导第一次减数分裂的重新恢复,发生生发泡破裂,进入第二次减数分裂。最近发现磷酸酶 cdc25b 是激活 MPF 所需要的,因为缺乏此种蛋白的小鼠,其卵泡发育正常,但卵母细胞不能发生生发泡破裂。其他与 LH 峰有关,激活 MFP 信号通路的物质尚未明确。

LH 峰也诱导对编码 c-mos 母源 mRNA 的募集,导致这种蛋白在卵母细胞向第二次减数分裂进展时的积累。Mos 是已知为抑制细胞生长因子生物活性的一个部分,这个定义的根据是:当微注射入分裂活跃的细胞时,它诱导减数分裂中期停滞的能力。Mos 是一种丝氨酸-苏氨酸激酶,它间接地激活 MAP激酶,而 MAP 激酶对于卵母细胞细胞周期停滞在第二次减数分裂中期有作用,至少是起部分作用。缺乏 Mos 的小鼠,因为它们的卵母细胞不能停滞在第二次减数分裂的中期,所以生育力低。这些小鼠的卵巢呈囊状,卵子可发生孤雌活化,并可发展为畸胎瘤。排卵后,受精的精子诱导钙振荡,从而破坏细胞周期蛋白和降解 Mos,导致第二次减数分裂重新恢复并分离和排出第二极体。

第五节　排卵的调节

排卵(ovulation),是指突出于卵巢表面的成熟卵泡发生破裂,包绕有卵丘细胞的卵母细胞随卵泡液排出的过程。试图解释卵泡破裂的机制的假说有很多,其中,影响最大的有神经支配学说、卵泡内压学说、卵泡表面蛋白水解学说和炎症反应学说。但排卵的机制较为复杂,不是一个学说就能全面解释的,排卵受多种因素影响,依赖于下丘脑-垂体-卵巢的内分泌调节轴,还有垂体和卵巢的自分泌/旁分泌、肽类细胞生长因子及性腺轴外内分泌调节,它们之间存在相互依赖、协同的关系。

排卵的过程

排卵过程主要经历几个复杂的生理学过程,包括卵母细胞的细胞核和细胞质成熟,卵泡外膜发生水肿、卵丘细胞松散,卵泡外壁变薄和破裂等。①卵泡体积增大:排卵前颗粒细胞释放胶原酶,能与蛋白水解酶共同作用于基质,使胶原纤维束分离,而纤维蛋白溶解酶能使卵泡壁弹性增加,从而引起卵泡体积的快速增大。②卵母细胞核成熟:排卵前卵泡中卵母细胞恢复减数分裂,经历生发泡破裂、减数分裂恢复到第二次减数分裂的中期或排出第一极体阶段。第二次减数分裂的完成及第二极体的排出发生在受精后。③卵丘细胞松散:卵丘细胞是由分散在胶状基质中的几层细胞组成的,中间包绕着卵母细胞。排卵前卵泡液入侵到卵丘细胞之间,卵丘细胞随之变得松散,逐渐与颗粒细胞分离。只有靠近透明带的卵丘细胞环绕卵母细胞形成放射冠。而卵母细胞从颗粒细胞层释放出来,游离于卵泡腔内。排卵前 FSH 的升高促使卵丘扩展,卵丘细胞开始发生黏液化的标志是细胞分泌的黏多糖的量急剧增加,导致卵丘细胞的分散和卵母细胞卵丘复合体的急剧膨胀。④排卵柱头的形成:随着卵泡的成熟,卵巢表明的上皮细胞开始出现局部的溶解,形成一个破裂口,FSH 及 LH 峰后,破裂口的细胞继续增大,充满含有各种蛋白水解酶的溶酶体样空泡。接近排卵时,破裂口的细胞发生退行性变化,蛋白酶被释放到细胞外间隙,使细胞下面的白膜、卵泡外膜、卵泡内膜、结缔组织的基质溶解、胶原分离并断裂成碎片。LH 峰时,卵泡膜细胞毛细血管扩展,卵泡基底膜出现小孔,随之变大后,血液流到细胞外间隙,形成了广泛的卵泡膜水肿。排卵前 2 小时,颗粒细胞伸出突起,穿过基底膜,当破裂口处细胞变性时,卵泡内膜和基底膜从破口凸出,形成一个半透明无血管水泡状结构,突出于卵巢表面,称为排卵柱头。排卵前 LH 峰会促进孕酮受体(PR)的表达和孕酮的产生,孕酮及其受体的结合,诱导 COX-2 和前列腺素的产生,前列腺素会和上皮细胞表面的特定受体互相作用,激活一定的信号通路,导致蛋白溶解酶的释放,释放的蛋白溶解酶会降解内在的组织,从而引起卵巢表面的上皮细胞与基膜分离,这样就形成了柱头,进而释放出成熟的卵丘-卵母细胞复合体。

排卵这一复杂的生理学过程受到多种因素调节,包括激素对排卵的调节以及肽类生长因子对排卵的调节。

(一) 激素对排卵的调节

1. 雌激素的作用 LH 峰出现前雌激素开始缓慢上升,LH 峰 12 小时前雌激素水平急剧升高,LH 峰当天,雌激素水平达到最大值后迅速下降。雌激素高峰期大致与 LH 峰时间一致,达到高峰后约 5 小时浓度下降 1/2,14 小时后下降到基础水平。雌激素水平在 LH 达到高峰前不久水平骤然下降,可能是由于 LH 对其受体的下调,或者因为孕酮对雌激素合成的直接抑制作用。FSH 的升高使卵母细胞从卵泡附属物上释放,促进血纤维蛋白溶解酶原激活,升高颗粒细胞上 LH 受体数目。

2. 孕激素的作用 排卵前孕激素和促性腺激素增加的正反馈作用是一种会引起排卵的生理机制。孕激素能够引发或加速被 E_2 激发的 LH 峰,且孕激素值先于促性腺激素的上升,在排卵前期孕激素浓度的升高早于 LH 升高几小时,同时服用外源性孕激素可激发 FSH/LH 峰。随着 LH 高峰,卵泡内孕酮水平持续性升高直到排卵。孕酮持续升高通过负反馈机制阻断 LH 峰。同时,孕酮也促进卵泡壁的解离,FSH、LH 和孕酮促进蛋白溶酶的活性,促进卵泡壁胶原的消化并增加其膨胀性。

有实验提示,抗孕激素米非司酮的应用能够阻断排卵的过程。在 B 超监测过程中,排卵前两天单次服用米非司酮 50mg,7 例患者 5 例出现排卵被阻断,出现卵泡未破裂黄素化综合征及黄体功能不足表现。但减少米非司酮用量为 10～25mg,LH 峰仍然被抑制,但低剂量组可出现排卵现象,且添加孕激素可拮抗米非司酮抑制排卵的作用。以上研究结果证明,月经中期的孕酮升高可能在排卵过程的起始阶段起很大作用。

3. 黄体生成素(LH)的作用 LH 对卵泡的成熟以及排卵有至关重要的作用。LH 在卵泡期早期处于一个较低的阶段,在卵泡期的中期,由于雌激素的正反馈作用,水平开始升高,排卵前出现峰值,LH 峰发生在排卵前 16 小时左右,峰值最高为基线水平的 10 倍。卵泡期早期,LH 释放频率约 60～90 分钟,释放强度相对稳定,但在卵泡期晚期到排卵期,LH 释放频率升高,幅度升高。排卵多出现在 LH 高峰后 10～12 小时或雌二醇高峰后 24～36 小时,LH 阈值浓度必须维持 14～27 小时才能确保排卵前卵泡的最后完全成熟。

排卵时,垂体释放大量的 LH,释放到血液中的 LH 会与卵泡体细胞中的受体结合发挥其调节作用。LH 峰促进卵细胞成熟分裂继续进行(第二次成熟分裂直到精卵结合和第二极体的排出)、颗粒细胞的黄素化、卵丘膨胀、排卵所需要的前列腺素和其他前列腺烯酸衍生物的合成。卵巢内部的局部因子可抑制卵子的过早成熟和黄素化。LH 峰出现可激活卵泡膜中的腺苷酸环化酶,导致 cAMP 增加,并引起颗粒细胞的黄体化,使卵泡内孕酮量增加。孕酮可以激活卵泡中的一些蛋白分解酶、淀粉酶、胶原酶等,这些酶作用于卵泡壁的胶原,使其张力下降,膨胀性增加,最后引起排卵。

LH 升高数小时后出现迅速下降,可能为雌二醇正反馈作用的减小或孕酮负反馈作用增强所致。LH 水平的急剧下降,也反映 GnRH 受体降调引起的垂体 LH 库存减少,可能为 GnRH 释放脉冲频率改变所致。LH 也可经短路负反馈机制作用于下丘脑,进一步抑制 LH 分泌,而 GnRH 则可经超短路负反馈机制抑制下丘脑 GnRH 分泌从而抑制 LH 分泌。LH 水平的下降可能为多因素共同作用的结果。

4. 促卵泡生成素(FSH)的作用 排卵过程中

FSH 的升高与 LH 的升高为同一时期，且有实验证实用较纯的 FSH 制剂可单独诱导排卵。另外，一定比例的 FSH 与 LH 可以产生协同诱导排卵的作用。如果单独应用 LH 诱导排卵，需要很大剂量才可能起作用，而将 LH 和 FSH 配合使用，只需较小剂量即可。

动物实验显示，小鼠的卵丘细胞于排卵前受 FSH 高峰刺激分泌一种能促使卵丘细胞分泌的透明质酸。FSH 高峰的出现部分或完全依赖于排卵前孕酮的增加。纤溶酶原激活因子的生成对 FSH 和 LH 同样敏感。卵丘细胞的扩展和卵母细胞-卵丘细胞复合体，于卵泡破裂前漂浮于窦卵泡腔液中。这一过程与透明质酸基质的沉积相关，其合成是受 FSH 控制，同时合适的 FSH 峰值可确保颗粒细胞层 LH 受体的数目，卵泡期 FSH 水平降低或被选择性抑制，均可引起黄体功能不足。

（二）前列腺素对排卵的调节

排卵过程中前列腺素起着至关重要的作用。当排卵前 LH 峰出现时，卵泡壁生成的 cAMP 量增加，诱导环氧合酶合成、环氧合酶能够催化卵泡壁的二十碳四烯酸，形成不稳定的环内过氧化物 PGG2 和 PGH2，很快在异构酶和还原酶的作用下形成稳定的 PGE_2 和 PGF2α。卵泡壁合成的前列腺素，半衰期很短，所以不能进入卵巢和卵泡液，只能发挥局部作用。

PGs 主要产生于颗粒细胞，少数来自卵泡膜细胞。PG 含量升高对排卵的作用：PGF2α 可使卵泡顶端上皮细胞内溶酶体增生、破裂、释放出水解酶，水解酶可解离白膜和卵泡外膜细胞，使上皮细胞脱落，形成排卵柱头；促进卵泡外膜间质内平滑肌样细胞收缩，利于卵泡破裂。使成熟卵泡周围血管平滑肌收缩及卵泡缺血，促进卵泡破裂；PGE_2 促进颗粒细胞内生成纤维蛋白溶酶原激活物，激活纤维蛋白溶酶原，使其转变成纤维蛋白溶解酶，而生成的纤维蛋白溶解酶又能使无活性的胶原酶转变为有活性的胶原酶，其可使白膜和外膜中间的胶原纤维解离、水肿。前列腺素合成受阻时，排卵会发生障碍，但不影响卵母细胞的成熟。当内源性 PGs 分泌受阻时，注射 PGF2α 仍可诱发排卵。

前列腺素可促进蛋白水解酶，而羟基花生四烯酸可以促进血管发生和充血。注射高剂量前列腺素抑制剂（indocin）可阻断前列腺素的合成从而抑制卵泡破裂。不孕的患者需避免服用前列腺素合成酶抑制剂和 COX-2 的抑制剂，但对于辅助生殖技术微刺激或自然周期方案取卵前可应用前列腺素合成酶抑制剂和 COX-2 的抑制剂抑制排卵，防止卵泡在取卵前提前破裂。

（三）组织型纤溶酶原激活因子

以上激素对排卵的作用最终需通过其激素作用途径导致细胞内蛋白酶系统的活化，使卵泡壁发生裂解而排卵。PA 系统属于丝氨酸蛋白水解酶，纤溶酶是 PA 系统的主要蛋白水解酶，具有广泛的水解酶活性。PA 有两种：组织型 PA（tissue-type plasminogen activator，tPA）和尿激酶 PA（uPA），同时 PA 有两种抑制因子 PAI-1 和 PAI-2。PA 和 PA 抑制因子表达产物（蛋白）分泌出来后，立即与其细胞表面受体或细胞间质或细胞表面结合蛋白结合，使 PA 作用发生空间局限化，延长半衰期，同时可使作用强度提高 200～400 倍。在排卵前，颗粒细胞中的 tPA 在排卵前达到高峰，排卵后立即下降，说明颗粒细胞中 tPA 与排卵密切相关，卵泡膜细胞主要产生 PAI-1，受促性腺激素调控。在促性腺激素作用下，颗粒细胞中 tPA 与卵泡膜细胞中 PAI-1 基因在时间与空间上的协同表达导致颗粒细胞中的 tPA 活性在排卵前达到高峰。tPA 和 PAI-1 协同表达和相互作用使排卵卵泡形成局部蛋白水解，对卵泡的定向局限破裂起到重要调控作用。同时 tPA 也可以参与瓦解缝隙连接，从而阻断了卵母细胞与周围细胞团的联系。由颗粒细胞生成的 tPA 可将卵泡液中的纤溶酶原激活，生成纤溶酶，激活胶原酶，破坏卵泡壁。研究表明，抑制因子系统存在于人类颗粒细胞和排卵前的卵泡液中，并对旁分泌物质、EGF 和 IL-1β 刺激产生反应。即将排卵的卵泡从卵巢内向卵巢表面的移动是非常重要的，因为从含有丰富纤溶酶原抑制因子系统的细胞中摆脱出来，卵泡表面极易破裂，排卵斑即是被蛋白溶解酶消化的结果。故而，纤溶酶及其抑制系统的协同作用对排卵也起到了非常重要的作用。

（四）卵巢类固醇激素自分泌与旁分泌因子

卵巢多种因子以自分泌及旁分泌形式由垂体调控参与调解颗粒细胞增殖，对维持正常排卵起了重要作用。激活素、抑制素与卵泡抑素由颗粒细胞分泌，结构与转化生长因子-β 具有同源性。激活素在黄体晚期逐渐升高，月经期达到高峰，直接促进垂体细胞 GnRH 受体形成，可促进 FSH 释放，增强其作用。随着卵泡生长发育，分泌逐渐减少，而抑制素增加，排卵前抑制颗粒细胞孕激素产生，防止卵泡过早黄素化。卵泡期主要分泌抑制素 B，进一步使 FSH

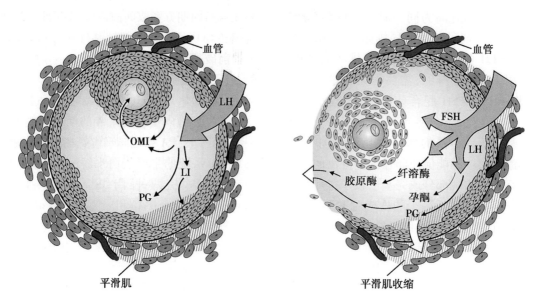

图 3-4 排卵过程示意图
Clinical Gynecologic Endocrinology and Infertility. 8th Edition. P231

从卵泡中撤退,抑制素 B 缓慢稳定升高,于卵泡早期与中期达到峰值,卵泡晚期及排卵期开始下降,在黄体中期降至最低点。卵泡抑素同时亦成为 FSH 抑制蛋白,抑制 FSH 合成和分泌,抑制 FSH 对 GnRH 的反应,通过与激活素结合,或降低激活素作用实现,在对 FSH 产生反应的颗粒细胞中存在表达,对卵泡和垂体局部发挥生物调节作用。综上所述,FSH 分泌受激活素和抑制素间平衡调节,卵泡抑素通过抑制激活素活性、加强抑制素活性,参与促性腺激素分泌、调节,激活素和抑制素影响卵泡的生长发育是通过调节卵泡液和颗粒细胞对促性腺激素反应性来实现的。

胰岛素样生长因子(insulin-like growth factor,IGF):一类肽类物质,结构和功能与胰岛素类似。IGF- I 可促进卵泡膜细胞和颗粒细胞 DNA 合成、类固醇激素生成、芳香化酶活性、LH 受体生成和抑制素分泌,增强 LH 诱导的孕酮合成,颗粒细胞的合成依赖于 FSH 并被雌二醇增强。IGF- II 促进颗粒细胞有丝分裂,在卵泡膜细胞与颗粒细胞内存在高度表达,并随卵泡生长而增强,可促进黄素化颗粒细胞生成。白细胞是卵巢卵泡的重要细胞成分,也是白细胞介素家族的主要来源,白细胞介素-1(IL-1)是免疫介导细胞因子家庭成员之一,与前列腺素合成有关,参与排卵功能的调节。卵母细胞成熟抑制因子可以抑制卵母细胞的减数分裂的恢复,直至排卵前 LH 高峰时其作用被解除。

第六节 其他因子对卵泡发生的调节

人类卵泡发育过程受到复杂的生物调节机制共同作用,包括传统的激素内分泌信号、自分泌、旁分泌、传入神经信号和免疫系统调节。卵巢中这些因子的表达受促性腺激素的调控,并反馈调节促性腺激素,这些因子之间也能相互调节,构成复杂的调节机制对卵泡发育发挥重要调节作用。近年来卵巢局部调节因子在卵泡生长发育中的作用受到了越来越多的关注,它们共同调节卵泡由原始、初级、次级卵泡至成熟优势卵泡这个有序连续过程。卵巢内合成的局部调节因子包括胰岛素生长因子(IGF)系统,转化生长因子-β(TGF-β)超家族成员,如激活素(activin,ACT)/抑制素(inhibin,INH)系统、生长分化因子-9(GDF-9)、骨形态形成蛋白(BMP)等。而这些局部调节因子通过卵巢内的信号通路来调控卵泡生长发育。

一、转化生长因子-β超家族

转化生长因子-β(TGF-β)家族是一组结构保守但功能各异的蛋白,广泛分布在体内,其作为细胞外的配体,几乎参与了生物体从胎儿期到成人期控制细胞生长和分化的所有过程。这些家族成员的共同特点是形成与前体蛋白分开的、具有生物活性的同型或异型二聚体。卵母细胞来源的生长因子 BMP-6、BMP-15 及 GDF-9 在卵泡的发育过程中起重要作用。

（一）ACT/INH 系统

卵巢内 ACT/INH 系统主要由 ACT、INH 和与 ACT 及 INH 调节有关的因子,如卵泡抑素(follistatin, FS)、Smdas 等组成。卵巢内 ACT 由颗粒细胞(GC)分泌,其同源二聚体 βA-βA、βB-βB 及异源二聚体 βA-βB 分别组成了 ACTA、ACTB 及 ACATB。INH 是由 GC 分泌的多肽激素,由 α-亚单位通过二硫键连接两种链的一种(A/B)组成的二聚物,有 INHA 和 INHB 两种。卵巢微环境中局部调节因子 ACT/INH 系统在卵泡生长、卵泡选择及排卵过程中均发挥作用。

阶段特异性产生的 ACTs、INHs 与 FS 参与调节人正常卵泡发育,预示了卵巢自分泌和旁分泌的功能。研究的重点是从窦前卵泡到优势卵泡微环境的变化。测定正常妇女窦卵泡发育中卵泡内激素合成方式和比较从同一卵巢获取的优势和非优势卵泡的激素水平,发现随卵泡长大成熟,卵泡内的 E、孕激素(P)和 INHA 浓度明显提高,但雄烯二酮(A)和雄烯二酮/雌激素(A：E)比率呈明显相反关系;INHB、ACTA 或游离的 FS 不随卵泡大小和成熟而变化;同一卵巢取得的非优势卵泡与优势卵泡相比,它的 E、P、INHA 浓度和 A：E 比值明显下降。这些结果显示人卵泡发育过程中 NIH/ACT/FS 轴的动态变化,揭示优势卵泡发育过程微环境有一个以 ACT 为主变为以 INHA/FS 占优势这一有序的转变。

ACT 和其他 TGF-β 家族的成员与 FSH 能调节结缔组织生长因子(CTGF)基因表达,调节卵泡生长。CTGF 是有丝分裂、血管形成、细胞排序和细胞外基质(ECM)重塑的旁分泌调节子。ACT 和 GDF-9 刺激缺乏 FSH 作用的原始卵泡颗粒细胞 CTGF mRNA 表达,促进 CTGF 募集间质细胞和血管形成膜细胞层以及协调发育的基底膜上 ECM 沉积。ACT、GDF-9、TGF-β 能刺激含少量 FSH 受体的窦前卵泡 CTGF mRNA 高表达,促进 CTGF 调节膜细胞增生、分化和形成窦腔。但在窦卵泡中更高浓度的 FSH 和其受体能将 ACT 和 TGF-β 的功能从刺激转为抑制,引起 CTGF mRNA 表达下降,适应卵泡发育。

Smad2 与 Smad3 在卵泡发育过程中的阶段特异性表达,表明它们在调节卵泡生长与女性生育力方面起重要作用。Smad2 与 Smad3 作为 ACT 与 TGF-β 的介导子在窦前卵泡而非大窦卵泡的颗粒细胞中表达,并且 Smad2 能在黄体细胞中恢复表达而 Smad3 不能。用 ACT 或 TGF-β 处理后 Smad2 与 Smad3 均能传导到胞核,其中 Smad2 对 ACT 刺激更敏感,而 Smad3 对 TGF-β 刺激更敏感。用敲除 Smda3 基因的小鼠模型(Smad3$^{-/-}$)来检测 Smad3 改变雌性生育力和调节卵泡从原始到窦卵泡阶段的生长功能,发现与野生小鼠相比,Smad3$^{-/-}$ 小鼠生育力下降。Smad3 虽不影响出生时原始卵泡池的大小,但对原始卵泡发育成窦卵泡很重要。而且,Smad3 调节 bax 和 bcl-2,而非 bcl-x、cdk-2 和 PCNA 的表达。因此 Smad 3 在调节卵泡生长和女性生育力方面起重要作用。卵母细胞来源的 GDF-9 与 FSH 有协同作用,能刺激己烯雌酚(DES)启动的未成熟大鼠小窦卵泡颗粒细胞的 INH 产生、INH 亚单位 mRNA 表达和 INH-α 启动子活性,并以浓度依赖方式提高磷酸化 Smad2 浓度。这种协同刺激 INH 的分泌作用也许在反馈调节 FSH 释放中起重要作用,从而调节卵泡生长。INH-α 亚单位的生物合成与正常卵母细胞和卵泡成熟有关,但过量的 INH-α 不利于卵泡和胚胎发育。

（二）GDF-9、BMP 和 AMH

有人从啮齿类动物的早期卵泡与牛羊的原始卵泡中分离得到 3 种 TGF-β 超家族成员 GDF9、BMP15 与 BMP6,它们可以和颗粒细胞表面的受体结合,促进卵泡的发育。对 GDF9 缺失型小鼠的研究发现,其卵泡发育停滞在初级卵泡阶段,这一结果说明 GDF9 影响初级卵泡后的卵泡发育,但是其在原始卵泡启动过程中的作用还不明确。GDF9 缺失型小鼠的卵泡存在正常的颗粒细胞,但是没有形成膜细胞层,这一点暗示 GDF9 可能在基质细胞分化为膜细胞的过程中起作用。与 GDF9 缺失型小鼠不同,BMP-15 和 BMP-6 缺失型小鼠其卵泡发育基本正常且是可育的。在原始卵泡启动过程中起抑制作用的是抗缪勒激素(AMH),它也是 TGF-β 家族的成员之一。

体外实验用 AMH 处理新生小鼠卵巢,发现实验组的卵巢中生长卵泡的数目是对照组的 1/2。AMH 敲除小鼠卵巢中原始卵泡启动过度导致卵巢早衰。AMH 在初级卵泡到初期有腔卵泡的颗粒细胞中表达,在原始卵泡中不表达,这一现象表明,生长中的卵泡通过 AMH 来抑制其他原始的启动,从而使卵泡启动的数量维持在一个平衡的水平。

二、胰岛素生长因子(IGF)系统

胰岛素样生长因子系统(insulin-like growth factor system, IGFs)包括两种IGF多肽(IGF-Ⅰ, IGF-Ⅱ)、两种IGF受体(IGF-ⅠR, IGF-ⅡR)、6种IGF结合蛋白(insulin-like growth factor binding protein-1~6, IGFBP-1~6)以及一组IGFBP蛋白酶。IGF-Ⅰ和IGF-Ⅱ均为单链多肽,分子量约$7.5×10^3$(kD)。*IGF*基因在多种组织和器官中表达,并在局部组织周围通过自分泌和旁分泌发挥促有丝分裂原的作用。IGF的生物学作用由两种类型的细胞膜受体介导,IGF-ⅠR与胰岛素受体同源,是IGF信号转导发挥作用的主要受体,一般认为IGF-ⅡR不具信号转导功能,主要参与细胞表面溶酶体酶和IGF-Ⅱ的运送。IGF-Ⅰ和Ⅱ型受体广泛分布于卵巢、输卵管、子宫内膜和胎盘多种组织中, IGFBP是IGF生物活性的调节者,分子量为$(17~43)×10^3$(kD),对IGF有很高的亲和力,比IGF受体高2倍,除IGFBP-1~6外,新近又发现了至少4种IGFBP超家族成员,叫做IGFBP相关蛋白,它们类似于IGFBP-1~6,但对IGF亲和力较低,对于它们的作用尚不清楚。

在大鼠中IGF-Ⅰ mRNA主要在颗粒细胞表达, IGF-Ⅱ mRNA主要在卵泡膜间质细胞表达。在卵泡期早期颗粒细胞中IGF-Ⅰ含量丰富,而在闭锁卵泡中没有IGF-Ⅰ mRNA表达。Wandji等报道在小鼠中IGF-Ⅰ和IGFBP-5的表达与腔前卵泡的存活有关, IGFBP-4与卵泡闭锁有关。其他种属与卵泡闭锁有关的IGF-BP,如猪为IGFBP-2,大鼠为IGFBP-4和-5,而绵羊为IGFBP-2、-4和-5。

在人卵巢颗粒细胞中,排卵前主要表达IGF-Ⅱ,而人卵巢能否表达IGF-Ⅰ mRNA仍不清楚。卵巢的IGF来自血液循环,而非局部产生。黄体生成素(LH)峰后优势卵泡的颗粒细胞和黄体表达IGFBP-1。人卵泡膜细胞从小腔卵泡到优势卵泡,均能表达IGFBP-2、-3、-4和5。IGFBP能抑制颗粒细胞产生甾类激素,因而推测IGFBP可能与卵泡发育停滞有关。与健康的卵泡相比,闭锁卵泡内IGFBP-2和-4处于高水平,优势卵泡存在大量低分子量IGFBP-2、-3和-4。这是由于在优势卵泡内存有特异的IGFBP蛋白酶,通过水解IGFBP增加活性IGF多肽的含量,与促性腺激素协调一致,促进甾类激素合成和卵泡发育。

人卵泡液中IGFBP-3含量丰富,在发育到排卵前的优势卵泡过程中逐渐减少。在培养的人颗粒黄体细胞中,生长激素刺激IGFBP-3的合成,而卵泡刺激素(FSH)抑制IGFBP-3的合成;反之, IGFBP-3则通过阻止IGF-Ⅰ与膜受体的结合抑制FSH对颗粒细胞的刺激作用。在黄体期,前列腺素(PG)F2α刺激人颗粒黄体细胞产生IGFBP-3,并且抑制IGF-Ⅰ诱导的孕酮产生,这说明PGF2α可能通过IGFs影响黄体溶解,即IGF与IGFBP参与了孕酮的合成和黄体的自然退化。

三、表皮生长因子家族

表皮生长因子(epidermal growth factor, EGF)是卵巢局部重要的调节因子,是由53个氨基酸残基构成的多肽。最早从小鼠下颌下腺中分离出,之后在多种组织中检测到。EGF是通过调节细胞核内基因转录实现其作用的,配体与其受体结合后激活蛋白激酶C进而影响其下游因子调控细胞内基因转录。卵巢内的EGF主要来源于血液循环和卵巢局部合成, EGF在卵泡的颗粒细胞、膜细胞、卵母细胞和黄体细胞中均有表达。

EGF可以刺激颗粒细胞的分裂、增生和分化,还可以抑制卵泡的细胞凋亡。Chun等对早期窦状细胞的体外培养实验结果显示,颗粒细胞为主要的凋亡细胞, EGF对细胞凋亡的抑制率达32%。另外, EGF是一种很强的促细胞分裂因子,不但能促进卵母细胞减数分裂,也间接调节卵母细胞质成熟。在正常的生理条件下,卵泡液内EGF的含量很高,卵母细胞上存在EGF的受体, EGF可以穿过透明带与其受体结合激活酪氨酸激酶,促进卵母细胞的成熟。研究认为, EGF能够加速卵丘细胞之间间隙连接的消失、加速卵丘扩张,还可以使卵母细胞中蛋白合成增加,从而促进卵母细胞成熟。有研究认为EGF可以调节甾类激素的合成,在体外培养的小鼠卵泡中加入EGF则雌二醇的分泌量成剂量依赖性降低。EGF还可以通过调节垂体功能来影响卵泡发育, EGF间接促进垂体细胞FSH、LH、泌乳素合成与分泌,并影响FSH、LH受体表达。

四、成纤维细胞生长因子

成纤维细胞生长因子(basic fibroblast growth factor, bFGF)是一类含146个氨基酸的多肽,在卵泡发育过程中起作用,可以促进颗粒细胞的增殖、抑制其分化,还可以促进卵泡排卵及黄体化。Berisha B等发现bFGF家族成员通过刺激血管发生、颗粒细胞增殖来影响卵泡的发育过程,尤其是对于优势卵泡的终末发育。卵泡发育到排卵阶段,需要引发酶促反应来使得卵泡发生破裂。bFGF 可以通过刺激排卵时卵泡周围毛细血管网的迅速生成、促进胶原酶和纤溶酶原激活剂(plasminogen activator,PA)的释放,降解胞外间质蛋白,进而诱导引起卵泡壁破裂的酶促反应,促进排卵。另外,在卵泡黄体化过程中,bFGF 可以通过刺激排卵时卵泡周围毛细血管网的迅速生成、使得新生血管进入颗粒细胞层并形成窦状血管来诱发黄体化,给形成的新黄体提供营养。

第七节 卵巢微环境对卵泡发生的调节作用

卵巢微环境是指卵巢的发育成熟情况、卵巢的组织细胞结构是否完整、卵巢中含有的原始卵泡的数量、原始卵泡能否发育成熟并排卵、卵巢浆膜层的厚度及成熟卵子能否顺利排出、盆腔的炎症及粘连情况、卵巢激素分泌细胞功能、体内性激素的水平和比例、末梢神经功能及调节情况、微血管系统功能及血液供应(供应氧气、营养物质,排除细胞代谢产物)情况等的统称,这些因素共同构成卵巢微环境。卵巢微环境影响着排卵卵泡是否成熟,调理卵巢微环境有助于提高排出卵泡质量,提高受孕几率。

一、G 蛋白偶联受体

G 蛋白偶联受体(G protein-coupled receptors,GPCRs)是细胞表面最大的受体超家族,参与调节多种生理和病理过程。G 蛋白偶联受体 3(G protein-coupled receptor 3,Gpr3)是一种新发现的鞘氨醇 1-磷酸受体,它直接或者间接参与调节脊椎动物卵泡的发育过程。

最初,研究人员发现,在 CHO-K1、COS-7、NIH3T3 等细胞系中转染 Gpr3 的表达载体能够持续地激活 AC,升高细胞内的 cAMP 水平。随后,Mehlmann 等发现卵母细胞中的 GsG 蛋白是维持其减数分裂阻滞的关键因子。另外,小鼠卵母细胞中 Gi 和 Gq 家族抑制性对比实验发现,Gi 和 Gq 都不能引发 GVBD,进一步说明了小鼠卵母细胞中 Gs 的活性是其维持减数分裂前期阻滞所必需的。在脱离卵泡的充分生长的卵母细胞中加入磷酸二酯酶的抑制剂次黄嘌呤仍可维持其减数分裂的阻滞,表明若防止分离的卵母细胞中 cAMP 自身的水解,Gs 的活性足以使 cAMP 的水平维持在保持减数分裂阻滞的状态。

然而,Gs 具有很低的持续活性,为了维持这种活性,需要在卵母细胞膜上存在持续激活 Gs 的 GPCRs。这一受体应具有持续的组成活性,或能够被周围卵泡体细胞产生的配体所激活。经过 EST 数据库的筛选,研究人员在卵母细胞中发现了包括 Gpr3 在内的 15 条 EST 序列。其中引起大家注意的是 Gpr3 受体。它能够提高胞内的 cAMP 水平,推测其与 Gs 蛋白偶联,维持卵母细胞减数分裂的阻滞。为了验证以上假设,研究人员构建了 Gpr3 基因敲除小鼠(Gpr3$^{-/-}$),并对其进行了系统性研究。个体水平研究发现:Gpr3$^{-/-}$ 小鼠和未敲除者(Gpr3$^{+/+}$)在形态学、生长速度和活力上无明显区别。注射 hCG 13 小时后,在 Gpr3$^{-/-}$ 小鼠的输卵管中收集到排出的卵子。可见 Gpr3 基因的缺失未造成小鼠生命体征和排卵的异常。卵巢组织切片观察发现:两者的卵巢大小、各级卵泡分布以及周围体细胞结构也都非常相似,但是各级卵泡中卵母细胞所处的状态却大不相同。其中差异最为突出的为处于有腔卵泡期的卵泡。Gpr3$^{+/+}$ 有腔卵泡中的卵母细胞都具有完整的细胞膜和细胞核,且处于第一次减数分裂前期;而 Gpr3$^{-/-}$ 有腔卵泡中大多数卵母细胞含有中期染色体,甚至部分已排出第一极体,说明缺失 Gpr3 基因使有腔卵泡中的卵母细胞提前恢复减数分裂。这种现象也同样存在于小腔卵泡中,并且减数分裂恢复的比率随着卵泡直径的增大而升高,但未见第一极体的排出。然而,在腔前卵泡中,Gpr3$^{+/+}$ 和 Gpr3$^{-/-}$ 的卵母细胞都处于第一次减数分裂前期,未见明显的区别。这是因为此时期的卵母细胞主要是依靠其自身的固有因子以及低活性的细胞周期调节蛋白(Cyclin B 和 CDK1 等)来维持其前期阻滞的,只有当卵母细胞达到充足大小,接近形成小腔卵泡的时候,它的前期阻滞才开始依赖体细胞和 cAMP 水平。

另外,细胞水平的研究发现,向 Gpr3$^{-/-}$ 卵母细胞中注射 Gpr3 RNA 可以显著下降卵母细胞减数分裂的恢复率,说明 Gpr3 是维持卵母细胞减数分裂的关键因子。由此提出了以下假说:卵母细胞通过细胞膜上的 Gpr3 受体激活 Gs,进而激活 AC 升高胞内的 cAMP 水平,继而维持自身的减数分裂前期阻滞。

二、卵泡发育中相关的信号通路

（一）细胞外调节蛋白激酶 1/2（ERK1/2）信号通路

ERK1/2 通路在 FSH 诱导甾体生成中起着重要作用。FSH 能快速激活体外培养颗粒细胞中的 ERK1/2 磷酸化激酶。抑制蛋白激酶 A（PKA）的活性，则 FSH 对 ERK1/2 磷酸化激酶的激活作用在显著降低，表明这种激活作用可能依赖于 PKA。抑制 ERK1/2 的活性则明显降低 FSH 对甾体生成的诱导作用。

（二）p38 促分裂原活化蛋白激酶（MAPK）信号通路

研究表明 FSH 处理离体培养大鼠颗粒细胞 5 分钟后，便可观察到 p38MAPK 的磷酸化，引起细胞增殖和分化。抑制 PKA 的活性能显著抑制 FSH 对 p38MAPK 的激活作用，这表明 p38MAPK 的激活依赖于 PKA。LH 通过 MAPK 通路在卵母细胞减数分裂过程中发挥重要作用。排卵前 LH 峰的出现促进卵丘的扩张和卵母细胞减数分裂的重新启动。LH 结合颗粒细胞上的 LH 受体，可快速激活 MAPK 信号转导。

（三）丝/苏氨酸激酶受体（smads）通路

GDF-9 是通过 Ⅰ 型受体 ALK5 和 Ⅱ 型受体 BMPRⅡ 来完成的。GDF-9 与 Ⅱ 型受体 BMPKⅡ 结合后募集其 Ⅰ 型受体 ALK5 形成磷酸化复合物，引起下游信号分子 Smads 磷酸化，Smad 复合物转移进入细胞核，与辅助因子和作用元件一起调节相关基因的启动子，转录起始。BMP-15 通过 ALK6 和 BMPRⅡ 进行信号转导。

（四）酪氨酸激酶受体及配体（Kit-KL）路径

卵母细胞与其周围颗粒细胞间的相互影响很大程度上依赖于受体蛋白酪氨酸激酶 Kit 及配体（KL）之间的信号转导。卵母细胞生长时分泌 GDF9/BMP15，颗粒细胞产生 KL 以加速卵母细胞生长，并分泌卵泡抑素保护卵泡免受激活素 A 的作用。卵母细胞内 Kit-KL 的相互作用对早期卵泡的发育是很重要的，同时也表明卵母细胞内 Kit 介导的信号通路促进卵泡发育，并且不依赖于促性腺激素。

BMP-15 可以刺激大鼠颗粒细胞 KL 的表达，KL 反过来引起 BMP-15 表达量的下降，这样 BMP-15 和 KL 之间形成一个颗粒细胞增殖负反馈机制。

（五）磷脂酰肌醇激酶/蛋白激酶 B（PI3K/Akt）通路

PI3K/Akt 是细胞生存的重要信号转导通路，参与了抗凋亡、糖代谢及蛋白质合成等过程。研究表明，GDF-9 具有促进卵母细胞中 Akt 的磷酸化，从而引起信号转导通路的级联反应。此外，在卵母细胞 PI3K/Akt 通路可能由细胞表面的 Kit 激活。Kit 通过将 PI3K 上 P85 亚单元与 Kit 的磷酸化酪氨酸结合，将 PI3K 从胞质转移至胞膜，从而激活 PI3K/Akt 通路，发挥其促进细胞生长增殖的作用。

三、miRNA 在卵泡发育中的作用

在卵巢中特异性地将 miRNA 生成过程中的关键酶 Dicer1 敲除，发现 miRNAs 可能在卵巢功能中发挥重要作用。Otsuka 及其同事利用基因敲除的方法降低了小鼠 Dicer1 的表达（Dicer1$^{d/d}$），发现将 Dicer1$^{d/d}$ 雌性小鼠卵巢移植入野生型雌性小鼠卵巢囊内部不能妊娠，而将野生型雌性小鼠卵巢移植进入 Dicer1d/d 雌性小鼠卵巢囊内却可以获得后代，这表明这种生育缺陷是来自于卵巢的。对 Dicer1$^{d/d}$ 鼠的进一步研究发现小鼠可以正常排卵，并且排出的卵子能正常受精以及进行卵裂，但对孕酮生成和 CL 功能维持非常重要的催乳素受体以及血清孕酮水平、LH 受体表达等都出现了下调。考虑到 CL 功能的正常发挥需要大量的血管生成，以及 miRNA 对胚胎发育过程中的血管生成具有重要作用，Otsuka 等发现 Dicer1d/d 鼠 CL 血管数量和长度都出现了减少，并且抑制血管生成因子金属蛋白酶组织抑制剂 1（tissue inhibitor of metalloproteinase 1，TIMP1）和血小板因子 4（platelet factor 4，PF4）发生上调。由于 miR-17-5p 和 let-7b 可以调控 TIMP1 的表达，所以在野生型小鼠中降低 miR-17-5p 和 let-7b 的表达将会导致 CL 血管生成受损以及血清孕酮浓度下降。而在体内将 miR-17-5p 和 let-7b 注射入 Dicer1d/d 鼠的卵巢囊内会恢复 CL 的血管生成以及增加血清孕酮水平，但不能维持妊娠，说明有其他 miRNA 参与。

利用 AMH Type Ⅱ 受体启动子 Cre 鼠在雌性生殖系统（包括输卵管、子宫和宫颈以及次级和小有腔卵泡的颗粒细胞等）中特异性地敲除 Dicer1，Dicer1$^{fl/fl}$；Amhr2Cre+ 雌鼠不育，而雄性小鼠生育能力正常。进一步的研究发现，Dicer1$^{fl/fl}$；Amhr2Cre+ 雌鼠交配能力正常并具有正常的发情周期，但排卵率明显下降，但卵子可以正常受精。所以卵巢特异性敲除 Dicer1 并不能造成不育，有关 Dicer1$^{fl/fl}$；Amhr2Cre+ 雌性小鼠不育的原因将在后面继续探讨。

早期研究 miRNA 在卵巢中发挥功能的 4 个研究组分别用不同的方法研究了卵巢内 miRNAs 的表

达情况。Kim 等采用计算机预测分析的方法鉴定出了猪基因组中 58 个 miRNAs，并通过 Northern blot 的方法证实了 miR-31 和 miR-92 在猪卵巢中的表达。通过克隆的方法，Ro 等鉴定了未成年（2 周龄）和成年小鼠卵巢中 122 个 miRNAs 的表达，而 Choi 等则在新生小鼠卵巢中鉴定出了 177 个 miRNAs 的表达，并且发现其中有 4 个 miRNAs 在 Nobox$^{-/-}$ 卵巢中显著下调。2008 年，Fiedler 及其同事发现 hCG 处理小鼠颗粒细胞后有 13 个 miRNAs 出现显著变化，其中 3 个上调、10 个下调。对其中上调显著的 miR-132 和 miR-212 的进一步研究发现，环腺苷酸（cyclic adenosine monophosphate，cAMP）处理培养的颗粒细胞会增加 miR-132 和 miR-212 的水平，而抑制 miR-132 和 miR-212 则会增加转录抑制子 C-末端结合蛋白 1（C-terminal binding protein1，CtBP1）蛋白水平，表明 miR-132 和 miR-212 在颗粒细胞中通过转录后调控的方式调控 CtBP1 的表达，而 CtBP1 可以与类固醇激素生成因子（steroidogenic factor 1，SF-1）共同调控类固醇激素的生成。这些早期的研究说明了 miRNA 同样参与卵巢功能的发挥。

在卵母细胞生长和阻滞于减数分裂前期 I 的过程中，卵子处于转录激活状态。而当 LH 峰后，卵母细胞成熟启动开始，转录基本上处于停止状态。因此，卵母细胞成熟和早期胚胎发育过程依赖于对母源性的 RNA 转录物进行转录后调控。研究发现，Dicer1 高表达于在转录受到抑制的生发泡（germinal vesicle，GV）期的卵母细胞中，而在卵母细胞成熟和受精过程中 Dicer1 水平逐步下降，到母源转录物大量降解的 2 细胞胚胎中达到了最大程度的降低。卵母细胞特异性 Dicer1$^{-/-}$ 鼠的研究提示 miRNA 在卵母细胞发育过程中具有重要作用。Dicer1$^{-/-}$ 雌性小鼠不育，主要原因是 90% 卵母细胞中发生纺锤体分布异常，导致卵母细胞不能进行减数分裂成熟和排出极体。Dicer1$^{-/-}$ 卵母细胞进行芯片分析，结果显示在减数分裂过程中 861 个 mRNA 显著上调，173 个 mRNA 发生下调。因此，miRNA 可能是通过在卵母细胞中对这些转录物的调控从而实现对染色体分离和减数分裂成熟的调节。

（胡琳莉 朱桂金）

参 考 文 献

1. Dixson A. The evolution of neuroendocrine mechanisms regulating sexual behaviour in female primates. Reprod Fertil Dev,2001,13:599-607.

2. Kaiser UB,Conn PM,Chin WW. Studies of gonadotropin-releasing hormone（GnRH）action using GnRH receptor-expressing pituitary cell lines. Endocr Rev,1997,18:46-70.

3. Majewska MD. Neuronal actions of dehydroepiandrosterone. Possible roles in brain development, aging, memory, and affect. Ann N Y Acad Sci,1995,774:111-120.

4. Yoshida N,Taniyama K,Tanaka C. Adrenergic innervation and cyclic adenosine 3′:5′-monophosphate levels in response to norepinephrine in stomach of postnatal rats. J Pharmacol Exp Ther,1979,211:174-180.

5. Rodgers RJ,Irving-Rodgers HF,van Wezel IL,et al. . Dynamics of the membrana granulosa during expansion of the ovarian follicular antrum. Mol Cell Endocrinol,2001,171:41-48.

6. Ravnik SE,Zarutskie PW,Muller CH. Purification and characterization of a human follicular fluid lipid transfer protein that stimulates human sperm capacitation. Biol Reprod,1992,47:1126-1133.

7. Glass RH. Fate oof rabbit eggs fertilized in the uterus,J Reprod Fertil,1972,31:139.

8. Adams CE. Consequences of accelerated ovum transport, including a revolution of Estes operation. J Reprod Fertil,1979,55:239.

9. Ikle FA. Pregnancy after implantation of the ovary into the uterus. Gymacecologia,1961,151:95.

10. Hartmann JF,Gwatkin RBL. Alteration of the sites on the mammalian sperm surface following capacitation. Nature,1971,234:479.

11. Whitaker M. Control of meiotic arrest. Rev Reprod,1996,1:127-135.

12. Dekel N. Protein phosphorylation/dephosphorylation in the meiotic cell cycle of mammalian oocytes. Rev Reprod,1996,1:82-88.

13. Solc P,Schultz RM,Motlik J. Prophase I arrest and progression to metaphase I in mouse oocytes:comparison of resumption of meiosis and recovery from G2-arrest in somatic cells. Mol Hum Reprod,2010,16:654-664.

14. Hsieh M,Lee D,Panigone S,et al. Luteinizing hormone-dependent activation of the epidermal growth factor network is essential for ovulation. Mol Cell Biol,2007,27:1914-1924.

15. Liang CG,Su YQ,Fan HY,et al. Mechanisms regulating oocyte meiotic resumption:roles of mitogen-activated protein kinase. Mol Endocrinol,2007,21:2037-2055.

16. Fan HY,Liu Z,Shimada M,et al. MAPK3/1（ERK1/2）in Ovarian Granulosa Cells Are Essential for Female Fertility. Science,2009,324:938-941.

17. Zhang M,Su YQ,Sugiura K,et al. Granulosa cell ligand NPPC and its receptor NPR2 maintain meiotic arrest in mouse oocytes. Science,2010,330:366-369.

18. Brunet S, Verlhac MH. Positioning to get out of meiosis: the asymmetry of division. Hum Reprod Update, 2011, 17: 68-75.

19. Brunet S, Maro B. Cytoskeleton and cell cycle control during meiotic maturation of the mouse oocyte: integrating time and space. Reproduction, 2005, 130: 801-811.

20. Simón C, Gimeno MJ, Mercader A, et al. Cytokines-adhesion molecules-invasive proteinases. The missing paracrine/autocrine link in embryonic implantation? Mol Hum Reprod, 1996, 2: 405-424.

21. Wu FS, Lai CP, Liu BC. Non-competitive inhibition of 5-HT3 receptor-mediated currents by progesterone in rat nodose ganglion neurons. Neurosci Lett, 2000, 278: 37-40.

22. Shoham Z. The clinical therapeutic window for luteinizing hormone in controlled ovarian stimulation. Fertil Steril, 2002, 77: 1170-1177.

23. Richards JS, Russell DL, Ochsner S, et al. Ovulation: new dimensions and new regulators of the inflammatory-like response. Annu Rev Physiol, 2002, 64: 69-92.

24. Espey LL, Tanaka N, Adams RF, et al. Ovarian hydroxyeicosatetraenoic acids compared with prostanoids and steroids during ovulation in rats. Am J Physiol, 1991, 260: 163-169.

25. Wang HS, Chard T. IGFs and IGF-binding proteins in the regulation of human ovarian and endometrial function. J Endocrinol, 1999, 161: 1-13.

26. Giudice LC. Insulin-like growth factor family in Graafian follicle development and function. J Soc Gynecol Investig, 2001, 8: S26-29.

27. Erickson GF, Shimasaki S. The role of the oocyte in folliculogenesis. Trends Endocrinol Metab, 2000, 11: 193-198.

28. Fazleabas AT, Donnelly KM. Characterization of insulin-like growth factor binding proteins by two-dimensional polyacrylamide gel electrophoresis and ligand blot analysis. Anal Biochem, 1992, 202: 40-45.

29. Tilly JL, LaPolt PS, Hsueh AJ. Hormonal regulation of follicle-stimulating hormone receptor messenger ribonucleic acid levels in cultured rat granulosa cells. Endocrinology, 1992, 130: 1296-1302.

30. Oury F, Faucher C, Rives I, et al. Regulation of cyclic adenosine 3′,5′-monophosphate-dependent protein kinase activity and regulatory subunit RII beta content by basic fibroblast growth factor (bFGF) during granulosa cell differentiation: possible implication of protein kinase C in bFGF action. Biol Reprod, 1992, 47: 202-212.

第四章

卵子发生的细胞及分子变化

第一节 卵子发生及成熟过程中的细胞学变化

一、卵子发生及成熟过程中的细胞核变化

（一）细胞核变化基本过程

人类的原始生殖细胞（primordial germ cell，PGC）在胚胎发育的第 24 天开始在卵黄囊壁的内胚层细胞间出现，然后在第 5~6 周迁移到生殖嵴。由原始生殖细胞分化而来的卵原细胞（oogonia）在生殖嵴内通过有丝分裂的方式进行增殖。到妊娠第 20 周，卵原细胞数量达到高峰，每个卵巢中含有大约 600 万~700 万个卵原细胞。此后，一部分卵原细胞开始进入减数分裂（meiosis）期，与由性索分化而来的原始颗粒细胞相互作用形成原始卵泡（primitive follicle）。此时的卵母细胞阻滞于第一次减数分裂前期的双线期和偶线期。到妊娠第 24 周，几乎所有的卵原细胞都进入减数分裂前期，形成原始卵泡。卵母细胞停滞在第一次减数分裂前期长达十几年到四五十年。停滞在减数分裂前期的人类卵母细胞与其他哺乳动物卵母细胞一样，卵母细胞核较大，称为生发泡（germinal vesicle，GV）。充分生长的未成熟卵母细胞周围包裹卵丘细胞（cumulus cells），形成卵丘-卵母细胞复合体（cumulus-oocyte complex）（图 4-1），生发泡总是位于胞质的一侧，偏离中心的位置，由一层清晰的核膜所包裹着。核膜的表面有很多的微孔，在其内部靠近核膜的位置含有一个核仁（图 4-2）。现有研究表明，转录活跃的核仁由颗粒性染色质丝、空泡及纤维中心组成（图 4-3）。纤维中心是 rRNA 合成的场所，周围被染色质围绕着；核仁空泡则可能与核仁物质的转运和储存有关。随着卵母细胞发育，rRNA 合成停止，接下来核仁发生致密化（图 4-4）。不同物种 GV 期卵母细胞核仁发生致密化的时期不同，人的卵母细胞核仁的致密化

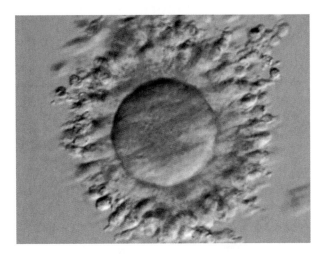

图 4-1 人卵丘卵母细胞复合体（光镜图）。人未成熟卵母细胞周围由卵丘细胞包裹

（引自 Rienzi L，et al. 2012）

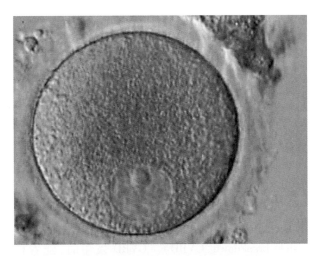

图 4-2 去掉卵丘细胞的人生发泡期卵母细胞（光镜图）。生发泡偏向卵母细胞一侧，内含一个核仁

（引自 Rienzi L，et al. 2012）

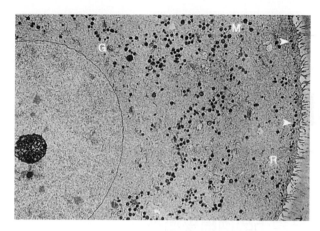

图4-3 正在生长的人GV期卵母细胞（透射电镜图）中网状核仁（左侧），具有活跃的RNA合成能力
M，线粒体；G，高尔基复合体；R，粗面内质网。箭头指皮质颗粒

（引自Sathananthan AH，1997.）

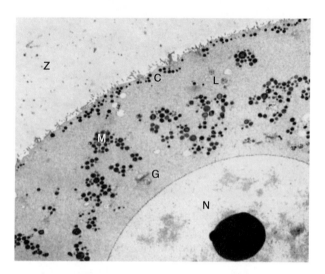

图4-4 核仁发生致密化（右下角）的卵母细胞生发泡（透射电镜图），RNA转录停止
Z，透明带；C，皮质颗粒；M，线粒体；G，高尔基复合体；L，溶酶体；N，细胞核。卵母细胞质膜表面有大量微绒毛。皮质区除皮质颗粒外，其他细胞器很少

（引自Sathananthan AH，et al，2006）

发生在大有腔卵泡阶段的GV期卵母细胞。在小鼠GV卵母细胞中，只有核仁完全致密化，核仁周围分布有核仁相随染色质时，卵母细胞才能获得恢复减数分裂的能力。说明核仁的完全致密化与核仁相随染色质的分布是减数分裂恢复的必要条件。

当卵母细胞充分生长后，在促性腺激素峰的作用下，恢复减数分裂，表现为生发泡破裂（germinal vesicle breakdown，GVBD）。GVBD发生时，随着核仁相随染色质向核膜侧的扩散和迁移，核仁越来越小；与此同时，核膜打折，染色质团块中央出现电子致密的芯（图4-5、图4-6）。核仁的消失早于核膜的

破裂，提示核仁成分可能参与核膜打折及破裂。之后卵母细胞迅速进入减数分裂前中期，染色体分布于不含任何细胞器的原生发泡区域，其周围有特别丰富的线粒体分布，表明这一区域需要很高的能量供应。此时的同源染色体进一步凝集加粗并通过联会复合体形成二价体架构，在微管的牵引下排布于纺锤体的中央赤道板（equatorial plate）上，进入第一次减数分裂中期（metaphase of meiosis Ⅰ，MⅠ）（图4-7）。该期的卵母细胞在光镜下既看不到生发泡，也无极体排出（图4-8）。当所有染色体在赤道板排布整齐，其着丝点动粒与纺锤体微管建立联系后，第一次减数分裂进入后期和末期，同源染色体分离，排出第一极体（first polar body）（图4-9）。第一极体的排出是卵子核成熟的标志。此后，卵母细胞很快进入第二次减数分裂中期（图4-10），并在该期再次停滞。排卵时的卵子处于第二次减数分裂中期，一般由扩展的卵丘包裹（图4-11），去除卵丘细胞后，在卵周隙（perivitelline space）中可见明显的第一极体（图4-12）。受精发生后，卵母细胞激活，恢复第二次减数分裂，染色单体分离，排出第二极体（second polar body）（图4-13）。第二极体中一般会形成核。如果受精不发生，处于第二次减数分裂中期的卵母细胞发生老化，第一极体可以分裂，最终走向凋亡退化。

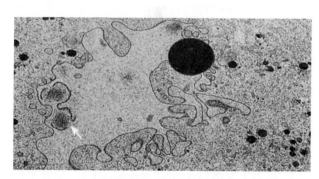

图4-5 GVBD早期人卵母细胞（透射电镜图）。核膜打折，染色体浓缩（箭头）。致密化的核仁仍然存在

（引自Sathananthan AH，1997.）

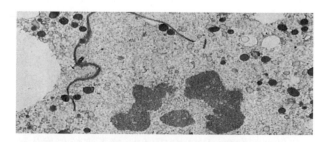

图4-6 GVBD晚期人卵母细胞（透射电镜图），核膜破裂，核仁小时，染色体浓缩

（引自Sathananthan AH，1997.）

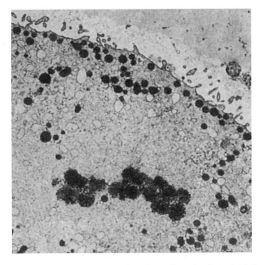

图 4-7　第一次减数分裂中期人卵母细胞(透射电镜图),染色体整齐地排列在赤道板上
(引自 Sathananthan AH,1997.)

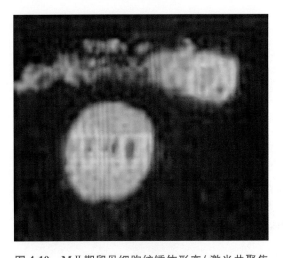

图 4-10　M Ⅱ 期卵母细胞纺锤体形态(激光共聚焦显微镜图)
红色代表染色体,绿色代表纺锤体微管。右上结构是排出的第一极体

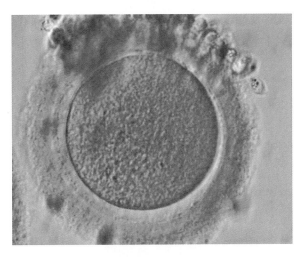

图 4-8　人 M Ⅰ 期卵母细胞(光镜图)。细胞质中无生发泡,也无第一极体
(引自 Rienzi L,et al. 2012)

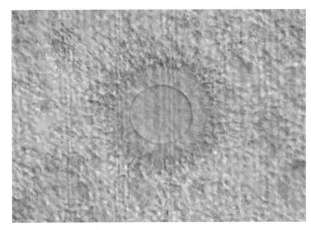

图 4-11　人卵丘卵母细胞复合体(光镜图)。卵丘细胞充分扩展,靠近透明带一层细胞为放射冠
(引自 Rienzi L,et al. 2012)

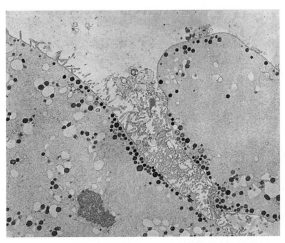

图 4-9　人卵母细胞第一次减数分裂末期,已经排出第一极体(右上)(透射电镜图)
(引自 Sathananthan AH,1997)

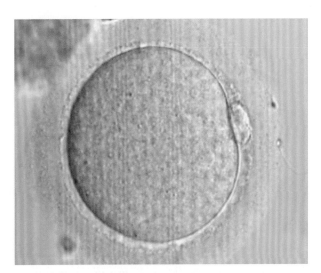

图 4-12　去掉卵丘细胞后的人成熟卵子(光镜图),卵周隙中可见明显的第一极体(右侧)
(引自 Rienzi L,et al. 2012)

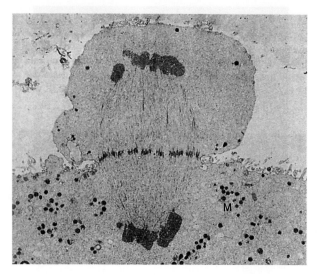

图 4-13　人卵子第二次减数分裂末期,正在排出第
二极体(透射电镜图)。两团染色体之间电子致密
度高的区域为中体

M,线粒体

(引自 Sathananthan AH,1997)

(二)　卵母细胞发生过程中染色质及核仁变化

在卵子发生过程中,染色质在细胞核中的组装形态也是不断变化的。如上所述,在早期卵泡的卵母细胞中,核仁染色质网状分布(图 4-14),具有旺盛的转录活动。随着卵母细胞生长,核仁逐渐致密

化,开始阶段着丝粒与染色质主要分布于细胞核的周围,而不是围绕核仁分布,这一时期的卵母细胞称之为 NSN(non-surrounded nucleolus)型卵母细胞。在充分生长卵泡的卵母细胞中,随着卵母细胞的生长,弥散在细胞核中的着丝粒和染色质逐渐向核仁靠拢,聚集在核仁的周围,这一时期的卵母细胞称之为 SN(surrounded nucleolus)型卵母细胞。人类的 GV 期卵母细胞也具有这两种类型(图 4-14)。在人类的 NSN 型卵母细胞中,细胞核内通常含有一个 5~10μm 的大核仁以及多个 2~5μm 的小核仁,我们把这些核仁统称为核仁类似小体。而在 SN 型卵母细胞中,则只有一个 7~12μm 的大核仁。

SN 与 NSN 型卵母细胞除了染色质的构形不一样以外,在其他方面也有很大的不同。比如在转录活性方面,NSN 型卵母细胞处于转录激活的状态,合成几乎所有类型的 RNA,而 SN 型卵母细胞则在转录水平上处于静止状态。Miyara 等人(2003)利用 5-溴尿苷三磷酸(BrUTP)能够插入正在合成中的 RNA并将其标记这一原理,研究了人的 SN 与 NSN 型卵母细胞中的转录活性。在显微注射 BrUTP 30 分钟后的 NSN 型 GV 期卵母细胞中,除了核仁类似小体以外的核质中均有明显的 BrUTP 插入信号。而在

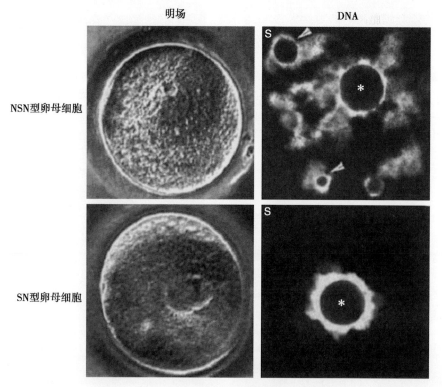

图 4-14　人 NSN 和 SN 型 GV 期卵母细胞(光镜图)

S:SYTOX Green 染色

(引自 Miyara F,2003)

SN 型 GV 期卵母细胞中，整个细胞核中均没有 BrUTP 的插入信号。说明在人类 SN 型 GV 期卵母细胞中，转录活性是处于静止状态的。SN 型卵母细胞在转录水平上处于静止状态，其 DNA 的甲基化水平、组蛋白的甲基化水平以及组蛋白的乙酰化水平都比 NSN 型卵母细胞高。小鼠的 SN 与 NSN 型卵母细胞都可以在体外培养条件下发育到第二次减数分裂中期（M II 期），但由 NSN 型卵母细胞发育而来的受精卵在发育过程中停滞在 2 细胞期，而不像 SN 型卵母细胞发育而来的受精卵那样可以发育成为正常的个体。利用显微操作技术对小鼠 SN 与 NSN 型卵母细胞的细胞核互换发现，几乎所有的 SN/NSN（即 SN 的细胞核和 NSN 的细胞质）型重构卵母细胞都不能发育到 M II 期。而高达 88% 的 NSN/SN（即 NSN 的细胞核和 SN 的细胞质）型重构卵母细胞具有完好的减数分裂恢复和完成能力，在体外受精的情况下能够进行早期胚胎发育，但大部分不能够发育到囊胚期。但是当把处于 M II 期的 NSN/SN 型重构卵母细胞的细胞核移植到去核的通过自然排卵得到的 M II 期卵母细胞中，大部分的重构卵母细胞能够完成着床前的胚胎发育，把其中的一些移植到假孕的母鼠体内能够得到最终的个体出生。由此可见，在不同阶段的 GV 期卵母细胞中，细胞质决定了处于该发育阶段的卵母细胞减数分裂成熟和发育的能力。

（三）卵母细胞成熟过程中染色质组蛋白修饰的变化

真核细胞的染色质是由核小体为基本单位压缩组装而成，每个核小体包含一段 DNA 和 4 对组蛋白：H2A、H2B、H3 和 H4。这些组蛋白中处于边缘的氨基酸残基暴露在核小体表面，会受到各种形式的转录后修饰：甲酰化、乙酰化和磷酸化。在卵母细胞减数分裂成熟的过程中，正是依靠这些组蛋白在不同时间的不同形式的特异性修饰才使得染色质的结构随着减数分裂进行的不同阶段而进行适当的变化。

1. 组蛋白甲基化的变化　对人卵母细胞成熟过程中组蛋白 H3 第 9 位赖氨酸（H3/K9）和组蛋白 H4 第 3 位精氨酸（H4/R3）的双甲基化（dimethylation）研究表明，在 GV 期卵母细胞中 H3/K9 的双甲基化信号与核仁周围的 DNA 的共定位明显强于与其他区域 DNA 的共定位。在其他时期（GVBD、M I 和 M II）表现出均一的共定位。H4/R3 的双甲基化信号与 H3/K9 类似，在整个减数分裂成熟过程中一直维持着双甲基化状态。除此之外，H3/K4 和 H3/K27 在人卵母细胞成熟过程中有明显的三甲基化（trimethylation）信号。其中，H3/K4 的三甲基化信号从 GV 期到 M II 期呈逐渐下降的趋势；而 H3/K27 的三甲基化信号从 GV 期到 M II 期是没有变化的。

2. 组蛋白乙酰化的变化　在人卵母细胞成熟过程中，组蛋白的乙酰化显得尤为重要。女性随年龄增加而产生的卵母细胞染色体异常与组蛋白乙酰化缺陷有关。随着年龄增长，组蛋白 H4 第 12 位赖氨酸（H4/K12）的乙酰化能力受到影响。已有的研究表明，组蛋白 H3 第 9 位赖氨酸（H3/K9）与组蛋白 H4 第 12 位赖氨酸（H4/K12）的乙酰化在人卵母细胞成熟过程中逐渐降低。除此之外，组蛋白 H4 其他位点的氨基酸乙酰化也发生变化：H4K5、H4K8 和 H4K16 也都在卵母细胞成熟过程中发生不同程度的去乙酰化。其中 H4/K8 的乙酰化水平从 GV 期的 100% 降低到 M I 期的 33%，之后在 M II 期又迅速增加到 81%。H4/K8 在 M II 期的乙酰化可能扮演着重要的角色。

3. 组蛋白磷酸化的变化　所有的核心组蛋白的磷酸化位点都位于 N 端的结构域上，包括组蛋白 H2A 和 H4 第 1 位的丝氨酸，组蛋白 H2B 第 14 和 32 位的丝氨酸，组蛋白 H3 第 10 和 28 位的丝氨酸及第 3 和 11 位的苏氨酸。哺乳动物卵母细胞中存在的主要组蛋白磷酸化形式是组蛋白 H3 第 10 位丝氨酸（H3/Ser10ph）和第 28 位苏氨酸的磷酸化（H3/Ser28ph）。随着卵母细胞的减数分裂成熟，H3/Ser10ph 和 H3/Ser28ph 的分布与表达也发生着变化。在小鼠卵母细胞成熟过程中通过对 H3/Ser10ph 和 H3/Ser28ph 免疫荧光染色发现，H3/Ser28ph 在 GV 期的卵母细胞中没有明显信号，随着减数分裂的恢复，在前中期（Pre-M I）的染色体外围区域出现明显的 H3/Ser28ph 信号，一直维持到第二次减数分裂中期（M II）。而 H3/Ser10ph 的分布情况与 H3/Ser28ph 完全不同。在 GV 期卵母细胞中，H3/Ser10ph 有明显的信号并与 DNA 共定位。减数分裂恢复后，在整个染色体上都可以观察到 H3/Ser10ph 的信号，而又以第一次减数分裂中期着丝粒周围的异染色质中信号最强。而在猪卵母细胞成熟过程中，H3/Ser10ph 和 H3/Ser28ph 的信号在 GV 期时都比较弱。随着生发泡破裂，H3/Ser10ph 的信号逐渐增强，从前中期到第二次分裂中期一直分布于整个染色体上。H3/Ser28ph 的信号除了后期以外，从 Pre-M I 到 M II 一直环绕于染色体周围。

二、卵子发生和成熟过程中的细胞质变化

卵母细胞成熟包括两个方面,细胞核成熟与细胞质成熟。卵母细胞排出第一极体,并不代表其具有发育能力。细胞核和细胞质成熟同步发生,才能保证其受精和发育能力。一个理想的成熟卵母细胞形态上应该包括以下几个方面:卵周隙中有一个极体、胞质均匀、适当的透明带厚度和卵周隙大小(图4-15)。在辅助生殖临床超排获得的部分卵子会有多重异常,例如形状和大小异常、卵周隙过大、胞质不均匀、透明带异常等(图4-16)。卵母细胞发生和成熟过程中细胞质中各种细胞器的有序变化是保证其细胞质成熟的基础。

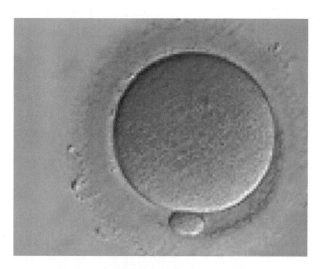

图 4-15　细胞质均匀的优质卵子(光镜图)
(引自 Rienzi L,et al. 2012)

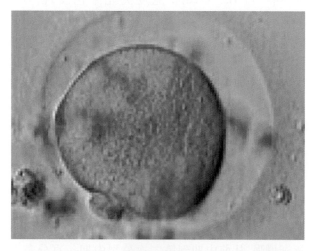

图 4-16　卵周隙大、透明带异常、胞质不均匀的质量低下的卵子(光镜图)
(引自 Rienzi L,et al. 2012)

(一)卵子发生和成熟过程中线粒体的变化

线粒体(mitochondria)是卵母细胞质中含量最丰富的细胞器,由其所产生的ATP是卵母细胞减数分裂成熟和早期胚胎发育的直接能量来源。在卵母细胞成熟过程中,线粒体通过改变自身形态以及在不同区域的分布来满足减数分裂过程中不同时期的能量需求。

1. 人卵子发生与成熟过程中线粒体形态的变化　通过电子显微镜可以观察到卵子发生与成熟过程中线粒体形态的变化。在人的原始生殖细胞中,圆形的线粒体分布于细胞核的附近。此时的线粒体内含有呈小泡状的线粒体嵴以及电子致密的基质。在卵子发生的早期阶段,线粒体成簇聚集在一起,呈斑点花纹状分布于细胞质中。刚刚进入减数分裂并处于早前期的卵母细胞中,线粒体一边增殖一边呈线状分布于核膜的外表面,圆形的线粒体在细胞核周围形成类似于项链状的圆环。此时的线粒体基质比之前变得更加致密,线粒体嵴也变成了更加成熟的薄层状。来自原始卵泡和初级卵泡中的卵母细胞大部分含有圆形或不规则形状的线粒体,这些线粒体互相平行并聚集于细胞核附近,与其他细胞器一起形成巴氏卵黄体(Balbiani vitelline body)。此时的线粒体基质变得非常明亮,线粒体嵴弯曲成弓状。随着卵泡的进一步发育,卵母细胞也同步生长,一些电子密度较高的物质在线粒体基质中积聚。当到达排卵前的成熟卵泡阶段时,卵母细胞中的线粒体分别与内质网小管和囊泡形成大的聚集体(图4-17)。这种线粒体-内质网(M-SER)聚集体和线粒体-囊泡

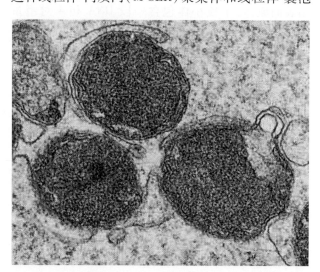

图 4-17　成熟人卵母细胞中的线粒体电子密度高,与滑面内质网相连(透射电镜图)
(引自 Sathananthan AH,1997)

复合体(MV)为接下来的受精以及早期胚胎发育储存物质和能量。

2. 人卵子发生与成熟过程中线粒体数量的变化 最早期的原始生殖细胞出现于人的三周龄胚胎的卵黄囊内胚层中,此时在电子显微镜下每个原始生殖细胞中只能观察到4~5个线粒体切面,估算下来,每个细胞中的实际线粒体数目不超过10个。在原始生殖细胞迁移过程中,随着线粒体DNA(mitochondrial DNA,mtDNA)开始复制,线粒体数目增加。在五周龄的胚胎肠系膜中的原始生殖细胞中的线粒体数目增加到约20个。当原始生殖细胞迁移到生殖嵴的时候,每个细胞中含有的线粒体数目超过了100个。当原始生殖细胞分化为卵原细胞后,平均每个卵原细胞中的线粒体数目已经超过200个,并且此时的线粒体嵴由绒毛状变为稀疏的弓形。进入第一次减数分裂粗线期的卵母细胞中,线粒体的数量迅速增加到了1500个左右。进入原始卵泡阶段的卵母细胞,随着原始卵泡进入静息期,以后线粒体数目逐渐稳定下来,成年女性原始卵泡中卵母细胞线粒体数量大概在6000个左右。当原始卵泡被激活进入生长期,卵母细胞急剧生长。为了满足之后的受精及早期胚胎发育,需要储存大量的营养物质及能量,因此在这一时期的线粒体数目能够急剧增加到30万~40万个左右。

3. 人卵母细胞成熟过程中线粒体分布的变化 在卵子发生和成熟过程中线粒体分布变化的总体规律是,在卵子生长过程中,线粒体向皮质区迁移,因为卵母细胞和颗粒细胞之间活跃的物质交换和透明带物质的分泌需要大量能量。卵母细胞成熟过程中,线粒体逐渐由皮质区向中央区胞质迁移。线粒体在卵母细胞质中有以下3种分布方式:周边分布、半周边分布以及均匀分布。周边分布是指线粒体集中分布在卵母细胞的胞膜下区域;均匀分布是指线粒体平均分布于整个卵母细胞的胞质中;半周边分布介于两者之间,在胞质平面中呈现圆环状分布。利用一种特异性荧光染料Mito Tracker Green FM标记人的GV期卵母细胞体外成熟与体内成熟过程中线粒体分布的变化显示:在GV期卵母细胞中,64.1%(50/78)的线粒体呈周边分布;12.82%(10/78)的线粒体呈现半周边分布;23.08%(18/78)的卵母细胞呈现均匀分布。经过体外成熟培养到了MⅠ期的时候,线粒体呈均匀分布的卵母细胞增加到38.71%(24/62),而45.16%(28/62)的MⅠ期卵母细胞的线粒体仍维持周边分布,另有16.13%

(10/62)呈现半周边分布。体外培养成熟后,在75.47%(80/106)的MⅡ期卵母细胞中线粒体为均匀分布状态。可见,MⅡ期的人卵母细胞中线粒体的分布方式与GV期和MⅠ期相比,存在显著的差异。线粒体在GV期卵母细胞多为周边分布,而在MⅡ期卵母细胞中则以均匀分布为主。在体内成熟到MⅡ期的卵母细胞中,线粒体也是以均匀分布为主(72.73%)。但是,不同于体外培养成熟的卵母细胞,体内成熟的人卵母细胞中线粒体均匀分布的特点是线粒体在胞质中央区域进行一定程度的浓集,其荧光强度明显高于周边区域。无论在GV期还是MⅡ期卵母细胞中,细胞核周围都有较多的线粒体分布。

(二) 卵子发生和成熟过程中皮质颗粒变化

大多数物种的卵母细胞中含有一种特殊的细胞器——皮质颗粒(cortical granules,CGs),其在受精时起着特殊的阻止多精受精(polyspermy)的作用。皮质颗粒外有包膜,内含电子致密度高的均一内含物。人类卵母细胞中皮质颗粒对防止多精受精也起着重要的作用。卵母细胞成熟过程中,皮质颗粒数量增加并定位在卵子的边缘,受精后皮质颗粒内容物发生胞吐(exocytosis),阻止多精受精发生。

与大部分哺乳动物一样,人类卵母细胞皮质颗粒起源自高尔基复合体。皮质颗粒和其他细胞分泌物的合成模式类似,都与内质网和高尔基复合体相关。哺乳动物皮质颗粒含有糖蛋白,而糖蛋白是由内质网合成蛋白然后转运到高尔基复合体,在高尔基复合体内加上糖基后,形成最终的分泌状态。经常会发现正在形成的皮质颗粒十分靠近高尔基复合体,偶尔也会看到两者连在一起的情况,也可见到内质网和高尔基复合体之间紧密的联系和偶尔的连接,说明高尔基复合体和皮质颗粒发生有关,支持皮质颗粒起源自高尔基复合体的观点。皮质颗粒形成后,由胞质中央区向皮质区迁移。皮质颗粒间断地排列成一层,位于卵质膜下微丝皮质带下0.5~1.0μm。在生发泡期卵母细胞恢复减数分裂时,高尔基复合体活性仍然明显,外围和近核的高尔基复合体仍然可以合成皮质颗粒,且皮质颗粒向卵质膜迁移。成熟的皮质颗粒具有较高电子密度,直径200~600nm,并且均匀排布在边界清晰的细胞膜下。

皮质颗粒的形成通常起始于卵母细胞发生的早期阶段,持续到排卵前期和排卵期,但是排卵后极少有皮质颗粒的形成。尽管皮质颗粒的合成是一个持续的过程,高尔基复合体分泌皮质颗粒呈现出两个高峰期。第一次发生在小有腔卵泡期的卵母细胞内,第二次发生在即将重新恢复减数分裂的卵母细胞内。小有腔卵泡期卵母细胞高尔基复合体的活动处于峰值,并且在皮质已经有很多的皮质颗粒,部分与膨大的高尔基复合体联系紧密。小有腔卵泡期卵母细胞微丝皮质带似乎可阻止皮质颗粒向卵膜下的边缘迁移,这可能是防止减数分裂恢复前皮质颗粒过早发生迁移和胞吐(图4-18)。皮质颗粒发生的第二个高峰期没有第一次多,但是却导致卵母细胞的最终成熟。在最终成熟阶段皮质颗粒继续形成的

同时,向卵子边缘迁移。随着卵母细胞的成熟,高尔基复合体逐渐消失,成熟后卵母细胞缺乏高尔基复合体,因此排卵后不太可能形成皮质颗粒。生发泡期卵母细胞的皮质颗粒形成可能受到卵质内已经存在的 RNA 的调控。研究发现,在小有腔卵泡期的卵母细胞中微丝束参与了皮质颗粒的定位,使之在卵膜下皮质区形成单层排布。在生发泡阶段卵母细胞准备恢复减数分裂时,微丝束发生紊乱,皮质颗粒散乱的排布在细胞膜下面的区域。第一次减数分裂中期的卵母细胞中皮质颗粒在卵质膜下排成 1~2 层,成熟卵母细胞中皮质颗粒在卵质膜下间断地形成 1~3 层不等(图4-18)。

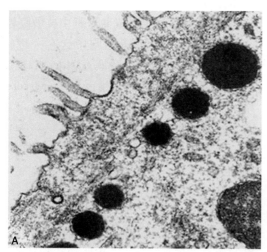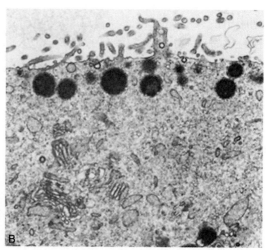

图4-18 人卵子皮质颗粒的透射电镜图
A. 小有腔卵泡期的卵母细胞中皮质颗粒在皮质区形成一个单层排布,但与卵质膜间有一定的距离。外层可见微绒毛及微丝。B. 将要恢复减数分裂的生发泡期卵母细胞的皮质颗粒迁移到卵膜下。微丝变紊乱,外围的高尔基复合体与滑面内质网相连(Sathananthan AH,et al. 1985)

体外培养成熟的卵母细胞在第一次减数分裂时外围的高尔基复合体比较小,卵膜下有更多的皮质颗粒排成一或两层。成熟的次级卵母细胞中几乎没有高尔基复合体,此时皮质颗粒的合成也终止了。皮质颗粒也在卵膜下间断地形成 1~3 层不等,离质膜的距离只有 10nm。在一些卵皮质区偶尔也观察到异常的多层皮质颗粒聚集,但是正常的成熟卵里不会出现这种现象。体外培养的老化卵里皮质颗粒会明显向胞质内部迁移,也可发生自发胞吐的情况。

卵母细胞成熟是一个复杂的生化和生理过程,不但涉及细胞核事件,也包括许多其他的细胞内事件,以及卵母细胞与周围卵泡细胞间的互作。以皮质颗粒的增多与迁移为标志的胞质成熟被认为与核成熟一样,是评定卵母细胞体外受精和发育能力的

重要指标。

(三) 卵子发生和成熟过程中的中心体变化

在人类卵原细胞发育到成熟卵母细胞过程中,母源中心体(centrosome)逐渐失去活性。大多数哺乳动物在卵母细胞形成过程中两个中心粒(centrioles)逐渐降解,主要的中心体外周蛋白保留了下来,弥散于卵胞质中。然而小鼠的情况比较独特,卵母细胞中母源中心体是有功能的,中心体由致密的颗粒状囊泡物质组成,在纺锤体的两极形成明显的结构。人类卵母细胞中心体是退化的和无功能的。在人类体细胞中成对出现的中心粒在精子细胞中只有单个功能性中心粒,定位在顶端基板下方的颈部区域,像隐藏在一个"黑盒子"中。有研究表明人类精子的中心粒在受精后起支配作用,父源中心粒及周围的颗粒状中心粒外围物质组成了父源中心

体,在大部分哺乳动物胚胎中是可遗传的。绝大多数的哺乳动物都遵循父源中心体遗传的 Boveri 法则。胎儿期卵原细胞进行有丝分裂,可以检测到典型的中心粒。因此,人类母源中心体是在卵子发生过程中丢失的,但在卵子发生中的哪一阶段丢失目前还不清楚。有人提出中心粒可能在卵母细胞成熟的最后阶段排到第一极体当中,但现有的研究在GV 期卵母细胞和极体中并未检测到中心粒,中心粒在卵子发生过程中是如何消失的需要进一步研究。

（四）卵子发生及成熟过程中其他细胞器变化

1. 内质网(endoplasmic reticulum) 根据结构和功能,内质网可分为两种基本类型:粗面内质网(rough endoplasmic reticulum, RER)和滑面内质网(smooth endoplasmic reticulum, SER)。在卵母细胞中,滑面内质网主要以两种形式存在:①分支管状:在胞质中均匀分布;②管状或不规则形状:多由较小的滑面内质网成分形成大的聚集体,呈外周分布。在排卵前卵母细胞成熟过程中,这种聚集体数量不断增加,体积膨胀,对高雌激素水平和(或)促性腺激素刺激十分敏感。但这种过度膨胀的聚集体在自然周期或体外成熟的卵子中却十分少见。目前对滑面内质网的功能还不是很清楚,但滑面内质网聚集体可能与脂质或类固醇的合成有关。附着核糖体的粗面内质网多呈扁囊状,最先出现在蛋白质合成活跃的小腔卵泡卵母细胞中,而在成熟卵子中由于核糖体非常稀少而缺乏这种细胞器。此后,粗面内质网出现在 8 细胞胚胎期之后,此时胚胎基因组激活。

2. 高尔基复合体(Golgi complex) 又称高尔基体(Golgi body),在卵子发生早期,主要位于生发泡周围。随着卵母细胞生长向周围迁移,在 GV 期的卵母细胞中呈外周分布。每个活跃的高尔基复合体都是由扁平膜囊、膨胀膜囊及包含分泌泡的囊泡堆叠而成。高尔基复合体与皮质颗粒的合成有关,如上所述,在小腔卵泡期卵母细胞和 GV 期的卵母细胞中有两波高尔基复合体活性,而在成熟卵子中缺乏这一细胞器。

3. 溶酶体(lysosomes) 根据活性和成熟阶段,可将其划分为多种形态。初级溶酶体是小的(0.1μm)有一个致密中心的膜包细胞器。溶酶体呈酸性磷酸酶阳性,很可能来源于高尔基复合体膜结构。在成熟卵子中十分少见,而在卵子老化的过程中数量不断增加。次级和三级溶酶体常出现在 GV

期卵子中并呈奇异的形态。有时溶酶体定位在多泡体内,形成自噬体。在成熟卵子里发现的脂褐质体可能是含有脂质的次级或三级溶酶体,这些也会随着卵子的老化而增加。

4. 环状片层(annulate lamellae, AL) 在早期卵母细胞中,常见到环状片层,小型环状片层也存在于 GV 和成熟卵子中。环状片层一般由几摞类似于核膜的双层膜构成,也可呈同心圆状排列分布,并且有类似于核孔的孔。环状片层在原核期受精卵和分裂球中很常见(图 4-19)。环状片层的功能还不清楚。

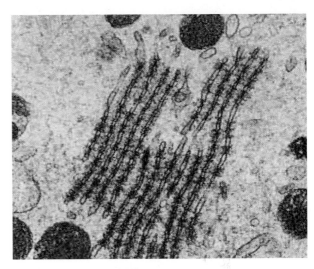

图 4-19 人卵母细胞中的环状片层(透射电凝图)
(引自 Sathananthan AH,1997)

三、卵子发生及成熟过程中透明带变化

透明带是围绕着卵母细胞的半透明硫酸盐化糖蛋白基质,由卵母细胞在卵泡发育阶段合成和分泌形成,在种属特异的精卵结合、诱发精子顶体反应及防止多精受精中发挥重要作用。原始卵泡和初级卵泡卵母细胞与周围的颗粒细胞之间无透明带,次级卵泡阶段卵母细胞阶段开始可见明显的透明带(图4-20)。随着卵母细胞生长发育,透明带增厚(图4-20),卵母细胞表面的微绒毛伸入透明带中。卵母细胞恢复减数分裂,伴随着微绒毛从透明带缩回。高分辨率扫描电镜显示,人成熟卵母细胞透明带表面并不是均匀光滑的,而是相互连接的细纤丝组成的网络结构镶嵌在规则交织的宽大紧凑的网格和网孔上面。透明带外层孔眼比内侧大。人透明带的孔眼部分占总基质的 25%。人卵母细胞透明带外层为无定形海绵结构,具有大孔,利于精子穿入。

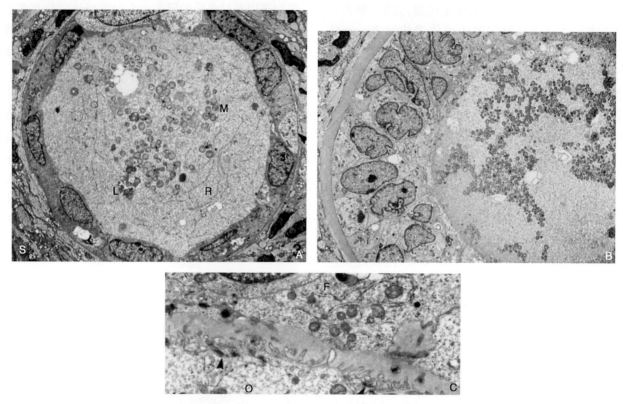

图4-20　人卵母细胞透明带发生（透射电镜图）。原始卵泡卵母细胞周围无透明带（A）；卵母细胞刚开始启动生长的
初级卵泡和早期次级卵泡卵母细胞周围也不见透明带（B）。次级卵泡卵母细胞周围产生明显的透明带（C）
M，线粒体；R，粗面内质网；O，卵母细胞；F，卵泡细胞
（引自 Sathananthan AH，et al，2006）

第二节　成熟卵子的结构及卵子极性

一、一般形态描述

人的成熟卵母细胞直径约 $100\mu M$，外侧包绕着一层凝胶状外壳——透明带（zona pellucida）、透明带周围的放射冠（corona radiata）和几层卵丘细胞，透明带与卵母细胞之间的间隙为卵周隙（图4-21）。人卵母细胞的基本结构与其他哺乳动物卵母细胞类似。如上所述，人卵母细胞具有一些基本的细胞器，比如线粒体、溶酶体、两种类型的滑面内质网-泡状和管状聚集，以及多泡体（multivesicular residual body）、脂褐素（lipofuscin）、微丝和微管等。人的成熟卵母细胞中，高尔基复合体、粗面内质网和核糖体很少，不含有卵黄。人卵母细胞表面有微绒毛（microvilli）、吞饮小窝（pinocytotic caveolae），质膜下有 1~3 层皮质颗粒。透明带由细纤丝和颗粒嵌到非晶体基质上构成，内侧是卵周隙，内含第一极体。卵质膜上可能存在放射冠细胞残留。第二次减数分裂纺

锤体一般为桶状，两极无中心粒，分布于卵母细胞一侧。

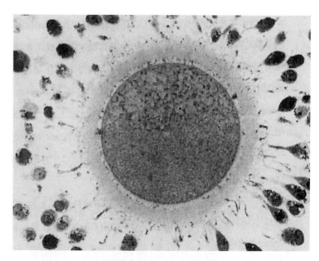

图4-21　人成熟卵母细胞-卵丘复合体横断面（光镜图）。卵子周围由透明带，卵子与透明带之间是卵周隙。透明带外有放射冠和颗粒细胞
（引自 Sathananthan AH，1997）

二、卵母细胞纺锤体

人成熟卵母细胞是单倍体细胞,停滞在第二次减数分裂中期,23 条染色体排列在桶形的减数分裂纺锤体(meiotic spindle)的赤道板上。MⅡ纺锤体无极,无中心粒,基本与卵母细胞膜垂直(图4-22)。当第一极体在卵周隙内移位或者纺锤体极不明显,MⅡ纺锤体与卵母细胞膜成锐角。第二次减数分裂纺锤体锚定于卵母细胞皮质区。大多数动物卵母细胞中,纺锤体存在的区域没有皮质颗粒分布,该部位形成微丝帽,卵质膜表面没有微绒毛(microvilli)分布。人成熟卵母细胞皮质区的微丝帽(actin cap)不明显,纺锤体区域皮质区仍可见皮质颗粒分布(图1-37);然而在第一次减数分裂和第二次减数分裂末期形成两个极体时,微丝帽非常明显。

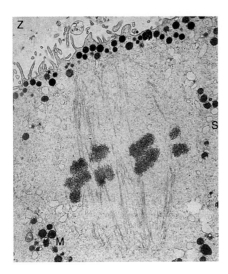

图4-22 人第二次减数分裂中期卵母细胞的纺锤体,垂直于质膜,赤道板上的染色体与纺锤体微管相连(透射电镜图)。皮质颗粒在质膜下分布,质膜表面有微绒毛分布
Z,透明带;M,线粒体
(引自 Sathananthan AH,1997)

如前所述,人卵母细胞同其他大多数哺乳动物卵母细胞类似,缺乏中心粒。小鼠卵母细胞中的中心体由密度大、嗜锇的颗粒泡状物质构成,在纺锤体两极形成明显的带状。然而,在人卵母细胞中,纺锤体两极缺乏这种带状结构,说明人卵母细胞的中心体处于非激活、减弱或者是无功能的状态。与小鼠的情况不同,人的卵母细胞不存在胞质星体,一些线粒体和滑面内质网存在于纺锤体区域,该区域很难找到其他细胞器。

三、卵母细胞皮质区

皮质区(cortical region)是卵母细胞结构的重要组成部分。皮质区表面覆有微绒毛(图1-37),每根微绒毛中含有微丝核心结构,微丝向下延伸,在质膜下方形成网状结构。极体形成过程中,微绒毛活动增强,并向胞质分裂环聚集。与此类似,极体形成过程中,微丝活动增强。微绒毛基部可能有吞饮小窝出现。在成熟卵母细胞皮质区,最显著的细胞器是皮质颗粒。受精时,精子进入卵母细胞,皮质颗粒以级联反应方式胞吐到卵母细胞周围的卵周隙中,与透明带构成了防止多精受精的第一道屏障。皮质颗粒分布不是连续的,在卵质膜下形成 1～3 层(图1-37),有些皮质颗粒非常靠近细胞膜。精子入卵后快速引起皮质反应,皮质颗粒胞吐,防止透明带结合其他精子,从而防止多精受精。

四、放射冠、透明带及卵周隙

如前所述,成熟卵母细胞被胶状的外壳——透明带保护,外面包绕着多层颗粒细胞形成卵丘(这些细胞称为卵丘细胞)。紧邻透明带的卵丘细胞组成为放射冠。透明带主要成分是糖蛋白,以小颗粒或纤维形式镶嵌于非晶体基质上。在成熟卵母细胞中,透明带内侧区域密度更大,更紧凑。卵母细胞成熟前,与卵母细胞紧密接触的放射冠细胞延伸穿过透明带,与卵母细胞膜建立特殊的细胞连接。这些细胞连接类似细胞桥粒,可在皮质区形成进一步延伸的间隙连接(gap junction)。延伸末梢包含微丝、脂类及溶酶体样内容物。卵母细胞表面的微绒毛也伸入透明带中。卵母细胞成熟过程中,卵丘细胞与卵母细胞间的细胞连接逐渐失去;同时卵母细胞表面的微绒毛也从透明带缩回。有些末梢留在卵周隙中,并在受精后逐渐退化。透明带与卵母细胞之间形成卵周隙,内含絮状物质、极体和放射冠细胞残留。卵周隙的大小与卵母细胞老化相关,过大的卵周隙常意味着卵母细胞质量和受精能力下降。

五、透明带组成

人的透明带蛋白有四种:ZP1、ZP2、ZP3 和 ZP4。人的 Zp1 基因位于 11 号染色体上,编码 638 个氨基酸的多肽,与小鼠的 ZP1 有 67% 的同源性;Zp2 基因位于第 16 号染色体上,编码 745 个氨基酸,与小鼠的 ZP2 有 57% 同源性;Zp3 基因位于第 7 号染色体上,编码 424 个氨基酸的多肽,与小鼠的 Zp3 有 67%

同源性;*Zp4* 基因位于 1 号染色体上,编码 540 个氨基酸的多肽。人的 *Zp1* 和 *Zp4* 是同源基因,编码的多肽具有 47% 同源性。人的 ZP3 与获能精子的顶体头部或中间部位结合;ZP4 存在类似情况,只是更易于结合顶体头部。而且 ZP3 和 ZP4 能同时与精子结合,提示它们与精子的结合位点在精子表面的不同位置。人获能的顶体完整精子结合 ZP1、ZP3 和 ZP4;后两者参与精子与卵子结合及后续顶体反应。糖基化对于透明带蛋白与精子的结合不是必需的,但是对于诱发顶体反应是必需的。人的 ZP3 和 ZP4 的 N 端糖基化更易于引起顶体反应;而小鼠 ZP3 的 O 端糖基化对于诱发顶体反应是必需的。ZP2 主要与发生顶体反应的精子结合,是精子的第二受体,这与小鼠一致。发生顶体反应的精子穿透透明带基质,到达卵周隙,精子细胞膜与卵细胞融合,精子得以进入卵母细胞质。有研究表明,透明带蛋白 N 和 O 糖基中的 Sialyl-Lewis 序列对于人的精卵结合是重要的。ZP3 诱发的顶体反应依赖于 Gi 蛋白偶联受体的结合;而 ZP1/ZP4 诱发的顶体反应则与 Gi 蛋白无关。透明带是卵母细胞和早期胚胎(直至着床)的保护屏障。

六、卵子极性

单倍体卵母细胞的产生过程既是减数分裂过程,又是细胞不对称分裂过程。卵母细胞的极性(polarity)决定了两个极体的形成位置及大小,确保形成单倍性卵子的同时,几乎所有细胞质保留在卵母细胞中,以备早期胚胎发育所需。对于哺乳动物卵母细胞极性的认识,主要来源于小鼠卵母细胞。

小鼠卵母细胞中,染色质靠近(并非一定接触)卵母细胞膜诱导形成细胞极性(皮质极性)。第一次减数分裂纺锤体/染色体移至皮质区,诱导皮质区重组,形成无微绒毛区域,在这个区域中皮质区微丝聚集,并被肌球蛋白 II 包绕。细胞极性调节因子如 Par3(partitioning defective 3)和活性状态 Rac 也定位于这个区域;这个区域是极体最初形成突出的区域。第一次减数分裂完成后,第二次减数分裂纺锤体在亚皮质区组装,其染色质决定皮质区内富含肌动球蛋白区域位置。亚皮质区纺锤体的定位可以维持成熟卵母细胞极性直至受精。受精启动后第二次减数分裂后期发生,形成第二极体(图 4-23)。在成熟卵母细胞中,染色体对皮质区的诱导可能是由小 G 蛋白 Ran 介导的,以染色体为中心的 Ran-GTP 梯度参与皮质区纺锤体的形成;抑制 Ran 将导致小鼠卵母细胞极性的消失。Cdc42 可能参与调控染色体介导的细胞极性的形成。

染色质发出的信号随距离加长而减弱,因而染色体必须迁移到亚皮质区诱导形成皮质区极性。微丝在第一次减数分裂纺锤体由中央移至皮质区的过程中发挥重要作用;进一步研究表明,微丝成核因子 FMN2 在微丝参与的纺锤体迁移过程中也发挥重要作用。GVBD 前,FMN2 定位于皮质区,在第一次减数分裂纺锤体向皮质区迁移前 FMN2 在染色体周围聚集。细胞质中的 FMN2 与内质网囊泡结合,围绕着 GVBD 后的纺锤体,这些 FMN2 参与纺锤体周围的微丝组装。目前关于纺锤体和(或)染色体向皮质区迁移的动力来源有两个模型:一个模型是,FMN2 组装的微丝网将纺锤体极与皮质区相连,纺锤体极结合的肌球蛋白 II 收缩将纺锤体拉向皮质区;另一个模型是纺锤体周围的微丝聚合将其推向皮质区。研究表明,染色体移动分为两个阶段,起始阶段染色体运动很慢而且随机,由 FMN2 介导的微

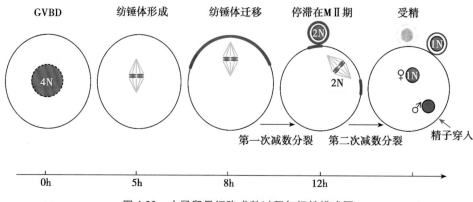

图 4-23 小鼠卵母细胞成熟过程与极性模式图
图"spindle migration"和"M II arrest"中,红色,皮质微丝帽;绿色,肌球蛋白 II 环
(引自 Yi K 和 Li R,2012)

丝组装完成；接下来是快速、定向移至皮质区，与Arp2/3参与的胞质流有关。研究表明，微丝结合蛋白FMN2、Spire和Profilin协同组装细胞质内动态变化的微丝网状结构，调控纺锤体向皮质区的迁移。Spire与微丝末端结合，阻止其生长；而FMN2自身不与微丝末端结合，通过Profilin-actin复合体促使微丝快速生长。当Spire与FMN2共存时，两者相互作用，在微丝末端形成暂时复合物，此后通过Ping-Pong机制，两蛋白轮换与微丝末端结合，促进微丝生长。

Arp2/3介导的微丝聚合推动依赖于微丝的胞质流；该胞质流起始于纺锤体所在的皮质区，沿皮质区向外流动，并在对侧皮质区汇合，沿皮质区中线回到起始皮质区，从而维持第二次减数分裂纺锤体的不对称性定位。胞质流对第二次减数分裂纺锤体产生向皮质区推力，有助于第二次减数分裂纺锤体在亚皮质区的定位。然而，有意思的是，抑制Arp2/3后，第二次减数分裂纺锤体从皮质区脱离并向细胞中心的迁移过程是主动过程，是由肌球蛋白Ⅱ介导肌动球蛋白区域收缩完成的。

人的单倍体卵母细胞的产生同样经历两次减数分裂过程，也是两次不对称分裂过程；因而人的卵母细胞极性的建立和维持可能与小鼠卵母细胞存在类似机制，但缺少具体的实验证据。最新研究表明，人的成熟卵母细胞中，纺锤体附近皮质区存在微丝的强信号；而且这种极性和微丝信号随着母体年龄增加而减弱。而在GV期卵母细胞中，无论GV在细胞中央或靠近质膜，都不存在极性。

第三节 卵母细胞减数分裂恢复调节分子机制

如前所述，雌性婴儿出生时原始卵泡库中的卵母细胞就已处于第一次减数分裂前期，在此阶段停滞十几年～几十年。青春期后，每一个月经周期一般有一个充分生长的卵母细胞在促性腺激素峰的作用下，恢复减数分裂而完成成熟。从原始卵泡启动生长到排卵前的6～7个月的长时间内，尽管卵母细胞体积增大，但不具备恢复减数分裂的能力，但在这个时期开始为恢复减数分裂作准备，合成多种蛋白。这些分子将以无活性的形式存在一段时间。在减数分裂恢复的过程中，有一大批蛋白质发生磷酸化和去磷酸化，其中的很多磷酸化和去磷酸化事件是调节减数分裂周期停滞和恢复、染色体运动、纺锤体组装和去组装等的关键因素。本节我们将深入细胞内部，从分子细胞生物学的角度分析卵母细胞减数分裂恢复的分子机制。因为科研材料的限制，有关人卵母细胞减数分裂恢复调节的资料不多，我们选取哺乳动物中研究较为深入的小鼠为代表，阐述卵母细胞减数分裂恢复的分子机制。

一、卵泡液抑制因子与卵母细胞减数分裂恢复

早在1935年，Pincus和Enzmann就发现从兔的有腔卵泡中分离出的卵母细胞在体外培养时，能够自发恢复减数分裂。人的卵母细胞从有腔卵泡分离出来以后也会恢复减数分裂，这种现象称为自发成熟（spontaneous maturation）。由此可以看出，卵泡环境对卵母细胞减数分裂成熟起抑制作用。而且，通过分析颗粒细胞、膜细胞和卵泡液对卵母细胞成熟的抑制作用已经得到证实。

研究表明，在卵泡液中存在减数分裂抑制因子，这些抑制因子是由颗粒细胞、膜细胞通过旁分泌的形式作用于卵母细胞，抑制其发生减数分裂恢复。目前研究结果表明，有两种抑制因子可能存在于卵泡液内：由颗粒细胞产生的卵母细胞成熟抑制因子（oocyte maturation inhibitor，OMI）及嘌呤（purine）及其衍生物，它们通过抑制磷酸二酯酶的活性来提高卵母细胞内cAMP水平，从而维持减数分裂阻滞。颗粒细胞、膜细胞和卵泡液对卵母细胞减数分裂恢复的抑制是可逆的。在猪卵泡液中，最早分离得到一种抑制小鼠卵母细胞减数分裂的物质是次黄嘌呤（hypoxanthine，HX）。HX是通过抑制卵母细胞内磷酸二酯酶来起作用。此后在小鼠卵泡液内也鉴定出HX，它是小鼠卵泡液中主要的抑制成分；小鼠卵泡液内的次黄嘌呤浓度为2～4mM，这种浓度能在体外抑制小鼠卵母细胞恢复减数分裂。后来在人、猴、牛、大鼠及兔的卵泡液中也相继分离出次黄嘌呤，它对这些动物卵母细胞的自发成熟的抑制都存在剂量依赖性，4mM HX抑制效果最好。研究发现，cAMP的类似物dbcAMP、磷酸二酯酶的抑制剂3-异丁基-1-甲基黄嘌呤IBMX都可抑制卵母细胞GVBD的发生。

二、cAMP与卵母细胞减数分裂恢复

环3',5'-磷酸腺苷（cAMP）是细胞内的第二信

使,它在 1965 年就被发现与卵母细胞成熟相关。通过添加化学药物来提高卵母细胞内 cAMP 的水平可以阻止体外培养过程中卵母细胞自发恢复减数分裂。通过对有腔卵泡卵母细胞内 cAMP 的水平的检测也表明,cAMP 水平和进入减数分裂细胞周期的进程关系十分密切。一些化学药物,诸如 cAMP 类似物、磷酸二酯酶(phosphodiesterase,PDE)的抑制剂、腺苷酸环化酶活化剂(如 forskolin)等都能提高卵母细胞内 cAMP 的水平,以维持卵母细胞的减数分裂的前期阻滞。卵母细胞内 cAMP 水平降低引起减数分裂恢复。研究表明,卵母细胞不会产生足够的 cAMP 来维持减数分裂阻滞,cAMP 可通过颗粒细胞与卵母细胞之间的间隙连接,从颗粒细胞扩散到卵母细胞,维持卵母细胞减数分裂阻滞。根据这个模型,减数分裂成熟发生时,LH 峰刺激关闭了间隙连接,cAMP 向卵母细胞扩散受到阻断,这可能在减数分裂恢复过程中发挥作用。然而,*Pde3a* 缺陷的卵母细胞也能维持减数分裂阻滞,如果卵母细胞本身没有产生 cAMP 的能力,那么这是不可能的,这支持卵母细胞自身能够产生足够的 cAMP 以维持卵母细胞减数分裂阻滞的观点。在卵泡包裹的小鼠卵母细胞中,通过减少 GPR3 的表达,能够引起减数分裂的恢复,在 *Gpr3* 基因敲除鼠的卵泡中,特定地在卵母细胞中过表达 GPR3,能够逆转 *Gpr3*$^{-/-}$ 卵母细胞维持减数分裂停滞。这些研究结果表明,卵母细胞自身对减数分裂阻滞维持所需的 cAMP 的产生发挥重要作用,颗粒细胞对 cAMP 水平的贡献对维持减数分裂阻滞是远远不够的。

许多胞外信号都是通过 GPR3/cAMP 信号通路的作用而传递到卵母细胞内的。LH 峰激发 EGF 样生长因子的表达,这些因子不会直接作用于卵母细胞,因为裸卵在次黄嘌呤存在的情况下,即使存在这些因子也不会发生成熟,而卵丘-卵母细胞复合体能够被诱导成熟。这些 EGF 样生长因子可能是调节卵丘细胞的功能,从而通过调节 GPR3 的活性影响卵母细胞 cAMP 水平,参与卵母细胞减数分裂恢复的调节。

三、cGMP 与卵母细胞减数分裂恢复

早在 1982 年,人们发现 3′,5′磷酸-8-溴-环鸟嘌呤(8-bromo-cyclic guanine 3′:5′ monophosphate,8-Br-cGMP)能阻止仓鼠卵丘包裹的卵母细胞突破减数分裂阻滞。然而,裸卵孵育在添加或不添加 8-Br-cGMP 的培养液中,并没有发现其对成熟的抑制作用。这些结果表明 8-Br-cGMP 可能通过卵丘细胞发挥它的抑制作用。然而,这一发现却一直没有得到重视。直到最近,有研究提出卵泡体细胞中的 cGMP 对于卵母细胞的成熟是一个重要的抑制信号。近来发现 cGMP 可通过间隙连接进入到卵母细胞中,通过磷酸二酯酶 PDE3A 的作用抑制 cAMP 的水解。这种抑制作用可以维持卵母细胞内高水平的 cAMP,从而阻滞减数分裂进程。LH 可以逆转这种抑制作用,它通过降低卵泡壁颗粒细胞内的 cGMP 水平,关闭间隙连接,引起卵母细胞内 cAMP 水平的降低,导致减数分裂的重新恢复。这表明卵母细胞内的 cAMP 和 cGMP 信号相互合作来维持卵母细胞的减数分裂前期阻滞,并且这两种环核苷酸水平的降低发生在 GVBD 之前。在体内,卵母细胞 cGMP 水平的降低发生在 LH 刺激之后,预示着 cGMP 含量的降低是卵母细胞减数分裂成熟的一个启动信号。EGF 样生长因子是依赖于 LH 信号降低 cGMP 含量的一个中介分子。在排卵前的卵泡颗粒细胞中,LH 可以选择性地诱导鸟苷酸环化酶-A(guanylate cyclase-A,GC-A)和鸟苷 GMP(cGMP)依赖的蛋白激酶 Ⅱ(cGK Ⅱ)活性。

最近的研究发现,卵泡中的颗粒细胞分泌 C 型钠肽,通过刺激其受体 NPR2 产生的 cGMP 阻止了卵母细胞内 cAMP 的降解,从而抑制了卵母细胞减数分裂恢复。只有当周期性促性腺激素峰出现时,下调了 C 型钠肽的分泌,才能解除其对卵母细胞成熟的抑制,进而引起卵母细胞的成熟和排卵。C 型钠肽及其受体 NPR2 的缺失会导致卵泡中卵母细胞的提前成熟。

四、成熟促进因子与卵母细胞减数分裂恢复

长期以来,人们一直认为由蛋白激酶和蛋白磷酸酶介导的蛋白质的磷酸化与去磷酸化过程在卵母细胞减数分裂恢复中起着重要作用,尤其是成熟促进因子[maturation(or metaphase)promoting factor,MPF]在卵母细胞减数分裂恢复中发挥关键作用。MPF 几乎存在于从酵母到人的所有真核细胞中,在进化上高度保守,功能无种属特异性。MPF 是一种异二聚体的蛋白激酶,由催化亚基 CDK1 和调节亚基细胞周期蛋白 B 组成,催化亚基 CDK1 是其主要活性部位,可使多种蛋白磷酸化,在细胞周期中只有活性的改变而无量的改变。细胞周期蛋白 B 在细胞周期中不断合成和降解,与 CDK1 亚基结合或处于

游离状态,决定 MPF 的激活与失活。它在分裂间期开始积累,至 M 期达到阈浓度时与 CDK1 结合,使 CDK1 去磷酸化,表现出活性,MPF 激活 H1 组蛋白激酶,磷酸化催化核纤层蛋白和核仁蛋白,使核纤层解体,启动细胞进入分裂期,而在 M 期末与 CDK1 分离被降解。卵母细胞减数分裂发生阻滞的时期,类似于细胞有丝分裂中期中的 G2 期,而卵母细胞减数分裂恢复的过程,相当于体细胞 G2/M 转换。MPF 的活性在生发泡破裂前升高,刺激减数分裂恢复,到第一次减数分裂中期达到峰值,随后由一个急剧的降低,以完成 MⅠ/MⅡ 的转换。之后 MPF 活性迅速回升并保持在一个高水平,将卵母细胞阻滞在第二次减数分裂中期。

在大多数动物种类中,完全生长的生发泡期(GV)或生发泡破裂(GVBD)前的卵母细胞中储存着大量的前成熟促进因子(pre-MPF)或其成分细胞周期蛋白 B 和 p34^{cdc2}(也称为 CDK1)。CDK1 翻译后修饰对卵母细胞减数分裂成熟起着关键性的作用。减数分裂的前期阻滞需要 CDK1 保持较低的活性,细胞通过磷酸化 T(苏氨酸)14 和 Y(酪氨酸)15 残基抑制其活性,相反这些位点的去磷酸化激活 CDK1。多种蛋白激酶作为 MPF 的上游调节因子和下游作用底物,构成了一个多功能、反应灵敏的信号转导网络。

晶体结构研究表明,这些位点的磷酸化事件改变了 CDK1 的 ATP 结合位点的环境,从而使 CDK1 不能与 ATP 的 γ 磷酸基团发生稳定的相互作用,缺少了与 ATP 的稳定结合的 CDK1 与底物结合的亲和力也会下降。另外,该蛋白的折叠保证磷酸化区域易于发生去磷酸化,随时可以解除磷酸化并进一步被 CDC25 激活。

五、CDC25A/B 磷酸酶及 WEE2/MYT1 激酶

CDC25A、B 磷酸酶及 WEE2/MYT1 激酶的平衡决定 CDK1 及 MPF 的活性。WEE1/MYT 激酶家族通过磷酸化 Thr14 和 Tyr15 负向调节 CDK1 活性。哺乳动物中含有两种 WEE1 激酶——WEE1 和 WEE2(以前称为 WEE1B),在小鼠和非人灵长类中 WEE2 的表达仅限于卵母细胞和胚胎。通过 RNA 干扰或 morpholino-寡聚核苷酸注射会引起在体外减数分裂阻滞的卵母细胞恢复减数分裂,这个比例达到 25%～35%。相反的,WEE1 的干扰则不会引起减数分裂的恢复,说明 WEE2 是小鼠抑制性调控

CDK1 的唯一的 WEE 激酶。同样的,干扰 MYT1 的表达也会引起约 25% 的卵母细胞恢复减数分裂。值得注意的是 WEE2 与 MYT1 的共同干扰引起约 50% 的卵母细胞在抑制条件下恢复减数分裂。近来的研究显示这些抑制性激酶的活性受到其亚细胞定位的调控。WEE2 被限定在细胞核内,而 MYT1 分布在整个细胞质中,其定位的不同说明卵母细胞可能同时需要这两种激酶的作用维持减数分裂的抑制。当卵母细胞恢复减数分裂时,WEE2 在出核信号序列和 CDK1 活性的介导下被运出细胞核。这两种不同定位的抑制蛋白是细胞保证 CDK1 无论处于何种位置都被抑制的手段。

CDK1 的去磷酸化由 CDC25 磷酸酶所调节。哺乳动物的基因组中含有三种 *CDC25* 基因:A、B 和 C。有研究表明,CDC25A 参与减数分裂的恢复过程,小鼠卵母细胞中过表达 CDC25A 能够克服 cAMP 介导的减数分裂阻滞。CDC25A 在 GVBD 之前定位在核内。相比之下,在生发泡完整的卵母细胞中,CDC25B 定位在胞质区,并在 GVBD 之前不久转移到核内。值得一提的是,细胞周期蛋白 B 也在 GVBD 前不久从胞质转移到核内。在 GVBD 之后,CDC25B 仍维持稳定,但是 CDC25A 被降解。一般认为,在小鼠卵母细胞中,CDC25B 是启动减数分裂恢复的主要成员。缺少 Cdc25b 编码序列的雌性小鼠是不孕的,这是因为卵母细胞不能恢复减数分裂,说明尽管卵母细胞中存在 CDC25A 和 C,但它们并不能补偿 CDC25B 的功能缺失。CDC25B 的分布对于减数分裂启动有重要的影响,在处于阻滞中的卵母细胞内,它分布于细胞质,在 GVBD 之前转移至细胞核中,这一定位转移不依赖于 CDK1 的活性并且发生在 WEE2 出核之前。

总的来说,卵母细胞恢复减数分裂的恢复是由 CDK1 激酶活性水平所调节的,而 CDK1 活性被 CDC25A 和 CDC25B 磷酸酶活性和 WEE2/MYT1 激酶活性的平衡所调节。这些重要分子的定位对卵母细胞前期停滞具有关键的作用。胞质内 CDC25B 的活性可能被 MYT1 所中和,而核 CDC25A 的活性是由核 WEE2 所阻止的。

六、PKA/PKB 与卵母细胞减数分裂恢复

蛋白激酶 A(protein kinase A,PKA)是一种 cAMP 依赖性的丝氨酸/苏氨酸激酶,由调节亚基和催化亚基组成四聚体,调节亚基结合 cAMP,释放激

活的催化亚基,磷酸化目标底物。在小鼠卵母细胞中有 R I a 和 R II a 两种调节亚基,其中起主要作用的是 R I a。

蛋白激酶 B(protein kinase B,PKB 或称 AKT)是一种保守的丝氨酸/苏氨酸激酶。PKB 在细胞生长、细胞周期调控、代谢信号转导和细胞凋亡等过程中都起作用。在哺乳动物中含有三种 PKB,即 AKT1、2、3,它们都呈遍在分布,在小鼠中特异性敲除单一亚型会表现出不同的表型。

完全生长的卵母细胞要阻止减数分裂恢复,需要高的 PKA 活性。在爪蟾和小鼠卵母细胞的实验表明,cAMP 通过调控 PKA 来抑制 MPF 的活性。cAMP 激活 cAMP 依赖性蛋白激酶 A(PKA),活化的 PKA 磷酸化 CDC25B。磷酸化的 CDC25B 被阻滞在胞质中,无法向核内聚集,从而抑制 MPF 的活性。PKB 与减数分裂恢复也有密切的关系。可能是通过磷酸化 PDE3A,从而活化 PDE3A。小鼠卵母细胞内高水平 cAMP 抑制 PKB 活性,而 cAMP 的减少可能活化 PKB。PKB 的磷酸化形式(T380 和 S473)在 GVBD 之前达到峰值,在发生 GVBD 之后迅速下降,不受 CDK1 活性的影响,显示了 PKB 在减数分裂恢复过程中的上游起始作用。

cAMP 通过 PKA 的作用维持减数分裂前期阻滞已经被广泛证明。向卵母细胞中显微注射 PKA 的催化亚基抑制卵母细胞体外的自发成熟。两种 PKA 的底物——CDC25B 和 WEE2,介导了 cAMP 对 CDK1 活性的调节作用,这对维持减数分裂阻滞是必要的。

前面提到,CDC25B 是一种蛋白磷酸酶,它针对 WEE2/MYT1 对 CDK1 的修饰位点进行去磷酸化。CDC25B 对 CDK1 的激活作用受到 PKA 的抑制,CDC25B 的 S321 残基被磷酸化,CDC25B 结合 14-3-3,从而被抑制活性。PKA 导致 CDC25B 的 Ser-321 位点磷酸化,使得 GV 期的卵母细胞中 CDC25B 稳定在胞质中,阻碍 CDC25B 的入核,从而阻碍 CDK1/细胞周期蛋白 B 的激活。在 Pde3A−/− 小鼠中,用抑制剂 H89 抑制 PKA 的活性,细胞中的 CDC25B 定位改变为核内,说明 CDC25B 的胞质定位是依赖于 PKA 活性的。进一步突变 CDC25B(S321A),突变蛋白定位于核内并加速 GVBD 的进程。然而,现在仍然未知的是,是否有一种蛋白磷酸酶解除 PKA 介导的 CDC25B 磷酸化,调节其细胞内定位,一种理论假设 PKA 抑制某种蛋白磷酸酶,该磷酸酶在 cAMP 浓度下降和 PKA 活性下降的条件下,对 PKA 的底物

进行去磷酸化,促进减数分裂的发生。在 GVBD 之前不久,对于减数分裂恢复起关键作用的成分 CDK1、细胞周期蛋白 B1(CCNB1)、CDC25A 和 CDC25B,都定位在核内。PKA 通过增强 CDK1 的抑制、防止 CDK1 的激活,直接参与调节卵母细胞减数分裂阻滞,这一调节机制可能是卵母细胞特异性的,因为 PKA 在体细胞中并不磷酸化这些底物。

WEE2 是 PKA 的另一个底物。WEE2 被 PKA 磷酸化从而活化,强化它抑制 CDK1 活性的能力。PKA 磷酸化 WEE2 的 S15 并促进其酪氨酸自磷酸化,这种相互作用增强了 WEE2 对 CDK1 的抑制修饰并确保卵母细胞的细胞周期阻滞。这两个 PKA 底物协同作用,当 CDC25B 受到抑制,而 WEE2 激活时,保证维持减数分裂阻滞;相反情况发生时,减数分裂恢复。

非受体型苏氨酸磷酸酶 13(PTPN13)是另一个蛋白激酶的底物,能正向调节减数分裂恢复;PTPN13 能被 PKA 磷酸化所抑制。爪蟾卵母细胞的研究证明了 PTPN13 在减数分裂恢复过程中的作用,siRNA 干扰 PTPN13 的表达,能够抑制孕酮诱导的卵母细胞成熟。PTPN13 在小鼠卵母细胞中也有表达,PTPN13 突变导致磷酸化活性丢失,使小鼠不育。

综上所述,内源产生的 cAMP 对维持减数分裂前期阻滞是必不可少的。这种内源产生的 cAMP 激活 PKA,从而抑制 CDC25B 的活性,活化 WEE2。在减数分裂恢复之前,cAMP 水平下降导致 CDC25B 和 CCNB1 易位到核内,并且 WEE2 激酶的活性降低。此外,CDK1 活性增加的起始有助于核内 WEE2 部分丢失,进一步激活 CDK1,这样 CDK1 的活性就达到阈值,突破对 GVBD 的抑制。这个模型的关键是 CDK1-CCNB1-CDC25A 和 CDC25B 在核内的定位以及 GVBD 前不久 WEE2 在核内的部分丢失(图 4-24)。

七、磷酸二酯酶与卵母细胞减数分裂恢复

cAMP 的降解依赖于磷酸二酯酶(PDE)的活性。卵泡细胞中,特定的 PDE 亚型分别定位在两种不同的细胞中,其中 PDE3 存在于卵母细胞中,PDE4 存在于颗粒细胞中。PDE3 的抑制剂阻止猪卵母细胞减数分裂的重新开始,而 PDE4 的抑制剂会增强 FSH 或福斯高林(forskolin)对卵丘细胞中的 MAPK 的激活作用。在卵母细胞内,依赖于 PDE3A 的

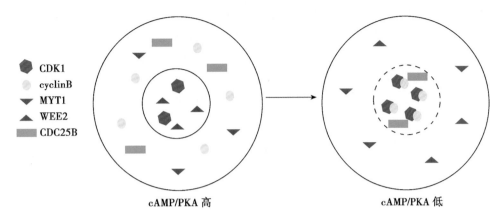

图 4-24　CDK1 调节因子在卵母细胞中的动态示意图。当 cAMP 水平较高时，PKA 激活，核中的 CDK1 被 WEE2 抑制性地磷酸化，而正调控因子都定位在细胞质中，此时卵母细胞被阻滞于第一次减数分裂的前期。当 cAMP 水平较低时，PKA 活性下降，CDK1 的正调控因子（如 CDC25B、细胞周期蛋白 B）入核，激活 CDK1，启动 GVBD
（引自 Schindler K，2011）

cAMP 水解产生 AMP，接着活化 AMP 激活蛋白激酶（AMPK）的活性，可以诱导在含 dbcAMP（正常抑制体外自发成熟）中培养的卵母细胞减数分裂的恢复。相反，抑制 AMPK 的活性能显著推迟自发的卵母细胞成熟。与卵母细胞中的情况相反，卵丘细胞中的 cAMP 升高，导致 PDE4 的抑制，从而活化卵丘细胞中的 MAPK 信号通路，这是诱导 GVBD 发生所必需的。最近的研究表明，PDE8 在牛颗粒细胞中表达并抑制其中 cAMP 水平的增加，进而推迟卵母细胞核成熟。不同的 PDE 亚型调节 cAMP 和人卵母细胞减数分裂恢复需要进一步研究。

八、CDC14B 磷酸酶

CDC14B 是一种双特异性的蛋白磷酸酶，从酵母到人都是保守的，靶标是 CDK1 的磷酸化位点。低等真核生物离开分裂期进入 G1 期需要 CDC14 抑制 CDK1 活性，在芽殖酵母的有丝分裂和减数分裂过程中，CDC14 被周期性的限制于核仁内。细胞周期的 G1、S、G2 时期中，CDC14 被称为 RENT 的蛋白复合体限制在核仁内，解除这一限制需要依赖细胞周期并高度受控于 FEAR 和 MEN 两个信号通路。FEAR 通路在后期释放 CDC14，它的底物之一是 CDC15，CDC15 激活 MEN 通路维持退出分裂期过程中 CDC14 的释放。哺乳动物中有两种 CDC14 同源蛋白：CDC14A 和 CDC14B。在人类和小鼠的细胞系中，CDC14A 在分裂期细胞中定位于中心体上。相对的，CDC14B 序列中同时带有核定位信号和出核信号，它平时定位于核仁内，M 期释放进入细胞核。

小鼠卵母细胞同时表达 CDC14A 和 CDC14B，

它们的定位也像在体细胞内互不相同，但令人惊讶的是，与体细胞中相比，它们在卵母细胞中的定位好像进行了互换，CDC14A 定位在核内，CDC14B 分布在细胞质中，与微管和 MTOC 共定位。两者都不定位在核仁内说明它们在减数分裂阻滞期间处于激活状态。通过 RNA 干扰敲低 CDC14B 水平的卵母细胞能在抑制 GVBD 的培养环境中发生减数分裂；通过抗体封闭 CDC14A 的作用，卵母细胞则保持减数分裂阻滞状态。过表达 CDC14B，卵母细胞将不能恢复减数分裂，CDC14A 则不能。综上所述，减数分裂前期阻滞的维持需要 CDC14B 而不是 CDC14A。

后期促进复合物（APC/C）是一种多亚基的 E3 泛素连接酶，能够将目标蛋白质泛素化，经由 26S 蛋白酶体降解，在减数分裂前期，APC/C 的激活因子是 CDH1。CDH1 在被 CDK1 磷酸化后抑制 APC/C 的作用，CDC14B 则通过解除 CDH1 的抑制性磷酸化激活 APC/C，启动 G2 DNA 损伤检查点，CDH1 结合 APC/C 降解包括细胞周期蛋白 B1 在内的靶蛋白，抑制减数分裂启动。过表达 CDC14B 的卵母细胞中 CDH1 的表达量降低，细胞能够突破 G2/M 检验点，发生 GVBD。

九、PKC、PP2A 及 GW 与卵母细胞减数分裂恢复

蛋白激酶 C（protein kinase C，PKC）在卵母细胞和卵泡颗粒细胞中也发挥作用。在卵丘细胞中，PKC 激活剂促进 MAPK 磷酸化，在 FSH 刺激缺失的情况下，诱导卵母细胞发生 GVBD，PKC 抑制剂阻断 FSH 诱导的 MAPK 的激活和体外卵母细胞减数分裂

的重新恢复。PKC 可能作用于 EGF 样多肽和表皮生长因子受体的上游,激活促性腺激素诱导的卵丘细胞包裹的卵母细胞减数分裂的重新恢复。而激活的 PKC 抑制卵母细胞减数分裂的恢复。由于 PKC 有很多亚型,有关它在卵母细胞减数分裂中的作用有待深入研究。

最近发现,MPF 激活诱导的减数分裂恢复,伴随着蛋白磷酸酶尤其是 PP2A 的失活。长城激酶(greatwall kinase,GW)是一种近来发现的调节 MPF 活性的蛋白激酶。GW 可维持 MPF 的活性。GW 与 PP2A 结合,起到拮抗 PP2A 功能的作用。在卵母细胞成熟过程中 GW 表达增加。敲低 GW 抑制或延迟 GVBD 的发生,而过表达 GW 克服 GVBD 的抑制。

十、MAPK 与卵母细胞减数分裂恢复

哺乳动物卵母细胞在达到完全生长之前就完成了几乎所有丝裂原活化蛋白激酶(mitogen-activated protein kinase,MAPK)的合成。在小鼠和大鼠的卵母细胞中,MAPK 的激活发生在 GVBD 2 小时之后;MAPK/p90rsk 的活性对于兔卵母细胞减数分裂恢复也是不需要的;在山羊的卵母细胞中,MAPK 的激活比 GVBD 和 MPF 要晚 2～4 小时;牛卵母细胞 MAPK 的激活至多与 GVBD 同时发生;我们实验室的多项研究都证明,猪卵母细胞中 MAPK 的激活发生在 GVBD 之后。因此,卵母细胞本身 MAPK 的活化不是 GVBD 所必需的。然而,卵丘细胞中 MAPK 的激活,促使了由促性腺激素诱发的卵母细胞减数分裂恢复。当在体外培养啮齿类或猪的卵丘包裹的卵母细胞(CEOs)时,FSH 在 GVBD 发生之前诱导了卵丘细胞中 MAPK 的激活;而 MEK 抑制剂 PD98059 或 U0126 则只能抑制由促性腺激素诱导发生的 GVBD,而不能抑制自发成熟的裸卵的 GVBD。在 mos 敲除小鼠中,在 GVBD 之前的卵母细胞中没有检测到激活的 MAPK,而在卵丘细胞中却检测到了激活的 MAPK。在猪的颗粒细胞中,MAPK 经 LH 或 FSH 作用后,被迅速激活。以整个卵泡为培养模型来模拟体内实验,抑制 MAPK 的激活也同样抑制了由 LH 诱导的小鼠和大鼠的减数分裂恢复。在由表皮生长因子(epidermal growth factor,EGF)诱导因素培养模型中,卵泡细胞中的 MAPK 对减数分裂恢复同样也起着决定性作用。卵丘细胞中 MAPK 是如何调控卵母细胞减数分裂恢复的仍然了解不多。在卵母细胞中,MAPK 是被 MOS 激活的;而在卵丘细胞中,MAPK 则是被 RAS/RAF 信号通路间接激活的。

一般认为,卵母细胞与周围体细胞最重要的连接蛋白间隙连接蛋白在卵子的减数分裂中起着重要作用。通过磷酸化间隙连接蛋白,卵丘细胞中活化的 MAPK 阻断了卵母细胞与卵丘细胞的间隙连接。因此,cAMP 等卵丘细胞中的减数分裂抑制因子就不能进入卵母细胞。此理论已被多项研究所证实。前面提到,直接激活卵母细胞中 PKC 可抑制卵母细胞成熟,而激活卵丘细胞中 PKC 则可促进减数分裂恢复。我们实验室也发现 PKC 的抑制剂可以阻碍 FSH 诱导的 GVBD 和 MAPK 激活,PKC 激活剂和 FSH 诱导的 GVBD 可以被 U0126 抑制。我们推测,在促性腺激素诱导的 CEOs 的减数分裂恢复中,PKC 很可能是 FSH 激活 MAPK 的中间介导物。另一个可能的机制是卵丘细胞中产生了由 MAPK 诱导的对减数分裂有刺激作用的物质:大量的研究表明,由卵丘分泌的减数分裂激活甾醇(meiosis activating sterol,MAS)可以促进小鼠和猪卵母细胞的减数分裂,并且其合成依赖于 MAPK。这也意味着 MAS 作为 MAPK 和 GVBD 的中间介导分子起作用,但这一观点还存在争议。

十一、总结

前面我们介绍了参与减数分裂阻滞和恢复的各种关键蛋白,这些蛋白的作用最终都是调控 CDK1 的活性,CDK1 是减数分裂启动的直接效应蛋白。我们知道 CDK1 与细胞周期蛋白 B1 结合形成成熟促进因子 MPF,启动减数分裂。我们对减数分裂恢复的调控要分 CDK1 和细胞周期蛋白 B1 两部分来说明。卵母细胞在 cAMP 浓度高时抑制减数分裂的发生,cAMP 激活 PKA,PKA 磷酸化 WEE2 的 S15 残基并促进其自体酪氨酸磷酸化,进一步活化 WEE2,之后 WEE2 将 CDK1 的 Y15 残基磷酸化,同时 MYT1 将 T14 磷酸化,抑制 CDK1 活性;PKA 对 CDC25B 的 S321 残基进行磷酸化,抑制其活性,防止 CDC25B 将 T14 和 Y15 残基去磷酸化。CDK1 活性被全面抑制。对于细胞周期蛋白 B1 的调控,CDC14B 解除 CDH1 的抑制性磷酸化,激活 APC/C^{CDH1},降解细胞周期蛋白 B1,MPF 的两种组分被同时抑制,卵母细胞被阻滞在减数分裂前期。

当细胞准备恢复减数分裂时,同样需要从这两方面解除对 MPF 的抑制。PKB/AKT 的磷酸化激活它的激酶活性,将 PDE3A 的 S290、291 和 292 等残基磷酸化,激活 PDE3A,下调卵母细胞中 cAMP 的浓度,减数分裂恢复启动。其后的过程与抑制卵母细胞分裂

恢复的机制正好相反,cAMP 浓度下降降低了 PKA 的活性,抑制了 WEE2 的活性,解放 CDC25B 的活性,CDC25B 将 CDK1 的 T14 和 Y15 残基去磷酸化,加上 T160 残基的激活性磷酸化,CDK1 被激活。同时

CDC14B 的活性被抑制,进而 CDH1 失活,细胞周期蛋白 B1 不能被 APC/C 泛素化,浓度升高。CDK1 在此时磷酸化核纤层蛋白,启动核膜解聚,细胞周期 B1 入核,与 CDK1 形成 MPF,最终启动减数分裂(图 4-25)。

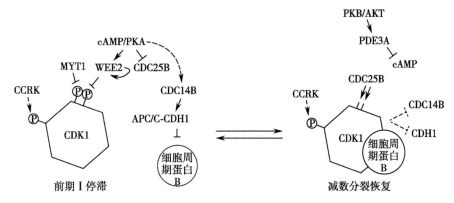

图 4-25　MPF 活性调控示意图。图中箭头表示正调控通路,T 形线表示负调控通路,虚线表示该通路还没有在卵母细胞中得到证实
(引自 Schindler K,2011)

上面的总结都是发生的卵母细胞中与减数分裂阻滞/恢复有关的下游细胞生物学变化。这些变化都是基于卵母细胞内 cAMP 浓度变化而导致的下游事件。卵母细胞内高水平的 cAMP 阻滞卵母细胞恢复减数分裂。内源的鸟苷三磷酸 G 蛋白偶联的受体(GPR)/G 蛋白/腺苷酸环化酶(adenyl cyclase,AC)信号通路和外源的 cAMP 通过间隙连接从体细胞扩散到卵母细胞中,都与阻滞卵母细胞减数分裂恢复所需的 cAMP 水平的维持有关。另一个信使分子 cGMP 在维持卵母细胞减数分裂停滞的过程中也发挥重要的作用。卵泡体细胞的

cGMP 扩散到卵母细胞中,通过调控磷酸二酯酶(PDE3),参与卵母细胞内 cAMP 水平的调节。在 LH 高峰的刺激下,卵泡颗粒细胞中的 cGMP 水平降低,而这种改变可能是通过类表皮生长因子和特定的 cGMP-磷酸二酯酶亚型的活性所调控的。我们都知道在促性腺激素的刺激下,减数分裂重新恢复依赖于卵泡体细胞中 MAPK 的激活作用。LH 通过 cAMP/蛋白激酶 A 和蛋白激酶 C 的途径,诱导旁分泌因子诸如 EGF 样因子和减数分裂激活甾醇的合成,从而通过颗粒细胞中 MAPK 信号通路调节卵母细胞 GVBD 的发生。

第四节　卵母细胞减数分裂纺锤体组装与染色体分离调节

青春期后的每个月经周期中,在 LH 峰激素刺激下,一般一个卵母细胞恢复减数分裂,染色体发生凝集,纺锤体组装,纺锤体的微管与染色体连接并将其排列到赤道板上,随后减数分裂进入后期,同源染色体分离,纺锤体微管牵拉同源染色体向两极移动,然后发生胞质分裂,排出第一极体,意味着第一次减数分裂的完成。次级卵母细胞随后很快进入了第二次减数分裂并停滞在中期,纺锤体完成组装并将姐妹染色体排列到赤道板上。在受精或者孤雌激活之后,卵母细胞的减数分裂再次恢复,姐妹染色单体发生分离。因此,染色体的分离过程是纺锤体和染色体共同作用的结果,这一过程出现问题都能够导致染色体分离错误的发生,导致非整倍性的卵子及胚

胎的产生。非整倍性会严重影响后代的发育及存活能力,对于我们人类来说,非整倍性是临床上自发流产、不孕不育及许多后代遗传缺陷的重要原因。人们将纺锤体的组装和染色体的分离过程人为地分为两个事件,实际上它们是一个协调统一的过程。纺锤体的组装过程要依赖于染色体的存在,而染色体的分离也离不开纺锤体的组装,微管与动粒结合将纺锤体组装和染色体分离两个过程联系并统一起来。

一、纺锤体组装过程及调控机制

卵母细胞的纺锤体是由微管组成的桶状或纺锤状细胞结构。与小鼠卵母细胞纺锤体相比,人卵母

细胞纺锤体相对短小，M Ⅱ纺锤体长轴和短轴分别为(11.8±2.6)和(8.9±1.7)μm。微管是由α/β-微管蛋白异二聚体装配成直径约25nm的长管状结构。在体细胞有丝分裂以及精母细胞的减数分离过程中，纺锤体首先是从中心体开始组装，中心体由一对相互垂直的中心粒及其周围基质构成。中心粒能够维持中心体结构的完整性，而中心粒周围基质则负责微管的成核及锚定活性。在细胞分裂过程中，中心体复制并分离，形成纺锤体的两极，微管从两个中心体装配形成纺锤体。然而，与体细胞有丝分裂及精母细胞的减数分裂过程不同，大多数动物的卵母细胞内没有典型的中心体结构，对于人卵子进行电镜观察也发现，人的卵子内没有典型的中心体结构，缺乏中心粒。因此，对于卵母细胞减数分裂来说，纺锤体的组装过程不依赖于典型的中心体结构。

（一）微管组织中心介导纺锤体的组装

卵母细胞减数分裂的一个显著特征是没有典型的包含中心粒的中心体结构，但是纺锤体的组装过程仍然能够进行。由于材料的限制，对卵母细胞减数分裂纺锤体组装和染色体分离机制的了解主要来自模式动物。通过对爪蟾、小鼠、猪等模式动物的研究发现，尽管卵母细胞内没有典型的中心体，但是当减数分裂恢复之后，卵母细胞内能够形成类似于有丝分裂中心体的细胞结构来介导微管的成核及纺锤体的组装，这个类似中心体的细胞结构通常被称为微管组织中心（microtublue-organizing center，MTOC）。除了没有典型的中心粒，卵母细胞的 MTOC 与有丝分裂中心体的组成和功能基本相同。MTOC 含有 γ-微管蛋白、pericentrin、NuMA 等蛋白，γ-微管蛋白是 MTOC 的核心蛋白，介导微管的装配，pericentrin 和 NuMA 蛋白辅助 γ-微管蛋白行使功能。应用先进的活细胞成像技术，研究者对小鼠卵母细胞内纺锤体的组装过程进行高分辨率实时观测发现，GV 期卵母细胞内的微管结构类似于有丝分裂间期细胞，包含致密的微管网状结构；随着卵母细胞的成熟，致密的胞质微管网络逐渐消失并形成许多星体结构，每个星体就是一个 MTOC。在 GVBD 之后，胞质中的 MTOC 向核迁移并聚集在染色体周围，MTOC 介导微管数量大量增加，包围在凝集的染色体周围，形成一个微管球。随后，染色体通过其动粒与微管球的外表面相连接并迁移到微管球外表面形成环绕微管球赤道板的"染色体带"。同时，原本没有极性的MTOC 进一步聚集并开始极化，产生两极，之后微管球向两极伸长形成双极纺锤体。当然，小鼠卵母细胞的情况并不一定完全反映人卵母细胞的情况，因为前者细胞质中有许多 MTOC，而后者没有。由于没有中心粒，卵母细胞的纺锤体的极比较宽，纺锤体呈桶状。在纺锤体伸长的过程中，染色体完成在赤道板上的列队。

（二）染色体对纺锤体组装的作用

染色体的存在对于纺锤体的正确组装是必不可少的。在爪蟾卵母细胞中，微管能够在染色体附近成核并组装成双极纺锤体结构。进一步研究发现，用 DNA 包被的磁珠能够支持双极纺锤体的形成。因此，有理论认为染色体可能是卵母细胞纺锤体组装的决定因素。然而，在果蝇的卵母细胞中，染色体并不影响纺锤体的形成，说明染色体对纺锤体组装的作用具有物种特异性。对于哺乳动物，对小鼠卵母细胞纺锤体组装的活细胞成像观察发现，在 GVBD 之后，微管并不会在染色体附近组装，表明染色体并不负责其纺锤体的早期组装过程。我们将小鼠卵母细胞去核，然后观察去核后细胞质内的纺锤体组装情况，结果显示去核后的卵母细胞内微管仍然可以装配，纺锤体也可以进行组装，但是形成的纺锤体是单极、双极或者多极小纺锤体。这说明染色体对于纺锤体组装的起始不是必需的，但是对于双极纺锤体的形成是必不可少的。我们也发现猪卵母细胞染色体本身具有微管组装的功能。人卵母细胞纺锤体组装机制有待于研究。

（三）Ran 蛋白对纺锤体组装的调控

在爪蟾卵母细胞中，微管在染色体周围的组装是由 Ran 蛋白这种小 GTP 酶介导的。染色体上存在的核酸交换因子 RCC1 蛋白能够催化 Ran-GDP/Ran-GTP 的转化，在染色体附近形成较高的 Ran-GTP 浓度梯度，Ran-GTP 会诱导 NuMA，TPX2 和 HURP 等纺锤体组装因子的释放以起始微管的成核过程。哺乳动物卵母细胞中染色体也能在其附近形成 Ran-GTP 浓度梯度。小鼠卵母细胞 GVBD 之后，微管以 Ran 依赖的方式大量增加。然而，降低 Ran-GTP 水平后，尽管卵母细胞内 MTOC 及微管的数量会减少，但是并不会完全抑制 MTOC 的形成及微管的成核，而且在经过较长一些的时间之后，纺锤体也可以形成，只是微管数量较少。这说明，Ran-GTP 能够促进微管的成核，但是纺锤体的组装过程并不完全依赖于 Ran。

（四）其他重要调节蛋白的调控作用

许多蛋白能够调控纺锤体的组装过程及稳定性。Aurora A 是 Aurora 激酶家族的一员，在有丝分裂中能够定位到中心体并调控纺锤体组装过程。在哺乳动物卵母细胞减数分裂过程中也发现 Aurora A 能够定位到纺锤体极上,抑制 Aurora A 的活性或者表达能够引起纺锤体组装的失败,说明 Aurora A 也能调控卵母细胞纺锤体的组装过程。Plk1 也是调节纺锤体组装的重要激酶,此外,MAPK 激酶信号通路中的多个成员包括 P38α、MEK1/2 以及 PKC 等都能对纺锤体的组装过程起到重要的调节作用。

二、染色体分离过程及调控机制

减数分裂的核心事件是染色体的分离,细胞的染色体在减数分裂过程中只复制一次,随后进行两次连续的细胞分裂:第一次减数分裂和第二次减数分裂。在第一次减数分裂过程中,只有同源染色体发生分离,而姐妹染色单体仍然连接在一起而被分配到细胞的同一极。第二次减数分裂过程与有丝分裂类似,姐妹染色体单体发生分离,最终完成减数分裂过程。为了实现减数分裂染色体的有序分离,其特殊的染色体粘连结构是保护机制重要的分子基础。

(一) 染色体粘连和粘连蛋白复合体

在有丝分裂过程中,复制了的姐妹染色体通过一种被称作粘连蛋白(cohesin)复合体的多亚基蛋白复合体介导而粘连在一起。粘连蛋白复合体包含一个由 Smc1 和 Smc3 两种蛋白通过其铰链区相互结合而形成的 SMC 蛋白异二聚体。然后 SMC 蛋白异二聚体又被第三种蛋白 scc1(也叫 Mcd1 和 Rad21)结合。scc1 的氨基端和羧基端区域分别与 Smc1/3 异二聚体的 Smc3 和 Smc1 头部结合,形成一个环状结构,而 DNA 被粘连蛋白复合体包绕在其中,形成染色体粘连结构。Scc1 又能结合第四种粘连蛋白亚基 scc3,scc3 在哺乳动物中有两种异构体 SA1/STAG1 和 SA2/STAG2。在减数分裂过程中,姐妹染色体的体粘连也是由粘连蛋白复合体介导的,但是 Smc1、Scc1 和 Scc3 亚基分别被减数分裂特异的异构体 Smc1β、Rec8 及 STAG3 亚基代替而行使作用,并且卵母细胞内缺失 STAG2 亚基。在中后期转换时,Scc1 或 Rec8 蛋白可被一种激活的蛋白水解酶(分离酶)解切开而引起粘连蛋白复合体环状结构的打开,从而导致染色体粘连结构的解开。

(二) 粘连蛋白复合体的分步水解和染色体粘连的顺序打开

减数分裂过程染色体的分离是一个有条不紊的过程,染色体上粘连蛋白复合体的分步水解和染色体粘连结构的顺序打开是这个过程顺利进行的基础。在第一次减数分裂后期之前,粘连蛋白复合体在姐妹染色单体的染色体臂上及着丝点处都有分布,将姐妹染色单体(sister chromatids)紧密连接在一起。在分裂前期,父本和母本同源染色体之间会发生联会重组并形成交叉(chiasmata),而未重组的地方仍然通过粘连蛋白复合体保持染色体粘连。这样,在第一次减数分裂前中期及中期,同源染色体(homologous chromosome)受到微管牵拉后,就会形成一种叫做"二价体"的特殊结构。粘连蛋白复合体及染色体交叉两者共同维持第一次减数分裂同源染色体的双向定位。染色体臂上粘连蛋白复合体的 Rec8 亚基,能够被某些蛋白激酶磷酸化,在随后进入第一次减数分裂后期时,染色体臂上磷酸化的 Rec8 亚基能够被激活的分离酶(separase)水解,导致染色体臂上粘连蛋白复合体环状结构的打开,然后染色体交叉被解开,而着丝点的粘连蛋白复合体由于存在特殊的保护机制而保持完整结构。这样经过第一次减数分裂后,父本和母本同源染色体发生分离,而姐妹染色单体则作为一个整体被分配到同一个子细胞中。在第二次减数分裂过程中,着丝点位置的粘连蛋白复合体维持姐妹染色单体完成双向定位过程,进入第二次减数分裂后期,着丝点的粘连蛋白复合体由于失去原来的保护机制,被激活的分离酶水解而使粘连结构打开,姐妹染色单体也最终发生分离(图 4-26)。

研究发现,减数分裂过程中粘连蛋白复合体的 Rec8 亚基必须先要被磷酸化,然后才能被激活的分离酶水解。而对于 Rec8 的磷酸化途径,也是人们研究的热点。基于对有丝分裂的认识,人们曾经认为第一次减数分裂中染色体臂上粘连蛋白复合体的水解跟有丝分裂时染色体臂粘连蛋白复合体的水解机制类似,即染色体臂上 Rec8 蛋白可能也是被 Plk1 和(或)Aurora B 激酶磷酸化而引起后期的水解作用。然而最近有研究报道称,酵母中的 CK1δ/ε 激酶——Hhp2 蛋白,能够负责染色体臂上 Rec8 蛋白的磷酸化,Cdc7-Dbf4 激酶可能也参与这一过程。然而,到目前为止,Rec8 的这一磷酸化途径尚未在哺乳动物减数分裂过程中得到证实。

(三) 着丝点粘连蛋白复合体的特殊保护机制

在第一次减数分裂后期,只有染色体臂上的粘连蛋白复合体能被激活的分离酶蛋白酶水解切开,而着丝点位置的粘连蛋白复合体存在特殊的保护机制不被分离酶水解。第二次减数分裂后期着丝点的

第一次减数分裂

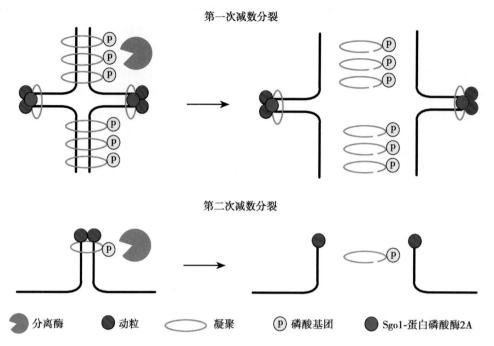

第二次减数分裂

分离酶　●动粒　◯凝聚　Ⓟ磷酸基团　●Sgo1-蛋白磷酸酶2A

图4-26　第一次减数分裂染色体有序分离过程及控制机制

粘连蛋白复合体失去了保护机制而最终也被水解切开。这种保护机制是染色体粘连蛋白复合体分步水解和染色体粘连顺序打开过程的分子基础。关于粘连蛋白复合体的保护机制，最早是在酵母中发现的。在酵母中，Shugoshin蛋白能够定位于着丝点并且募集PP2A蛋白，PP2A蛋白是一种蛋白磷酸酶，能够保护着丝点位置Rec8亚基不被磷酸化，防止其被分离酶水解（见图4-26）。后来这一保护机制也在哺乳动物的有丝分裂和减数分裂中得到证实。

哺乳动物中也存在两种shugoshin家族蛋白——Sgo1和Sgo2，并且这两种蛋白在有丝分裂和减数分离过程中都有表达。小鼠mSgo1和mSgo2在增殖细胞中普遍表达，且mSgo2在生殖细胞中的表达更明显。在第一次减数分裂和第二次减数分裂时，mSgo1和mSgo2都能定位到动粒内侧位置，这与粘连蛋白复合体的定位一致。在第一次减数分裂和第二次减数分裂过程中过量表达mSgo1，能够分别通过对染色体臂粘连蛋白及着丝点粘连蛋白复合体的异位保护而抑制同源染色体和姐妹染色单体的分离。而缺失mSgo1和mSgo2的小鼠卵母细胞，都会导致着丝点粘连蛋白复合体失去保护而出现不同程度的姐妹染色单体提前分离的现象。相比而言，mSgo2对于减数分裂过程中粘连蛋白的保护作用更大。在小鼠卵母细胞中，PP2A复合体能够与mSgo2在动粒内侧共定位，而且PP2A在动粒上的定位依赖于mSgo2。用冈田酸（okadaic acid，一种PP2A抑制剂）处理卵母细胞，能够诱导姐妹染色单体在第一次减数分裂时提前分离。这些结果都提示，哺乳动物减数分裂过程中，shugoshin和PP2A蛋白也对着丝点粘连蛋白复合体起着特殊保护作用。

三、微管-动粒结合及其调控机制

纺锤体的微管与染色体通过动粒相结合，微管和动粒结合是将纺锤体组装与染色体分离两个过程协调统一起来的关键环节。只有微管和动粒正确结合，染色体才能顺利地进行双向定位并进行染色体列队，并在随后顺利通过中/后期转换进入后期，发生染色体分离过程。如果微管和动粒的结合出现错误，就会被细胞内的特殊监控机制监测到并阻止细胞分裂的进行，然后启动相应的修复机制。这种微管和动粒结合的监控机制就是纺锤体组装检验点（spindle assembly checkpoint，SAC）。

（一）动粒

动粒（kinetochore）是在染色体着丝点位置形成的一个蛋白质结构，在电子显微镜下，动粒呈现三层层状形态，故而人们将动粒分成三个区域：内层、中层和外层。动粒内层与着丝点处染色质结合，动粒外层约50~60nm，能够与微管结合，未结合微管的动粒外层存在稠密的纤维并伸出动粒外层，这一纤维结构称为纤维冠（fibrous corona）。姐妹染色单体的一对动粒之间的染色质称为着丝粒内部（inner centromere)。动粒是一个庞大的蛋白聚集体,迄今为止,已经发现了至少80多种动粒蛋白,如CENP-A、CENP-B、CENP-C、CENP-E、CENP-F、INCENP等。许多动粒蛋白在动粒上的表达和定位随细胞周期而动态变化,这可能与其功能性是相对应的。CENP-A是一种特化的组蛋白H3的异构体,它在染色体上的定位对于动粒的组装是必需的。动粒外层在卵母细胞GVBD之后开始组装,在动粒外层具有微管正末端结合位点。动粒外层上的许多蛋白能够调控微管的聚合/解聚、微管的结合以及动粒的移动过程。许多动粒及微管的调节蛋白如PLK1、SAC蛋白等也能在动粒外层定位。除了酵母之外,大多数生物的动粒都能与多条纺锤体微管结合。对于人类,每个动粒能够结合15~20条微管。

(二)纺锤体检验点

纺锤体组装检验点,也称纺锤体检验点,是有丝分裂和减数分裂过程中的监控机制,能够监控细胞分裂中期染色体的双向定位情况。SAC的作用靶标是Cdc20蛋白,Cdc20是泛素连接酶APC/C的共同作用子。APC/C被Cdc20激活后,能够介导下游两种关键底物——细胞周期蛋白B和分离酶抑制蛋白Securin的泛素化修饰,而泛素化的细胞周期蛋白B和Securin能够被26S蛋白酶体水解。激活的SAC能够抑制Cdc20对APC/C的激活能力,因此能防止细胞周期蛋白B和Securin的泛素化降解。Securin蛋白是分离酶的抑制子,在SAC激活的情况下,无法被泛素化降解而大量积累的Securin抑制分离酶活性,使得粘连蛋白复合物无法被水解,染色体分离过程不能进行。另一方面,细胞周期蛋白B细胞分裂过程中重要的细胞周期蛋白,对于维持CDK1的激酶活性是必需的。在中/后期转换过程中,细胞周期蛋白B的泛素化降解使得Cdk1失活,这对于后期的进入是必需的。然而SAC激活之后,细胞周期蛋白B(cyclin B)的泛素化降解被抑制,CDK1保持高活性,抑制了细胞分裂后期的进入。这样,通过控制Cdc20,SAC能够阻止这一连串事件的发生,从而延长了前中期直到所有的染色体都完成双向定位并排列在赤道板上。染色体双向定位的最终完成使SAC关闭,解除了对细胞周期的阻滞,细胞分裂进入后期。

SAC的核心成分包括Mad1、Mad2、BubR1、Bub1、Bub3、Mps1,其中Mad2、BubR1和Bub3能够结合Cdc20形成一个MCC复合体(有丝分裂检验点复合体),直接抑制APC/C的活性。而其他检验点蛋白能够增强SAC信号并加快MCC复合体的形成。另外还有许多其他蛋白能够调节SAC的活性。

人们最早认为SAC是监控纺锤体组装的情况,可是后来发现SAC真正监测的其实是微管正末端与动粒的结合。如果动粒未与微管结合,就会被SAC监测到并产生"等待"信号,阻止后期的进行。在纺锤体微管与动粒结合的过程中,也会出现各种不同的连接方式。对于第一次减数分裂来说,正常情况下一对同源染色体的动粒分别来自于纺锤体两极的微管结合(amphitelic),然而也可能会出现只有一侧的动粒与一极微管相连(monotelic),两侧动粒与一极微管相连(syntelic)或一侧动粒与两极微管都相连(merotelic)(图4-27)。这几种错误的连接方式也会被SAC监测,然后阻止后期进入并启动修复机制,使所有的动粒都与微管正确结合。进一步的研究发现,除了微管和动粒的结合之外,动粒上的张力也是SAC监测的重要指标。在完成了双向定位的染色体动粒上,来自纺锤体两极的微管牵拉两侧动粒,使得两侧动粒之间产生张力。如果张力缺失或者较低,则说明微管与动粒的连接可能存在错误,然后SAC就被激活。而正确连接的动粒上存在较高的张力,微管和动粒的连接保持稳定。

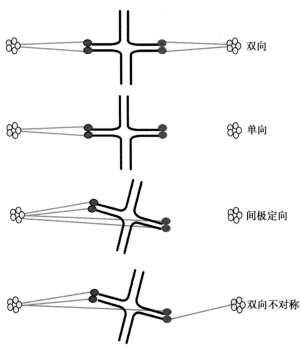

图4-27 第一次减数分裂纺锤体微管与染色体动粒的不同连接方式

Aurora B激酶是有丝分裂SAC机制中的重要成员,它能定位到着丝点内侧,是着丝点上的张力感受器,能够感知来自两侧动粒的张力。如果张力缺失,就会激活下游 SAC 信号通路,并且使错误结合的微管去稳定化然后进行修复。微管和动粒结合的一种可能情况是一侧动粒与两极微管都相连,如果此时另一侧的动粒也与微管结合,则此时的动粒上同时满足了动粒和微管结合及张力这两个条件。Aurora B 激酶对于纠正这种类型的连接错误是非常重要的,如果这种微管-动粒连接不能得到纠正,进入分裂后期后就会产生染色体拖延及染色体非整倍性等染色体异常。在卵母细胞减数分裂过程中,Aurora B 可能被它的另一种异构体 Aurora C 替代而行使功能。

第五节　卵子发生过程中的 mRNA 转录及蛋白质合成

卵子发生和卵母细胞成熟的过程中将发生许多重要的变化,包括 mRNA 转录和储存、蛋白质的合成、mRNA 及蛋白质修饰等。

一、mRNA 的转录及积累

哺乳动物卵母细胞在其出生前后阻滞于第一次减数分裂前期的双线期,卵泡发育启动后,卵泡体积逐渐增大,同时伴随着卵母细胞的生长。哺乳动物的卵母细胞大致可以分为转录活性期和转录沉默期。当生发泡内染色质凝集状态比较松散的时候,核内的转录活性较为旺盛。前面提到,当核内染色质凝集,并聚集到核仁的外围,这时用 Hoechst 染核,在荧光显微镜下可见核仁外围呈明显的蓝色环形,这一时期的卵母细胞被称为 SN 期卵母细胞,转录活动停止。此时的卵母细胞不仅获得恢复减数分裂的能力,也具备了支持胚胎发育的能力。大多数 mRNA 的蛋白合成能力被"封闭",储藏在卵母细胞中,作为母源 mRNA 指导早期胚胎发育。卵母细胞中 mRNA 的积累程度影响着其进一步发育的能力。体外培养的卵母细胞和发育潜能较低的卵子,其多个基因的 polyA 末端长度较短,即 RNA 的合成蛋白能力较低。如果抑制 RNA 的表达则可阻止绵羊、牛、兔卵母细胞的体外自发成熟,但不影响小鼠、猪卵母细胞的体外自发成熟,不过却能抑制由 EGF 或 FSH 诱导的卵母细胞成熟,说明卵母细胞的诱导成熟需要 RNA 的表达,以提供新的信号物质。充分长大的卵母细胞的核仁高度致密化,RNA 的合成停止或很低,但已合成的 RNA 的功能表达对于卵母细胞恢复减数分裂是重要的。mRNA 翻译的激活通常依赖于从阻止翻译启动的复合物中释放 mRNA。

二、蛋白质的合成和积累

由于卵母细胞减数分裂停滞的主要目的是使卵母细胞积累足够的物质能量,因此卵母细胞获得恢复减数分裂的能力与物质的积累程度密切相关。在卵母细胞成熟的整个进程中,一个重要的事件是蛋白质的合成,其对卵母细胞减数分裂的进程起着决定性作用,是发育充分的卵母细胞减数分裂恢复所必不可少的。众所周知,卵母细胞成熟过程中转录处于休眠状态。通过募集 mRNA 和选择性的细胞质多聚腺苷酸化,卵母细胞中的蛋白合成增强。此时卵母细胞内的核糖体会富集以编码翻译与细胞稳态相关的蛋白质。一般认为,透明带蛋白是由卵母细胞合成及分泌的。卵母细胞生长过程中合成的蛋白质对于其周围颗粒细胞的增殖和功能也是必需的。例如卵母细胞合成的 GDF-9 和 BMP-15 对于颗粒细胞和卵泡发育非常重要(具体请见下一节)。

三、转录和翻译后的修饰

基因表达受到以下几个步骤的调节:转录(transcription)、转录后修饰(post-transcriptional modification)、翻译(translation)以及翻译后修饰(post-translational modification)。在这些过程中,转录后和翻译后修饰能够保证细胞对内外环境的改变做出灵敏迅速的反应。卵母细胞利用磷酸化、去磷酸化、泛素化和 SUMO 化等翻译后修饰过程来调节自身的成熟。卵母细胞同样依靠转录后对预先存在转录物(pre-existing transcripts)的调节来精确调节自身的成熟,因为在完全成熟的卵母细胞中不存在转录活动。因此,卵母细胞中转录后和翻译后调节是许多物种卵母细胞成熟调节的关键机制。目前有关卵母细胞转录后和翻译后修饰的大部分研究基本只局限于非洲爪蟾(Xenopus laevis)和秀丽隐杆线虫(Caenorhabditis elegans),而在哺乳动物中的机制研究则受材料和技术的限制相对较少。随着技术的发展和对关于卵母细胞成熟知识了解的增加,关于哺乳动物卵母细胞转录后和翻译后修饰的研究将是一个新的研究热点。

第六节 卵母细胞和颗粒细胞的相互作用

卵泡发生（folliculogenesis）的终端是产生一个可育的卵子，能够完成受精和胚胎发育的过程。要达到这个目的，卵泡中的生殖细胞和体细胞之间精确的合作交流是必需的。卵母细胞和颗粒细胞（granulosa cells，GCs）之间的这种互作，依赖于各种内分泌、旁分泌和自分泌信号以及其他通过间隙连接发生的交流。卵母细胞和颗粒细胞的通过多种方式的双向交流对于卵泡的发育和功能发挥都是非常重要的（图4-28）。长期以来，颗粒细胞被认为发挥一个哺育性的角色，向卵母细胞提供基本营养以支持其发育。其实，颗粒细胞还参与卵母细胞减数分裂阻滞、转录活动调节以及减数分裂恢复和胞质成熟的诱导。另一方面，卵母细胞则在颗粒细胞增殖、发育和功能的调控中发挥积极主动的作用，这一角色贯穿整个卵泡发育的过程。卵母细胞能够调控原始卵泡库的形成和激活，促进卵泡从初级向次级、从腔前向有腔阶段的转变，刺激黄体生成素（LH）峰前颗粒细胞的增殖和分化以及LH峰后的卵丘细胞扩展和排卵。由此看来，在卵母细胞和颗粒细胞的双向交流中，卵母细胞处于优势支配地位，整个卵泡发育的进程都是由卵母细胞发育程式所编排的。

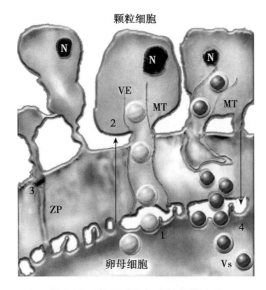

图 4-28 卵母细胞与颗粒细胞交流
1. 借助于微管（MT）的内吞小泡（VEs）运输；2. 卵母细胞通过透明带（ZP）与颗粒细胞交流；3. 通过间隙连接直接进行分子交流；4. 通过分泌小泡（VSs）进行交流

（引自 Palma GA，et al. 2012）

一、卵泡发育不同阶段卵母细胞与颗粒细胞的相互作用

自原始卵泡的形成开始，在其之后漫长的卵泡发生过程中，卵母细胞与其周围的颗粒细胞之间复杂的双向交流对双方的发育便不可或缺（图4-29）。

（一）原始卵泡的募集和启动阶段

由于伦理的约束和实验材料来源的限制，人类卵母细胞和卵泡发育的研究进展相对缓慢，尤其是原始卵泡阶段更是所知甚少，此处我们以小鼠模型为例介绍目前所取得的研究成果。毋庸置疑，卵母细胞在其中有着重要的作用。目前广泛认可的结论是卵母细胞起源的一系列因子负责指导原始卵泡库的形成和激活。卵母细胞特异性敲除 Figla4 和 Pten 后，相应出现了原始卵泡形成障碍和原始卵泡库过度激活导致卵巢早衰的表型。值得一提的是，利用小鼠模型中 PTEN-PI3K-Akt-Foxo3 通路的研究成果，已有研究团队通过施加 PTEN 抑制剂实现了人原始卵泡的体外激活，为卵巢功能异常的病人带来了希望。在原始卵泡的激活过程中，颗粒细胞开始迁移、增殖，形态上发生变化，原始卵泡发育为初级卵泡的标志就是颗粒细胞在形态上变为立方形。除卵母细胞自分泌因子之外，颗粒细胞分泌的抗米勒管激素（anti-Müllerian hormone，AMH）和激活素（activin）等也都参与了这个过程的调控。

（二）生长卵泡（腔前）阶段

伴随原始卵泡的激活和初级卵泡的形成，卵母细胞和周围的颗粒细胞建立了物理接触即间隙连接。间隙连接是由联结蛋白（connexin）组成的链接相邻细胞的通道结构，能够允许特定的小分子如代谢分子（丙酮酸、核酸、肌醇等）、离子（钙离子等）和信号通路分子（cAMP、cGMP、IP3 等）的通过。形成卵母细胞和颗粒细胞之间间隙连接的主要连接蛋白亚型是 Cx37。间隙连接还存在于颗粒细胞之间，构成这类间隙连接的主要连接蛋白是 Cx43。事实上，这两种间隙连接拥有不同的物理特性和渗透性并且各自扮演特定的生理角色，在生长卵泡的不同组成部分之间运输不同的信号。Cx43 在原始卵泡的原始颗粒细胞中就有表达，主要调节体细胞之间的联系。随着卵泡的发育，Cx43 型间隙连接的数目相应增加。小鼠模型中，颗粒细胞中 Cx43 缺失会导致体

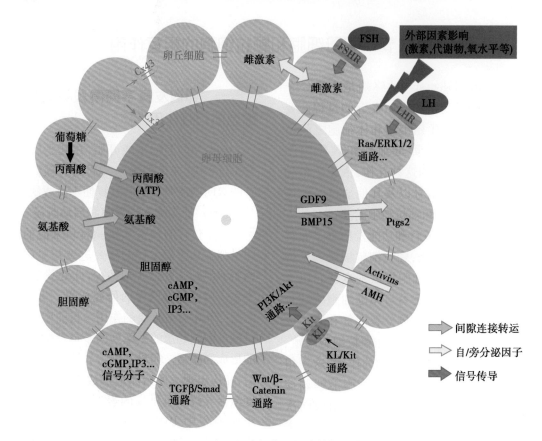

图 4-29   卵母细胞与卵丘细胞的相互作用

细胞间的间隙连接无法形成,从而使卵泡发育阻滞在单层阶段。卵母细胞特异性 *Cx37* 基因缺陷则导致成熟卵泡缺乏、卵母细胞发育停留在减数分裂恢复前、出现排卵障碍,从而造成不孕。有趣的是卵母细胞特异性缺失 Cx43 或者颗粒细胞特异性缺失 Cx37 都并不影响卵母细胞和卵泡的发育。

初级卵泡以后的整个腔前阶段,是 FSH 非依赖性的,卵母细胞与颗粒细胞相互作用在这段时期显得极为重要。转基因动物模型结合人卵巢中的研究已经鉴定出了一些参与"卵母细胞-颗粒细胞调控环"的特异蛋白,并揭示了它们在卵泡发生/卵子发生中的基本作用。这些蛋白包括:①生长分化因子9(growth/differentiation factor 9,GDF9):由卵母细胞分泌的一种 TGF-β 超家族成员;②骨形态发生蛋白15(BMP15):也是由卵母细胞分泌的一种 TGF-β 超家族成员;③KIT 受体:表达在卵母细胞表面;④KIT 配体(KL):由颗粒细胞分泌;⑤激活素:颗粒细胞分泌的 TGF-β 超家族成员。卵母细胞分泌的 GDF9 和 BMP15,很早期在卵母细胞特异表达,在促进卵泡生长发育越过初级卵泡阶段发挥着关键作用。卵母细胞缺乏 GDF9 表达可引起小鼠的不育,表现为颗粒细胞增生低下,卵母细胞发育异常,卵泡不能发育越

过初级卵泡阶段。人卵巢中,BMP15 的表达相对GDF9(原始卵泡阶段就有表达)靠后一些,起始于初级卵泡向次级卵泡转化阶段,有促进颗粒细胞的增殖,抑制卵泡刺激素(FSH)受体表达的作用。尽管小鼠中 BMP15 的缺失并不影响卵泡发育和生殖力,但是 BMP15 已被证实与人类卵巢早衰(POF)有关。KIT 和 KL 这一对受体-配体的相互作用,在颗粒细胞和卵母细胞的相互作用中有着十分重要的意义,KIT 在维持原始卵泡储量和初级向次级卵泡的过渡中起作用,但在原始卵泡激活中不是必要的,KIT 能促进卵母细胞的早期生长,诱导早期卵泡的发育。激活素 A 在大/小鼠模型中被证实有通过自/旁分泌方式促进腔前卵泡生长和颗粒细胞增殖的作用。

(三) 有腔卵泡阶段

发展至有腔卵泡阶段,颗粒细胞增殖到 6 ~ 12层,形成卵泡腔,颗粒细胞开始分化为解剖及功能上不尽相同的两类细胞:壁层颗粒细胞(mural GCs)和卵丘细胞(cumulus cells,CCs)。卵丘细胞起源于未分化的颗粒细胞,在人及其他哺乳动物中,壁层颗粒细胞沿卵泡膜分布,主要参与激素合成,而卵丘细胞则围绕着卵母细胞,与卵母细胞直接交流。壁层颗粒细胞与卵丘细胞之间、卵丘细胞与卵丘细胞之间

以及卵丘细胞与卵母细胞之间存在着广泛的间隙连接。卵泡中的间隙连接使壁层颗粒细胞、卵丘细胞与卵母细胞共同形成一个结构和功能上的合胞体。卵母细胞内蛋白质的磷酸化与去磷酸化、氨基酸的摄入都受卵丘细胞的调节。cAMP、IP3、Ca^{2+}等第二信使也是通过间隙连接从卵丘细胞进入卵母细胞的,从而对卵母细胞的生长和成熟起着重要的调节作用。同时,卵母细胞对卵丘扩展也有调节作用。

在这个阶段,FSH成为决定卵泡生长和存活的重要决定因素。颗粒细胞表达FSH受体接受FSH的刺激,合成雌激素,在FSH和雌激素双重作用下颗粒细胞呈爆发式增殖。雌激素可诱导颗粒细胞产生更多的FSH受体,并和FSH协同作用提高颗粒细胞LH受体的表达量,在LH诱导下提高芳香化酶的活性,促进雌激素的进一步合成。而后随着卵泡的发育,颗粒细胞中芳香化酶的活性增强,雌激素增多,卵泡对激素的敏感性增强,使卵泡迅速生长。雌激素在优势卵泡的形成过程中起决定作用,唯有那些合成雌激素量高、FSH受体多的优势卵泡能进一步发育为成熟卵泡,而其余卵泡趋向闭锁,并最终凋亡。此外,颗粒细胞来源的激活素A在这个阶段能促进FSH受体表达,还参与调控芳香化酶的活性、雌激素合成、LH受体表达和卵母细胞的成熟。

卵丘细胞和卵母细胞在新陈代谢活动上合作互利。卵丘细胞能帮助卵母细胞代谢葡萄糖和胆固醇,运输氨基酸,为其发育提供必需的营养,而卵母细胞分泌的信号因子亦调控着卵丘细胞的代谢活动。首先,卵丘细胞吸收葡萄糖,通过糖酵解变成丙酮酸,传递给卵母细胞,卵母细胞利用丙酮酸氧化作用为自身提供能量。此外,卵母细胞本身缺乏胆固醇合成相关的酶,卵丘细胞则成为这一物质的供源。组成蛋白质和核酸的基本单位——氨基酸、核苷酸等小分子物质则通过间隙连接从卵丘细胞直接进入卵母细胞,从而供给卵母细胞正常发育所必需的营养。反过来,卵母细胞则通过促进卵丘细胞中代谢相关酶的转录来调控整个卵母细胞-卵丘细胞复合体的代谢。与此同时,卵母细胞分泌的信号因子(oocyte-secreted factors, OSF),包括GDF9和BMP15也能够调节壁层颗粒细胞和卵丘细胞的分化、增殖、凋亡和黄体化。

(四) 排卵前卵泡阶段

卵泡发育过程中,大部分卵泡都在发育不同阶段闭锁了,只有一小部分卵泡能够到达排卵前阶段,而通常只有一个能最终成功排卵。这一个要排出的

卵母细胞则需要在LH峰的刺激下恢复减数分裂,完成第一次减数分裂并停滞在第二次减数分裂中期,达到减数分裂成熟状态。而卵泡的成熟主要受垂体分泌的LH通过颗粒细胞介导调控。研究表明,哺乳动物的卵母细胞脱离卵泡环境后会自发地恢复减数分裂。颗粒细胞、卵丘细胞与卵母细胞间的物质交换很可能是维持减数分裂停滞状态的重要因素。前面提到,在哺乳动物中,受卵丘细胞调控的cAMP是抑制生发泡破裂的重要负调控因子。cAMP是成熟促进因子MPF的催化亚基p34^{cdc2}的翻译后调控因子,与卵母细胞的G2/M转化直接相关。对动物模型的研究表明,当高浓度的雌激素刺激垂体释放的LH作用于颗粒细胞时,卵丘细胞中快速升高的cAMP可能会激活PDE3A,通过cAMP-GEF/PI3K/PDK1/PKB通路降低卵母细胞中的cAMP水平,或者通过释放某些信号因子,刺激卵母细胞cAMP水平下降,同时又诱导颗粒细胞分泌透明质酸,使颗粒细胞和卵母细胞的间隙连接断裂,颗粒细胞合成的cAMP不能进入卵母细胞内,由于胞内cAMP含量下降,依赖cAMP的PKA活性下降,并诱发MAPK级联反应,最终产生MPF,驱动卵母细胞恢复和完成减数分裂。最近证明,cGMP也是卵母细胞减数分裂恢复的负调控因子。总之,卵母细胞减数分裂恢复这个过程受卵丘细胞中的cAMP、cGMP浓度及相应酶的调控。

在LH峰前卵丘细胞广泛增殖,随后LH峰发动级联效应,促进卵丘颗粒细胞产生透明质酸,扩展颗粒细胞间的空间,并将其包裹在黏液中。排卵前卵丘细胞的增殖和扩展是颗粒细胞分化特有的特征,在排卵中起重要作用,如果抑制透明质酸的合成或卵丘细胞仍紧密连接会导致小鼠的排卵率明显降低。近年的一系列敲除小鼠模型研究揭示了颗粒细胞中LH激活的EGF受体/Ras/ERK1/2通路对卵丘扩展、排卵和黄体形成有重要调控作用。同时,卵母细胞分泌的BMP15也是调控卵丘扩展的重要分子。

(五) 排卵后阶段

卵丘细胞在排卵后阶段同样有着重要的作用。正常排卵需要前列腺素的产生,在LH峰后,GDF9能够诱导卵丘细胞表达Ptgs2,合成前列腺素。排卵后,卵丘细胞继续与卵母细胞保持联系,有利于输卵管上皮细胞捕获卵丘复合体,保证它在输卵管内的运输。在人类中,卵丘细胞及其胞外基质也通过影响精子结合并穿透卵丘复合体来参与调控受精过程。之后,卵丘细胞与卵母细胞之间的亲密联系便

随着胞质突起的消退而中断。另外,电镜结果显示,形态上异常的卵母细胞的卵丘细胞凋亡比率远远高于形态正常的卵母细胞,而卵丘细胞的凋亡增加与卵母细胞不成熟、精-卵不能正常受精及胚胎的发育潜能低下、囊胚发育率低都有关。虽然现在还无法证实是由于卵丘细胞的凋亡导致卵母细胞成熟障碍,还是由于卵母细胞的不成熟导致卵丘细胞的凋亡,但可以确定功能健全的卵丘细胞对于卵母细胞的成熟及胚胎的发育是至关重要的。

二、人类颗粒细胞/卵丘细胞基因表达与卵母细胞质量

卵母细胞发育情况、卵巢条件及卵泡微环境等影响着卵丘细胞的基因表达和生物活性。卵丘细胞与卵母细胞间在特定时期的信号交流及基因表达情况或许能够揭示卵母细胞的成熟状态,亦可用于指导临床治疗。

(一) 卵泡微环境对卵母细胞的影响

在 IVF 中被丢弃的颗粒细胞提供了一个很好的研究卵泡微环境的工具,通过检测颗粒细胞基因表达模式的变化,可以揭示卵母细胞所处的卵泡微环境以及卵母细胞在特定时刻对卵泡微环境的反应,进一步揭示卵母细胞发育的相关信息。

氧化应激是卵泡微环境的一个重要组成部分。8-羟基脱氧鸟苷是氧化应激时 DNA 的损伤产物。研究发现,颗粒细胞中 8-羟基脱氧鸟苷含量增加与 IVF 时卵母细胞受精率低下及胚胎质量差有关。超氧化物歧化酶(SOD)和谷胱甘肽 S 转移酶是两种重要的抗氧化物质,研究发现,高龄妇女颗粒细胞内 SOD 降低,而高水平的 SOD 活性与 IVF 成功妊娠是相关的。此外,谷胱甘肽 S 转移酶 1(GSTT1)也可以作为年龄相关不孕的指标。由此看来,卵丘细胞可以持续对卵泡内部环境做出反应,调节抗氧化物质的表达,保护卵母细胞免受活性氧的损害,将外部因素的损害降到最低,确保优势卵泡的发育。

颗粒细胞转录组学研究发现,许多颗粒细胞因素与卵母细胞染色体异常有关,卵母细胞非整倍性

与卵泡不良微环境之间存在相关性;有关激素反应的基因表达异常与非整倍性几率增加有关,显示高龄妇女激素异常与卵母细胞质量之间的关系;凋亡相关通路基因表达异常也与卵母细胞染色体异常相关。这些发现提示卵泡微环境可能在卵母细胞染色体异常的起源中发挥作用。

为了给卵母细胞的发育提供一个最理想的微环境,卵丘细胞在与卵母细胞的信号转导中起着重要的作用。目前利用人类卵泡进行的信号通路研究较少,能够确认的有 WNT/β-CATENIN 信号通路,其在人类卵泡发育过程中起着重要的作用,参与间隙链接的形成。此外,人卵丘细胞中表达的母源抗原基因(MATER)在卵泡成熟过程中亦起重要作用。它能与 PKC 相互作用,通过其他的信号通路,如 PI3K、Akt 和 Ras/Raf/ERK 来调控细胞的生存和死亡。

(二) 鉴定分子标志预测卵母细胞发育潜能

鉴于颗粒细胞在卵泡内的重要信号转导作用以及促卵母细胞成熟的作用,研究者们试图通过研究颗粒细胞的基因表达来寻找能够预测卵母细胞成熟能力及 IVF 妊娠结果的分子标志物。通过颗粒细胞转录组学研究,目前筛选到的与卵母细胞成熟的相关分子标志包括:与细胞周期检验点和 DNA 损伤修复有关的 BARD1、RBL2、RBBP7、BUB3、BUB1B;与卵母细胞核成熟有关的 STAR、COX2、AREG、SCD1、SCD5;间隙链接形成有关的 Cx43;还有 PTGS2、HAS2、GREM1 等。与卵裂及囊胚形成相关的分子标志包括:CCND2、CXCR4、GPX3、CTNND1、DHCR7、DVL3、HSPB1、TRIM28、CDC42、3βHSD、SERIPINE2、FDX1、CYPA191 等。

虽然目前已从人卵丘细胞中分离出部分有差异表达的基因,涉及卵母细胞的不同功能,可能是潜在的有预测意义的标志物,但尚缺乏深入的机制研究,这将是今后研究的重点。利用筛选出的分子标志物,结合传统的形态学评分方法,用于植入前胚胎的筛选,选择最具发育潜能的胚胎,真正实现胚胎植入前无创性遗传学诊断,这具有重要的临床应用价值。

第七节 卵母细胞 MⅡ期阻滞机制

大多数脊椎动物包括人类的卵母细胞完成第一次减数分裂,排出第一极体后,很快进入第二次减数分裂中期(metaphase of second meiosis,MⅡ),并再次发生减数分裂停滞,直到受精发生,才恢复第二次

减数分裂,排出第二极体。卵母细胞 MⅡ阻滞依赖于细胞静止因子(cytostatic factor,CSF)的活性。最早发现的 CSF 成分是在爪蟾卵母细胞生长过程中合成的原癌基因产物 MOS。目前认为 CSF 不是单一

因子,而是多种蛋白激酶的复合物。虽然对 CSF 的本质还未完全认识,但已知 MOS-MEK-MAPK-p90rsk 通路是其不可缺少的成分。*c-mos* 基因敲除的小鼠卵母细胞在排卵或体外成熟至 MⅡ 期后不能发生 MⅡ 期阻滞,而是自发地进行孤雌激活。MEK 抑制剂 U0126 能诱导猪卵母细胞突破 MⅡ 期阻滞。如果向 2-细胞胚胎的卵裂球内注入 MOS,卵裂球的分裂即被阻滞;如果向卵裂球注射高活性的 MAPK,同样引起被注射的卵裂球停滞于分裂中期;如果在一个卵裂球内同时注射 MOS 和 MAPK 抗体,该卵裂球仍将持续分裂而不会停滞在中期。MOS-MAPK 通路在 MⅡ 期能够阻止 APC 依赖的细胞周期蛋白 B 降解。在卵母细胞中,细胞周期蛋白 B 处在合成与降解的动态平衡之中,CSF 的作用机制可能在于阻止 APC 对其底物的泛素化,或者使 MAPK 依赖的蛋白合成水平超过泛素依赖的蛋白降解水平。维持 MPF 的活性。受精前停滞在 MⅡ 期的卵子中 MPF 维持在高水平。受精后,MPF 活性在受精后 90 分钟完全消失,其活性下降过程正好是卵母细胞减数分裂恢复过程,显示了 MPF 的活性迅速降低在卵母细胞突破 MⅡ 期阻滞中的作用。

在爪蟾中,MAPK 下游底物 p90Rsk 是 CSF 维持第二次减数分裂的关键成分,但小鼠的情况比较复杂。敲除 c-Mos 的卵母细胞尽管能自发发生孤雌激活,但能发生短暂的 CSF 阻滞。缺失 p90Rsk 的卵母细胞仍然具有正常的 MⅡ 阻滞。最近研究表明,小鼠卵母细胞中 MOS 的作用可能不依赖于 p90Rsk 激酶,而依赖于丝裂原和应激激活的蛋白激酶 Msk1。MAPK 可能作用于 Msk1 而介导 MOS 维持第二次减数分裂阻滞的功能。

第八节　卵 子 老 化

一、卵子老化与发育潜能

在现代社会,由于择业压力和接受高等教育妇女比例的增加以及避孕和人工流产手段的施行,越来越多的女性选择推迟生育。在 30 ~ 40 岁的年龄范围生育的女性明显增加,而这个年龄段女性的生育能力则出现下降。据估计,女性在 35 岁不育的几率不到 20%,在 40 岁时此几率在 40% 左右,然而在 45 岁则升高到 80%。

据估计,约 50% 的早期胚胎在着床前或着床后不久即发生流产。在这种情况下,女性并不能意识到自己已经怀孕。在妊娠建立后,大约 15% 的妊娠以流产的方式终止,这通常发生在妊娠后的前三个月。流产的风险随着产妇年龄的上升显著增加。众多研究表明,女性在 35 岁时自然流产的风险将显著上升,而在 45 岁以上会出现高达 50% 的流产。流产可能源于多种因素,如输卵管疾病、子宫疾病、内分泌功能紊乱、子宫内膜异位症等,而染色体异常是流产的首要原因,占所有自然流产的 60% 左右。女性生育年龄的上升与胚胎染色体异常呈显著相关性,而最常见的症状是三体综合征,是与高龄产妇流产率上升密切相关的。

伴随着母亲年龄的增加,后代先天性异常的发生率也明显增加。例如,婴儿染色体异常的风险随孕妇年龄的升高而增加。人们已经观察到数百种不同类型的染色体异常,其中,唐氏综合征(Down's syndrome)的风险占了高龄产妇染色体异常风险的近 1/2。新生儿唐氏综合征发病率在 35 岁以后显著升高。当女性生育年龄低于 24 岁时,唐氏综合征的风险低于 1/1300,然而在 35 岁时升至 1/350,在 49 岁时则急增至 1/25。

高龄女性生育能力下降的一个最主要原因是卵子质量和数量的下降。这方面最有力的证据是,当高龄女性使用年轻女性捐赠的卵子进行体外受精时,她们的妊娠率恢复到跟年轻女性相似的水平。随着年龄的增加,着床后的胚胎出现流产的几率急剧增加。这在很大程度上是由于胚胎的染色体非整倍体造成的,而胚胎的非整倍性最主要来源于卵子的非整倍性。另一方面,随着年龄的变化,线粒体的功能也发生变化。所有的线粒体都是母源的、老龄化的卵子,胞质中的 ATP 浓度在第二次减数分裂中期降低。据推测,高龄产妇的线粒体损伤能够增加后代染色体异常的风险,并且增加了一系列的代谢紊乱疾病,而这也跟 21 号染色体三倍体具有相关性。

另一个引起卵子老化(oocyte ageing)的因素是排卵后卵子在输卵管内没有在适当的"窗口期"完成受精,造成卵子受精和发育能力的下降。

二、老化卵子质量下降的分子机制

(一)老化卵子非整倍性增加

卵子的非整倍性(aneuploidy)随着女性年龄的

上升而增加。近 50% 的流产是由染色体异常造成的,而卵母细胞非整倍性是染色体异常引起流产的首要原因。尽管不同研究所得出的结论有所差异,但一般认为在 35 岁以后,卵母细胞非整倍性的频率迅速增加。在 40 岁的女性中,成熟的卵母细胞约 50% ~ 70% 是染色体异常的。90% 以上的胚胎非整倍性是母源性的。在自然流产的非整倍性的胚胎中,75% 的染色体异常是卵母细胞来源的。也有报道表明,在女性 20 岁时,卵母细胞的非整倍性的发生率仅有 2% ,而在 40 岁时,这一比率迅速增加至 35% 。染色体三体(trisomy)和单体(monosomy)的胚胎占人类妊娠胚胎的 10% 左右,而这一几率在接近女性生殖寿命的终点则超过 50% 。老龄化造成的卵子非整倍性的增加,主要是由于卵母细胞染色体分离错误所导致的。

卵母细胞非整倍体来自减数分裂染色体的错误分离,这可能是由于染色体分离调控因子的缺陷和维持二价体结构的蛋白受损造成的。未成熟的生发泡期的卵母细胞在长达十几年 ~ 几十年的等待后才释放到生殖周期中,这些调控因子和蛋白可能遭受各种微环境因素的影响而不断恶化。转录组分析的研究表明,在女性生殖细胞减数分裂中,热休克因子 1(热休克转录反应的关键调节因子)调节一系列参与联会复合体结构、DNA 重组和纺锤体检验点蛋白基因的表达。

在哺乳动物生发泡期的卵母细胞中,一个显著的特征是同源染色体臂间通过交叉连接二价体(bivalents),姐妹染色单体间的黏合蛋白对于这种物理连接是至关重要的。如前所述,在哺乳动物的卵子发生过程中,黏合蛋白复合体把同源染色体黏合到一起,完成第一次减数分裂后,染色单体着丝点部位的黏合蛋白把姐妹染色单体黏合在一起。关于高龄女性减数分裂分离错误较为普遍的一个解释是,定位于姐妹染色单体之间的着丝粒黏合蛋白随着年龄的上升而不断受损(图 4-30)。这一方面的证据主要来自于对小鼠的研究。以前的研究关注点在于黏合蛋白组成部分 SMC1b,研究发现雌性小鼠 SMC1b 的缺失会引起黏合蛋白的损失,并随着年龄的上升表现出增加的染色体分离错误。最近,有研究表明,减弱的着丝粒和(或)姐妹染色单体黏合蛋白是老龄化相关的染色体错误分离的主要原因。这在人卵母细胞中也得到了验证。值得注意的是,卵母细胞染色体的黏合是建立在减数分裂的最初阶段,随着女性年龄的上升,黏合不断受损却没有任何的修复机制。有研究表明,在人类卵母细胞中,降低的 *SMC1b* 基因的表达与年龄相关的非整倍性增加之间

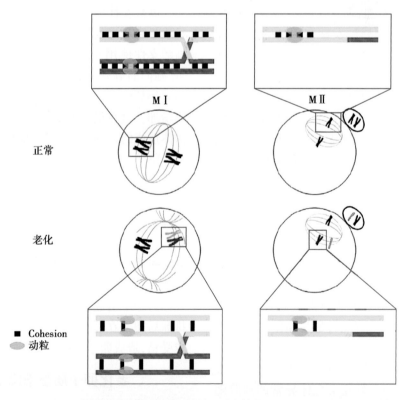

图 4-30　人类老化卵子非整倍性发生的潜在分子机制-黏合蛋白(cohesin)的减少
(引自 Qiao J, et al. 2013)

无正相关性。对这一现象的解释是,定位于染色体上的黏合蛋白水平下降,但卵子中总的黏合蛋白水平却不受影响。与小鼠中的研究相似,在人类卵母细胞中,也有研究表明姐妹染色单体之间的着丝粒黏合作用随着女性年龄的上升而减弱。

随着女性年龄的上升,纺锤体检验点蛋白的表达水平有所下降,这会增加卵母细胞发生减数分裂错误的倾向增加(图4-31)。纺锤体检验点蛋白包括 Mad1、Mad2、Bub1、BubR1、Bub3 和 Mps1。在小鼠卵母细胞减数分裂过程中(主要是第一次减数分裂),纺锤体检验点蛋白能够确保同源染色体的精确

分离。高龄产妇纺锤体检验点蛋白的降低是否是造成非整倍性的一个重要原因仍然是一个热门的话题。有证据表明,在人类卵母细胞中,纺锤体检验点蛋白组件 MAD2 和 BUB1 的转录水平随着女性年龄的升高而下降。在小鼠卵母细胞中,BubR1 和 Bub1 的转录水平随着雌性年龄的升高而降低,而这是与较高的非整倍性相关的。单等位基因 *Bub1* 突变的雌性小鼠在卵母细胞减数第一次分裂中表现出老龄化相关的染色体的异常分离。然而,也有研究表明,纺锤体检验点蛋白的缺陷并不是与老龄化相关的卵母细胞非整倍性的主要原因。

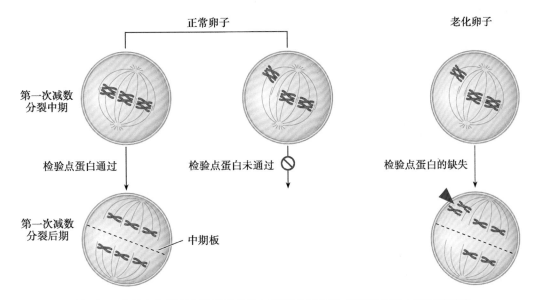

图4-31 人类老化卵子非整倍性发生的潜在分子机制-纺锤体检验点蛋白的缺失
(改自 Wang ZB, et al. 2011)

(二) 老化卵子线粒体缺陷

卵母细胞的发育能力需要同步的核成熟和细胞质成熟。卵胞质质量的下降可能会导致胚胎发育能力的下降。卵母细胞包含了胚胎发育所需的大量的细胞器和分子。卵母细胞内细胞器或生化过程的任何损伤,例如线粒体 DNA 突变、母源 mRNA 存储的缺陷、蛋白质合成不足或蛋白质降解的不及时、不当的蛋白质磷酸化和信号转导以及卵母细胞质膜的老化,都会降低卵母细胞的发育能力,并且对胚胎质量产生不利影响。在胞质的诸多因素中,线粒体的功能首当其冲。

如前所述,线粒体是卵母细胞中最有特点的细胞器之一,它也是母体对胚胎发育最重要贡献者之一。由于其在能量生产和细胞凋亡中的作用,线粒体的状态被认为是卵母细胞发育能力的决定因素。在过去的几十年,一系列研究揭示了老龄化对卵母

细胞线粒体不利影响的分子机制。线粒体肿胀和嵴破坏是高龄女性卵母细胞中的共同的结构特征。线粒体通过氧化磷酸化而具有活性,它们是哺乳动物卵母细胞 ATP 的主要来源。在老年卵子中可以检测到降低的 ATP 生成和代谢活性。ATP 含量的这种变化影响了卵母细胞质量以及胚胎的发育和着床。此外,在老龄化的女性和小鼠中,线粒体的代谢障碍可能是影响纺锤体组装、细胞周期调控以及精确的染色体分离的重要因素。

一项研究发现,在接受体外受精治疗的年龄大于 37 岁的患者中,93% 的卵母细胞中检测到线粒体 DNA 的缺失,而这一几率在年轻女性中,只有 28%。另一项研究表明,老龄化女性的卵母细胞含有比年轻女性降低的线粒体 DNA 拷贝数。然而,这一发现还没有被其他研究所确认。在卵母细胞内线粒体结构、遗传或数量上的缺陷,都可能传递到胚胎发育过

程中,导致一系列的人类疾病。所以,老龄化卵子的线粒体功能障碍是导致体外受精后发育缺陷的主要因素。

(三)老化卵子极性的丢失

卵母细胞的老化增加了受精失败的几率,其中一个原因是老化引起的卵母细胞极性的丢失。卵母细胞在成熟过程中,进行不对称分裂,产生一个大的卵子和一个小的极体,从而使其具有极性。如前所述,肌动蛋白丝的动态变化对于这个特殊的过程是至关重要的。卵母细胞极化过程中发生皮质重组,并包含有以下特点:皮质颗粒和微绒毛从覆盖染色体的区域中脱离,而肌动蛋白则在此区域富集,并形成一个肌动蛋白帽。皮质重组是受精成功的关键,因为在受精过程中,皮质颗粒发生胞吐作用,从而形成一层物理屏障以防止多精受精。老化卵子中皮质颗粒的提前胞吐或内移是造成受精异常的重要原因之一。

以往的研究表明,在老龄化的小鼠、猪、牛和猫的卵母细胞中,肌动蛋白丝有降解的迹象,或者肌动蛋白帽在皮质区域变薄。来自老龄化小鼠卵母细胞的证据表明,肌动蛋白 Arp2/3 复合体及其促进因子 WAVE$_2$ 和 JMY 水平降低,这表明老化会引起微管相关蛋白的降解,从而使新的肌动蛋白丝组件的合成被抑制。Arp2/3 复合体及促进因子参与小鼠卵母细胞的极化。因此,由肌动蛋白介导的异常的卵母细胞的极化可能是老龄化卵子受精失败的一个重要原因。

目前,关于老龄化卵母细胞极性丢失的分子机制仍然知之甚少。然而,肌动蛋白 Formin、Spire、Arp2/3 调节因子 Cdc42,Rac,和老龄化相关的蛋白 Ran、肌球蛋白都在卵母细胞的不对称分裂中发挥关键调控作用。对这些分子的研究对于揭示老龄化引起的受精和发育失败有重要意义。

(四)老化卵子表观遗传学和基因印迹的改变

在卵母细胞的老化过程中,卵母细胞质量的降低既与遗传信息的完整性损伤相关,又与表观遗传(epigenetics)变化相关。卵母细胞的老化可能引起后代一系列的缺陷,包括生长迟缓、生殖健康的降低和后代寿命的缩短,而这些都与表观遗传变化相关。DNA 甲基化是最普遍的表观遗传修饰,它参与转录抑制、X 染色体失活以及基因组印迹的调控。除了 DNA 的甲基化修饰,还有多样形式的组蛋白氨基末端修饰,包括组蛋白乙酰化、磷酸化、甲基化、糖基化、泛素化、生物素化和脯氨酸异构化等。

对全基因组的 DNA 甲基化研究发现,老龄化卵母细胞和植入前胚胎的 DNA 甲基化水平显著下降。对应地,相对于那些年轻的女性,老龄化女性的胚胎的卵裂率、囊胚率以及妊娠率都较低。对于老龄化卵母细胞印迹基因(imprinting gene)的甲基化模式的研究表明,老龄化能够引起随年龄变化的 DNA 甲基化缺陷。此外,DNA 甲基转移酶(Dnmt)在老龄化卵母细胞中的表达是下调的。DNA 甲基转移酶关联蛋白 1(Dmap1)的表达也是下调的。老龄化也影响到 DNA 甲基转移酶从细胞质到细胞核的转运。同时,另一项研究发现,卵母细胞的老化虽然引起生殖能力的下降,但并没有影响到印迹基因的甲基化。

在老龄化小鼠的卵母细胞中,组蛋白 H3 和 H4 的赖氨酸的甲基化谱也已被鉴定。研究表明,很大比例的生发泡期和第二次减数分裂中期的卵母细胞在 H3K9me3、H3K36me2/3、H3K79me2、H4K20me2 位点甲基化缺失。卵母细胞组蛋白乙酰化模式也受女性年龄的影响。对于年轻(3 个月)和老化(12 个月)小鼠卵母细胞乙酰化谱的研究表明,在老龄化小鼠成熟卵母细胞中,组蛋白 H4K12 保持乙酰化的卵母细胞占 40%,而在年轻小鼠成熟卵母细胞中,所有的组蛋白都发生去乙酰化。进一步的研究证实,在小鼠卵母细胞的组蛋白 H4K8 脱乙酰化受雌性年龄的影响。在人类卵母细胞中,同样存在年龄与组蛋白乙酰化的变化的相关性。一项研究对不同年龄段的女性的卵母细胞 H4K12 乙酰化谱(年轻:24～30 岁;中等:31～35 岁;较高:36～42 岁)进行了比较。结果表明,随着年龄的增加,卵母细胞的乙酰化呈增加的趋势。组蛋白乙酰化被证明与染色体分离相关。在哺乳动物卵母细胞体外成熟过程中,若添加组蛋白去乙酰化酶抑制剂 TSA,则导致赖氨酸残基的高甲基化和染色体分离的缺陷。另一方面,与年轻的卵母细胞相比,老龄化小鼠卵母细胞有较高水平的 H4K8 和 H4K12 乙酰化。在人类卵母细胞中,与小鼠卵母细胞相似,组蛋白 H4K12 去乙酰化的缺陷随着女性年龄的升高而增加,并且伴随着染色体的错误分离。

三、改善老化卵子质量的潜在方法

鉴于女性生育能力随着年龄的增长而下降,采取什么措施可以改善这种状况呢?从本质上讲,解决这一问题没有太好的方法,主要有两种间接的方式:第一种是体外受精胚胎的质量检测,即淘汰掉非整倍性的胚胎;第二种是保存年轻女性的卵母细胞。

然而,这两种方法都无法从根本上解决该问题。此外,通过一些药物处理也可以减少减数分裂过程中染色体分离的错误,但有效性仍有待确证。通过激素注射,也可以增加用来进行体外受精的卵母细胞的数量。

筛查非整倍体涉及一个或多个卵裂球的检测,一般是利用荧光原位杂交技术(fluorescenu in situ hybridization,FISH)进行核型分析。然而,研究表明,利用这种方法对孩子的健康状况并不利。目前,除了荧光原位杂交,囊胚滋养层细胞的芯片比较基因组杂交(comparative genome hybridization,CGH)分析也被应用于染色体非整倍性的检测。极体的检测也可被用来降低胚胎的非整倍性。第一极体的分析,只能识别部分的非整倍体,因为第二次减数分裂过程中同样可能出现染色体分离的错误。最近单细胞全基因组测序技术的建立为单个卵子和极体的检测提供了可靠的手段。极体检测并不会识别合子后发育中产生的非整倍性。因此,把极体检测和囊胚滋养层多细胞(多达5~10个细胞)检测结合起来,是一项潜在的检测染色体异常的很好的方法。

从现实的角度来看,以囊胚为基础的诊断方法需要提供高质量的胚胎。这对于高龄女性而言是非常受限的,因为高龄女性的卵子储备太少,IVF后还需要进行囊胚培养。此外,胚胎冷冻对于等待诊断测试是必要的。

冻存卵母细胞以避免年龄引起的生育力下降,不仅仅是一个医学问题,而且是一个社会问题。这与女性自身疾病引起的卵子的缺乏不同。目前,卵母细胞的玻璃花快速冷冻技术具有很大的优势,而且,复苏后的卵母细胞具有较高的解冻后的存活率、受精率及妊娠率。在未来很有可能,寻求卵子存储的女性的数量将越来越多,芯片和测序技术的发展使得筛查高质量胚胎的方法越来越可行。

为了避免老龄化引起的生育力的下降,另一个可开发的目标是原始卵泡。鉴于大部分卵母细胞以原始卵泡的方式储存在卵巢内,这一部分是体外培养以获得用来体外受精的卵母细胞以及用来做辅助生殖用途的理想选择。哺乳动物原始卵泡体外培养获得具有发育能力的卵母细胞在啮齿类动物已获得成功。然而,目前为止还没有在人类上得到成功的重复。将卵巢早衰病人卵巢皮质小块经过药物处理"唤醒"原始卵泡发育,然后移入体内发育为成熟卵子,并经人工辅助生殖技术已经成功获得了后代。

(王震波 戚树涛 胡梦雯 张腾 孙青原)

参 考 文 献

1. Gupta SK, Bhandari B, Shrestha A, et al. Mammalian zona pellucida glycoproteins: structure and function during fertilization. Cell Tissue Res,2012,349:665-678.

2. Hörmanseder E, Tischer T, Mayer TU. Modulation of cell cycle control during oocyte-to-embryo transitions. EMBO J, 2013,14:32:2191-2203.

3. Hou Y, Fan W, Yan L, et al. Genome analyses of single human oocytes. Cell,2013,155:1492-1506.

4. Huang Z, Wells D. The human oocyte and cumulus cells relationship: new insights from the cumulus cell transcriptome. Mol Hum Reprod,2010,16:715-725.

5. Jansen RP, de Boer K. The bottleneck: mitochondrial imperatives in oogenesis and ovarian follicular fate. Mol Cell Endocrinol,1998,145:81-88.

6. Li YH, Kang H, Xu YN, et al. Greatwall kinase is required for meiotic maturation in porcine oocytes. Biol Reprod,2013,89 (3):53. doi:10.1095/biolreprod.113.109850.

7. Li R, Albertini DF. The road to maturation: somatic cell interaction and self-organization of the mammalian oocyte. Nat Rev Mol Cell Biol,2013,14:141-152.

8. Liang CG, Su YQ, Fan HY, et al. Mechanisms regulating oocyte meiotic resumption: roles of mitogen-activated protein kinase. Mol Endocrinol,2007,21:2037-2055.

9. Miao YL, Kikuchi K, Sun QY, et al. Oocyte aging: implications for developmental potential, and practical significance for assisted reproduction technologies. Hum Reprod Update,2009, 15:573-585.

10. Miyara F, Migne C, Dumont-Hassan M, et al. Chromatin configuration and transcriptional control in human and mouse oocytes. Mol Reprod Dev,2003,64:458-470.

11. Motta PM, Nottola SA, Makabe S, et al. Mitochondrial morphology in human fetal and adult female germ cells. Hum Reprod,2000,15(Suppl 2):129-147.

12. Musacchio A, Salmon ED. The spindle-assembly checkpoint in space and time. Nature Reviews Mol Cell Biol,2007,8: 379-393.

13. Nasmyth K. Disseminating the genome: Joining, resolving, and separating sister chromatids during mitosis and meiosis. Annual Review Genet,2001,35:673-745.

14. Oktem O, Urman B. Understanding follicle growth in vivo. Hum Reprod,2010,25:2944-2954.

15. Palma GA, Argañaraz ME, Barrera AD, et al. Biology and biotechnology of follicle development. Sci World J,2012: 938138.

16. Qiao J, Wang ZB, Feng HL, et al. The root of reduced fertility in aged women and possible therapeutic options: Current

status and future perspects. Mol Aspects Med,2013,Jun 21. pii:S0098-2997(13)00041-1. doi:10. 1016/j. mam. 2013. 06.001.

17. Rienzi L,Balaban B,Ebner T,Mandelbaum J. The oocyte. Hum Reprod,2012,27(Suppl 1):i2-21.

18. Sathananthan AH, Ng SC, Chia CM, et al. The origin and distribution of cortical granules in human oocytes with reference to Golgi,nucleolar,and microfilament activity. Ann N Y Acad Sci,1985,442:251-264.

19. Sathananthan AH. Ultrastructure of the human egg. Hum Cell,1997,10:21-38.

20. Sathananthan AH,Selvaraj K,Girijashankar ML,et al. From oogonia to mature oocytes:inactivation of the maternal centrosome in humans. Microsc Res Tech,2006,69:396-407.

21. Schatten H,Sun QY. Centrosome dynamics during mammalian oocyte maturation with a focus on meiotic spindle formation. Mol Reprod Dev,2011,78:757-768.

22. Schindler K. Protein kinases and protein phosphatases that regulate meiotic maturation in mouse oocytes. Cell Cycle in Development:Results Probl Cell Differ,2011,53:309-341.

23. Sun QY,Miao YL,Schatten H. Towards a new understanding on the regulation of mammalian oocyte meiosis resumption. Cell Cycle,2009,8:2741-2747.

24. Su YQ,Sugiura K,Eppig JJ. Mouse oocyte control of granulosa cell development and function:paracrine regulation of cumulus cell metabolism. Semin Reprod Med,2009,27:32-42.

25. Wang ZB,Schatten H,Sun QY. Why is chromosome segregation error in oocytes increased with maternal aging? Physiology(Bethesda),2011,26:314-325.

26. Zuccotti M,Merico V,Cecconi S,et al. What does it take to make a developmentally competent mammalian egg? Hum Reprod Update,2011,17:525-540.

第五章

卵子的运送及受精

19世纪70年代，Hertwig在低等动物中发现了精子进入卵子后雌雄原核融合的现象；Fol发现了精子接近和穿入卵子的过程。这是人类首次观察到受精现象，从而结束了胚胎学上的"精源学说"和"卵源学说"。相对而言，人及哺乳动物的受精研究起步较晚，主要原因是人及哺乳动物受精发生在体内，不易进行观察和研究。尽管19世纪末~20世纪中叶很多研究人员进行了哺乳动物体外受精实验，但是哺乳动物体外受精研究真正发展是在1951年发现精子获能现象以后。大约20年后实现了哺乳动物精子的体外获能，才使得哺乳动物体外受精更易实现，为人及哺乳动物受精现象的观察和研究提供了基础。

第一节　卵子和胚胎在输卵管中的迁移及调节

女性的输卵管是连接卵巢与子宫的细长且弯曲的管道，其远端通过输卵管伞部与卵巢相望，近端与子宫底的外侧面连接。排卵后的卵子经输卵管伞部拾抓后在输卵管游走，在壶腹部等待与精子相遇，受精后胚胎早期发育发生在输卵管中并迁徙到子宫。输卵管是完成卵子迁移和受精及早期胚胎生存的重要场所。伴随着辅助生殖技术的迅猛发展，对输卵管复杂而精细的生殖生理功能的认识，越来越引起学者的重视。

一、输卵管的形态与结构

输卵管呈管状对称分布，左侧和右侧各有一条。输卵管的长度因个体差异而不同，平均为8~14cm。整个输卵管根据组织学与解剖学的差异，由内而外分为四个部分，分别是间质部、峡部、壶腹部、伞部。间质部是与子宫相连的部分，开口于宫角部的宫腔内，管腔狭小，直径约0.4~0.5cm，平均长度1~1.2cm，经宫角部侧行出入子宫壁。峡部位于间质部外侧，壁厚，腔体细直而短，直径约0.1~0.3cm，长约2~3cm，占据输卵管内1/3段。壶腹部在峡部外侧，由峡部向外延伸出的膨大部分，与峡部连接处管腔直径小，远端较宽大，直径约0.6~0.7cm。管壁薄而弯曲，长约5~8cm，占输卵管全长1/2以上。壶腹部是精卵相遇受精的场所，受精后胚胎移行入子宫种植。伞部位于输卵管末端，是输卵管壶腹部向外逐渐膨大形成的游离端，形状呈漏斗状，周缘有多个指状不规则突起，称为输卵管伞，其重要生理功能是拾抓卵子。

输卵管作为空腔器官，管壁由内向外分为三层结构：黏膜层、肌层和浆膜层。黏膜层可见沿输卵管长轴向管腔突出的多个皱襞，尤以壶腹部黏膜层的皱襞数量最多。黏膜层的上皮结构为单层高柱状细胞，而纤毛细胞是上皮细胞类型中的一种，每个纤毛细胞有200~300根纤毛。纤毛细胞常聚集出现，尤以伞部与壶腹部分布最多。纤毛细胞的纤毛向子宫方向蠕动，协助运送卵子。中层为平滑肌纤维，输卵管由远端向近端的蠕动可协助卵子和胚胎向宫腔方向运行。输卵管各段肌层厚度不一，其中最厚部位为峡部肌层，至壶腹部后，肌层由厚变薄，管壁也由硬变软，从而在峡部和壶腹部之间的连接部形成括约肌功能。

二、卵子和胚胎在输卵管中的迁移

依靠肌层平滑肌的收缩和黏膜层纤毛的摆动，卵子和胚胎在输卵管中由远端向近端被动迁移，迁徙持续时间各物种差异较大（表5-1），人类早期胚胎发育至桑葚胚早期进入子宫。

（一）卵子由伞部拾抓进入输卵管

卵子进入输卵管的首要环节是伞端对卵子的拾抓。拾抓过程在输卵管多种因素共同作用下完成。

卵泡排卵的瞬间,包裹卵丘细胞的次级卵母细胞顺着卵泡液从排卵口缓慢流出。在输卵管肌层、系膜及卵巢固有韧带的协调收缩作用下,输卵管伞端向卵巢排卵部位移动。同时,输卵管伞端的黏膜皱襞丰富,扩大了接触表面积,其中皱襞中最长的一个称为卵巢伞,附着于卵巢表面。伞部上皮中纤毛细胞比例高达70%,在朝向管腔方向有力摆动的纤毛帮助下,卵泡排卵口的卵子在腹腔内游走距离很短,几分钟内就会被拾抓到输卵管。伞部纤毛与卵丘细胞的直接接触,对卵子的拾抓过程是关键性的。

表5-1 卵子和胚胎在输卵管中迁移的持续时间

物种	时间(h)	物种	时间(h)
人	80	恒河猴	72
猪	48	羊	66
大鼠	88	山羊	98
豚鼠	48~72	猫	144~168
狗	192~200	兔	55
牛	72	马	144

(二) 卵子通过壶腹部在壶腹部与峡部连接处停留

卵子被伞部拾抓后,随着纤毛向子宫方向的摆动,很快被运送到壶腹部。到达壶腹部与峡部连接处,肌层变厚形成括约肌功能,同时在输卵管向卵巢一侧的逆向蠕动作用下,卵子的快速运动被控制,卵子停留此处约2天。

(三) 胚胎通过峡部流向子宫

逆向蠕动减退后,胚胎在肌层蠕动收缩作用下,离开壶腹部与峡部连接处,在短时间内通过整个峡部,停留在子宫与输卵管连接处。当肌层松弛时,胚胎随输卵管液一同流入子宫。

三、卵子和胚胎迁移的机制

卵子和胚胎通过输卵管迁移受到输卵管通畅性、黏膜上皮结构完整性及纤毛摆动功能、肌层收缩功能、输卵管液流向以及血流供应和神经调节的综合作用的影响。同一物种的个体在不同的生理条件下,卵子和胚胎通过输卵管的迁移过程和时间均有变化。马和蝙蝠是自发排卵的两个物种,如果卵母细胞没有受精,卵子并不进入子宫,直接在输卵管解体;而一旦受精,胚胎会进入子宫。在啮齿类动物,包括大鼠、小鼠和仓鼠,卵母细胞和胚胎都会进入子宫,但迁移时间不同。在非交配的大鼠和小鼠,卵母细胞进入子宫的时间早于交配后形成的胚胎;而仓鼠的迁移顺序相反,胚胎早于卵母细胞通过输卵管。这些差异表明,输卵管并不总是遵循唯一的规律,通过调控内分泌环境可以缩短或延长运输时间。

(一) 机械调控

输卵管转运的机械效应由肌肉、纤毛和输卵管分泌细胞协同作用构成,产生移动或固定卵子和胚胎的作用力。

输卵管内层环行肌收缩使管腔缩小、外层纵行肌收缩使输卵管的长度缩短。某一节段环行肌收缩时,邻近节段的环行肌舒张,接着更替,原来舒张的收缩、收缩的舒张,环行肌的作用使得输卵管呈现出波浪状的收缩。配合纵行肌的协调运动,输卵管的运动方式类似蠕动,卵子在输卵管内旋转着前进。输卵管平滑肌的收缩方式有频繁短暂收缩和持续强直收缩。自发收缩的频率和振幅随周期而变化,排卵时输卵管收缩强度增加。肌电活动的传播发生在两个方向上,以 1~2mm/s 的速度延伸。激素和神经递质可能影响收缩方式,不同方向肌纤维的反应不同甚至相反。通过药物增加的输卵管肌层收缩频率和(或)强度不一定导致胚胎过早进入子宫。即使明确针对各肌层的药物效应,仍不可预测对卵子运输持续时间的影响。

输卵管黏膜上皮由纤毛细胞和无纤毛细胞的分泌细胞组成。纤毛细胞数量分布最多的部分在伞部。排卵时伞部纤毛向输卵管口摆动,拾抓卵子进入输卵管口。纤毛朝向子宫摆动,力量足以推动卵丘细胞通过壶腹部。但输卵管肌层活动似乎可以完全取代纤毛活动,因为不动纤毛综合征的妇女也有宫内妊娠的报道。纤毛摆动频率随着卵巢周期的变化而不同。输卵管产生的不同物质、精子或胚胎影响纤毛运动的频率,被认为是生理调节剂。前列腺素(prostaglandin, PG) F2α、E$_1$ 和 E$_2$、三磷酸腺苷(adenosine triphosphate, ATP)、血小板活化因子(platelet-activating factor, PAF)和肾上腺素能受体激动剂增加纤毛运动频率;类固醇激素本身调节纤毛摆动的速度,同时可以调控纤毛细胞对上述成分的反应。输卵管上皮的细胞学变化随卵巢周期而变。在增生期雌激素刺激下,纤毛和无纤毛细胞数量增加;分泌晚期,分泌细胞数量增加,纤毛细胞的数量减少。无纤毛细胞的表面微绒毛在排卵期分泌活动达到高峰。

输卵管液来自于血浆渗出和上皮细胞的分泌。

输卵管肌层收缩时,推动输卵管液沿管腔流动,带动卵子运输,输卵管液的体积和流变性能被认为是影响输卵管运输功能的重要因素。输卵管液的分泌活动受卵巢激素的控制。猕猴的输卵管液分泌在卵泡发育早期保持低水平,排卵时达到高峰,黄体期缓慢下降。在一些物种,包括人类,峡部的液体在排卵前变成黏液。这可能产生双重影响,在影响输卵管内精子行为的同时,卵子的运输也会受到影响,在黏液柱溶解前受精卵可能无法通过该段。

(二) 雌孕激素调控

受卵巢雌激素和孕激素的调节,输卵管上皮的分泌活动、肌层的收缩及输卵管液的特性都会发生周期性变化,在拾卵、迁移过程中发挥着复杂的生理功能。雌孕激素的影响程度取决于激素的剂量以及使用的时间,物种间差异大。

雌激素改变卵子在输卵管中的运行方式。一定剂量和特定时间内给予雌激素既可能加速输卵管运动,引起卵子(胚胎)过早进入子宫,也可能延缓转运,造成卵子(胚胎)在输卵管节段中的停留或延长停留时间。小鼠卵子仍停留在壶腹部时,雌激素处理会引起卵子的停留。一旦卵子(胚胎)已移行到峡部后,雌激素处理会加速卵子运动,使卵子过早进入子宫。雌激素作用的种属差异大。在小鼠小剂量雌激素减慢了卵子运行,而大剂量则加速卵子运行。在仓鼠和豚鼠,小剂量的雌激素加速卵子移行,大剂量引起卵子在输卵管停留。而大鼠,雌激素总是加速卵子运行,且与剂量或使用的时间无关。

孕激素只有在排卵前给予才会加速卵子的运行。输卵管纤毛在促进卵子迁移中承担重要的功能。孕酮对纤毛摆动频率的快速效果已在牛输卵管中有过报道。在小鼠和人类的输卵管中,孕激素膜受体 β 和 γ 蛋白的表达均被发现在纤毛细胞。促性腺激素进行诱导的小鼠,孕激素膜受体基因表达在注射孕激素后下调。在性成熟前的小鼠,孕激素膜受体 β 的 mRNA 和蛋白水平通过雌激素治疗可以快速下降。孕激素膜受体 γ 蛋白在周期规律的妇女的排卵期表达下调,此现象与小鼠促性腺激素刺激排卵后的结果一致。显示两种截然不同的孕激素膜受体参与小鼠和女性输卵管中纤毛运动的调控。相关的激素调节通过参与纤毛运动的控制,实现对配子运输的调节。

(三) 神经介质调控

输卵管由交感神经系统控制肌肉活动,其化学介质为去甲肾上腺素。已证实输卵管存在兴奋性和抑制性肾上腺素能受体,受体的活性受激素调节。雌激素提高 α 受体的活性,兴奋肌纤维,促使峡部收缩;排卵后孕激素释放,β 受体的活性提高,抑制肌纤维收缩,卵子通过舒张的峡部被运送到子宫。

钙通道阻断剂的使用可使诱发排卵的兔卵子在输卵管内的送行速度显著减慢,作用机制可能与抑制输卵管的自发性收缩,和(或)降低输卵管平滑肌对内源性去甲肾上腺素和 PGF 2α 的反应性有关。在分离出的单个人类输卵管上皮细胞中观察到嘌呤受体介导的 Ca^{2+} 释放增加。ATP 介导的人类输卵管的收缩可能正是通过上调嘌呤受体实现的。嘌呤信号通过受体激活钙依赖性钾电导,成为调节输卵管液中氯化物分泌的关键机制。ATP 增加纤毛摆动频率的效果由腺苷调控。

输卵管对卵子和胚胎的迁移受生理调控和干预机制的不同而存在物种的差异。大鼠的调控机制中占主导地位的是雌二醇和孕酮之间的平衡。马的桑葚胚在第五天分泌 PGE_2,启动胚胎从输卵管转移至子宫。仓鼠分泌 PAF 的时期在 4~8 细胞阶段,导致胚胎转移到子宫。就母马而言,输卵管的作用是确定是否将卵子(胚胎)推入子宫。而仓鼠在人工授精条件下胚胎早于卵母细胞到达子宫。在大鼠,交配具有决定性的作用。交配的感官刺激决定排卵后第三天雌二醇/孕激素比例的变化,导致胚胎进入子宫延迟几乎一天。交配的效果通过介导的神经内分泌反射,改变催乳素分泌模式而实现。人类卵子或胚胎经输卵管进入子宫的顺序尚不明确,公认的事实是它们都进入子宫,但尚未确定谁先谁后。

女性输卵管卵子运输的调节更像仓鼠而不是大鼠模型。排卵后小剂量雌二醇刺激大鼠会加速输卵管迁移速度,造成卵子过早到达子宫,而对仓鼠几乎没有改变。女性,排卵后高剂量的雌二醇并不加快输卵管转运速度,给予高剂量孕激素后也没有变化。另一方面,着床前胚胎释放 PAF 到培养基中,人输卵管内膜表达 PAF 受体和 PAF 乙酰水解酶这两个在 PAF 发挥作用中的关键要素。因此,参与调控人类输卵管运行的方式众多,机制极为复杂。

第二节　卵子与精子相遇及识别

受精是精卵结合形成合子的过程,作为有性生殖的关键环节,标志着新生命的开始。精卵识别是受精过程的重要步骤,精卵的有效识别也是受精的前提条件。

一、精卵的特异性识别

早在 1987 年就有研究发现,哺乳动物精子附着于卵子及精卵的特异性识别依赖于精子表面的糖蛋白和透明带(zona pellucida,ZP)糖蛋白的互补。因此,受精过程中精卵识别可能是由糖类进行调节,它直接起始于细胞表面膜糖蛋白的相互识别和粘连,糖链决定了同种精卵细胞间的特异性识别。

不同种属的动物生殖细胞表面糖蛋白的组成及结构不同,功能也有差别。透明带是卵母细胞的特异性结构,不同种动物的透明带具有一定同源性,作用相似,但是具体结构和组分有差别,例如小鼠透明带含 3 种 ZP 组分,而在人的透明带中却有 4 种同类物质。正是由于精卵识别存在特异性,使得亲缘关系较远的物种不能发生精卵识别,使受精过程受阻。

每一个 ZP 蛋白含有一个信号肽、一段约 260 个氨基酸的 ZP 结构域(ZP-N+ZP-C,该段含有保守的半胱氨酸:hZP1、hZP2、hZP4 中有 10 个、hZP3 中有 8 个)和 C-末端[一段疏水跨膜区域(TM)及一个短小尾部]。hZP1 和 hZP4 有共同的祖基因,两者都含有另一段保守序列:trefoil(也含有保守的半胱氨酸)。在此基础上进一步分析 hZP 的氨基酸序列,发现除了 ZP3,ZP 蛋白在 ZP 结构域上游含有额外 ZP-N 序列(单个或多个拷贝),在不同物种中的同源蛋白质保守性较小,提示这一区域在配子专一性识别中发挥重要作用。

二、卵子透明带表面的糖蛋白受体

小鼠的透明带糖蛋白有三种成分 ZP1、ZP2、ZP3,三种糖蛋白都具有一致的 furin 家族蛋白转移酶序列,而正常人类的透明带还有一种在小鼠中不具备功能的 ZP4(ZPB),也是精子的受体之一。许多研究表明,ZP3 参与了精卵识别、结合,被普遍认为是精子的初级受体。以 ZP3 抗体预先处理卵或以 ZP3 预先处理精子都能有效地阻断精卵相互作用,具有精子受体活性的 ZP3 功能区主要是其糖链部分,而非肽链部分。在人类,可能是 ZP3 糖链末端甘露糖残基发挥主要作用。ZP3 与精子结合后,诱导精子发生顶体反应。ZP3 糖蛋白在受精早期是必需的,它决定精卵间的相互作用。精卵识别中的活性部位不完全取决于透明带蛋白的多肽链,ZP 的多糖部分可能是影响精子受体的关键结构。受精后可能因为这些糖基脱落,导致受精卵的透明带不再识别结合精子。

近年来的研究结果丰富了对受精机制的认识,提出了不同的观点。将人的 ZP3 基因(与鼠 ZP3 基因有 67% 的同源性)转入小鼠体内,形成具有鼠 ZP1、鼠 ZP2、人 ZP3 的嵌合型雌鼠。虽然嵌合透明带中存在人的 ZP3,但人类精子并不能结合于此类嵌合透明带;然而,虽然这种小鼠嵌合透明带中无小鼠的 ZP3,但小鼠精子能与嵌合透明带相结合,并不影响小鼠精子与卵透明带相互识别的种族特异性,甚至小鼠整个内源的 ZP3 被替换后小鼠依旧保持生育能力。当人的 ZP2 替代小鼠的 ZP2 时,人的精子能够与小鼠卵子透明带结合。这些发现使得受精过程中 ZP3 为初级受体、ZP2 为次级受体的原先较为清晰简单的解释变得愈发令人疑惑。有研究导出以下两个结论:①精子的识别位点位于 ZP2 的 N 端;②精卵识别的结构域可能是 ZP2 与 ZP3 构成的空间结构复合体。即精卵结合的活性并不完全在于 ZP3,ZP2 在精卵识别中也起到重要作用。

通过定点基因突变使小鼠 ZP3 的 Ser332 或 Ser334 位突变,或 Ser332、Ser333 和 Ser334 位全突变,使这几个支链糖基的位点消失,导致重组 mZP3 的精子受体活性完全失活,发现小鼠 ZP3 的 Ser332 和 Ser334 位的 O-糖基是结合精子的必要基团。但是,微量质谱分析小鼠天然的透明带却并没有检测到 ZP3 的 Ser332 或 Ser334 位的 O-糖基存在,定点突变将小鼠 ZP3 的 Ser332 替换为 Gly332,Ser334 替换为 Ala334,突变小鼠卵子仍然能与精子结合,因而仍有生育能力。并且相关糖基转移酶的敲除并不影响小鼠生殖能力,因此可能是其他糖基参与了精子受体的形成。

质谱分析发现人卵透明带的 N 糖链和 O 糖链的末梢均有丰富的选择素配体 sialyl-Lewisx 结构[NeuAcα2-3Galβ1-4(Fucα1-3)GlcNAc],并且研究发现末梢为 sialyl-Lewisx 糖链能抑制大部分的精卵结合,因此 sialyl-Lewisx 是人类精卵识别的主要碳水化合物配体。

三、精子质膜蛋白的结构和功能

精子膜成分推测与卵细胞透明带蛋白或糖基交替进行连续性识别，sp56、β-1,4-半乳糖基转移酶、p95 等参与了精卵识别。精子表面糖复合物在受精过程中发挥重要作用，研究人员对精子表面糖复合物在精子成熟和获能过程中的变化进行了研究，发现受精时，获能精子首先借助顶体后区质膜蛋白 PH-20 的透明质酸酶活性穿过卵丘细胞到达透明带，再通过顶体区质膜表面的透明带结合蛋白（如 sp56、sp95、PH-20、FA-1、B-1、4-GT 等）识别卵母细胞透明带，完成精子与卵子的结合。卵母细胞透明带糖蛋白诱导精子发生顶体反应，释放顶体酶，依靠酶作用和尾部的运动，精子穿过透明带到达卵周隙。接着精子头后部质膜蛋白受精素（fertilin）与卵母细胞质膜开始识别并结合，启动精子与卵母细胞的质膜融合，最终完成受精。

（一）sp56

sp56 是位于精子头部的分子量为 56kD 的外周膜蛋白，首先出现于减数分裂后期，在精子形成期积累，是精子表面参与 ZP3 结合的主要糖蛋白，能与 ZP3 及其糖多肽共价牢固结合，也被称为 ZP3 受体（ZP3R）。sp56 分子内二硫键以同型二聚体形式在精子顶体边缘呈三月状分布，覆盖在精子头部膜外表面。sp56 能特异结合 ZP3 上的 O-寡糖残基，这种结合具有种属特异性。体外重组纯化 ZP3R 蛋白能够抑制受精，这种抑制能力呈浓度依赖性。用重组 ZP3R 蛋白处理卵子后，精子不能到达卵周隙，或到达的数量极少，说明 ZP3R 能够抑制精子与透明带的结合或阻止精子穿透透明带。进一步分析发现体外重组 ZP3R 能形成多聚体，并且能够特异性地与未受精卵的透明带结合，与 2-细胞胚胎时期的透明带不能结合，说明受精过程中透明带的变化影响了精子表面 ZP3R 与透明带的结合。而通过同源重组得到 ZP3R 纯合缺失小鼠研究的发现 ZP3R 缺失并不影响雄性小鼠的生殖力，具体表现为这种小鼠的睾丸重量、精子数量、体外受精率、与透明带的结合能力以及钙离子载体诱导的顶体反应能力均不受影响。

（二）β-1,4-半乳糖基转移酶（Gal Tase）

分子量为 60kD 的 β-1,4-半乳糖基转移酶（Gal Tase）是最早报道的初级卵子结合蛋白，通常与高尔基复合体相关。它位于精子顶体质膜的背部区域，精子顶体反应后，Gal Tase 依然存在于精子膜上并且精子侧表面重分布，但密度已明显降低，猜测它可能与顶体反应后精子和透明带的结合相关。它是哺乳动物普遍的配子受体，在鼠及牛中均发现其参与受精过程，与 sp56 一样特异性地识别卵母细胞 ZP3 的 O-寡糖残基，作为 ZP3 受体能激活 G 蛋白引发精子顶体胞吐作用。此外，Gal Tase 不仅具有酶活性，同时还能识别含有 N-乙酰葡糖胺末端的寡糖链配体，并发挥信号转导功能。纯化的半乳糖基转移酶及其抑制剂和抗体均可抑制精卵识别和结合。半乳糖基转移酶过表达的转基因小鼠精子能够结合更多 ZP3 蛋白，且顶体反应发生的比例也相应提高。然而奇怪的是，通过定点突变得到的 gt(−/−) 雄性小鼠的体内研究发现：尽管这种小鼠精子结合 ZP3 的能力下降，且不能通过 ZP3 诱导顶体反应，但是这种小鼠却是可育的。进一步研究发现这种小鼠的精子能够通过钙离子载体诱导顶体反应，使得它能够绕过 ZP3 的作用。gt(−/−) 雄性小鼠虽然可育，但是其精子体外穿透透明带的能力以及受精率均下降。

（三）p95

近几年，研究人员用单克隆抗体 mAb97.25 发现了一个 95kD 的精子膜蛋白参与精卵的识别过程，被命名为 p95，又称透明带受体激酶（zona receptor kinase，ZRK），存在于精子顶体区域质膜表面，该蛋白具有酪氨酸激酶活性。研究发现酪氨酸磷酸化是精子受精所必需的，抑制酪氨酸蛋白激酶活性可阻止顶体反应，从而阻断受精。p95 蛋白既是酪氨酸激酶的底物，又具有酪氨酸激酶活性，它能与 ZP3 识别结合，传递信号通路，改变细胞内的离子浓度，引发顶体反应。

（四）Zonadhesin

Zonadhesin 是一种精子特异性表达的蛋白，定位于顶体内。除一些保守结构域外，Zonadhesin 在不同种之间变异较大，提示可能在精卵物种特异性识别过程中发挥作用，阻止异种受精。有学者提出假说认为精子顶体反应并不是一个一次性的细胞事件，而是一个连续的过程，顶体蛋白（如 Zonadhesin）在获能过程中通过"kiss and run-like"机制暴露出来，参与精子与透明带的识别与结合。Zonadhesin 基因敲除［Zan(−/−)］的研究发现，Zan(−/−) 的雄性小鼠可育，相应抗体处理能够抑制正常小鼠精子与透明带的结合，而对 Zan(−/−) 小鼠的精子没有影响。但是 Zan(−/−) 小鼠精子与异种动物（猪、牛、兔）卵子透明带的结合增加。说明 Zonadhesin 主要在阻止异种精卵结合过程中发挥重要调控作用。

（五）SED1

SED1（secreted protein containing EGF repeats and discoidin/F5/8 C domains）蛋白由附睾上皮细胞表达,在精子经过附睾时分泌到精子表面。人SED1蛋白定位于顶体完整精子的顶体区质膜上,顶体反应后聚集于精子赤道段。SED1的这两种结构域介导了多种多样的细胞-细胞、细胞-基质间相互作用。

SED1特异性地和未受精卵子的透明带相结合,而不能与受精卵的透明带结合。研究发现SED1与透明带的结合是由Discoidin结构域介导的。重组SED1蛋白和SED1抗体均能竞争性抑制精卵结合。SED1敲除小鼠的生育力下降,精子在体外不能和卵子透明带结合。说明SED1在精卵识别结合过程中发挥重要作用。

第三节 精子穿过卵子透明带

从相遇到结合,精子与卵子之间要经历许多复杂的相互作用。受精前,卵母细胞周围由卵丘细胞及其间质(黏多糖和透明质酸)包绕,精子必须穿过卵丘细胞、透明带等重重障碍才能与卵母细胞接触,这个过程依赖于精子的穿透能力和卵冠丘的功能状态。精子进入雌性生殖道后,并不能立即与卵子受精,必须经历一段成熟的过程,获得受精能力。在此期间,精子所发生的一系列生理变化称为获能。一般认为,获能后精子穿过卵丘、放射冠,到达卵母细胞透明带时,开始发生顶体反应(acrosomal reaction, AR),这是生理状态下受精的重要过程之一,其中精子顶体释放透明质酸酶分解卵丘细胞间质是精子穿透卵丘的主要机制。

一、顶体反应条件——精子获能

精子在女性生殖道经历了一个活化的过程,该过程被视为顶体反应前的调控,称之为获能(capacitation)。获能是精子识别ZP,发生顶体反应,使卵子受精的前提条件。在此过程中,虽然精子形态无显著变化,但其顶体质膜表面的基团和大分子却会发生一系列结构及生化改变。获能使精子获得全新的动力,如超极化和获得穿过透明带的能力等。获能是一个渐变的、时间依赖性的过程,精子在体内以穿过宫颈为起点,途经子宫、输卵管,直到进入卵丘后获能才全部结束。精子穿过宫颈时,精浆中大量的去能因子及其他一些酶抑制剂均被阻挡,对获能起重要作用。子宫是精子获能的主要场所,输卵管的分泌液、卵泡液及卵丘细胞也参与获能。各种动物精子获能所需时间不一,通常人类需24小时左右,来自附睾的精子其获能所需时间比射出精子长2倍。受到女性激素水平的影响,只有在雌二醇诱导下的生殖道内精子才能获能。

精子的获能与其质膜本身性质密切相关。膜上分布有许多蛋白:磷脂、胆固醇、糖脂,磷脂与胆固醇的比值显著影响质膜的稳定性。获能时精子质膜的胆固醇外流,质膜上的离子通道开放,HCO_3^-和Ca^{2+}迅速内流,激活非典型的腺苷环化酶SACY,激活PKA通路。使精子开始运动、超活化,同时为精子发生顶体反应做好准备。胆固醇外流启动获能,增加了精子质膜的渗透性及流动性,引起Ca^{2+}内流及级联反应,获能的精子与ZP结合后,精子细胞内的Ca^{2+}进一步升高,质膜及顶体外膜的Ca^{2+}通道开始新的级联反应,精子随即发生顶体反应。在IVF中,精子的体外获能有赖于培养液中白蛋白的存在,白蛋白能改变精子质膜的磷脂成分。为了防止膜受体或转运蛋白的功能受阻,在顶体反应前,精子获能时会通过提高离子强度或调节pH值将这些不利物质除去。

精子获能时膜电位会发生超极化。超极化是指膜电位低于静息电位水平。超极化可能与K^+的通透性增强有关,顶体反应中出现短暂的K^+浓度增加,而这种超极化反应可以调节精子发生顶体反应的能力,促使精子从输卵管上皮细胞向前移动,为精子穿透放射冠和ZP提供动力。

二、精子穿过卵丘细胞

卵丘细胞是紧贴卵子外周的数层颗粒细胞。在精子穿越卵子透明带之前,必须首先穿过卵丘细胞。这些细胞分散于凝胶样的透明质酸中,其主要成分是碳水化合物及结合蛋白。由于透明质酸是一种黏多糖,可被透明质酸酶降解。因此,卵丘细胞的溶解主要依赖于精子顶体反应过程中透明质酸酶的释放;也有学者发现,顶体外膜的少部分顶体酶也可能促使精子穿越卵丘细胞。精子活动力及精子获能后产生的超活动力对精子穿越卵丘细胞也起到关键作用。在穿透卵丘细胞前,精子必须获能且具有完整的顶体。在一些哺乳动物中,精子穿越卵丘细胞前,精子的活动力显著增强,精子尾部的运动频率也显著加快。而人类卵子受精前,精子活力的增强不如其他物种明显,也许是因为人类获能后精子尾部的强烈运动已能足够保证精子穿越卵丘细胞。

三、顶体反应

(一)顶体反应过程

精子顶体是高尔基复合体衍生而来的帽状细胞器,覆盖在精子核的前 2/3 区。顶体内膜紧贴精子核,外膜则位于精子质膜下。规则的顶体是精子正常受精的必要条件,顶体帽过小,形态不规则或不对称都可导致男性不育。正常有生育能力的精子顶体上有受体的分布,精子与 ZP 的相互黏附就是依靠受体的相互识别,没有受体或受体很少的精子即使运动正常也不能正常受精。

顶体反应是一种胞吐现象,类似于体细胞分泌颗粒排放内含物的全过程。它包括精子与卵子接触,顶体外膜和精子细胞质膜的多位点融合,导致顶体内含物的释放,暴露出顶体内膜及与其结合的酶类。精子顶体含有一个复合酶系,主要包括:①透明质酸酶:使精子穿透卵丘颗粒细胞;②放射冠分散酶:帮助精子穿透更加致密的放射冠;③顶体素(acrosin):在精子穿过透明带过程中发挥作用;④芳基硫酸脂酶:有溶解卵膜的作用。此外,还含有脂酶、唾液酸苷酶等。这些酶的释放有助于精子分解并穿过卵膜,与卵质膜相融合而受精。AR 可发生在达到卵丘细胞前,但发生的主要部位是卵丘颗粒细胞间隙及透明带。一般认为,顶体反应非常迅速,通常在精子附着于透明带后 5 ~ 10 分钟内完成,受精精子的顶体反应发生在透明带表面。然而,精子顶体反应通常是在卵丘细胞团的间隙中启动,因此能使卵子受精的精子,很可能是在卵丘细胞间隙就发生 AR 的精子。最近的研究表明,接触透明带前已经发生顶体反应的精子,仍能够穿过透明带。

(二)顶体反应机制

1. 顶体反应中信号转导途径　顶体反应主要通过细胞内信号转导作用而实现。人类和哺乳动物的精子质膜上存在 2 种类型的受体,介导 ZP 诱导的顶体反应,一个是 Gi 蛋白偶联受体,ZP 结合 Gi 蛋白偶联受体可调节腺苷酸环化酶(AC)活性,导致 cAMP 升高和 PKA 激活,PKA 使特定蛋白磷酸化,激活下游信号通路。另一个是酪氨酸激酶(TK)受体,已知此通路与 PLCγ 偶联。精子质膜受体与配体结合同时激活精子质膜上的 L 型及 T 型钙离子通道及 Na^+/H^+ 交换体,使细胞质的 pH 值升高,导致胞质内

Ca^{2+} 呈级联放大效应。PLCβ1 和 PLCγ 的激活,水解二磷酸磷脂酰肌醇(phosphatidylinositol 4,5-bisphosphate,PIP2),产生甘油二酯(DAG)和三磷酸肌醇(inositltrisphosphate,IP3),DAG 可能引起 PKC 迁移到精子质膜并活化,IP3 使细胞内钙储存的 Ca^{2+} 释放。细胞储存的钙离子的消耗激活质膜上电压依赖的钙离子通道,释放大量 Ca^{2+},诱发精子顶体外膜与质膜融合及顶体内容物的释放,即顶体反应。

孕酮可诱发精子顶体反应,还发现一些神经递质如 γ-氨基丁酸(gamma-aminobutyric acid,GABA)、乙酰胆碱(ACh)、甘氨酸等都能够引发顶体反应,但其生理学意义还不清楚。精子表面已发现相应的受体。GABA 受体和甘氨酸受体是 Cl^- 通道,Cl^- 外流可以引起膜电位去极化。而 ACh 受体是阳离子通道,可以促使 Na+ 或者 Ca^{2+} 内流,引起膜电位去极化。推测它们可能通过膜电位的改变激活电压门控的 Ca^{2+} 通道,参与初次 Ca^{2+} 波的诱发。甘氨酸受体、ACh 受体突变型小鼠精子的顶体反应率和体外受精率都有所下降。

2. Ca^{2+} 的来源与作用　Ca^{2+} 本身作为第二信使,可以上调腺苷酸环化酶的活性,进而加强 cAMP 信号通路的效应;其次 Ca^{2+} 可以激活 Ca^{2+} 依赖的蛋白激酶或者参与其他离子通道的调节。另外,Ca^{2+} 可以和靶分子作用传递信息,通过与 Ca^{2+} 调蛋白(CaM)或其他 Ca^{2+} 结合蛋白结合,活化后者而发挥生物学功能。

在精子 AR 过程中,Ca^{2+} 水平上升是关键且必要的条件。Ca^{2+} 以及 Ca^{2+} 结合蛋白在精子 AR 过程中可激活 Ca^{2+} 以及其他离子通道,使细胞骨架重排。例如 AR 前,胞内 Ca^{2+} 浓度上升激活了肌动蛋白截断蛋白(actin severing proteins),使 F-actin 解聚,使得顶体膜与质膜靠近,通过蛋白在两层膜之间形成膜桥,促进膜的黏附和融合,促进顶体发生。透明带成分和孕酮都可以通过 G 蛋白介导从而引起精子内 Ca^{2+} 浓度上升,但是透明带并不能独立地诱导精子 AR,可能还需要其他可溶性成分协助,如孕酮。这提示精子内可能存在两条相互独立的信号通路,可以独立调节各自的效应分子。另一方面,在信号通路之间,通过共同作用的某些信号分子,可以相互协作,共同发挥作用。然而也有体外实验表明,孕酮作用于顶体完整的精子和 AR 后的精子所引起 Ca^{2+} 水平变化无差异,且 AR 在孕酮诱导的 Ca^{2+} 内流的起始阶段就已经开始进行,而不是原先认为的在第二次 Ca^{2+} 波发生后 Ca^{2+} 维持过程中开始 AR。因此,孕

酮对精子作用的机制及其中涉及的信号转导通路需要进一步研究证实。

(三) 精子顶体反应率

在受精过程中,精子必须首先完成顶体反应,释放顶体溶解酶,使得精子在穿入透明带过程中产生一条轨道,从而协助精子穿入透明带与卵子结合。因此,顶体反应是受精的重要先决条件。若精子在与卵子相遇前发生自发性顶体反应,精子可能就失去了受精能力,自发性顶体反应率大于10%提示精子质量较差。

目前,针对精子顶体反应率的临床应用价值研究尚存在争议。用 ZP 在体外诱发精子顶体反应,发现精子顶体反应率与体外受精受精率呈明显正相关,ROC 曲线得出 ZP 诱发的顶体反应率>15%是预测体外受精受精率的阈值。当顶体反应率>15%时,体外受精受精率为79%。生育功能正常男子的精子结合在 ZP 上,平均有50%的精子发生顶体反应。ZP 体外诱发顶体反应异常的患者其体外受精的受精率低,甚至出现不受精,但改行卵子胞浆内单精子注射(intracytoplasmic sperm injection, ICSI)治疗,其受精率大幅度提高。因此评估精子顶体反应能力可能预测体外受精的结局,对常规精液分析正常而顶体反应率明显低下的患者行 ICSI 术可以绕过精子与卵子相互作用的许多过程,直接将精子注入卵子胞质内,提高受精率。控制性促排卵时,大部分患者都会有少量未成熟的卵母细胞,也有类似成熟卵母细胞的 ZP。充分利用未成熟卵母细胞的 ZP 来选择形态及 DNA 正常的精子,可以获得具有一定生物活性的精子。

四、精子穿越透明带

获能精子穿过卵丘后,首先要与卵子的 ZP 结合。虽然文献里报道了一些可能性的精子受体蛋白,但与 ZP 结合的精子膜上的受体尚不明晰。精子与 ZP 结合及穿越是一个非常复杂的生物分子化学反应过程,牵涉多种受体蛋白、钙离子通道、蛋白磷酸化、蛋白激酶和信号转导系统的综合连锁反应。精子的受精能力首先取决于精子黏附于 ZP 能力的获得。为了能使卵子受精,精子首先必须能识别卵子的透明带并与之结合,而顶体反应是精子穿过透明带的先决条件。

ZP 是由卵母细胞合成并经高尔基复合体分泌的糖蛋白,可保护卵子,并在受精卵着床前保护胚胎。人类成熟卵子的 ZP 厚约15~20μm,由 ZP1、ZP2、ZP3 及 ZP4 四种糖蛋白组成(小鼠只有3种),并证实其为卵子表面主要的精子受体。一般认为,已获能的精子质膜上特异的配体(初级卵子结合蛋白)与卵子表面的初级精子受体 ZP3 结合,形成受体-配体复合物。该复合物使精子附着于透明带上,促使酪氨酸蛋白激酶(protein tyrosine kinase, PTK)磷酸化若干蛋白,继而进行顶体反应,顶体反应过的精子很快与 ZP2 发生更牢固的次级结合。Jurrien Dean 等利用基因工程手段让小鼠的卵子表达各种人类和小鼠透明带糖蛋白的组合。研究发现,如果透明带上没有表达 ZP2,小鼠的精子就不会与透明带结合,缺乏 ZP2 的雌鼠也不会受孕。此外,如果 ZP2 蛋白质端点上缺失了某个特殊结构,精子也不会与卵子结合,证明了 ZP2 在受精过程中的重要性。

精子必须有完整的顶体才能与透明带结合。精子与透明带结合的能力与精子正常形态密切相关。由于精子与透明带的识别过程是基于精子表面的糖基被透明带的糖基结合蛋白所识别,当其形态发生改变时,就会改变精子表面的糖基和糖基结合蛋白的结构,影响精子黏附于透明带能力的获得,而使精子无法穿透卵子透明带和卵膜,达到受精的目的。研究表明,在 IVF 治疗过程中,通过对与 ZP 结合的精子形态进行检查,头部前区较大、光密度较低的精子和轴线高度对称、颈部异常小的精子更易与透明带结合,说明精子头部形态、尤其是顶体区形态与精子结合 ZP 的能力相关。

第四节 卵子与精子融合

精卵融合是受精过程的关键环节,这不仅完成了单倍体配子向双倍体受精卵的转变,同时启动了一系列与合子形成、胚胎发育相关的细胞学事件。

一、精卵融合过程

哺乳动物受精最终是通过精子与卵子的细胞膜融合来完成。细胞膜融合是生命进程基本方式之一,它使两个分开的脂膜融合成一个单一、连续的细胞双层脂膜。融合反应包括膜接触(attachment)、膜融合(fusion),最终膜间形成融合孔(fusion pore)而使两个细胞相互贯通,两者细胞核、细胞质融合在一起。精子头部质膜可分为前顶体区(顶体前方的细胞膜)、后顶体区(非顶体区的细胞膜)、赤道区(前顶体区和后顶体区之间的部分),前顶体区的膜蛋白与精卵识别、结合和顶体反应有关,而一般认为赤道区质膜上有与精卵融合相关的蛋白。精子发生顶体反应穿过透明带后质膜发生重构。前顶体区细胞膜脱落,暴露出顶体内膜,赤道区细胞膜结构也发生相应变化,为质膜融合做准备。实际上,当精子接触卵母细胞微绒毛顶端时,周围的微绒毛会快速地伸长并聚集到精子上,把精子牢牢抓住,随后质膜融合首先从精子的赤道区开始,随着膜融合的进行,精子核进入卵母细胞质中,两者合为一体。一旦融合完成,卵子即刻分泌某些物质阻止第2个精子与之融合。

二、卵子表面精卵融合相关蛋白

精卵融合的前提是两者的有效识别,因此其细胞表面的特异性蛋白对有效识别具有关键性的作用。目前,已经在卵子表面鉴定了许多与细胞识别及随后融合的相关蛋白,其中最为主要的有以下几种:

(一)四跨膜超家族

在人类,四跨膜超家族目前包括32个成员,由2个位于胞内的短链N末端和C末端、四段跨膜链以及2个大小不一致的胞外环组成。该家族的主要特征是它们不仅彼此之间能够相互作用,并且能够与细胞表面的其他蛋白相互作用,从而形成一个巨大的分子网络,称为四跨膜素网。众多研究表明,四跨膜素参与了多种细胞的分化、黏附、迁移、信号转导等细胞生物学过程。CD9是一种普遍存在于细胞膜表面的四跨膜超家族成员蛋白,免疫电子显微镜技术证实,CD9仅表达于微绒毛区,而CD9$^{-/-}$卵母细胞微绒毛的长度、厚度及密度都发生了改变。

实验证实CD9在精卵融合过程中发挥重要作用。CD9抗体孵育小鼠的卵子显著减少了精卵融合的数量,另外,蛋白酶处理卵子后受精率下降的一个重要原因就是卵母细胞表面CD9含量下降。进一步研究发现CD9缺陷小鼠的身体发育正常,雌性小鼠性成熟后能正常排卵,且卵子形态正常,但雌性小鼠生殖力下降,主要是由于卵子失去了与精子有效融合的能力。体外将精子注入CD9缺陷的卵细胞内后可形成正常的受精卵,并且将CD9的mRNA注射到CD9缺陷小鼠卵母细胞后,卵子重新获得了与精子融合的能力,雌性小鼠又恢复了生殖能力。说明CD9蛋白不影响卵母细胞正常发育,仅在精卵融合过程中发挥决定性作用。随后的研究发现CD9

发挥精卵融合作用的结构域为大胞外结构域(large extracellular domain,LED),高浓度可溶的LED可抑制精卵融合,这是由于LED的竞争性减少了CD9与精子表面特异蛋白结合的能力。此外,通过点突变研究发现:CD9第二个胞外环的173~175位氨基酸残基SFQ也对精卵融合发挥重要作用。将编码野生型CD9 mRNA或突变型CD9 mRNA(F174→A和SFQ173-175→AAA)分别注射到CD9$^{-/-}$卵母细胞中,结果野生型CD9 mRNA能够使55%的CD9$^{-/-}$卵母细胞恢复受精,而F→A突变mRNA只有微弱的效果,SFQ→AAA突变mRNA则完全无效果。

另外一种四跨膜素CD81也在卵母细胞中表达,介导精卵融合过程。抗CD81抗体能够部分抑制精卵融合,CD81$^{-/-}$雌鼠生殖缺陷,60%的CD81$^{-/-}$雌鼠能够产仔,且CD81$^{-/-}$雌鼠性成熟、妊娠时间及产仔数均正常。相比之下,CD9$^{-/-}$雌鼠的产仔数减少,性成熟及怀孕时间均延长。而CD9和CD81同时敲除雌鼠则表现出完全不孕,表明这2个蛋白在受精过程中可能协同发挥作用。体外受精实验显示,CD9$^{-/-}$、CD81$^{-/-}$以及CD9$^{-/-}$和CD81$^{-/-}$雌鼠均发生精卵融合障碍,且CD81$^{-/-}$雌鼠体外受精时会有部分CD9转移至精子的头部。将小鼠CD81的mRNA显微注射到CD9$^{-/-}$卵母细胞后,CD9$^{-/-}$雌鼠的受精率恢复到47%,注射小鼠或者人的CD9 mRNA会更有效,分别为76%和81%。因此,CD81参与了精卵融合,对CD9介导的精卵融合起着补充作用。

(二)糖基磷脂酰肌醇锚锭蛋白(GPI锚锭蛋白)

糖基磷脂酰肌醇(glycosylphosphatidylinositol,GPI)锚定蛋白是另一种存在于卵细胞表面并且参与精卵融合过程的重要蛋白质,由位于脂质双分子层的蛋白质和与之共价结合的糖基化磷脂酰肌醇两部分构成,磷脂酰肌醇磷脂酶C(PI-PLC)或血管紧张素(ACE)能够将该蛋白从细胞表面释放出来。

通过基因敲除的方法获得的GPI锚定蛋白缺陷小鼠,成熟雌性小鼠同样表现出不孕特征,卵子体外实验表明其无法与正常精子完成有效融合。卵母细胞经PI-PLC处理后,与精子结合和融合的能力显著下降,提示卵母细胞上的GPI锚锭蛋白参与了精卵融合。从GPI锚锭蛋白的定位看,其在脂质功能域富集,这个区域对于细胞的许多生理活动如信号转导、质膜运输、细胞骨架形成等具有重要的作用,缺乏GPI锚锭蛋白可能改变脂质区域结构,导致卵母细胞质膜的变化。

（三）整合素

整合素是由 α（120～185kD）和 β（90～110kD）两个亚基组成的异二聚体，迄今已发现18种α亚基和9种β亚基，它们按不同的组合构成20余种整合素。卵子表面常见的整合素有 α2β1、α3β1、α5β1、α6β1、αvβ1、αvβ3、αvβ5。研究表明，卵子膜上的整合素充当了与精子膜融合的受体，在有 CD9 存在的情况下，精子膜上的配体与卵母细胞膜上的整合素结合后诱导相邻的精子膜与卵子膜发生融合。Ohnami 等研究表明，CD9 可调控包括整合素 α6β1 在内的部分膜蛋白的重新分布，这些机制对精、卵融合可能起重要作用。

（四）其他

2014 年，*Nature* 刊登了一项发育生物学最新研究成果，研究人员发现了小鼠卵细胞与精子细胞表面蛋白质 Izumo1 结合的受体 Folr4，缺少 Folr4 的雌鼠不孕，缺乏 Folr4 的卵子也无法和正常的精子相融合。正是 Izumo1 与 Folr4 的结合完成了精卵融合过程。

三、精子表面精卵融合相关蛋白

精卵融合的起始位点局限于精子头部质膜的特定区域，一般认为融合起始于精子质膜的赤道区，卵质膜融合环节中，探索相关的精子膜蛋白是研究受精过程的重要内容。然而，最近有实验证据表明，顶体内膜也参与了精卵融合。

（一）Izumo

Izumo 蛋白是 2005 年发现的精子膜蛋白，其作为介导精卵融合的必要蛋白已引起人们的关注。小鼠 Izumo 只在睾丸中特异表达，分子量为 56.4kD，只有在发生顶体反应后才暴露于精子表面。Izumo 定位于顶体反应后精子的顶体内膜，并非赤道段。Izumo 蛋白属免疫球蛋白超家族成员，胞外含有一个免疫球蛋白结构域。Izumo 单克隆抗体 OBF13 能够显著抑制精卵融合，多克隆抗体能够阻止精子和卵母细胞的结合和融合。另外，将合成的 Izumo 肽段注射入雌性小鼠体内可致其不孕，受精率明显降低。将 *Izumo* 基因敲除后，Izumo$^{-/-}$ 雌鼠能够正常生育，Izumo$^{-/-}$ 雄鼠能够发育成熟并正常射精，且 Izumo$^{-/-}$ 雄鼠的精子无论形态还是运动能力都正常，而且可以穿越卵丘细胞层和透明带并与卵母细胞膜表面结合，但这种精子不能和卵母细胞融合，因而导致雄性不育。由于 Izumo$^{-/-}$ 小鼠不育，研究者用 ICSI 技术将 Izumo$^{-/-}$ 小鼠的精子注入 Izumo+/+ 小鼠卵母细胞后，受精卵在小鼠体内能发育成正常胚胎。Izumo$^{-/-}$ 雄鼠的精子能与去透明带的卵母细胞正常结合，但精卵融合发生障碍。这些研究结果证明，Izumo 介导了精卵融合过程。

（二）附睾糖蛋白 DE

附睾糖蛋白 DE 又称为富含半胱氨酸分泌蛋白（cysteine-rich secretory protein，CRISP），这种蛋白质的典型特征是含有大量保守的半胱氨酸（大约16个）。分泌到附睾腔的附睾糖蛋白 DE 覆盖在精子的表面，并且伴随精子的成熟从精子顶体的顶部迁移至赤道部，随后发生顶体发应。在其他哺乳动物中也发现了 DE 的同源序列，存在较高保守性，如小鼠中的 AEG-1 与大鼠 DE 有70%同源，人的 ARP 有40%同源。DE 位于赤道部，可能具有介导精卵融合的作用。DE 抗体处理不仅降低了精子的穿透能力，而且阻止了精卵融合，说明 DE 在精卵融合过程中发挥作用。卵子表面存在可以识别并结合 DE 的蛋白位点，受精过程中加入游离 DE 显著降低精卵融合的比率，说明精子表面的 DE 与卵子表面的特异位点的结合是精卵融合必要条件。DE 的结合位点位于卵母细胞表面的融合区，并且其在卵子发生时暂时的表达与卵母细胞融合能力的获得有关。最新研究发现 CRISP 家族另一成员 TPX1/CRISP-2 对于精子和卵子的有效结合也发挥着重要的作用。

（三）甘露糖受体

人精子甘露糖受体（mannose-ligand receptor，MR）是存在于精子头部能特异识别并结合甘露糖基的位点。它与受精过程尤其是精卵融合密不可分，并起重要作用。1989 年，Mori 等报道，用植物凝集素 Con A 封闭透明带表面的甘露糖基，可特异性阻断人类精卵结合。Tesarik 和 Benoff 证明，正常人的精子头部在获能过程中表现出甘露糖结合活性，而不育症患者的精子则不能表现出此活性或活性极低。表明人类精子头部存在能识别并结合甘露糖的蛋白，被称为甘露糖受体。精子通过 MR 与卵透明带识别结合，诱导顶体反应的发生。MR 的表达、定位与顶体反应关系密切，MR 阳性的精子顶体均不完整。顶体反应早期，MR 位于顶体区质膜表面，顶体反应期间，MR 位于顶体内膜、基质或顶体小泡表面，完成顶体反应的精子，MR 主要集中于赤道段顶体内膜和顶体后区质膜上，这一区域是精子卵融合的起始区域，因此 MR 可能在精卵融合过程中至关重要。精子获能后与去透明带金黄地鼠卵行精子穿透试验，结果显示精子穿透指数、结合指数与 MR 表达率间存在正相关关系,且精子与去透明带地鼠卵培养时加入 D-甘露糖的氨基苯衍生物(APMP)能够显著抑制精卵融合,而对精卵的结合无影响,均证明精子存在与精卵融合有关的甘露糖位点。

(四) ADAM 家族

ADAMs(a disintegrin and metalloprotease)家族的一些成员参与精卵结合与融合过程。精子表面与精卵融合相关的 ADAM 家族成员主要有 3 个:ADAM1(受精素 α)、ADAM2(受精素 β)和 ADAM3(cyritestin),它们被认为是卵子表面整合素的受体,通过与整合素的相互作用参与精卵融合过程。

ADAM 家族成员具有多个保守性结构区域,包括前结构域、金属蛋白酶结构域、去整合素结构域、富含半胱氨酸结构域等。ADAMs 成熟过程中,ADAMs 蛋白前体丢失前结构域。去整合素结构域是 13 个氨基酸构成的去整合素环,其中有与整合素结合相关的 RGD(Arg-Gly-Asp)序列。受精素 α 和 β 可以形成异源二聚体来识别整合素,在形成二聚体的过程中还需要一种蛋白质 calmegin 的参与,calmegin 缺陷也可能是导致雄鼠出现不育的原因。

Cyritestin 是一种精子顶体膜蛋白,定位于顶体内膜和赤道区域。Cyritestin 本身可以形成一个同源二聚体而参与和整合素的识别过程,但该过程依赖于另外两种 ADAM 的参与。因为 Cyritestin 单抗可显著降低体外的精卵结合和融合能力,并且在 IVF

条件下,应用 Cyritestin 去整合素结构域的合成多肽也可明显抑制精卵的结合和融合,说明 Cyritestin 的去整合素结构域参与了精卵相互作用。也有学者得出相反的结论,将受精素 β 和 Cyritestin 两者都剔除,精卵质膜融合率达到正常精子的 50% ~ 70%。受精素 β 和 Cyritestin 对精卵融合不是必需的,可能存在其他途径导致精卵融合。

四、皮质颗粒反应

受精前存在于卵母细胞膜下的皮质层中的分泌小泡(皮质颗粒,cortical granule)是高尔基复合体的产物,以膜为界的、溶酶体样的圆形、椭圆形小体,含有蛋白水解酶、结构蛋白和黏多糖等成分。皮质反应从卵被精子激活开始,皮质颗粒膜与卵质膜在精子头部与卵相结合的位点发生融合。此时,细胞内的钙离子释放导致皮质颗粒的释放,随后皮质颗粒反应像波浪样迅速扩展到整个卵膜表面,皮质颗粒释放于卵周间隙中。进入卵周间隙的皮质颗粒成分诱发了透明带反应,导致精子受体失活和透明带硬化,也为合子和卵裂阶段的胚胎提供一个保护层。皮质反应过程中,皮质颗粒的膜与卵质膜融合,精子膜也与卵质膜融合,改变了卵质膜的性质,质膜上的精子受体也随之丢失,称为卵质膜反应。这些变化能阻止多余精子再结合和穿过透明带,也能防止已经穿过透明带的精子与卵子融合,可有效防止多精受精的发生。

第五节 卵 子 激 活

人类卵子在受精过程中与精子通过一系列复杂的相互作用被激活,从而启动胚胎发育。就卵子而言,受精前成熟卵子的细胞周期停滞在第二次减数分裂中期(metaphase of the second meiotic division,MⅡ),此时同源染色体已经分离,姐妹染色单体处于浓缩状态,整齐排列在纺锤体中间位置,基因转录停止,整个卵子处于相对"休眠"的状态。而在受精过程中,卵子被精子激活,重新恢复生机。

一、卵子激活的概念

人类卵子的发育伴随着卵泡的生长,卵母细胞生长阶段能检测到活跃的转录和翻译。随着卵母细胞生长,基因转录逐渐停止,获得恢复减数分裂的能力。在排卵前促性腺激素峰的作用下,卵母细胞恢复并完成第一次减数分裂,排出第一极体,等待受精。人及哺乳动物成熟卵子的受精寿命很短,一般

认为在 10 小时以内,受精过程中,精子不仅向卵子提供父源遗传物质,而且能刺激卵子发生一系列生理生化变化,促发卵子完成第二次减数分裂,排出第二极体。这种在受精过程中精子刺激卵子发生一系列生理生化变化,从而启动胚胎发育的过程被称为卵子激活。因为卵子激活启动了胚胎发育,所以可视为个体发育的起点。研究发现卵子激活过程中主要的生理生化变化包括质膜去极化、胞质 pH 变化、钙震荡与钙波、Ca^{2+} 内流、减数分裂恢复、DNA 复制与基因表达、皮质反应、雌雄原核形成等。

二、卵子激活过程中的生理生化变化

(一) 质膜去极化

卵子质膜在受精过程中快速去极化,形成动作电位,在低等动物这是快速阻止多精受精的机制,但在多数哺乳动物缺乏这种膜去极化阻止多精受精的

机制。人及哺乳动物卵子在受精过程中反复出现膜超极化。兔在受精时有一个慢速幅值大的去极化，该去极化足以阻止多精受精。小鼠卵的膜电位在受精后能恒定 60 分钟，因而这段时间内阻止多精受精并非由卵子膜电位所介导。

（二）胞质 pH 变化

受精后卵胞质 pH 升高，pH 的升高能促进 DNA 复制及转录，增强蛋白合成和糖原利用，促使精核染色质去浓缩和原核形成等。海胆卵受精后 pH 显著升高，从 6.9 上升为 7.3，并能维持 60 分钟。小鼠和大鼠卵子受精后，pH 无显著变化。pH 的升高不依赖于胞内或胞外 Ca^{2+} 的变化，而是 Na^+/H^+ 交换或者 Na^+/K^+ 交换的结果，抑制 Na^+ 内流可以抑制卵子激活和卵胞质 pH 的升高。

（三）钙震荡与钙波

静息状态下细胞中游离 Ca^{2+} 浓度维持在较低水平，通常为 $10^{-8} \sim 10^{-7}$ mol/L。内质网是细胞内主要的钙库，胞内钙库中 Ca^{2+} 浓度高达 10^{-3} mol/L。细胞受到外界刺激时，胞内游离 Ca^{2+} 浓度迅速升高，这些游离的 Ca^{2+} 一方面来源于胞外 Ca^{2+} 内流，另一方面来源于胞内钙库的释放。

人及哺乳动物精子进入卵子后均能引起卵子内游离 Ca^{2+} 浓度升高，受精过程中由精子进入卵子引起的卵子胞质内持续数小时的、反复性的、短暂性的游离 Ca^{2+} 浓度升高的现象被称为 Ca^{2+} 震荡（Ca^{2+} oscillations）（图 5-1）。Ca^{2+} 震荡是人及哺乳动物受精过程中的普遍现象。通常情况下，Ca^{2+} 震荡在精卵相互作用后几分钟～十几分钟内发生，第一次游离 Ca^{2+} 浓度升高一般可持续 2 分钟左右，第二次和第三次 Ca^{2+} 浓度升高也会持续较长时间，此后的每次 Ca^{2+} 浓度升高持续的时间为 1 分钟左右。此外，第

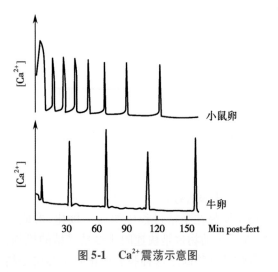

图 5-1 Ca^{2+} 震荡示意图

一次游离 Ca^{2+} 浓度升高的幅值明显高于后来的游离 Ca^{2+} 浓度升高幅值。Ca^{2+} 震荡过程中重复性的游离 Ca^{2+} 浓度升高之间的时间间隔因物种而异，最短的为 1 分钟，最长的可达 1 小时。Ca^{2+} 震荡的频率和幅值与进入卵子内的精子数量有关，多精受精表现出较高 Ca^{2+} 升高频率。

Ca^{2+} 震荡反映的是受精后卵子内 Ca^{2+} 信号的时间分布特性。人及哺乳动物受精后第一次 Ca^{2+} 浓度升高是从精卵结合处发生的，然后以波的形式传遍整个卵子，这种现象被称为钙波（calcium wave）。第二次和第三次 Ca^{2+} 浓度升高也发生于精卵结合处，但发生的区域均比第一次大，并仍然以波的形式传播。此后 Ca^{2+} 浓度升高的发生均始于卵子的大部分区域，在 1 秒内传遍整个卵子。再经过 $3 \sim 5$ 次 Ca^{2+} 浓度升高后转变为整个卵子同步发生的 Ca^{2+} 浓度升高。

人及哺乳动物卵子 Ca^{2+} 震荡中的 Ca^{2+} 来源于胞内钙库，但胞外 Ca^{2+} 对 Ca^{2+} 震荡的维持起重要作用。因为在无 Ca^{2+} 的溶液中受精，Ca^{2+} 震荡只能维持较短的时间。卵子内有两种受体调控 Ca^{2+} 震荡中 Ca^{2+} 从钙库内的释放，它们是三磷酸肌醇受体（IP3R）和植物碱 ryanodine 受体（RyR），分别被称为 IP3 诱导的 Ca^{2+} 释放（IP3-induced Ca^{2+} release，IICR）和植物碱诱导的 Ca^{2+} 释放（ryanodine-induced Ca^{2+} release，RICR）。IP3R 和 RyR 均对 Ca^{2+} 敏感，少量 Ca^{2+} 能够促发这两种受体介导的钙库内 Ca^{2+} 释放，被称为 Ca^{2+} 诱导的 Ca^{2+} 释放（calcium-induced calcium release，CICR）。以 IP3R 为例，受精过程中精卵作用激活磷脂酶 C（phospholipase C，PLC），PLC 水解二磷酸磷脂酰肌醇（PIP2）产生三磷酸肌醇（IP3）和二酰甘油（DAG）。作为第二信使的 IP3 与内质网膜上的受体 IP3R 结合，打开 IP3R 通道使 Ca^{2+} 从内质网中释放出来。降低卵子中 IP3R 水平会抑制受精过程中钙振荡的发生和卵子激活。相对较低的 Ca^{2+} 水平进一步诱导 IP3R 通道的开启，因此从钙库中释放出来的 Ca^{2+} 会促进释放更多的 Ca^{2+} 至胞质中，形成一个正反馈调节机制。当胞质中 Ca^{2+} 达到一定阈值时会导致 IP3R 通道关闭，此时钙泵（calcium-ATPase）会将胞质中 Ca^{2+} 泵回内质网内贮存起来，使胞质中 Ca^{2+} 返回到基础水平，以这种 Ca^{2+} 释放的交替反馈调节方式导致细胞内 Ca^{2+} 水平的重复振荡的发生。

（四）Ca^{2+} 内流

外源 Ca^{2+} 与卵子激活过程中 Ca^{2+} 震荡的形成与维持密切相关。Ca^{2+} 内流导致卵子内出现初始的游

离 Ca^{2+} 浓度升高,这是钙波与钙震荡形成的基础,此外 Ca^{2+} 内流是钙波与钙震荡维持所必需的。如果在无 Ca^{2+} 的培养基中受精,卵子内 Ca^{2+} 震荡只能维持较短的时间。长期以来,人们认为钙震荡和钙波是引发卵子激活的首要事件,并且钙波的模式决定了卵子激活的程度大小,而 Ca^{2+} 流动在受精过程中仅仅为卵子内的钙库提供 Ca^{2+} 来源,并为钙波的形成做准备。近期研究发现 Ca^{2+} 在跨入卵子质膜的过程中还为卵子的激活提供了必需的信号。利用特异的 Ca^{2+} 通道抑制剂钆处理卵子,发现当用低浓度的钆处理卵子时可以阻断 Ca^{2+} 流入卵内,不能形成钙波,卵子不能被激活。当用高浓度的钆处理卵子时不仅可以阻断 Ca^{2+} 流入,而且还可以阻断钙离子流出,此时外源的 Ca^{2+} 不能流入卵内,内源的 Ca^{2+} 也不能流出卵外,但却在卵内形成了内源的钙波。钙波可以诱导卵子恢复细胞周期和形成原核,但是不能正常排放第二极体。

由于双-(O-氨基苯氧基)-N,N,N′,N′-四乙酸[bis-(o-aminophenoxy)-N,N,N′,N′-tetraacetic acid,BAPTA]可以快速结合 Ca^{2+},导致卵子内不能形成钙波。用 BAPTA 处理卵子后,如果将该卵子置于含 Ca^{2+} 的培养液中,仍会有 Ca^{2+} 流入卵子内,卵子可以被正常激活。但是,如果将卵子置于无钙的培养液内,没有 Ca^{2+} 流入,卵子不能被激活。因此推测 Ca^{2+} 在跨入卵子质膜的过程中为卵子的激活提供了必需的信号。Ca^{2+} 是由哪些 Ca^{2+} 通道进入卵子内,还有待进一步的研究。

（五）代谢变化

卵子受精前富含糖原,但是糖代谢中间产物的水平较低,说明糖代谢途径受阻。受精后 6-磷酸葡萄糖水平升高,氧气的吸收率增加,NAD^+ 磷酸化,使得 NADPH 量显著增加。小鼠卵受精后对核苷酸的吸收率显著增加,对腺苷的吸收率是尿苷的 350 倍。

（六）减数分裂恢复

M Ⅱ 期的卵子受精后细胞周期重新启动,恢复减数分裂,排出第二极体。卵子的 M Ⅱ 期是由成熟促进因子（maturation promoting factor,MPF）维持的,MPF 是细胞周期的调节器,它由调节亚基 cyclin B1 和催化亚基 Cdk1 组成,有活性的 Cdk1 通过磷酸化作用驱使细胞进入分裂期（M 期）,导致核膜破裂和纺锤体形成,此后 MPF 抑制保持活性,直至中后期转化时 cyclin B1 被后期的促进复合物（APC）泛素化降解,MPF 失活,促进细胞分裂周期由中期向后期转化。精卵融合导致细胞内钙离子浓度升高,促使

cyclin B1 降解,而使 MPF 失活,卵子 M Ⅱ 抑制被解除,姐妹染色单体发生分离,排出第二极体,细胞周期恢复（图 5-2）。精卵融合导致 M Ⅱ 抑制解除的同时,卵子会发生一系列形态和生物化学方面的变化,包括释放第二极体,发生皮质反应阻止多精受精、雌雄原核形成等。

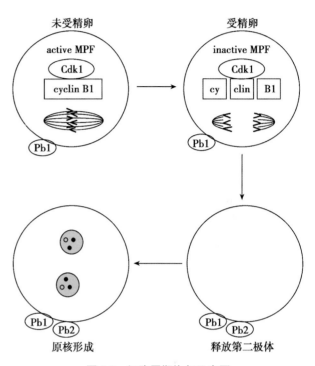

图 5-2　细胞周期恢复示意图

（七）DNA 复制与基因表达

卵子激活后发生的最重要的事件是启动 DNA 复制。受精前卵子具备了 DNA 复制所需的全部酶和四种脱氧核糖核苷酸原料,受精后 DNA 聚合酶逐渐从胞质向核内转移,使得酶与底物接触,启动 DNA 复制。哺乳动物 DNA 复制发生在雌雄原核彼此靠近的过程中,并且在雌雄原核中同时发生。多精受精的卵子中,所有原核同时启动 DNA 复制。

不同动物转录启动的时间不同。蛙类卵裂期间没有转录发生,直到原肠胚中期才开始有 mRNA 合成。小鼠基因组激活发生在 2 细胞时期,但通过外源基因注射发现,受精卵原核中已经开始有 mRNA 合成。在人的早期胚胎中,合子基因组激活发生在 4~8 细胞期。卵子在受精前积累了大量早期胚胎发育所需的 mRNA,受精后这些母源 mRNA 开始翻译。人及小鼠卵受精后蛋白合成增加 40% 左右,而低等动物海胆的蛋白合成则增加了 100 倍。

此外,卵子激活过程中的皮质反应、雌雄原核形成过程将在本章其他小节中做详细介绍。

三、卵子激活的调控模型

（一）膜受体理论

该理论认为卵子激活发生于精卵质膜融合之前，精子与卵子质膜表面的精子受体结合，并活化精子受体，活化的精子受体激活与之偶联的 G 蛋白或酪氨酸蛋白激酶（tyrosine protein kinase，TPK），从而激活 PLC，产生 IP3，IP3 作为第二信使，与内质网上的 IP3 受体结合，使 Ca^{2+} 从内质网中释放出来激活卵子（图 5-3）。TPK 特异性抑制剂可以阻止受精引发的卵子激活。虽然膜受体理论在一定程度上解释了受精时卵子激活的信号转导机制，但是这一理论仍受到挑战，例如该理论无法解释显微注射技术（intracytoplasmic sperm injection，ICSI）中卵子的激活机制，因为 ICSI 技术是将精子直接注射进卵子，避开了精子与卵子质膜的相互作用，卵子也能够被激活，于是一些学者提出了精子因子理论。

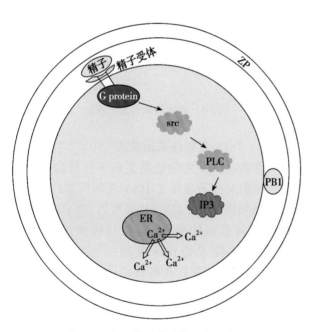

图 5-3　卵子激活膜受体理论示意图

（二）精子因子理论

精卵融合过程中，精子内的一种或几种可溶性信号分子进入卵子中，活化卵子内的钙释放系统使卵子激活。将精子提取物注射入卵子中，可以导致持久的钙震荡。

一些精子特异性蛋白具有精子因子的功能。磷脂酶 Cζ（phospholipase C zeta，PLCζ），在精卵融合时由精子释放进入卵子。将重组的 PLCζ RNA 和蛋白注射进小鼠卵子，可以诱导出与正常受精时相似的钙振荡，促使胚胎发育至囊胚阶段，而用免疫方法将 PLCζ 去除后将不会引起钙振荡。PLCζ 敲低的小鼠精子注射入卵子后诱导的钙振荡会提前结束。这些研究表明 PLCζ 可能是一种精子因子（图 5-4）。Richard Oko 等发现一种在卵子激活过程中发挥关键作用的新蛋白，这种蛋白在许多物种中都存在，并命名其为 PAWP（postacrosomal sheath WW domain-binding protein）。将重组 PAWP 蛋白注射入 MⅡ期卵子中发现，PAWP 能诱导成熟卵子形成原核。而 ICSI 同时注射 PAWP 抗血清能抑制原核形成，阻止卵子激活。证实该蛋白在启动卵子激活过程中发挥重要作用。

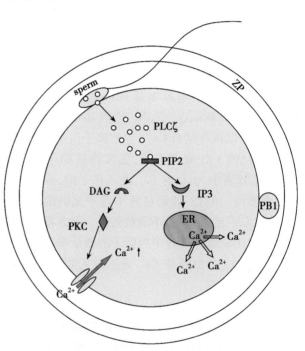

图 5-4　卵子激活精子因子理论示意图

四、卵子激活与辅助生殖

（一）圆头精子症与卵子激活失败

人类的圆头精子症（globozoospermia）是一种罕见且严重的畸形精子症，主要特征是精子头部呈圆形，顶体完全缺失，从而精子无法穿透卵子透明带，无法完成受精过程，临床表现为男性不育，圆头精子症的发生率在男性不育者中占 0.1%。传统观点认为，借助卵胞浆内单精子注射（ICSI）可实现对圆头精子症患者的治疗，然而对圆头精子症患者行 ICSI 术后发现仍存在完全受精失败或受精率低的现象。进一步研究发现这正是卵子激活失败的结果。通过 ICSI 注射进入卵子的圆头精子并不能使卵子激活，由于卵子激活失败而表现为受精失败或受精率低下。对这类不育症患者需采取 ICSI 联合辅助卵子激活(assisted oocyte activation, AOA)的治疗方案。目前已有多例 ICSI 联合 AOA 治疗提高圆头精子症患者 ICSI 授精率及妊娠率的报道,这些圆头精子症患者出生的小孩并未发现出生缺陷。更深入的研究发现圆头精子导致卵子激活失败的主要原因是精子因子 PLCζ 的缺失。

(二) PLCζ 与男性不育

PLCζ 是特异分布于睾丸组织的一种 PLC,其编码基因的突变、蛋白分子结构的异常或生化性质的改变均与卵子激活失败、不育症密切相关。PLCζ 主要定位于精子头部顶体内膜和核膜之间的核周鞘上,也分布在精子顶体区、赤道板和顶体后区。分别将经体外重组并纯化的野生型和男性不育突变型的人 PLCζ 蛋白注射进小鼠或人卵子,前者可以成功激活小鼠或人卵子,出现的钙振荡与精卵融合受精的相似,且可以促使小鼠胚胎发育至囊胚阶段;而后者无法激活卵子。圆头精子由于缺失顶体引起 PLCζ 丢失,丧失激活卵子的能力,表现为 ICSI 术后受精失败。这些结果表明,PLCζ 是一种精子因子,对受精过程中的卵子激活起重要作用。PLCζ 功能的缺失是男性不育症的原因之一。

(三) 补救 ICSI(RICSI)受精失败与卵子激活

在精液常规检测正常的情况下,受精失败的发生率为 5% ~ 15%,受精低下的发生率为 20% 左右。RICSI 能避免发生大部分 IVF 周期中的受精失败的情况。临床观察发现对非男性因素不孕行 IVF 失败后,再行 RICSI 价值不大,这可能由于卵母细胞缺陷导致卵子不能正常激活。有研究收集 95 枚 RICSI 后仍然受精失败的卵子,详细分析其受精失败的原因后发现,早补救 ICSI 和晚补救 ICSI 的卵子激活障碍的发生率分别为 60.9% 和 51%,卵子激活障碍的发生率远高于其他影响受精因素的发生率,说明卵子激活障碍是 RICSI 后受精失败的主要原因。

(四) 辅助卵子激活

ICSI 技术在人类辅助生殖医学中治疗男性不育起重要作用,然而仍有 1% ~ 5% 的病人在 ICSI 术后卵子无法激活,导致受精失败。辅助卵子激活(assisted oocyte activation, AOA)是指对 ICSI 术后的卵子加以物理或化学方法辅助激活卵子,以降低 ICSI 术后卵子激活失败的发生。Yanagida 等对 ICSI 授精失败的患者卵子进行了 ICSI 后 30 分钟电激活处理,最终获得妊娠并成功分娩双胎。进一步研究发现该患者精子能够激活小鼠卵子,说明精子具有激活卵子的能力,可能是由于卵子对这种激活的应答反应不够,导致卵子没有被激活。除了电激活卵子外,也有采用钙离子载体激活 ICSI 后的卵子获得成功妊娠并分娩的报道。辅助卵子激活可以作为一种有效的实验室方法提高辅助生殖的受精率。然而,ICSI-辅助卵子激活(ICSI-AOA)的应用也存在着争议,Vanden Meerschaut 等认为辅助激活卵子并不能适用于所有可能存在卵子激活缺陷的患者,并且这一过程中物理或化学的刺激方法是否对胚胎存在潜在的毒性,或者对后代的致畸、致突变作用还认识不足。因此,ICSI-AOA 技术虽然可能获得好的临床结局,但其安全性还有待评估。

第六节 合子形成

一、合子形成概述

合子形成是单倍体的精子和卵子之间相互识别与结合、融合而形成双倍体合子的过程,这标志着受精过程的结束,同时又代表个体发育的起点。合子形成包含多个步骤,涉及精子和卵子之间多成分的相互作用。精卵结合前精子穿过卵丘细胞首先与透明带结合,诱发精子头部顶体内容物胞吐,发生顶体反应。此后精子穿过透明带,到达卵周隙,精子头部赤道段的质膜与卵质膜发生结合和融合,精子进入卵子。精子进入卵子后激活卵子,恢复减数分裂,并诱发卵子发生皮质反应,皮质颗粒胞吐,阻止多精受精,与此同时精子染色质去浓缩,形成雄原核,卵子染色体转变为雌原核,最后雌雄原核相互靠近,核膜破裂,双方遗传物质混合,启动有丝分裂,这是合子形成的基本过程。但最近几年在小鼠基因敲除的研究结果,对这一经典认识的某些环节也提出了不同观点。

二、合子形成的基本过程

精子与卵子透明带识别与结合、精子顶体反应及穿过透明带、精子与卵子质膜结合与融合及卵子皮质反应这四部分内容在本章的其他部分已详细阐述。

（一）雌原核的形成

受精过程中，卵子恢复第二次减数分裂排出第二极体，姐妹染色单体发生分离，留在卵子胞质中的染色体构成母源性染色体，这些染色体首先分散，沿着分散染色体的边缘汇集一些小囊，小囊之间逐渐融合形成双层膜，从而形成一些内含染色体的小囊，被称为染色体泡（karyomeres），最后染色体泡彼此合并，形成一个形状不规则的雌原核，之后雌原核逐渐变为圆形，体积增大。

（二）雄原核的形成

在人及哺乳动物的精子发生过程的精细胞时期，鱼精蛋白取代细胞核的组蛋白，染色质变得高度浓缩，基因组处于无转录活性状态。受精后，随着精卵质膜的融合，精子核直接与卵胞质互相作用，核膜破裂，高度浓缩的染色质发生去浓缩，并在去浓缩的

染色质周围重建核膜，形成雄原核（图 5-5）。鱼精蛋白二硫键的清除是精核去浓缩的第一步，当二硫键的清除达到一定程度时，精核开始对卵胞质内的去浓缩因子产生反应，从而发生去浓缩。在精核去浓缩过程中，鱼精蛋白逐步被组蛋白取代，这是精子染色质激活和雄原核 DNA 复制的前提条件。鱼精蛋白是通过磷酸化修饰被去除，蛋白激酶抑制剂可以阻止精核的去浓缩。GV 期卵母细胞不能使精核去浓缩，GVBD 后才逐渐获得该能力，成熟卵子的精核去浓缩能力最强。还原型谷胱甘肽（GSH）参与精核的去浓缩过程，GSH 量在卵母细胞成熟过程中逐渐增加，如果抑制 GSH 的合成，卵子使精核去浓缩的能力也被抑制。卵子使精核去浓缩的能力一直维持到雌核形成。一旦雌核形成，卵子便失去此能力。

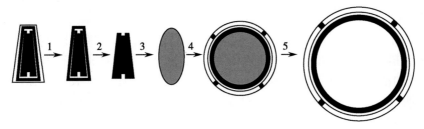

图 5-5　雄原核形成图

（三）雌雄原核的迁移与融合

雌雄原核在微管的作用下相向迁移。中心体是动物细胞主要的微管组织中心，由两个相互垂直的中心粒组成，在有丝分裂时建立两极纺锤体，确保染色体的精确分离。合子发育的中心体大多数是由精子单独提供的，而卵子缺乏中心体，这样不仅保证了合子正常的有丝分裂，还阻止了成熟卵子的自发发育。精子进入卵子胞质后，精子中心体会组织卵子胞质中的微管形成一种星状微管结构，称为精子星体。雌雄原核在精子星体的牵引作用下迁移、靠近，最终迁移至卵子中央。

雌雄原核在微管的作用下迁移至卵子中央并尽可能靠近，之后雌雄原核的核膜消失，雌雄原核融合，双方染色体排列在赤道板上，为第一次有丝分裂做好准备。

（四）合子形成中的中心体遗传

大多数动物中，卵子在发生过程中发生中心体丢失，受精时精子带入中心体，产生精子星体，负责雌雄原核的迁移靠近。人卵子胞质中没有微管组织中心，精子进入卵子后在精子颈部区域形成一个微

管星体结构，并随原核的生长、迁移并增大。受精后有丝分裂纺锤体两极均有中心粒存在。当有 2 个精子穿入卵子时，2/3 的受精胚胎分裂成 3 细胞，这可能是形成了三极纺锤体所致。小鼠与人不同，受精前小鼠卵母细胞中有多个非纺锤体微管结构，而小鼠成熟精子中没有发现中心体，精子入卵后也不能形成精子星体结构。而受精前的卵子内有约 16 个中心体抗原位点，受精后形成星体，并与正在发育的雌雄原核结合，促进原核相互靠近，进入分裂期后，中心体集中到纺锤体两极，随细胞分裂而分离。

三、合子形成与辅助生殖

人类辅助生殖过程中，有时会有受精卵原核不融合，合子形成受阻导致胚胎发育停滞在原核期，不发生卵裂的情况。引起这种情况的因素很多，除培养环境外，精子中心体功能障碍（centrosome dysfunction）亦可导致合子发育受阻。此外，合子形态与其发育潜能也密切相关。

（一）精子中心体功能障碍

如果精子存在中心体功能障碍会引起受精失

败和原核期胚胎发育停止,这类精子的细胞核虽然能在卵胞质里去浓缩形成雄原核,但无法形成精子星体,而不能促使雌雄原核融合导致合子无法卵裂。精子中心体功能障碍可能是男方不育的一个因素,在严重畸形精子、圆头精子和纤维鞘发育不良精子以及行输精管结扎患者的精子中均可能出现中心体功能障碍。将这类患者精子注射进异种卵子中,精子星体的形成率显著低于来源于具有生育能力的男性精子,并且发现精子星体形成率与胚胎卵裂率紧密相关。因此精子中心体在合子形成及卵裂过程中发挥重要作用。精子中心体功能障碍的不育患者可以通过移植有功能的精子中心体来治疗。

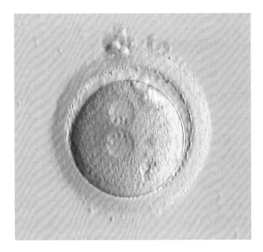

图 5-6　核仁极化

(二) 合子形态与其发育潜能

合子形态中的原核大小、核仁排列以及胞质晕圈(halo)等合子形态状况均与卵裂密切相关。正常合子的原核大小相当(雄原核比雌原核稍大)。Sadowy 等研究发现当雌雄原核直径大小相差 4μm 以上时,原核期胚胎发育停滞率显著升高。对未卵裂的合子研究发现,原核中核仁没有沿两原核的连接处对齐排列(核仁极化)(图 5-6),或者没有胞质晕圈(图 5-7)会显著增加合子发育停滞的发生率。因此,合子的形态特征与合子的发育潜能密切相关。

多精受精导致原核数量的增加也是一种常见的合子形态异常。多于两个原核的合子一般被认为染色体异常,常规 IVF 中大多数是三倍体,这些多原核的合子不用作进一步培养和移植。此外还存在只有一个原核的合子(1PN),1PN 合子在 IVF 和 ICSI 中的发生率可以高达 7.7% 和 5.0%。虽然有移植来源于 1PN 合子的胚胎后成功妊娠和分娩的报道,但

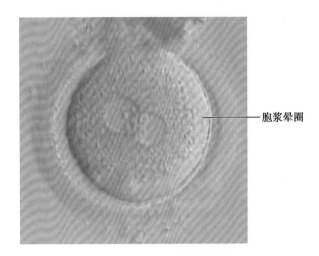

图 5-7　无胞质晕圈合子

胞浆晕圈

这些合子大多是单倍体或染色体异常。因此,对于 1PN 合子,可以先在体外培养至囊胚阶段(胚胎发育第 5～6 天),再对形成的囊胚进行 PGS,筛查出正常二倍体囊胚再进行冷冻保存或移植。

第七节　卵子防止多精受精的机制

多精受精是指受精时有两条或两条以上的精子穿入卵母细胞,形成多个原核的现象,主要以三原核合子为最常见。多精受精作为一种主要的异常受精形式,在自然受孕时发生率约为 1%～3%,而辅助生殖技术的使用明显增加了多精受精的发生几率。在体外受精-胚胎移植(in vitro fertilization and embryo transfer,IVF-ET)过程中,多精受精率可高达 10%。多原核合子虽然可以卵裂发育成胚胎,但最终会导致流产、葡萄胎或多倍体畸形儿的发生,临床常常不予移植。

IVF 的多精受精与卵母细胞的成熟状态、精子浓度、血清中雌激素水平、皮质反应及透明带异常等因素有关。卵母细胞阻止多精受精主要通过皮质反应,其作用的主要部位包括透明带、卵母细胞质膜和卵周隙。精子穿入卵子后,卵母细胞皮质颗粒的内容物迅速释放到卵周隙中,使透明带硬化,最终精子受体失活,这被称为透明带反应;同时精子质膜、皮质颗粒膜均与卵母细胞质膜融合,改变了卵母细胞质膜的性质,这被称为卵质膜反应,卵母细胞主要通过透明带反应和卵质膜反应达到阻止多精受精的

目的。

一、卵母细胞与多精受精

（一）皮质反应与多精受精

卵母细胞皮质反应过程中的透明带反应和卵质膜反应是保证正常受精过程和阻止多精受精的两个重要生理反应。哺乳动物中，皮质颗粒（cortical granule，CG）存在于第二次减数分裂中期卵母细胞皮质区的质膜下，精子穿入或孤雌激活卵子，导致皮质颗粒的胞吐诱发了皮质反应。皮质反应的发生是一个卵质膜介导的过程，即精子表面的配体与卵质膜表面的受体相结合，通过活化 G 蛋白或酪氨酸蛋白激酶而激活一系列信号转导系统，诱导发生皮质反应。也有学者认为精子入卵后带入了可溶性因子，激活卵子，诱发了皮质反应。磷脂酰肌醇信号通路在皮质反应中发挥重要调控作用，卵质膜上的 4，5-二磷酸磷脂酰肌醇水解，产生二酰甘油（DAG）和 1，4，5-三磷酸肌醇（IP$_3$）。其中 DAG 激活蛋白激酶 C（PKC），IP$_3$ 与内质网或钙小体（calcisome）上的 IP3 受体结合，使内源性 Ca^{2+} 的释放，促使皮质颗粒膜与卵质膜融合，从而发生皮质反应。

大多学者认为，卵质膜阻止多精受精是精子非依赖性的。人工激活无透明带的小鼠及仓鼠卵母细胞，皮质颗粒发生胞吐，与之融合的精子数量显著下降。此外，用皮质颗粒渗出液处理小鼠无透明带卵子后，也能抑制精子入卵。以上现象说明，受精后发生皮质反应，胞质收缩，卵周隙增大，颗粒内容物胞吐于卵周隙中，形成了所谓的皮质颗粒被膜，排出的物质是卵子的过氧化物酶类，它们可以通过透明带上的小孔到达透明带表面，损坏精子受体，以达到阻止多精入卵这一目的。也有学者认为，质膜阻止多精受精是精子依赖性的，而皮质内容物不产生影响。如果把小鼠精子通过显微注射的方法注入卵子，尽管皮质颗粒发生胞吐，精子在 2 细胞阶段仍能进入卵母细胞，但这不是一个主流观点。说明精子与卵子膜融合，通过改变卵膜的性质而阻止多精受精的发生。小鼠模型显示，卵子受精时第一个精子与卵质膜融合后 1 分钟，卵质膜就不能再与其他的精子相融合，这种膜反应的快速变化联合透明带反应，构成了阻止多精受精的机制。

（二）透明带与多精受精

透明带不仅是物种间的受精屏障，也是阻止多精受精的重要结构。对大多数动物来说，透明带是阻止多精受精的首要机制，哺乳动物的卵子透明带含有三种糖蛋白：ZP1、ZP2、ZP3（人类还有 ZP4），ZP2 和 ZP3 呈异二聚体。一旦精子与卵子融合，皮质反应后胞吐到卵周隙中的皮质颗粒内容物引起透明带成分和结构的改变，从而阻止了多条精子的穿入。皮质颗粒内容物中有蛋白酶或糖苷酶，可分解 ZP3 而阻止多余精子与透明带的结合。首先，ZP3 上初级精子受体所连接的 O-寡聚糖在糖苷酶的作用下发生变化，ZP3 因灭活而不能再识别和结合游离的精子。受精时透明带反应对透明带的某几条 O-寡糖链进行了有限的修饰，ZP3 的分子量未改变，可能正是这种修饰破坏了其结合精子的活性从而阻断了多精受精。其次，ZP2 上的次级精子受体在蛋白酶的作用下发生水解，ZP2 被灭活，透明带的溶解性下降，即透明带发生硬化，阻止已结合甚至部分穿入透明带的精子穿过透明带。此外，卵母细胞在收集和处理过程中的机械性损伤也可能增加透明带损伤，导致多精受精的发生。

在像差或 Hoffman 光学镜下，透明带显得相对均一。将活的卵母细胞透明带在偏振光学显微镜下成像，按照它们的延缓作用和方位角的不同可看到三个清晰的层面，大鼠透明带内层蛋白基质是放射状排列，中间层是随机排列，而外层呈无序排列。人卵母细胞透明带也有类似的三层结构。多精受精的受精卵其透明带内层有微细的间断。推测透明带的内层在阻止多精受精中发挥重要作用，透明带的厚度和完整性与卵泡刺激时病人的雌二醇水平有关。透明带成像技术可以提供一个便捷、无创的诊断方法，有利于阻止人类体外受精时多精受精的发生。Familiari 等发现不孕病人中，透明带异常的卵母细胞较多，正常情况下精卵融合后数秒钟，卵母细胞就向透明带下间隙内释放皮质颗粒，使透明带内层致密化，阻止其他精子的进入。

（三）卵母细胞成熟度与多精受精

引起多精受精最常见的卵源性因素是卵母细胞的不成熟和卵子老化。卵母细胞成熟程度的判断可从胞质和胞核两方面来评价。卵子染色体排列和纺锤体组装是评价核成熟情况的指标，皮质颗粒的分布及胞质使精子染色体去浓缩的能力反映了胞质成熟的情况。卵母细胞内参与阻止多精受精的细胞器是皮质颗粒，卵母细胞成熟不够或发生老化的卵母细胞均会造成皮质颗粒释放障碍，从而引发多精受精。

1. 卵母细胞成熟度不足与多精受精 与成熟的卵母细胞相比，未成熟卵子一方面由于皮质颗粒不靠近质膜分布,另一方面由于皮质颗粒不能释放或只能部分释放,因而不能发生完整的皮质反应,导致多精受精。卵母细胞成熟度不足发生多精受精的原因主要有:①皮质颗粒向卵母细胞皮质区迁移是卵母细胞成熟必需的,而这种迁移常发生在卵母细胞成熟的最后阶段;②内质网是胞内的钙库,未成熟卵中内质网的数目较少,影响皮质反应的发生;③未成熟卵内 IP3 受体的数目较少,使卵母细胞对相应激活因子的敏感降低。以上胞质成熟的分子事件均发生于卵母细胞成熟的最后阶段,直到卵母细胞达到 M Ⅱ 期才发育完全。

2. 卵母细胞老化与多精受精 成熟卵母细胞容易发生老化,维持阻止多精受精能力的时间很短。卵子老化后,只能部分释放或不能释放皮质颗粒,另外其皮质颗粒过度成熟,常发生自发的胞吐,且排出的皮质颗粒内含物不能有效地阻止多精受精发生,其次有时还会出现皮质颗粒从质膜下迁走的现象,致使皮质反应不彻底或不能发生,最终导致多精受精。对去透明带的受精卵再次受精,老化的卵母细胞中有约24%发生了精子的再穿透,而成熟度适中的卵子未发生此现象。Ghetler 等认为,卵母细胞在排卵后,如不及时受精便趋向老化,而老化的卵母细胞的皮质颗粒内容物也可以自然外倾或整个皮质颗粒外排,或向内移到核周。这样的卵母细胞即使受精也是多精受精,因为它无法进行正常的皮质反应,也阻止不了多精受精。此外,动物实验结果表明,老化的卵母细胞其骨架异常,可能影响卵膜及皮质功能,影响精卵融合,减少卵膜对抗多精受精的能力。

(四)获卵数、女方年龄与多精受精

对于获卵数较多的患者,其多精受精率往往较高。研究发现,在出现多精受精的周期中,获卵数目越多,受精率及卵裂率越高,多精受精几率越大。多精受精组受精率的显著增高说明 IVF 周期中精子的受精能力和卵母细胞对精子的接受能力良好。当受精率>81%时,常出现异常的多倍体受精卵。IVF 中所获的卵子数是患者对促排卵敏感性的体现,获卵数多说明患者对促排卵药物反应性好,卵巢储备功能强。而募集较多的卵母细胞中,其质量参差不齐,存在部分老化或者胞质不完全成熟的卵子,易发生多精受精现象。

年龄是影响 IVF-ET 的重要因素。一般认为年轻患者行 IVF 有较好的受精率、分裂率、胚胎形态及妊娠结局。女方年龄较大时,细胞内聚集的过氧化物等对处于第一次减数分裂静止期的卵子破坏增

加,引起卵母细胞非整倍体的相应增加,诱发多精受精发生率增高。相反,也有研究显示多精受精周期中,其发生率随年龄的增加呈下降趋势。目前结果尚不一致,有待进一步研究探讨。

(五)卵母细胞缺陷与多精受精

有文献报道,患者 IVF 周期多原核比例为46.67%,而第二周期改行 ICSI 后仍有 75.0% 为多原核合子。推测卵母细胞可能大部分是多倍体或者是卵母细胞染色体或细胞骨架存在缺陷而造成的。IVF 改行 ICSI 后并不能完全改善异常受精状况,说明此类患者多原核并非由于多精受精造成的。另有文献报道,患者首次 IVF 周期,分别有 60% 以上的受精卵为多原核时,第 2 周期改行 ICSI 术,受精结果恢复正常。说明 IVF 周期可能因为卵母细胞透明带或卵膜功能存在缺陷,在受精过程中不能阻止过多精子进入卵母细胞,引起多精受精。因此,对于此类患者,下一周期可改行 ICSI 助孕。

(六)卵丘细胞与多精受精

卵丘细胞可以通过细胞连接调节卵母细胞的发育。一方面,卵丘细胞直接将营养物质传递给卵母细胞,另一方面,也作为激素、生长因子等调控卵母细胞的介质。有研究将体外培养的颗粒细胞冻融后加入到 IVF 液中,可显著提高受精率,从而使多精受精率降低。研究证实卵丘细胞及其基质中可能存在与受精相关的因子,这些因子能够促进受精,延缓透明带变硬,并能阻止发生顶体反应的精子离开透明带,抑制多精受精。

二、精子参数与多精受精

精子浓度是影响精子穿透和多精穿入的主要因素之一,增加精子穿透率就会伴随着多精受精的增加。体外受精时的精子数量比正常生理情况下卵子周围的精子数量高出几百倍。虽然减少精子浓度可以降低多精的发生,但却降低了精子的穿透率,使许多精子无法获能或同步获能,发生自发性的顶体反应。体内、外的研究均表明受精时卵母细胞周围的精子数量与多精受精比率密切相关,多精受精率随着精子浓度的升高而提高。由于授精精子数量的增多可导致卵细胞皮质颗粒释放延迟,出现较高频率的多精受精。但也有学者对每个卵子分别给予 5万、25 万、50 万个直线运动精子进行比较,其多精受精率分别为3.3%、5.5%、0,认为增加授精密度并不提高多精受精发生率。所以应基于精子的运动能力、形态学以及受精培养基成分来选择最理想的精

子浓度。

少精子症患者的二倍体精子发生率为 2.2%，因此 ICSI 后二倍体精子可以多形成一个原核。用射精精子 ICSI 比新鲜附睾精子、冻融附睾精子或睾丸精子有更高的受精率和更多的可利用胚胎，同时多原核现象发生在新鲜附睾精子中最低，冻融的附睾精子最高。

三、受精方式与多精受精

目前，两种主要的受精方式在受精结局尤其是多原核的比例上有无差异，文献报道不一致。

（一）IVF 与多精受精

在常规 IVF 周期中，出现多核的主要原因有：①多精受精，其中两个精子受精的情况最常见；②配子发生异常，即二倍体精子（卵子）；③第二极体排出受阻。其中第三种情况可能与体外操作过程有关，使处于分裂中期的卵母细胞受损，或是第一次减数分裂的纺锤体重新排布或细胞骨架损伤，使第二次减数分裂的纺锤体方向错误。

（二）ICSI 与多原核

ICSI 术中，只有一个精子被注入卵子，多原核合子较为罕见，多原核的发生率约为 3.7%，三原核（3PN）较为多见。利用 FISH 技术检测 ICSI 来源的 3PN 合子，其中 36% 实际为二倍体。对 ICSI 术后 2 个来源于 4PN 受精卵的囊胚细胞 STR 基因多态性分析结果显示它们都为二倍体核型组成。高比例二倍体多原核受精卵的存在表明 ICSI 来源的 3PN 合子形成可能由于第 2 极体没有排出或注射了二倍体精子所致。第二极体未排出的原因除了上述两点以外，还可能与 hCG 注射日血清中高的雌激素水平有关，或是 ICSI 注射过程中，将少精症、无精症患者的二倍体精子注入卵细胞中，最终形成三原核受精卵。

在 ICSI 术显微操作中，分裂中期的细胞可能受损，或是第一次减数分裂的纺锤体重新排布或在注入精子过程中损伤细胞骨架，从而引起第二次减数分裂的纺锤体的方向错误。小鼠模型表明 ICSI 术可能会破坏赤道板区，这与人类 ICSI 术后 3PN 合子非整倍体的高发生率相一致，而这种染色体不平衡与显微注射的延迟有关。

四、短时受精与多精受精

以往 IVF 过程中，精卵共孵育 16 ~ 20 小时，常孵育过夜，称过夜受精。近年来研究发现，将精卵共孵育时间减少到 2 ~ 4 小时，可获得与过夜受精相近的受精率与卵裂率，被称为短时受精。短时受精过程精卵共孵育时间短，减少了精子（尤其是死精子）产生的活性氧等物质对卵子的影响，从而提高胚胎发育潜能、改善临床结局。但有研究结果显示 2 小时短时受精后，多核率约为过夜受精的 2 倍，认为短时受精导致卵丘细胞分泌的其他限制多精受精的相关因子减少而导致多核率过度增高。此外，短时受精中机械性剥脱颗粒细胞可能使卵母细胞与周围的卵丘细胞及其分泌因子分离，脱离了卵丘细胞存在的微环境对卵母细胞的成熟受精产生不利影响，容易造成透明带损伤而增加多精入卵的几率。短时受精中的多原核合子比例过高，可能直接导致正常胚胎数减少。

五、激素水平与多精受精

多数学者认为 hCG 日血清高 E_2 水平与多精受精有关。hCG 日血清 E_2 水平高于 4000pg/ml 时，多原核生成率显著增高。促排卵治疗中卵巢反应性差的人群可以获得较低的三倍体合子生成率，从反面佐证了上述观点。

六、其他因素

除上述因素外，受精培养基的 pH 与精子获能和顶体反应密切相关。培养基 pH 值升高可提高受精率，但会降低皮质颗粒中酶的活性，可能会导致多精受精。碳酸氢盐和精子获能刺激剂（肝素、咖啡等）对精子运动能力、获能和顶体反应都很重要，而它们对多精受精的影响还有待进一步研究。有研究发现鞣酸可能通过抑制顶体反应所释放的透明质酸酶的活性，降低精子穿透力，从而减少多精受精。

七、体外受精中避免多精受精的措施

（一）超短时受精

短时受精因理论上减少卵子与众多精子可能产生的大量代谢产物及由精子释放的氧自由基的接触，从而有利于胚胎发育。而 IVF-ET 中的超短时受精方案是指在常规短时受精的基础上显著缩短受精时间，即极短暂的精卵孵育、受精。超短时受精并未观察到胚胎质量的明显改善，但却发现可明显降低 IVF-ET 中多精受精的发生率。

（二）ICSI 术改善前次 IVF 多精受精

ICSI 技术是否能改善前次 IVF 周期异常受精的有效性一直是胚胎学家关注的问题。文献报道，患者前一周期行 IVF 术后出现高比例的多原核现象，

在下一个治疗的周期中采用 ICSI 术可以部分地控制此现象。研究中发现，ICSI 术后双原核平均受精率大约 75%，采用 ICSI 术后，70.3% 的患者未出现多原核现象，其后续发育的正常胚胎数要显著多于 IVF 周期。ICSI 技术可能是解决重复周期中前次常规 IVF 受精多原核较多患者的有效方法。

总之，多原核合子的出现虽在一定程度上说明 IVF 周期中精子的受精能力及卵母细胞的接受能力良好，但减少了可利用胚胎的数目。卵母细胞成熟度、透明带异常、高精子浓度、受精培养基中不适当的添加剂等因素都与多精受精有关。为了尽量避免多精受精的发生，要基于精子的运动能力、形态学以及受精培养基成分来选择最理想的精子浓度，与完全成熟的卵母细胞和正常的透明带在优化的条件下完成受精过程，以期降低多原核合子的发生率。目前，针对多精受精的发生机制尚无全面系统的研究报道。

第八节　早期胚胎发育的母源控制

精子与卵子识别后相互作用，发生精卵融合，实现了单倍体配子向双倍体合子的转变，同时启动了早期胚胎发育。哺乳动物种植前胚胎的发育是一个去分化和再分化的过程。高度分化的生殖细胞融合为合子，首先发育成分裂期胚胎，此阶段的卵裂球具有全能性，进而继续分裂至囊胚期，胚胎的内细胞团具有多能干细胞潜能，将来发育为胚体，而滋养层细胞不参与胚体发育。高度分化的卵母细胞如何过渡到全能性的卵裂球，这一转换过程受到了多种调控因子正向或负向调控作用。

卵巢内卵泡发育的同时，卵母细胞积累从母体基因组产生的母源性 RNA 和蛋白质。一些卵母细胞衍生的大分子被认为对于卵母细胞发育和受精是可有可无的，但对胚胎基因组激活（embryonic genome activation，EGA）前维持早期胚胎发育必不可少，这种现象被称为母源效应（maternal effect）。早期胚胎发育的不同阶段受到的母源因素调控的程度不同。小鼠胚胎基因组激活从 2 细胞晚期开始，而人的胚胎基因组激活发生于 4 ~ 8 细胞期。小鼠受精卵至 2 细胞期，即胚胎基因组激活之前，胚胎发育由卵细胞发生过程中积累并储存于成熟卵母细胞胞质中的 mRNA 和蛋白质等母源因子调控。母源因子启动早期胚胎的发育。2 细胞之后至桑葚胚，胚胎基因组激活开始转录，通过级联反应，合成更多的细胞因子，以维持早期胚胎发育需求。此阶段胚胎发育受到下降的母源因子和日趋增多的胚胎基因组新合成因子的调控。即使是在胚胎基因组激活后，尚持续存在的母源因子之间仍可相互作用，或者通过与新表达的合子基因产物相互作用，促进早期胚胎发育。通过转基因小鼠模型已发现母源效应基因的作用，这些母源因子参与到胚胎发育的各个方面，诸如表观遗传修饰、蛋白翻译、细胞信号转导、细胞致密化等。

一、原核形成过程的母源控制

精卵融合后，精子单倍体 DNA 形成了雄原核（pronucleus，PN），而来自卵子的单倍体遗传物质形成了雌原核。来自卵子的母源因子被认为主导了母源和父源的 PN 的形成，并最终形成二倍体合子。

（一）组蛋白

作为主要构件，母体组蛋白被认为是基因组重组的关键。在哺乳动物的卵母细胞及早期胚胎中，连接组蛋白 H1 存在多种亚型，除主要的体细胞亚型外，H1oo（H1 组蛋白家族，成员 O）是一种卵母细胞特异性连接组蛋白，H1Foo 是另一种存在形式。H1Foo 存在于 GV 期、M Ⅱ 期卵母细胞、第一极体以及 2 细胞胚胎中，发育至 4 ~ 8 细胞 H1Foo 完全消失。在小鼠中，受精后不久，精子特异性组蛋白样蛋白（鱼精蛋白），迅速被卵母细胞特异连接组蛋白 H1Foo 所取代。同样，体细胞核移植（somatic cell nuclear transfer，SCNT）时，体细胞的细胞核导入成熟卵母细胞中，体细胞连接组蛋白 60 分钟内就被 H1Foo 替代掉。因此，缺少 H1Foo 作用，体细胞核移植诱导的基因组重编辑受到显著影响。在卵母细胞及早期胚胎发育过程中，H1Foo 通过阻碍染色质结构的形成从而控制基因的表达，在染色质包装过程中参与染色质的重组装，表明 H1Foo 是体细胞型 DNA 向干细胞型 DNA 的重新编程中所必需的。

（二）核质素 2

核质素 2（nucleoplasmin 2，NPM2），作为卵母细胞特异表达因子在 PN 形成中的作用同样不可缺少。GV 期之前，小鼠 NPM2 存在于卵母细胞的细胞核内，生发泡破裂（GVBD）之后，NPM2 进入胞质，表达持续至 8 细胞阶段。NPM2 的重要作用是参与母源性和父源性 PN 的染色质解聚和重新装配，在卵母细胞和早期胚胎的细胞核和核仁中是需要的。基因敲除小鼠实验显示，敲除 *NPM2* 基因后，虽然卵泡和卵子发生正常，也有受精能力，但是胚胎发育停滞于 2-细胞期。大多数缺少 NPM2 的合子会停滞在第一次有丝分裂细胞周期的 M 期，伴随着组蛋白 H3 去乙酰化和异染色质形成核仁的缺陷。因此，NPM2 很可能也参与了最后几步从单倍体配子基因到合子基因组的过渡。

（三）ZAR1（zygote arrest 1，合子阻滞 1）

重组父系染色体后，母源与父源 PN 迁移到受精卵中进行 DNA 复制。原核破裂后合子基因组形成，进入第一次卵裂。小鼠的母源因子 ZAR1 在这个阶段的作用也是必不可少的。缺少 ZAR1 的卵子可以受精，受精卵中 PN 形成和 DNA 复制也正常进行。但母源和父源的基因组保持离散状态，阻止第一次有丝分裂周期的 G2 期细胞周期进程。ZAR1 充分表现了卵母细胞特异性母源效应，调节母源与父源染色体联合以形成合子基因组。

二、胚胎基因组激活的母源控制

哺乳动物早期胚胎的最初发育是受卵母细胞发生期间就已贮存在细胞质内的 mRNAs 和蛋白质调控的。发育到特定阶段，母体遗留的物质被耗尽或降解，卵母细胞的调控因子清除的同时伴随胚胎产物的生成，胚胎基因组转录启动，胚胎基因组激活（EGA）后主宰胚胎发育程序，胚胎发育从母源性控制转由合子型基因组调控。母源 mRNA 降解，但是大部分母源 rRNA、核糖体、snRNAs 和 snRNPs 继续留存，参与到合子型 mRNA 前体的加工。在早期小鼠胚胎，EGA 的轻微波动早在受精卵的晚期就可检测到，小鼠 EGA 的主要波动发生在 2 细胞胚胎的 G2 期。普遍认为，表观遗传修饰如 DNA 甲基化和染色质重塑是 EGA 的初始步骤，其次是激活 RNA 聚合酶 Ⅱ（RNA polymerase Ⅱ，pol Ⅱ）和一系列转录因子。

（一）EGA 的次要波动

来自受精卵中质粒携带报告基因表达的研究首先揭示了单细胞受精卵的转录活性。5-溴尿苷三磷酸可以掺入新合成的 RNA，然后通过免疫荧光的方法在受精卵中被可视化。基于荧光强度的定量计算，2 细胞期合成 30% ~ 40% RNA。然而，添加 A-鹅膏蕈碱（一种在小鼠胚胎中特异且不可逆 RNA 聚合酶 Ⅱ 抑制剂）在体外培养中并不阻止合子分裂为 2 细胞。此外，高通量研究发现，基本没有 A-鹅膏蕈碱敏感的 RNA 实测值（表示从头合成的 RNA）可在

单细胞受精卵中被检测到，留下的问题：在合子晚期是否 EGA 次要波动可以产生功能信使 RNA。

一系列的表观遗传修饰已在第一轮 DNA 复制开始之前的小鼠合子中观察到。配子发生过程中，父源性和母源性配子的单倍体基因组是高度甲基化的。受精后，父源性 PN 通过卵母细胞胞质中去甲基化酶作用主动去甲基化，而母源性 PN 只能被动地在随后的分裂过程中去甲基化。同时，原核中组蛋白修饰方式显示出巨大的不对称性，母源性 PN 中主要是赖氨酸甲基化，而父源性 PN 中表现为组蛋白 H4 乙酰化，使得后者在合子期更容易和不同的转录因子（TF）结合。因此，已经提出了父源性 PN 比母源性 PN 在合子期更支持转录。

（二）EGA 的主要波动

小鼠胚胎基因组启动转录开始于第二有丝分裂的细胞周期的 G2 期，并且对于 2 细胞以后阶段胚胎发育至关重要。参与核糖体合成和装配，蛋白质合成，RNA 代谢和转录。它们大多是持家基因，对于维持分裂期胚胎发育很重要。

EGA 的细胞核控制包括染色质重组、RNA pol Ⅱ 激活。染色质结构的表观遗传变化之后，胚胎基因组变为选择性访问某些转录因子以允许 EGA 的主要波动中某些基因的转录顺序。EGA 的细胞质控制主要依靠母系遗传的 mRNA 和蛋白质的翻译和转录后调节，以及一些胚胎基因组中最早的转录产物。

三、胚胎致密化过程的母源控制

小鼠经过三次有丝分裂细胞周期后，胚胎致密化。4 细胞期的 mRNA 合成抑制对致密化没有影响，而蛋白质合成的抑制，甚至导致过早致密化。作为主要的连接组件，E-钙黏蛋白（或 CDH1）的主要成分在致密化过程中定位于细胞边界。母体 E-cadherin 在卵子发生过程中积累。基因敲除小鼠模型的研究表明，母体 E-钙黏蛋白帮助胚胎在 8 细胞阶段致密化，但致密化在囊胚阶段丢失。与此相反，卵母细胞的 E-钙黏蛋白特异耗尽后抑制小鼠 8 细胞致密化，但是 16 细胞期之前的胚胎 E-钙黏蛋白可以补救。此外，E-钙黏蛋白和其结合配体 B-连环蛋白的氧化磷酸化是在致密化过程中唯一可被检测的，增加了结合的亲和力。

四、母源性 RNA 降解机制

早期胚胎中母源性大分子（主要是蛋白质和核

糖核酸)一旦职责完成,就迅速降解,为合成胚胎大分子提供原料。这些循环过程被认为受到卵母细胞母源因子和调控途径的调节。小鼠从 GV 期卵母细胞发育到 1 细胞期受精卵的过程中,卵子转录活动是沉默的。减数分裂恢复后,母源性 RNA 即已开始进行性降解。到 1 细胞期受精卵阶段,60% 的母源性 RNA 已被降解,而到达 2 细胞阶段,超过 90% 以上的母源性 RNA 已经完成降解。

(一) 通过调节蛋白的结合进行母源性 RNA 降解

Tristetraprolin(TTP)是 CCCH 串联锌指蛋白家族的原型。在体细胞中,TTP 已显示在 3'-UTR 富含 AU 的区域(AU-rich region,ARE)结合 mRNA,使得 mRNA 稳定性降低。中断一种 TTP 蛋白锌指蛋白 36-2(zinc finger protein 36-like 2,Zfp36l2)的作用,会导致小鼠停滞在 2 细胞卵裂阶段。一定类型的母源性 RNA 的降解缺陷与发育停滞有关,但靶向 mRNA 尚未确定。

(二) 通过小型非编码 RNA 实现 RNA 降解

Dicer 是用于测定小干扰 RNAs(small interfering RNAs,siRNAs)和微小 RNA(microRNAs,miRNA)生成的关键因素。RNA 介导沉默复合体(RNA-induced silencing complex,RISC)控制 siRNA 和 miRNA 靶向调控 mRNAs 降解。小鼠卵母细胞母源性 Dicer 的耗尽,损害纺锤体的形成,并且该突变体的卵母细胞停滞在减数分裂 I 期。Argonaute2(Ago2,一种 RISC 的催化组分)合成的降低,将稳定合子中特定的母源 RNA,损害活化的胚胎基因组,导致胚胎发育停滞在 2 细胞阶段。有趣的是,近期研究显示在卵子和早期胚胎发育中卵源性 miRNA 的功能被抑制。因此,形成假说:卵母细胞中内源性 siRNA 通路在卵母细胞和早期胚胎的母源 RNA 的降解中必不可少,而 miRNA 的途径可以是可有可无的。

五、母源性蛋白质降解机制

受精后不久,小鼠母源性蛋白质的降解加速,仅有约 50% 的母源性蛋白质会保留至晚 2 细胞期。研究显示,泛素-蛋白酶体系统和自噬作用是早期胚胎回收母源性蛋白可能的主要途径。

(一) 通过泛素-蛋白酶体系统进行蛋白质降解

在真核细胞中,泛素化是对选择性靶向蛋白进行蛋白水解的流行方式。泛素由 E1 激活酶激活,并由 E_2 泛素结合酶传递。E_2 泛素结合酶和 E3 泛素连接酶选择性地靶向泛素化底物蛋白。该泛素化蛋白最终蛋白质解体。酵母 RAD6 的小鼠同源物(mHR6A),一个 E_2 泛素结合酶,基因敲除后雌性小鼠会导致不孕不育,胚胎第一次卵裂后发育停滞。RET 指蛋白 4(Ret finger protein-like 4,Rfpl4)最初被描述为一种 E3 连接酶,只表达于成年生殖细胞。它积累在所有生长中的卵母细胞,卵细胞及受精卵中 mRNA 表达量最高,卵裂后其表达量显著下降,并在早期胚胎中维持较低的表达水平,消失在胚胎的 8 细胞阶段。合子基因组转录激活后,Rfpl4 基因的转录活性降低,显示 Rfpl4 的 mRNA 和(或)蛋白质主要在卵细胞成熟过程中聚集,可能参与 ERK/NF-kB 信号通路的相关因子进行泛素化修饰。在体外试验已表明,Rfpl4 可结合 mHR6A,降解靶向细胞周期蛋白 B1,调控细胞增殖与分化。

Skp1-Cullin-F-box(SCF)复合物是真核细胞中的另一种 E3 连接酶,靶向细胞周期调控因子。小鼠卵母细胞和早期胚胎中的 F-box 蛋白含量丰富。因而,母源性泛素系统可能通过选择性靶向卵母细胞的细胞周期调节蛋白实现从减数分裂向有丝分裂的过渡。

(二) 自噬

自噬的过程完成了对大量降解的已损坏或不使用的细胞器或蛋白的回收,在各种细胞内和细胞外的刺激下重新分配细胞营养成分。在后生动物,自噬作用发生在下面的步骤:信号和感应,自噬体形成核,膜的扩张和囊泡完成,自噬体的定位,对接,溶酶体融合,降解和分解产物。两个泛素样偶联途径:ATG12 共轭系统(包括 Atg12、Atg5 和 Atg16 的复合体)和 Atg8 脂化系统(包括 Atg8、Atg3 和 Atg7),影响囊泡扩张和囊泡形成。卵母细胞特异 Atg5 敲除的小鼠卵子被 Atg5 缺失的精子受精后,所有突变的胚胎停止生长在 4~8 细胞阶段。如果 Atg5 敲除后卵子接受了野生型(wild type,WT)的精子,尽管产仔率低仍可以产仔。这些数据表明自噬作用是早期胚胎发育必需的,并且诸如 Atg5 等物质从胚胎基因组表达后,可补偿卵母细胞自噬系统的损失,尽管胚胎的生存能力受到了损害。

总的来说,卵母细胞 RNA 和蛋白质的降解被认为是对胚胎的基因组和着床前有丝分裂进程激活的先决条件。

六、DNA 甲基化过程的母源控制

DNA 甲基化主要是指胞嘧啶的嘧啶环 5' 位添

加甲基。它主要发生在哺乳动物的 CpG 双核苷酸中。研究揭示在胚胎发育过程中母源因素发挥作用，包括从卵母细胞到胚胎的过渡期的全基因组重编程。至少一种蛋白质 DPPA3（developmental pluri-potency-associated 3），已被确定通过主动去甲基化保护印记基因，而另三种蛋白质：Zfp57（zinc-finger protein 57），TRIM28（Tripartite motif-containing 28）和 DNA 甲基转移酶 1（DNA methyltransferase 1，Dnmt1），通过被动去甲基化保障种植前胚胎的发育过程。

新的分析需要确定易受辅助生殖技术影响的母源效应产物。如果卵巢刺激导致印迹甲基化的活性丢失，预计 DPPA3 表达和（或）定位将会对进行激素治疗患者的卵母细胞和受精卵带来不利影响。另外，卵巢刺激可能导致 H3K9me2 的降低，减少了 DPPA3 的结合位点，从而导致其保护功能的降低。外源性人绒毛膜促性腺激素的应用导致了关键性的母体效应基因（Zfp57，Dnmt1，H1Foo，ZAR1，NPM2，Nlrp5）在卵丘-卵母细胞复合体的转录下调。这种下调可以减少正常卵母细胞向胚胎发育过渡阶段所需的转录储备。

有 3 个通用 DNA 甲基转移酶已被充分证明作用：Dnmt1，Dnmt3a 和 Dnmt3b。Dnmt3a 和 Dnmt3b 都需要从头甲基化，而 Dnmt1 负责甲基化的 DNA 复制过程中的维护。Dnmt1 有两种异构体，体细胞中的（Dnmt1s）和卵母细胞特异性的（Dnmt1o）。有趣的是，已经报道，Dnmt1o 从卵母细胞的遗传，保留在种植前胚胎胞质中，而 Dnmt1s 在 EGA 之后表达，位于从 2 细胞阶段开始的细胞核中。

其他母源效应基因也可能保护印迹基因去甲基化。H1Foo、NPM2 和 NLR 家族 Nlrp5 是牵涉到卵母细胞到胚胎过渡期间表观遗传调控的 3 个母源效应基因。SETDB1 也是一种母源效应蛋白质，催化多

了一个甲基基团从 H3K9me2 到 H3K9me3。虽然 DPPA3、Zfp57 和 TRIM28 表明了保护者的角色，它们的功能并不作用于所有印迹基因。DPPA3 缺失并不影响 Snrpn（small nuclear ribonucleoprotein N）或 Peg5 印迹甲基化，母亲和胚胎的 Zfp57 缺失并未导致异常 H19 甲基化。一些甲基化过程可能由一个以上的 DNA 甲基转移酶加以控制，但这些母体因素彼此如何相互作用，直接或间接调控 DNA 甲基化还是未知数。

总体来说，早期胚胎的 DNA 甲基化模式已被发现影响植入前和植入后的胚胎发育。母体和胚胎的 DNA 甲基转移酶对于完成 DNA 甲基化必不可少。

种植前胚胎的发育被认为是从终末分化的配子向具有多能干细胞特性胚胎转换的过程，其中涉及基因组重排以及大幅更换胞质中的大分子物质。早期胚胎的发育受到来自卵母细胞内在因子的主导调控，至少在 EGA 前占主导地位。有些母源因素甚至坚持到 EGA 后，影响着床前与着床后的胚胎发育。自从 2000 年首先发现了 2 个母源因子后，至少 30 个母源效应基因参与了原核形成、母源 RNA/蛋白质的降解、组蛋白重塑、RNA 聚合酶 II 和转录机制激活，桑葚胚致密化，DNA 甲基化等。大多数的母源基因已被确定对正常胚胎发育至关重要，缺少可能导致胚胎死亡。即使如此，大部分母源效应基因的确切功能仍是未知，其中包括编码本 SCMC（sub-cortical maternal complex）组分的基因。母源信号转导的新兴角色表明母体因素不是孤立作用，可能是在协调早期胚胎的发育。更多的研究采用了条件性敲除策略和高通量的方法如 RNA/siRNA 的深度测序和蛋白质组学，可以更好地认识母体因素是如何协调他们自己的自我毁灭从而完成从卵子到胚胎的过渡，以及胚胎基因组是如何重新规划和启动的。

第九节　卵子孤雌激活

一般情况下，卵子的激活发生在受精过程中，源于精子与卵子之间的相互作用。而孤雌激活是指 M II 期卵母细胞不经过受精过程，直接通过化学、物理等人工刺激方式恢复减数分裂，发生卵裂并形成早期胚胎（即孤雌胚胎）的现象。人类辅助生殖的体外操作过程中应尽量避免卵母细胞孤雌激活的发生，这类胚胎属于异常胚胎，并不能发育成个体。而在体内卵母细胞孤雌激活可能导致疾病的发生，如卵巢畸胎瘤一般被认为是人卵子在体内自发孤雌激

活引起的。此外，孤雌激活来源的人胚胎干细胞的基因型与卵子提供者的基因型完全相同，由其诱导分化的细胞用于机体移植完全不会引起免疫排斥。因此，人孤雌胚胎干细胞医学研究价值与应用前景巨大。

一、孤雌激活概述

孤雌激活的胚胎在低等生物如蚂蚁、蜜蜂和两栖动物中可以发育成个体，在这些动物中孤雌激活

作为一种繁殖方式,繁衍后代并维持种群,这种繁殖方式被称为孤雌生殖。但是,在人及哺乳动物中,卵子被激活后产生的孤雌胚胎仅能发育到胚胎发育早期的一定阶段,并不能产生新的个体。小鼠孤雌胚胎在体外可以发育到囊胚期,移植到体内最多可发育 11 天;兔子的孤雌胚胎也可以发育至激活后的第 11 天;而人类的孤雌胚胎在体外可以发育至囊胚阶段。

二、孤雌激活的方法

卵子孤雌激活方法可以分为物理激活和化学激活两种。物理刺激包括机械刺激(卵母细胞的体外操作或穿刺处理)、温度刺激(高温或低温处理)和电刺激。化学激活包括酶刺激、渗透压刺激、离子处理、麻醉剂处理、蛋白合成抑制剂处理和蛋白磷酸化抑制剂处理。按照孤雌激活的原理可以将激活方式分为使胞内钙离子浓度升高和抑制蛋白合成或磷酸化两大类,前者包括电脉冲、乙醇、钙离子载体、$SrCl_2$、ionomycin,后者包括 cycloheximide(CHX)和 6-DMAP 等。一般来说,联合激活比单一激活剂效果更好。受精过程中,精子进入卵子激发胞内钙振荡而激活卵子,数小时后,一系列事件包括减数分裂的恢复和完成,DNA 合成和原核形成是通过促使 MPF 和 MAPK 失活实现的。没有精子的作用而仅用激活剂如乙醇、钙离子载体和电穿孔能够诱导卵子胞内钙离子浓度升高,卵子可以恢复减数分裂,但 MPF 水平没有降低会影响后续孤雌胚胎的发育。为了克服这种情况,与蛋白合成和磷酸化抑制剂联合应用,可以获得更好的激活和体外发育率。

三、孤雌激活的分子机制

卵子内的钙震荡是卵母细胞激活的重要原因,它是重新启动卵母细胞周期、促进继续发育的前提。研究证实乙醇可使胞内 Ca^{2+} 出现有规律的多次升高;单次的电刺激可引起一次 Ca^{2+} 波动,多次刺激导致多次 Ca^{2+} 升高,瞬时的高压电击可导致细胞膜形成很多可恢复的微小孔洞,介质中的 Ca^{2+} 可以通过小孔进入胞质,使胞内 Ca^{2+} 浓度升高。Sr^{2+} 是与 Ca^{2+} 同族的二价阳离子,可能是从质膜上的 Ca^{2+} 通道进入胞内,并进入钙库,置换出 Ca^{2+},升高胞内 Ca^{2+} 浓度,激活卵母细胞。而 CHX 是蛋白合成抑制剂,通过作用于 80S 的核糖体抑制肽链的转移从而抑制蛋白质的合成。CHX 引起的卵母细胞活化不是通过

Ca^{2+} 波动,而是通过抑制有关蛋白质的合成,如 cyclin B 合成被抑制后将促进 MPF 活性的降低。蛋白激酶抑制剂激活卵母细胞是通过直接抑制蛋白质磷酸化。尽管各种激活方法的开始步骤各不相同,最终可能都是通过灭活卵子内 MAPK 活性诱发卵子进入分裂间期。

四、孤雌胚胎的染色体组成

采用不同方法激活卵子,可以获得不同染色体组成的孤雌胚胎。哺乳动物的孤雌胚胎既可以是单倍体,也可能是二倍体。卵母细胞孤雌激活有以下几种情况:①激活卵排出第二极体,发育成一个单倍体原核,称为均质单倍体(uniform haploid);②激活卵同样排出第二极体,但雌原核加倍形成纯合二倍体(homozygous diploid);③激活卵不排出第二极体,由两个单倍体原核组成一个二倍体核,称为杂合二倍体(heterozygous diploid);④卵子激活后迅速分裂,形成两个均等的卵裂球,一个含有相当于雌原核的染色体,另一个含有第二极体的染色体,构成嵌合单倍体(mosaic haploid);⑤激活后卵母细胞第二极体未排出,且出现异常的延迟分裂,最终和上一种情况一样,形成嵌合单倍体。

孤雌胚胎的发育能力受染色体构成的影响,二倍体的孤雌胚胎的发育能力更好。研究过程中通常通过加入细胞松弛素 B 或 D 抑制第二极体排放,或者通过抑制第一次卵裂的方法使孤雌胚胎成为二倍体。

五、孤雌胚胎的发育潜能

正常二倍体胚胎中来源于两个亲本的染色体数量虽然相同,但功能并不相同,来自两个亲本基因组的表观遗传修饰不同,导致印迹基因表达在等位基因中存在差异,孤雌胚胎的母源印迹基因完全不能表达,这可能是人及哺乳动物孤雌胚胎不能发育成个体的主要原因,因为在小鼠孤雌胚胎发育的相关研究中发现,基因印迹是小鼠孤雌胚胎发育的唯一阻碍。H19(父源性印迹基因)和 Igf2(母源性印迹基因)是最早被发现在胚胎发育中起着关键作用的两个基因,它们受一段共同的顺式作用元件调节。H19 和 Igf2 是共同拥有一个增强子的两个相邻基因,在这两个基因之间有 DNA 差异甲基化区(differentially methylated domain,DMD),也称印迹控制区域(imprinting control regions,ICR),根据 DMD 在甲基化和未甲基化状态下结合蛋白情况不同,对印迹

基因 H19 和 Igf2 表达进行调控。在母源等位基因上的 DMD 处于未甲基化状态,结合 CTCF 蛋白而阻止增强子与 Igf2 相互作用而促使 H19 转录。在父源等位基因上的 DMD 处于甲基化状态,不能结合 CTCF 蛋白形成绝缘子,下游增强子作用于 Igf2 启动子,此时 Igf2 基因转录。Kono 等通过在孤雌胚胎发育适当阶段表达这两个基因,结果成功培养出只含有两套母源基因组且具有生殖能力的孤雌小鼠个体。因此,基因印迹是阻滞孤雌胚胎的发育的主要原因。

六、孤雌激活研究的应用

人卵子可以被钙离子载体或联合蛋白合成抑制剂处理激活,有较高的孤雌激活率,但孤雌胚胎的发育较差。应用离子霉素(ionomycin)联合蛋白磷酸化抑制剂(6-DMAP)也能够有效地激活人卵子,并且可以获得更好的孤雌胚胎发育能力。原因是 6-DMAP 能使 MPF 失活,激发了与受精类似的卵子激活过程,更有利于孤雌激活胚胎的发育,这种方法获得的孤雌胚胎可以发育至囊胚阶段。

(一) 孤雌激活研究在 ART 中的应用

对人卵母细胞孤雌激活的研究不仅有助于分析 ART 过程中卵母细胞受精失败的原因,还能够有助于寻找符合生理条件的卵母细胞辅助激活方法,从而提高 IVF/ICSI 的成功率。此外,卵子孤雌激活效率是评估卵子质量的有效方法之一。Morbeck 等对慢速冷冻和玻璃化冷冻后的人卵子行孤雌激活,通过激活率和卵裂率来评估卵子冷冻方法。

(二) 孤雌激活研究与再生医学

人胚胎干细胞(human embryonic stem cells, hESCs)是指从囊胚内细胞团(inner cell mass, ICM)分离得到的干细胞,它能够在体外无限增殖并且保持核型稳定,在特定的诱导条件下可以分化为各种细胞类型。因此,hESCs 是再生医学中极富前景的一类干细胞。但是 hESCs 及其分化后的细胞表达主要组织相容性复合体(major histocompatibility complex, MHC)基因,移植到宿主体内后可能因 MHC 不相容而刺激机体引起免疫排斥反应,最终移植治疗失败。并且 hESCs 源于正常胚胎,所以 hESCs 作为再生医学干细胞来源容易引起伦理、道德上的争议。而源于孤雌激活胚胎干细胞具有与正常胚胎干细胞相似的分化多能性,孤雌激活来源的人胚胎干细胞的基因型与卵子提供者的基因型完全相同,由其诱导分化的细胞用于自身移植完全不会引起免疫排斥等。因此,孤雌胚胎干细胞具有应用前景等。

(张宁媛 孙海翔)

参 考 文 献

1. Aarabi M, Balakier H, Bashar S, et al. Sperm-derived WW domain-binding protein, PAWP, elicits calcium oscillations and oocyte activation in humans and mice. FASEB J, 2014, 28 (10):4434-4440.

2. Amdani SN, Jones C, Coward K. Phospholipase C zeta (PLC-zeta):oocyte activation and clinical links to male factor infertility. Adv Biol Regul, 2013, 53(3):292-308.

3. Baibakov B, Boggs NA, Yauger B, et al. Human sperm bind to the N-terminal domain of ZP2 in humanized zona pellucida in transgenic mice. J Cell Biol, 2012, 197(7):897-905.

4. Bailey JL. Factors regulating sperm capacitation. Syst Biol Reprod Med, 2010, 56(5):334-348.

5. Barckmann B, Simonelig M. Control of maternal mRNA stability in germ cells and early embryos. Biochim et Biophy Acta, 2013, 1829:714-724.

6. Bedford JM. Singular features of fertilization and their impact on the male reproductive system in eutherian mammals. Reproduction, 2014, 147(2):R43-52.

7. Bernd Rosenbusch. The Chromosomal Constitution of Embryos Arising from Monopronuclear Oocytes in Programmes of Assisted Reproduction. International Journal of Reproductive Medicine, 2014, 2014:1-8.

8. Bianchi E, Doe B, Goulding D, et al. Juno is the egg Izumo receptor and is essential for mammalian fertilization. Nature, 2014, 508(7497):483-487.

9. Borges E, de Almeida Ferreira Braga DP, de Sousa Bonetti TC, et al. Artificial oocyte activation using calcium ionophore in ICSI cycles with spermatozoa from different sources. Reprod Biomed Online, 2009, 18(1):45-52.

10. Burnstock G. Purinergic signalling in the reproductive system in health and disease. Purinergic Signalling, 2014, 10:157-187.

11. Cervera RP, Silvestre MA, Marti N, et al. Effects of different oocyte activation procedures on development and gene expression of porcine pre-implantation embryos. Reprod Domest Anim, 2010, 45(5):e12-20.

12. Chiu PC, Wong BS, Lee CL, et al. Zona pellucida-induced acrosome reaction in human spermatozoa is potentiated by glycodelin-A via down-regulation of extracellular signal-regulated kinases and up-regulation of zona pellucida-induced calcium influx. Hum repord, 2010, 25(11):2721-2733.

13. Croxatto HB, Villalon M. Oocyte transport//Grudzinskas JG, Yovich JL(eds). Cambridge Reviews in Human Reproduc-

tion. Gametes-The Oocyte. Cambridge：Cambridge University Press，1995：253-276.

14. Croxatto HB. Physiology of gamete and embryo transport through the Fallopian tube. BioMed Online，2002，4：160-169.

15. Dale B，Wilding M，Coppola G，et al. How do spermatozoa activate oocytes? Reprod Biomed Online，2010，21（1）：1-3.

16. Deemeh MR，Tavalaee M，Nasr-Esfahani MH. Health of Children Born Through Artificial Oocyte Activation：A Pilot Study. Reprod Sci，2014.

17. Denomme M，Mann M，et al. Maternal control of genomic imprint maintenance. Reprod BioMed Online，2013，27：629-636.

18. Ducibella T. The cortical reaction and development of activation competence in mammalian oocytes. Hum Reprod Update，1996，2（1）：29-42.

19. Escoffier J，Yassine S，Lee HC，et al. Subcellular localization of phospholipase Czeta in human sperm and its absence in DPY19L2-deficient sperm are consistent with its role in oocyte activation. Mol Hum Reprod，2014.

20. Heytens E，Soleimani R，Lierman S，et al. Effect of ionomycin on oocyte activation and embryo development in mouse. Reprod Biomed Online，2008，17（6）：764-771.

21. Ikawa M，Inoue N，Benham AM，et al. Fertilization：a sperm's journey to and interaction with the oocyte. J Clin Invest，2010，120（4）：984-994.

22. Kakourou G，Jaroudi S，Tulay P，et al. Investigation of gene expression profiles before and after embryonic genome activation and assessment of functional pathways at the human metaphase Ⅱ oocyte and blastocyst stage. Fertil Steril，2013，99（3）：803-814 e23.

23. Kashir J，Heindryckx B，Jones C，et al. Oocyte activation，phospholipase C zeta and human infertility. Hum Reprod Update，2010，16（6）：690-703.

24. Kim JW，Kim SD，Yang SH，et al. Successful pregnancy after SrCl2 oocyte activation in couples with repeated low fertilization rates following calcium ionophore treatment. Syst Biol Reprod Med，2014，60（3）：177-182.

25. Kono T，Obata Y，Wu Q，et al. Birth of parthenogenetic mice that can develop to adulthood. Nature，2004，428（6985）：860-864.

26. Liu M. The biology and dynamics of mammalian cortical granules. Reprod Biol Endocrinol，2011，9：149.

27. Mastroianni L. The Fallopian Tube and Reproductive Health. J Pediatr Adolesc Gynecol，1999，12：121-126.

28. Madalena Nutu，Birgitta Weijdegård，et al. Distribution and hormonal regulation of membrane progesterone receptors β and γ in ciliated epithelial cells of mouse and human fallopi-

an tubes. Reprod Bio Endocrinol，2009，7：89-102.

29. Malcuit C，Kurokawa M，Fissore RA. Calcium oscillations and mammalian egg activation. J Cell Physiol，2006，206（3）：565-573.

30. Miao YL，Stein P，Jefferson WN，et al. Calcium influx-mediated signaling is required for complete mouse egg activation. Proc Natl Acad Sci U S A，2012，109（11）：4169-4174.

31. Monne M，Han L，Schwend T，et al. Crystal structure of the ZP-N domain of ZP3 reveals the core fold of animal egg coats. Nature，2008，456（7222）：653-657.

32. Nomikos M，Theodoridou M，Elgmati K，et al. Human PLCzeta exhibits superior fertilization potency over mouse PLCzeta in triggering the Ca（2+）oscillations required for mammalian oocyte activation. Mol Hum Reprod，2014，20（6）：489-498.

33. Okabe M. The cell biology of mammalian fertilization. Development，2013，140：4471-4479.

34. Ramadan WM，Kashir J，Jones C，et al. Oocyte activation and phospholipase C zeta（PLCzeta）：diagnostic and therapeutic implications for assisted reproductive technology. Cell Commun Signal，2012，10（1）：12.

35. Snook RP，Hosken DJ，Karr TL. The biology and evolution of polyspermy：insights from cellular and functional studies of sperm and centrosomal behavior in the fertilized egg. Reproduction，2011，142：779-792.

36. Tokmakov AA，Stefanov VE，Iwasaki T，et al. Calcium Signaling and Meiotic Exit at Fertilization in Xenopus Egg. Int J Mol Sci，2014，15（10）：18659-18676.

37. Vanden Meerschaut F，Nikiforaki D，De Gheselle S，et al. Assisted oocyte activation is not beneficial for all patients with a suspected oocyte-related activation deficiency. Hum Reprod，2012，27（7）：1977-1984.

38. Wu AT，Sutovsky P，Manandhar G，et al. PAWP，a sperm-specific WW domain-binding protein，promotes meiotic resumption and pronuclear development during fertilization. J Biol Chem，2007，282（16）：12164-12175.

39. Yauger B，Boggs NA，Dean J，et al. Human ZP4 is not sufficient for taxon-specific sperm recognition of the zona pellucida in transgenic mice. Reproduction，2011，141（3）：313-319.

40. Yazawa H，Yanagida K，Hayashi S，et al. The oocyte activation and Ca^{2+} oscillation-inducing abilities of mouse and human dead（sonicated）spermatozoa. Zygote，2009，17（2）：175-184.

41. Yoon SY，Eum JH，Lee JE，et al. Recombinant human phospholipase C zeta 1 induces intracellular calcium oscillations and oocyte activation in mouse and human oocytes. Hum Reprod，2012，27（6）：1768-1780.

42. Zheng WJ，Liu K. Maternal Control of Mouse Preimplantation

Development//Kubiak JZ. Mouse Development. Springer-Verlag Berlin Heidelberg,2012:113-139.

43. Lu Q, Shur BD. Sperm from beta 1,4-galactosyltransferase-null mice are refractory to ZP3-induced acrosome reactions and penetrate the zona pellucida poorly. Development,1997, 124(20):4121-4131.

44. Buffone MG, Zhuang T, Ord TS, et al. Recombinant mouse sperm ZP3-binding protein(ZP3R/sp56)forms a high order oligomer that binds eggs and inhibits mouse fertilization in vitro. J Biol Chem,2008,283(18):12438-12445.

45. Muro Y, Buffone MG, Okabe M, et al. Function of the acrosomal matrix:zona pellucida 3 receptor(ZP3R/sp56)is not essential for mouse fertilization. Biol Reprod, 2012, 86 (1): 1-6.

46. Tardif S, Cormier N. Role of zonadhesin during sperm-egg interaction:a species-specific acrosomal molecule with multiple functions. Mol Hum Reprod,2011,17(11):661-668.

47. Tardif S, Wilson MD, Wagner R, et al. Zonadhesin is essential for species specificity of sperm adhesion to the egg zona pellucida. J Biol Chem,2010,285(32):24863-24870.

48. Copland SD, Murphy AA, Shur BD. The mouse gamete adhesin, SED1, is expressed on the surface of acrosome-intact human sperm. Fertil Steril,2009,92(6):2014-2019.

49. Ensslin MA1, Lyng R, Raymond A, et al. Novel gamete receptors that facilitate sperm adhesion to the egg coat. Soc Reprod Fertil Suppl,2007,63:367-383.

50. Ensslin MA1, Shur BD. Identification of mouse sperm SED1, a bimotif EGF repeat and discoidin-domain protein involved in sperm-egg binding. Cell,2003,114(4):405-417.

第六章

卵子线粒体及中心体遗传

第一节　卵子线粒体

卵母细胞的发育、成熟要经过一系列复杂的过程。需要经过从细胞质成熟到细胞核成熟后才具备受精和进一步发育的能力。线粒体是卵子胞质中含量最丰富的细胞器,在人类成熟卵子中大约含有12万~35万个线粒体,同时,线粒体作为卵母细胞的"供能中心",其结构以及分布在卵母细胞发育成熟过程中会出现显著的变化,在卵子成熟及其后胚胎发育的过程中扮演着重要角色。正常线粒体一般分布于纺锤体周围,在减数分裂中期,线粒体为微管活动、纺锤体组装、染色体的分离等活动提供ATP,因而对染色体的活动以及细胞分裂有着非常重要的作用。随着胚胎学和辅助生殖技术的发展,线粒体与卵母细胞之间的关系引起了广泛关注,成为众多学者的研究热点之一。线粒体几乎存在于所有真核细胞中,他们拥有自己的基因组、转录和蛋白合成系统。研究表明,绝大部分哺乳动物的线粒体基因组是通过母系遗传的。那么,为什么绝大部分动物都是母系mtDNA遗传?受精后,父系线粒体和mtDNA是如何被降解呢?为什么哺乳动物的精子的线粒体在受精后会被线粒体自噬选择性降解而不降解卵母细胞自身的线粒体?

一、线粒体与卵子、受精卵发育潜能

卵母细胞能接受精子进行受精,必须依赖于正常的胞核成熟以及胞质成熟,两者缺一不可。在减数分裂过程中,胞核成熟标志为第一次减数分裂完成,而第一极体的排出是临床上判断卵子核成熟的指标。线粒体是卵母细胞质中含量最为丰富的细胞器,在卵母细胞发育成熟过程中其结构和分布会发生明显变化。线粒体能不断产生ATP为卵母细胞、受精卵以及胚胎提供充足的能量。因此,线粒体的功能成熟是胞质成熟的一个重要指标,并对卵子的

受精和发育潜能产生深远影响。很多研究观察发现,成熟卵子胞质内的线粒体活性和ATP含量明显高于非成熟卵子,而在这些ATP含量高的成熟卵子其后的发育明显优于ATP含量低的卵子。在卵子成熟过程中,线粒体是微管微丝和纺锤体活动的能量供应中心,因此卵子胞质内线粒体对卵子受精、受精卵分裂和染色体的活动都占据极为重要的地位。所以,当线粒体活性功能异常改变时可影响微管微丝活动和纺锤体功能,从而导致卵子非整倍体的发生,干扰正常的受精及胚胎发育。

卵母细胞成熟前后线粒体分布会发生明显的改变,其分布具有阶段性。有研究显示人IVM前的未成熟卵母细胞中线粒体分布以周边分布为主,而在成熟卵母细胞中其分布变成以均匀分布为主。在对小鼠卵子的研究中还发现卵母细胞成熟过程中,卵子成熟阻滞是由于缺乏线粒体核周聚集造成的。由于卵子在不同成熟阶段线粒体在胞质中分布有所不同,因此检测线粒体的分布可作为评价卵子质量和早期胚胎发育潜能的一个重要参数。有学者认为,胞质中的线粒体不能重新分布是卵子细胞质未成熟的标志,与其后的卵子发育潜能低密切相关。不同阶段线粒体准确的分布是为了保证卵子内各种细胞器的能量供应,有利于减数分裂过程中保证染色体的正常分离,避免非整倍体的发生。在受精的过程中,由于卵子提供了大部分胞质使受精卵得以发育生长,所以在IVF或ICSI后的胚胎发育主要能量来源于卵子。来自卵母细胞线粒体移植的研究证实,将年轻妇女的卵母细胞线粒体移植入老龄妇女的卵子胞质中,后者的ATP含量会明显升高,并改善其卵母细胞及胚胎发育能力,可见胞质线粒体的含量及活性不仅仅决定了卵子的质量,还影响卵子的受精和发育能力。

二、线粒体与氧化应激损伤

在线粒体氧化磷酸化的过程中，$FADH_2$ 和 NADH 等具有还原性的分子经过几步反应最终将氧气还原并释放能量，其中一部分能量用于生成 ATP。线粒体上的酶利用过程中释放的能量将质子逆浓度梯度泵入线粒体膜间隙。线粒体是能直接利用氧气并制造能量的细胞器，90% 以上的氧气最终都会在线粒体消耗。但是，卵子一方面利用氧制造能量，另一方面氧分子在被利用的过程中会产生活性氧自由基（reactive oxygen species，ROS）伤害卵子造成氧毒性，引起氧化应激反应使线粒体性能发生衰退。在利用氧气的过程中，线粒体也会受到氧自由基的损害，当线粒体损伤到一定程度，卵子就会衰老死亡。很多研究表明活性氧自由基的存在是造成卵子衰老的最原初的原因。

据报道，雌性小鼠年龄相关不孕原因之一是氧化损伤诱导的非整倍体增加。所以氧化应激可能是导致卵母细胞质量低的一个重要原因。有学者曾经提出卵子老化的"氧自由基-线粒体损伤学说"，在衰老的卵子中，由于线粒体的高能量质子沿呼吸链的漏出使线粒体不断产生各种过氧化物，而积蓄的过氧化物对线粒体 DNA、蛋白质等造成破坏，呼吸链效能降低，破坏了线粒体的完整性，线粒体数目减少，使 ATP 产生减少，干扰纺锤体上微管蛋白聚合和解聚，从而影响减数分裂时染色体的分离，导致非整倍体发生。因此，线粒体功能的异常可导致减数分裂异常，引起卵子非整倍体增加。当外界各种原因使卵子长期处于一种氧化应激状态，卵子内活性氧的产生和代谢失去平衡，细胞内线粒体不能有效产生足够的能量（ATP），这样使得细胞的代谢过程变缓慢，卵子内的结构蛋白和功能蛋白就会受到不同程度的影响，其表现方式为纺锤体形态的异常、纺锤体检测点蛋白和其他蛋白（如 Cohesin 蛋白）的减少和功能受损以及 DNA 损伤等，最终将使卵子完成减数分裂成熟之前大多数凋亡，剩余的完成减数分裂成熟的卵子部分出现染色体的异常分裂，其比例随年龄的增加而上升。

很多研究发现，在高龄妇女中卵子非整倍体发生率明显高于年轻女性，而卵子发育潜能及质量明显低于年轻女性，这种现象随年龄增长而增高。活性氧和抗氧化剂的相互作用及机制一直是女性生殖的研究热点。氧化损伤能诱导体外培养小鼠卵母细胞非整倍体发生，而抗氧化治疗可以拮抗年龄对减数分裂和染色体分离的不良影响。在衰老的卵母细胞内存在活性氧的产生和代谢失衡，导致内线粒体能量（ATP）产生不足，导致细胞的代谢过程变缓慢，纺锤体功能受到抑制，同时由于卵子内抗氧化物质的减少导致卵子不能在有效的时间内发挥清除活性氧的作用，从而导致了卵子的衰老和非整倍体的发生。在卵子老化过程中，线粒体可能不只是影响卵母细胞纺锤体组装、染色体分离，可能还有其他的机制。有美国学者认为在排卵期间线粒体可以决定卵子的释放，并控制着卵子的凋亡，从而决定人类的生殖。

本实验室相关课题组通过检测小鼠未成熟卵母细胞在 IVM 过程中不同阶段线粒体膜电位 $\Delta\Psi m$ 的变化以及细胞内 ATP 含量，发现在 IVM 过程中随着卵子体外衰老时间越长，线粒体活性随着培养时间的延长而逐渐降低，而通过添加硫辛酸等抗氧化剂培养后其衰老卵子的线粒体活性明显高于未添加抗氧化剂组的卵子。同时，我们通过检测胞质 ATP 浓度发现，ATP 浓度随卵子体外培养时间延长、卵子老化而 ATP 含量降低，并进一步影响卵子的受精发育能力。说明线粒体活性随着体外培养时间的增长，卵母细胞开始老化，线粒体逐渐凋亡，线粒体膜电位强度随之明显下降，而抗氧化剂对于衰老卵母细胞线粒体膜电位强度起到了提高作用，使线粒体凋亡速度减慢，其机制很可能是抗氧化剂降低了卵母细胞在 IVM 培养中产生过多的 ROS，从而保护了卵母细胞线粒体免受氧化损伤。

三、线粒体与卵子冷冻

在世界范围内，随着女性生育年龄的推迟、癌症患者的增加，生育能力保存的需求日益增加。冷冻技术在中国生殖医学的应用发展始于 20 世纪 80 年代。近年来，由于冷冻技术逐渐成熟，并能够成功应用于卵子和胚胎冷冻中，所以配子及胚胎的冷冻是以后生殖领域中发展的重要环节。而冷冻保存卵子，有着非常重要的意义，该技术不但为众多有生育欲望的妇女保存生育机会，同时还可以建立卵子/精子库，为更多患者提供更多选择配子的机会。目前，国内外的 IVF 实验室已广泛采用玻璃化冷冻方法应用于胚胎、卵子的冷冻保存，很多研究均表明，玻璃化冷冻成熟卵母细胞可获得与新鲜卵子相当的较好的妊娠结局，说明卵子玻璃化冷冻在临床的开展具有较高安全性。然而，在卵子玻璃化冷冻过程中每个操作及冷冻液中各种成分仍然会对卵子造成一定伤害。

在玻璃化冷冻之前人们一直采取慢速冷冻的方式对卵子进行冷冻,所以冷冻过程中细胞内形成冰晶会对卵母细胞造成损伤,同时低温也会对卵子造成一定程度损伤,如纺锤体损伤、染色体异常、染色体非整倍体的发生率增加、细胞骨架结构破坏等等,从而降低其受精率甚至导致细胞受损或系统死亡。而玻璃化冷冻解决了冰晶形成的问题,玻璃化冷冻法中使用的高浓度冷冻保护剂虽然对卵母细胞仍有一定毒性作用,但相较于传统的慢速冷冻方法,对卵子进行玻璃化冷冻能较大程度地保护卵子,国内外很多研究都证实了通过玻璃化冷冻的卵子其受精率及胚胎妊娠率明显高于慢速冷冻的卵子。

细胞的正常超微结构是细胞功能的物质基础,如果改变其超微结构,那么细胞的功能就会受到影响。有研究发现冷冻后的卵子之超微结构发生了变化,这很可能是冷冻后卵子发育潜能低下的原因。卵子的成熟、受精以及胚胎受精后进行分裂、发育等阶段都必须有能量支持,然而,线粒体是卵浆内能产生能量的唯一细胞器,因此如果线粒体的超微结构或功能受损,会明显影响到卵母细胞的功能,因此线粒体的功能对卵子受精、胚胎发育都非常重要。有

研究人员在卵子冷冻过程中在卵浆中发现空泡化的线粒体:空泡化的线粒体颜色淡,明显肿胀,线粒体嵴不明显。而未经过冷冻的卵子其线粒体颜色深,呈颗粒状,线粒体嵴明显可见。目前普遍认为空泡化的线粒体是线粒体受损的一种表现,说明冷冻过程会对卵子线粒体造成一定损伤,这种形态的线粒体的功能几乎丧失活性。有研究发现牛卵在经过玻璃化冷冻后也出现了线粒体空泡化等异常现象。也有研究检测发现冷冻后卵子内 ATP 含量低于新鲜卵子 ATP 含量,因此,冷冻后卵子线粒体的改变可能是冻融后卵子的发育潜能下降的原因之一。

Jones 等比较新鲜收集的人 MⅡ期卵与冷冻保存的人 MⅡ期卵后发现,冻存人 MⅡ期卵细胞质周边线粒体极化消失,低温冷冻会损伤 MⅡ期卵线粒体活性,解冻后的卵子释放游离钙离子进入细胞内的能力减弱。因此,虽然玻璃化冷冻较于传统慢速冷冻法能较大限度保护卵子,但是冷冻保护剂中尤其是 DMSO 会对卵子产生毒性作用是目前在冷冻领域中公认的一大难题,研究如何避免冷冻保护剂毒性作用和冷冻过程中的低温损伤对卵子细胞器尤其是对胞质中线粒体的活性损伤,会是目前乃至日后科学家们研究的重点之一。

第二节　卵子线粒体遗传

一、线粒体基因组

正常情况下,线粒体呈椭圆形状或杆状,不同生物物种和不同生理状况下可有差异,在不同情况下线粒体呈环状、线状、哑铃状、扁盘状或其他形状,其直径在 $0.5\sim10\mu m$ 左右。在电镜下观察发现,线粒体由内外两层膜包被,由外至内可划分为线粒体外膜(OMM)、线粒体膜间隙、线粒体内膜(IMM)和线粒体基质四个功能区。线粒体外膜较光滑,包裹在最外层起界膜作用,内膜向基质内凹入形成线粒体嵴,嵴上有基粒负担生化反应。线粒体两层膜把线粒体分为线粒体间隙和基质两个室间,两层膜之间的空间为线粒体间隙。基质为内膜和嵴包围的空间,其中含有参与三羧酸循环、脂肪酸氧化等生化反应的酶类等众多蛋白质,所以线粒体基质较黏稠,此外基质中还含有致密颗粒状物质和纤维丝,内含 Ca^{2+}、Mg^{2+}、Zn^{2+} 等离子。线粒体 DNA 是线粒体中的遗传物质,呈双链环状。一个线粒体中可有一个或数个线粒体 DNA 分子。线粒体 RNA 是线粒体 DNA

的表达产物,RNA 编辑也普遍存在于线粒体 RNA 中,是线粒体产生功能蛋白所必不可少的过程。线粒体的核糖体蛋白、氨酰 tRNA 合成酶等许多结构蛋白,都是核基因编码,在细胞质中合成后,定向转运到线粒体的,因此称线粒体为半自主细胞器。而mtDNA 是可以独立于核 DNA 之外进行复制、转录和翻译的 DNA。但是,与核 DNA 不同,mtDNA 缺乏组蛋白的保护和必要的修复机制,且为裸露 DNA,而且处于高自由基的环境中,其突变率远较核 DNA 高,随着年龄的增长易发生突变,当突变 DNA 占DNA 总量超过一定比例时即可发生线粒体病。

二、线粒体的遗传方式

线粒体几乎存在于所有真核细胞中,它们拥有自己的基因组、转录和蛋白合成系统。线粒体在大多数细胞中具有非常重要的功能,例如钙信号转导、程序性细胞死亡(凋亡)、细胞老化和能量产生等等。它们可以产生三磷酸腺苷(adenosine triphosphate, ATP),控制细胞分化、死亡和细胞周期。而线粒体基

因组的遗传方式不同于核基因组的双亲遗传方式,因为线粒体DNA(mitochondrial DNA,mtDNA)不是按照孟德尔法则方式遗传。包括人类在内的几乎全部动物都是严格按照母系卵母细胞的线粒体遗传。一小部分有机体仅遗传母系或者父系线粒体基因,而一些生物同时遗传父母的mtDNA。尽管少部分生物和种间杂交会出现父系遗传,但是绝大多数的动物受精后,父系的线粒体及mtDNA会被选择性地消除。因此,母系mtDNA遗传被认为是哺乳动物和人类mtDNA传递的主要法则。

绝大部分哺乳动物的线粒体基因组是母系遗传的。然而,由于mtDNA的突变倾向性,后代可以同时遗传母亲的野生型及突变型mtDNA,从而导致个体同时存在两种线粒体基因组,即线粒体的异质性。高水平的异质性母系突变的mtDNA传递会引起线粒体疾病。线粒体瓶颈(bottleneck)理论解释了mtDNA突变水平的改变以及突变mtDNA在胚胎发育中剧烈减少的原因。该瓶颈效应存在于原始生殖细胞和初级卵母细胞的发育阶段。在早期卵母细胞中mtDNA的复制数是增加的。在早期,线粒体瓶颈被认为是具有负面效应,导致后代线粒体疾病。然而,现在它被认为可以阻止突变的mtDNA在母系种系中积累,因此它可减少突变线粒体基因的传递从而起到保护物种的作用。

线粒体瓶颈理论的作用被看作是突变型和野生型mtDNA的分离机制。然而,仍然不能对这一现象进行精确的解释。可能的机制有:异质性变异由于细胞分裂时同质的类核从多样的mtDNA不均一分离;异质性变异是由于细胞分裂时突变型和野生型mtDNA不均一分离引起;异质性变异是由于线粒体基因组的选择性复制引起。

三、母系 mtDNA 遗传的原因

为什么绝大部分动物都是母系mtDNA遗传?这一现象在早期就存在很多假设。如动物的精子携带的线粒体及mtDNA在精子尾部的中段,但是精子的线粒体受精时不进入卵母细胞胞质,如果进入则很少存活超过单细胞期;在受精时精子尾部包括线粒体,进入卵母细胞前则被丢弃。实际上,受精过程中,精子尾部随同头部一同进入卵子。随着研究的进一步深入,目前文献报道存在三种可能导致mtDNA母系遗传的机制。第一种是稀释效应,因为一个精子的mtDNA的含量很少,大约是卵母细胞的几千分之一,因此,受精后精子的mtDNA会被稀释,

而在后代很难被检测到父系mtDNA。第二种是活化降解模式,在卵母细胞细胞质中,精子的线粒体或者mtDNA通过自噬而被消除。第三种是精子在受精前,它的mtDNA已经被消除,线粒体在胚胎不平衡分配。不同的物种阻止父系线粒体的传递具有不同的机制。而最近不少报道表明多种动物是通过泛素-蛋白酶系统和线粒体自噬来降解受精卵中的父系线粒体。

实验证明受精卵的父系mtDNA的降解存在组织特异性,当把小鼠肝脏的线粒体显微注射到小鼠原核期胚胎,合子不能有效地把肝脏线粒体的mtDNA清除。那么,父系线粒体和mtDNA是如何被选择性降解呢?为什么哺乳动物的精子的线粒体在受精后会被选择性降解而线粒体自噬不降解卵母细胞自身的线粒体?下面就对研究较热门的泛素化-蛋白酶系统的降解和自噬进行阐述。

(一) 泛素化-蛋白酶系统降解父系线粒体的作用

泛素是高度保守的小分子伴侣蛋白,它可存在于细胞质和细胞核,某些时候可在细胞外隙及细胞表面。在真核生物中泛素化-蛋白酶系统是紧密调控底物特异性蛋白降解的系统。因此,泛素化-蛋白酶系统被认为是受精后选择性降解父系线粒体蛋白的主要方式。研究发现恒河猴、牛和小鼠等哺乳动物的父系线粒体在受精卵中被泛素修饰,体外培养牛的胚胎显示父系线粒体在4-细胞期和8-细胞期之间消失;然而,种间杂交的牛胚胎的精子线粒体不存在泛素化,并且持续到8-细胞期。哺乳动物的精子生成过程中,次级精母细胞是存在线粒体泛素化的,并且维持到完全分化的精子。通过免疫荧光的方法可观察到受精过程中,精子进入卵母细胞胞质后,精子线粒体与泛素的结合增强。通过应用蛋白酶体抑制剂和向溶酶体药物可以阻止猪卵胞质中父系线粒体的消除。这些证据表明了泛素化蛋白的清除可能与蛋白酶体活性相关。

(二) 自噬降解父系线粒体的作用

最近研究表明,泛素化和溶酶体依赖的自噬途径参与了受精后精子的线粒体自噬。自噬(autophagy)是真核生物的一个进化保守的过程,它是由Ashford和Porter在1962年观察到暴露在胰高血糖素的小鼠肝细胞的膜结合小囊泡里存在半消化的线粒体和内质网,从而发现细胞内有"自己吃自己"的现象后提出的,是指从粗面内质网的无核糖体附着区脱落的双层膜包裹部分胞质和细胞内需降解的细胞器、

蛋白质等成分形成自噬小体(autophagosome),并与溶酶体融合形成自噬溶酶体,降解其所包裹的内容物,以实现细胞本身的代谢需要和某些细胞器的更新。自噬在机体的生理和病理过程中都能被发现,文献均有大量报道其所起的正面和负面的作用。在某些压力状态下,例如养分耗尽、饥饿等,自噬可以保持细胞稳态,避免大量细胞死亡,因此对细胞的损伤起到一种保护作用。线粒体自噬(Mitophagy)是指细胞通过自噬的机制选择性地清除损伤、衰老及多余的线粒体的过程。线粒体主要通过电子传递链产生 ATP 为机体提供生存所需的能量,此过程也有过氧化物、羟自由基以及过氧化氢等副产物活性氧(ROS)的产生,ROS 不仅可以攻击脂肪酸、蛋白质和核酸还能启动过氧化的一系列反应。因此,需要及时清除损伤的线粒体,不然则可能会对细胞造成更深的伤害。在线粒体的清除中选择性的线粒体自噬起着非常重要的作用。

秀丽隐杆线虫是雌雄同体的可以自我受精的常被用于遗传分析的一种理想动物,也是父系线粒体降解的很好的研究对象。可以通过荧光标记来观察秀丽隐杆线虫的精子线粒体在受精胚胎中的变化,秀丽隐杆线虫的精子线粒体和其他精子成分在受精时一起进入卵母细胞胞质,父系线粒体在 16-细胞期逐渐消失,直到胚胎晚期基本检测不到,这一现象被证明是通过自噬介导的。受精后,立即可见 LGG-1 和 LGG-2 自噬小体荧光,自噬小体包裹精子成分并且在胚胎早期运输到溶酶体进行降解。进一步通过敲除或下调自噬相关基因如 lgg-1,父系线粒体及其基因组可在胚胎晚期甚至在幼虫时仍存在。由此可见,线粒体自噬降解父系线粒体是线粒体母系遗传的一种机制。

精子生成和受精后父系线粒体泛素化也存在于哺乳动物中。泛素化被认为是选择性自噬和线粒体自噬的信号。虽然哺乳动物的泛素化不能被明显检测到,但是父系线粒体低水平的泛素化还是可能存在的。膜细胞器受精前已经泛素化,进入卵母细胞胞质后重新泛素化,暗示泛素化在膜细胞器自噬降解中起作用。而该过程包括赖氨酸 48 和赖氨酸 63 结合的聚泛素链。自噬小体似乎可以不依赖于膜细胞器吞噬父系线粒体,表明父系线粒体的识别不依赖于膜细胞器的泛素化。识别父系线粒体的机制还没完全明确。有实验证明,在胚胎中使用 RNAi 下调一些蛋白酶亚基会导致不能消除父系 mtDNA。

类似秀丽隐杆线虫,小鼠受精后,单细胞期胚胎即出现自噬,被认为在母系遗传成分的降解中起作用。小鼠的受精卵中,可以发现中段周围父系线粒体中存在自噬相关的成分如 LC3、p62 和 GABARAP,这一现象先于原核的形成出现。因此,自噬也可能参与哺乳动物消除父系线粒体的过程。但是,最近也有报道,使用绿色荧光蛋白(green fluorescent protein,GFP)标记自噬小体和红色荧光蛋白(red fluorescent protein,RFP)标记线粒体的转基因小鼠 BALB/c 和 C57BL/6j 为模型进行种间杂交,发现受精后自噬并不参与精子线粒体的降解。因此,对于自噬在哺乳动物中父系线粒体的消除还有待于进一步研究。

(三) 泛素化-蛋白酶体系统和自噬在精子的线粒体降解如何相互作用

泛素化-蛋白酶体系统和自噬在精子线粒体自噬中可能共同起作用。最近研究表明,精子线粒体自噬过程中,可能存在三条相互作用的途径。第一,自噬相关的泛素化受体 p62/SQSTM1 识别泛素化的配体并与自噬结合泛素样修饰基因如 LC3 或者 GABARAP 等相互作用;第二,泛素化的线粒体或者线粒体蛋白形成聚合物,泛素化结合连接蛋白 HDAC6 诱导蛋白聚集,它转运泛素化蛋白聚集物至微管;第三,p97/VCP 蛋白递呈泛素化线粒体膜蛋白至 26S 蛋白酶体。这三条途径可以在自噬泡形成时会聚在一起。

四、辅助生殖技术治疗线粒体疾病

突变的 mtDNA 导致了一系列目前无法治疗的遗传性疾病,可导致糖尿病、肿瘤等等。随着对线粒体的深入了解及辅助生殖技术的发展,通过辅助生殖技术治疗线粒体遗传病已有报道。目前研究通过辅助生殖技术,可阻止突变的 mtDNA 传递。患有线粒体疾病的病人,突变的 mtDNA 可能是同质的,即所有 mtDNA 拷贝数都是突变的,或者是异质性的,即同一个体中同时存在突变型的和野生型的 mtDNA。若突变 mtDNA 拷贝数或突变负荷超过一定水平而野生型 mtDNA 不足以代偿时,疾病就得以表现,即表型的表达依存于异常 mtDNA 的"阈值效应"(threshold effect)(阈值效应是指最小临界突变负荷引起特定组织或器官线粒体功能障碍和线粒体疾病)。根据这一理论,可以通过辅助生殖技术,减少人类胚胎中突变 mtDNA 的有害作用,即把具有异常线粒体的合子的核基因组转移至具有正常线粒体的合子或者卵母细胞中,从而去除突变的 mtDNA。不管是一个或者两个原核转移,通过这一技术可以正常发育到胚泡。然而,什么作用引起胚胎发育潜在的细胞核基因组与供体细胞质线粒体基因组之间不相容仍需进一步明确。在灵长动物上研究发现,阻止突变的母系 mtDNA 传递的潜在技术是从未受精的含有异常线粒体的卵母细胞移植中期的纺锤体到健康的受体卵母细胞,该技术可能减少突变 mtDNA 的水平。因此,原核和纺锤体转移技术可能减少 mtDNA 疾病的传递。特异的线粒体疾病治疗的辅助生殖技术是线粒体替代治疗。需要进行辅助生殖技术的高龄孕妇(年龄大于 35 岁)的卵母细胞的发育潜能明显下降可能是由于线粒体功能的下降。因此,已通过最佳年龄的供体卵母细胞的细胞质或者线粒体采集后注射入高龄的卵母细胞修复其活力。通过这样的细胞质移植,后代的羊水、胎盘及脐带血可以产生 mtDNA 异质性。但是,因为线粒体替换治疗的新生儿存在出生缺陷和发育异常的高发生率,卵质移植技术被美国等国家禁止。最近,该技术又重新在英国被提出,线粒体替代治疗的孩子出生前发育、出生后健康及适应性再次引发担忧。

第三节 卵子中心体命运

一、中心体的结构

中心体(centrosome)是动物或低等植物细胞中一种重要的非膜包被的半保留细胞器,具有复杂的分子组成和动态结构,1901 年 Boveri 首次将这种细胞器命名为中心体。典型的动物细胞中心体含有一对垂直排列的中心粒(centrioles)及其周围物质(pericentriolar material,PCM)。

在电子显微镜下,中心粒是一对相互垂直的、由微管构成的圆柱形结构,直径约为 $0.2\mu m$,长度变动于 $0.3 \sim 0.6\mu m$ 之间。每个中心体的一对中心粒并不同,一个是成熟的母中心粒(mother centriole,MC),在其末端具有附器(appendage),而另一个是未成熟的子中心粒(daughter centriole,DC),没有附器,附器的具体分子组成尚不清楚,与微管的负端相连,是 PCM 组装和微管锚定的平台,一对中心粒彼此通过交联纤维相关联。中心粒与基粒的结构相似,微管排列都是 9+0 形式,从横切面看,它是由 9 组呈 30°角倾斜排列的三联体微管构成,整个中心粒的横切面类似风车;所有三联体的结构都相同,包括 a、b、c 三根并列的微管,但只有最内层的 a 微管是完整的,b 与 c 两根微管部分嵌合,因而有一段管壁为共有。微管由微管蛋白组成,包括 $\alpha/\beta/\gamma/\delta/\varepsilon$ 微管蛋白、tektin 丝状体和中心体蛋白 centrin 以及与它们相连的结构蛋白,微管装配的基本单位是 α、β 微管蛋白首尾相连构成的异二聚体。

PCM 是包裹中心粒的一层富含蛋白质的高电子密度物质,包含与微管装配有关的结构性蛋白和与中心体循环有关的调节性蛋白,其中的关键蛋白包括 γ 微管蛋白,它与胞质中的 8 种蛋白形成环状复合体,称 γ-TuRC(γ-tubulin ring complex),是微管成核的必需因子。

二、中心体的功能

一般认为,在真核细胞中,中心体是主要的微管组织中心(microtubule organizing centers,MTOCs),起到组装和稳定微管的关键功能。中心体在有丝分裂间期随着 DNA 的复制而精确复制,同时经过复杂的成熟过程使其具有微管组织功能,然后,在有丝分裂期,两个中心体移到纺锤体的两端。在细胞分裂间期中心体通过调节细胞骨架操控着细胞形态、极性和运动以及细胞器定位和胞质内物质的运输,在细胞分裂过程中心体主要起组织和稳定两极纺锤体的作用,同时帮助染色体严格分离至两极,从而使姐妹染色单体能够均等地分离到两个子细胞中。

三、中心体的复制

中心体的复制属于半保留复制,即每一个中心体都具有一个原有的中心粒和一个新合成的中心粒。细胞增殖过程中,新中心粒的复制主要通过主要途径(即在母本中心粒的基础上)进行装配,由 4 个阶段组成:中心粒的分离;轮状结构和中心管的形成;中心管的延伸;微管的组装至形成新生中心粒。随后,中心体分裂,子代中心体分离。最终,每个子细胞都被赋予类似细胞周期开始时的含有两个中心粒结构的中心体。

中心体的复制在细胞周期中被严格的调控着与 DNA 复制保持协调一致。在 G1 期末或 S 期早期,中心体的一对中心粒连接解除且分离,典型的互相垂直排列的构象消失;在 S 期,每个母本中心粒从末端附近萌发方向大约与其垂直的前体中心粒;在 G2 期,前体中心粒持续生长到与其相连的母本中心粒的大小时完成复制过程,每个新形成的中心体都由一个母本中心粒和一个新生中心粒组成;在 G2 晚期或 M 期早期,中心体及其中心粒周围物质的体积都变大,同时新生成的两个中心体分离,开始形成纺锤体微管,生成两极纺锤体牵引着姊妹染色单体平均分配至子细胞中。这一调控机制的实施者主要是细胞周期依赖性激酶(CDKs),特别是 CDK2/cyclin E 复合物,由 CDKs 周期性的活化或失活来实现。

四、中心体与卵子发生

哺乳动物的发育早期的生殖细胞均具有典型的中心体结构,但在配子形成过程中,为适应配子的功能和受精作用的特殊需要,中心体逐渐退化或降解,并发生形变和丢失。

在精子发生过程中,中心体依次失去微管的聚合能力、中心体旁蛋白和远端中心粒;大多数哺乳动物(除啮齿类)精子保留了完整的近端中心粒,但远端中心粒有不同程度的降解及丢失了大部分包裹于中心粒周围的中心体旁蛋白。而在啮齿类动物的精子,两个中心粒都丢失。与精子互补,在卵子发生过程中,卵母细胞的一对中心粒被逐渐降解,而一些功能性的中心体旁蛋白被保留了下来,弥散于卵胞质中。小鼠的研究中发现,卵原细胞和初级卵母细胞均具有正常的中心粒,但从第一次减数分裂(meiosis,MI)前期的双线期开始,卵母细胞的中心粒被彻底降解而消失,直到囊胚期才能被再次检测到。这个过程中,替代行使组织纺锤体功能的是结构复杂的MTOCs,免疫学上 MTOCs 类似于 PCM,包含 γ 微管蛋白和核有丝分裂装配器蛋白(nuclear mitotic apparatus protein,NuMA)等,其中 γ 微管蛋白主要起到微管成核功能。在卵母细胞的成熟起始阶段,中心体旁蛋白主要是 γ 微管蛋白向一个点聚集于卵母细胞的皮质区,称为多泡聚合结构(multivesicular aggregates,MVA),但它既不聚集形成 MTOCs,也不具有微管成核功能;随后,MVA 向生发泡区迁移,并分裂成较小的个体,有部分逐渐成熟形成 MTOCs,并具有微管成核功能;生发泡破裂后,各种功能性的中心体旁蛋白相互结合形成多个 MTOCs 分布在核周围和卵胞质中。小鼠卵母细胞的两次减数分裂过程,MTOCs 组织形成无中心粒的纺锤体两极。

与小鼠不同,在人卵母细胞中,中心粒是在第二次减数分裂时才被彻底降解的,第二次减数分裂中期纺锤体两极处不含有中心粒。人卵母细胞在两次减数分裂纺锤体组装过程中招募了大量的

MTOC 结构,第一个 MTOCs 分布于核周围,随着进入分裂中期,MTOCs 不仅数量迅速增多,分布范围也不断扩大,但是,在成熟的人卵母细胞中不存在MTOCs。

据推测,卵母细胞中一到多个非纺锤体相关的MTOCs 在受精过程中可能与精子的中心体物质相结合,从而形成胚胎有丝分裂所需的完整中心体,卵母细胞和精子丢失中心体物质的互补性能保证双方在受精后中心体相关物质的互补,以及形成的子代中心体具有父母双方的遗传特性。

五、受精卵中心体的遗传

受精卵需要对来源于父母双方的中心体物质进行精确调控,以保证受精卵中不会含有两个或两个以上的有功能的中心体,从而防止形成多极纺锤体,确保胚胎具有正确的倍性。不同物种的受精卵中心体遗传机制也不尽相同。

研究表明,小鼠等啮齿类中,其中心体是单一的遗传方式,即母系遗传。精子不含有功能中心体,母源的 MTOCs 在胚胎分裂进程中发挥着重要作用;卵母细胞不包含有中心粒,直到 4~4.5 天的囊胚中,中心粒才重新出现,与胞质中的 PCM 形成典型的中心体。在啮齿类中,中心粒和大部分中心体旁蛋白在精子形成进程中就已经丢失,所以其体细胞、胚胎和胎儿中的中心体是来自于卵子的。

在人类和其他灵长类的受精过程中,精子尾部、近端中心粒所在的颈部和头部共同进入卵胞质中,在原核的形成过程中,精子胞质内的大部分结构成分,如线粒体、纤维鞘和外层致密纤维按一定的顺序被丢弃,而近端中心粒在精子头部降解时保持完整,并作为中心组织微管星体,连接并牵动雄雌原核的相互靠近,使原核向受精卵中间移动并融合。与此同时,中心粒进行复制,形成的两个中心粒与卵胞质中的 PCM 组成功能性中心体。在人类受精卵第一次有丝分裂的纺锤体两极具有含中心粒的典型中心体分布,合子的中心体是胚胎、胎儿和成年体细胞中心体的前身。在人类胚胎的发育中,精子贡献其近端中心粒,属父系遗传。

而在其他哺乳动物(如猪、马、牛和羊)中,父源中心粒(精子近端中心粒)进入卵胞质后即被进一步降解,来源于卵母细胞和精子的中心体旁蛋白(主要是 γ 微管蛋白)形成受精卵的 MTOCs,直到囊胚期才重新合成中心粒,形成典型的中心体。在这种的遗传机制中,中心体的组成成分来源于父母双方,

被认为是双亲遗传性的。

（孙筱放）

参 考 文 献

1. Martin Wilding, et al. Mitochondria and human preimplantation embryo development. Reproduction, 2009, 137 (4): 619-624.

2. Wang LY, et al. Mitochondrial functions on oocytes and pre-implantation embryos. J Zhejiang Univ Sci B, 2009, 10 (7): 483-492.

3. Tatone C, et al. Evidence that carbonyl stress by methylglyoxal exposure induces DNA damage and spindle aberrations, affects mitochondrial integrity in mammalian oocytes and contributes to oocyte ageing. Hum Reprod, 2011, 26 (7): 1843-1859.

4. Miyamoto K, et al. Effect of oxidative stress during repeated ovulation on the structure and functions of the ovary, oocytes, and their mitochondria. Free Radic Biol Med, 2010, 49 (4): 674-681.

5. Zhou GB, et al. Cryopreservation of porcine oocytes: recent advances. Mol Hum Reprod, 2009, 15 (5): 279-285.

6. Hu W, et al. Effect of slow freeze versus vitrification on the oocyte: An animal model. Fertil Steril, 2012, 98 (3): 752-760.

7. Cree LM, et al. A reduction of mitochondrial DNA molecules during embryogenesis explains the rapid segregation of genotypes. Nat Genet, 2008, 40 (2): 249-254.

8. Wai T, D Teoli, EA Shoubridge. The mitochondrial DNA genetic bottleneck results from replication of a subpopulation of genomes. Nat Genet, 2008, 40 (12): 1484-1488.

9. Carling PJ, LM Cree, PF Chinnery. The implications of mitochondrial DNA copy number regulation during embryogenesis. Mitochondrion, 2011, 11 (5): 686-692.

10. Luo SM, et al. Unique insights into maternal mitochondrial inheritance in mice. Proc Natl Acad Sci U S A, 2013, 110 (32): 13038-13043.

11. Al Rawi S, et al. Postfertilization autophagy of sperm organelles prevents paternal mitochondrial DNA transmission. Science, 2011, 334 (6059): 1144-1147.

12. Sato M, K Sato. Maternal inheritance of mitochondrial DNA by diverse mechanisms to eliminate paternal mitochondrial DNA. Biochim Biophys Acta, 2013, 1833 (8): 1979-1984.

13. Sato M, K Sato. Degradation of paternal mitochondria by fertilization-triggered autophagy in C. elegans embryos. Science, 2011, 334 (6059): 1141-1144.

14. Song WH, et al. Regulation of Mitochondrial Genome Inheritance by Autophagy and Ubiquitin-Proteasome System: Implications for Health, Fitness, and Fertility. Biomed Res Int, 2014, 2014: 981867.

15. Luksza M, I Queguigner, et al. Rebuilding MTOCs upon centriole loss during mouse oogenesis. Dev Biol, 2013, 382 (1): 48-56.

16. Mardin BR, E Schiebel. Breaking the ties that bind: new advances in centrosome biology. J Cell Biol, 2012, 197 (1): 11-18.

17. Nigg EA, T Stearns. The centrosome cycle: Centriole biogenesis, duplication and inherent asymmetries. Nat Cell Biol, 2011, 13 (10): 1154-1160.

18. Schatten H, QY Sun. The role of centrosomes in mammalian fertilization and its significance for ICSI. Mol Hum Reprod, 2009, 15 (9): 531-538.

19. Schatten H, QY Sun. Centrosome dynamics during mammalian oocyte maturation with a focus on meiotic spindle formation. Mol Reprod Dev, 2011, 78 (10-11): 757-768.

20. Schatten H, QY Sun. New insights into the role of centrosomes in mammalian fertilization and implications for ART. Reproduction, 2011, 142 (6): 793-801.

第七章

卵子发生与表观遗传

第一节　卵子发生过程中全基因组甲基化变化

卵子的发生开始于原始生殖细胞的形成。妊娠第5周左右生殖嵴中的原始生殖细胞失去活动性及某些细胞器后形成卵原细胞。妊娠5～7周时卵原细胞扩增,此时的卵原细胞数量可达10 000个。当卵原细胞数量继续增加达到6百万～7百万之多时,卵原细胞数量不再增加,约2/3的卵原细胞在原始卵泡内形成初级卵母细胞。在排卵前,卵母细胞完成第一次减数分裂,成为次级卵母细胞,直到精子进入卵细胞内完成第二次减数分裂。

表观遗传在哺乳动物的发育过程中起着关键的作用,并在成体细胞中相对稳定并可遗传。为适应物种延续的需要,表观基因组必须进行一次重新编程以使产生下一代的胚胎可以回溯到原始、全能性的状态。研究表明,有性生殖过程中需要进行三个步骤的表观遗传重编程:首先,通过一系列复杂的过程,擦去原始生殖细胞上带有的体细胞的表观遗传信息;其次,在减数分裂及生殖细胞成熟过程中建立性别特异性或生殖细胞特异性的甲基化信号;最后在完成受精后擦去这些信号从而激活胚胎的发育并开始新一轮生命的循环。表观遗传的重编程主要涉及三个层面的变化:DNA甲基化、组蛋白修饰及非编码RNA。不论是在生殖细胞或胚胎期发生中,表观遗传信息的错误都将严重影响胚胎的正常发育。正确的表观遗传修饰在卵子发生及受精卵的发育过程中均起到非常关键的作用。

DNA甲基化是表观遗传修饰的最重要的组成部分之一,包括转录的抑制、X染色体失活及基因组印迹等。DNA甲基化常发生于CpG二核苷酸的胞嘧啶第5位碳原子上。在DNA甲基转移酶(DNA methyltransferase,DNMTs)的作用下,S腺苷甲硫氨酸(SAM)的甲基添加在DNA分子中的胞嘧啶第5位碳原子上,由此形成5-甲基胞嘧啶(5-mC)。有研究发现,DNA甲基化也可发生在CpG岛之外,然而这种非CpG岛的甲基化功能目前了解并不多。建立和维持甲基化模式至少需要3种不同的甲基转移酶:Dnmt1,其主要作用是在DNA复制和修复中维持其甲基化功能;Dnmt2,主要为tRNA的甲基转移酶,具有微弱的DNA甲基转移酶活性;Dnmt3a和Dnmt3b则多以非甲基化DNA的CpG岛作为底物,催化其从头甲基化。在生殖细胞和早期胚胎发育阶段DNA甲基化经历了全基因组范围内重编程,因此这两个时期是整体性甲基化重塑的关键时期。维持正确的DNA甲基化模式对调控卵子及受精后的胚胎维持正常的生理功能十分重要。

成熟的卵子、精子有生殖细胞自己独特的表观遗传基因组特征。考虑到伦理及其他因素,要获得足够数量的成熟、待受精状态的卵子尤其是人类卵子进行DNA甲基化研究非常困难,所以相对于精子表观遗传学的研究,对于卵子的DNA甲基化状态的了解目前非常有限。目前大多数卵子DNA甲基化的研究,是基于小鼠卵子的基础上开展的。由于基于小鼠模型进行的卵子研究大多采用卵巢刺激、超排的方法以保证可以获得足够多的可供研究的卵子,但超排过程本身由于药物的刺激也可能改变DNA甲基化模式。因此,对卵子尤其是人类卵子发生过程中全基因甲基化的研究有待进一步的完善、深入。直到北京大学的研究人员采用单细胞全基因组甲基化测序的方法,揭示了人类卵子发生及早胚胎发育过程中全基因组DNA甲基化修饰的变化规律。

哺乳动物生殖细胞成熟过程中表观基因组发生了广泛的重编程事件。在小鼠和人类卵子中这种甲基化变化则是伴随着卵子的成熟逐渐完成并表现出印迹基因特异性模式。对启动子区域甲基化模式的研究发现,精子的启动子区大多处于高度甲基化状态,而对哺乳动物卵子启动子区域的甲基化状态却知之甚少。随着高通量测序技术的广泛应用,为在单细胞水平研究卵子、胚胎的表观基因组学提供了很好的技术支撑,有助于我们解开卵子、胚胎表观基因组学的神秘面纱。

在配子和胚胎早期发育过程中,DNA 甲基化过程经历了原有甲基化模式擦除、建立新的甲基化模式和甲基化模式的维持三个阶段,这是一个动态且每个阶段在整个生殖周期都必须保持非常的精确的历程。首先,配子通过被动甲基化或者主动甲基化两种模式擦去从体细胞带来的表观遗传信息。有研究发现,生殖细胞的表观遗传信息如基因组印迹,在胚胎发育早期性腺未分化时期(原始生殖细胞从胚外中胚层进入生殖嵴后)就已启动擦除程序。小鼠基因组印迹的擦除开始于胚胎形成后的第 11 天,直到雌性小鼠生殖细胞进入减数分裂后则擦除过程才全部完成。亲本表观遗传信息的擦除保证了配子发育过程中性别差异性、特异性表观遗传信息的重新建立,有助于保证胚胎细胞的全能性的建立。在完成了原有甲基化模式擦除后配子便开始建立自己的表观遗传信息。甲基化模式的重新建立发生在原始生殖细胞完成减数分裂分化为成熟生殖细胞的过程中。当甲基化模式建立后便稳定的维持。卵子的表观遗传的再建立完成于 M II 期卵母细胞时期,可见表观遗传重编程持续到发育成熟的卵子。

因为 DNA 甲基化可以影响转录子正确地读取基因序列并且这种甲基化模式可以在 DNA 复制中遗传,因此正确的 DNA 甲基化在卵子的发生及生长过程中有重要的意义。卵子的 DNA 甲基化不仅可以直接影响其调控基因的正确表达,并且卵子中某些基因位点的甲基化甚至还可以影响到胚胎形成后基因的表达。这种 DNA 甲基化的调控作用在印迹基因中表现得尤为突出。印迹基因是指在两个等位基因中往往只表达其中的一个,而另一个等位基因则由于调控中心(ICR)的甲基化作用而发生沉默。目前已明确的印迹基因大约有 100 多个,对这些印迹基因的功能研究目前并不很清楚。研究表明卵子中众多的印迹基因完成 DNA 甲基化的时期各不相同,亦即不同的印迹基因其 DNA 甲基化过程存在不同步性。卵子印迹基因 DNA 甲基化完成后必须在此后的胚胎发育中得到维持,经历种植前发育、胚胎期、胎儿期一直到成人期。早期胚胎形成期是印迹基因甲基化状态维持的关键时期,此时印迹基因甲基化状态必须要经受住受精后的去甲基化和胚胎植入后的从头甲基化的双重考验。种植前胚胎时期,非印迹基因发生全基因组范围的去甲基化,以保持胚胎细胞的全能性;在桑葚胚期和囊胚期后则发生内细胞团的高度甲基化,由此形成个体基因组甲基化状态。因此,虽然只占整个基因组的很小一部分,但由于印迹基因这种特殊的表观遗传状态是可以从亲代遗传给后代,且其在胚胎发生发育过程中的不同步性,对印迹基因的研究有助于我们进一步了解卵子、胚胎表观遗传重编程过程。

除了甲基化过程的不同步性,卵子中 DNA 甲基化还表现为一个渐进式的过程,即 DNA 甲基化的完成是一个动态的过程,这种动态的部分甲基化的中间产物可以在不同时期的卵母细胞中观察到。以小鼠卵子为例,其 CpG 岛及重复序列上 DNA 甲基化的发生就呈现出明显的动态变化:第五天胚胎的雌性生殖细胞中,所有 CpG 位点中只有 0.5% 呈现出高度甲基化模式,到了第 20 天的生发泡(GV)期呈现高度甲基化的 CpG 位点上升到 11.3%,到了 M II 期,卵子中具高度甲基化的 CpG 位点可以占到总体 CpG 位点的 15.3%。成熟卵子 CpG 位点整体甲基化率要比精子的低(精子的 CpG 位点高度甲基化率可达 24.9%),同样,对 CpG 岛的观察也发现卵子 CpG 岛的甲基化水平也比精子低。卵子 CpG 岛上的位点在 M II 期呈现出高度甲基化,而这些位点在 GV 期并不是都呈现高甲基化状态的,进一步证实 CpG 岛的甲基化也是随着卵子的成长而呈现出动态的甲基化模式。

研究发现,人类卵子的甲基化差异区域的 DNA 甲基化与小鼠卵子中动态 DNA 甲基化模式一致,表现为阶段性的甲基化模式。最近有研究者对卵子在全基因组水平的研究证实卵子 DNA 的从头甲基化的确发生于卵子的发生过程中,因为在卵子发生前其整个基因组是处于一个非常低水平甲基化状态的,并且原始生殖细胞迁移到生殖嵴的时候在很大程度上也是没有进行 DNA 甲基化。从整个 DNA 甲基化事件来看,生殖细胞甲基化差异区域可以被看作是一个类似 CpG 岛的单位,每个类似于 CpG 岛的单位都由几百个 CpG 二核苷酸组成并覆盖数千碱基的 DNA 序列,当卵子完全成熟时每个 CpG 二核苷酸都是处于甲基化状态。与卵子中观察到的动态甲基化过程相似,生殖细胞甲基化特异区域的从头甲基化也不是同步发生,这也许正是众多不同的印迹区域在卵子的发生过程中动态逐步完成甲基化从而发挥印迹基因作用的原因。在小鼠卵子DNA甲基化变化中发现，卵子DNA甲基化的重新建立在小鼠出生后卵子的成熟过程中就已发生了，并且伴随着卵子成熟发生了一系列广泛的DNA甲基化重编程事件。卵子启动减数分裂时DNA甲基化就已经开始，并且停滞于减数分裂前期的双线期阶段。以小鼠为模型的印迹基因的从头甲基化研究发现，卵子甲基化差异区的建立与从初级卵泡发育到次级卵泡的过程同步并且与卵母细胞的大小也有密切的关系。只有当卵母细胞直径大于 $50\mu m$ 时才能在卵子中检测到DNA甲基化变化，在卵子进入GV期后DNA甲基化过程逐渐完成，卵子则开始表现出转录水平的沉默。研究证实，伴随着卵母细胞的发育，卵母细胞的DNA甲基化于其细胞直径 $40\mu m$ 时开始建立，至直径 $65\mu m$ 时基本完成。研究还发现，除了生殖细胞甲基化特异区域的甲基化存在不同步性外，基因组内很多基因的甲基化也不是完全同步的。比如在卵母细胞直径 $55\mu m$ 时，有些基因85%以上的位点已发生甲基化，而另一些基因则要在卵母细胞发育到 $60\mu m$ 时才能观察到相同的改变。不同基因的甲基化建立时间不同，从原始卵泡到初级卵泡再到次级卵泡，都伴随着不同基因的甲基化，有些基因甚至到卵母细胞完全成熟后才完成从头甲基化过程。

从头甲基化转移酶Dnmt3a在卵子甲基化特异区域的甲基化过程中起主要作用，而有研究发现Dnmt3b在卵子甲基化中并不是必需的。同时，从头甲基化还需要Dnmt3bL的参加。Dnmt3a突变的卵母细胞不能产生活的子代原因在于雌鼠卵子母源印迹会发生缺失。Dnmt3L基因敲除的雌性小鼠虽然母源印迹缺失，但其卵子能够完成受精，子代在胚胎阶段即死亡。而卵母细胞Dnmt3b突变则对子代没有影响。有研究发现，除了Dnmt3a、Dnmt3L，小鼠卵母细胞发育还有另外两个因素是生殖细胞甲基化特异区域发生甲基化所必要的。有学者对七个生殖细胞甲基化特异区域的甲基化观察发现，卵母细胞如果缺乏组蛋白 H_3K_4 位点的去甲基酶Kdm1b，七个生殖细胞甲基化特异区域中有四个不能发生正常的甲基化。同时，如果卵母细胞缺乏KRAB-zinc蛋白Zfp57，其印迹基因 snrpn 也不能发生甲基化。对其他一些哺乳动物的雄性及雌性配子5个多能性基因的CpG岛的甲基化研究发现，虽然不同配子的不同基因有着不同的甲基化状态，但每个基因的启动子区域基本都是保持甲基化的，且卵子的甲基化水平要比精子低。比如精子多能性基因 Oct4 及 Fgf4 的启动子区域甲基化程度相对卵子来说是处于高度甲基化状态。Fgf4 在精子中是完全甲基化的，而卵子中只是部分甲基化。Rex1 基因在精子和卵子中都呈现甲基化状态，但在精子中的甲基化程度要明显高于卵子。

DNA甲基化对卵子的正常发生、发育具有重要的意义，正确的DNA甲基化对调控卵母细胞基因以及诸如印迹基因等特殊基因在胚胎期的活性有着关键的作用。尽管目前研究已经证实DNA甲基化过程在卵子发生过程中起着重要的作用，但对这种甲基化机制是如何建立以及如何维持的了解目前仍然非常有限。新一代高通量测序方法为我们进一步了解卵子DNA甲基化提供了新的方法。基于新一代测序技术基础上的研究发现卵子大部分的DNA甲基化是发生在卵子基因内的，这与基于遗传水平所发现的甲基化在印迹基因转录中的关键作用是相符的。越来越多证据证实DNA的甲基化过程在调控卵子的发生发育发挥重要作用，探讨卵子发生过程中DNA甲基化将有助于我们更好地了解DNA甲基化对卵子及胚胎的影响，在辅助生殖技术安全性领域提供更多的理论指导。

第二节　受精后早期胚胎发育过程中全基因组甲基化变化

DNA甲基化是哺乳动物重要的表观遗传控制机制，除了在生殖细胞期发生了重要的表观遗传重编程外，在早期胚胎细胞则发生一系列全基因组水平的表观遗传重编程。受精后，细胞内发生了一系列不可逆的决定胚胎未来命运的变化，通过移除配子期特有的表观修饰信息并赋予新形成的胚胎细胞正常发育的能力。这些表观遗传的改变将导致选择性的激活或沉默相关的基因并藉此来限定不同胚胎原始祖细胞在未来朝着不同胚层方向进行分化。这种表观遗传的变化有些完成得非常迅速甚至在DNA还没有发生复制时就已经开始。而大多数的表观遗传变化是逐渐展开的，很多表观遗传变化可以通过DNA甲基化、基因组区域各种组蛋白修饰和折叠形成高密度的染色质结构等来实现。正是通过这种变化，胚胎细胞基因间发生了选择性激活或沉默，进而限制每一个胚胎细胞未来不同的发展方向。

受精后的胚胎的首个任务就是重新编程两个亲本来源的单倍体基因组从而形成新的胚胎自己的二倍体基因组的表观遗传信息。这种基因组的重新编程必然要涉及去除配子特异性甲基化信息并重新建立胚胎自己表观遗传信息，从而使胚胎具备多能性和全能性进而控制胚胎的发育。有一些区域可能不受此调控，比如有些印迹基因区域或重复片段区域就可能不受此过程影响。当卵母细胞被精子激活完成第二次减数分裂后，卵母细胞的染色体单倍体转变成雌原核，单倍体精子基因组则转变为雄原核。当精子染色质中鱼精蛋白被卵子的胞质组蛋白替代后，父本来源的 DNA 开始发生去甲基化。在合子阶段，双亲来源的两个原核的去甲基化过程不同步。雄原核开始主动 DNA 去甲基化过程时，雌性原核的 DNA 去甲基化过程基本还没有启动。以小鼠胚胎为模型的研究发现，雄原核在 4 小时内几乎可以完成全部的 DNA 去甲基化，这种父本来源基因组的去甲基化是大范围的。然而，也有许多特定基因组区域逃避去甲基过程，这些区域包括印迹基因、着丝粒及着丝粒周边范围内的异染色质等。小鼠胚胎模型研究还发现，胚胎 DNA 去甲基化过程可以持续到桑葚胚期。到了囊胚期 DNA 甲基化模式在各种物种间就表现出不同的 DNA 甲基化状态：小鼠囊胚中内细胞团细胞可以保持高度甲基化而在滋养外胚层细胞则处于非甲基化状态；在牛的囊胚期细胞中，内细胞团细胞和滋养外胚层细胞则均保持甲基化状态。对人类胚胎研究证实，在受精后不久的合子期父本来源的 DNA 就发生了主动去甲基化。最近我国科学家对人类植入前早期胚胎的 DNA 甲基化研究发现，与先前在小鼠中观察到的结果不同，人类胚胎在 2 细胞期就发生了大规模的全基因组去甲基化。其中，父源基因组的去甲基化速度要比母源基因组的去甲基化明显更快，在合子末期雄原核的甲基化状态已经比雌原核的甲基化状态低。基因组甲基化对基因表达的调控作用在胚胎早期就开始逐渐增强并在植入后胚胎这种作用可达到顶峰。

哺乳动物受精后的胚胎发生了一系列复杂的表观遗传重编程（印迹基因除外）。在受精几个小时后，父本来源的基因组就开始了非复制依赖性的全基因组范围内的 DNA 去甲基化过程，而母源基因组甲基化水平则可以持续到受精卵开始有丝分裂之后。每进行一次有丝分裂，父源基因组和母源基因组就经历一次复制依赖性的被动去甲基化的过程。这主要是因为处于核因子 NF 黏附点附近的 DNA 不能被完全甲基化，从而阻止 Dnmt1 发挥作用而发生被动去甲基化。经历了被动去甲基化作用后，配子的基因组 DNA 甲基化在很大程度上已被擦除，但这种被动去甲基化过程并没有涉及印迹基因，其印迹性仍可以维持。小鼠雄原核 DNA 在原核 2 期（PN2）开始启动去甲基化，到 PN4 期已基本检测不出甲基化信号，预示 DNA 去甲基化的基本完成。DNA 去甲基化过程可以影响早期胚胎的 DNA 甲基化模式，而这种改变对于激活及调节早期胚胎的转录有重要作用。

最近，有国内学者运用缩减性代表性重亚硫酸盐测序（RRBS）方法首次详细地描绘人类精子、卵子、植入前及植入后胚胎的 DNA 甲基化图谱。在这一系列的研究中，研究者发现人类早期胚胎的甲基化模式可以划分成四簇不同的甲基化模式，分别是卵母细胞及极体的低甲基化模式、精子的高甲基化模式、分裂期胚胎的低甲基化模式及植入后胚胎的高甲基化模式，人类胚胎中这些 DNA 甲基化模式与小鼠中发现的 DNA 甲基化模式非常相似。并且，对基因内部的 DNA 甲基化模式研究发现，早期胚胎基因内部的 DNA 整体甲基化水平要比在基因与基因间的区域 DNA 甲基化程度要高，而在转录起始位点区域则是处于一个低甲基化的水平。对基因本身的甲基化水平研究发现，从转录起始位点开始到转录结束位点，基因内部的甲基化呈现出一个轻微的升高的趋势，而在转录结束位点以后，这种甲基化水平又明显降低。对小鼠非 CpG 位点的甲基化研究发现，小鼠卵母细胞基因组内非 CpG 位点也是处于甲基化状态，同样，对人类成熟卵子以及第一和第二极体的检测也发现它们的非 CpG 位点处于高度甲基化状态。

对小鼠胚胎 DNA 去甲基化研究发现这种现象大多发生于合子期，并且直到囊胚期这种过程仍在不断地进行；同样，人类胚胎也存在相同的 DNA 去甲基化现象，不过人类 DNA 去甲基化有其本质的特征。在受精初期及分裂期的二细胞期，人类胚胎发生了 DNA 甲基化程度急剧降低过程，分别从精子 54% 的甲基化程度及成熟卵子 48% 的甲基化程度降低为合子期的 41%，到了二细胞期甲基化程度更是下降到了只有 32%。在二细胞期及桑葚胚期 DNA 甲基化模式只是发生了一些细微的变化，整体甲基化程度并没有发生明显的改变，而从桑葚胚期到囊胚期内细胞团阶段，DNA 甲基化程度又进一步降低。直到植入后的胚胎期，甲基化模式又开始改变,呈现出快速增强的甲基化模式。在对内细胞团和植入后胚胎的 DNA 甲基化程度对比后发现,内细胞团期 DNA 甲基化程度约为42%,而植入后胚胎的 DNA 甲基化程度则高达78.1%。同时对第一极体和第二极体的研究发现,它们的 DNA 甲基化程度与 M Ⅱ 期的成熟卵子 DNA 甲基化程度是相符的,这也证明在卵母细胞排出第一极体或第二极体的时候,并没有发现明显的大范围的 DNA 甲基化重编程现象。同样,滋养外胚层细胞的 DNA 甲基化程度也只是比内细胞团细胞稍低一点。

成熟的精子基因组甲基化研究显示超过80%～90%的 CpG 位点发生了甲基化,是小鼠细胞中 DNA 甲基化水平最高的细胞。然而父本来源的基因组在受精后的胚胎中很快就发生了完全的 DNA 去甲基化,这种完全的去甲基化作用是由精子 DNA 的主动去甲基化机制主导,并且这种完全的去甲基化通常在原核3期 DNA 开始复制前完成。相反,母源基因组在全基因组范围内则显示出低甲基化水平(大约只有40%左右发生了甲基化作用),并且母源基因组的去甲基化作用是以复制依赖性模式进行去甲基化,因此在早期的胚胎中父本和母本来源的表观遗传存在非常明显的不对称性。在单细胞水平上对雄原核及雌原核的广泛性去甲基化研究也发现,雄原核的去甲基化速度的确要比雌原核快,在合子阶段原核后期,雄原核的 DNA 甲基化程度已经比雌原核的甲基化程度要低很多了。在父本基因组开始主动去甲基化的时候,雌原核仍然保持甲基化模式,并没有发生去甲基化。以小鼠为模型研究证实 PGC7/Stella 在阻止母本基因组去甲基化上起到了保护作用。另一种可能阻止母本基因组去甲基化的机制则是雌原核存在着抑制组蛋白表达的标志,如 H3K9me2、H3K9me3 和 H3K27me3,而这些组蛋白标记在雄原核中是没有的,也许这些组蛋白在保护母本基因组不发生去甲基化方面发挥了重要的作用。对于父本基因的 DNA 去甲基化机制研究还发现,许多因素可能参与了这一过程,包括一种基础性的切除修复酶 GADD45,它能积极诱导胞嘧啶核苷酸脱氨酶,研究同时还发现了另外两种潜在的去甲基化酶:Mbd3l1 和 Mlbd3l2。最近有人研究了大鼠体外受精(IVF)胞质内精子注射(ICSI)的胚胎及正常体内受精胚胎的 DNA 去甲基化时间发现,体外受精的胚胎原核的父本基因组的 DNA 去甲基化要比正常体内受精胚胎延迟。有趣的是,在大鼠受精卵中添加 DNA 甲基化抑制剂或加入组蛋白脱乙酰剂后发

现体外受精14小时后 DNA 甲基化程度明显降低,但这种添加剂对发育到胚泡阶段的胚胎的潜在发育能力并没有明显的促进。父本来源基因组的去甲基化和从头甲基化的时间在不同的物种间存在物种差异,并且在体内或体外受精的胚胎也观察到这种差异。相对于被动 DNA 去甲基化,父本来源基因组的 DNA 主动去甲基化则是由去甲基酶将甲基移去的过程,目前对这种去甲基化的机制还不是很明确。在经历了基因组的去甲基化之后,早期胚胎又开始了新一次的从头甲基化过程,与不同物种间去甲基化时间的不同相似,不同物种间的从头甲基化时间也是不相同的,比如牛的从头甲基化发生在早期胚胎8～16细胞时期,小鼠从头甲基化则是发生在囊胚内细胞团时期。以人胚胎干细胞为模型的研究发现,当人类干细胞开始向神经干、祖细胞分化过程中,其中有大约1.4%的 CpG 岛发生了明显的从头甲基化的过程。

早期胚胎发生的第二次广泛性的 DNA 甲基化重编程过程对于胚胎全能性的建立及早期胚胎的发育至关重要。如前所述,从精卵结合产生的胚胎开始到囊胚早期大约32～64细胞期是广泛性的 DNA 去甲基化发生的重要时期,这一时期胚胎细胞的甲基化水平是处于最低水平。虽然都是广泛性的去甲基化过程,在胚胎中进行的广泛性去甲基化过程与在生殖细胞中发生的广泛性去甲基化过程是有区别的。首先,生殖细胞的去甲基化基本上是完全的,除了几个反转录转座子外,其他区域都发生了彻底的 DNA 去甲基化。而胚胎中在发生去甲基化却不涉及印迹基因及一些重复区域,印迹基因的 DNA 甲基化区域在胚胎期基本上保存不变,这就保证了亲本来源印迹基因的在不同组织中特异性表达。另外,卵母细胞和精子基因组含有各自特异性的染色质特性,当精卵结合形成合子后其基因组会按照不同的 DNA 去甲基化发挥作用。

总之,在受精后胚胎开启了新的生命之旅后,成熟的精子和卵子为胚胎提供了各自不同的表观遗传信息。在精卵结合的过程中,染色体构象发生剧烈的改变。来自精子高度凝缩的染色质在卵母细胞质环境中解凝缩,与雌性染色质融合,发生基因组重编程共同构建合子基因组进而激活胚胎基因组转录,获得发育的全能性,并进一步发育成完整的胚胎。从表观遗传的角度来看,胚胎早期发生了一系列的广泛性的 DNA 甲基化重编程过程可归纳为以下几点:首先,在受精后几小时内雄原核发生 DNA

去甲基化,把父本 DNA 甲基化信息去除;其次,在细胞分裂期进行主动的 DNA 去甲基化过程;第三步,重塑异染色质,沉默内细胞团及早期外胚层中的多能性细胞并重新激活雌性胚胎中的已经失活的 X 染色体。

对于本节的内容,从早期胚胎的发育时间窗口期可以大概归纳如下:在早期胚胎的双原核期,父本来源 DNA 开始在双原核期就已开始主动去 DNA 甲基化过程,这一过程是以独立于复制的方式进行。而同一时期雌性原核则还没有启动这一过程。

到了胚胎的二细胞期,母本 DNA 开始了以复制依赖性方式进行的 DNA 甲基化模式的去除。然而这一过程是在广泛的基因组水平进行或是仅在如启动子或重复区域等某些特定的区域进行目前并不清楚。雌性个体两条 X 染色体的一条进行 X 染色体失活的时间也是发生这一时期。也有研究证实父本来源的那条 X 染色体在受精后就已沉默或在部分特定性区域发生了沉默。X 染色体失活是由长链非编码 RNA 引发启动的,它涉及一些复杂的蛋白招募过程并导致 DNA 发生甲基化作用从而使一条 X 染色体发生转录水平的沉默。

胚胎卵裂时期(4～16 细胞期):在分裂期的胚胎中,母本来源 DNA 甲基化程度随着每一次胚胎细胞分裂都呈现一个下降的趋势。这种 DNA 甲基化程度的降低与 DNA 甲基转移酶 1(DNMT1)的多价螯合作用密切相关。DNMT1 正是负责核外新合成 DNA 链的从头甲基化的主要酶。到了桑葚胚阶段,双亲来源基因组的 DNA 去甲基化作用都基本完成。从桑葚胚和囊胚阶段胚胎开始发生从头甲基化,并且从头甲基化的水平逐步升高。

囊胚期:在囊胚阶段,通过 DNMT1 的作用,胚胎基因组的 DNA 甲基化水平开始明显增加。然而,这种从头甲基化过程并不是在所有的囊胚细胞中均衡发展。在这一时期内细胞团细胞(ICM)形成自己特有的胚胎特性,而滋养层细胞则将形成胚胎外组织系统。这种分化的差异性是正常胚胎发展所必需的。如果缺乏 DNMT1 则可导致胚胎发育异常。

第三节　X 染色体失活

X 染色体失活(XCI)是表观遗传修饰的一个重要组成部分,是雌性哺乳动物中一对 X 染色体中的某一条在转录水平上的沉默,从而实现 X 连锁基因的剂量补偿。由于雌性哺乳动物细胞含有相对雄性动物 2 倍的 X 染色体剂量,必须沉默其中一条 X 染色体来保质 X 染色体编码基因表达水平的平等。研究表明,X 染色体失活是一个非常复杂的现象,其失活是有严格顺序、步骤的,并且失活后的细胞可以发生再激活现象。根据 XCI 发展的不同时期,在小鼠胚胎中观察到印迹或随机 X 染色体失活现象。由于对人体胚胎或卵子中 XCI 的研究较少,大部分人类卵子或早期胚胎的 XCI 研究是建立在人类胚胎干细胞基础上进行的。

X 染色体对人类的影响程度远高于其他染色体,其拥有 1100 多个基因,占人类基因组的大约 5%,其中有 30% 的精神发育迟滞基因定位于此。在进化过程中,女性(XX)和男性(XY)之间的细胞在性染色体水平存在着潜在基因剂量差异。为了平衡这些 X 染色体相关的编码基因的表达水平,女性细胞在转录水平上会选择两条 X 染色体中的某一条进行沉默,这个过程称为 XCI,这样在某细胞中,X 染色体上的大多数基因只表现为单等位基因表达,从而实现剂量补偿。XCI 始于 X 失活中心(XIC)的基因座的启动,是早期人类胚胎中首先可观察到的表观遗传变化之一,并能在分化后的三个胚层所有细胞中保持稳定。XCI 在 1961 年就有了 LYON 假说,即:①雌性哺乳动物细胞内只有一条 X 染色体有活性,另一条失活并固缩;②失活发生在胚胎早期;③失活的那条 X 染色体是随机选择的,即既可是父本来源的 X 染色体,也可是来自母本的 X 染色体发生失活。一个细胞某条 X 染色体一旦失活,由该细胞繁衍而来的子细胞都可遗传此失活的 X 染色体。

对 X 染色体失活过程研究发现,XCI 是由一系列长链非编码 RNA(LncRNA)参与下进行的。在小鼠中,两个长链非编码 RNA 和 X 染色体密切相关,这两个长链非编码 RNA 是 *Xist* 和 *Tsix*,均位于 X 失活中心(XIC)。*Xist* 编码一段长 17kb 的 RNA。*Xist* 的单等位基因转录是调节 XCI 启动的重要事件,并以顺式调节作用与失活 X 相关。*Tsix* 与 *Xist* 在基因序列上完全重叠,但转录方向上正好相反,所以其抑制 *Xist* 表达。*Tsix* 与 *Xist* 呈拮抗作用,在调控 *Xist* 的表达上起重要作用。*Tsix* 与 *Xist* 的拮抗作用保证了女性中只有一条 X 染色体会失活而男性中不发生 XCI。另一个基因,*Xite*,作为 *Tsix* 的增强子在 XCI

中发挥作用。人类 *XIST* 基因与小鼠 *Xist* 有相似的序列，但在其上下游调控区域有很大的区别，而这些区域可能在启动和维持 XCI 上有很重要的作用。人类 TSIX 区域并不是非常保守，它转录可能发生突然截断，并不完全覆盖 XIST 区域，并且缺少其他调控元素，比如 DXPAS34，而 DXPAS34 在小鼠中被证实对调控 *Tsix* 很关键。调控小鼠 XCI 的另一些关键基因，如 *Rnf12*、*Jpx*、*Yy1*、*CTCF* 和 *Eed*，尽管这些基因的上下游区域在人类和小鼠中存在一些差异，但在人类中这些基因均表现出高度保守性。

X 失活特异性转录基因 *Xist* 是最早发现参与 XCI 的 lncRNA，其位于 X 失活中心（XIC），当其从失活的那条 X 染色体上以顺式调节作用产生一段 17kb 的 RNA 覆盖在失活的 X 染色体后，XCI 开始启动并在整条染色体范围内的发生基因沉默。除了 *Tsix*、*Xite* 抑制 *Xist* 表达外，另一群 lncRNA——*Jpx*、*RepA*、*Ftx* 等则被证实参与 *Xist* 基因的激活从而参与 XCI 过程。XCI 是在 lncRNA 调控下一个非常复杂的过程。*Xist* 调控 XCI 是从招募一些染色质修饰复合体开始，*Xist* 通过在 RNA5′ 末端的重复模体（repeat A）吸引多梳抑制复合体 2（PRC2）到 X 染色，而 Tsix 则阻止 PRC2-RepA 复合体结合在染色质上，只有当 *Tsix* 表达下调后 PRC2-RepA 复合体才在转录因子 YY1 的介导下结合在失活 X 染色体 *Xist* 基因第一外显子上。PRC2 于是介导组蛋白 H3 赖氨酸 27 三甲基化（H3K27me3）修饰 X 染色体。最近有文献发现 X 染色体上有与 PRC2 结合的位点，是一个富含 CpG 岛的二价域结合单位。随着 Jpx-RNA 水平的增强及 *Tsix* 的进一步下调，Xist-RNA 表达开始活跃并与 PRC2 结合并随后扩展到整条 X 染色体。

Tsix 在 XCI 的选择机制中起着非常关键的作用。在 *Xist* 表达上调之前，研究者发现还存在一个 X 染色体的配对过程。两条 X 染色体失活中心在很短的时间内有一个紧密的接触过程，使得两个等位基因间的转录激活子重新分配并导致这些激活因子不对称地只结合在一条染色体最终导致 Tsix-RNA 只从这条 X 染色体上转录出来。配对区域位于 *Tsix/Xite* 间，*Xist* 基因上游 200kb。现有研究认为，*Tsix/Xite* 区域间的配对在 XCI 的选择机制中起着一个非常关键的作用。

对小鼠模型 XCI 的研究证实，其胚胎中存在随机和印迹性 XCI 两种不同的失活模式。在人类中也证实存在着随机与非随机 X 染色体失活两种不同的

XCI 模式。随机地选择父本或母本来源的 X 染色体进行失活这一过程开始于原肠胚形成期。相对随机 XCI，印迹性 XCI 则往往选择父本来源的那条 X 染色体进行失活，这种现象常发生在哺乳动物的胎盘组织中。最近有文献报告小鼠植入前胚胎在 2～4 细胞期就已经观察到了印迹性 XCI 的发生，并且可以一直维持到囊胚期。之后在滋养外胚层细胞及原始内胚胎层细胞继续保持这种印迹性 XCI。在囊胚期内细胞团，失活的父本基因组会开始重新激活，以保证胚胎正常发育的需要。随着胚胎植入后，新一轮的 XCI 又开启，此时在分化成各胚层的细胞进行随机 XCI。虽然对小鼠胚胎 XCI 的研究相对较多，但对人类生殖细胞及胚胎中 XCI 模式的研究却因为伦理因素受到了大大的限制，并往往是依托人类胚胎干细胞来研究此内容。迄今为止，只有极少数人类胚胎干细胞表现出在未分化阶段是没有启动 XCI 的，直到分化开始，随机 XCI 才开始。以 XIST 为标记的检测发现，大多数人类胚胎干细胞在未分化阶段表现出已启动 XCI，并且在分化的细胞中，只有滋养层细胞保持一种非随机 XCI 模式。对人类胎盘组织的 XCI 研究发现，其存在不同模式的 XCI，有些研究认为人胎盘组织只表达母本 X 染色体上的基因，有些研究则认为其存在随机和非随机两种 XCI 模式。对人类 8 细胞期、桑葚胚期和囊胚期的胚胎 XCI 研究发现，人类 XCI 在胚胎 8 细胞期就已经可以观察到。由于胚源性基因组在小鼠胚胎的激活时间发生在 1～2 细胞期，而人类胚胎则发生在 4～8 细胞期，XCI 的剂量补偿机制可能就是在基因组去甲基化发生的时候启动，也就是说小鼠的 XCI 发生在 2 细胞期而人类 XCI 开始于胚胎 8 细胞期。

尽管随机 XCI 只是雌性所特有，雄性生殖细胞也存在着 X 染色体沉默现象。哺乳动物雄性生殖细胞是 XCI 循环开始的地方。在精子生成的第一次减数分裂期，当两条同源染色体配对的时候，携带 X 和 Y 的精子开始减数分裂性染色体失活（meiotic sex chromosome inactivation，MSCI），并形成 XY 联合体（XY body），当 X、Y 精子完全完成减数分裂后并没有立刻开始重新激活。在小鼠中，减数分裂后的精子细胞有 85% 的基因转录仍受抑制。父本性 X 染色体的沉默可以一直维持到子代胚胎中，并开始 XCI 的从失活到再激活的循环。

早期的小鼠胚胎在 DNA 甲基化重编程的过程发生了 X 染色体失活及 X 染色体再激活的现象。在刚刚受精的时候，因为 MSCI 机制父本 X 染色体

发生了部分的失活,然而母本 X 染色体却可以保持活性。从 1 细胞期到 16 细胞期的胚胎发育过程中,父本 X 染色体持续保持基因沉默。对小鼠胚外组织 XCI 研究发现,首先在重复序列区域保持沉默,然后基因区域也发生转录表达的抑制。这样,到了囊胚期的时候,胚外组织就完成了印迹性 XCI 过程。到了第 3.5 及 4.5 天的胚胎,父本 X 染色体在外胚层而不是在滋养外胚层或原始内胚层开始再激活。不久之后,父本或母本来源的 X 染色体便开始在外胚层进行随机失活。到了第 6.5 天,所有的胚外组织均具有印迹 XCI 而胚胎则保持了适当的随机的 XCI 形式。从胚胎在第 7.0 天到第 10.5 天迁移到生殖嵴后,原始生殖细胞开始活跃并发生 X 染色体再激活,这样在形成配子前的每个生殖细胞均可有两条活性的 X 染色体。然后,从雄性配子又以 MSCI 进行 XCI 再次开始循环。

在胚胎发育这一非常有限的时间和有限的细胞分裂过程中,基因组经历一次完整的表观遗传重组,这其中就包括 X 染色体失活和再激活。如前所述,雌性小鼠胚胎从 2 细胞期开始在胚胎基因组发生激活后其两条 X 染色体都是处于完全活性的状态,接着 Xist 基因专门性地在父本那条 X 染色体上表达,从分裂期开始直到囊胚期表现为印迹性 XCI 状态。到底是什么因素在决定父本 X 染色体失活而母本 X 染色体保持活性目前并不清楚。有研究认为父本 X 染色体印迹性 XCI 可能不需要 Xist 的介入,因为缺乏父系 Xist 的转基因胚胎一样可以沉默父本 X 染色体上一些基因,如 Ddx3x、Ube1x、Zfx、Pdha1、Rnf12 等。也有一些研究认为 Xist 在 XCI 过程中沉默编码基因是一个必要的元素,但在沉默重复元素中却非必需。有研究发现,在胚胎 2 细胞阶段即使没有 Xist 的介导那些位于基因间的非编码元素也可以沉默,它们可能在合子期就已处于一种前期失活状态。

X 染色体失活发生的确切时机目前是有一个争议的问题。印迹性 XCI 其实是一个循序渐进的过程,并不是在所有的分裂球细胞同时发生。有报道发现有些 X 连锁基因如 Rnf12、Kif4、Chic1、Atp7a 等在 4~8 细胞期这个分裂早期就开始沉默,有些基因如 G6pdx、Fmr1、Rps4x 等则是在发育到桑葚胚前才开始失活,而另一些基因如 Lamp2、Scl25a5、Atrx、Gla、Fgd1 和 Pdha1 等则要等到胚泡期才开始失活,还有一些基因如 Huwe1 则要等到胚泡期后才开始失活。另外有一些基因如 Atp6ap2、Utx、Mecp2、Jarid1c 等则逃避 XCI,根本不发生失活。另外一些研究则表明这些基因可能会在胚胎植入后期发生失活。在小鼠胚泡阶段,伴随着组蛋白修改或多梳蛋白的丧失,内细胞团(ICM)细胞中父本来源的那条 X 染色体的失活状态发生了部分逆转。在小鼠扩张期或孵化期的囊胚内细胞团中往往有两条活性的 X 染色体,此时滋养外胚层细胞则保持父本来源 X 染色体的失活状态。当囊胚细胞孵出并植入后(第 3.5~5.5 天)上胚层细胞的 XCI 的重新建立,此时则多表现为随机失活。

在人类胚胎中,有研究发现 XIST 基因在 8 细胞期就开始表达,而这个时期正是胚胎基因组激活的时期,直到桑葚胚时期 XIST 已形成云状结构并覆盖了几乎 1/2 的桑葚胚细胞,到了囊胚期这种云状结构则几乎覆盖了所有的细胞,与之相反的是,在男性胚胎的桑葚细胞和囊胚细胞中只可观察到针点状的 XIST 信号。在 XIST 覆盖后的 X 染色体上,可以清楚地检测到基因表达抑制标记 H3K27me3 以及 MacroH2A,另外一些特定 X 连锁基因的信号此时期也检测不到,表明人类囊胚细胞中可能也全部完成 XCI。与之有争议的研究则认为人类囊胚细胞中并没有全部完成 XCI 过程,因为在这些细胞中可观察到不同模式的 XIST 和 H3K27me3 的表达。

对于印迹性 XCI 的研究认为,这种现象可能是由卵子和精子 X 染色体上拥有的不同标记所决定。当父本 X 染色体进入卵子完成受精过程后发生了染色质重塑和沉默而处于失活前期,这个过程也称为减数分裂性染色体失活(MSCI)机制。

在小鼠 2 细胞期的胚胎中,Xist-RNA 仅表现为一个针尖大小的信号,但这种信号在胚胎 4~8 细胞期开始逐渐扩展并发展成云团状结构。在 4 细胞期,失活 X 染色体开始表现出转录抑制的迹象,包括排斥 RNA 聚合酶Ⅱ、Cot-1 重复元素转录信号的缺失。从 8 细胞后就已开始出现低乙酰化的 H3K9 和低甲基化的 H3K4 等表观遗传标记。桑葚胚期和囊胚期细胞则表现出与失活 X 染色体相关的 Eed/Ezh2,macroH2A 的组蛋白变异及 H3K27 三甲基化的集聚。尽管植入前胚胎显示出 X 染色体失活,但在活性 X 染色体及巴氏小体上 Xist 却并不表现出 DNA 甲基化,这也证明在胚胎发育阶段的 X 染色体失活并不像成体细胞那样进行的那么彻底,同时也说明在内细胞团细胞中失活的那条 X 染色体可以发生再激活。

对人类早期植入前胚胎的研究由于受伦理和资源的有限性而受到很大的限制,好质量的胚胎不可能用于研究,因此基于人类胚胎 X 染色体失活的研究相对有限。相比小鼠胚胎,人类胚胎分裂速度要相对慢一些。人类胚胎要到第 3 天才能达到 8 细胞期,第 4 天达到桑葚胚期并于第 5 天发育到囊胚期,而相同的分裂期小鼠要比人类胚胎快 1~2 天。因此,相比小鼠胚胎在 1~2 细胞期就已开始的 X 染色体失活过程相比,人类胚胎的 X 染色体失活发生在 4~8 细胞期,在人类胚胎 8 细胞 XIST 仅表现出针尖大小的信号而在小鼠胚胎 8 细胞期 Xist 已形成云团状结构。对人类胚胎单细胞水平的研究发现在囊胚细胞特定的区域中只发现一个 XIST 信号,并且失活 X 染色体的相关标记如 MacroH2a 和 H3K27 三甲基化的积聚、低乙酰化的 H3K9 以及 XIST 邻近区域基因的单等位基因表达等进一步证实人类胚胎中 X 染色体失活过程的启动。尽管人类胚胎与小鼠胚胎 X 染色体失活时间上存在差异,但整个 X 染色体失活事件的发生过程与小鼠中观察到的是一致的。人类胚胎中是否存在印迹性 XCI 目前并不清楚,然而显著性的 XIST 信号预示着人类胚胎失活 X 染色体中也可能发生了印迹性 XCI。

当囊胚细胞开始分化后,小鼠滋养外胚层细胞中失活的父本 X 染色体继续保持失活状态直到胎盘的整个发育期。由于缺少剂量补偿导致 X 连锁基因的过量表达会带来致死性的后果,而这在很大程度上可能与胎盘缺陷有关。当 XXY 核型胚胎中两条 X 都是来自母本的时候,这种胚胎往往会停止发育,而 XXY 核型胚胎有一条是来自父本或两条均来自父本则不会给胚胎带来致死性的后果。这种现象证实父本 X 染色体印迹失活相对母本 X 染色体印迹失活更容易发生失活的逆转或自我调节,从而保证胚胎的顺利发育。在人类胚胎中因亲源 X 染色体差异而致死的报道并不多见,在 Turner 综合征患者中,不论剩下的这条 X 是来源于父本或来源于母本,对怀孕结局的影响并不明显。现有研究也证实,人类胎盘的发育过程中 X 染色体亲本来源性对基因的剂量补偿作用影响并不是特别重要。

对于人类胚外组织是否存在印迹性 XCI 目前存在争议。与在小鼠胚胎发现的印迹性 XCI 情况相同,人类胚胎中部分细胞也显示出印迹性 XCI,这些细胞总是把父本来源的那条 X 染色体失活,但其他细胞却没有进行 XCI。在小鼠中所有的滋养外胚层细胞都表现出父本印迹 XCI。除了印迹性 XCI,在 XCI 模式中还存在一种称之为非随机或倾斜性 XCI 模式。在随机 XCI 中,父本与母本来源的 X 染色体

失活比例接近 50∶50,而倾斜性 XCI 则指在所有的细胞中均偏向性地选择父本或母本来源的 X 染色体进行失活,使总体水平上父本或母本来源的 X 染色体失活比例超过 75∶25。大约 1/2 的人类胎盘组织、滋养层组织和细胞滋养层细胞显示父本倾斜性 X 染色体失活,其余组织则显示非倾斜或只选择母本来源那条 X 染色体倾斜失活。这种倾斜性失活模式在成人某些疾病中常常观察到,但其对胚胎发育的影响目前研究并不充分。

X 染色体失活机制还涉及如何计数 X 染色体的数目。对拥有多余数目 X 染色体如 47,XXX 或 48,XXXX 的女性,Klinefelter 综合征的(47,XXY)男性以及四倍体的胎儿 X 染色体研究表明,每二倍体基因组染色体只会保留一条活性 X 染色体,其余所有多余的 X 染色体都会失活。有趣的是,细胞核的 X 染色体的数量与特定分化过程中启动失活的 X 染色体间存在一个明确的相关性,这就意味着剂量依赖性的 X 染色体编码促进因子要与常染色体编码的 XCI 抑制因子相互中和。XCI 促进因子激活 Xist 而抑制 Tsix 表达,XCI 抑制因子则正好相反,激活 Tsix 而抑制 Xist 表达。XCI 抑制因子的总活性为 XCI 定义了一个阈值,正好克服 XCI 促进因子的活性,并以顺式作用扩展 Xist RNA 信号。在女性胚胎的外胚层细胞发展过程中或在细胞分化过程中,两条活性 X 染色体保证了有足够的 X 编码的激活因子启动 XCI。

位于 Xist 远端区域的基因 Rnf12、Jpx 和 Ftx 已证实可以反式作用编码调控促进 XCI 的发生。Rnf12 基因的额外转录可以编码 E3 泛素连接酶并可以诱导只有一条 X 染色体的男性细胞启动 XCI 并强行启动女性两条 X 染色体上大部分的转录基因失活。在多能干细胞分化过程中 Rnf12 只是短暂性的上调表达。研究表明 Rnf12 主要调节 Xist,这可能涉及另一个以 RNF12 为目标的蛋白质非直接的调控作用。一些独立研究证实,在 Rnf12$^{+/-}$ 和 Rnf12$^{-/-}$ 基因型的干细胞中,随机 XCI 的频率是呈现下降趋势的。在其中一个研究中,Rnf12$^{-/-}$ ES 细胞完全不能激活随机 XCI,表明 RNF12 的确是 XCI 众多促进因子中的一个很重要促进因子。关于 XCI 促进因子还有另两个潜在的额外的候选长链非编码基因——Jpx 和 Ftx,它们则可能是以顺式调节作用于 Xist。

XCI 的抑制因子大多也参与维持胚胎多能细胞的内稳态,并在多能细胞分化后开始下调。多能性

因子通过刺激 *Tsix* 的表达或抑制 *Xist* 表达从而阻止 XCI 的发生。抑制 *Xist* 可以直接或间接抑制 *Xist* 的促进因子来实现。多能性因子 OCT4（也称为 POU5F1）、SOX2、REX1（也称为 ZFP42）以及重组因子 KLF4、cMYC，普遍性表达的 CTCF 和 YY1 等均可以通过结合在 Tsix 启动子或其增强子 Xite、Dxpas34 区域，进而促进 Tsix 的表达。

X 染色体第二次大规模再激活的时期发生在雌性生殖细胞发生期。第 7.5 天外胚层出现 PGCs 细胞，随后在第 11.5 天通过后肠迁移到达生殖嵴。小鼠胚胎外胚层细胞在产生 PGC 细胞时 XCI 是随机的，随着迁移或 PGCs 进入生殖嵴后失活 X 染色体重新激活。激活 PGCs 中随机失活的 X 染色体似乎比再编程内细胞团中印迹性 XCI 需要更长的时间窗口期，这可能反映出随机 XCI 和印迹性 XCI 两种不同模式中异染色质的差异。

研究发现，当囊胚细胞孵出后，内细胞团细胞中父本 X 染色体开始发生 XCI 的再激活，并导致外胚层细胞发生随机性 XCI。小鼠 3.5 天的胚胎已经形成了内细胞团，这些细胞保持有失活的 X 染色体。同时这些细胞高表达一些多能性基因如 *Oct4*、*Sox2* 和 *Nanog*。在第 4.5 天的成熟囊胚细胞，仅有 Nanog 阳性的内细胞团细胞再激活父本来源的 X 染色体，而那些 Gata4/Gata6 阳性的细胞可以再激活父本来源的 X 染色体。到第 5.5 天及第 6 天的外胚层细胞启动随机 XCI。而在雌性小鼠胚胎中，印迹性父本 XCI 在胚胎 4.5 天的晚期胚泡的发展过程中发生失活状态的逆转。从桑葚胚后期阶段开始，也是只有持续表达 Nanog 的内细胞团细胞才能发生失活 X 染色体的再度激活，证明多能性调控基因与 XCI 的启动存在着一定的关系。

随着原始状态人类胚胎干细胞培养技术的出现，现在已经可以在体外建立符合胚胎早期发育的细胞模式，今后在以这种细胞模型基础上的对人类期胚胎 XCI 的研究才有助于我们进一步揭开这层神秘的面纱。

第四节　卵子母本印迹

一、卵母细胞成熟

哺乳动物中，配子成熟至受精这一过程是唯一父本基因组和母本基因组分离阶段。卵母细胞从原始生殖细胞，分化为卵原细胞，再进行有丝分裂增殖，到出生前（人）或出生后（小鼠）原始卵泡形成，接着发育为初级卵泡、次级卵泡、三级卵泡、格拉夫卵泡至成熟卵泡。卵母细胞的发育成熟过程常存在发育停滞状态，如哺乳动物中，停滞于第一次减数分裂前期的双线期的卵母细胞和第二次减数分裂中期（MⅡ期）停滞。然而，许多研究已证明，在卵母细胞成熟这个复杂的过程中，印迹基因的表观遗传调控对于其是必需的。

二、基因印迹

自然界中的原生动物、植物、哺乳动物和人类中普遍存在基因组印迹现象，是表观遗传学中的一个重要部分，对胚胎发育和个体健康具有非常重要的保障意义。人类基因组中大约有 60 种基因存在父源性或者母源性差异表达的现象，这些基因被称为印迹基因。基因组印迹是一种特殊的表观遗传修饰现象，其机制主要是等位基因差异性甲基化，并由 DNA 甲基转移酶控制。印迹不改变基因序列，而是通过调节基因转录来控制基因表达。基因组印迹是指来自父方和母方的等位基因在通过配子（精子和卵子）传递给子代时，部分基因被修饰，其基因的转录水平发生改变。基因组印迹使得这些等位基因中只有父本或母本在胚胎中能转录，使带有亲代印迹的等位基因表现出特性：当父源等位基因被印迹时，其转录被抑制，仅有母源等位基因发生表达，即称为父本印迹；而当母源等位基因被印迹后，仅有父源等位基因得以表达，称为母本印迹。这种印迹修饰以 DNA 甲基化修饰为主，此外也包括组蛋白乙酰化、甲基化等形式。基因组印迹在配子发生时开始构建，经历擦除—建立—维持的重要过程，随配子和胚胎的发育而动态变化：在人生殖细胞形成的初期，来自父方和母方的印迹在去甲基化转移酶等的作用下被全部消除，父源等位基因在精母细胞形成精子时产生新的甲基化模式，母源等位基因甲基化模式在卵子发生时形成。可见，在受精前来自父源和母源的等位基因具有差异的甲基化模式，这种甲基化模式并将在受精时及受精后的胚胎早期发育过程中进一步发生改变。基因组印迹保证了正常基因表达模式，阻止哺乳动物的单性生殖，如果由于某种异常这些基因出现双等位基因的同时表达或者均不表达，致使其产物 RNA 或编码蛋白的质和量发生了改变，则从而引起人体的一系列生理功能异常。正常印迹保证了胚胎胎盘发育及个体的生长发育。而基因组印迹错误可能导致胚胎发育障碍甚至死亡，也与肿瘤发生、神经缺陷疾病及其他人类遗传病的发生密切相关。目前发现的印迹基因中大约有 80% 在基因组中呈成簇分布，这些成簇的基因受印记中心所协同调控，印迹中心位于同一条链上的顺式作用点。印迹基因的存在反映了性别的差异与竞争，已知人类来自父亲和母亲的两套遗传信息并非完全相等，孤雄生殖和孤雌生殖的实验已证实了父源和母源遗传信息无法相互替代。从目前发现的印迹基因的功能来看，父本印迹主要是加速胚胎发育，而母本印迹则体现为限制胚胎发育速度，两个亲本通过印迹基因的表观遗传来影响其下一代，使它们具有性别行为特异性以保证本方基因在遗传中的优势。

三、印迹在卵子发生中的变化

人类基因母源印迹建立于卵子形成过程中，并持续到出生后。在子代卵子发生时，来自亲本的印迹会被抹除，重新建立新的与性别相关的印迹，最终雌性个体仅存在母源印迹。在配子和胚胎发育中，印迹基因经历了擦除、重建和维持这三个动态变化的阶段，在每个生殖周期都必须保证这一循环。而这个过程是受何种分子机制精确调控执行，这一科学的问题由于人类卵母细胞和胚胎的来源及相关伦理问题限制，且标本仅含单个细胞至数个细胞，mRNA 含量极微，实验室条件要求高，技术难度大，目前主要依赖小鼠等动物模型进行相关研究。哺乳动物的原始生殖细胞的核处于显著的低甲基化水平。随着配子的逐渐发育成熟，卵子和精子中大量基因的甲基化被启动：在生殖细胞形成期间，先前已建立的表观遗传信息被擦除，而在减数分裂期间，新的表观遗传信息被重新引入基因组。这过程主要分为以下三个阶段：

1. 原有印迹被擦除　生殖细胞的印迹在胚胎发育早期启动清除程序，具体发生在原始生殖细胞从胚外中胚层进入生殖嵴后的性腺未分化期。对于雌性小鼠而言，印迹清除过程开始于胚胎发育的第 11 天，在卵子进入减数分裂间期时（13～14 天）擦除完全。在此过程中所发生的印迹擦除为其后的配子发育过程中印迹能够成为性别特异性的表观遗传调控信息做好准备，并对胚胎细胞的全能性有直接的影响。体细胞克隆实验证实，在交配后的第 8.5～9.5 天胚胎原始生殖细胞基因印迹仍保留，经去核卵母细胞后移植后，克隆胚胎能完整发育；而在交配后第 11.5～19.5 天大多数胚胎的原始生殖细胞的基因印迹已被清除，印迹基因的表达差异消失，等位基因同时表达或都不表达的状态，胚胎不能正常发育。

2. 印迹的重新建立　印迹信息的重新建立特异性地发生在原始生殖细胞向成熟生殖细胞分化的过程中。精子的印迹是在其形成单倍体之前就已经完成了。有别于精子的模式，卵子直至同源染色体分离（即 M II 期）才能完成印迹的建立。在卵母细胞发育过程中，母本印迹伴随着卵母细胞的发育和生长逐步印迹与基因组相结合。在小鼠卵母细胞中，基因印迹在卵母细胞直径约 40μm 时启动重建，至 65μm 时基本完成。不同基因的甲基化并不是同步启动的：在 55μm 直径的卵母细胞中，85% 以上的 Igf2R、Zac1 和 Lit1DMRs 已发生甲基化，而 Snrpn、Peg1/Mest、Impact 和 Meg1/Grb10 基因在 60μm 的卵母细胞才达到接近水平。可见，不同基因印迹建立的过程和时间都有其独特性，Obata 研究显示，Snrpn、Znf127 和 Ndn 等基因的印迹早在原始卵泡到初级卵泡阶段就已经建立，而 Peg3、Igf2R 和 p57 等基因的印迹则于次级卵泡阶段才建立，还有一些基因需至更晚阶段才开始建立印迹，如早期窦卵泡阶段建立的 Mest 和窦卵泡阶段才建立的 Impact 基因，而 Peg1 基因直到卵母细胞完全成熟后才快速完成新发甲基化。直到排卵前，卵泡中的成熟卵母细胞的全部基因才能完全完成印迹过程。更特别的是，卵子基因组的总体甲基化水平在此过程中也逐渐升高，其他非印迹基因的甲基化水平也随之增加。虽然，在卵子印迹的建立模式及调控机制仍未完全明确，但已知在此阶段通过对印迹建立的干扰会改变印迹基因的表达模式。甲基转移酶是参与印迹建立的主要因子，虽然具体相关的甲基转移酶类型和功能还未完全明确，但已有数据表明 Dnmt3 家族与此关系十分密切：Dnmt3a、Dnmt3b、Dnmt3l 在整个卵子发育过程中均有表达。生殖细胞印迹位点甲基化的建立需要 Dnmt3a 和 Dnmt3l 的参与。雌鼠卵母细胞 Dnmt3a 突变会导致卵子中母本印迹缺失，子代宫内死亡，而卵母细胞 Dnmt3b 突变对子代健康没有影响。Dnmt3l 是第一个被发现参与卵子发育期间建立印迹所需的甲基转移酶。Dnmt3l 突变型的雌性小鼠产生的卵子可以完成受精，但母本印迹缺失的胚胎的在宫内就会停止发育。更有意义的是，Dnmt3l 的效应特异性作用于印迹基因，其缺失对全基因组中的非印迹基因的甲基化水平并无影响。与 Dnmt3a 和 Dnmt3b 不同，Dnmt3l 本身没有甲基转移酶活性，猜想其编码产物可能是调节因子，通过与 Dnmt3a 相互作用调节印迹基因的新发甲基化，以对卵母细胞进行特异性的启动子调控从而精确参与印迹的建立。

3. 印迹建立后的维持 配子发育过程中所建立的印迹修饰必须在其后的胚胎发育中的种植前发育、胚胎期、胎儿期及成人期得到稳定维持。在有丝分裂中，印迹也必须能传递给子细胞。在早期胚胎形成期，印迹必需经历受精后的去甲基化阶段和胚胎植入后从头甲基化阶段的双重挑战。此时是印迹维持的关键时期。种植前胚胎时期，全基因组范围内的非印迹基因将经历去甲基化，以保持细胞的全能性；在桑葚胚期和囊胚期则发生内细胞团的高水平甲基化，在此过程中需要维持印迹基因的甲基化状态，而 Dnmt1 在这个过程起到关键作用。在受精后的去甲基化和胚胎植入后的从头甲基化过程中，Dnmt1 在保持印迹基因甲基化的稳定状态和维持着印迹起重要作用：Dnmt1 与半甲基化状态的 DNA 特异性结合，并催化 CpG 双核苷酸中胞嘧啶残基的 5 位碳原子甲基化上，从而在细胞分裂过程中维持 DNA 甲基化状态。与 Dnmt1s（体细胞 Dnmt1 型）相比，Dnmt1 的另一种异构体 Dnmt1o 其末端缺少了 118 个氨基酸，并在卵母细胞和植入前胚胎之中存在特异性表达。在发育的卵母细胞中，细胞质和生发泡内均有 Dnmt1o，卵母细胞完全成熟后则仅局限于胞质中表达并储存，以用于未来的胚胎发育。Dnmt1o 于受精后的胚胎 8 细胞期转入细胞核内，从而使此阶段母本印迹基因的甲基化状态保持在稳定状态。有报道称敲除 Dnmt1o 的杂合子胚胎大多数流产。在胚胎植入后，Dnmt1s 的表达逐渐增加，替代 Dnmt1o 的角色继续维持印迹基因的甲基化状态。但是最近有研究称，Dnmt1s 在卵母细胞和植入前胚胎表达水平极低，并且具有维持 H19 基因 DMR 甲基化状态的作用。另外，有相关的基因敲除研究称 Dnmt3a 和 Dnmt3b 不是此阶段印迹维持所必要的。

可见，与卵母细胞生长和成熟阶段的印迹相关的分为两个步骤：①母本甲基化印迹建立；②在正常雌性生殖系统中保卫未被甲基化的印迹基因。各个印迹基因印迹的消除、再重建、维持亦各不相同，其表达的时间、条件、程度、位置及环境都处于动态性变化。基因动态的变化过程证明印迹基因与卵子形成、生长成熟密切相关。而对人类的研究，主要基于

辅助生殖平台的材料。目前国外少量研究显示了 *IGFZ*、*H19* 等数条印迹基因在卵母细胞及植入前胚胎中的表达。*IGF2* 是最早发现的 mRNA-like 的 ncRNA 之一，*IGF2* 具有母源表达特征，同区域的 *H19* 则为父源表达，这两个基因的印迹表达特征是由基因间区域的印迹控制区 *ICR* 所控制的。*ICR* 的甲基化在基因印迹的建立过程中起关键作用：母源染色体上的 *ICR* 没有甲基化修饰，可以募集抑制因子 CTCF 蛋白而阻断附近增强子对 *H19* 的激活；父源染色体上的 *ICR* 经 DNA 甲基化后不能再结合 CTCF，导致 *H19* 表达。此外，还存在一群人类表观遗传疾病发生相关的印迹基因，例如与 PWS 相关的印迹基因 *SNRPN*、*NDN*，与 AS 相关的印迹基因 *UBE3A*，与 BWS 相关的印迹基因 *KvLQT*、*MASHZ*，与 SRS 相关的印迹基因 *PEGI*，与 SRS 相关的候选印迹基因 *PEG10*、*ASB4* 等，这些基因在人类卵母细胞及植入前胚胎的表达情况逐渐进入我们的视野：除了 *KvLQTI* 在卵子各期均无表达，*SNRPN*、*NDN*、*PEGI* 基因在卵母细胞 GV、M I、M II 期均有 mRNA 的表达，与 Pws 相关的 *SNRPN*、*NDN* 促进卵母细胞成熟，早期胚胎生长发育；与 As 密切相关的母源印迹基因 *UBE3A* 持续表达于卵母细胞 M I、M II 期及植入前胚胎各期，显示辅助生殖技术通过影响其印迹状态导致 AS 发病率增高；在 11 号染色体上母源表达、与胎盘发育有关的印迹基因 *MASHZ* 在人类卵母细胞 M II 期和 8 胚胎细胞阶段都会表达，且 *PEG10*、*ASB4* 基因也有类似的表达情况。这些结果均证实了印迹基因表达在卵母细胞和胚胎的不同阶段，具有时间的特异性。不同的印迹基因在卵母细胞中有其特异的表达模式，提示各个印迹基因在卵母细胞发育过程中发挥的作用可能不同，共同参与调控卵母细胞的生长和成熟；部分印迹基因其转录水平与卵母细胞减数分裂的恢复；母本印迹基因在稳定染色体结构和防止转位子的活化以降低配子突变的风险方面发挥重要作用。综上所述，母本印迹在卵子发育过程中经历了擦除-重建-维持的关键过程，是表观遗传重要的组成部分，对卵子质量起到决定性作用。

然而，反之，一些生理及人为因素可能会干预正常的甲基化印迹，如排卵后卵子老化和 ART 操作。实验证明，已老化的卵子即使成功受精但是依旧会影响着床前和着床后胚胎/胎儿的发育。具体数据表明，Snrpn 差异甲基化区域在小鼠排卵后随着卵子的逐渐老化，会发生去甲基化。此外，从最近几年发表的临床统计发现，ART 出生子代在长期的随访中

存在表观遗传问题有关的疾病发生率增加的现象，如：韦-伯综合征（Beckwith-Wiedemann syndrome，BWS）和安吉尔曼综合征（Angelman syndrome，AS）等遗传性印迹疾病，从而引发了学术界对 ART 的体外培养和显微操作可能存在对卵母细胞或早期胚胎印迹基因的甲基化印迹状态的干扰从而导致表观遗传疾病的发生存在了广泛的争议。Orstavik 和 Cox 等称经 ICSI 出生的 3 例 AS 患儿原因都是母源性表达的基因 UBE3A 在染色体 15q11-13 区域的印迹丢失而发病。通过 ART 获得的子代中，AS 患者全部都存在母源性等位基因甲基化异常，导致印迹丢失的现象，而在自然妊娠分娩后的子代中，仅有 5% 的 AS 患者各存在甲基化异常。究其原因，基因印迹等

表观遗传修饰主要发生于配子发育和胚胎植入前阶段，而 ART 正是干预了此阶段，配子和早期胚胎体外培养、显微操作、使用超排药物等难免造成卵母细胞的机械损伤，均可能在基因组印迹的建立和维持存在一定影响。

除了参与调控卵子成熟过程以外，基因组印迹在胎儿生长发育、胎盘功能和出生后行为等环节中发挥着重要的作用。当甲基化印迹建立以后，甚至在受精后的体细胞重编程过程中都会得到维持而避免了基因组 DNA 整体去甲基化的影响。可见，在基因组重编程过程中亲本特异性甲基化印迹发挥着重要的作用，成为了决定发育潜能的一个重要因素。

第五节　卵子发生及组蛋白修饰

随着人工辅助生殖技术的日益发展，不孕症患者获得成功妊娠的同时也让人们深刻认识到了得到和保留优质卵子的重要性。人类卵巢内卵子发生和卵母细胞成熟这两个过程至今还在不断地被认识和深化。由于孕妇与生育有关的器官和功能异常往往会引起生殖细胞异常，从而导致胚胎发育不良甚至流产、出生缺陷，所以进一步认识卵子发生及其调控对人类辅助生殖工程具有重要的意义。控制卵子发生、发育、成熟的调节机制一直是基础医学领域的研究焦点。

如前所述，卵子发生是生殖中的一个首要环节，其过程包括雌性配子的形成、发育和成熟。卵母细胞被阻滞是于第一次减数分裂前期（也称为生发卵泡期或 GV 期），当受到由垂体分泌的黄体生成素高峰的刺激后，卵母细胞通过破裂生发泡而再次启动减数分裂。在生发泡破裂后，核膜完全消失，网状染色质出现，此时为生发泡破裂早期。随着染色质进一步缩聚，卵母细胞进入到前中期 I 阶段。当微管逐渐形成一个双极纺锤体，而染色体在纺锤体赤道板上整齐排列的时候，标志着卵母细胞进行到中期 I 阶段，随后产生了第一极体，继而进入减数第二次分裂并阻滞于中期 II 阶段。与体细胞的有丝分裂不同，减数分裂进程期间会经过特异的步骤，包括连续的分裂间期阶段而不发生 DNA 复制阶段，配对的同源染色体进入不对称的细胞分裂等。在哺乳动物卵母细胞中，特异的分子极性和非对称性分布是胚胎正常合理发育的先决条件。而这些现象都说明了组蛋白修饰很有可能会在减数分裂过程中具有特定的

角色从而调控着卵母细胞成熟过程。到目前为止，已在不同物种中研究组蛋白修饰在卵母细胞成熟等卵子发生过程结果。

基因组 DNA 包含了绝大部分的遗传物质，而蛋白质是基因功能的主要执行者。而表观遗传修饰是通过不改变 DNA 序列的染色质修饰而获得可遗传表型的过程，其在配子发生、胚胎发育、干细胞分化及细胞恶性转变过程中起着不容忽视的作用。蛋白质存在其独特的活动规律，如动态修饰、加工、转运定位、结构形成、代谢等。而且卵子发育过程是一个涉及众多信号分子的调控网络，包括许多已知及未知的重要基因参与，还涉及复杂的表观遗传调控。组蛋白的转录后修饰是表观遗传修饰的主要方式之一，与基因表达有着密切的关系。核小体由 DNA 缠绕组蛋白八聚体组成，进而被加工包裹在染色质内。染色质会发生 DNA 和组蛋白等的共价修饰，从而影响相应区段 DNA 的转录。近年来，人们对卵母细胞和卵泡发育的分子机制进行了大量的研究，发现在卵母细胞体外成熟过程中存在着组蛋白修饰的剧烈变化，其表达模式对胚胎的后续发育至关重要。

在哺乳动物卵母细胞中的染色质整体重塑是通过以下两种方式实现的：一是一系列层次化的组蛋白的翻译后修饰，包括组蛋白在不同的赖氨酸残基乙酰化或甲基化以及组蛋白 H2A.Z、H3.3 或 CENP-A 等异构体的协作；二是通过如 ATRX 等 ATP 依赖的染色质重塑蛋白。共价的组蛋白修饰提供了一种能特异识别如着丝粒和端粒等的染色体亚功能域的结构和功能标签的染色质背景。这对异染色质形成

和适当的染色体分离是必不可少的。

组蛋白修饰是指组蛋白(H3、H4、H2A、H2B和H1)的基础氨基末端尾部突出于核小体,这种变化主要包括甲基化、乙酰化、磷酸化、糖基化、羧基化和泛素化等完成翻译之后的修饰。这些修饰构成了丰富的"组蛋白密码",能影响染色质不同程度的收缩松紧,显著地扩大了DNA密码子所携带的遗传信息的储存量,在基因表达中起重要的调节作用。甲基化是一种重要的组蛋白修饰方式,修饰的靶点多为组蛋白H3和H4的赖氨酸及精氨酸残基上。组蛋白赖氨酸甲基化的修饰作用包括激活和抑制两种,具体方式基本由它所位于的氨基酸残基情况所决定。如重要的"失活"标志物H3K9、H3K27和H4K20的甲基化,这些一般与异染色质形成相关,而"活性"标志物则包括H3K4及H3K36的甲基化。在进化过程中,组蛋白甲基化和DNA甲基化两者在功能上被联系在一起,实现对遗传信息表达的协同调控。

组蛋白的翻译后修饰在各种生物卵母细胞的核结构形成中发挥着至关重要的作用。成熟的配子是高度甲基化的。一旦受精,精卵原核基因组均发生快速而广泛的去甲基化。父源染色质首先发生去甲基化,随后再甲基化。卵子的甲基化发生在组蛋白H3第四位上的赖氨酸残基末端(H3K4)。受精时父源基因组富含精氨酸的鱼精蛋白首先与组蛋白发生交换,之后,发生主动而快速的去甲基化。母源染色体向合子的过渡包括三个重要的步骤:①母源转录本被合子转录本所替代;②合子基因转录本的上调(胚胎基因组激活);③启动和重编程胚胎发育所需的基因表达模式。与第一次卵裂相一致的是,合子基因组逐渐去甲基化从而允许胚胎基因组激活。胚胎基因组活化包括两种低水平转录活动:一个发生在合子形成末期,另一个发生在四细胞阶段,该活动与胚胎发育的进一步分化密切相关。在第一个细胞周期完成后,随着甲基化酶Dnmt1在细胞核中浓度的下降,卵原核DNA甲基化水平开始降低,至桑葚胚期达到最低水平。到胚胎植入时,出现DNA的新生甲基化,新生甲基化优先出现于内细胞团中,主要由Dnmt3a和Dnmt3b催化。进一步的研究发现Dnmt3a在卵子及受精的胚胎中高表达,随着胚胎的发育至囊胚期逐渐降低。相反,Dnmt3b在卵子、一细胞和二细胞胚胎中表达极低,随着胚胎的发育逐渐升高,并且在植入时只在内细胞团中表达。与这种表达模式相一致的是胚胎中的Dnmt3a的表达主要

遗传于卵子,而Dnmt3b与胚胎发育关系更为密切。此外,最近研究表明,转录的整体沉默可能是由于在排卵前的卵泡中,RNA聚合酶Ⅱ的大亚基RPB1与染色质模板发生分离,使染色质整体不发生缩聚。组蛋白H3K4甲基转移酶MLL2缺陷型卵母细胞未能进行整体的转录沉默。

乙酰化也是组蛋白修饰的重要方式,多发生于N-末端保守的赖氨酸残基上,如组蛋白H3上的9号和14号赖氨酸残基,H4上的5号、8号、12号和16号赖氨酸残基。组蛋白H3和H4上赖氨酸的乙酰化与活化或开放的染色质有关。与之相对应,赖氨酸残基脱乙酰作用会使染色质压缩最终导致基因的失活。组蛋白乙酰基转移酶与组蛋白去乙酰基酶在竞争结合过程中的动态平衡则是一个组蛋白修饰调控基因表达的重要机制。组蛋白乙酰化与有丝分裂过程中的多个染色质相关事件有关,但是它在哺乳动物减数分裂过程中的作用仍不清楚。已有研究表明组蛋白乙酰化修饰的改变对哺乳动物卵母细胞体外成熟、纺锤体形成和胚胎组蛋白乙酰化表达模式及发育相关基因表达的影响:研究显示在排卵前的卵母细胞中,组蛋白H3与H4为高度乙酰化;在减数分裂恢复初始阶段应用去乙酰化酶抑制剂丁酸钠抑制卵母细胞组蛋白的去乙酰化会显著抑制卵母细胞的核成熟,抑制强度随作用时间延长而增强;哺乳动物卵母细胞对组蛋白去乙酰化酶抑制剂曲古抑菌素A(TSA)的暴露能阻断配子整体去乙酰化的发生,并诱导染色体发生超乙酰化,表现为染色体的异常缩聚并不正确地附着在微管上;在生发泡破裂后短时间抑制组蛋白去乙酰化可以增强卵母细胞的核成熟,但对其后续发育无明显作用。通过观察人卵子体外成熟过程中不同阶段的组蛋白H3K9乙酰化变化模式,发现GV期的卵母细胞可检测到明显的H3K9乙酰化,MⅠ期和MⅡ期的卵母细胞的H3K9乙酰化程度逐渐减弱,说明人类卵母细胞在成熟过程中会发生组蛋白H3K9乙酰化水平的逐渐降低,组蛋白脱乙酰酶HDAC在女性减数分裂的整体组蛋白去乙酰化过程中发挥关键作用,可能与减数分裂过程中特定的染色体分离、基因表达的重编程密切相关。参与这些过程的特定HDAC异构酶的性质仍有待进一步鉴定。HDAC异构酶的其中一种是负责组蛋白H4赖氨酸12的去乙酰化。由于它特异地在减数分裂中的染色体缩合过程发挥功能,其鉴定是特别重要的。此外,值得注意的是,从高龄孕妇所收集中期-Ⅰ和中期-Ⅱ的卵母细胞中,超过80%检测

到了与错位染色体发生相关的 H4K12 的持久乙酰化。因此,在卵母细胞老化过程中,组蛋白去乙酰化酶的调节异常以及随后的缺乏整体性组蛋白乙酰化会导致高龄孕妇非整倍体的高发率,可见减数分裂过程中整体组蛋白去乙酰化是一个重要的机制。

磷酸化也是一种参与到生殖细胞减数分裂过程的组蛋白修饰形式。在果蝇卵母细胞中,组蛋白 H2A 的激酶 NHK-1 诱导 H2A 在特定酪氨酸残基的磷酸化,导致该组蛋白功能缺失,从而无法形成核仁,染色体分离不全,甚至完全不育。

哺乳动物卵子发生过程中,染色质结构的改变及其功能的分化对赋予卵母细胞进行减数分裂和发育的潜力来说是必不可少的。由于女性减数分裂中染色体分离和后续传输环节中出现错误而导致的染色体异常(如非整倍体及多倍体)是女性早孕期流产的主要原因之一。在配子发生过程中,异染色质形成是必不可少的,但支配这个关键过程的调控机制目前仍知之甚少。研究表明,如组蛋白 H3 赖氨酸 9 三甲基化(H3K9me3)这类抑制转录的表观遗传标记是臂间异染色质的标志,为维持低转录水平的染色质环境来讲是必不可少的。此外,H3K9me3 亦被认为能作为如异染色质蛋白 1(HP1)和 ATRX 等更多的染色质结合蛋白的结合支架。A-地中海贫血智力低下 X 连锁基因编码的产物 ATRX 蛋白是一种染色质重塑蛋白,已被证实为哺乳动物减数分裂过程中位于着丝粒上的影响异源染色质形成的关键因素。在哺乳动物卵母细胞中,ATRX 需要结合至异染色质着丝粒区域,以精确地完成染色体分离的过程。着丝粒是由独特的 DNA 序列和染色质结构如包括中心和臂间异染色质等所组成的。在人类和小鼠胚胎干细胞,ATRX 与染色质中端粒 DNA 序列有直接相互作用,而这个过程需要组蛋白 H3.3 异构体和端粒异染色质的完整结构的参与。多肽结合试验表明 ATRX 与臂间异染色质的相互作用需要多种组蛋白修饰的结合参与,ATRX 突变体的卵母细胞表现出的 H3K9me3 水平相似和峰值信号的着丝粒结构域暗示的 H3K9me3 结合着丝粒结构域不同于 ATRX 的上游。而 ATRX 的 ADD 结构域仅能在不存在如 H3K4me3 和 H3K4me2 这类启动转录的染色质修饰的情况下才能与 H3K9me3 发生交互。

ATRX 功能的缺陷将导致减数分裂中染色体的形态出现异常,减少组蛋白 H3 磷酸化,大大提高了非整倍体的发生率,使生育能力严重降低。早期胚胎在过渡至第一次有丝分裂时存在着丝粒断裂情况,这一现象表明 ATRX 在染色体分离中的功能是通过一个与臂间倒位异染色质(PCH)形成和染色体缩合相关的染色质修饰维护这一表观遗传机制所介导的。这是与在哺乳动物卵母细胞中着丝粒和臂间倒位异染色质之间存在可能的分子相互作用,从而实现对着丝粒功能和维持染色体稳定的表观遗传调控此观点相一致。深入剖析减数分裂过程中 ATRX 在组蛋白修饰过程中的分子作用机制有着重要的临床意义,有助于揭露在人类卵母细胞中导致非整倍体发生的表观遗传调控因素。

第六节　卵子中非编码 RNA 的表达与功能

一、非编码 RNA 概述

生命也许起源于 RNA,尽管 RNA 在转录和剪接过程中有着重要作用,但是其主要功能是在蛋白质和基因间起桥梁作用。非编码 RNA(Non-coding RNA,ncRNA)是指不具备蛋白质编码功能的 RNA,按其功能可分为看家型和调节型。看家 ncRNA 一般为 50~500nt 的中等分子,其表达稳定,广泛地存在于各种组织中,主要执行基本的生命活动功能,发挥着一系列对细胞存活至关重要的作用,包括主要参与蛋白质合成的转移 RNA(tRNA)、核糖体 RNA(rRNA)、主要调节 pre-mRNA 的可变剪接的小核 RNA(snRNA)、调节 rRNA 化学修饰的小核仁 RNA(snoRNA)及调节 mRNA 的编辑和运输的 scRNA 等。调节型主要包括长链非编码 RNA(lncRNA)和以 microRNA(miRNA)为代表的小非编码 RNA(small ncRNA),这些 RNA 可在表观遗传、转录及转录后修饰等多个层面上调控基因表达。调节型 ncRNA 如何通过对基因的表达调控以实现其生物学功能是近年来基础医学的研究热点。调节型 ncRNA 分子参与调节了胚胎发育、细胞多能性维持、细胞的增殖分化、器官发生、剂量补偿、表观遗传调控和基因印迹等细胞生物学事件。随着遗传学、分子生物学和生物信息学等学科的理论发展和技术手段的创新应用,使人们能更深入地研究 ncRNA 在机体各发育环节中的功能。这类型 ncRNA 可简单分为短链 ncRNA 和长链 ncRNA(表 7-1)。短链 ncRNA 主要包括 21nt 左右的 miRNA、small interfering RNA （siRNA）和 24～30nt 左右的 piwi-interacting RNA（piRNA）。短链 ncRNA 主要与 Argonaute 蛋白家族的不同成员结合形成 RNP 复合物，在转录或转录后水平抑制基因的表达。目前对非编码 RNA 领域的研究主要集中于 miRNA 上。500nt 以上的长链 ncRNA 是近年来被首次鉴定广泛存在于各个物种及不同器官组织当中，绝大多数由 RNA 聚合酶 II 转录并经可变剪接而来，它们同样具有 G 帽子和 poly（A）尾巴，在分子结构上与 mRNA 更为相似。LncRNA 具有时空表达特异性，提示它们在特定的生物学过程中起作用。对 lncRNA 的研究尚处于起步阶段，已成为目前 RNA 组学研究领域里最有吸引力的方向之一。但由于其种类极多，结构特异，基因组分布及作用机制多样化，致使其鉴定及功能研究一直未能如 miRNA 一样取得快速突破。

表 7-1　表观遗传学中起主要调控作用的非编码 RNA

种类	长度（nt）	来　源	主要功能
siRNA	21～25	长双链 RNA	转录基因沉默
miRNA	21～25	含发卡结构的 pri-miRNA	转录基因沉默
piRNA	24～30	长单链前体或起始转录产物等多途径	生殖细胞内转座子的沉默
lncRNA	>200	多种途径	基因组印迹和 X 染色体失活

二、调节型非编码 RNA 的分子特点

（一）siRNA

siRNA 来源于 RNA 病毒复制子、转座子或转基因靶点等这些长链双链 RNA 分子，经 Dicer 酶剪切为 21～25nt 的小片段，然后装载至 AGO 蛋白而发挥作用。siRNA 能在哺乳动物细胞中介导 DNA 甲基化和组蛋白修饰方面发挥重要作用，从而导致转录基因沉默。siRNA 已经成为一种稳定介导人工基因干扰的分子载体。多数情况下，siRNA 主要通过其反义链作用能够致使目标基因发生沉默，其机制与靶标的组蛋白甲基化及 DNA 甲基化密切相关，可实现基因沉默的长期持续性。而这个过程中还需要 Argonautes 蛋白家族尤其是 AGO1 及 AGO2、DNMT1、DNMT3a、组蛋白去乙酰化酶（histone deacetylase-1，HDAC-1）和（或）Polycomb 蛋白家族（polycomb group，PcG）的 EZH2（enhancer of zeste homolog 2）等蛋白大分子的参与：通常 AGO1、DNMT3a 及 HDAC-1 对于沉默的起始阶段是必要的，而 DNMT1 对于维持沉默状态是必要的。

（二）miRNA

miRNA 是长约 21～25nt 的单链 RNA，其中 50% 定位于易发生结构改变的染色体区域，是一类主要在转录后水平调节基因表达的非编码 RNA。miRNAs 发挥作用的方式是作为一种引导性分子通过碱基配对与靶 mRNA 结合从而在转录后水平引起靶 mRNA 的剪切或是翻译的抑制。绝大多数 miRNA 与其 mRNA 靶标一般只有 6～7 个碱基位点存在互补，靶标位点常存在于 mRNA 的 5′端的第 2～7 位核苷酸的"种子区"。种子区是 miRNA 筛选靶标的最基本的特异决定因素，在与靶标的结合中起重要的识别作用。由于其识别仅要求部分的碱基互补，提示一个 miRNA 可调控许多甚至上百个不同的靶标基因。Lewis 等在通过对 13 000 多个人类基因的研究进一步推论，miRNA 可能的靶标有组蛋白甲基化酶、DNA 甲基化酶、甲基化 CpG 结合蛋白、染色质域蛋白及组蛋白去乙酰化酶等，它们都可引起染色质重塑及靶标基因沉默。

最初认为 miRNA 和 siRNA 的区别主要有两点：①siRNA 为外源性的，主要来源于病毒感染、转座子或转基因靶点；而 miRNA 为内源性的，是自身基因的表达产物。②siRNA 是由完全互补的长双链 RNA，经 Dicer 酶剪切而成的片段；miRNA 则是由不完整的发卡状双链 RNA，经 Drosha/Dicer 两种酶共同加工而成。然而，两者在实现基因沉默作用机制上确实有很多共同之处。

（三）piRNA

piRNA 是近年来在哺乳动物细胞内发现的长度约为 24～31nt 的 RNA 分子，因其在生理条件下能与 Piwi 蛋白偶联，故命名为 piRNA（Piwi interacting RNA，piRNA）。Piwi 为一表观遗传学调控因子，piRNA 也应具有表观遗传学的调控作用。分子结构上，大多数 piRNA 的 5′端存在单磷酸化基团而且尿嘧啶比例大于 84%，3′端有 2′O-甲基修饰，推测可能

对 piRNA 的稳定性及功能至关重要。鉴于 piRNA 具有明显的链不对称性且其作用不依赖于 Dicer 酶，提示 piRNA 可能来源于单链前体，而非双链分子。然而，目前哺乳动物细胞 piRNA 的作用机制也尚不清楚。

（四）lncRNA

目前已发现的哺乳动物 lncRNA 达 1000 多种，是继 miRNA 后学界发现的又一大类重要的调节型非编码 RNA。lncRNA 一般是指大于 200nt 的 RNA，不参与蛋白编码功能，位于细胞核内或胞质内，具有短侧翼序列，有利于其结构的维持和功能的稳定。lncRNA 有多种不同的来源，包括：①编码蛋白的基因结构改变导致阅读框中断而使转录产物转变为 lncRNA；②两个未转录的基因与另一个并列的基因因为染色质的重组发生整合而产生含多个外显子的 lncRNA；③非编码基因在复制过程中由于倒位现象而产生；④串联复制子在基因组局部区域产生邻近的非编码 RNA；⑤基因组中插入一个转座片段从而产生功能性非编码 RNA。lncRNA 在不同物种间的保守性很低，但研究表明它们在基因表达的调控方面起着相似的作用。大部分 lncRNA 只有在特定的发育过程中在特定的组织中表达，时空特异性强，但具有很高的丰度，暗示其在细胞生长和分化上有很重要的调节作用。哺乳动物细胞内 lncRNA 调控的表观遗传学研究，最早源于基因组印记和 X 染色体失活，分别与 H19 和 Xist 这两个 lncRNA 分子密切相关。近来有学者发现 H19 是 miR-675 的前体，这提示我们 lncRNA 可能通过 miRNA 的形式在基因调控方面存在影响。由于 lncRNA 的原始序列所包含的信息少，其作用形式也较多变，因此难以准确全面预测其靶标分子；这些特点决定了序列相差很大的 lncRNA 可能具有相同的功能，或者序列相似而功能相差很大，导致对 lncRNA 调控机制的理解不够深入，在理清 lncRNA 的功能和调节机制等问题还存在一定的困难。

三、调节型非编码 RNA 在表观遗传上的调控作用

表观遗传修饰机制主要包括 DNA 的甲基化、染色质重构、多种形式的组蛋白修饰以及 RNA 干扰。目前的研究发现，作为 RNA 干扰的主要分子载体，调节型 ncRNA 能参与胚胎发育各个过程的调节。ncRNA 和基因印迹可以互相调控。有些 ncRNA 需要保持特定的印迹状态，对于这些 ncRNA 的功能还不了解；有些 ncRNA 则通过转录或转录后水平调节其他基因的印记。基因印迹是研究 ncRNA 功能及作用机制的良好模型。此外，X 染色体失活也是研究 lncRNA 如何参与表观遗传调控的成熟体系。Xist 是一个 17kb 长的 ncRNA，对于哺乳动物细胞内 X 染色体失活已完成剂量补偿非常重要。Xist 与它作用的将失活的 X 染色体的某个 RNA 结构域或成分相链接，在其表面形成"外套"（coating），并以顺式方式介导基因沉默过程。其基因沉默特征是失去乙酰化等激活性的组蛋白修饰，而获得如 H3K27 的三甲基化的抑制性组蛋白修饰，最后介导了失活染色体上的许多 CpG 岛启动子发生 DNA 甲基化过程。这种表观调控一旦建立则会形成细胞记忆，Xist 基因介导的沉默结构域则变为非必需，其缺失并不影响基因沉默效果。

四、卵子中的非编码 RNA

非编码 RNA 在生殖系统中的研究才刚起步，主要集中于内源性 miRNA 在卵巢功能中的研究。作为生成卵子的组织，卵巢是一个反复出现内部结构形成与消失的成熟器官，经历着细胞生长、血管形成、细胞周期、凋亡等的剧烈变化。Fiedler 等检测了 LH 处理前后颗粒细胞中 miRNA 的表达以明确 miRNA 对 LH 的响应情况其发现在颗粒细胞中存在大约有 200 条左右的 miRNA 表达，并且有 13 条 miRNA 的表达在处理前后明显不同。Yao 等发现颗粒细胞中卵泡雌激素调控着 miR-143、Let-7a、miR-125b 和 Let-7b 等多条 miRNA 的表达。在明确敲除负责 miRNA 成熟的关键基因 Dicerl 可导致卵巢、子宫等生殖器官发育异常和不育后，Xu 等人利用 miRNA 芯片检测了原始卵泡形成前及形成时的小鼠卵巢，以阐明 miRNA 如何调控生殖器官的发育及原始卵泡形成。结果发现其中的 18 条在原始卵泡形成过程中的表达有显著差异，并通过超表达和功能抑制实验，发现其中 5 条 miRNA 和 6 条抑制子基因可显著影响原始卵泡形成。这些 miRNA 通过各种途径调控着卵泡形成，如 miR-153 通过抑制 Caspase-2 mRNA 的翻译来防止卵母细胞的凋亡，以促进卵泡形成；miR-200a 通过抑制 Cdh-2 的 mRNA 和蛋白的表达调控卵巢细胞之间的黏附与通讯，进而抑制原始卵泡的形成，其自身也受到卵泡分泌的雌激素的反向调控：雌激素通过卵巢体细胞中 miR-200a 与其靶基因 Cdh-2 来抑制原始卵泡形成。在多种人类肿瘤细胞中过表达的 miR-21 及其靶基因

SPRY2 也被证实参与了小鼠卵母细胞的第一次减数分裂过程,并通过下调 MAPK,影响小鼠卵母细胞第一次减数分裂。以上的研究结果均系统地证明了 miRNA 参与调控卵泡形成过程。然而,一些研究组对这种观点也提出了质疑。miRNA 和 siRNA 都是在 DICER 酶的作用下生成的。Stein 等人于 2015 年发现,在小鼠的卵子中 Dicer 的敲除会引起减数第一次分裂受阻,从而导致雌性个体不孕。由于 Ma 等早已证明了在卵母细胞发育和成熟过程中是没有 Dgcr8 这个 miRNA 发挥功能所必需的基因的表达,说明 miRNA 的功能在小鼠卵子中是被抑制的。综上所述,部分人认为 siRNA 而并非 miRNA 在雌性个体减数分裂过程中有关键作用。可见 miRNA 和 siRNA 在卵母细胞发育和卵子成熟过程中的作用仍待进一步分析。

此外,Hamazaki 等人近期通过 RNA-Seq 技术分析了减数第二次分裂间期的卵子及二细胞时期的胚胎,鉴定了 1000 多对发生转录的 lncRNA 及其对应的 mRNA。这些和启动子相关的双向非编码 RNA(pancRNAs)的表达是密切正相关;相反地,三个高丰度 pancRNAs 的敲低干扰会导致 mRNA 表达减少,伴随的情况就是 DNA 去甲基化酶存在并有活性,DNA 的甲基化仍然持续。在 1 细胞阶段对胚胎中高丰度的 pancRNA 进行白细胞介素-17d(IL17d)基因的 siRNA 显微注射,结果导致胚胎的死亡,而在体外 4 细胞阶段添加 IL17D 蛋白能使胚胎恢复正常。可见,这些新型 lncRNAs 可调节顺式激活胚子的基因表达,这对于胚胎植入前的发展具有重要意义。

DNA 甲基酶家族包括了 DNMT3a、DNMT3b 及 DNMT3L,这三个基因在转座子甲基化的形成中均发挥主要作用。DNMT3a 和 DNMT3b 的催化活性在生殖细胞及体细胞内都非常重要,DNMT3L 则是生殖细胞内甲基化修饰的一个特异的核心调控位点。对于其调控机制及分子作用网络分析已有见报道:进行小 RNA 序列分析结果显示 MILI 和 MIWI2 均首先作用于 DNMT3L 的上游,随后作用于 DNMT3a 和 DNMT3b 的上游。在甲基化形成的关键时期,MIWI2 一直定位于细胞核内;已有实验发现,鼠的 MILI 或 MIWI2 的缺失可以使转座子甲基化标识丢失,导致睾丸中 LINE-1 和 IAP 转座子成分避免沉默,而且这些突变鼠与 DNMT3L 缺失鼠的表型相同;这些证据证实转座子甲基化过程需要 Piwi/piRNA 复合体的参与募集,且 Piwi 途径位于 DNA 甲基化调

节因子的上游,piRNA 是生殖细胞内 DNA 甲基化的特异性决定因素。

IGF2 和 H19 是最早发现的 mRNA-like 的 ncRNA 之一,IGF2 具有母源表达特征,同区域的 H19 则为父源表达,这两个基因的印迹表达特征是由基因间区域的印迹控制区 ICR 所控制的:母源染色体上的 ICR 没有甲基化修饰,可以募集抑制因子 CTCF 蛋白而阻断附近增强子对 H19 的激活;父源染色体上的 ICR 经 DNA 甲基化后不能再结合 CTCF,导致 H19 表达。H19 作为基因组印迹的、母源表达的 lncRNA,经过剪接及多聚腺苷酸化后输送至胞质内,并可持续达到较高浓度。虽然 *H19* 是首先发现的与基因组印迹密切相关的基因,但其作用机制至今尚不明确。目前国外少量研究报道了 *IGFZ*、*H19* 等数条印迹基因在卵母细胞及植入前胚胎中的表达情况。基因组印迹除了与 *H19* 基因簇有关,还有 *Kcnq1ot1*、*Air* 及 *Nespas* 基因的作用,它们通常是父源表达的,通过使卵母细胞中启动子的 DNA 甲基化阻止母系等位基因的表达。lncRNA 中只有部分印迹基因在卵子中的表达情况略有研究,还处于起步阶段。

ncRNA 通过自身的催化活性、碱基互补和调节蛋白质功能这三种基本的作用方式来发挥其生物学功能。近年来,ncRNA 通过与 DNA、RNA 和蛋白质分子相互作用参与基因的表达调控,越来越为人们所关注。ncRNA 不但参与调节正常的动物发育过程,在生殖细胞发生、卵子衰老及卵巢早衰等其他生命活动的病理发生、发展过程中也可能具有非常重要的作用。此类研究将有助于更深入地了解非编码 RNA 的功能和生命的本质,并有利于疾病诊断治疗及辅助生殖的开展。

(孙筱放)

参 考 文 献

1. Tomizawa S,Nowacka-Woszuk J,Kelsey G. DNA methylation establishment during oocyte growth:mechanisms and significance. The International journal of developmental biology,2012,56:867-875.

2. Messerschmidt DM,Knowles BB,Solter D. DNA methylation dynamics during epigenetic reprogramming in the germline and preimplantation embryos. Genes & development,2014,28:812-828.

3. Hales BF,Grenier L,Lalancette C,et al. Epigenetic programming:from gametes to blastocyst. Birth defects research Part A,Clinical and molecular teratology,2011,91:652-665.

4. Weaver JR, Susiarjo M, Bartolomei MS. Imprinting and epigenetic changes in the early embryo. Mammalian genome: official journal of the International Mammalian Genome Society, 2009, 20:532-543.

5. Walker J, Kepner A. Wernicke's encephalopathy presenting as acute psychosis after gastric bypass. The Journal of emergency medicine, 2012, 43:811-814.

6. Guo H, Zhu P, Yan L, et al. The DNA methylation landscape of human early embryos. Nature, 2014, 511:606-610.

7. Shi X, Sun M, Liu H, et al. Long non-coding RNAs: a new frontier in the study of human diseases. Cancer letters, 2013, 339:159-166.

8. Seisenberger S, Andrews S, Krueger F, et al. The dynamics of genome-wide DNA methylation reprogramming in mouse primordial germ cells. Molecular cell, 2012, 48:849-862.

9. van den Berg IM, Laven JS, Stevens M, et al. X chromosome inactivation is initiated in human preimplantation embryos. American journal of human genetics, 2009, 84:771-779.

10. van den Berg IM, Galjaard RJ, Laven JS, et al. XCI in preimplantation mouse and human embryos: first there is remodelling. Human genetics, 2011, 130:203-215.

11. Barakat TS, Gribnau J. X chromosome inactivation in the cycle of life. Development, 2012, 139:2085-2089.

12. Anckaert E, De Rycke M, Smitz J. Culture of oocytes and risk of imprinting defects. Human reproduction update, 2013, 19:52-66.

13. Baumann C, Viveiros MM, De La. Fuente R Loss of maternal ATRX results in centromere instability and aneuploidy in the mammalian oocyte and pre-implantation embryo. PLoS genetics, 2010, 6:e1001137.

14. Gu L, Wang Q, Sun Q-Y. Histone modifications during mammalian oocyte maturation: dynamics, regulation and functions. 2010.

15. Kelsey G, Feil R. New insights into establishment and maintenance of DNA methylation imprints in mammals. Philosophical Transactions of the Royal Society B: Biological Sciences, 2013, 368:20110336.

16. Liang X, Ma J, Schatten H, et al. Epigenetic changes associated with oocyte aging. Science China Life Sciences, 2012, 55:670-676.

17. Tan J-H, Wang H-L, Sun X-S, et al. Chromatin configurations in the germinal vesicle of mammalian oocytes. Molecular human reproduction, 2009, 15:1-9.

18. Tomizawa S, Nowacka-Woszuk J, Kelsey G. DNA methylation establishment during oocyte growth: mechanisms and significance. Int J Dev Biol, 2012, 56:867-875.

19. Tomizawa S-i, Kobayashi H, Watanabe T, et al. Dynamic stage-specific changes in imprinted differentially methylated regions during early mammalian development and prevalence of non-CpG methylation in oocytes. Development, 2011, 138:811-820.

20. Vaissière T, Sawan C, Herceg Z. Epigenetic interplay between histone modifications and DNA methylation in gene silencing. Mutation Research/Reviews in Mutation Research, 2008, 659:40-48.

21. Seitz H. siRNAs: the hidden face of the small RNA world. Curr Biol, 2010, 20:108-110.

第八章

卵母细胞与免疫

免疫是机体识别"自己"和"非己"的一种功能，其在维持机体稳定方面也发挥着重要功能。本节重点介绍卵母细胞的抗原、免疫与卵母细胞发生的调节和免疫与卵巢疾病之间的关系。

第一节 卵母细胞抗原

抗原是激发免疫和免疫识别关键因素之一，具有异物性、大分子性和特异性。异物性是指抗原与自身正常组织成分的差异程度，来源于异种物质（如病毒）、同种异体物质（如主要组织相容性复合体）和改变与修饰的自身成分及隐蔽的自身成分（如精子抗原）。大分子性是指抗原分子通常较大，分子量一般在 10 000 以上；大分子物质在体内停留时间较长，有足够的时间和免疫细胞接触，引起免疫细胞做出反应；绝大多数蛋白质都是很好的抗原。抗原的特异性是通过抗原的"表位"（epitope，又称抗原决定簇，antigenic determinants）实现的。所谓抗原"表位"，是指抗原中的特殊基团。抗原表位有两类，一类是构象表位，特异性由特殊基团的空间结构决定，一般与体液免疫识别有关；另一类是线性表位，特异性由决定基团的顺序序列决定，常常与细胞免疫识别有关。

生殖细胞的发生过程中，原始生殖细胞（primordial germ cell，PGCs）和卵原细胞（oogonia）直接与体细胞接触，但此时免疫系统尚未形成，其表达的分子虽有抗原性，但结局是产生免疫适应。但这些抗原可以用来研究和跟踪细胞的发生、迁移和功能演化。在原始卵泡形成后，颗粒细胞与透明带将卵母细胞与免疫细胞隔离，难以激发免疫反应，但颗粒细胞和透明带的抗原及激发的免疫反应将影响卵母细胞的发育。在排卵后及早期胚胎的发育过程中，卵母细胞和胚胎将面临免疫排斥的问题，其主要组织相容性复合体（major histocompatibility complex，MHC）表达于滋养细胞表面。在这里介绍 2 类与卵母细胞有关的抗原：卵母细胞发生过程中细胞标记（cell marker）抗原和 MHC。

一、卵母细胞发生与发育中的细胞标记抗原

细胞标记是细胞基因的差异性表达及其蛋白产物，通常用于细胞识别鉴定和分离。通过细胞组合，可以确定和分类细胞。卵母细胞的细胞标记是应用免疫方法研究卵母细胞的发生、发育和功能的重要分子，它们对应于特定分化的细胞，不但是一个细胞的标记，在细胞功能上也具有关键性作用。

PGCs 是精子与卵子的前体细胞，来源于内细胞团（inner cell mass，ICM）。在胚胎发育中，由上胚层的尾部区域的一群细胞特化，经迁移最后到达泌尿生殖嵴，在女性胚胎称为卵原细胞。人类的 PGCs 在胚胎的第二周开始形成，约在 4 ~ 6 周达到泌尿生殖嵴。

ICM 具有多能性，经分离建立的细胞株称为胚胎干细胞（embryonic stem cells，ESCs）。同样，将 PGCs 分离建立的细胞株也具有多能性，称为生殖干细胞（germ stem cells，GSCs）。卵母细胞发生中的抗原的了解主要是通过对 ESCs 和 GSCs 的研究获得的。ESCs 和 GSCs 都是多能干细胞，在细胞与克隆形态、细胞标记和分化能力极为相近，这里以 ESCs 为线索一并介绍。

（一）多潜能细胞标记

ESCs 具有多分化潜能（pluripotent）、体外无限繁殖的特性，并具备完整的基因组，表达特定的细胞标记抗原分子。2007 年，国际干细胞论坛发表了"国际干细胞倡议"（international stem cell initiative），

建立了胚胎干细胞的分子标识。它们是一类细胞表面蛋白和在 ESCs 特异表达的基因产物,这里介绍文献报道和研究较多的抗原。

1. 主要的标记抗原 主要的标记抗原是指在研究过程中研究较多的标记抗原。细胞表面标记首先发现于胚胎癌细胞株,期别特异性胚胎抗原-3(stage specific embryonic antigen-3,SSEA-3)和 SSEA-4,肿瘤排斥抗原-1-61(the tumor rejection antigens,TRA-1-60)和 TRA-1-81 就是这类抗原。胚胎 2～8

细胞期不表达这些抗原,囊胚期在 ICM 细胞表面表达。当细胞处于未分化时,这些抗原表达,SSEA 下调;细胞分化时,这些抗原表达下调,但 SSEA-1 上调。除此之外,ESCs 的细胞表面标记还有 GCTM2、GCTM343、碱性磷酸酶、CD90、CD24 和 CD9。

除了表面分子外,还有一些其他分子与 ESCs 的特征相关(表 8-1),当细胞分化时,它们的表达下降。例如,转录因子 Oct-4、Sox-2 和 Nanog 是 ESCs 未特化的重要标志。

表 8-1 常用 ESCs 细胞内标记抗原与基因

基因	标记抗原	功 能
Cx43	连接蛋白 43(connexin 43)	连接子组件
DNMT3B	DNA(胞嘧啶-5)甲基转 3β[DNA(cytosine-5)methyltransferase 3β]	全基因组从头甲基化所需要,发育中建立 DNA 甲基化类型所需要
FOXD3	forkhead box D3	在着床前和围着床阶段维持细胞多能性
GAL	甘丙肽(galanin)	使胃肠和泌尿生殖道平滑肌收缩,调节生长激素释放,调制胰岛素释放,涉及肾上腺分泌的控制
GDF3	生长分化因子 3(growth differentiation factor 3)	控制小鼠和人 ESCs 的分化,在肠化前阶段的中胚层和定型内胚层形成有关
PODXL	足糖萼样蛋白(podocalyxin-like)	亲黏附分子,加强细胞与不移动配体的黏附,在整合素依赖的细胞迁移中,促进迁移率和细胞-细胞联系
LEFTYA	左-右决定因子 A(left-right determination factor A)	参与左右不对称
LEFTYB	左-右决定因子 B(left-right determination factor B)	作为 LEFTY2 和 NODAL 调节因子,与左-右轴形成有关
LIN28	细胞系蛋白 28(cell lineage protein 28,Lin28)	起"翻译增强子"作用,驱使特异 mRNA 形成多聚核糖体,促进蛋白合成效率。它与翻译机械(translational machinery)和靶 mRNA 的关联使每个 mRNA 分子的起始数量增加,非直接的作用是促进 mRNA 的稳定
NANOG	Nanog	涉及 ICM 和 ESCs 增殖和自我更新的转录调节因子。促进 ESCs 的多能性,防止细胞向胚外内胚层和滋养外胚层分化
OCT4	八联体结合蛋白 4(Octamer binding protein 4,Oct-4)	在 DNA 上与 SOX2 形成三聚体复合物,控制与胚胎发育的许多基因表达
REX1	锌指蛋白 42(zinc finger protein 42,Zfp42)	与 ESCs 的自我更新特性有关
SOX2	SRY-related HMG box 2	在 DNA 上与转录因子 OCT4 形成三聚体复合物,控制与胚胎发育的许多基因表达
TDGF1	畸胎癌生长因子 1(teratocarcinoma-derived growth factor 1,Tdgf 1)	决定上胚层,进而与中胚层形成有关
TERF1	端粒重复结合因子 1(telomeric repeat binding factor 1)	端体的组件,与端粒的长度和保护有关
TERF2	端粒重复结合因子 2(telomeric repeat binding factor 2)	端体的组件,与端粒的长度和保护有关

续表

基因	标记抗原	功　　能
TERT	端粒酶（telomerase）	端粒酶全酶的催化组件，作为反转录酶，通过复制酶 RNA 元件内的临时序列，将单个重复序列添加到染色体末端，主要功能是延长端粒长度
UTF-1	未分化胚胎细胞转录因子 1（undifferentiated embryonic cell transcription factor-1，UTF-1）	充当 ATF2（一种转录激活因子，一种结合于 cAMP 阳性的元件）的转录共激活因子

2. 相关标记抗原　除了前面介绍的研究较多的抗原外，还有一些与 ESCs 的标记抗原有关，但研究较少，在细胞鉴定中的价值还需进一步研究（表 8-2）。

表 8-2　与 ESCs 相关的部分抗原

表面抗原	胞内抗原
CD24，CD30，CD49f，CD50，CD90，CD133，CD200，CD326，SSEA-5	L1TD1，FOXO1，E1BAP5

3. 抗原分子的特性与功能　所有在 ICM 期间表达的抗原都具备特定的功能。这里介绍研究较多、对 ICM 功能较为重要的抗原标记分子。

（1）Oct-4：又称为 Oct-3、Oct-3/4、POU5f1、OTF3 或 NF-A3，是一种转录因子，与 ESCs 的多能性维持密切相关。在受精前的卵母细胞到 10 细胞的胚胎期，Oct-4 的表达源于母体。10 细胞后，Oct-4 的表达来源于自身的基因组。在囊胚期，ICM 内 Oct-4 呈高表达状态，人类的滋养细胞有低水平表达，但小鼠滋养细胞不表达 Oct-4。Oct-4 与 ESCs 的命运密切相关，过高或过低表达 Oct-4，都使细胞趋向分化。尽管 Oct-4 在维持 ESCs 未分化状态十分关键，但 Oct-4 必须与其他因子联合才能起作用，在小鼠中，LIF 对 Oct-4 发挥作用不可缺少，对于人类来说，bFGF 则十分重要。

（2）Sox-2：属于 SOX B1 族转录因子，有 1 个高迁移族 DNA 结合域。与 Oct-4 和 Nanog 一起，共同维持 ESCs 的多能性。Sox-2 首先出现于桑葚胚，后表达于 ICM、上胚层和来源于外胚层的细胞。除此之外，它还表达于中枢神经系统的前体细胞和两性的生殖细胞。Sox-2 的过表达可使 ESCs 分化，Sox-2 与 Oct-4 结合 DNA 形成异二聚体从而激活靶基因，诱导 ESCs 分化。

（3）Zfp-42：又称 Rex-1，是一种转录因子，首先发现于小鼠胚胎癌细胞，在人 ESCs 也有表达。当 ICM 向外胚层分化时，Zfp-42 表达下调。Zfp-42 抑制 ESCs 的分化，它的表达受到 Sox-2、Nanog 和 Oct-4 的调节。

（4）Dnmt3b：是在人 2～4 细胞胚胎、囊胚表达的从头甲基转移酶。在小鼠，Dnmt3b 表达于 ICM、上胚层、外胚层。它有 4 种剪接变异体，但只有独特型 Dnmt3b1 在这个时期表达。甲基化水平下降影响 Oct-4 和 Nanog 启动子，在分化过程中导致转录因子表达异常。Dnmt3b 与 ESCs 自我更新无关。

（5）Foxd3：是 HNF-3/fokhead 转录调节家族成员。小鼠 Foxd3 最初出现于囊胚期，在细胞分化中，它仍然在神经嵴表达。ESCs 表达缺陷导致细胞凋亡增加，由于缺少上胚层细胞，胚胎在肠化期死亡。Foxd3 对 ESCs 的存活、自我更新具有重要意义，抑制其分化。Oct-4 对 Foxd 具有辅助抑制作用，同时也受到 Foxd3 的调节。

（6）Tdgf1：EGFP/TGFa 生长因子家族成员。它在囊胚期开始表达于 ICM，后表达于心脏。它阻断细胞向神经分化，允许其向心脏细胞分化。

（7）Lin-28：在人 ESCs 高度表达的 RNA 结合蛋白，对其生长和生存十分重要。缺乏 Lin28 的 ESCs 生长慢，细胞凋亡增加。在低细胞密度的情况下，Lin28 高表达导致细胞周期减缓，细胞向胚外内胚层分化。Lin28 促进 ESCs 的 mRNA 转录，抑制 miRNA。Lin-28 上调 Oct-4 和 Nanog 表达。

（8）UTF-1：与染色质相关联发挥转录抑制的转录因子，促进靶基因的染色质浓缩，阻止它们表达。在小鼠胚胎，UTF-1 在囊胚期开始表达，特别是在 ICM 表达。在进一步的发育中,表达于原始外胚层和胚外外胚层。当 UTF-1 下调时,ESCs 分化延迟,类胚体形成受到影响。Oct-4 和 Sox2 在 *UTF-1* 基因 3' 端调节区域的连接,形成了基因间相互影响的环路。这个调节环路包括 Nanog、Sox2、Dax1、Nac1、Oct-4、Klf4、Zfp-281、Rex1 和 c-Myc。

(二) 胚胎分化中生殖细胞系的细胞标记

PGCs 除了标志其全能性的抗原表达外,还表达一些分子,它们与 PGCs 的特异性表达有关。这些分子抗原的表达,预示着细胞为 GSCs,细胞命运特化为生殖细胞。利用这些分子的免疫特异性,或可用于研究细胞的命运与分化的研究,其跨膜蛋白还可用于细胞分选。

1. 跨膜蛋白　在细胞识别,特别是活细胞分离中,特异性的跨膜蛋白是重要的识别分子。PGCs 分离时常用 DEAD 盒多肽 4(DEAD box polypeptide 4,Ddx4)和干扰素诱导跨膜蛋白 3(interferon-induced transmembrane protein 3,Ifitm3)、DPPA3(developmental pluripotency-associated 3,又称 Stella)等特异跨膜蛋白作为 PGCs 标记和分离靶分子。

2. 转录因子　转录因子的表达在 PGCs 的分化中也具有重要的意义。除了作为全能性标记的 OCT-4、NANOG 等与细胞的生存和功能有密切关系外,还有一些分子在 PGCs 中也有相似的作用,与增殖和迁移相关联,如 Prdm1(PR domain containing 1,又称 Blimp1)和 PRDM14(PR domain zinc finger protein 14)。此外,涉及与 PGCs 存活有关的因子有 FIG α(factor in the germline α,FIG α,与形成透明带糖蛋白基因的表达有关)、NANOS3(nanos homolog 3,drosophila,防止 PGCs 凋亡的 RNA 结合蛋白)、DND1(dead end homolog 1,防止 PGCs 凋亡的 RNA 结合蛋白)。

二、卵母细胞主要组织相容性复合体

(一) 主要组织相容性复合体

MHC 是一组高度多态性的分子,在进行个体间器官移植中发现,表达相同 MHC 的个体间相互移植彼此接受(相容),反之彼此排斥(不相容)。MHC 的功能是作为抗原识别分子参与免疫应答的识别与调节。人类的 MHC 首先应用血清学在血液白细胞发现,称为人类白细胞抗原(human leukocyte antigen,HLA)。

HLA 基因位于第 6 号染色体短臂 q21.31 和 32 区之间,全长 3600kb,分为 3 种类型:① Ⅰ类分子:Ⅰ类分子中的经典分子(又称 MHC Ⅰa)编码在 HLA 基因的 A、B 和 C 区域,具有高度的多态性,几乎存在于除了表达非经典分子外的所有有核细胞表面,同种异体移植主要与此有关;非经典分子(又称 MHC Ⅰb)编码在 *HLA* 基因的 E、F 和 G 区域,编码的重链为单态,等位基因不多,细胞分布不广,包括胸腺细胞、小肠上皮细胞和滋养细胞。滋养细胞的表达认为与生殖免疫逃逸有关。② Ⅱ类分子:Ⅱ类分子的经典分子由 DP、DQ 和 DR 编码,有高度的多态性,主要表达于免疫调节细胞如抗原提呈细胞,其主要作用是通过抗原识别,将抗原多肽传递给 TcRαβ$^+$CD4$^+$T 细胞;非经典分子由 DM、DO 和 DN 编码,少有多态性。③ Ⅲ类分子:Ⅲ类分子基因编码于 Ⅰ类和 Ⅱ类基因区之间,编码多种免疫相关分子如补体。

在细胞免疫反应中,效应细胞对靶细胞的效应依赖于细胞间 Ⅰ类分子的识别与一致;免疫细胞、抗原呈递细胞间的相互作用依赖于细胞间 Ⅱ类分子的识别与一致。

(二) 卵母细胞 HLA 的表达

胚胎早期的发育的储备来源于卵母细胞,人类子代的基因组在 8 细胞之后才开始启动,在完成胚胎着床时才全部由子代基因组控制。妊娠是同种异体移植成功的自然模型,其免疫耐受机制中,滋养细胞 HLA 的表达是重要的机制之一。滋养细胞通过失去表达 HLA-Ⅰa 的能力,规避特异性免疫细胞对"突变自我"的免疫杀伤;又通过表达 HLA-Ⅰb(HLA-G),规避由于 HLA-Ⅰa 缺失导致 NK 等非特异性免疫杀伤细胞对"非我"的杀伤。

卵母细胞作为着床前和围着床期胚胎,包括滋养细胞抗原的重要来源之一,其 HLA 的表达也与生殖免疫耐受相适应。对卵母细胞 HLA 抗原的表达研究不多,各报道还有一些冲突。未成熟的卵母细胞低量表达或不表达 HLA-Ⅰa 抗原,但表达 HLA-G。但用人未受精的 MⅡ 卵检查发现,卵母细胞不表达 HLA-Ⅰa 分子,但表达 HLA-G 分子或相似抗原。HLA-Ⅰ类基因区域还编码 40～45kDa 与 β$_2$ 微球蛋白轻链相关的细胞表面糖蛋白分子,β$_2$ 微球蛋白也在卵母细胞表达。目前没有发现 HLA-Ⅱ 在卵母细胞表达。

第二节　自身免疫对卵巢功能的影响

卵泡是卵母细胞生长发育和成熟的场所。颗粒细胞不但直接营养卵母细胞,而且通过缝隙连接,传递化学分子信息调节卵母细胞成熟;分泌激素和细胞因子促进卵母细胞的生长与发育。因此,影响卵泡中卵母细胞以外的因素,都对卵母细胞成熟和生殖功能产生影响,包括自身免疫性疾病。

一、自身免疫疾病与卵巢疾病

卵巢可作为自身免疫的靶抗原而受到攻击,功能受到影响产生卵巢功能早衰(premature ovary failure,POF)。一些其他的疾病如原因不明不孕、多囊卵巢综合征(polycystic ovary syndrome,PCOS)、子宫内膜异位症等也与抗卵巢免疫有关。通过临床病例,特别是在 POF 患者,人们对抗卵巢抗体进行了大量研究,但是到目前为止,通过间接免疫荧光,可以确定抗体的靶细胞,但靶分子尚不清楚,只有个别抗原被认定。

(一) 自身免疫 POF

POF 临床上指妇女 40 岁以前卵巢功能衰竭,发病大约为 1%。遗传、酶学因素、感染和医源性因素等是其发病的重要因素。但大多数情况下,难以确定其病因,成为特发性 POF。临床观察、免疫学检查和组织学研究提示它们中部分患者可能存在自身免疫机制。

1. POF 的组织病理发现　POF 卵巢可表现为卵泡缺失,但大约有 40% 的患者卵巢具有不同丰度的卵泡。基于 B 超发现,大约有 40%～60% 的患者具有残留卵泡征象。

在伴有肾上腺自身免疫疾病的 POF 中,组织学检查常常提示卵泡的持续存在,并伴有卵巢炎:卵泡为淋巴细胞、浆细胞和巨噬细胞浸润,浸润的程度与卵泡发育相一致,在原始卵泡和初级卵泡较轻微,近成熟卵泡和黄体时严重。免疫组化染色显示浸润的淋巴细胞为 $CD4^+$ 和 $CD8^+$ 的 T 细胞。与此相反,在不伴有自身免疫性肾上腺疾病的 POF 中,极少有患者表现为典型的卵巢炎,且这些表现为卵巢炎的患者不能排除自身免疫机制。

2. 自身免疫 POF 的临床特征　认识较早、了解较多的是肾上腺自身免疫疾病。早在 1933 年就注意到了 Addison 病与卵巢萎缩的关系,此后,甲状腺功能减退、糖尿病等许多疾病也受到关注。尽管在研究中有 40%～92% 的患者可以测到自身抗体,但其诊断自身免疫性 POF 的价值有限。与特发性 POF 相关的自身免疫性疾病见表 8-3。

表 8-3　与 POF 有关的自身免疫疾病

时常关联的疾病	偶然关联疾病	
	器官特异性疾病	非器官特异性疾病
甲状腺疾病	甲状旁腺功能减退	系统性红斑狼疮
自身免疫性多腺体综合征-Ⅱ型	重症肌无力	特发性血小板减少症
自身免疫性多腺体综合征-Ⅰ型	糖尿病	溶血性贫血
Addison 病	恶性贫血	斯耶格伦综合征
	白癜风	
	斑秃	
	克罗恩病(Crohn's disease)	
	溃疡性结肠炎	
	肾小球肾炎	
	类风湿关节炎	
	幼年特发性关节炎	
	原发性胆汁性肝硬化	
	多发性硬化	

（1）自身免疫性甲状腺疾病：和 POF 密切相关，在一些研究中，POF 患者中约有 10% ~ 20% 的患者伴有自身免疫性疾病，其中以自身免疫甲状腺疾病最为多见，约累及 12% ~ 33% 的患者，约 18% 的患者有自身免疫性甲状腺疾病家族史。因此，对甲状腺疾病的常规筛查与详细了解病史（包括家族史）十分重要。

athy-candidiasis-ectodermal dystrophy, APECD：为 *AIRE* 基因突变产生，多在儿童发病，有肾上腺、甲状旁腺损伤和细胞免疫功能障碍，伴有白色念珠菌感染和外胚层缺陷，如牙齿发育不良、指甲营养不良等。APECD-I 在 15 岁时 POF 的发生率约 39%，40 岁时达到 72%。AP-Ⅱ，又称施密特-卡彭特综合征（Schmidt-Carpenter syndrome），与 *HLA-DR*、*-DQ* 等位基因有关。累及肾上腺、甲状腺自身免疫疾病和 I 型糖尿病，远较 APS-I 常见，但只在成人发病。到 40 岁时，POF 的发病率约为 10%。APECD-Ⅲ 与 APS-Ⅱ 相似，但不发生 Addison 病，常常伴有恶性贫血、白癜风等。

PPECD-I 和 APECD-Ⅱ 也是与 POF 关联性强的疾病，但变异较大，POF 可与其他自身免疫性疾病发病之前、同时和之后发病。考虑到 Addison 病，POF 通常在肾上腺疾病前（甚至是数年）发病，对 POF 患者，应当注意肾上腺功能的检查。除甲状腺功能外，对于更为广泛的内分泌检查是否必要，还存在着争论。

（2）对免疫抑制的反应：皮质激素是试用于自身免疫 POF 常用药物。尽管有受孕的个例报道，在一个小标本量的研究中取得了可观的疗效，但在少有的配对前瞻性研究中，并没有发现皮质激素治疗的疗效。这似乎预示需要更为准确的自身免疫 POF 分析方法，明确治疗指征，筛选治疗患者。

3. 自身免疫 POF 的免疫学特征

（1）体液免疫：检测到卵巢自身抗体是自身免疫 POF 假说的直接证据。它们多由 POF 和自身免疫性疾病患者发现，如肾上腺疾病。其中类固醇细胞抗体（steroid cell antibody, SCA）最受关注。在 APECD-I 和 -Ⅱ 患者中，具有高发生率，且常发生于同患 Addison 病和 POF 的患者。在长期的观察中，多内分泌器官障碍、SCA 阳性妇女大约 40% 在 8 ~ 15 年出现 POF。

在非 Addison 病自身免疫性 POF 的患者中，SCA 的阳性率小于 10%。对卵巢其他靶抗原进行了长期的研究，但到目前为止，尚没有公认的结论，

也没有建立公认的实验诊断方法。

（2）细胞免疫：T 细胞、巨噬细胞、树突状细胞在自身免疫中发挥了重要作用，特别是在免疫损伤阶段。在 POF 患者中，CD8$^+$/CD57$^+$T 细胞（细胞毒 T 细胞）增加，CD4$^+$T 细胞增加。活性 T 细胞 HLA-DR 表达上调，CD19$^+$/CD5$^+$B 细胞（B2 细胞，与自身免疫相关）增加，NK 细胞下降。部分 POF 患者 candidine 皮肤迟发型过敏反应试验、体外单核细胞对化学刺激的反应、树突状细胞凝集 T 细胞能力均有改变。小鼠胸腺切除后卵巢炎以及小鼠卵巢提取物免疫诱发卵巢炎，并可以通过脾细胞转移到受体动物。

（二）自身免疫的其他卵巢病变

1. 原因不明不孕　大约有 30% ~ 60% 的不明原因不孕症患者可以测到抗卵巢抗体，其存在与 FSH、抑制素 B 水平无相关性，可能是卵巢自身免疫疾病的征象，也可能是部分患者卵巢功能衰竭的早期表现。一些自身免疫疾病如 I 型糖尿病、甲状腺炎患者，卵巢抗体可在 POF 前数年出现，这些情况的出现可预示原因不明不孕患者出现卵巢功能衰竭的风险增加，同时这些情况出现可与促排卵反应不良、FSH 上升有相关性。

2. 多囊卵巢综合征　自身免疫机制可能是部分多囊卵巢综合征（polycystic ovary syndrome, PCOS）的发病机制。自身免疫卵巢炎的组织病理学特征表现为卵巢多囊状，并有血清卵巢抗体存在。报道显示约有 50% 的 PCOS 患者可以检测到血清抗卵巢抗体存在，可能的靶细胞（抗原）有颗粒细胞、卵泡内膜细胞、卵巢提取物、卵泡液。

3. 子宫内膜异位症　大约有 2/3 的子宫内膜异位症涉及自身抗体和（或）自身免疫疾病，过半数的患者抗子宫内膜抗体与抗卵巢抗体常常并存，有作者提出子宫内膜不孕的免疫学机制假说——子宫内膜异位症同时伴有抗卵巢自身免疫参与了不孕症的形成。有人提出在子宫内膜异位症患者中，存在于盆腔液体中的抗卵巢抗体高于血液中的浓度，但没有得到研究证实。尽管如此，子宫内膜异位症与自身免疫疾病的相似处仍然是一些研究者关注的问题。

4. IVF　卵巢自身免疫可能是不孕症治疗，特别是体外受精-胚胎移植治疗预后的参考因素之一。在 IVF-ET 中，抗卵巢抗体存在可能和卵巢低反应、受精率低和临床妊娠率低相关。有些研究者认为在 IVF-ET 中，取卵穿刺有可能激发和增强抗卵巢抗体

产生。

二、抗卵巢自身免疫的靶抗原

目前,对自身免疫卵巢疾病中的卵巢抗原知之甚少。作为细胞靶,可能直接作用于卵泡细胞,如颗粒细胞和卵泡内膜细胞,卵母细胞及其周围的透明带。在这些细胞中,有一些靶分子已经明确。下面依据免疫荧光染色组织学定位对这些免疫靶抗原进行介绍。

(一)类固醇细胞

类固醇细胞是指体内分泌类固醇激素的细胞,主要分布于肾上腺和卵泡。卵泡颗粒细胞和卵泡内膜细胞不但分泌类固醇激素,同时对卵母细胞的发育与成熟具有重要作用。识别类固醇产生细胞(肾上腺皮质、睾丸、卵巢和胎盘)的抗体称为类固醇细胞抗体(steroid cell antibody,SCA),卵巢自身免疫情况下,其靶细胞是卵泡颗粒细胞、卵泡内膜细胞和黄体细胞,间接免疫荧光显示,卵泡内膜细胞与抗体结合的能力更强。

SCA 与自身免疫性 POF 和肾上腺自身免疫疾病相关联性较大。大约 70%~90% 的 Addison 病同时合并 POF 的患者血清 SCA 阳性,在其他自身免疫疾病合并 POF 的患者和特发性 POF 的患者中阳性率不超过 10%。

SCA 的靶分子一般认为是类固醇激素的合成酶类。在与 Addison 病相关联的 POF 患者中,约 50% 的患者可以测到抗 P450-17α-羟化酶(P450-17a-hydroxylase,17OH)抗体,约 71% 的患者可以测到 P450-侧链裂解酶(P450-side chain cleavage,SCC)抗体,患者出现抗 17OH 抗体或(和)抗 SCC 抗体与临床密切相关,17OH 和 SCC 可能是 SCA 的靶分子。

抗 3β-羟基类固醇脱氢酶(3β-hydroxysteroid dehydrogenase,3-HSD)抗体出现于 20% APS-I 患者,在 Addison 患者中出现率也较低,使得它在临床上作为自身免疫性卵巢疾病的标记受到限制。进一步分析,产生抗 3-HSD 抗体的患者与 HLA-DQB1 基因型有关。

(二)卵巢的其他免疫靶

1. 促性腺激素受体　用患者自身抗体使用间接免疫荧光检查荧光在颗粒细胞表面荧光聚集,联系到抗促甲状腺激素受体自身抗体在甲状腺功能亢进中的发病机制,抗胆碱能受体在重症肌无力中的发病机制,存在抗促性腺激素受体自身抗体的可能性。

研究发现,部分 POF 患者血清可以抑制促性腺激素与受体的结合,抑制大鼠卵巢组织培养对 FSH 的反应。应用表达人 FSH、LH 受体的转基因细胞株,没有发现 POF 血清抑制促性腺激素的生物学效应。促性腺激素受体作为免疫靶分子存在可能,但各研究结果冲突,目前尚不能肯定。

2. 黄体　黄体是自身免疫的靶器官。除了黄体细胞受到 SCA 攻击、其 LH 受体可能受到自身免疫的影响外,还有一些抗原分子与黄体自身免疫有关。例如,黄体提取物中有一种 67kD 抗原,约与 22% 系统性红斑狼疮患者抗体结合,可能与系统性红斑狼疮患者黄体功能的改变有关。但这种分子的属性尚不清楚。

3. 透明带

(1)透明带及功能:透明带(zona pellucida)是哺乳动物包绕卵外周的结构,由卵母细胞合成并经高尔基复合体分泌的糖蛋白构成。在小鼠,透明带糖蛋白由 ZP1、ZP2 和 ZP3 组成。ZP2 和 ZP3 异二聚体形成长纤状结构,再通过 ZP1 使之交联,形成三维结构的基质。人类透明带还存在另一种透明带糖蛋白,称为 ZP4,其意义尚不清楚。在生殖过程中,透明带具有重要的功能。①在受精前,透明带具有允许精子穿透的功能,通过 ZP3 识别和结合精子,在精子顶体反应释放的酶的作用下使精子穿透,具有种属特异性,是卵子受精的基本条件之一;②精卵融合后,通过卵母细胞的皮质颗粒反应,改变透明带的超微结构,具有阻止精子穿透的作用,在保障 1 个精子与 1 个卵子受精中具有重要的作用;③为早期胚胎发育提供空间,并与母体相对隔离,在早期细胞分化和囊胚形成中发挥着重要作用。透明带在囊胚分泌的蛋白酶、子宫腔液和囊胚机械力量的作用下,于受精后第 6 天破裂,胚胎孵出。

抗透明带抗体(anti zona pellucida antibody,AzpAb)。透明带抗体与临床不孕有密切关系,在以下几个方面影响生育:一是透明带抗原与抗体结合干扰卵母细胞与颗粒细胞的信息交流,使各级卵泡的闭锁增加,降低卵巢的储备,甚至 POF;二是透明带抗体使一些基团封闭,干扰受精;三是导致透明带硬化,影响胚胎着床。

(2)抗透明带抗体与不孕:从很早开始,关于抗透明带抗体不孕的关系备受关注。尽管从理论上讲,透明带可能对生育构成影响,但临床不孕症中的研究结果则说明其临床价值存疑。以猪透明带为抗原,不孕症患者抗透明带抗体的阳性率高达 68%,

但正常生育妇女的阳性率为60%，男性为40%，说明以猪为抗原进行检测的可信性存疑。当采用人透明带为抗原测定透明带抗体时，不孕症患者中抗透明带抗体阳性率为2.4%。在IVF-ET中，抗透明带抗体与低受精率有关。尽管抗透明带抗体在不孕症发病中的作用价值有限，但其在避孕医疗的研究中存在一定的潜在价值。

4. 卵母细胞 在20世纪60年代，用卵巢切片发现了在自身免疫性疾病的妇女血清中，存在抗卵母细胞胞质的抗体，其中约1/4的患者发生了POF。近来用大鼠卵巢切片进行研究发现，抗卵母细胞胞质抗体存在于IVF-ET患者的卵泡液中。在受精失败和卵母细胞回收失败的患者中发生率分别高达40%和50%，而取得继续妊娠的患者阳性率只有3.7%。

以人卵母细胞为抗原研究抗卵母细胞抗体的研究较少。用人卵巢切片为抗原以免疫组化方法研究，27名POF患者中，9名抗卵母细胞胞质抗体阳性；以体外受精胚胎移植未受精卵为抗原，应用ELISA方法，45例POF患者中，21例阳性。

被识别的卵母细胞胞质抗原尚不清楚，OP1蛋白可能密切相关。OP1在胚胎早期发育中通过MATER(maternal antigen that embryos require)激活胚胎基因组的启动而发挥着作用。由此可见，抗卵母细胞抗体在卵巢自身免疫疾病的发生和辅助生殖技术的结局中具有重要的影响。

三、抗透明带抗体与透明带疫苗

透明带与受精密切相关，免疫原性强，通过产生抗体干扰透明带，封闭其特定的位点，可以达到避孕的目的。理想的结果是只封闭透明带的特定位点，不影响卵泡的发育和激素的变化。研究透明带疫苗是被研究者关注的领域，基于ZP的避孕疫苗在控制生育方面具有前景，但对于特定物种的差异的理解还需要进一步深入。如猪透明带抗体不能抑制猫的

受孕预示着存在物种的特异性。这类免疫疫苗进入应用，还需要深入研究，如避孕效率、卵巢功能的安全性、免疫途径、物种特异性。通常透明带抗原疫苗的研究主要有以下三种：

（一）动物源透明带疫苗的研究

不同的物种ZP具有同源性。考虑到人类透明带的来源限制，其他物种的透明带一度作为研究重点。早期应用猪透明带免疫雌兔、猕猴，可以形成不育，但这种不育不是发生在精子与卵子结合的层面，而伴有卵泡闭锁与非正常的激素变化。考虑到是否由于卵巢蛋白污染导致的结局，进一步使用了更为纯化的猪透明带蛋白对非人类灵长类进行了主动免疫，被免疫小鼠生育力下降，对卵巢功能的不良影响减小。关于使用动物源透明带作为疫苗的研究中，其有效性与安全性一直是被关注的焦点。

（二）重组透明带抗原疫苗

天然动物ZP不但来源不足，而且存在纯度不够，带来一定风险，重组透明带抗原疫苗成为一个重要的选择。应用转基因技术，用原核生物和真核细胞重组的ZP1、ZP2和ZP3都用于了包括非人类灵长类的避孕研究，ZP1的避孕效果优于ZP2和ZP3。免疫后动物具有正常的卵巢功能，血清抗ZP1抗体超过2×10^3抗体单位，与雄性交配不孕。但当抗体滴度下降时，避孕失效。抗体效价与避孕效果不持久，卵巢功能的影响报道不一，仍然是困扰重组透明带抗原疫苗的问题。

（三）ZP表位肽疫苗和DNA疫苗

理想的疫苗是使机体产生抗透明带抗体，而不影响卵巢的其他自身免疫问题。在分析ZP抗原表位的基础上，构建只含有ZP特异的B细胞表位，不含T细胞表位的多肽分子，以期望只产生透明带抗体，不激发T细胞的病理免疫。通过构建ZP表位肽免疫动物产生抗体，在体内和体外都发现有阻止受精与受孕的作用(表8-4)。

表8-4 ZP表位肽疫苗与避孕

合 成 肽	免疫动物	作者	结 局
冠毛猕猴ZP1(251-273aa)	小鼠	Sivapurapu N	抗体抑制人精卵结合(体外)
猪ZP1(79-130aa)	白尾鹿	Miller LA	减少受孕
猫ZP1(130-149aa)	大鼠	Ringleb J	抑制猫精卵结合(体外)
人ZP2(541-555aa)	兔	Hinsch E	抗体抑制人精卵结合(体外)
人ZP2(50-67aa)	兔	Hasegawa A	抗体抑制人精卵结合(体外)
小鼠ZP2(121-140aa)	小鼠	Sun W	阻止受孕，无卵巢炎

续表

合 成 肽	免疫动物	作者	结 局
冠毛猕猴 ZP3(334-343aa)	Mouse	Sivapurapu N	抗体抑制人精卵结合(体外)
冠毛猕猴 ZP3(324-347aa)	冠毛猕猴	Kaul R	阻止受孕,周期完好,正常卵泡发育
Marmoset ZP3(301-320aa)	Marmoset	Paterson M	卵巢功能正常,抗体具有避孕效果(体外)
小鼠 ZP3(335-342aa),Phe336 replaced by Ala	单倍型小鼠	Lou Y	阻止受孕,无卵巢炎
小鼠 ZP3(328-342aa)	野生小鼠	Hardy CM	减少受孕

　　一些研究者对 ZP 蛋白的 DNA 疫苗进行了研究。将编码为 bmZP1(冠毛猕猴)的 DNA 疫苗接种小鼠,其产生的抗体在体外可抑制人的精卵结合;编码犬 ZP3 的 DNA 疫苗可使小鼠产生抗体;载有兔 ZP3 序列(263-415aa)的质粒 DNA 接种小鼠,其受孕下降。这些都在进一步研究中。

　　总的来说,透明带避孕疫苗在有效性和安全性上还不能达到临床要求,相关的研究还在继续。

(黄元华)

参 考 文 献

1. Adewumi O,Aflatoonia B,Ahrlund-Richte L,et al. Characterization of human embryonic stem cell lines by the International Stem Cell Initiative. Nat Biotechnol,2007,25:803-816.

2. Calloni R,Cordero EAA,Henriques JAP,et al. Reviewing and updating the major molecular markers for stem cells. Stem Cell Dev,2013,22(9):1455-1476.

3. Woods DC,White YAR,Tilly JL. Purification of oogonial stem cells from adult mouse and human ovaries:an assessment of the literature and a view toward the future. Reprod Sci,2013,20(1):7-15.

4. Ohinata Y,Payer B,O'Carroll D,et al. Blimp1 is a critical determinant of the germ cell lineage in mice. Nature,2005,436:207-213.

5. Yamaji M,Seki Y,Kurimoto K,et al. Critical function of Prdm14 for the establishment of the germ cell lineage in mice. Nat. Genet,2008,40:1016-1022.

6. Jagarlamudi K,Rajkovic A. Oogenesis:transcriptional regulators and mouse models. Mol Cell Endocrinol,2011,356:31-39.

7. Soyal SM,Amleh A,Dean J. FIGalpha,a germ cell-specific transcription factor required for ovarian follicle formation. Development,2000,127:4645-4654.

8. Jurisicova A,Casper RF,MacLusky NJ,et al. HLA-G expression during preimplantation human embryo development. Proc Natl Acad Sci USA,1996,93:161-165.

9. Evans HM,Swezy O. Ovogenesis and the normal follicular cycle in adult mammalia. Mem Univ Calif,1931,9:119-224.

10. Bukovsky A. Immune system involvement in the regulation of ovarian function and augmentation of cancer. Microsc Res Tech,2006,69:482-500.

11. Bukovsky A,Copas P,Virant-Klun I. Potential new strategies for the treatment of ovarian infertility and degenerative diseases with autologous ovarian stem cells. Expert Opin Biol Ther,2006,6:341-365.

12. Lee HJ,Selesniemi K,Niikura Y,et al. Bone marrow transplantation generates immature oocytes and rescues long-term fertility in a preclinical mouse model of chemotherapyinduced premature ovarian failure. J Clin Oncol,2007,25:3198-3204.

13. Bockman DE,Kirby ML. Dependence of thymus development on derivatives of the neural crest. Science,1984,223:498-500.

14. Bukovsky A,Caudle MR,Keenan JA,et al: Quantitative evaluation of the cell cycle-related retinoblastoma protein and localization of Thy-1 differentiation protein and macrophages during follicular development and atresia,and in human corpora lutea. Biol Reprod,1995,52:776-792.

15. Bukovsky A,Caudle MR,Keenan JA. Dominant role of monocytes in control of tissue function and aging. Med Hypotheses,2000,55:337-347.

16. Bukovsky A,Virant-Klun I. Adult stem cells in the human ovary//Stem Cells in Reproductive Medicine:Basic Science & Therapeutic Potential. Edited by Simon C,Pellicer A. London:Informa Healthcare,2007:53-69.

17. Virant-Klun I,Skutella T,Stimpfel M,et al. Ovarian surface epithelium in patients with severe ovarian infertility:a potential source of cells expressing markers of pluripotent/multipotent stem cells. J Biomed Biotechnol,2011,2011:381928.

18. Bukovsky A,Caudle MR. Immunoregulation of follicular renewal,selection,POF,and menopause in vivo,vs. neo-oogenesis in vitro,POF and ovarian infertility treatment,and a clinical trial. Reprod Biol endocrinol,2012,10:97.

19. Forges T,Monnier-Barbarino P,Faure GC,et al. Autoimmuninty and antigenic target in ovarian pathology. Human Reproduction Update,2004,10(2):163-175.

20. Blumenfeld Z,Halachmi S,Alik Peretz B,et al. Premature

ovarian failure—the prognostic application of autoimmunity on conception after ovulation induction. Fertil Steril,1993,59:750-755.

21. Luborsky J,Llanes B,Davies S,et al. Autoimmunity in ovarian pathology Ovarian autoimmunity:greater frequency of autoantibodies in premature menopause and unexplained infertility than in the general population. Clin Immunol,1999,90:368-374.

22. Fenichel P,Gobert B,Carre Y,et al. Polycystic ovary syndrome in autoimmune disease. Lancet,1999,353:2210.

23. Nothnick WB. Treating endometriosis as an autoimmune disease. Fertil Steril,2001,76:223-231.

24. Falorni A,Laureti S,Candeloro P,et al. Steroid-cell autoantibodies are preferentially expressed in women with premature ovarian failure who have adrenal autoimmunity. Fertil Steril,2002,78:270-279.

25. Arif S,Vallian S,Farzaneh F,et al. Identification of 3b-hydroxysteroid dehydrogenase as a novel target of steroid cell antibodies:association of autoantibodies with endocrine autoimmune disease. J Clin Endocrinol Metab,1996,81:4439-4445.

26. Van Weissenbruch MM,Hoek A,van Vliet-Bleeker I,et al. Evidence for existence of immunoglobulins that block ovarian granulosa cell growth in vitro. A putative role in resistant ovary syndrome? J Clin Endocrinol Metab,1991,73:360-367.

27. Pasoto SG,Viana VS,Mendonca BB,et al. Anticorpus luteum antibody:a novel serological marker for ovarian dysfunction in systemic lupus erythematosus? J Rheumatol,1999,26:1087-1093.

28. Vallotton MB,Forbes AP. Antibodies to cytoplasm of ova. Lancet,1966,2:264-265.

29. Horejsi J,Martinek J,Novakova D,et al. Autoimmune antiovarian antibodies and their impact on the success of an in IVF/ET program. Ann NY Acad Sci,2000,900:351-356.

30. Damewood MD,Zacur HA,Hoffman GJ,et al. Circulating antiovarian antibodies in premature ovarian failure. Obstet Gynecol,1986,68:850-854.

31. Tong ZB,Nelson LM. A mouse gene encoding an oocyte antigen associated with autoimmune premature ovarian failure. Endocrinology,1999,140:3720-3726.

32. Wood DM,Liu C,Dunbar BS. Effect of alloimmunization and heteroimmunization with zona pellucidae on fertility in rabbits. Biol Reprod,1981,25:439-450.

33. Naz RK,Gupta SK,Gupta JC,et al. Recent advances in contraceptive vaccine development:a mini-review. Hum Reprod,2005,20(12):3271-3283.

34. 唐传玲,姚晓英.李大金. 免疫避孕. 上海:复旦大学出版社,2008:184-192.

第九章

女性生殖衰老

第一节　卵泡库耗竭

一、卵泡库

卵泡库,又称之为卵泡池,由包含停滞于第一次减数分裂前期双线期卵母细胞的原始卵泡构成,胚胎期原始生殖细胞(primordial germ cells,PGCs)通过有丝分裂增殖决定其数目,以后所有的卵泡都从此卵泡池发育成熟或闭锁。女性卵泡池早在胎儿期就已经奠定基础,全部卵母细胞都是在胎儿期增殖形成,以后不断进行成熟排卵或者卵泡闭锁丧失。卵泡自胚胎形成后即进入自主发育和闭锁的轨道。胚胎20周时,原始卵泡数量最多为700万个,以后不再有新卵泡形成,而且原有卵泡开始闭锁退化,其数目逐渐减少,至新生儿期,原始卵泡约为200万个。经历儿童期至青春期,原始卵泡只剩下30万~50万个。青春期前原始卵泡发育过程不依赖下丘脑促性腺激素刺激。进入青春期后,卵泡发育成熟的过程依赖于下丘脑促性腺激素刺激。进入性成熟期以后每月经周期发育一批卵泡,一般每月只有一个优势卵泡发育成熟并排出卵子,其余卵泡在发育的不同阶段通过细胞凋亡机制自行退化,称为卵泡闭锁。到37.5岁卵泡仅剩2.5万个。妇女一生中只有400~500个卵泡发育成熟并排卵。

二、卵泡库耗竭及其对女性影响

(一) 卵泡库耗竭

经典观点认为,卵母细胞的数量是由胚胎期原始生殖细胞通过有限的有丝分裂进行增殖所决定,减数分裂开始之前和之后的卵巢在生理条件下不能产生任何新的卵母细胞。这就意味着女性卵母细胞的总数出生前就已经决定,之后只能消耗,而不会再产生新的卵母细胞,所以它的数量是随年龄衰减的。这个出生就已经决定的卵泡储备,我们形象称之为卵泡池。之后妇女一生中卵泡消耗均来源于该卵泡池。卵泡池中的卵母细胞绝大多数注定死亡,只有极少数发生排卵。女性一生中只有400~500个卵母细胞最终排卵。

(二) 卵泡库耗竭的原因

卵泡池中的卵母细胞储备消耗通过两个途径进行:①周期性排卵;②程序性卵母细胞死亡。卵母细胞死亡的机制目前仍不清楚,极有可能是有限资源重新分配,以确保存活卵母细胞的活力和质量。

(三) 对女性的影响

随着女性年龄增大,卵巢卵母细胞数量和质量下降,卵泡库耗竭完全后女性进入更年期,出现生殖衰老的各种表现,引起一系列生理和心理变化,主要表现为:月经紊乱;血管舒缩功能障碍:潮热汗出;神经系统症状:失眠多梦,烦躁易怒,焦虑抑郁,记忆力衰退;生殖器官:性欲减退,阴道分泌物减少,性交疼痛,还可造成阴道黏膜破损,很容易引起病毒、细菌感染,诱发阴道炎;骨关节:腰膝酸软、腰背痛、关节疼痛较为明显;生殖功能:影响女性妊娠,导致女性不孕、流产、死产、畸形胎儿发生;卵泡库耗竭对女性生殖能力的影响尤为突出,导致各种生殖障碍及生殖衰老发生,给女性带来严重的心理和社会负担。

第二节　生殖衰老发生机制

随着年龄的增长,无论男性还是女性都存在生殖衰老,但女性的生殖衰老问题尤为突出。当女性年龄增长,尤其是超过35岁,卵母细胞的质量与数量逐渐下降,卵巢储备功能、对外源性促性腺激素的反应能力、胚胎着床率及临床妊娠率均降低,而遗传异常胚胎发生率及流产率等明显升高。生殖衰老发生的根本原因在于卵巢内卵子数量和质量异常。本节我们从神经内分泌、遗传、环境及其他四方面了解生殖衰老的发生机制。

一、神经内分泌

(一)正常月经周期和神经内分泌调节

正常月经周期在下丘脑-垂体-卵巢轴的调控下进行,包括黄体卵泡过渡期(即月经期)、卵泡募集、优势卵泡选择、排卵、黄体形成、黄体退化6阶段循环往复,各阶段的神经内分泌机制均不相同。黄体卵泡过渡期即月经形成,是月经周期的初始阶段,标志着下一月经周期开始。月经期结束,进入卵泡募集阶段,由于上一阶段黄体退化,黄体颗粒细胞释放雌激素和孕激素减少,负反馈作用于垂体,使垂体释放 FSH 增加,表现为高 FSH,该值超过一定的阈值,卵巢内有一批卵泡进入生长发育的轨道。此后由于 FSH 存在一个最低阈值,在其帮助下进入优势卵泡筛选阶段,该阶段小窦状卵泡产生的雄激素芳香化雌激素增加,对垂体产生负反馈,表现为 FSH 水平降低;优势卵泡选择完成后,优势卵泡膜细胞芳香化雌激素达到高峰,正反馈作用于下丘脑-垂体,GnRH 释放,刺激垂体出现排卵前 LH 峰卵泡排卵;排卵后卵泡迅速形成黄体,在 LH 作用下,黄体颗粒细胞分泌的孕激素和黄体卵泡膜细胞分泌的雄激素芳香化雌激素均增加,到排卵后 8~9 天黄体成熟时,孕激素达第一次高峰,雌激素达第二次高峰。此后,黄体退化阶段,雌激素和孕激素分泌均降低,出现撤退性出血现象即月经产生,此时进入月经期卵巢中又有新的一批卵泡开始生长发育,启动新一轮月经周期。

(二)生殖衰老的神经内分泌改变

下丘脑-垂体-卵巢轴(hypothalamic-pituitary-ovarian axis,HPOA)作为一个神经内分泌系统,三个组成单元构成一个完成而协调的整体,在各自执行独特功能的同时,彼此相互协作完成必要的神经内分泌活动。卵巢作为生殖衰老的靶器官及 HPOA 的重要环节,接受下丘脑-垂体单元的控制性调节,同时其分泌的类固醇激素能够反馈调节下丘脑-垂体单元促性腺激素脉冲式释放。女性进入绝经期标志着生育能力永久丧失。传统观点认为,卵巢卵泡耗竭是唯一的、最重要的因素,用以解释育龄期转变到绝经期。但是,在过去的数十年中,这一观点受到挑战,不时有研究者提出,卵巢并不是生殖衰老的关键

和始动部位,下丘脑-垂体单元存在独立于反馈系统之外的功能性的自然衰老,在生殖衰老过程中发挥重要的甚至是始动的作用。在啮齿动物中的研究表明,自然衰老相关的神经分泌改变可以导致生殖衰老。即使卵巢中存在足够数量的功能性卵泡,年龄相关的下丘脑-垂体分泌 GnRH 和 LH 下降及下丘脑-垂体轴对雌激素的正反馈丧失,仍会导致卵巢衰老。对绝经期女性研究表明,绝经期女性下丘脑-垂体轴(HPA)对卵巢类固醇激素的反馈和 GnRH 兴奋实验的反应减弱。与老年绝经女性相比,给予等剂量 GnRH 兴奋实验后年轻绝经女性的垂体分泌更多的 FSH 和 LH,这一结果说明随年龄增加,垂体对 GnRH 的反应减弱。这一发现与在啮齿动物中的研究结果是一致的,提示下丘脑-垂体单元可能存在自然老化现象,即存在独立与反馈系统之外的年龄相关的功能性改变,进而影响卵巢衰老发生发展和女性生殖功能。

二、遗传

(一)自然绝经年龄

生殖衰老的主体是卵巢衰老,而自然绝经年龄(age natural menopause,ANM)是卵巢衰老的标志性改变,同时被越来越多的研究者认为是慢性病风险的前哨,因此大部分衰老研究直接将 ANM 的大小作为反映生殖衰老快慢指标。多种因素影响 ANM,如口服避孕药、生育次数、吸烟等,单一用环境和生活方式不能完全解释 ANM 的个体差异。ANM 是由遗传易感性和环境因素共同决定的复杂性状,存在基因-基因、基因-环境间相互作用,影响 ANM 的因素目前尚有待进一步阐明,ANM 的遗传决定因素,近年受到越来越多的关注。

(二)遗传流行病学研究——家系遗传

早在 1997 年,Torgerson 提出母女绝经年龄具有较强的相关性。2004 年,van Assel 采用随机效应模型评估 164 对母女绝经年龄的遗传因素,研究发现其遗传可能性约 44%。2005 年,Murabito 对姐妹(包括双胞胎姐妹)之间绝经年龄进行相关性研究,发现其个体差异至少有 50% 归因于遗传因素。上述发现提示,遗传因素可能发出指令,参与引导生殖衰老发生发展过程,并且在很大程度上决定自然绝经年龄。

(三)易感基因定位

1. 全基因组关联分析(genome-wide association study,GWAS) 2001 年科学家们完成人类基因组

测序工作,这一跨越性进展,给后来研究者们进行遗传信息研究奠定了基础,此后他们开始将目光转向人类全基因研究。GWAS 是研究人类全基因组序列的变化规律,并筛选出疾病相关的单核苷酸多态性(single nucleotide polymorphism,SNP)。SNP,即 DNA 序列多态性,它是由于基因组水平上单个核苷酸发生变异导致的基因序列改变。在目前已经知道的多态性中 SNP 比例超过 90%,在人类全部可遗传变异中是最普遍的一种遗传改变形式。SNP 在人类基因组中染色体上普遍存在、数目多且相当稳定,几乎每 300 个碱基对就出现一个,阐明其意义将有助于深入了解人类基因的功能,进而对人群、人种及不同个体之间的遗传差别作一框架性反映。通过 GWAS 方法,2005 年,Hirschhorn 发现调控卵巢卵泡池新的基因位点;2006 年,Redon 发现 20、19、5、6 和 13 号染色体区域存在与早绝经和晚绝经高度相关的 SNP 位点;2009 年,He Yong-Shu 发现大规模的 DNA CNVs 与人类性状变异相关。2009 年,He 等发现与 ANM 明显相关的四个染色体区域:20p12.3、19q13.42、5q32.2、6p24。同年,Stolk 等发现 20p12.3 和 19q13.4 上的 SNPs 位点与 ANM 明显相关,与 He 等的研究一致,同时发现与 ANM 相关的基因位点 13q34(near ARHGEF7)。5、6、19 和 20 染色体遗传变异导致早绝经(45 岁之前),提示这些染色体上可能存在共同的遗传变异参与早绝经风险发生。2012 年,对来自 22 个研究共 40 000 名妇女的 meta 分析表明,4 个位点已经被证实,同时发现 17 个位点可以解释 2.5% ~ 4.1% 的 ANM 变异。2015 年,Day FR 发现与 ANM 相关的基因座定位或接近调节下丘脑-垂体-性腺轴的基因,如 CHD7 FGFR1、SOX10 KISS1 和 TAC3。这些 SNPs 位点可能为将来的研究提供新的靶点,此外,通过对胚胎细胞进行基因工程改造或基因转染获得转基因小鼠和基因敲除小鼠的技术也日趋成熟。这些基因方面的最新进展及日趋成熟的技术手段可以作为非常有效的工具应用在生殖衰老相关基因功能和药物有效作用靶点筛选的整体研究方面。

2. 全基因组连锁分析(genome-wide linkage analysis) 连锁分析是对疾病进行研究的一种遗传学分析方法。利用此方法,Van Asselt 对 165 个荷兰家庭进行全基因组扫描和连锁分析,发现与绝经年龄相关的两个染色体区域:9q21.3 和 Xp21.3。Xp21.3 在 POF 中普遍存在,而 9q21.3 区域中存在编码 BCL2 凋亡蛋白的基因。2005 年,Murabito 发现与 ANM 相关的 3 个潜在基因位点:8p22、16p13.3、11q23.3。自然绝经年龄相关位点在这些染色体区域的精细定位及对不同个体之间遗传变异的定性和定量检测,有待于通过大规模队列研究对上述区域中分布的基因位点一一进行筛选和确认,从而找到与自然绝经年龄相关的基因。

3. 易感基因搜寻——候选基因策略 由于自然绝经年龄遗传性状的复杂性,候选基因法是 ANM 易感基因研究的常用方法之一。ANM 候选基因的选择可以从几方面入手:在胎儿卵巢发育、原始卵泡成熟、卵泡凋亡、卵巢血管形成中发挥明确功能的基因;包含单核苷酸多态性变异或拷贝数变异导致性状改变的基因;以 POF 患者作为对象的研究提供了很多与卵巢衰老自然变异相关的候选基因,例如与原始卵泡向生长卵泡早期转变相关的基因 GDF9、BMP15、FOXL2,它们的微缺失可能导致卵巢早衰。1999 年,Weel 发现 ESR1 基因多态性与自然绝经年龄提前相关,这一发现在独立样本中不具备可重复性。对雌激素受体基因多态性研究,发现携带纯合子等位基因突变女性绝经年龄推迟约 1.1 年。2006 年,Long 等发现雌激素灭活基因 CYP1B1 多态性与 ANM 推迟具有一定相关性。2007 年,Kevenaar 对荷兰绝经后女性大规模队列研究发现抗米勒管激素(AMH)2 型受体多态性与绝经年龄相关,缺少活性 AMH 信号将会削弱对始基卵泡激活的抑制效应,从而使其耗竭增加。2008 年,Mitchell 等均发现 CYP19A1 多态性与 ANM 相关。上述基因的详细 SNP 信息可以从已绘制出遗传图谱的某一特定人群单倍体数据库获得,从而进一步进行 SNP 位点与 ANM 之间的关联研究。

三、环境

从 20 世纪 70 年代至今,相当多的文献报道环境因素和生活方式能够影响 ANM,如环境、社会经济、首胎生育年龄、末胎生育年龄、口服避孕药、初潮年龄、饮酒、吸烟、出生体重、身体质量指数(BMI)、母乳喂养、饮用咖啡、抑郁症、饮食限制(CR)、受教育程度、种族、职业等等。2011 年,Sun 通过 Meta 分析提出,被动吸烟与绝经年龄提前相关,而主动吸烟导致女性绝经年龄平均提前 0.9 岁(95% CI:1.58 ~ 0.21)。香烟烟雾和其他燃烧产物中含有的多环芳烃和 DMBA 是环境致癌物质,对 DMBA 的效应进行生物化学分析发现,AKT1 磷酸化和 mTOR 活性增加,FOXO3a 表达降低,在体内外给予小鼠卵巢

DMBA,原始卵泡和窦前卵泡普遍被激活。在小鼠模型中敲除 *AMH*、*PTEN*、*FoxO3a* 基因,发现卵泡普遍激活进入生长发育的轨道从而导致卵巢早衰发生。多环芳烃和 DMBA 等环境毒物暴露可能通过生理学调控机制增加卵泡活化进而导致卵泡耗竭增加,卵巢功能不全发生,加速生殖衰老的自然进程。适度饮酒可以使绝经年龄延迟。ME Bleil1 等研究表明心理压力超负荷可能在短期内提高生育能力,从长远来看会导致生殖衰老加速。限制小鼠饮食热量摄入可以阻止非整倍体和纺锤体缺陷形成,改善卵母细胞质量,进而延缓生殖衰老。绝经年龄在一定程度上是由生活方式因素决定的,但是,与遗传因素相比,环境和生活方式对绝经年龄的影响是有限的,仅能解释 3% 的 ANM 变异,环境因素和生活方式作为 ANM 的风险因素,与 ANM 对生殖衰老等远期健康影响之间的关联有待进一步研究。

四、其他

(一)卵子非整倍性增加

大量流行病学证据表明,育龄人群中不育不孕的发生率为 8%～10%,育龄妇女中自然流产率为 10%～15%,而且发生率随母亲年龄升高而显著增加。不论在自然受孕还是人工受孕中,染色体非整倍体是流产、异常妊娠、低活产率等人类生殖失败的重要原因。三体和单体(非整倍体)的胚胎在怀孕妇女中至少占 10%。女性在接近他们的生殖寿命结束时妊娠,这一发病率可能会超过 50%。染色体非整倍体高发生率,主要由于女性减数分裂产生的非整倍体卵母细胞,主要诱发因素是产妇年龄,并且 30 岁以后随年龄增加。产妇>40 岁在绝经前的十年卵母细胞非整倍体发生率增长到约 82%。大多数非整倍体是女性来源的,因此了解卵母细胞非整倍体的各个阶段的原因就变得相当重要。在 20 世纪 60 年代和 70 年代进行活产婴儿的研究展示,新生儿中大约有 0.3% 是三体或单体,染色体非整倍体畸形胎儿如 Down 综合征多能存活,但是患儿大多有智力障碍等严重症状,给社会及家庭带来巨大负担。而随后的研究中,自然流产中非整倍体表现出一个更高的发生率,约 35%。早期的研究结果表明,大多数非整倍体是由于产妇减数分裂发生错误,并且产妇年龄增加是导致非整倍体发生的主要因素。频繁的染色体分离错误导致卵子非整倍性发生增加是生殖衰老的特征之一。

1. 非整倍体 非整倍体即染色体数目异常,是指细胞中染色体的数目不是该物种正常配子中染色体数目的整数倍,发生于生殖细胞减数分裂,则可能导致不育不孕、自发流产和先天出生缺陷,如 Down 综合征(患者体细胞中有三条 21 号染色体)和 Klinefelter 综合征(患者体细胞中有三条性染色体,即 XXY)等。尽管非整倍体严重危害人类生殖健康,但其发生原因及机制尚不明确。

2. 非整倍体的起源 阐明非整倍体的发生机制、了解其诱发因素的前提是明确非整倍体胚胎和患儿中非整倍体的起源。根据人类生殖和早期胚胎发育过程,自然流产和先天出生缺陷中的非整倍体可能源于卵子(母亲)、精子(父亲)、受精卵早期有丝分裂;而根据减数分裂过程,卵子和精子非整倍体则可能源于减数分裂 I 同源染色体异常分离或者减数分裂 II 姐妹染色单体的异常分离。到目前,应用人类基因组工程技术联合染色体上多态性分子标记,已经完成了 1900 余例非整倍体患儿体内非整倍体起源的研究,主要发现:①临床上最常见的非整倍体,如 13、15、16、18、21、22 和各种性染色体三体患者,他们体内超过 90% 的超数染色体(即生物体细胞核中除正常染色体以外的一类数目不定的染色体)源于母亲(超过 84%)或父亲(不到 7.7%)减数分裂过程中染色体分离异常,只有不到 8.5% 的来自受精卵早期有丝分裂过程中染色体分离异常;②在源于母亲的非整倍体卵子中,除 13 和 18 号染色体数目异常外,超过 73.4% 的卵子染色体异常起源于减数分裂 I 同源染色体不分离。以上研究结果提示:非整倍体的起源不同导致的其发生机制可能不同,女性减数分裂 I 同源染色体的分离应该作为探讨生殖衰老相关非整倍体发生机制的研究重点。

3. 卵子非整倍体发生率 在不同研究中及同一研究不同个体来源的卵子间,非整倍体发生率从 2.4%～57.7% 不等,表现出极大差异。早在 20 世纪 70 年代,关于人类卵子染色体分析的研究已经开始,一项检测了 9820 枚(211 枚来自捐赠,9606 枚来自人工辅助受精失败)次级卵母细胞的研究表明,卵子非整倍体发生率约为 21.3%,包括亚单倍体(染色体数目少于正常的次级卵母细胞的染色体数)12.6% 和超单倍体(染色体数目多于正常的次级卵母细胞的染色体数)8.2%。分子细胞遗传学技术的发展使多色 FISH 技术被广泛应用于卵子染色体分析,该研究中卵子主要来源于体外受精和 ICSI 失败的次级卵母细胞,一般只测定细胞中 2～9 种染色体的数目,平均测定 3～4 种染色体,只占正常卵细胞中所有 23 种染色体的不到 40% 。研究结果显示,减数分裂Ⅰ和Ⅱ染色体分离异常均能导致非整倍体卵子的发生,但减数分裂Ⅰ形成的非整倍体卵子居多。不同研究组报道的非整倍体卵子的发生率差异很大,介于 3% ~ 70%,平均约为 45%,但是由于检测技术限制及标本来源和检测染色体数目不足,真实的非整倍体卵子的发生率应该更高。应用比较基因组杂交(comparative genome hybridization,CGH)技术对卵子或极体中非整倍体检测,发现 22% ~ 90% 的卵子都是非整倍体。但是需要注意的是,这些研究测定的非整倍体卵子发生率可能并不代表健康女性体内非整倍体卵子发生的真实情况。原因如下:①这些研究中的标本绝大多数来源于不能正常生育而需要人工辅助受精的患者,而不是从健康女性中随机抽样;②标本来源患者年龄普遍较大(>35 岁),而有研究表明非整倍体卵子的发生率与女性年龄呈正相关;③取卵前的激素刺激和卵母细胞体外成熟培养过程等也是诱发非整倍体卵子的重要原因。因此,由于卵子来源和目前的研究技术限制,要准确了解正常女性体内非整倍体卵子的发生率十分困难。

4. 卵子非整倍性增加可能诱发因素 卵子非整倍体发生主要涉及 2 个方面:减数分裂 1 同源染色体不分离;减数分裂 2 姐妹染色单体过早分离;各种诱发因素可能通过作用于减数分裂中染色体分离过程引起卵子非整倍性增加。对生活、环境、种族、年龄以及激素等各种因素与非整倍体生殖细胞发生率的关系,已进行了大量流行病学、毒理学和细胞遗传学的研究。

(1) 女性年龄:伴随女性年龄增加,卵子非整倍体发生率增加以及非整倍体导致的先天出生缺陷和发育障碍、自然流产率也明显增加,它们对于生殖健康的重要性被广泛认同,年龄相关的卵子非整倍体发生的潜在分子机制是目前研究热点。有研究表明,随女性年龄升高,卵母细胞内纺锤体组装检验点(spindle assembly checkpoint)蛋白的表达明显下降。而纺锤体组装检验点是细胞内控制减数分裂Ⅰ同源染色体和减数分裂Ⅱ姐妹染色单体正确分离的重要保护机制。Patricia Hunt 和 Terry Hassold 在 2010 年发现年龄相关的卵子减数分裂错误的重要原因是染色体凝聚力丧失。Teresa Chiang 等于 2010 年通过监测细胞分裂后期染色体分离动力学发现大约 90% 的年龄相关的非整倍性发生是着丝粒凝聚力减弱所致。Lisa Martine Lister 等 2010 年发现哺乳动

物卵母细胞中年龄相关的减数分裂分离错误发生是由于粘连蛋白和 sogo2 耗竭所致。总之,年龄相关的卵子非整倍体发生机制可能是卵母细胞内保障染色体精确分离的分子如粘连蛋白和 sogo2 及细胞结构如着丝粒、纺锤体检验点发生改变导致染色体分离异常,进而导致非整倍体发生。

(2) 遗传交换异常和粘连蛋白(cohesin)表达异常:采用分子遗传学技术对出生缺陷和自然流产胚胎组织中超数染色体双亲起源分析发现 90% 来自于母亲减数分裂染色体分离异常,包括减数分裂 1 期同源染色体和减数分裂 2 期姐妹染色单体异常分离,其中前者发生率占 85%。采用分子遗传学方法进一步探讨染色体异常分离的分子机制如下:①减数分裂Ⅰ期同源染色体之间遗传交换频率减少或交换位置改变,发生于减数分裂前期粗线期,相当于胚胎发育 10 ~ 22 周;②减数分裂Ⅱ期姐妹染色单体之间粘连蛋白(cohesin)缺失。Cohesin 是在姐妹染色单体分离前,沿着姐妹染色单体的长度将它们粘连在一起的蛋白质复合物。姐妹染色单体之间 cohesin 的加载发生于减数分裂前最后一次 S 期即 DNA 复制时,相当于胚胎发育的第 8 ~ 10 周。减数分裂染色体分离异常发生于女性减数分裂后期Ⅰ,即女性性成熟后的每个排卵周期中。这些遗传交换异常和 cohesin 缺失的卵母细胞虽然在 35 岁以后才完成减数分裂形成非整倍体卵子,但其"罪恶的种子"早在女性胚胎发育期即已种下。

总之,人类出生缺陷、发育障碍以及自然流产的主要原因是母亲或者父亲来源的非整倍体发生,其中卵子中的非整倍体发生率是精子的 4 ~ 13 倍。除 13 和 18 号染色体以外,母亲卵子非整倍体发生的主要原因是减数分裂Ⅰ同源染色体分离异常,其细胞学和遗传学原因是减数分裂遗传重组频率和位点的异常;而减数分裂Ⅱ姐妹染色单体染色体分离异常的分子生物学原因是减数分裂前最后一次 S 期 cohesin 加载异常。这些非整倍体卵子形成的"罪恶种子"早在胚胎发育期已埋下,但为什么女性 35 岁以后卵子才完成减数分裂发生非整倍体,可能原因是随着女性年龄增大,体内保障染色体精确分离的保护机制如纺锤体组装检验点被"磨损"削弱所致。以上研究发现提示:我们应该以女性减数分裂Ⅰ作为生殖相关非整倍体发生机制的研究重点。未来的研究应着重探讨减数分裂染色体分离异常的分子原因,明确同源染色体在减数分裂中期通过何种机制黏合在一起、遗传交换和 cohesin 缺失的卵母细胞在

女性老年后才完成减数分裂发生非整倍体的原因及机制、纺锤体聚合检验点的功能是否随女性年龄增大而减弱及通过何种机制减弱,从而为有效防止非整倍体的发生、减轻人类非整倍体相关疾病的发生奠定理论基础。

（二）端粒缩短

端粒位于染色体末端,由一个(TTAGGG)(n)重复序列和相关蛋白质构成,介导有丝分裂细胞的老化,也可能在减数分裂老化过程中发挥作用。无论在 DNA 复制过程中还是作为对 DNA 氧化损伤的反应,端粒均发生缩短。相对于年轻女性,年长女性的卵子在排卵之前必须经历更多的有丝分裂细胞周期,然后进入减数分裂。老鼠的端粒远长于人类的端粒,2009 年 Keefe 等通过遗传或药理手段缩短老鼠体内的端粒至老年女性端粒长度等同,可以对人类生殖衰老表型进行造模。该团队随之提出与生殖衰老相关的端粒理论,该理论认为:随年龄增加,氧化应激、DNA 损伤反应或异常端粒重组发生增加,它们引起的端粒功能障碍可能导致生殖衰老相关的减数分裂缺陷、流产和不孕发生。在胚胎早期发育阶段,端粒酶在端粒延伸过程中不发挥明显作用,直到囊胚及以后阶段,这种酶变得活跃,端粒开始延长。如果端粒缩短与年龄增加同步进行,那么它们如何重置跨代? 这一问题有待研究。生殖衰老是衰老事件中的一个组成部分,它的过程和机制复杂多变。目前我们知道由神经内分泌、遗传、环境及其他一些因素参与,各个环节在生殖衰老过程中所起的作用及发生机制仍有待我们进一步研究明确。我们期待未来会有较好的预测卵巢生殖衰老的指标,以便及时采取措施应对,比如查明病因或者采取提前生育避免随之而来不育带来的家庭和社会创伤。通过对生殖衰老发生机制的研究,或者将来会出现好的临床治疗措施来挽救生殖衰老,甚至延缓生殖衰老,增加育龄女性的生殖寿命。

第三节 绝经及生殖能力丧失

一、绝经

（一）月经

月经(menstruation)是指伴随卵巢的周期性变化,子宫内膜周期性脱落及出血,规律月经的出现是生殖功能成熟的标志之一。月经的发生机制有两种假说:血管收缩假说与炎症假说。目前普遍认为由于月经周期末雌、孕激素撤退导致子宫内膜组织及血管结构改变的结果。低水平的雌、孕激素使子宫内膜中前列腺素的合成增加,前列腺素能刺激子宫肌层收缩而引起内膜功能层的螺旋小动脉持续痉挛性收缩、内膜血流减少,受损缺血的坏死组织面积渐扩大,组织变性、坏死。血管壁通透性增加,使血管破裂导致内膜底部血肿形成,促使远端组织坏死剥脱,变性、坏死的内膜与血液相混从阴道排出,形成月经血。

（二）绝经

自最末一次月经计起停经超过 1 年,称为绝经(menopause)。自然绝经通常是指女性生命中最后一次月经,最终由于卵巢内卵泡自然耗竭,或剩余的卵泡对垂体促性腺激素丧失反应导致卵巢功能衰竭。在衰老过程中,卵巢中卵母细胞的数量和质量下降,达到一个临界点,不能产生后代及相关的循环内分泌活动终止,这就是所谓的女性绝经期。绝经是卵巢功能全面崩溃的信号。

1. 绝经年龄 我国妇女平均绝经年龄为 49.5 岁,80% 在 44～54 岁之间绝经。尽管现代人均寿命已较前明显延长,但绝经年龄却变化不大,暗示人类绝经年龄主要取决于遗传。

2. 影响绝经年龄的因素 近年来,随着社会经济的发展,营养状况的改善,性教育社会化以及性心理与生理观念的更新,自然绝经年龄较之前有推迟倾向,然而其影响因素众多,故观点颇不一致。

（1）初潮及绝经年龄:大部分观点认为初潮年龄早者,绝经年龄推迟。来自部分地区的流行病调查材料也提示,初潮年龄有提前趋势而自然绝经年龄则有推迟的倾向。支持此观点的理由是,初潮年龄早者卵巢功能较好,体内雌激素水平较高且作用持续时间也较长。也有资料报道认为两者间无明显相关性。

（2）肥胖、月经过多与绝经年龄:北京的流行病调查资料表明肥胖型妇女、月经过多史、既往服 OCS 者以及妊娠与生产次数多的大部分妇女均有绝经年龄推迟倾向,上述几种情况均与体内雌激素水平较高有关,包括内、外源性雌激素及雌激素的腺外转化。

（3）生活、营养与绝经年龄:生活条件特别是营养摄入与初潮年龄有明显相关性。而营养与绝经年龄的关系,虽有营养条件改善则绝经年龄推迟的倾向,但尚未见大样本对比调查资料的报道。临床证据证实,个人生活重大事件引起的精神心理伤害,如丧偶、丧子、孤独和被冷落等均可致神经-内分泌-免疫系统调节系统受到影响,进一步导致性激素分泌障碍而促使早绝经。此外,美国有报道吸烟妇女绝经年龄提前(吸烟者绝经年龄 47.6 岁,忌烟者 49.4 岁),与北京围绝经期妇女调查结果一致。

3. 绝经期卵巢的变化　妇女自 35 岁以后卵巢不仅有周期性变化,其解剖组织学却有一定的改变,表现在随着年龄的增长其体积逐渐缩小,至绝经期卵巢功能丧失后其体积缩小至原有的 1/3 ~ 1/2,卵巢内已不见卵泡,或者仅剩个别退化或发育不全的卵泡。

4. 绝经期的激素变化　绝经期女性内分泌会出现各个系统改变。

(1) 雌激素:绝经期最重要激素变化是血中内源性雌激素水平急剧下降,其中 E_2 下降约 90%,甚至低于正常卵泡早期水平,并失去其昼夜节律与周期变化。E_2 水平下降 50%,绝大部分来源于雄激素的外周转化,少量来自卵巢间质分泌的睾酮的芳香化。有研究报道绝经妇女雄激素和睾酮芳香化与体脂百分率有关,肥胖妇女绝经后体内雌激素水平高于消瘦者因其体脂率高。

(2) 雄激素:绝经前睾酮主要来自肾上腺皮质分泌,卵巢仅分泌小部分。绝经后除肾上腺来源的雄激素,由于高促性腺激素(主要为 LH)的刺激作用,卵巢间质细胞和卵巢门细胞产生一定量的雄激素,故来自卵巢的雌激素下降而雄激素反稍增加,T/E_2 比值上升,一部分妇女甚至出现轻度的男性化现象。随着年龄进一步增长,肾上腺分泌的雄激素也逐渐减少。激素的作用不仅取决于昼夜分泌量多少及其前体物质的转化率,而且与激素的代谢清除率(即在单位时间内机体能将多少容积体液中的药物清除)有关。

(3) 孕激素:妇女孕酮主要由排卵后黄体中的颗粒黄体细胞所分泌,卵泡期水平极低,绝经后卵巢几乎丧失了产生雌、孕激素的能力,孕酮在血中的水平仅为正常卵泡期的 30%,且可能来源于肾上腺。

(4) 促卵泡激素(FSH):由于卵巢功能的逐渐衰退,卵巢激素和卵泡抑制素的反馈作用下降,垂体促性腺激素的分泌即发生变化,FSH 失去其排卵前高峰。Zahradnik(1989)曾报道,40 ~ 50 岁妇女组于绝经前 10 年即出现 FSH 上升,有研究发现 FSH 开始上升至绝经的时间占 1 年者为 48%,90% 在 FSH 上升 3 年内绝经,绝经后 FSH 水平明显上升,而最高峰值在绝经后的 2 ~ 3 年出现,以后逐渐下降,至绝经后 30 年,为其高峰值的 40% ~ 50%。至于 FSH 首先上升的原因可能与以下有关:①GnRH 释放导致的 FSH 与 LH 分泌率不同;②FSH 的代谢清除率低于 LH;③下丘脑对 E_2 下降的反馈作用反应不同;④卵巢抑制素分泌减少致 FSH 上升。

(5) 促黄体激素(LH):绝经前当 FSH 已上升时,LH 并无明显变化,绝经后则 LH 明显上升,达绝经前的 2 ~ 3 倍,因 FSH 的上升幅度大,故 FSH/LH 比值>1,绝经后 FSH、LH 的分泌仍呈脉冲式,但频率减至每 1 ~ 2 小时一次。

概括之,围绝经期下丘脑-垂体-卵巢轴功能增强,以高水平的 FSH 刺激卵巢残存卵泡的发育,继之为持续性无排卵的单一 E_2 作用,当 E_2 下降至不足以维持子宫的内膜增生时,则月经停止。此时卵巢内已无正常发育之卵泡,促性腺激素于绝经后 3 年达最高水平,绝经后 10 年或更长开始逐渐下降。

(6) 松果体与绝经:松果体又称脑上腺,在胚胎发生上与脑垂体同属于间脑神经外层形成的分泌腺,它可以分泌多种激素,主要是褪黑素,其分泌存在昼夜及季节的节律变化,调节体内多种生理功能,包括调节青春期生殖系统发育、昼夜睡眠-醒觉节律、提高机体免疫力、延缓衰老的抗氧化和清除自由基、抗肿瘤、预防心脑血管疾病以及参与内分泌激素对机体多种器官功能的调节,涉及诸多疾病,如阿尔茨海默病、帕金森病和抑郁症的广泛调节作用,其功能甚至与脑垂体相比拟或将有取而代之成为人体生命活动的最高调节者的趋势。青春发育前期松果体参与抑制女性生殖系统的发育和成熟。进入青春期以后,松果体功能退化,其分泌的褪黑素水平随年龄增长而下降,在绝经期达最低水平。因此有观点认为绝经是雌激素和褪黑素两者共同低下的结果。一项关于 Alzheimer 综合征的动物实验研究发现,大脑海马回一些神经元退化,同时也发现 Alzheimer 综合征患者血中褪黑素的昼夜变化消失,提示松果体激素的分泌与年龄和早老性痴呆有相关性。此外,动物实验还发现,褪黑素与钙磷代谢有关,因其可刺激甲状旁腺活性,从而抑制降钙素分泌和 PG 的合成。有学者提出测定早绝经者血中褪黑素水平,可作为骨质疏松易感性指标之一。近年来,临床医师提出每晚口服褪黑素 2.5 ~ 3.0mg,有防止衰老和绝经后骨质疏松的功效。

5. 血脂代谢与绝经 绝经前的妇女血中 LDL-C 较男性低,而 HDL-C 较男性为高。绝经后妇女 LDL-C 水平随即上升,HDL-C 下降,LP(a)增加。有报道 E_2 可调节内源性 NO,即内皮细胞来源的血管舒张因子(EDRF)直接调节血管内皮与平滑肌的功能,阻碍动脉粥样硬化形成。故现对绝经后妇女雌激素水平下降、心血管病患病率上升与血脂代谢相关性的研究备受关注。近期的研究发现,雌激素受体(ER)不仅存在于生殖系统和女性第二性征器官,也广泛存在于人体各个器官组织,包括脂肪、皮、主动脉、心肌、骨骼、肝、肾等,并参与蛋白质、脂肪、糖代谢及骨代谢。大量的临床观察资料证实,绝经前妇女罹患心血管病变较少,而绝经后由于冠状动脉粥样硬化导致心血管病变迅速增加。临床与动物实验研究均提示,其保护作用的丧失是由于绝经后内源性雌激素(E)的缺乏。临床报道给绝经后冠心病患者静脉滴注 17β-雌二醇或乙炔雌二醇,可迅速改善冠状血管对乙酰胆碱的反应,使冠状血管扩张。Collins 等对绝经后冠心病妇女与同龄男性患者进行同样治疗,观察治疗前后两组冠状血管内径与血流量的变化,结果指示:E 对冠状血管内皮功能的快速改善作用,具有显著性别差异。冠心病患者中女性对 E 敏感性大于男性,可能与男性冠状血管的 E-R 少于女性者有关。绝经后脂代谢异常与冠心病的发生率随妇女绝经年限增长而上升,故采用性激素补充疗法(HRT)有助于改善脂蛋白代谢,减少细胞外脂质沉积,恢复血管内皮功能,从而延缓和阻止粥样硬化易损斑块形成与发展。

6. 绝经期精神心理障碍 绝经期精神心理障碍是一组有其临床特征的精神心理失常。以忧郁、焦虑、紧张为主,可出现焦虑反应、悲观心理、情绪消沉而又易激动;个性行为变化可表现多疑,无端心烦意乱,处理问题极端,失去社会交往兴趣等。社会经济地位较高的妇女上述症状更为明显。进入绝经期后,身体各器官功能均发生相应的退行性改变,而以卵巢功能的减退最显著,所引起的一系列内分泌变化,削弱大脑神经细胞的功能,致神经系统不稳定,降低了机体对内外环境改变适应能力。对神经递质在绝经期女性精神心理变化发病机制中作用的研究认为,绝经后女性精神心理障碍的发生可能与下丘脑内源性鸦片肽、乙酰胆碱、5-羟色胺、儿茶酚胺等神经递质的活动和活性有关。此外,有研究发现绝经女性血中 β-内啡肽和 5-羟色胺均下降,两者与绝经后女性精神心理障碍的发生有关。因此有研究指出,下丘脑神经递质的变化很可能是女性衰老的始动因素。

二、生殖能力评估

(一) 生殖能力评估

女性生殖能力评估即对女性的生殖潜能进行评估,包括卵巢储备功能、解剖因素、全身因素、精神因素及环境因素的综合评估。卵巢功能减退、子宫发育异常、宫腔及内膜病变、输卵管异常是不孕常见因素;全身性疾病,如糖尿病、高血压、免疫性系统疾病会导致女性生育力下降;而精神类疾病、长时间有害物质暴露史亦会影响女性的生育力。其中,卵巢储备功能是女性生殖能力评估的核心。

生殖衰老所带来的生殖能力下降甚至丧失,主要是由于卵母细胞数量和质量下降,这是一个渐进性发展的过程,在此过程中卵巢的储备功能也随之降低。卵巢储备不良的女性,即使体外助孕治疗,由于获得的卵子少,得到的胚胎亦少,每助孕周期的妊娠几率亦降低。少数患者卵巢功能衰退很快,因此,对于女方卵巢功能不良(卵巢储备力差)的夫妇,应采取积极治疗措施,必要时尽早人工授精或体外助孕。我们充分了解卵巢储备功能的评估方式将有助于我们对于生殖衰老做好充分心理和社会准备。

(二) 卵巢储备功能评估方法

卵巢储备,是指卵巢皮质内存留卵泡产生一定数量和质量的卵母细胞的能力,代表了女性的生育能力。卵巢储备功能是女性生殖能力评估的重要方面,卵巢储备功能评估包括以下方面:

1. 年龄 100 多年前的人口学研究明确描述过,人类生育力随年龄增长而降低。随女性年龄增长,卵巢内卵泡数量和质量均下降,即卵巢储备功能下降,主要表现为妊娠率降低、流产率提高、生育均次间隔时间长、子代染色体非整倍体率增高、活产率降低。女性自 26 岁起生育能力下降,35 岁以后生育能力下降速度加快,41 岁以后妊娠率极低。但是只用年龄来评估卵巢储备局限性明显且没有明确的与之相对应的数学指标来和卵巢衰老相对应。越来越多的女性受到环境和社会因素影响,激素失衡和卵巢衰老发生加速,早于生理性卵巢衰老年龄,女性生殖系统手术史、各种疾病均有可能使卵巢受损,功能提早减退。

2. 月经周期 正常的月经周期为 23～32 天,平均 28 天。月经周期长短取决于卵泡生长发育速度。月经周期缩短是卵巢功能减退的警惕信号,如果伴随着基础激素水平升高则提示卵巢储备功能减退,卵巢反应性和胚胎质量下降。

3. 卵巢超声评估卵巢的体积和窦卵泡计数 (antral follicle count, AFC) 经阴道超声测量卵巢三个平面的最大径线计算卵巢体积,卵巢体积能在一定程度上反映卵巢储备,但卵巢体积的测量在生育年龄女性中变异较大,不能单独用于卵巢功能的评估。窦卵泡是成熟卵泡的前体,超声显像表现为直径 2~9mm 的卵泡,窦前卵泡的生长不依赖于 Gn 的刺激,当接受足量 Gn 刺激后,大量的 AFC 将发育成熟。因此窦状卵泡数量能够很好地反映卵泡池中剩余的原始卵泡数和卵巢储备及反应性。对于 AFC 界定值的选择,文献报道不一。绝大多数关注 AFC 数目变化,只有少数的文献提及卵泡质量问题。普遍观点认为 AFC 在预测卵巢储备功能的界定值为 <10。Saleh 等人的研究显示,AFC<10 的患者进行 IVF 需要更多的刺激天数和更多的促性腺激素用量,并且妊娠率较低。此外,有研究认为卵泡质量在其数量下降明显时(如 30 岁后)也随之下降,可见卵泡质量与卵泡数目均与年龄息息相关,从而造成 35~38 岁间非整倍体胚胎畸形率增加。

4. 基础激素水平 指月经周期第 2~4 天即早卵泡期的血清激素水平,包括基础卵泡刺激素(FSH)、基础雌激素(E)、卵泡刺激素与黄体生成素的比值(FSH/LH)。在卵泡发育不良患者中,早期卵泡的提前发育可能导致体内雌激素水平升高;下丘脑垂体轴对卵巢反应能力下降适应性引发 FSH 代偿性升高,表现为基础 FSH 水平升高,FSH 与 LH 比值增高;基础激素水平升高是卵巢功能衰退的主要标志,是临床最常用评估卵巢功能指标。但是多个卵泡提前发育也能表现为基础雌激素水平升高,基础 E_2 虽然敏感,但单独用于卵巢功能评估时准确率低,需要联合其他因素综合考虑。其他性激素的变化如 E_2、孕激素(progestin,P)、黄体生成素(luteinizing hormone,LH)等的水平也会发生变化,但均迟于 FSH 的升高,且没有明确的界定值,所以临床中多以 FSH 水平的高低作为判断卵巢功能衰退的主要标志。Shrim 等研究了年龄小于 41 岁且基础 FSH <8IU/L 的患者,发现 FSH/LH<3 的患者的 E_2 峰值、获卵数、正常受精数以及妊娠率均高于 FSH/LH>3 的患者。一般认为 FSH>10IU/ml 和 FSH/LH>3 的情况下,卵巢储备功能下降。

5. 细胞因子水平 细胞因子包括抑制素(inhibin)、抗米勒管激素(AMH)、瘦素(LEP)等。其中

AMH 在评估卵巢功能方面优于其他细胞因子,能够更早预测卵巢功能的衰退。AMH 由卵泡发育早期内颗粒细胞分泌。AMH 浓度在成年初期达峰值水平,之后随着年龄的增加逐渐降低,至原始卵泡耗竭时即绝经前 5 年内降至无法检出的低水平。然而,个体差异主要在于卵泡池耗竭的快慢和卵泡池的初始容积,绝经年龄也可反映这个问题。据此,相同年龄的女性其 AMH 水平可能明显不同,从而可以通过 AMH 来预测女性生殖寿命的剩余长度。AMH 在原始卵泡的激活、对 FSH 敏感的卵泡的募集及优势卵泡选择阶段起作用,通过其受体直接或间接影响卵泡的发育过程,主要是通过抑制卵泡的生长,从而防止卵泡过快、过早消耗,保存卵巢的储备功能。与卵泡刺激素(FSH)、窦卵泡数量(AFC)相比,AMH 组内和组间差异更小,无操作者测量差异,其水平高低与月经周期无关,反映卵巢储备功能更敏感、更稳定。既往研究表明,血清 AMH 水平降低能作为卵巢储备功能降低的判断标准;AMH 水平在绝经前 5 年逐渐降低,可作为预测绝经年龄的指标;卵泡液中的 AMH 浓度对卵子的质量十分重要。但因缺乏 AMH 检测的国际化标准和适合我国女性人群特征的 AMH 阈值,从而限制了 AMH 的临床应用。对于 AMH 与女性生殖功能相关性的研究只是冰山一角,但其临床应用价值至关重要。未来随着对其研究的深入,AMH 及增效剂和拮抗剂衍生产品等将有望用于调控卵巢功能,延长卵巢寿命,增进女性生殖健康。抑制素(INH)是由女性卵巢颗粒细胞及男性睾丸支持细胞分泌的一种异二聚体糖蛋白激素。它可以选择性反馈抑制脑垂体前叶合成和分泌 FSH,还可以阻断下丘脑促性腺激素释放激素(GnRH)刺激引起垂体 FSH 释放,因此对 FSH 的分泌发挥极强的负反馈作用,对卵泡的发育成熟有促进作用。此外,对性腺也有局部旁分泌作用。完整的抑制素分子量约为 32kD,通过二硫键连接两个不同的亚单位(α 亚单位和 β 亚单位)。由于 β 亚单位不同分为抑制素 A 和抑制素 B,抑制素 B(INH-B)在生殖相关方面有重要作用。INH-B 由中小窦状卵泡的颗粒细胞分泌,这些窦状卵泡的数量与基础 INH-B 值水平正相关。正常月经周期中,INHB 在卵泡期早期升高,围排卵期达高峰,黄体期逐渐降低,其血清浓度反映中小卵泡数量和功能。当卵巢储备下降时,首先是颗粒细胞产生的抑制素减少,再反馈性引起垂体促性腺激素分泌的增加,在基础 FSH、雌二醇(E_2)上升前即有 INH-B 的下降;因此,在预测卵巢储备功能

时,INH-B 较基础 FSH、E_2 更敏感,当 INH-B ≤45ng/L 时,即提示卵巢储备的下降。而瘦素对于卵巢功能的影响是否独立于其他因素及具体作用机制尚需进一步证实。细胞因子对卵巢储备功能的评估尚处于研究阶段。

6. 卵巢刺激实验、氯米芬刺激试验（clomiphene citrate challenge test，CCCT）、外源性 FSH 卵巢储备实验（exogenous FSH ovarian reserve test，EFORT）和促性腺激素释放激素激动剂（GnRHa）刺激试验（GnRH-agonist stimulation test，GAST） 目前临床常用的是 CCCT,这是由于 GAST 价格昂贵且操作复杂临床应用受限,而 EFFORT 的准确性不优于 CCCT。所谓 CCCT 即以氯米芬刺激后的 FSH 水平判断卵巢储备功能。具体方法:月经周期第 3 天测定基础 FSH,第 5～9 天口服 CC（氯米芬）100mg/d,第 10 天测定 FSH 值,若此时 FSH 水平升高（>10U/L）则 CC 刺激试验异常。有学者认为 CC 刺激试验可能是评价卵巢反应性的独立预测指标,但 CCCT 预测的准确率及临床应用价值并不强于 AFC 联合基础 FSH,且其操作较 AFC 复杂,并且需要考虑患者的依从性,因此在临床上没有得到大规模应用。注:CC 对雌激素有弱的激动与强的拮抗双重作用,刺激排卵作用位点可能是在下丘脑,首先拮抗作用占优势,通过竞争性占据下丘脑雌激素受体,干扰着内源性雌激素的负反馈,随之黄体生成激素与促卵泡生成激素的分泌增加,继之刺激卵泡生长,卵泡成熟后雌激素的释放量增加,通过正反馈激发排卵前促性腺激素的释放达峰值激发排卵。因此,在 CC 阻断下,唯一能够抑制 FSH 的途径是卵巢抑制素的抑制效应。卵巢储备功能低下时,颗粒细胞产生抑制素减少,使激发后 FSH 水平升高。

三、生殖衰老相关因素及生殖能力丧失

（一）生殖衰老相关因素

1. 环境 EDC 内分泌干扰物（ED）也称为环境激素,是一种外源性干扰内分泌系统的化学物质或混合物,危害整个机体及子代,甚至危及整个人群或亚群的健康。性激素和甲状腺内环境的稳态是环境内分泌化学干扰物的（EDC）的主要靶目标,因此极易受到 EDC 影响。EDC 影响女性生育力的机制:EDC 暴露可能引起疾病包括卵巢功能紊乱:染色体非整倍性、PCOS、子宫内膜异位症和月经周期改变;子宫疾病:子宫平滑肌瘤、胎盘功能障碍和不良妊娠结局:早期妊娠丢失、复发性流产、胎儿生长受限;乳腺疾病:乳腺癌、哺乳期提前及青春期乳腺提前发育。

2. 生理 年龄是影响女性生育力的生理因素,主要机制是年龄相关的卵泡数量减少及卵母细胞质量下降。

3. 病理 能够影响女性生育功能的病理因素及机制至今未明,可能与遗传、自身免疫性异常、放化疗、盆腔手术、感染和代谢异常（半乳糖血症）等多种因素相关。

4. 社会 包括渴望孩子愿望减弱、生育年龄推迟、工作的种类和强度、避孕措施的应用、人工流产等。

5. 其他 吸烟、饮酒、咖啡因、饮食、营养、运动、心理压力。

（二）生殖能力丧失可能机制

1. 卵母细胞凋亡 随着年龄增长,卵母细胞绝大多数死亡,而且不能再生,只有极少数卵母细胞发生排卵,没有可用的卵母细胞,导致生殖能力丧失。那么我们是否可以通过人为干预卵母细胞凋亡,减缓卵母细胞卵泡消耗率,从而延长女性生殖生命?研究发现,BCL（B cell lymphoma/leukemia）蛋白质家族成员,包括 BCL-2 和 BAX 参与生殖细胞凋亡。通过小鼠基因敲除的方法研究发现:BAX 促进生殖细胞凋亡,而 BCL-2 抑制生殖细胞凋亡。此外,NANOS3 和 DND1 可以防止原始生殖细胞凋亡。也许未来 BAX 会成为挽救衰老女性卵母细胞的一个新的治疗靶点。

2. 卵母细胞过度和过早激活 原始卵泡池储备决定生殖寿命。原始卵泡的激活和抑制决定卵巢卵泡消耗的速度。最近研究表明,3-phosphoinositide dependent protein kinase-1（PDK1）参与维护卵巢卵泡池。PDK1 和 PTEN 是 PI3K（phosphatidylinositol 3-kinase）信号通路的重要调节器。敲除 PTEN 或 PDK1 会抑制该信号通路,导致原始卵泡池在成年早期过度激活和快速消耗。卵巢抑制因子,如 PDK1 和 PTEN 防止卵泡激活,从而有助于维持卵泡池和拮抗这些抑制性因子加速有限卵泡储备耗竭。

3. mTOR mTOR 是哺乳动物的一种雷帕霉素靶蛋白,属于激酶家族成员,有两个不同的蛋白质复合物形式:mTORC1 和 mTORC2。前者是细胞生长和代谢的主调节器,许多信号路径可以汇集到 mTOR1 信号通路,比如生长因子,通过激活经典胰岛素和 Ras 信号通路刺激 mTORC1 信号通路,还有能量状态、氧含量、氨基酸和其他细胞状态和信号。

mTOR 的信号通路整合细胞内和细胞外信号,比如:营养和能量状态、细胞压力、氧含量和生长因子等,作为细胞代谢、生长、增殖和生存的核心调节器。众多的研究表明,减少 mTOR 信号和能量代谢可以在许多物种延长寿命,insulin、IGF、TGF-β 信号通路和 mTOR 信号通路四者之间交叉作用并且动态变化调控生殖过程中的生长、发育和衰老。

4. 环境因素 卡路里限制(CR)即限制饮食中能量摄入。CR 可以延缓生殖衰老,通过抑制组织非

整倍体形成和纺锤体缺陷发生进而改进卵母细胞质量。此外,吸烟、肥胖和胰岛素抵抗影响女性围绝经期过渡的时机,还可能直接影响生殖功能。一些环境化学物质有能力模拟激素作用导致年龄相关的生理功能改变和神经系统疾病,从而通过神经内分泌改变影响生殖功能。

通过对影响生殖能力的一些机制的研究,有利于我们在未来发现新的治疗靶点,并应用于临床治疗,为生殖能力障碍女性带来福音。

第四节 生殖干细胞及生育力保护

一、生殖干细胞

(一) 干细胞

干细胞按照来源不同可以分为骨髓来源干细胞、组织来源干细胞、胚胎干细胞、诱导多能干细胞,其中后两者被认为具有向三胚层来源的各种组织细胞甚至生殖细胞分化的潜能,而成体干细胞的分化潜能则存在局限性。但近年研究发现,成体干细胞也具有向生殖细胞分化的潜能,而且来源广泛,因此在保存生育力方面意义重大。胚胎干细胞:胚胎干细胞(embryonic stem cells,ESCs)是来源于囊胚的内细胞团,具有自我更新及多向分化潜能。20 世纪 80 年代,ESC 由英国科学家 Evans 等成功建立。现在我们已经证明胚胎干细胞可以向多个不同细胞类型分化,其中胚胎干细胞向生殖细胞分化一直是探索热点。2004 年。Clark 等第一次证明了 ESC 分化成为生殖细胞的潜力。2012 年,ESC 向雌性生殖细胞分化取得突破性进展,日本 Saito 研究小组在 ESC 体外分化到原始生殖细胞阶段,体内诱导其分化成熟,最终获得成熟的卵母细胞,完成受精及胚胎发育,形成健康的动物个体。ESC 具有体外分化为雌性配子的潜能,因此,如果可以有效保存患者的 ESC 细胞,将来有可能为其生育力恢复提供配子。诱导多能干细胞:2006 年,日本科学家 Yamanaka 研究组突破性地利用人体细胞,不经过体细胞核移植手段,仅仅转染 4 个转录因子(OCT4、SOX2、C-MYC、K1F4),就将处于终末分化状态的体细胞去分化,形成诱导多能干细胞(induced pluripotent stem cells,iPSC)。与神经和心肌等细胞类型的分化研究相比,iPSC 向生殖细胞分化的研究的类型和数目还比较少,尚处于萌芽阶段。且目前一些研究证实 iPSC 在重编程过程中仍存在一定风险。但是这类细胞含有患者全部遗

传信息,而且不需要使用卵母细胞这种珍贵资源,伦理争议较小。此外,随着研究深入,未来有可能只需要保存一些活检皮肤组织或体细胞,就可以在需要的时候获得含有自身遗传信息的生殖细胞,完成生育,而不需要进行额外手术,因此 iPSC 展现其应用于再生领域的巨大潜力,将会可能在生育力保存方面发挥巨大作用。成体干细胞:①生殖干细胞自从 2004 年 Johnson 等第一次发现,幼鼠及成年鼠卵巢中包含具有有丝分裂活性的生殖细胞,并卵泡池可保持更新能力。自此以后,雌性生殖干细胞的研究成为生殖医学领域中的热点,并不断取得进展,对传统生殖细胞发育生物学观点构成极大挑战。为女性研究生殖细胞生长发育和卵巢功能提供全新的研究思路和技术平台,并为生育力保存提供一条新途径。②骨髓来源干细胞:雌性生殖干细胞距离临床应用或者作为生育力保存资源目前仍处于初级研究阶段,同时由于正常人群获得雌性生殖干细胞还需要经过卵巢手术等操作,增加了其他合并症的风险及经济负担,因此其实用具有一定挑战性。但是骨髓来源干细胞,早在 1994 年就已经广泛应用于临床诊疗。1994 年,Salooja 等研究发现,高剂量化疗导致卵巢早衰患者,经过骨髓移植,可以在一些育龄妇女中恢复卵巢功能及生育力。随后多个研究小组报道了这种临床治疗手段和结局。此后不断取得进展,并且明确骨髓来源干细胞的确具有临床恢复女性生育力的价值,在未来女性生育力保存和恢复中,是一种具有潜力和价值的资源。

(二) 生殖干细胞

女性随着年龄增加,不可避免的出现卵泡池耗竭,带来一系列心理和生理问题。那么卵巢中是否存在具有自我更新和分化潜能的生殖干细胞(germline stem cells,GSCs),从而产生新的卵母细胞

和维持原始卵泡发生,避免卵泡池耗竭。雄性哺乳动物中,由于精原干细胞的存在,在整个生命周期中,精子可以不断地产生。但是,雌性个体出生后的卵巢中拥有固定的卵泡数目并且数量逐渐下降已获得普遍共识。早在1951年,卵巢功能不全及老化和损伤引起的不孕就表明出生后卵巢内的卵泡数不能自我更新。生殖医学的传统观点认为,大多数哺乳动物的卵母细胞在胎儿发育期就已形成,出生后失去产生卵母细胞的能力,不能自我更新,卵母细胞的数量固定在胎儿或者新生儿卵巢,只具备卵母细胞的有限储备池,这一观点在以往半个多世纪中被人们普遍接受。

过去的10多年中,随着出生后卵巢中存在卵泡更新和生殖干细胞的相关研究结果的不断发表,这一传统观点受到挑战。2004年,Johnson等首次报道,幼鼠及成年鼠卵巢中包含具有有丝分裂活性的生殖细胞,并可持续更新卵泡池。2012年2月,White等成功地从20~30岁年轻女性的卵巢上皮组织中分离出卵母干细胞(oocyte stem cells,OSCs)。中国上海交通大学的最新研究表明,动物卵巢内卵泡的数量并非以往认为的完全固定,在某些条件下可以再生。现在美国德克萨斯州及中国中山大学研究者已从小鼠和人体卵巢中分离获得了生殖干细胞,并成功诱导为不同分化阶段的生殖细胞。

然而最新实验性的研究发现支持传统观点:卵巢中并没有生殖干细胞存在。2012年,Hua Zhang等报道,哺乳动物出生后没有卵泡更新,卵巢中也没有具有有丝分裂活性的女性生殖干细胞存在。2014年,Hua Zhang等采用终生体内细胞谱系跟踪技术提供直接证据表明,在生理条件下成年小鼠中没有来自任何生殖干细胞的卵子发生,哺乳动物出生后形成的初始卵泡池是整个生殖生命周期中生殖细胞的唯一来源。

由于生殖干细胞巨大的临床应用潜力,它可以改变不孕症治疗的未来,为保留卵巢恶性肿瘤患者的生育功能及对卵巢性不孕症的治疗提供新思路。因此,卵巢中是否存在生殖干细胞仍然是一个颇具有争议性的研究热点,我们期待未来有更多的证据支持某种观点,从而深化和明确我们对女性生殖生理的认识。

二、生殖能力保护

生殖能力保护(fertility preservation)是指使用手术、药物或者实验室手段对存在不孕或不育风险的成人或者儿童提供帮助,保护其产生遗传学后代的能力。女性生殖能力的保存就是通过深低温冷冻技术,提前将卵子、胚胎、卵巢组织或者完整的卵巢保存起来,待需要生育时再通过体外受精、卵巢组织移植等来获得生殖力。女性生殖能力保存,兼顾“自用”与“他用”,除了自用以外,还可以捐献去帮助他人,或用于科学研究以探索人类生殖机制。现代生活方式的改变,女性晚婚晚育,推迟计划生育的女性越来越多;卵巢功能低下、卵巢早衰的发病年龄提前;癌症患者的生存率逐渐增高,年轻癌症患者的生育需求凸显重要性。此外,得益于生育力保护技术的改进和新技术的开展,近30年来生殖能力保护领域有了飞速发展。生育力保护的适用人群包括癌症患者、卵巢功能早衰患者、自体免疫性或血液系统疾病患者、推迟生育年龄的患者、因妇科良性疾病行手术患者。女性生育力保护的措施:传统生殖能力保护手段包括保守型手术及化疗时采用药物抑制卵巢功能,这些方法仍需要依赖残存的卵巢功能获得妊娠;新的方法包括卵母细胞冷冻、胚胎冷冻等辅助生殖技术,即使患者丧失卵巢功能,仍然有妊娠机会。女性生殖能力保护的措施有以下5个:

(一) 胚胎冷冻技术

1980年开始应用的胚胎冷冻(embryo freezing)已经成为临床生育力保存的常规方法,有效减少IVF患者反复接受激素刺激超排卵治疗。目前冻存人胚胎主要采用慢速冷冻技术和玻璃化冷冻技术。采用丙二醇、甘油等冷冻保存剂可以成功冻存原核期、分裂早期或囊胚期胚胎。新鲜抑制后的剩余胚胎在D2/D3分裂期冻存,存活率约73%,周期妊娠率约17%~31%。在各个国家胚胎冷冻技术已经得到广泛普及。20余年的临床实践表明,未发现解冻胚胎对流产率、植入率和出生率有影响。胚胎冷冻的局限是需要对卵巢进行刺激以获得卵子受精。卵巢刺激过程中的高激素水平对激素依赖性肿瘤复发如乳腺癌、子宫内膜癌等有影响,这方面是临床医师关注和担忧的问题。

(二) 卵母细胞冷冻技术

卵母细胞冷冻技术并不是辅助生殖领域中的主流,但是随着该技术的发展和成熟,其在临床具有极大应用潜力。与胚胎冷冻相比,卵母细胞冷冻具有以下优点:卵母细胞冷冻避免了胚胎冷冻所带来的伦理、宗教或法律问题;卵母细胞冷冻可以不用激素促排卵且可以在癌症确诊后尽快实施;利用卵母细胞冻存技术调整赠卵者及受卵者的月经周期同步,有助于胚胎移植、成功受孕。建立卵母细胞冷冻保存库,可适用如下人群:如青春期肿瘤女性患者;健康人群中因个人、职业或经济因素而推迟生育的女性。

(三) 未成熟卵母细胞体外成熟技术

早在 1939 年,Pincus 和 Saunders 发现人未成熟卵母细胞有体外自发成熟的能力。1969 年,Edwards 进一步发现人体外成熟卵母细胞能完成体外受精。人类卵母细胞首例 IVM 婴儿成功诞生。由此作为开端,IVM 作为 ART 中的一项前沿技术,越来越多地被应用于临床。目前全世界有超过 300 例 IVM 治疗后婴儿出生。IVM 的适应人群包括需要接受放化疗的恶性肿瘤患者、易发生卵巢过度刺激的 PCOS 患者、卵巢反应不良和反复胚胎质量不良妇女等。此外,卵子捐赠存在卵子来源困难问题,IVM 患者将来源于手术患者卵巢组织中的未成熟卵母细胞进行培养,将为 POF、遗传病携带者等需要接受供卵治疗的患者提供广泛的卵母细胞来源,在女性生育力保存和卵子库建立中至关重要。IVM 延长了卵子体外培养时间,并且培养体系尚不完善,卵子质量不能保证,加上目前对 IVM 助孕后产生的后代缺乏大规模调查,尚不确定 IVM 技术使用是否会增加妊娠期风险,出生的子代与 IVF 和 ICSI 技术妊娠出生的婴幼儿是否有差别。而且文献报道 IVM 的临床妊娠率仍在 20% ~ 35%。但是总的来说,IVM 简单、周期短,能减轻过度刺激、减少费用。随着商品化序贯 IVM 培养液开发,体外培养体系完善,临床妊娠率及应用范围提高,及对 B 超引导未成熟卵穿刺经验的积累,细针穿刺取卵的应用,IVM 逐渐成熟,未来可能替代常规控制性促排卵体外受精胚胎移植,成为主要生殖技术。

(四) 卵巢组织冷冻移植技术

相对于胚胎、卵母细胞冷冻而言,卵巢组织冷冻更为复杂和困难。组织内存在微血管网,极易被组织周围的冰晶损伤;此外,卵巢组织周围有丰富的结缔组织网,冷冻保护剂的穿透率较低。因此卵巢组织冷冻仍处于实验阶段。并且,卵巢组织解冻后的体外培养和移植也是尚未完全解决的难题,卵巢组织冻存和移植常规应用于临床仍需大量深入研究。卵巢组织冻存的优点是不需药物刺激和精子,因此是青春期少女和癌症患者的最佳选择。卵巢皮质始基卵泡冷冻能够达到 65% 的存活率,因此是目前广泛应用的方案。复苏的卵巢组织可以原位或者异位移植,目的在于恢复患者内分泌功能和排卵功能。

目前冻存人卵巢组织主要采用慢速冷冻方案,而玻璃化冷冻方案在冻存人卵巢组织中的应用尚未有成功报道。两者均需要解决两个问题,一是冷冻保护剂在卵巢组织块内渗透性差并且有细胞毒性;二是移植后组织缺血损伤和血供重建。卵巢组织移植的风险是肿瘤细胞回输复发,尽管目前尚无相关报道。随着人卵巢组织冻存联合自体原位或异位移植方法的改进以及成功妊娠报道的增多,卵巢组织冷冻保存将成为保存女性生育力的理想途径。

(五) 各种技术联合应用

IVM 联合卵母细胞玻璃化冷冻以及卵巢组织冷冻联合 IVM 为女性生育力保存开辟了更广阔的途径和更灵活可行的方案,大大促进了辅助生殖技术的发展。

(汪玲娟 相文佩)

参 考 文 献

1. 罗雪珍,李大金. 卵巢生殖干细胞研究进展. 国际生殖健康/计划生育杂志,2010,29(1):15-17.
2. 李广莹,石红. 卵巢内生殖干细胞的研究进展和应用. 大连医科大学学报,2013,35(3):286-289.
3. Deng M. Mechanisms of reproductive aging in the females. Science China-Life Sciences,2012,55(8):653-658.
4. Fu X,Cheng J,Hou Y,et al. The association between the oocyte pool and aneuploidy:a comparative study of the reproductive potential of young and aged mice. Journal of Assisted Reproduction and Genetics,2014,31(3):323-331.
5. Handyside AH. Molecular origin of female meiotic aneuploidies. Biochimica Et Biophysica Acta-Molecular Basis of Disease,2012,1822(12):1913-1920.
6. Kuliev A,Zlatopolsky Z,Kirillova I,et al. Meiosis errors in over 20,000 oocytes studied in the practice of preimplantation aneuploidy testing. Reproductive Biomedicine Online,2011,22(1):2-8.
7. Mantikou E,Wong KM,Repping S,et al. Molecular origin of mitotic aneuploidies in preimplantation embryos. Biochimica Et Biophysica Acta-Molecular Basis of Disease,2012,1822(12):1921-1930.
8. Matsuda F,Inoue N,Manabe N,et al. Follicular Growth and Atresia in Mammalian Ovaries:Regulation by Survival and Death of Granulosa Cells. Journal of Reproduction and Development,2012,58(1):44-50.
9. Nagaoka SI,Hassold TJ,Hunt PA,et al. Human aneuploidy:mechanisms and new insights into an age-old problem. Nature Reviews Genetics,2012,13(7):493-504.
10. Oktem O,Urman B. Understanding follicle growth in vivo. Human Reproduction,2010,25(12):2944-2954.

11. Sanchez F, Smitz J. Molecular control of oogenesis. Biochimica Et Biophysica Acta-Molecular Basis of Disease, 2012, 1822(12):1896-1912.

12. Skinner MK. Regulation of primordial follicle assembly and development. Human Reproduction Update, 2005, 11(5): 461-471.

13. Evans MJ, Kaufman MH. Establishment in culture of pluripotential cells from mouse embryos. Nature, 1981, 292: 154-156.

14. Gore A, Li Z, Fung HL, et al. Somatic coding mutations in human induced pluripotent stem cells. Nature, 2011, 471 (7336):63-U76.

15. Hayashi K, et al. Offspring from Oocytes Derived from in Vitro Primordial Germ Cell-like Cells in Mice. Science, 2012, 338:971-975.

16. Johnson J, Canning J, Kaneko T, et al. Germline stem cells and follicular renewal in the postnatal mammalian ovary. Nature, 2004, 428:145-150.

17. Lister R, Pelizzola M, Kida Y, et al. Hotspots of aberrant epigenomic reprogramming in human induced pluripotent stem cells. Nature, 2011, 471:68-U84.

18. Miyazaki T, Suemori H. Cryopreservation of Human Pluripotent Stem Cells: A General Protocol. Stem Cell Protocols, 2015, 1235:97-104.

19. Warnica W, Merico D, Costain G, et al. Copy Number Variable MicroRNAs in Schizophrenia and Their Neurodevelopmental Gene Targets. Biological Psychiatry, 2015, 77: 158-166.

20. Chiang T, Duncan FE, Schindler K, et al. Evidence that Weakened Centromere Cohesion Is a Leading Cause of Age-Related Aneuploidy in Oocytes. Current Biology, 2010, 20: 1522-1528.

21. Hunt P, Hassold T. Female Meiosis: Coming Unglued with Age. Current Biology, 2010, 20: R699-R702.

22. Lister LM, Kouznetsova A, Hyslop LA, et al. Age-Related Meiotic Segregation Errors in Mammalian Oocytes Are Preceded by Depletion of Cohesin and Sgo2. Current Biology, 2010, 20:1511-1521.

23. Zhang H, Liu L, Li X, et al. Life-long in vivo cell-lineage tracing shows that no oogenesis originates from putative germline stem cells in adult mice. Proceedings of the National Academy of Sciences of the United States of America, 2014, 111:17983-17988.

24. Zhang H, Zheng W, Shen Y, et al. Experimental evidence showing that no mitotically active female germline progenitors exist in postnatal mouse ovaries. Proceedings of the National Academy of Sciences of the United States of America, 2012, 109:12580-12585.

25. te Velde ER, Pearson PL. The variability of female reproductive ageing. Human Reproduction Update, 2002, 8:141-154.

26. Nelson LM. Primary Ovarian Insufficiency. New England Journal of Medicine, 2009, 360:606-614.

27. Block E. Quantitative morphological investigations of the follicular system in women; variations at different ages. Acta anatomica, 1952, 14:108-123.

28. Faddy MJ, Gosden RG. A model conforming the decline in follicle numbers to the age of menopause in women. Human Reproduction, 1996, 11:1484-1486.

29. Douglas PM, Dillin A. The disposable soma theory of aging in reverse. Cell Research, 2014, 24:7-8.

30. Westendorp RGJ, Kirkwood TBL. Human longevity at the cost of reproductive success. Nature, 1998, 396:743-746.

31. Neal-Perry G, Nejat E, Dicken C, et al. The neuroendocrine physiology of female reproductive aging: An update. Maturitas, 2010, 67:34-38.

32. Schoenaker DAJM, Jackson CA, Rowlands JV, et al. Socioeconomic position, lifestyle factors and age at natural menopause: a systematic review and meta-analyses of studies across six continents. International Journal of Epidemiology, 2014, 43:1542-1562.

33. Hirschhorn JN, Daly MJ. Genome-wide association studies for common diseases and complex traits. Nature Reviews Genetics, 2005, 6:95-108.

34. Redon R, Ishikawa S, Fitch KR, et al. Global variation in copy number in the human genome. Nature, 2006, 444:444-454.

35. He C, Kraft P, Chen C, et al. Genome-wide association studies identify loci associated with age at menarche and age at natural menopause. Nature Genetics, 2009, 41:724-728.

36. Stolk L, Zhai G, van Meurs Joyce BJ, et al. Loci at chromosomes 13, 19 and 20 influence age at natural menopause. Nature Genetics, 2009, 41:645-647.

37. Murray A, Bennett CE, Perry JRB, et al. Common genetic variants are significant risk factors for early menopause: results from the Breakthrough Generations Study. Human Molecular Genetics, 2011, 20:186-192.

38. Stolk L, Perry JRB, Chasman DI, et al. Meta-analyses identify 13 loci associated with age at menopause and highlight DNA repair and immune pathways. Nature Genetics, 2012, 44:260-U255.

39. Day FR, Ruth KS, Thompson DJ, et al. Large-scale genomic analyses link reproductive aging to hypothalamic signaling, breast cancer susceptibility and BRCA1-mediated DNA repair. Nature Genetics, 2015, 47:1294.

40. Barnett KR, Schilling C, Greenfeld CR, et al. Ovarian follicle development and transgenic mouse models. Human Repro-

duction Update,2006,12:537-555.

41. Broekmans FJ,Soules MR,Fauser BC,et al. Ovarian Aging: Mechanisms and Clinical Consequences. Endocrine Reviews,2009,30:465-493.

42. Kok HS,Onland-Moret NC,van Asselt KM,et al. No association of estrogen receptor alpha and cytochrome P450c17 alpha polymorphisms with age at menopause in a Dutch cohort. Human Reproduction,2005,20:536-542.

43. Kevenaar ME,Themmen APN,Rivadeneira F,et al. A polymorphism in the AMH type II receptor gene is associated with age at menopause in interaction with parity. Human Reproduction,2007,22:2382-2388.

44. Ertunc D,Tok EC,Aytan H,et al. Passive smoking is associated with lower age at menopause. Climacteric,2015,18:47-52.

45. Sun L,Tan L,Yang F,et al. Meta-analysis suggests that smoking is associated with an increased risk of early natural menopause. Menopause-the Journal of the North American Menopause Society,2012,19:126-132.

46. Sobinoff AP,Mahony M,Nixon B,et al. Understanding the Villain:DMBA-Induced Preantral Ototoxicity Involves Selective Follicular Destruction and Primordial Follicle Activation through PI3K/Akt and mTOR Signaling. Toxicological Sciences,2011,123:563-575.

47. Castrillon DH,Miao LL,Kollipara R,et al. Suppression of ovarian follicle activation in mice by the transcription factor Foxo3a. Science,2003,301:215-218.

48. Sapre S,Thakur R. Lifestyle and dietary factors determine age at natural menopause. Journal of mid-life health,2014,5:3-5.

49. Bleil ME,Adler NE,Pasch LA,et al. Psychological stress and reproductive aging among pre-menopausal women. Human Reproduction,2012,27:2720-2728.

50. Selesniemi K,Lee H,Muhlhauser A,et al. Prevention of maternal aging-associated oocyte aneuploidy and meiotic spindle defects in mice by dietary and genetic strategies. Proceedings of the National Academy of Sciences of the United States of America,2011,108:12319-12324.

51. Morris DH,Jones ME,Schoemaker MJ,et al. Body Mass Index,Exercise,and Other Lifestyle Factors in Relation to Age at Natural Menopause:Analyses From the Breakthrough Generations Study. American Journal of Epidemiology, 2012, 175:998-1005.

52. Kok HS,van Asselt KM,van der Schouw YT,et al. Genetic studies to identify genes underlying menopausal age. Human Reproduction Update,2005,11:483-493.

53. Kalmbach KH,Antunes DM,Kohlrausch F,et al. Telomeres and Female Reproductive Aging. Semin Reprod Med,2015, 33(6):389-395.

第十章

影响卵泡发生和卵子质量的理化因素

卵子作为基本的生殖细胞,主要具有两方面的重要功能:提供受精卵的一半的遗传物质;提供合子早期发育的必需营养物质。任何影响卵泡发生及卵子质量的因素都将进一步影响受精及后续的胚胎发育,最终导致妊娠失败。

第一节　激素类药物对卵泡发育的影响

卵泡发育(follicular development)是指卵泡由原始卵泡开始启动生长,并逐步发育成初级卵泡、次级卵泡、三级卵泡和成熟卵泡的过程。卵泡发育是一个受内分泌、旁分泌、自分泌及基因调节的复杂的生理过程。其发育可分为两个阶段:第一阶段为腔前阶段,其主要特征是卵母细胞的生长及分化;第二阶段为有腔阶段,其主要特征为卵泡体积的迅速增大。从第一阶段至第二阶段的转变标志是卵泡获得对促性腺激素的反应性,包括相应的受体表达和信号传导系统功能的完善。但自 1978 年 Brown 首次提出促卵泡激素(follicle stimulating hormone, FSH)作用的阈值学说并得到后续大量研究支持以后,现普遍认为早期卵泡也必须在一定浓度的 FSH 刺激才能继续发育。卵泡发育是一个以卵泡形态变化为主要特征的过程,同时伴随着卵泡功能的分化。随着优势卵泡的发育成熟,大批卵泡在不同发育阶段发生闭锁。而卵泡的发育和闭锁过程都离不开激素及卵巢局部调节因子的精密调控(图 10-1)。激素是由内分泌腺或内分泌细胞分泌的一类高效生物活性物质,它直接进入血液或淋巴液到达靶部位,通过与相应受体结合而起作用。激素按来源分为内源性激素与外源性激素。内源性激素通过自身的神经内分泌调节作用影响卵泡发育,本节主要讲述外源性激素类药物对于卵泡发育的影响。

一、卵巢激素及相关药物

雌激素、孕激素及雄激素是卵巢激素发挥作用的主体。在下丘脑-垂体-卵巢轴的作用下,这三者

是影响卵泡发育的关键因素。它们除了负反馈作用于中枢起到调节促性腺激素外,还能在卵巢水平上直接调节卵泡发育。

(一) 雌激素

1. 雌激素的结构与分类　雌激素是由 18 个碳原子组成的甾体激素。体内的雌激素有三种:雌二醇(estradiol, E_2)、雌酮(estrone, E_1)和雌三醇(estriol, E_3)。三者通过酶的作用可以相互转换,而后者是前两者的代谢产物,它们的作用活性比为 $1:0.3:0.1$(图 10-2)。

2. 雌激素对卵泡发育的影响　雌激素在生殖内分泌中起主导性作用,在下丘脑-垂体-卵巢轴的活动中起关键作用,通过正、负反馈机制影响下丘脑的功能,而通过负反馈影响垂体的功能,在卵巢水平上能直接调节卵泡发育,是卵泡获得促性腺激素反应的必需物质,还可调节卵母细胞胞质成熟,促进颗粒细胞的增殖与分化,诱导卵泡促性腺激素受体产生,使得卵泡对促性腺激素产生反应,促进卵泡发育。因此,在卵泡晚期加用少量雌激素可以促进颗粒细胞的增殖与分化,提高卵泡 FSH 受体水平,强化雌激素的正反馈作用,有利于卵泡发育与正常排卵的发生,特别在使用氯米芬促排卵时,因氯米芬有弱抗雌激素作用,适当添加雌激素有利于卵泡发育与排卵。但大剂量的雌激素反而通过负反馈作用抑制卵泡发育。有研究提示,在卵泡发育的早中期给予女性小剂量 E_2,并在卵母细胞体外培养液中添加 E_2,能显著提高未刺激周期卵母细胞的成熟率、受精率和卵裂率。排卵前卵泡中存在大量

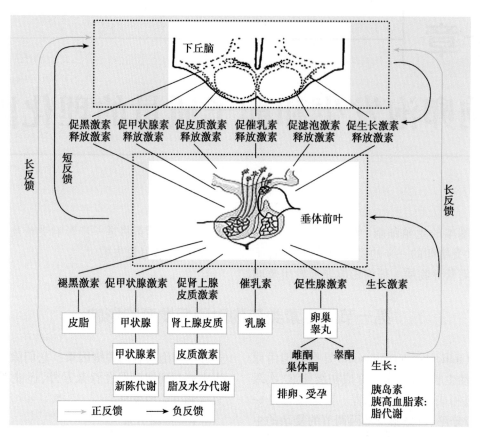

图 10-1 激素的产生及双重调节

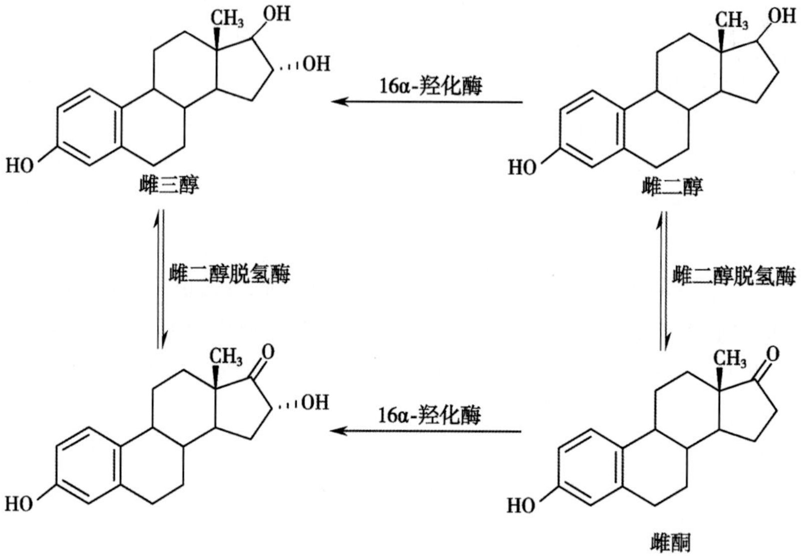

图 10-2 三种雌激素的分子结构及在酶的作用下相互转化

的卵巢甾体激素,卵母细胞内能检测到雌激素受体的存在,推测雌激素参与了卵母细胞胞质成熟的过程,最近研究表明,在卵母细胞胞质成熟的过程中,雌激素可能通过改变钙离子(Ca^{2+})释放系统作用于卵母细胞的表面,从而促进卵母细胞膜的成熟。而在未成熟卵母细胞的体外培养(in vitro maturation,IVM)过程中,细胞内 Ca^{2+} 大幅度波动获得 Ca^{2+} 信号系统,激活的卵母细胞进一步促进皮质颗粒释放,阻止多精受精并完成减数分裂。因此,雌激素是卵母细胞胞质成熟的关键一步。有研究提示,如果在优势卵泡中加入雌激素拮抗剂后,卵泡很快闭锁。

（二）孕激素

1. 孕激素的结构与分类 孕激素是由21个碳原子组成的甾体激素,天然孕激素是黄体酮及17α-羟基黄体酮(图10-3),另外因17α-羟基黄体酮无口服活性,经乙酰化后口服活性增加,从而衍生出孕酮类孕激素,包括地屈孕酮、醋酸甲羟孕酮、醋酸甲地孕酮等。

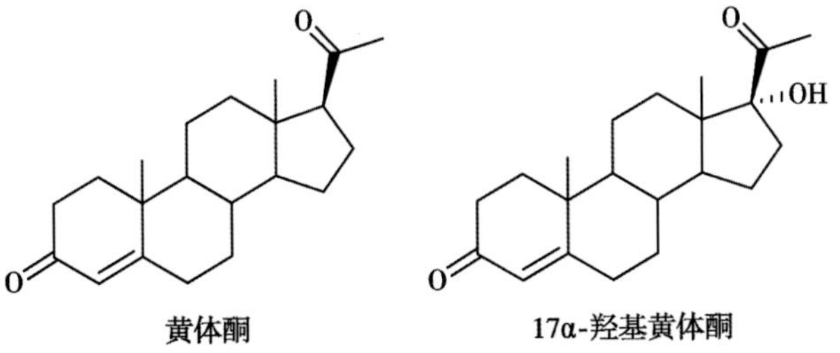

黄体酮   **17α-羟基黄体酮**

图10-3 黄体酮及17α-羟基黄体酮的分子结构

2. 孕激素对卵泡发育的影响 孕激素有加强下丘脑-垂体-卵巢轴的负反馈抑制和补充、加强黄体功能的作用,也可能直接调节卵巢颗粒细胞的功能。排卵前卵母细胞质的成熟所需的信号转导可能与卵泡液微环境中的孕酮浓度有关,而且孕酮与雌激素两者浓度比值可能作为卵母细胞成熟的一个衡量指标。孕酮可能也间接或直接地参与了卵母细胞膜 Ca^{2+} 释放系统的生成。孕激素已被证明可提高促性腺激素致敏的颗粒细胞类固醇合成酶的活性,增强颗粒细胞孕酮的生产。与此相符的是,在体外培养的人颗粒细胞中,RU486通过降低颗粒细胞的3β-羟基类固醇脱氢酶的活性而抑制孕激素的产生。孕激素在颗粒细胞上的直接作用包括:通过增加cAMP而加强体外培养的鼠颗粒细胞对FSH的反应;抑制鼠颗粒细胞FSH刺激的雌激素产生;抑制新生大鼠原始卵泡向初级卵泡过渡;抑制胰岛素依赖性颗粒细胞的有丝分裂和抑制体外培养的不表达孕激素受体的大颗粒细胞的凋亡(从未成熟的大鼠卵巢分离出的颗粒细胞,根据其大小分为大颗粒细胞与小颗粒细胞)。而奇怪的是RU486在颗粒细胞缺乏孕激素受体表达的情况下如何抑制孕激素的抗细胞凋亡作用?因此进一步推断孕激素的某些功能,特别是抑制颗粒细胞凋亡及胰岛素依赖性颗粒细胞的有丝分裂的作用可能非基因机制调控。小鼠黄体是一种不表达细胞核孕激素受体的组织,通过识别其卵巢、颗粒细胞裂解物及孕激素膜受体上的孕激素结合蛋白(60kD P_4BP)可以很好地解释孕激素的以上作用。

（三）雄激素

1. 雄激素的结构与分类 雄激素是由19个碳原子组成的甾体激素,体内主要形式为睾酮、脱氢表雄酮、雄烯二酮及雄酮,其生物活性为100∶16∶12∶10。女性体内雄激素2/3来源于卵巢,另外1/3来自于肾上腺及皮肤。卵巢的雄激素是由膜间质细胞、次级间质细胞及卵泡膜黄体细胞产生,此三种细胞表达黄体生成素(luteinizing hormone,LH)受体,并具有甾体脱氢酶、胆固醇侧链裂解酶($P_{450}SCC$)等合成雄激素的酶。

2. 雄激素对卵泡发育的影响 雄激素是雌激素合成的底物,这是其最重要的一个功能,通过细胞色素P450的作用,雄激素转化为雌激素,从而促进卵泡发育,而其自身也可调节卵巢颗粒细胞增殖、促进FSH诱导的颗粒细胞分化以及卵泡成熟,并且高浓度的雄激素会导致卵泡的闭锁。研究发现,卵泡液内雄激素与雌激素浓度的比值决定了卵泡的发育,比值较低时卵泡发育良好,比值中等水平时卵泡部分发生闭锁,而当比值较高时卵泡发生闭锁。在卵泡生成的早期阶段,雄激素促进卵泡发育,在对怀孕的母羊及其出生前的胎儿添加雄激素后会导致原始卵泡数量的明显减少,增加其他发育阶段的卵泡数量,提示雄激素能增加卵泡的募集。研究显示,对多囊卵巢综合征(polycystic ovary syndrome,PCOS)的雌性恒河猴产前使用雄激素,多囊的卵泡出现明显发育。而在对小鼠的体外研究中发现,将腔前卵泡与睾酮、雄烯二酮、二氢睾酮、脱氢表雄酮或硫酸脱氢表雄酮共同培养四天,腔前卵泡的体积变大,标志着细胞增殖的溴脱氧尿苷在颗粒细胞上表达明显,这都反映卵泡的明显发育。另有研究表明,雄激素对体外培养的小鼠窦卵泡有直接促进发育作用。在对猪的研究中,二氢睾酮的使用能够通过增强脱颗粒的裸卵分泌的GDF9而增加颗粒细胞的增殖,且对卵泡期的猪使用睾酮或二氢睾酮能增加排卵期卵泡数量。而另一方面,大剂量的雄激素反而阻碍卵泡发育,促进卵泡闭锁。这在很多孕马血清促性腺激素(pregnant mare serum gonadotropin,PMSG)预处理后的未成熟小鼠及雌激素处理后的垂体切除鼠实验中都得到证实。进入卵泡周期的小鼠给予简单地注射外源性二氢睾酮后,发育中的大卵泡数量可下降50%,生育力明显下降。据报道,雄激素还可抑制FSH刺激的颗粒细胞的LH受体表达、调节颗粒细胞凋亡。当卵泡直径发育至从7~10mm开始,血液中雄烯二酮的分泌随LH高峰的出现逐渐增加,当卵泡直径达到 10～15mm 时雄烯二酮分泌出现顶峰,以后 P450 17α 酶活性下降,卵泡膜间质细胞开始以分泌孕酮为主。过高的雄烯二酮以高分泌的方式影响卵泡的发育,抑制卵泡的生长,这也成为 PCOS 的主要病理生理改变。近年来很多研究关注脱氢表雄酮(dehydroepiandrosterone, DHEA)对卵巢储备的改善作用。DHEA 的作用机制目前尚不是很清楚,有以下几个理论:提高血清中胰岛素样生长因子-Ⅰ(insulin-like growth factor-Ⅰ, IGF-Ⅰ)的活性,IGF-Ⅰ 能够促进 LH 受体生成、调节抑制素分泌,抑制颗粒细胞凋亡和卵泡闭锁。许多研究提示在绝经后妇女中补充 DHEA,应用 3 个月后能够使 IGF-Ⅰ增加。在一个应用 DHEA 诱导的多囊卵巢的大鼠模型中研究 IGF-Ⅰ 的表达发现,应用 DHEA 预处理后能够增加 IGF-Ⅰ 在窦前卵泡和小窦卵泡(而非大的窦卵泡)中的表达,正如 IGF-Ⅰ 在颗粒细胞中表达的效果一样;DHEA 还可转换各种甾体激素:在体内能够转换为雌二醇和睾酮,因而其浓度的高低决定了雄激素和雌二醇浓度。很多文献中报道体外补充 DHEA 后,卵巢的反应性和体外受精-胚胎移植(in vitro embryo transfer, IVF-ET)结果可以得到改善;应用 DHEA 后抗米勒激素(anti-Müllerian hormone, AMH)和抑制素 B(inhibin B)增高,提高了体内卵泡的募集;DHEA 还可增加颗粒细胞中 FSH 受体的表达,提高卵巢对 FSH 的反应性,改善卵巢反应;DHEA 还可竞争性地与雄激素受体和雌激素受体结合,促进窦前卵泡及小窦卵泡的生长,抑制卵泡闭锁,提高患者的获卵数。

二、促性腺激素

(一) 促性腺激素的分类

促性腺激素(gonadotropin, Gn)包括 FSH、LH 和人绒毛膜促性腺激素(human chorionic gonadotropin, hCG),都属于糖蛋白激素。临床上广泛应用的 Gn 包括从绝经妇女尿中提取的人绝经后促性腺激素(human menopausal gonadotropin, HMG)、FSH、纯化的 FSH 以及基因重组 FSH(recombinant human FSH, rhFSH),从孕妇尿中提取的由胎盘产生的 hCG。每安瓿 HMG 中含 75IU 的 FSH 与 75IU 的 LH。早期纯化 FSH 含一定单位的 LH,最高度纯化的 FSH 也含有 0.001IU 的 LH 及极少量尿液蛋白质。而基因重组的 FSH 将编码人类 FSH 的 α 和 β 亚单位基因整合入中国仓鼠卵巢细胞系基因组内,而后分泌一种糖基化具有生物活性的双链 FSH,然后应用含有特异性抗 FSH 抗体的免疫层析技术纯化提取。rhFSH 含有少量酸性 FSH 同形物,其半衰期比人尿液 FSH 短,但促进雌激素分泌作用更强,其优点在于不含尿液蛋白质,来源丰富,生物学活性稳定。

(二) 促性腺激素的化学结构

三种促性腺激素均由 2 个非共价结合的含糖的亚单位 α 和 β 组成,α 亚单位均含有一个相同的多肽骨架或辅基蛋白,其氨基酸序列均相同,而它们的 β 亚单位氨基酸序列各异,因此 β 亚单位决定了它们各自的生物学活性。而 LH 与 hCG 的 β 亚单位高度同源,有 80% 的相似。

(三) 促性腺激素对卵泡发育的影响

根据"两细胞两促性腺激素"假说,FSH 仅作用于颗粒细胞,与颗粒细胞上的 G 蛋白家族受体结合,通过 cAMP 依赖的蛋白激酶途径诱导芳香化酶的活性、增加 LH 受体,LH 刺激卵泡膜细胞产生雄激素,后者是芳香化酶的底物,雄激素再通过基膜扩散到颗粒细胞,并在那里积累,在芳香化酶的作用下转化为雌酮,雌酮又在 17β-羟类固醇脱氢酶的作用下转化为雌激素,随后雌激素和 FSH 协同作用下进一步增强芳香化酶的活性,且在增强 P450scc 活性和 mRNA 水平上,FSH 加上雌激素的效应比单用 FSH 强 5～10 倍,而单用雌激素无此效应。两者相互协同作用下,刺激卵泡内各种细胞的增殖和分化,促进卵泡发育、诱发排卵或超排卵。LH 还可促进黄体形成、维持黄体功能。hCG 在结构和生物学功能上与 LH 相似,可模仿 LH 峰诱发排卵,形成黄体后还能促进和维持黄体功能。在卵母细胞成熟过程中,Gn 通过 cAMP 途径促进颗粒细胞的增生,卵丘扩展,FSH 可刺激卵丘细胞分泌促卵母细胞成熟因子,而该因子的产生依赖于 cAMP 水平的变化,FSH 也可促进卵丘细胞扩展,破坏卵丘细胞与卵母细胞之间的细胞连接,使得卵丘内的信息不能传入卵母细胞而解除卵母细胞减数分裂的抑制状态。Gn 还可通过调节卵巢内的肽类物质,如 IGF、EGF 等的生成调控卵泡发育。虽然小剂量的 LH 是获得产生雌激素前体物质的必需物,然而过量的 LH 增加卵泡膜细胞的雄激素产生,反而导致卵泡闭锁,这种作用呈剂量相关性。在体外受精-胚胎移植中,Gn 的使用目的为在卵泡的募集阶段,通过提高外周血 Gn 水平,使更多的募集前阶段卵泡进入募集阶段,同时在卵泡发育过程中促使更多的卵泡能克服卵泡的选择机制而得以继续发育,成为最终成熟的卵泡,以达到促排卵的目的,回收更多的卵子以提高辅助生殖技术的成功率。目前尚无临床剂量的 Gn 对妊娠、流产及子代的影响的依据。

三、促性腺激素释放激素类似物

促性腺激素释放激素类似物的分类

促性腺激素释放激素(gonadotropic releasing hormone,GnRH)是由下丘脑促垂体区肽能神经元分泌的十肽激素,由神经突触末端释放后通过垂体门脉系统刺激垂体前叶细胞分泌 FSH 和 LH,从而促进卵泡发育。GnRH 的十肽中某些部位的氨基酸与其生物学活性有关,而某些部位又与其稳定性有关,通过将不同位置的氨基酸进行置换或去除后,可以得到一些化学结构与 GnRH 相似的化合物,成为促性腺激素释放激素类似物(gonadotropic releasing hormone analog)。根据它们对垂体的促性腺激素释放激素受体的作用性质不同,分为 GnRH 激动剂(GnRH agonist)和 GnRH 拮抗剂(GnRH antagonist)。

1. 促性腺激素释放激素激动剂

(1)促性腺激素释放激素激动剂的化学结构:促性腺激素释放激素激动剂(gonadotropic releasing hormone agonist,GnRHa)是在天然的 GnRH 十肽基础上,将第 6、10 位氨基酸结构替换为不同的氨基酸、酰胺结构,使其不易被肽链内切酶裂解,因而稳定性明显增强,半衰期延长,与 GnRH 受体的亲和力也增强,生物学效应可增加 50~200 倍。目前合成的 GnRHa 有上千种,根据制剂的不同可肌内注射、皮下注射或鼻腔内喷雾使用。

(2)促性腺激素释放激素激动剂对卵泡发育的影响:GnRHa 治疗初期可出现一个短暂的血浆促性腺激素激发作用或首过效应(flare up),引起循环中 FSH 及 LH 浓度的一过性升高,在卵泡早期这种效应更明显。GnRH 和雌二醇此时可共同作用促进垂体内形成一个大容量的促性腺激素储存池。此阶段可持续 10~20 天,期间黄体生成素升高 10 倍,卵泡刺激素升高 5 倍,雌激素升高 4 倍,而此后,因 GnRHa 的强亲和力,与 GnRH 受体结合持久,持续使用 GnRHa 后大部分 GnRH 受体被占用,使得垂体表面的受体明显丢失而失去对内外源性的 GnRH 的反应性,也称为垂体脱敏(desensitization)或降调节(down regulation)作用。此外,持续非脉冲式兴奋垂体可能增加垂体的无反应性。最终结果是垂体 FSH 和 LH 的分泌减少,用药 5~7 天开始明显下降,14 天左右降低至基础值以下,卵巢内卵泡停止发育。这种作用是可逆的,可随停药而恢复。GnRHa 在超促排卵

中能抑制早发 LH 峰,是基于其减少内源性 LH 分泌,增加卵泡募集,促进卵泡同步发育。卵泡发育与 LH 的剂量有关,小剂量的 LH 与卵泡膜细胞上的受体结合合成类固醇激素,有利于卵泡生长,大剂量的 LH 则促进颗粒细胞孕激素合成,抑制芳香化酶活性,抑制细胞生长。优势卵泡上限值较高,中小卵泡上限值较低,LH 的升高就会使得大卵泡进一步生长,中小卵泡受到抑制,加大卵泡发育的不均匀。GnRHa 通过对垂体 LH 分泌的抑制,促进卵泡同步发育。有研究发现超促排卵过程中使用 GnRHa,AMH 明显降低,窦卵泡对 FSH 的反应性增加,从而促进卵泡发育。研究证实 AMH 的确参与卵泡发育的调节过程,有研究在体外培养鼠卵巢组织中添加一定浓度的 AMH 可以阻止始基卵泡向生长卵泡转化。AMH 还可降低发育中的卵泡对 FSH 的敏感性。AMH 主要存在于小窦卵泡中,卵泡越大其含量越少。GnRHa 的应用抑制了窦卵泡 AMH 的表达,增加窦卵泡对 FSH 的反应性,从而促进其生长。基于以上理论基础,GnRHa 在体外受精-胚胎移植的超促排卵各种方案中得到广泛应用。

2. 促性腺激素释放激素拮抗剂

(1)促性腺激素释放激素拮抗剂的化学结构:促性腺激素释放激素拮抗剂(gonadotropic releasing hormone antagonist,GnRH-ant)是用一个非天然 D-氨基酸替代 4~6 氨基酸所得。最初生产的 GnRH-ant 会引起组织胺的分泌而产生过敏反应,第三代 GnRH-ant 替代了 1、2、3 位点上的氨基酸序列,延长了半衰期,降低了过敏性。如加尼瑞克和西曲瑞克是替代了 1、2、3、6、10 位点上的氨基酸,加尼瑞克还替代了第 8 位点上的氨基酸。氨基酸不同位点的取代决定了 GnRH-ant 的作用机制,主要是加速了与受体的结合速度,因此 GnRH-ant 能直接、快速抑制垂体性腺轴,而不需经过最初的垂体刺激阶段,在停药后 2~4 天垂体功能即可恢复。

(2)促性腺激素释放激素拮抗剂对卵泡发育的影响:GnRH-ant 的作用机制与 GnRHa 完全不同,它们与 GnRH 受体有高度亲和力且与受体竞争性结合,因此可防止内源性 GnRH 对垂体受体的消耗,而其结构决定了其与受体结合的同时不会激活细胞内第二信使的转导,从而阻断了 GnRH 对垂体的作用,数小时内即可引起促性腺激素分泌的下降,这种作用的产生与内源性 GnRH 和外源性 GnRH 的平衡相关,因此 GnRH 拮抗剂药理学作用的发挥与其使用剂量密切相关,且停药后垂体可立刻恢复反应性。

在控制性促排卵过程中,利用 GnRH-ant 的这一作用,可防止黄体期 FSH 升高,缩小窦卵泡直径,模拟 GnRHa 的降调节作用,并通过对垂体 LH 分泌的抑制,促进卵泡同步发育。

四、类固醇类雌激素类似物

(一) 氯米芬的结构和生物学特性

氯米芬(clomiphene citrate, CC)的化学结构与己烯雌酚相似,兼有雌激素与弱抗雌激素作用。其结构有顺式和反式两种,目前的商用制剂为两种混合型,含38%顺式和62%反式构象的三苯乙烯消旋混合物。口服后经肠道吸收进入血液循环,半衰期为5天。

(二) 氯米芬对卵泡发育的影响

氯米芬作用于生殖系统中多个部位,包括下丘脑、垂体、卵巢、子宫内膜、宫颈,其促进卵泡发育的机制是特异性、竞争性结合雌激素受体,且结合时间长于生理性雌激素,从而解除了雌激素对下丘脑的负反馈作用,下丘脑反应性释放 GnRH,进而促进垂体分泌 FSH、LH,促进卵泡发育,同时升高的雌激素又能引起正反馈作用,促进大量 GnRH 释放,促使垂体生成大量 FSH、LH,形成 LH 峰,诱发排卵。

五、芳香化酶抑制剂

(一) 来曲唑的结构和生物学特性

来曲唑(letrozole, LE)为人工合成三苯三唑类衍生物,是一种口服的、具有高度特异性的非甾体类第三代芳香化酶抑制剂。通过与亚铁血红蛋白中的铁原子结合,与内源性底物竞争芳香化酶活性位点,从而可逆地抑制该酶的活性,选择性抑制雌激素生物合成,有效阻断雄烯二酮及睾酮向雌激素转化,且专一性降低雌激素水平,而不影响其他甾体激素的生物合成。对血浆和卵泡内雄激素浓度研究表明,抑制雌激素合成后,血浆和卵泡内雄激素水平都有升高,卵泡内雄激素水平高更显著,而体内孕激素水平不受影响。LE 的口服生物利用度高达99.9%,口服后迅速由胃肠道完全吸收,1小时达最高血药浓度,并广泛到达全身各组织;该药与血清蛋白结合率低,仅60%;血浆半衰期短为45小时;几乎所有代谢产物通过肾脏排泄。

(二) 来曲唑对卵泡发育的影响

LE 促进卵泡发育的作用机制目前尚未完全明确,因而目前 LE 的促排卵作用尚未列入药典及说明书中。但根据国内外大量研究,可能的机制为中枢性及外周性两种。中枢性:通过抑制芳香化酶活性阻止雌激素合成,降低体内雌激素水平,解除其对下丘脑/垂体的负反馈抑制,促使内源性促性腺激素分泌增多,刺激卵泡发育。外周性:通过抑制芳香化酶活性,在卵巢水平阻断雄激素向雌激素的转化,导致卵巢内雄激素短暂蓄积,蓄积的雄激素又可刺激 IGF-Ⅰ 及其自分泌和旁分泌因子的表达增多,在外周水平通过 IGF-Ⅰ 系统提高卵巢对激素的反应性。

六、生长激素

(一) 生长激素的结构和生物学特性

生长激素(growth hormone, GH)是由垂体前叶(腺垂体)嗜酸细胞分泌的一种肽类激素。其结构为含有191个氨基酸残基的单链,其中有四个半胱氨酸,分别形成53-165和182-189两个二硫键。GH 的分泌受生长激素释放激素(growth hormone releasing hormone, GHRH)及生长抑素(somatostatin, SS)的调控,中枢神经系统又通过多巴胺、5-羟色胺和去甲肾上腺素等神经递质来调控上述两种激素的分泌。GH 生理调控作用的发挥与血液中的生长激素结合蛋白(growth hormone binging protein, GHBP)以及靶细胞膜上 GH 受体不可分割。这些共同构成内分泌生长轴,对个体的生长发育起着决定性调节作用。由于天然 GH 来源有限,且无法做到成分的专一,而且来自于人垂体的 GH 可能传播 Creutzfeldt-Jacob 病而最终取消使用。取而代之的是采用生物工程合成与天然 GH 结构基本相同的重组人生长激素(r-hGH)。目前的重组人生长激素分原核细胞表达和真核细胞表达两种,例如 Serono 公司生产的 rhGH 即为哺乳动物细胞表达产物。但普遍采用的还是大肠埃希菌表达的 rhGH,大肠埃希菌表达的 rhGH 又分为两种,即与天然生长激素序列一致的表达产物如 Humatrope、Genotrope 和 Saizen 等,以及第一个氨基酸为甲硫氨酸的表达产物,如 Protropin、Somatonorm 和 Norditropin 等。其中含甲硫氨酸的生长激素在人体内能够产生抗体,但并不影响其生物活性。所有的重组生长激素都表现出相同的疗效和药代动力学特性。GH 主要通过 IGF 等生长介质或直接作用于靶细胞表面的 GH 受体,刺激靶细胞生长,直接或间接调节生殖功能。

(二) 生长激素对卵泡发育的影响

卵巢细胞上有 GH 受体 mRNA 以及蛋白,GH 通过 GH 受体作用于卵巢,影响配子形成和甾体合成。

很多患有 PCOS 患者的 GHRH 对 GH 的调控能力受损,是由于过多的雄激素直接刺激 SS 的释放,导致 GH 分泌减少。注射 GH 能促进雄激素向雌激素转化,降低雄激素浓度,有利于 GH 多巴胺能的控制。近年已有多项动物实验研究了 GH 对卵泡发育的作用。研究表明,瘦素可增加卵泡雌激素分泌、减少卵泡细胞的凋亡,而将猪卵泡培养于添加 GH 和 IGF-Ⅰ的培养基中,用半定量反转录聚合酶链反应(RT-PCR)检测显示卵泡瘦素受体表达增加,提示 GH 可通过调节瘦素功能而作用于卵泡。另有研究提示,注射 GH 或联合应用 GH 和 GnRHa 均可增加羊卵巢对 Gn 的反应性。但也有研究报道,表达双拷贝 GH 的转基因羊胞质内 GH 浓度持续高水平,其血清瘦素浓度降低,胰岛素及 IGF-Ⅰ浓度增加,FSH 水平持续较低,人工授精的受孕率反而降低,提示长期高水平 GH 可能影响生育能力。GH 还可以直接与卵巢细胞表面的 GH 受体结合调节卵巢功能。一些体外实验提示,GH 在 Gn 非依赖性的卵泡发育早期影响卵泡的发育,并可直接抑制卵泡凋亡。对体外的鼠试验提示 GH 对窦前卵泡的发育及细胞增殖有刺激作用,且这种作用与 IGF-Ⅰ呈同步性。最近研究 GH 对各个生长阶段卵泡的影响实验中,在山羊的体外培养的卵巢皮质中添加 GH 可明显促进卵泡生存、原始卵泡发育以及向后续阶段发育,提示 GH 可促进原始卵泡的募集,使之进入卵泡生长池,并对晚期生长卵泡亦有促进作用。在各种哺乳动物的研究中发现,GH 治疗组卵泡液中 GH 与 IGF-Ⅰ呈现明显阳性线性相关性。在联合应用 GH 过程中发现,血清和卵泡液中 IGF-Ⅰ水平升高,血清胰岛素样生长因子结合蛋白 3(insulin-like growth factor binding protein,IGFBP3)升高,GH 可以引起血清 IGF-Ⅰ水平明显增高,且高于卵泡液 IGF-Ⅰ升高程度,提示 GH 刺激肝脏产生 IGF-Ⅰ并通过内分泌作用于卵泡。体内外研究发现,GH 可使将要闭锁的小卵泡的继续生长。GH 也促进卵泡和配子的成熟,因此影响生殖过程。GH 治疗显著增加了 IGF-Ⅰ及 IGFBP3 水平,FSH 阈值降低,提示 GH 在卵泡生长发育中的重要生理作用很可能通过 IGF-Ⅰ及 IGFBP3 实现。GH 选择性增加优势卵泡对 FSH 的敏感性,促进单个卵泡发育。动物实验也证实,GH 有促进卵母细胞成熟的作用。有研究将猪、马、牛、猴等的离体卵丘卵母细胞复合体(cumulus oocyte complexes,COCs)培养于添加 GH 的培养基,研究 GH 在卵丘细胞扩增和卵母细胞成熟中的作用及机制。与对照组

相比,添加 GH 的培养基可促进马的 COCs 卵丘细胞扩增,马和猪卵母细胞核的成熟,有利于卵母细胞体外成熟及胚胎发育。

七、多巴胺受体激动剂

(一)溴隐亭的结构与生物学特性

溴隐亭(bromocryptine,BP)是一种半合成的类多肽碱麦角生物碱衍生物,是非特异的多巴胺增效剂,作用于垂体催乳素细胞膜上多巴胺 D_2 受体,也可间接兴奋下丘脑多巴胺受体而增加催乳素释放因子的释放,从而抑制催乳素分泌。

(二)溴隐亭对卵泡发育的影响

当由于某种原因致血中催乳素异常升高时,高催乳素水平抑制下丘脑 GnRH 的分泌,垂体中 Gn 的释放也受到抑制,从而影响卵巢中卵泡的发育和子宫内膜的生长,还可致黄体功能不全。BP 可直接抑制垂体催乳素分泌,有利于改善和恢复正常的中枢神经系统、垂体促性腺激素的分泌和功能,增强卵巢对 Gn 的反应性。对持续无排卵和 PCOS 患者,溴隐亭治疗可降低高 LH 血症,增强该类患者对促排卵治疗的反应性。有研究认为对于潜在高催乳素血症及催乳素分泌正常的妇女,应用溴隐亭也可增强卵巢对 Gn 的反应。另有研究认为,对于常规长方案反应差的患者,添加 BP 可促进卵泡发育,提高胚胎质量,进而提高妊娠结局。

八、糖皮质激素

(一)糖皮质激素的结构与生物学特性

糖皮质激素是同时具有 17a-羟基和 11-氧代(羟基或氧代)的肾上腺皮质激素为糖皮质激素。主要与糖、脂肪、蛋白质代谢和生长发育等有密切关系;还有影响水、盐代谢的作用,使钠离子从体内排出困难而发生水肿。

(二)糖皮质激素对卵泡发育的影响

大量国内外研究建立了糖皮质激素诱导胰岛素抵抗的动物模型,其机制可能是糖皮质激素抑制葡萄糖的转运活动,影响胰岛素信号肽的表达,从而诱导了胰岛素抵抗。在这一模型下进一步模拟出类似 PCOS 的高胰岛素和胰岛素抵抗,并发现糖皮质激素可能通过减弱芳香化酶的作用,降低芳香化酶 mRNA 的表达而抑制雌激素生成,另外通过减弱 LH 脉冲频率及幅度,进一步减少卵泡雌激素的产生,因此抑制雌激素正反馈作用,抑制排卵。目前尚缺乏明确的证据证明糖皮质激素对卵泡发育的影响,需

进一步的研究以得到证实。PCOS 患者肾上腺来源的雄激素合成增加时，相应肾上腺皮质激素的水平也会增加，从而也证实垂体-肾上腺轴活动的增加。在先天性肾上腺增生的患者月经周期不规律以及 PCOS 发生的几率增加。这些现象可能继发于肾上腺合成的雄激素的增加和循环中雄激素水平的上升。提示肾上腺源性的雄激素合成的增加有可能对卵巢的功能起负性的影响。Jones 等首先使用糖皮质激素治疗排卵障碍，通过 50mg/d 的可的松治疗，14 例无排卵及月经稀发的患者有 11 例恢复了正常的排卵月经周期。另有报道，高雄激素、月经异常的患者通过每天小剂量地塞米松治疗后建立了正常月经周期，恢复了正常排卵。近年来也有很多生殖中心使用小剂量短疗程的糖皮质激素用于促排卵方案的辅助作用，可防止 LH 早现，改善排卵，减少未破裂卵泡黄素化综合征（luteinized unruptured follicle syndrome，LUFS），提高受孕率，尤其是 PCOS 卵泡发育较多的超促排卵患者，糖皮质激素可通过抑制肾上腺素，减轻毛细血管痉挛，降低高雄激素，提高雌激素水平，使 LH 和 DHEA 明显下降，情绪稳定，并有利于卵泡的发育和排卵。

九、口服避孕药物

（一）口服避孕药的成分

口服避孕药（oral contraceptives，OC）是由人工合成的雌激素和孕激素配制成的，OC 的历史分两个主要趋势，一方面使雌激素剂量降低，另一方面开发选择性更高的孕激素制剂以使孕激素剂量降低，同时保持其高效性，良好的周期调控，而副作用发生率低。为了降低副作用，OC 中雌激素的剂量从最初的每片 150μg 逐渐减至 20～35μg，称为低剂量避孕药，最新的甚至只有 15μg。而为了改善 OC 对脂代谢的影响，不断研发更高效的孕激素用于 OC。

（二）口服避孕药对卵泡发育的影响

OC 中的雌激素和孕激素口服吸收后血药浓度增高，通过负反馈作用抑制下丘脑促性腺释放激素的分泌；此外，血中性激素对垂体前叶也有直接抑制作用，可使垂体前叶促性腺激素分泌减少，血中 FSH 和 LH 的量均减少，由于 FSH 分泌受抑制，阻碍卵泡的生长和成熟，没有成熟的卵泡可供排卵，也抑制了排卵前雌激素高峰。由于月经中期的 LH 峰消失，排卵过程受到抑制。

第二节　其他药物对卵泡及卵子的影响

一、米非司酮

（一）米非司酮的结构及生物学作用

米非司酮是炔诺酮的衍生物，炔诺酮的 17α 位上的乙炔基由丙炔基取代，提高了与孕激素受体的亲和力，11β 位连接二甲胺苯基增加了与受体结合的稳定性。它是孕激素受体的阻断剂，几乎无孕激素活性。同时具有抗孕激素和抗皮质素活性，还具有较弱的雄激素活性。

（二）米非司酮对卵泡发育的影响

在卵泡中、晚期米非司酮对卵泡的影响与剂量有关。大剂量可延长卵泡期，推迟 LH 峰。这种现象出现与血液循环中雌激素水平降低从而缺乏对下丘脑-垂体的正反馈有关；小剂量卵泡发育良好，雌激素水平正常，但仍可出现不排卵。这种虽有足够的雌激素，但仍不排卵的现象，其原因或为 LH 峰的不充足，或为卵泡的反应不良。而当卵泡直径达 18mm 或更大时，米非司酮可阻止卵泡破裂、排卵；如果所用的米非司酮为低剂量，成熟卵泡的排卵过程仅被暂时阻碍，而停留在未破裂状态，直至本次月经周期结束。米非司酮的作用一旦消失，抗孕酮的影响随之消失，卵泡的正常生长、发育和排卵过程即恢复。实验结果表明，每天给大鼠米非司酮 0.1mg/只（相当于人 25mg/d），会导致卵泡发育障碍，卵泡闭锁形成间质腺，无成熟卵泡，不能排卵。超剂量米非司酮[15～30mg/（只·d）]引起大鼠卵巢的生长卵泡、成熟卵泡减少，卵泡细胞、卵母细胞、间质腺细胞的细胞器明显受损，这些超微结构变化亦支持上述实验结果。还有实验证明人每天仅需口服 2mg 米非司酮就能抑制排卵，口服这样小剂量米非司酮不干扰脑垂体-肾上腺轴的功能，应激反应也不受影响，卵泡可继续发育，即使卵泡发育障碍，闭锁成间质腺，体内雌激素也能维持正常水平。但米非司酮用于人抑制排卵的药物剂量、用法有待进一步研究和临床试验确认。

二、胰岛素

（一）胰岛素的结构及生物学作用

胰岛素（insulin）是由胰岛 B 细胞分泌的一种相对分子质量为 56 000 的酸性蛋白质，由含有 21 个氨基酸的 A 链和含 30 个氨基酸的 B 链通过二硫键相连。胰岛素通过与胰岛素受体结合而发挥作用。胰岛素受体是由 2 个相对分子量为 13.5 万的 α 亚单位和两个相对分子量为 9 万的 β 亚单位组成的大分子蛋白复合物。当胰岛素与 α 亚单位结合后，激活了酪氨酸蛋白激酶，引起 β 亚单位自身及细胞内其他蛋白的酪氨酸残基磷酸化，启动了磷酸化的连锁反应，活化的胰岛素受体还通过 G 蛋白激活特定的磷脂酶 C，通过第二信使产生生物效应，同时胰岛素可使葡萄糖转运蛋白从细胞内重新分布到细胞膜，而加速葡萄糖的转运。

（二）胰岛素对卵泡发育和卵子的影响

卵巢间质及卵泡各种细胞膜表面均有胰岛素受体表达，确立了卵巢是胰岛素作用的一个重要的靶器官。已经证实窦卵泡的生长发育主要依靠糖酵解的方式获得能量供应，而在培养的 PCOS 颗粒细胞中加入胰岛素，结果颗粒细胞对胰岛素产生抵抗，葡萄糖的利用发生障碍，这种抵抗是与剂量相关的，高剂量的胰岛素对颗粒细胞葡萄糖的利用影响尤其明显。因而推断高胰岛素通过影响葡萄糖利用，导致卵泡的糖酵解作用减弱，进而减少卵泡的能量供应，影响卵泡发育。有研究显示胰岛素与 GLUT-4（glucose transporter-4）的表达量关系密切，GLUT-4 已知是葡萄糖的转运蛋白，它在直径为 2~8mm 的羊卵泡中有表达，已经证明在胰岛素抵抗的骨骼肌、脂肪组织、心血管平滑肌中 GLUT-4 的表达下降，进而推测可能高胰岛素首先下调了 GLUT-4 的表达，减少了颗粒细胞对葡萄糖的摄入，最后影响卵泡对葡萄糖的利用。高胰岛素环境下的卵泡对 FSH 刺激的敏感性明显增高，对 FSH 敏感性过高的卵泡能使颗粒细胞合成过多的 E_2，过高的 E_2 通过负反馈调节使 FSH 水平下降，不足以诱导其他正常卵泡发育，因此优势卵泡选择受阻。

三、吲哚美辛

（一）吲哚美辛的结构及生物学作用

吲哚美辛又称消炎痛，是一种甲基化的吲哚衍生物，与双氯芬酸同属 NSAID 芳香基脂肪酸类，为人工合成的吲哚衍生物。它是最强的前列腺素（prostaglandin，PG）合成酶抑制剂，是环氧酶（cyclo-oxygenase，COX）1 和 2 的非选择性抑制剂，抑制花生四烯酸转化为 PG，具有显著的抗炎、抗风湿和解热镇痛作用。

（二）吲哚美辛对卵泡发育的影响

在人的排卵过程中，排卵前卵泡液中 $PGF_{2\alpha}$ 的含量明显上升，在月经前 14 天达到顶峰，排卵后明显降低，而人卵泡皮质中存在平滑肌纤维，在 $PGF_{2\alpha}$ 的作用下平滑肌纤维增加收缩功能，导致卵泡内压升高，加速卵泡破裂而排卵。吲哚美辛可抑制 $PGF_{2\alpha}$ 的合成，从而达到抑制排卵的作用。而且其并不影响黄体的形成与 LH 的分泌。另有学者提出吲哚美辛可以延缓卵泡的生长速度，通过顶部内膜血管的正常血液供应保证卵泡顶部不因缺血而坏死达到抑制排卵的效果。认为这可能是其阻碍排卵的主要原因之一。近年来，随着微刺激及自然周期等温和刺激方案在体外受精-胚胎移植促排卵中的广泛应用，有推荐在取卵前加用吲哚美辛，以防止早发排卵，降低周期取消率。

四、维生素

维生素是人和动物维持正常生理活动所不可或缺的一类小分子的有机营养物，它们并不主要参与构成各种组织，或作为体内能源物质，但其却发挥着很关键的生理功能，在体内作为很多酶的辅酶或辅基，对免疫力和代谢的作用至关重要，此外它还有抗氧化、抗自由基、抗凋亡和抗衰老等作用。维生素对生殖功能的作用也很关键，绝大部分维生素都被发现参与了哺乳动物的生殖行为。不同维生素发挥的影响是有差异的，维生素 C 和 E 被发现在生殖系统的作用相对更加重要和显著。有实验表明，在培养基中添加多种维生素能促进仓鼠胚胎发育，促进山羊母细胞发育能力，但究竟是哪一种维生素在起作用，或者是哪几种维生素协同作用，究竟通过何种机制发挥作用，目前仍未研究清楚。

（一）维生素 C 的结构和生物学作用

1. 维生素 C 的化学结构与生物学作用 维生素 C 又称抗坏血酸，溶于水，化学结构中有 2 个具有氧化和还原功能的烯二醇基团，既可参与氧化反应，又不失还原的作用，大多是辅酶的组成部分，在人体内参与许多重要的代谢或反应，而在细胞外，其作为最重要的抗氧化剂，是清除自由基的关键因子。

2. 维生素 C 对卵子的影响 据研究，大鼠卵巢排卵前卵泡中含有大量的抗坏血酸，而高水平的抗坏血酸能防止卵泡的凋亡。体外培养卵母细胞或胚胎时，一个重要的问题是高浓度的氧环境，这时会产生许多氧自由基，对卵母细胞和胚胎的发育不利。

因此在培养基中添加维生素 C 可有效对抗氧自由基。维生素 C 为酸性物质,中性 pH 环境中性质不稳定,而卵母细胞适宜的生长 pH 范围是 7.2~7.4,因此用人工合成的方法,在抗坏血酸的分子中连接糖苷,成了对热稳定的化合物 AA-2G,更适用于培养卵母细胞或胚胎。有研究用次黄嘌呤模拟机体的生理成熟状态,分别研究了维生素 C 对卵子和卵丘包被的卵母细胞体外成熟的作用,发现对卵丘扩展和减数分裂成熟没有明显影响,但能延缓卵丘细胞的凋亡,对于裸卵维生素 C 能促进生发泡破裂。进一步研究还发现,它还可促进卵母细胞由第一次减数分裂中期(metaphase Ⅰ,M Ⅰ)发育到第二次减数分裂中期(metaphase Ⅱ,M Ⅱ)。维生素 C 能够保护卵母细胞在体外培养时免受环境高氧而产生的氧化刺激作用,还可以提高卵母细胞内谷胱甘肽(glutathione,GSH)的水平,降低脱氧核糖核苷酸(deoxyribonucleic acid,DNA)的损伤。

（二）维生素 E

1. 维生素 E 的化学结构与生物学作用 维生素 E 又称生育酚,是一组具有生物活性的化学结构相似的酚类化合物,天然的维生素 E 有 8 种。维生素 E 为浅黄色,为黏性油状物,几乎无臭,不溶于水,可溶于醇和油脂,遇光色泽变深,易被氧化,故在体内可保护其他可被氧化的物质,如不饱和脂肪酸。维生素 E 具有捕捉自由基的作用,是哺乳动物细胞膜上清除自由基的首要因子。

2. 维生素 E 对卵子的影响 对动物的研究证实,维生素 E 与雌性哺乳动物的繁殖性能有着密切的关系,可刺激垂体前叶的功能活动,促进分泌细胞分泌促性腺激素增加,从而调节性腺的生长发育和功能活动,如促进精子的生成与活动,增强卵巢的生理功能,使卵泡增加、黄体细胞增大并使孕酮的作用增强,防止流产。因此,反复流产的妇女,服用维生素 E 可能可以提高受孕成功率。研究发现,体外培养羊卵母细胞和胚胎时,在培养体系中加入维生素 E,对卵母细胞的卵丘扩展和减数分裂成熟没有明显影响,但能延缓卵丘细胞的凋亡,对于裸卵维生素 E 能促进生发泡破裂,并促进 M Ⅰ 期发育到 M Ⅱ 期。另有对水牛的卵子和胚胎的研究表明,水牛卵母细胞在光学显微镜下显现大量的胞质颗粒,使得卵母细胞和胚胎的胞质因含丰富的脂质成分而显得偏

黑,因此水牛卵母细胞和胚胎对氧化损伤显得尤为明显,添加维生素 E 可以防止脂质过氧化反应,氧自由基的回收快于它们与反应脂肪酸侧链或膜蛋白起反应而造成脂质过氧化反应链断裂。大量研究表明,在胚胎培养液中添加维生素 E 能明显降低 DNA 损伤。

五、催产素

（一）催产素的结构及生物学作用

催产素(oxytocin,OT)又称为缩宫素,它的前体物质是由丘脑下部生成,沿着下丘脑-垂体束以每天 3mm 的速度转运至神经垂体,并储存在神经末梢。在转运过程中,前体物质转化为两个含有二硫键的九肽的垂体后叶激素——OT 和升压素,再由毛细血管进入血液循环,到达远离器官发挥作用。OT 是有胎盘哺乳类动物体内的一种 9 肽神经内分泌激素,氨基酸序列为 CYIQNCPLG,其中两个半胱氨酸在 1、6 位组成 1 个二硫键,其分子量是 1007,在血液循环中以自由肽的形式存在。包含 OT 及垂体后叶素运载蛋白的神经分泌颗粒广泛分布于普肯耶纤维,并沿着神经元分布。另外,催产素还广泛分布于子宫、卵巢、睾丸、肾上腺、胸腺和胰腺等器官,并具有自主分泌和旁分泌的功能。目前应用的 OT 为人工合成或从动物的神经垂体提取分离,一单位相当于 $2\mu g$ 催产素,含有微量升压素。OT 不仅是最后释放入血通过循环,作用于靶细胞参与泌乳与分娩,而且还可以作为递质,作用于其他神经元。另外发现催产素在生殖调控中具有重要作用。

（二）催产素对卵泡发育的影响

OT 众所周知的作用是临产时促进子宫平滑肌收缩,哺乳期促使乳腺腺泡肌上皮细胞收缩,参与黄体形成、退化以及在中枢神经系统中调节母性行为等。但也有研究表明,OT 参与调解发情周期、卵泡黄素化以及卵巢的胆固醇生成途径。在小鼠实验研究显示,OT 暴露导致卵巢体积、γ 球蛋白、总卵泡数及黄体数的增加,这些均提示相对高的排卵几率。其可能的机制是通过超表达 pEGFR 及其下游蛋白 pERK1/2,进而增加卵巢 PGE-2,并伴随着 COX-2、HAS-2 及 TSG-6(基质沉积蛋白质)和 GDF-9(卵母细胞因子)蛋白合成的变化,提示 OT 可能影响卵巢的生理功能。

第三节　化疗药物对卵泡及卵子的影响

2012 年,美国新发癌症患者约 79 万为女性患者,其中 10% ~ 15% 确诊时为生育年龄。早期筛查及新化疗方案大大延长了各种癌症患者的生存,死亡率每年下降超过 1.6%。除了各种恶性肿瘤,一些特殊疾病比如风湿疾病、系统性红斑狼疮、脊髓发育不良等的治疗也避免不了化疗药物。卵巢功能损害是化疗的一个严重而长期的并发症,卵巢早衰和不孕影响了年轻女性患者的生活质量。化疗药物对卵巢功能的损害与患者年龄、卵巢本身储备、化疗药物的种类、剂量及持续时间有关。随着患者的年龄的增加,窦卵泡逐渐减少,据报道,年龄小于 40 岁的患者化疗后发生闭经的风险为 61%,而同样的化疗在大于 40 岁患者中发生闭经的风险上升至 95%。化疗药物对于卵巢的影响主要是损害原始卵泡、抑制卵泡成熟。理论上来讲,所有化疗药物均对发育中的卵泡有损害作用,但损害的严重程度有所不同,且不同的化疗药物主要作用的卵泡发育阶段有区别(表 10-1)。对于卵巢损害的机制一直是国内外生殖及肿瘤专家研究的热点。最近有研究动物体内试验提示,化疗药物使用后,通过磁共振成像显示小鼠卵巢体积缩小、排卵率明显降低。而进一步的研究提示,造成这一现象的潜在机制可能是化疗造成急性卵巢血供减少,进而导致卵巢体积缩小、功能减退。且不同化疗药物单用与联合应用对于卵巢损害的风险程度不同,美国临床肿瘤协会(American Society of Clinical Oncology,ASCO)指南按化疗药物对女性生殖损害的风险进行分类,分为高风险、中等风险、低风险、非常低风险及未知风险(图 10-4)。在化疗方案中,单一化疗药物的方案很少,除了一些特殊情况如妊娠滋养细胞肿瘤,多数方案中包含不同的化疗药物以达到协同作用,增强疗效。因此单一化疗药物的作用目前并未完全明确。从临床表现来说,化疗的近期作用是暂时性闭经,而远期并发症则是永久的生殖损伤、卵巢早衰及终生不孕,因此在年轻有生育要求的患者使用化疗方案时应在兼顾疗效的同时,更应注重生育力的保护。

表 10-1　常见化疗药物对卵巢的毒性研究(改自 Francesco 等,2014)

药物	卵巢靶细胞类型	可能的卵巢损伤机制
环磷酰胺	卵母细胞/原始卵泡	人类胎儿卵巢暴露于环磷酰胺,卵母细胞/原始卵泡先于颗粒细胞发生凋亡,环磷酰胺诱导 H2AX(双链 DNA 断裂的标记)
	颗粒细胞	在添加环磷酰胺的鼠卵巢颗粒细胞中发现,线粒体的断裂引起细胞色素 C 释放进入胞质,导致细胞凋亡,颗粒细胞的核及卵泡基底膜损伤;环磷酰胺的损伤作用还与氧化应激有关,它可导致谷胱甘肽下降,氧化反应产物(reactive oxygen species,ROS)增加,介导颗粒细胞的凋亡
	基质细胞/血管	在加用烷化剂的方案中,发现严重的人类卵巢基质纤维化、毛细血管改变、皮质纤维化及血管损伤
铂类	卵母细胞/原始卵泡	实验研究铂类对于卵巢的损害仅限于顺铂,它可使原始卵泡及卵母细胞消失,结构破坏,进而前颗粒细胞的胞质及核水肿。在小鼠试验中,顺铂可导致排卵几率下降,AMH 及抑制素 A 下降
	颗粒细胞/卵泡膜细胞	在鼠试验中,暴露于顺铂后,小鼠卵子超极化激发阳离子通道水平下降,颗粒细胞及卵泡膜细胞均可能与卵巢功能下降有关;另一可能的作用机制是 P63 的积聚导致卵母细胞死亡
阿霉素	卵母细胞/原始卵泡	阿霉素可诱导哺乳动物卵母细胞凋亡,明显降低其体外培养的寿命。目前的研究涉及了多个分子途径,包括染色体损伤、线粒体激活、升高的超氧化物诱导内质网应激,这一系列反应又反而通过钙蛋白酶及 caspase 12 导致细胞凋亡
	颗粒细胞	研究表明阿霉素可导致体外培养的人原始卵泡及颗粒细胞的 DNA 损伤及细胞凋亡
	基膜细胞/血管	体外试验中添加阿霉素可导致急性卵巢血流反应及血管壁侵蚀
紫杉烷	成熟卵泡	目前仅限紫杉醇对卵巢毒性作用的临床前研究。紫杉醇主要诱导成熟卵泡的凋亡,对相对不成熟的卵泡影响较小;并可导致血中雌激素水平下降
氟尿嘧啶	未知	在排卵后立即使用氟尿嘧啶而不是在其他时期可能影响卵巢功能,导致生育力下降

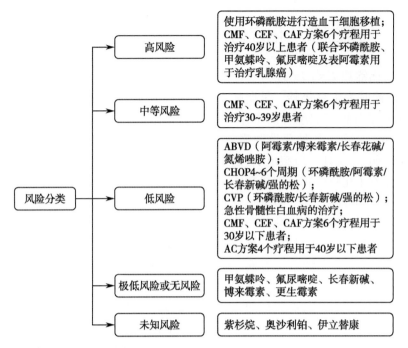

图 10-4 美国临床肿瘤协会对化疗引起的生殖风险分类

第四节 放疗对卵泡及卵子的影响

放疗是肿瘤治疗中一种有效的辅助治疗方式，在盆腹腔肿瘤（如宫颈癌、直肠癌），霍奇金病盆腔淋巴结转移，中枢神经系统肿瘤及骨髓移植前等都有应用。临床上可用于治疗癌症，也可用于缓解癌症相关症状。而放疗对于生殖系统的损害作用也是众所周知，不论肿瘤来源是生殖系统还是其他部位。放疗对于女性生育力的损害主要是卵巢损伤，但研究发现损伤的发生与患者年龄无关，损伤的程度及持续时间长短主要取决于放疗的剂量、范围及患者年龄，年龄越大损伤风险越大。Wallance 等报道造成 97.5% 患者卵巢早衰的分次放射治疗的有效灭菌剂量（effective sterilizing dose，ESD）随着年龄的增加而下降。出生时 ESD 为 20.3Gy，10 岁时为 18.4Gy，20 岁时降至 16.5Gy，而 30 岁时为 14.3Gy。研究表明，年龄小于 40 岁的患者放疗预计剂量为 20Gy 左右，相对于老年女性的 6Gy 来说较不敏感。放疗的卵巢损伤也很大程度上与放疗剂量有关。研究比较了进行盆腹腔放疗后的女童肿瘤存活者和那些只进行保留生育手术而不放疗的存活者各自群体发生早绝经和不育的风险，结果表明随盆腹腔照射剂量增大，卵巢早衰危险增加：照射剂量<20Gy 相对危险度是 1.02，20~35Gy 相对危险度增至 1.37，>35Gy 时则高达 3.27。对卵巢的放疗，估计杀死

1/2 原始卵泡的致命剂量仅需 2Gy。有研究对放射剂量对小鼠卵巢原始卵泡储存量的直接影响发现，放射后存活的原始卵泡数量受放射剂量影响，这可以解释大剂量放疗致不育是由于原始卵泡全部耗竭，而较低剂量放疗致卵巢早衰是由于原始卵泡部分耗竭。一般来说，细胞具有修复单链 DNA 损伤的能力，而双链 DNA 的损伤可能是细胞凋亡的主要原因。因此最初研究焦点就是放疗通过引起双链 DNA 的裂解以杀死或控制肿瘤细胞。放疗对肿瘤细胞的直接作用是对构成 DNA 或其他细胞结构的原子的直接电离损伤，而其间接作用则是通过氧自由基。通过对水的电离作用形成活性氧，尤其是羟基自由基，增加氧化应激，造成靶细胞的双链 DNA 损伤而凋亡。而对动物的实验研究报道，放疗明显降低组织中的维生素 C 和 E 的浓度，而它们均是非酶类的自然抗氧化物质。因此近年来国内外兴起抗氧化剂对放疗保护作用的热点，其确切效果有待进一步研究。对放疗后患者的妊娠率及妊娠后临床结局的研究发现，随访子代 18 个月以来并未发现明显的躯体缺陷。DOW 等研究了 1624 个乳腺癌放疗患者，23 名患者在 6~84 个月内获得妊娠，其中 22 名获得正常的足月孩子，另一名虽娩出低体重出生儿，但无不良临床结局。

第五节　烟、酒及咖啡对卵泡发育及卵子质量的影响

人们日常接触的最主要的也是无处不在的可变风险来自烟、酒及咖啡,但是由于它们的成分复杂,迄今为止对于上述暴露的流行病学研究存在不一致的结果,值得进一步探讨。

一、烟对卵泡发育及卵子质量的影响

吸烟的流行对生育年龄的女性仍然是一个重要的公共问题。据统计,90% 的吸烟行为开始于青少年时期,而年轻女性吸烟群体在不断加大。据统计,在各地生育年龄女性中吸烟者所占的比例:美国近 30%,加拿大 12% ~ 20%。而在发展中国家,这个比例似乎更高。吸烟造成大气污染并引发系列效应。香烟烟雾中包含超过 4000 种有毒化学物质,包括多环芳烃(polycyclic aromatic hydrocarbons,PAHs)如苯并芘(benzuo[a]pyrene,B[a]P)、3-甲基胆蒽(3-methylcholanthrene,3MC)及尼古丁(nicotine)等。据报道,吸烟从多个方面危害生殖健康。研究表明,吸烟与生育力下降和绝经年龄提前有关,并几乎从每个环节危害生殖生理。对于自然受孕的女性,吸烟延长获得妊娠的时间、加速窦卵泡的损耗、导致提前绝经;而对于不孕女性行 IVF 治疗的,吸烟可导致成熟卵泡数减少、受精率及着床率下降,因而降低 IVF 成功率,增加自然流产率。而对不吸烟但其丈夫吸烟的育龄女性研究发现,相比于对照组,观察组的受精率明显下降,提示不仅女性直接吸烟对卵子有直接损害作用,且与吸烟者共同生活也会对卵子产生同样的损害作用。但是由于烟雾的成分复杂,其引起生殖损害的潜在机制仍未完全揭秘。

动物研究表明,吸烟诱导卵巢萎缩、减少原始卵泡数量。在鼠试验中,暴露于烟雾后的小鼠卵子中有 1/3 表现异常。而近年又有证据表明,在人类吸烟可导致血清 AMH 降低,卵巢储备明显下降。在一项小鼠全身暴露于二手烟的实验中,通过检测烟雾暴露小鼠的颗粒细胞中的自噬体,推测导致卵巢储备下降的可能机制是细胞自噬。此外,烟雾暴露的小鼠其卵母细胞透明带较厚、卵子体积缩小、染色体异常几率高。在一项病例对照研究中发现,吸烟者卵子的卵泡内膜与颗粒细胞中血管内皮生长因子(vascular endothelial growth factor A,VEGF-A)水平明显高于对照组,导致卵巢血管化减少,卵泡成熟障碍。而烟雾中各种有毒物质影响卵泡发育及卵子质量,如 PAHs 减少原始卵泡及初级卵泡数量,尤其是 B[a]P 可导致卵泡数量减少并降低 E_2,B[a]P 在芳烃受体诱导细胞色素 P450 家族中的氧化酶作用下转化为 7,8-二氢二醇 9,10-环氧化物,然后与 DNA 鸟嘌呤核苷的 2-氨基群结合形成 B[a]P-DNA 合成物,导致基因突变及卵泡闭锁。研究发现 B[a]P-DNA 合成物可出现在吸烟妇女的颗粒细胞中,提示 B[a]P 可能是吸烟导致卵巢早衰的机制之一。烟雾中毒物可损害卵泡数量、卵子质量,导致卵泡损耗,并可抑制卵泡发育。细胞周期调节因子包括周期蛋白依赖性激酶(cyclin-dependent kinases,Cdks)调节细胞的增殖与凋亡,而研究表明长期暴露于有毒化学物质导致细胞周期调控改变,进而促进卵泡发育异常。另外,烟雾中化学有毒成分还可产生 ROS,包括超氧化物(O_2)及过氧化氢(hydrogen peroxide,H_2O_2)。O_2 又可转化为 H_2O_2。当胞质中 H_2O_2 浓度超过生理阈值的时候,细胞内抗氧化系统会自动清除多余 H_2O_2,而抗氧化系统防御的机制包括酶类如过氧化氢酶、谷胱甘肽过氧化物酶及过氧化物歧化酶(superoxide dismutase,SOD)。氧化应激则反映了 ROS 产物与细胞抗氧化作用的不平衡,导致酶失活,DNA 碎片产生,线粒体 DNA、膜脂质及蛋白质的损伤,最终线粒体功能失常,细胞凋亡。

二、酒精对卵泡发育及卵子质量的影响

酒精同样可能会导致获得妊娠的时间明显延长,既往研究认为,连续 28 天酒精作用会导致生育力下降 4%,且酒精摄入的量与获得妊娠的时间延长成正比,但也有研究认为酒精与生育力无关联。在小鼠研究中,酒精暴露可能造成减数分裂中的纺锤体异常,导致姐妹染色体分离错误,获得胚胎自然流产的几率增高。据报道,女性至少每周一次的一天摄入至少 6 杯酒可增加月经紊乱、痛经、经量增多及经前期不适的几率,且可能导致激素水平改变,比如急性酒精摄入会导致雌激素持续升高,从而负反馈抑制卵泡发育,导致无排卵及黄体功能紊乱。女性大量饮酒可能提高自然流产率,并导致不良妊娠结局,如新生儿 Apgar 评分低、胎儿生长受限、先天畸形及低出生体重;中等量饮酒可能与子宫内膜异位症继发的不孕有关。在人类的体外研究中发现,IVF 的男女任何一方饮酒都会影响结局。女方

饮酒会影响获卵率、临床妊娠与流产率,男方饮酒影响流产与活产率。IVF前一周女性饮酒流产的风险比为2.21,而女性在助孕前一个月内每天超过一次饮酒的,将降低妊娠率、提高流产率(调整后比值比=2.86);男方助孕前一个月或一周每天超过1次饮酒的,其助孕后流产的风险增至2.70与3.99,分别增加5.97及38.04倍。而一项在自然妊娠的人群中研究发现,女性每周饮酒1~5次与生育力下降相关(OR=0.34),病例对照研究显示,平均每周至少3次饮酒将导致自然流产风险翻倍。但该研究中存在问题,因准备怀孕或助孕前女性很少坚持按原来习惯饮酒,因而研究结论有待更大样本量的证实。另有研究认为酒的类型也与妊娠失败有关。备孕当月、前一周及第一周男方每天增加一听啤酒将导致活产率下降(调整后比值比分别为5.49、8.24及45.64)。这可能是啤酒中的特定物质产生的不良结果,其他酒类如红酒、混合饮料、烈酒无明显生殖不良反应,造成这一结果也可能与研究群体中仅摄入极少量啤酒以外的酒有关。因此建议准备怀孕或助孕的双方提前至少一个月戒酒,以期提高受孕及助孕成功率、活产率。但对于酒对生育力影响的具体机制目前仍不明确。

三、咖啡对卵泡发育及卵子的影响

在以往的研究发现,咖啡因可能会降低生育力,每月消耗>3150mg(约每天一小杯)可能会降低约50%生育力,但也有研究提示咖啡因对生育力无明显影响,甚至有文献提示咖啡因还会增加生育力。对于咖啡因的研究因考虑到不同类型的咖啡因、咖啡因的浓度及其他咖啡因来源如巧克力或药物,都可能对既往的研究产生偏倚,且研究样本量局限,因此在下明确的结论前有待更多更深入的研究。

第六节 外界物理因素对卵泡发育的影响

物理因素主要包括电离辐射和非电离辐射、噪声、振动、高温、异常气压等。长期接触这些危害因素并达到一定强度后,不仅会影响职业人群自身的健康,而且可以影响生殖过程,从而影响子代的发育和健康。

一、温度

研究认为,暴露于相对高的温度(如>40℃泡澡或桑拿浴)20分钟以上,就可能造成卵巢的内分泌功能紊乱。长期小幅度的温度升高也可能造成严重的后果。体外研究发现,轻微的温度升高会增加微管形成纺锤体,但更高的温度反而破坏纺锤体。在动物研究中发现,温度升高会抑制细胞分裂,而低温对卵子的影响除了降低卵子的代谢外,主要还影响纺锤体的形态,并对其他细胞器也产生一定影响。研究提示成熟卵子在33℃下纺锤体在5分钟内开始解聚,10分钟内完全消失。而在对卵子的显微操作时发现,温度保持37℃左右,更多的卵子内可观察到纺锤体。由此可见,温度对卵子的功能很重要。但温度差异是否真的对卵子体外受精及进一步的胚胎发育产生影响,仍需更多研究证实。

二、电磁辐射

随着工业、网络、通讯的发展,电磁辐射广泛地存在于人类的生活生产环境之中,已经成为一种新的环境污染,直接影响人类的生活环境和身体健康。基础研究表明,辐射对性腺毒性作用可表现为月经(动情)周期改变、激素合成与分泌异常、酶学代谢异常、细胞膜通透性改变以及相关脏器细胞出现坏死(necrosis)和凋亡(apoptosis)。许多研究由于频率不同,剂量不同,结果也各异。

有研究提示,高功率微波(2.856GHz,40~80mW/cm^2)辐照对大鼠卵巢生殖细胞凋亡有影响,辐照后5分钟即可诱发卵泡内层细胞变性,发育不同阶段的卵泡发生闭锁,黄体细胞发生凋亡;另有研究人体内诊断超声(7.5MHz,13mW/cm^2),对大鼠卵巢持续辐照30分钟,均可诱发卵巢组织细胞凋亡,而且不同发育时期的卵泡内细胞敏感度不同,卵泡内的颗粒细胞对诊断超声的敏感度由高到低依次为:排卵后黄体退化到白体阶段的颗粒黄体细胞、原始卵泡颗粒细胞、生长卵泡颗粒细胞、刚排卵后的颗粒黄体细胞,间质细胞和卵泡膜细胞亦发现明显的凋亡现象;还有研究提示,极低频电磁场(33~50Hz)辐射,能加速卵母细胞的减数分裂但不影响颗粒细胞凋亡,对哺乳动物的生殖能力有修复作用;对大鼠全身暴露于中频电磁场(20kHz,6.2mT)中研究发现其对卵巢组织并无影响;而对高频电磁场(100kHz~300MHz)的电磁辐射研究显示,短期(3天)低剂量暴露可加速卵泡发育与退化,而高剂量暴露则延缓卵泡发育与退化。而亚慢性(56天)暴露可抑制卵泡发育,并促进卵泡闭锁与黄体生成。

三、噪音

噪音泛指在一定环境中不应有而存在的声音,根据频率分为高频、中频、低频噪音,通常用分贝来衡量其强度。噪声作为有害的职业因素广泛存在于以机械生产为主的生产行业中,它对女性生殖健康的影响如月经功能和生殖结局等已经引起了许多学者的关注。不少研究结果表明,长期接触噪声可影响月经功能,如月经周期紊乱、经期异常、经量异常等。有关噪声影响女性生殖功能的机制研究较少,可能通过对女性内分泌的改变而产生作用,有待进一步的研究。

四、光照

衡量光照的物理量为照度,是指每单位面积所接收到的光通量。早期体外研究提示,将豚鼠的卵子在受精前暴露于光照下1小时会明显损害其受精和卵裂能力。但对体内的兔卵子进行光照20~30分钟后,其受精率和着床率未受明显影响。光周期是指动植物对日照长短的规律性变化的反应。光周期对人类生育功能的影响是得到公认的。生育频率和双胎的出现率都显示出季节的相关性。但具体机制不明。

第七节 各种农药、重金属对卵泡发育的影响

各种农药、重金属普遍存在于自然界各个角落,可通过农作物、水、空气等多种途径进入机体,由于其脂溶性导致在机体内不易降解可长期蓄积并通过食物链富集。近来,环境内分泌干扰物(endocrine disruptors,EDs)这一概念被推至风口浪尖,因其广泛、隐蔽及长远后果而引起高度关注,尤其是其对生殖系统的干扰作用。EDs是指一类外源性化学物质进入机体后,能干扰体内正常内分泌物质的合成、释放、转运、代谢、结合、作用和排出等各个过程,其来源包括用于工、农业生产或作为日常生活消费品的各种合成化学物质,包括其中间产物及降解产物,如多氯联苯(polychlorinated biphenyls,PCBs)、二噁英(dioxin)、有机氯杀虫剂和除草剂、烷基酚类化合物、双酚A(bisphenol A,BPA)、邻苯二甲酸酯等。而EDs中的农药成分及重金属成分对卵泡发育的影响尤为常见及严重。

一、各种农药对卵泡发育的影响

农药是指用于防治、控制和消灭一切虫害的化学物质和化合物,目前已广泛应用于农业生产中。农药可以通过空气、水及其在农作物上的残留等多种途径进入环境中,影响生态系统和人类健康,某些农药还具有类雌激素活性。长期农药接触可对人体产生各种危害,如致癌性、免疫功能损害、生殖毒性等。从优生优育的角度来说,研究农药对人体的生殖系统危害有重要意义,与人类的健康和生命安全问题息息相关。近年来,保护环境、减少农药的危害,日趋引起重视,对农药的安全性评价要求更加严格,不仅观察一般长短期毒性,还在不断探求农药对生殖发育的影响。农药依据其化学成分,可以分为无机农药和有机农药。当前对其生殖毒理研究较多的农药是有机磷和有机氯类农药。

1. 有机磷 有机磷农药的产量占我国农药总量的50%以上,全世界总量的1/3。随着有机磷农药的广泛使用,其在蔬菜水果等食物中的残留现象也较为普遍,某些食品特别是蔬菜、水果的有机磷农药残留超标率可达13.12%~25.18%。有机磷农药对卵巢组织毒性作用的机制可能是直接对卵巢产生毒性或通过干扰下丘脑-垂体-卵巢轴任何阶段的激素水平,诱导卵巢衰退性变。有研究表明乐果和长效磷可明显减少卵泡数目,并增加闭锁卵泡数目。有敌百虫染毒剂小鼠试验研究提示,其可干扰或抑制小鼠卵母细胞的减数分裂,降低卵母细胞第一极体的释放,抑制卵母细胞体内成熟,降低其受精能力。有机磷农药还可诱导生殖细胞异倍体的发生。推测其潜在机制可能为脂质过氧化和氧化损害的诱导作用。敌百虫暴露可能诱导卵子发生过程中减数分裂Ⅰ染色体不分离,而低剂量暴露主要引起减数分裂Ⅱ染色单体分离错误,导致卵母细胞异倍体。研究认为,敌百虫诱导卵母细胞异倍体可能机制为:抑制卵母细胞乙酰胆碱酯酶,导致乙酰胆碱过多蓄积而诱导卵母细胞膜去极化和Ca^{2+}释放,干扰卵母细胞内Ca^{2+}的动态平衡,诱导异常的纺锤体形成和减数分裂Ⅱ后期过早的姊妹染色单体分离;通过DNA影响甲基化、抑制DNA修复酶或诱导异常修复的DNA,导致染色体分离异常;诱导异常的纺锤体微管蛋白磷酸化,改变微管蛋白的生化特征及稳定性,在卵母细胞钙离子依赖蛋白激酶作用下,扰乱

纺锤体作用,诱导染色单体过早分离。

2. 有机氯　有机氯具有脂溶性、在环境中难降解以及生物富集等特性,影响人类健康,目前大多已被禁用。但由于它们在环境中难降解,通过生物链放大,最后经皮肤、呼吸道和消化道进入体内,在脂肪组织中贮存,对人类健康的潜在威胁仍将持续相当长的一段时间。许多研究报道了有机氯农药被禁后在环境(水和土壤等)、食品和乳汁中的残留水平。有机氯是具有类雌激素活性的农药,对内分泌产生很大的干扰。改变正常的激素水平、破坏正常的排卵周期、降低生育能力、胎儿发育异常等。对于不同的生物体而言,由于个体的耐受性、接触污染物的剂量和时间以及在生命过程的不同时期暴露于污染物的方面的差异所导致的后果也不同。研究人群职业暴露和对野生动物生态学的相关证据显示,长期接触环境中的雌激素类农药会造成机体的神经内分泌调节功能受损,导致正常激素分泌的平衡被打破。其作用的可能机制是:破坏细胞结构;身为一类激素类似物可以直接干扰正常激素代谢,包括激素的合成、转运、储存、释放或清除等各个过程;通过生物转化直接形成有毒物质。研究表明,DDT 和 BHC 及其代谢产物具有内分泌干扰作用,并具生殖与发育毒性,但机制并不相同。p,p'-DDE 是由 DDT 脱去氯化氢而生成,是 DDT 在环境中降解的主要残留产物,同时也是环境中和机体内最难以被消除的DDT 代谢产物,β-BHC 为六六六在环境、动植物和人体内残留的主要代谢产物,在大多数生物体内血液、脂肪等组织均可检出,是其同系物中残留期最长的代谢产物。p,p'-DDT 与雄激素竞争性结合雄激素受体而具有抗雄激素作用。β-BHC 虽不与雌二醇(estradiol)竞争结合雌激素受体,但可能与有丝分裂原蛋白激酶(mitogen-activated protein kinase,MAPK)活化有关,MAPK 将转录因子磷酸化后,MAPK 或磷酸化后的转录因子进入核内调节与生殖和发育有关的基因转录而产生雌激素样作用。但p,p'-DDE 和 β-BHC 联合作用产生的效应及机制仍不清楚。

二、重金属对卵泡发育的影响

研究发现生殖系统对重金属及其化合物的作用非常敏感,往往在其他系统尚无反应时,即出现了生殖功能障碍。由于被损害的生殖过程所处阶段不同,其后果亦各异,现为不孕、死胎、后代发育迟缓、结构异常、功能障碍以及儿童期肿瘤等。重金属及

其化合物的生殖毒作用不仅涉及接触者,而且还会影响后代,已引起学者们的广泛关注并进行了大量的研究,目前研究报道比较集中的是铅、镉、汞、锰、钼对生殖的影响。

(一)铅

铅不是人体必需的微量元素,是一种具有神经毒性的重金属,可经过呼吸道、消化道及皮肤渗透作用进入人体,蓄积在各组织中。普通人群的铅暴露主要来自汽车尾气、染料、化妆品、蓄电池、垃圾焚烧等空气污染。长期接触低浓度的铅可导致免疫、生殖和神经等系统的损伤。流行病学研究发现铅对激素水平有影响,既有生殖毒性,还有妊娠毒性,能通过胎盘屏障对胚胎产生毒性作用,增加自然流产和早产率。研究提示,铅在较高浓度时可抑制卵母细胞的成熟和受精能力,降低卵母细胞的质量及影响胚胎的发育潜能,还有研究显示铅能抑制胚胎的着床。重金属铅对卵母细胞的生发泡破裂并没有影响,而是明显地降低了小鼠超排卵的卵母细胞数,抑制第一极体的释放。铅对细胞内 Ca^{2+}、Mg^{2+} 有竞争性拮抗作用,从而干扰微管的正常合成,抑制纺锤体的正常形成和有序的细胞分裂,因而抑制卵母细胞成熟。

(二)镉

镉广泛存在于生产和生活环境中,空气中的镉污染主要来自含镉矿的开采和冶炼,煤、石油的燃烧以及城市垃圾、废弃物的燃烧等均可造成大气镉污染。工厂排出的含镉废水,镉尘沉降于土壤是环境镉污染的主要来源。很少量进入人体即可通过生物放大和生物积累作用,对肾、肺、肝、睾丸、脑以及血液系统均可产生毒性,并具有一定的致癌和致突变性。镉在体内的半衰期长达 10～35 年,易造成体内蓄积。环境中的镉与生殖健康的关系日益受到重视。流行病学表明,接触镉女工的月经周期明显紊乱,未成年女工尤为突出,可致原发性闭经或卵巢早衰。镉可在卵巢中蓄积,可直接作用于卵巢,引起出血、萎缩等病理改变;其对卵母细胞损害,主要表现为成熟卵泡减少或空泡变化,闭锁卵泡增多,干扰排卵和受精过程,抑制卵巢颗粒、黄体细胞类固醇激素的生物合成,影响卵巢内分泌功能,对雌激素受体、孕激素受体及其基因表达产生不同的影响。文献报道,体外培养的人颗粒细胞暴露氯化镉可以引起颗粒细胞形态学的改变。暴露 1.2μg/ml 以上氯化镉可以引起卵泡存活率下降,异常卵泡出现率升高;暴露 1.6μg/ml 氯化镉后可以引起有腔卵泡形成率和

卵冠丘复合体(cumulus oocyte complexes,COCs)排出率下降,说明氯化镉影响卵泡颗粒细胞的增殖和分化致使卵泡腔形成率下降,卵泡颗粒细胞没有分泌透明质酸,使卵丘细胞不发生黏液化,损害了卵丘细胞扩展,致使COCs排出率低。结果表明,高浓度氯化镉可以改变颗粒细胞分化和卵泡发育,抑制卵泡颗粒细胞分泌孕激素,影响排卵。

(三)汞

汞是一种广泛分布于环境中的有毒重金属,世界卫生组织(World Health Organization,WHO)已将其列为首要考虑的环境污染物。汞可以通过空气、饮水、食物等途径进入到人体产生毒性作用。汞对生殖系统的毒性作用不仅涉及接触者而且还会影响后代,因而引起人们的高度重视。有关人群的流行病学调查资料显示,汞可导致女性月经周期紊乱,无排卵期延长,并可干扰神经内分泌调节功能,影响卵巢功能。对雌性小鼠的研究发现,接触汞后,卵巢内与能量产生有关的ATP酶水平和活性显著下降,而与DNA损伤后修复合成有关的DNA聚合酶水平和活性显著增高,说明汞对卵巢线粒体功能的破坏导致其能量产生受阻、DNA片段缺失,从而影响卵巢功能。且汞的危害与摄入的剂量有关。如果摄入量超过阈剂量,可引起雌性机体产生急性、亚急性中毒。

(四)锰

锰是机体内必需的微量元素之一,是许多代谢酶的重要的组成成分或是酶的激动剂,参与许多生物化学反应。在工矿业生产作业是接触的主要途径。锰主要通过呼吸道进入机体,并对人的神经、生殖、呼吸等系统产生不同程度的损害。锰对女性生殖功能的影响主要表现在对卵巢功能的影响,并可通过胎盘屏障进入胎体影响子代。有关研究显示40.2%锰作业女工月经异常率高,性欲减退,性生活持续时间缩短等,其子代先天畸形率高。据报道,每天给予大鼠低于最低毒性剂量的氯化锰6个月后,雌性大鼠的卵子发育在原始卵泡期受阻。国外有文献报道,给大鼠气管注射乙撑双二硫代氨基甲酸锰后引起卵泡闭锁的数目增加,卵泡发育的主要部分和内分泌结构遭受破坏,卵泡内颗粒细胞、膜细胞和间质组织受损。有关锰对雌性生殖系统的作用机制研究较少。

(五)钼

钼是动物机体进行正常生命活动不可缺少的必需微量元素之一,是动物体内醛氧化酶、亚硫酸氧化酶、黄嘌呤氧化酶等多种酶的活性组分。在工业生产中的用途十分广泛,电子产品、玻璃、瓷、润滑剂、颜料、冶金业以及医院化学试剂都要用到钼。早期研究认为,高剂量钼引起大鼠发情周期延长并对大鼠胚胎发育造成了一些不利影响。目前有研究认为,钼对卵巢功能及MⅡ卵子的质量同时起到营养和毒性双重作用,并呈剂量相关性。低剂量的钼可能改善卵质量,而高剂量钼可损害卵巢功能及MⅡ卵子的质量,这种作用的机制可能是卵巢氧化损伤引起。卵巢内细胞凋亡受性类固醇调节。钼酸盐直接与类固醇激素受体作用,稳定雄激素和雌激素受体,并阻止受体失活或变构,摄入高剂量的钼可能会扰乱雌激素的代谢途径,进而影响卵巢的重量。高剂量钼可造成卵巢内卵母细胞和颗粒细胞中的线粒体一定程度的损伤,同时在超微结构上表现卵母细胞的胞质中细胞器体积较小、形态异常、肿胀且嵴变形,卵巢内卵母细胞和颗粒细胞的线粒体受损,出现空泡化、轻度肿胀、嵴消失和膜的完整性缺失的现象。但目前此类研究极少,且还不清楚该现象的作用机制。

(李脉　相文佩)

参 考 文 献

1. JG Grudzinskas,JL Yovich. Gametes-The Oocyte. USA:Press Syndicate of the University of Cambridge,1995:307-309,318-322.

2. Alan O Trounson,Roger G Gosden. Biology and Pathology of the Oocyte. USA:The Press Syndicate of the University of Cambridge,2003:305-312.

3. 庄广伦. 现代辅助生育技术. 北京:人民卫生出版社,2005:105-114.

4. Watson CS,Gametchu B. Membrane-initiated steroid actions and the proteins that mediate them. Proc Soc Exp Biol Med,1999,220:9.

5. Costa LOB,Mendes MC,Ferriani RA,et al. Estradiol and testosterone concentrations in follicular fluid as criteria to discriminate between mature add immature oocytes. Braz J Med Biol Res,2004,37(11):1747-1755.

6. Kezele P,Skinner MK. Regulation of ovarian primordial follicle assembly and development by oestrogen and progesterone:endocrine model of follicle assembly. Endocrinology,2003,144:3329-3337.

7. Peluso JJ. Progesterone as a regulator of granulosa cell viability. J Steroid Biochem Molec Biol,2003:167-173.

8. Steckler T,Wang J,Bartol FF,et al. Fetal programming:prenatal testosterone treatment causes intrauterine growth retardation,reduces ovarian reserve and increases ovarian follicular recruitment. Endocrinology,2005,147(7):3185-3193.

9. Aritro Sena, Hen Prizant, Allison Light, et al. Androgens regulate ovarian follicular development by increasing follicle stimulating hormone receptor and microRNA-125b expression. Proc Natl Acad Sci USA, 2014, 111(8):3008-3013.

10. Manjari Mishraac, Vivek Mishraa, Bhushan P Chaudhuria, et al. Anomalies in ovary following oral exposure to oxytocin: Mechanistic studies. Reprod Toxicol, 2013, 40:24-34.

11. JE Fortune, GM Riveral, MY Yang. Follicular development: the role of the follicular microenvironment in selection of the dominant follicle. Anim Reprod, 2004, 82-83:109-126.

12. Amarin Narkwichean, Walid Maalouf, Bruce K Campbell. Efficacy of dehydroepiandrosterone to improve ovarian response in women with diminished ovarian reserve: a meta-analysis. Reprod Biol Endocrin, 2013, 11:44.

13. Ann E Drummond. The role of steroids in follicular growth. Reprod Biol Endocrin, 2006, 4:16.

14. Yu ZW, Erikss on JW. The upregulating effect of insulin and vanadate on cell surface insulin receptors in rat adipocytes is modulated by glucose and energy availability. Horm Metab Res, 2000, 32(8):310-315.

15. Sakoda H, Ogihara T, Anai M, et al. Dexamethas one-induced insulin resistance in 3T3-L1 adipocytes is due to inhibition of glucose transport rather than insulin signal transduction. Diabetes, 2000, 49:1700-1708.

16. T Shimizu, C Murayama, N Sudo, et al. Involvement of insulin and growth hormone(GH) during follicular development in the bovine ovary. Anim Reprod Sci, 2008, 106:143-152.

17. J Kobayashi, H Mizunuma, N Kikuchi, et al. Morphological assessment of the effect of growth hormone on preantral follicles from 11-day-old mice in an in vitro culture system. Biochem Biophys Res Commun, 2000, 268:36-41.

18. Katherine S Hackbart, Pauline M Cunha, Rudelle K Meyer, et al. Effect of Glucocorticoid-Induced Insulin Resistance on Follicle Development and Ovulation. Biol Reprod, 2013, 88(6):153,1-12.

19. Runq E, Friberq PA, Shao R, et al. Progesterone receptor antagonists and statins decrease de novo cholesterol synthesis and increase apoptosis in rat and human periovulatory granulose cellsin vitro. Biol Reprod, 2005, 72(3):538-545.

20. Yousef MI, Abdallah GA, Kamel KI. Effect of ascorbic acid and Vitamin E supplemen tation on semen quality and biochemical parameters of male rabbits. Anim Reprod Sci, 2003, 76:99-111.

21. Irit BA, Israel Meizner, Tal Granot, et al. Chemotherapy-Induced Ovarian Failure as a Prototype for Acute Vascular Toxicity. Oncologist, 2012, 17:1386-1393.

22. Volkan Turan, Kutluk Oktay. Sexual and fertility adverse effects associated with chemotherapy treatment in women.

Expert Opin. Drug Saf. [Early Online], 2014, 13(6):1-9.

23. Dror Meirow MD, Hannah Biederman BSc, Richard A. Anderson, et al. Toxicity of Chemotherapy and Radiation on Female Reproduction. Clin Obstet gynecol, 2010, 53(4):727-739.

24. Paixao LL, Gaspar-Reis RP, Gonzalez GP, et al. Cigarette smoke impairs granulosa cell proliferation and oocyte growth after exposure cessation in young Swiss mice: an experimental study. J Ovarian Res, 2012, 5:25.

25. AP Sobinoff, EL Beckett, AG Jarnicki, et al. Scrambled and fried: Cigarette smoke exposure causes antral follicle destruction and oocyte dysfunction through oxidative stress. Toxicol Appl Pharm, 2013, 271:156-167.

26. Kira C Taylor, Chanley M Small, Cella E Dominguez, et al. Alcohol, Smoking, and Caffeine in Relation to Fecundability, with Effect Modification by NAT2. Ann Epidemiol, 2011, 21:864-872.

27. Hillary Klonoff-Cohen, Phung Lam-Kruglick, Cristina Gonzalez. Effects of maternal and paternal alcohol consumption on the success rates of in vitro fertilization and gamete intrafallopian transfer. Fertil Steril, 2003, 79(2):330-339.

28. Sobinoff AP, Pye V, Nixon B, et al. Adding Insult to Injury: Effects of Xenobiotic-Induced Preantral Ototoxicity on Ovarian Development and Oocyte Fusibility. Toxicol. Sci, 2010, 118:653-666.

29. Mahadevaswaswami MP, Kaliwal BB. Effect of dimethoate administration schedules on compensator ovarian hypertrophy, follicular dynamics, and estrous cyclin hemicastrated mice. J Basic Clin Physio Pharmacol, 2002, 13(3):225-248.

30. Raorp, Kaliwal BB. Monocrotophos induced dysfunction on estrous cycle and follicular development in mice. Ind Health, 2002, 40(3):237-244.

31. Cukurcam S, Sun F, Betzendahli, et al. Trichlor fon predisposes to aneuploidy and interferes with spindle formation in vitro maturing mouse oocytes. Mut Res, 2004, 564(2):165-178.

32. Quillet L, Besaury L, Popova M, et al. Abunance diversity and activity of sulfate-reducing prokaryotes in heavy metal-contaminated sediment from a salt marsh in the Medway Estuary(UK). Mar Biotechnol, 2012, 14(3):363-381.

33. Kitana N, Callard IP. Effect of cadmium on gonadal development in freshwater turtle Trachemys scripta Chrysemys picta embryos. J Environ Sci Health A Tox Hazard Subst Environ Eng, 2008, 43(3):262-271.

34. Bi CM, Zhang YL, Liu FJ, et al. The effect of molybdenum on the in vitro development of mouse preimplantation embryos. Syst Biol Reprod Med, 2012, 59(2):69-73.

临床篇

第二篇

第二篇 临床检验

第十一章

内分泌和代谢疾病与卵泡及卵子发生

第一节 高泌乳素血症

高泌乳素血症(hyperprolactinemia,HP)是由持续的泌乳素(prolactin,PRL)升高(>30ng/ml 或 880mU/L 或 1.14nmol/L)引起的一系列病理生理改变,临床特征在女性主要表现为月经异常、溢乳和不孕;在男性则主要表现为性欲下降、阳痿和乳房女性化。生理性、药理性、病理性或者特发性因素等均可引起高泌乳素血症,正常成人中发生率为 0.4%,不孕 女性中发生率为 9%~19%,PCOS 患者中约 17% 存在高泌乳素血症,偶见于儿童和青少年。

一、病因

(一) 生理性

PRL 是应激激素,其分泌有昼夜节律性,入睡后分泌逐渐增多,清晨睡醒前达到峰值,睡醒后迅速下降,上午 10 点~下午 2 点降至谷值。PRL 的分泌与性别、年龄密切相关,但其分泌并不随月经周期而变化。但有研究显示,一些妇女在月经周期的中期 PRL 水平升高,而在卵泡期 PRL 水平则降低。正常女性妊娠期间垂体增大,PRL 分泌大量增多,妊娠末期其水平可上升至未孕时的 10 倍,为产后哺乳作准备,分娩后 PRL 则逐渐下降,如果不哺乳,产后 4 周可降至正常。正常生理状态下,高蛋白饮食、运动、紧张、性交活动、乳头刺激和睡眠障碍等均可引起生理性 PRL 水平升高;在应激状况下(如手术、低血糖、心梗、晕厥、外伤等)PRL 分泌通常升高 1~2 倍,持续时间少于 1 小时。

(二) 药理性

多巴胺(dopiamine,DA)与垂体泌乳素细胞表面的多巴胺 D2 受体结合,可抑制泌乳素的合成与分泌。凡是干扰 DA 合成、代谢、重吸收或阻断 DA 与其受体结合的药物,均可通过拮抗泌乳素抑制因子

(prolactin inhibitory factor,PIF)或增强泌乳素释放因子(prolactin releasing factor,PRF),促进 PRL 分泌导致高泌乳素血症,此类情况血清 PRL 水平一般都低于 4.55nmol/L。常见药物有:多巴胺耗竭剂:甲基多巴,利血平;多巴胺转化抑制剂:阿片肽、吗啡、可卡因等麻醉药;多巴胺重吸收阻断剂:诺米芬辛;二苯氮类衍生物:苯妥英、地西泮等;组胺和组胺 H1、H2 受体拮抗剂:5-羟色胺、苯丙胺类、甲氰咪胍等;单胺氧化酶抑制剂:苯乙肼等;血管紧张素转换酶抑制剂:依那普利等;若长期使用雌激素或避孕药,药物可直接作用于垂体泌乳素细胞,使 PRL 合成与释放增加,致 PRL 升高;此外,一些常见的具有安神、止惊作用的中草药如六味地黄丸、安宫牛黄丸等亦会引发泌乳素分泌增多。

(三) 病理性

病理性 PRL 升高主要见于下丘脑-垂体病变、系统性疾病、异位 PRL 生成等原因。

1. 下丘脑病变 下丘脑或邻近部位的肿瘤(颅咽管瘤、神经胶质瘤)、下丘脑炎症或破坏性病变(脑膜炎、结核、组织细胞增多症或头部放疗)、头部外伤引起的垂体柄切断和下丘脑功能失调(假孕)等均引起 PRL 分泌的增高,出现溢乳。

2. 垂体疾病 包括垂体的肉芽肿性疾病(肉样瘤病、结核、嗜酸细胞性肉芽肿病)、垂体肿瘤(颅咽管瘤、错构瘤、胶质瘤、生殖细胞瘤、转移瘤)、头颅照射、垂体柄切除、空蝶鞍综合征、垂体血管性病变(动脉瘤、动静脉畸形、淋巴细胞性垂体炎)。

泌乳素腺瘤约占全部垂体腺瘤的 45%,是最常见的垂体功能性腺瘤,也是病理性高泌乳素血症最常见的原因。泌乳素腺瘤多为良性肿瘤,根据瘤体直径可分为微腺瘤(肿瘤直径≤10mm)和大腺瘤(肿瘤直径>10mm)。影像学诊断技术如 CT、MRI 的

进展使早期发现垂体微小腺瘤成为可能。

其他肿瘤如生长激素瘤、促肾上腺皮质激素瘤等可引起促甲状腺激素释放激素的升高,反馈性刺激 PRL 分泌增加。除此之外,其他阻断垂体柄门脉系统的疾病,如空蝶鞍综合征、结节病、肉芽肿病、炎性病变等均可使正常垂体受挤压,影响门脉血流,从而降低垂体前叶 DA 浓度,引起 PRL 升高。

空蝶鞍综合征(empty sella syndrome,ESS)是指各种病理性原因所导致的蛛网膜下腔疝入蝶鞍内,蝶鞍内充填脑脊液、蝶鞍扩大,鞍内垂体组织受挤压而引起的一系列临床表现的综合征。(详见第三节脑垂体疾病)

2005 年国际垂体学会相关领域的专家共同制定了垂体泌乳素腺瘤的诊疗指南,在此基础上,2006 年我国相关领域的专家拟定了中国高泌乳素血症的诊疗规范指南,对高泌乳素血症的诊疗进行规范化管理,2011 年 2 月我国内分泌学会公布了最新的高泌乳素血症的临床诊疗指南,对高泌乳素血症的诊断和治疗提出了新的建议。

3. 其他系统性疾病　原发性甲状腺功能减退、肾功能不全、严重肝病、肝硬化、神经源性胸壁病变、带状疱疹神经炎均可刺激垂体 PRL 合成与分泌增加,导致高 PRL 血症。有 1/3 肾病患者因泌乳素的清除减少和生成增加出现高泌乳素血症,透析并不能改变血清泌乳素的水平,肾移植后泌乳素可以恢复正常。

(四) 特发性

特发性高泌乳素血症(idiopathic hyperprolactinemia,IH)是指血清 PRL 显著升高(通常<4.55nmol/L),垂体或中枢神经系统检查阴性,也无任何增加血 PRL 水平的其他原因而伴有溢乳、月经稀发、闭经等症状。发病多因患者的下丘脑-垂体功能紊乱,从而导致泌乳素分泌增加,部分患者可能与有免疫活性而无生物活性的巨分子泌乳素有关。

循环中的泌乳素 85% 是单体分子(23.5kDa),但也有以共价键结合的双分子“大泌乳素”(50kDa),以及多分子“巨大泌乳素”(150kDa)。巨大泌乳素的生物活性很低,无症状的高泌乳素血症患者应考虑到巨泌乳素血症的可能。回顾性研究发现,高泌乳素血症患者中 40% 伴有巨泌乳素血症。少数巨泌乳素血症患者也可以出现高泌乳素血症表现,20% 有溢乳,45% 月经稀少或闭经,20% 有垂体瘤。

二、PRL 的分泌、调节和功能

(一) PRL 的分泌及生理作用

PRL 是由腺垂体的泌乳细胞分泌的由 198 个氨基酸组成的多肽激素,和其他垂体前叶分泌的激素不同,泌乳素的分泌主要受到下丘脑释放入门脉循环的多巴胺(PRL 抑制因子)的抑制性调节,与外周激素没有直接和间接的负反馈。由于多巴胺和 Gn-RH 对同一刺激或抑制作用常同时发生效应,因此,当 GnRH 的分泌受到抑制时,可出现促性腺激素水平的下降,而 PRL 水平上升。

PRL 的生理作用极为广泛和复杂。在人类,PRL 主要是促进乳腺分泌组织的生长、发育,启动和维持泌乳活动,并且使乳腺细胞合成的蛋白增多。此外,泌乳素可影响性腺功能。

(二) PRL 与卵泡发育

卵泡发育过程中,卵泡液中 PRL 水平会有明显变化;高 PRL 血症不仅对下丘脑促性腺激素释放激素(GnRH)及垂体卵泡刺激素(FSH)、黄体生成素(LH)的脉冲式分泌有抑制作用。体外实验证实,对卵巢进行 PRL 灌注后,卵巢合成孕激素和雌激素的能力被明显抑制,进而导致卵泡发育及排卵障碍。动物研究发现 PRL 对大鼠的黄体功能有营养作用,Carson 及 McNatty 收集 IVF 超促排卵后卵泡液的研究发现,适量的 PRL 促进黄体酮的产生。但当 PRL 水平异常增高时,常表现抑制性作用。此外,人类 B 淋巴细胞、T 淋巴细胞和自然杀伤(NK)细胞表面均有泌乳素受体的表达,PRL 通过与其受体结合可参与调节免疫功能。

三、临床表现

高 PRL 血症的临床表现因患者年龄、性别和泌乳素升高的情况而不同。女性较男性患者发病早且症状明显。女性患者的主要临床表现有:月经稀发或闭经,溢乳,性欲下降,不孕和骨密度降低。

(一) 月经稀发与闭经

85% 以上患者有月经紊乱,在青春期前或青春早期的女性可出现原发性闭经,生育期后以继发性闭经最多见,也可表现为月经量少、稀发或无排卵性月经;月经频发及功能失调性子宫出血较少见。卵巢功能改变以无排卵性月经最多见,也可出现黄体期缩短、黄体功能不足,从而导致不孕及不育。

(二) 溢乳

发生率约 70% ~98%,是本病的特征之一。由于 PRL 作用于腺体并刺激乳汁分泌,2/3 患者会在非妊娠、非哺乳期出现溢乳。分泌的乳汁似初乳样或水样、浆液样、黄色或白色,多数情况下分泌量不多,通常只有在挤压下才有乳汁流出,重者可自行流出。可以是单侧乳房,也有双侧乳房,溢乳量与体内 PRL 水平增高的程度无关。值得注意的是,不是所有高 PRL 血症的患者都有溢乳,也不是所有溢乳的患者的血 PRL 增高。

(三) 不孕与不育

可表现为原发性不孕或继发性不孕。其主要原因是卵泡发育不良、不排卵或未破裂卵泡黄素化综合征,黄体功能不全可导致反复流产而不育。通过测量基础体温曲线及内分泌激素了解卵泡生长或排卵,以及排卵后黄体期是否过短。必要时进行超声检查,监测排卵或排卵后卵泡黄素化囊肿。

(四) 头痛、眼花和视觉障碍

垂体微腺瘤增大明显时,由于脑脊液回流障碍及周围脑组织和视神经受压,可出现头痛、眼花、呕吐、视野缺损及动眼神经麻痹等症状。

(五) 性功能改变

垂体 LH 和 FSH 的分泌受到抑制,出现低雌激素状态,表现为性欲减低,当 PRL 降到正常时,这些患者中的大多数可以恢复正常的性欲和性功能。

(六) 骨密度下降

HP 所致的继发性低雌激素可导致骨质疏松。有报道认为约 25% 的高泌乳素血症的女性患者出现脊柱骨密度(spinal bone mineral density, BMD)下降,而月经正常的患者的 BMD 正常。

四、诊断

主要包括确定存在 HP 和确定病因。

(一) PRL 的测定

由于 HP 的诊断是以血清泌乳素测定值为基础的,因而实验室的检测技术需要准确、可靠并符合国家标准。不同实验室使用不同的检测方法及试剂盒可能会导致检测值上的误差,所以检测时必须确保血清样本在离心前完全充分凝集,以充分去除纤维蛋白的干扰,之后使用超速离心的方法去除血脂。每个实验室均应具有严格的质控标准,并建立本实验室界定 HP 的标准。

此外,由于血清 PRL 的分泌呈脉冲式,并且其分泌具有昼夜节律性,故应在每天的低谷分泌期采血,即上午 10~11 时为宜,检查前应空腹,检查当日晨禁性交,采血前应嘱患者安静 1 小时后再取血,以排除应激、运动对测定的干扰。

(二) 确定病因

1. 病史采集 详实的病史采集有助于临床医师排除生理性、药物性因素,明确血清高 PRL 的来源,并初步判断是否存在病理性原因,并给予相应的治疗。详细询问有无月经稀发、闭经,了解溢乳发生的时间和量,了解其分娩及哺乳史,了解既往病史和家族史;询问有无服用抗精神病药物、镇静药、胃动力药或避孕药等;有无甲状腺、肾、胸壁等疾病。询问采血时是否处于应激状态(运动、性交、精神情绪波动)等。

2. 体格检查 应常规挤压乳头了解有无溢乳。全身体格检查要注意视力、视野有无改变,有无多毛、肥胖、高血压等相关体征。

3. 实验室检查 除 PRL 检测之外,还应根据病史进行妊娠试验、甲状腺功能、肾功能、性激素、生长激素、ACTH 以及 DHEA 等的测定,以协助诊断病因。

4. 影像学检查 当血清 PRL 水平轻度升高而未发现明确病因或 PRL>4.55nmol/L 时,应进行蝶鞍区磁共振成像(magnetic resonance imaging, MRI)或计算机体层摄影(computed tomography, CT)扫描检查,有助于早期发现垂体腺瘤,目前高分辨 CT 和 MRI 已能诊断 3mm 的微小腺瘤。

5. 视野检查 垂体腺瘤可能侵犯或(和)压迫视交叉。视野检查对确定垂体瘤的大小、扩展部位是简单、低廉、有价值的检查。对巨腺瘤患者可作为常规筛查,尤其适用于孕妇。

6. 2011 年内分泌新指南中对于 HP 的诊断有如下推荐意见:

(1) 排除血清样本采集中由静脉穿刺导致的应激因素外,单次测定血清泌乳素水平高于正常上限即可诊断,不推荐将动态监测泌乳素用于诊断高泌乳素血症。

(2) 对于无症状的高泌乳素血症患者,要进行巨泌乳素的筛查,后者是存在于少数人中,缘于无生物活性但是有免疫性的泌乳素。

(3) 如果存在巨大的垂体肿瘤,但是泌乳素只有轻度升高,需要对血清样本进行连续性稀释以排除钩状效应或由于放免法导致的假性低泌乳素水平。

五、治疗

(一) 治疗原则

高泌乳素血症的治疗应根据其病因决定,在排除生理性和药理性高泌乳血症的因素后,根据患者血清 PRL 的水平、临床症状及体征、有无生育要求等进行选择。

对异位妊娠、恶性肿瘤等引起的异位 PRL 分泌,需要针对原发病进行治疗;若 PRL 轻度升高,月经规律暂无生育要求者可暂行观察;若伴有闭经、低雌激素状态、不孕,或检查存在垂体微腺瘤等,则应首选药物治疗。若检查结果显示存在垂体巨腺瘤,并引起了压迫症状出现视野缺损、头痛呕吐,并且药物治疗效果不佳或不能耐受药物治疗者可考虑采用手术治疗;若垂体巨腺瘤不适于手术者可采用放疗。治疗的目标是使瘤体减小,抑制 PRL 的过多分泌,使血清内 PRL 水平降至正常,以期恢复排卵和正常月经节律,有利于受孕,同时减少病理性乳汁分泌。

(二)药物治疗

1. 多巴胺受体激动剂的治疗适用于有月经紊乱、不孕和(或)不育、溢乳、骨质疏松及头痛、视交叉受压或其他脑神经压迫症状的所有 HP 患者,包括垂体泌乳素腺瘤。常用的药物有溴隐亭(bromocriptine,BCT)、卡麦角林(cabergoline)和喹高利特(quinagolide)。治疗以口服为主,若口服不能耐受,也可阴道用药。药物的选择应该因人而异,原则是副作用小,并且从小剂量开始,逐渐递增至维持量,停药时也应逐渐递减。

(1)溴隐亭于 1969 年开始应用,1973 年正式上市,是第一个选择性多巴胺受体激动剂。该药能有效地减小泌乳素瘤的体积,抑制 PRL 分泌,恢复性腺功能,除主要用于治疗高泌乳素血症外,还用于肢端肥大症及帕金森病的辅助治疗。治疗初始剂量为 2.5mg,每天 1 次或每天 2 次口服。若 PRL 水平不能降至正常,可增加剂量至每天 7.5~10mg,大剂量时应每天分 2~3 次给予。由于药物通过胆汁排泄,所以应用前要注意检查肝胆功能。其不良反应如恶心、幻觉、头晕、头痛、鼻塞、便秘等常见,但不严重。既往认为多巴胺受体激动剂最严重的副作用是体位性低血压,近来研究有不同的观点,认为精神神经症状才是药物的最严重并发症,患者可能出现幻听、妄想和情绪变化,多在停药后好转。副作用多出现在开始用药或加量时。用药期间需要监测症状和血清 PRL 水平以及时调整用药。通常用药 3 个月为 1 疗程,一般服药治疗 4 周血 PRL 下降明显,治疗 7~8 周后 70%~90% 的患者可停止溢乳并恢复排卵性月经。对于希望妊娠的患者,应尽量减少胎儿对药物的暴露,一般 2.5mg/d 直至妊娠停药,或 B 超监测下仅在卵泡期用药,排卵后停药。对于垂体

巨腺瘤者,一般 5~7.5mg/d 可使肿瘤迅速缩小,但个别患者需要长期大剂量用药,若剂量增至 10mg/d 治疗 3 个月后仍不能使肿瘤缩小,尤其对于视力受影响者,应重新考虑是否诊断为非泌乳素腺瘤或混合性垂体腺瘤,是否需改用其他治疗(如手术治疗)。若治疗 3 个月巨腺瘤缩小,但血清 PRL 仍较高(≥45.5nmol/L 以上),应想到肿瘤的局部浸润,需复查影像学。另外,注意避免停药戒断现象,因停药后可出现垂体泌乳素回升或泌乳复发等使病情反复,所以应低剂量维持服药。若血清 PRL 水平降至正常且患者无症状 2 年以上,可在医师指导下逐渐停药或者间断使用 DA 受体激动剂治疗,并且停药后每 6 个月检测一次血 PRL 值,同时应嘱托患者注意自身症状,再发时及时就诊。

(2)卡麦角林是一种特异性多巴胺 D2 受体激动剂,是溴隐亭的换代药物。经口服给药,半衰期长,每周服 1~2 次即可,疗效更强,胃肠反应轻,耐受性更好。高泌乳素血症患者口服卡麦角林 1~2mg/周和溴隐亭 5~10mg/d 的疗效相当,且前者停药后,PRL 能较长时间地稳定在正常范围。

(3)甲磺酸 α-二氢麦角隐亭(克瑞帕)是新一代高选择性多巴胺 D2 受体激动剂,其在麦角碱分子上的结构改良——在 C9 和 C10 位置的双链结构,使其具有杰出的多巴胺能活性,并且避免了对肾上腺素能及血清素通道的交叉作用。服药方法:初始治疗患者克瑞帕从 5mg(1/4 片),每天 2 次开始,1~2 周后加量至 10mg,每天 2 次,并根据患者血清泌乳素的变化,逐步调整至最佳剂量维持,最高不超过 60mg/d;从溴隐亭转换的患者可以按照 1:2 的比例将正在服用的溴隐亭的剂量进行转换,即 2.5mg 溴隐亭相当于 5mg 甲磺酸 α-二氢麦角隐亭。该药副作用更小,患者长期耐受性高。

(4)盐酸八氢苄喹啉(quinagolide,norprolac,诺果宁,CV205-502)是一种非麦角碱选择性多巴胺 D2 受体激动剂,对 D1 受体作用弱。降低 PRL 作用较溴隐亭强 35 倍以上,副作用类似。每天 1 次,75~300mg,睡前服用。

溴隐亭和卡麦角林都被证实对胎儿是安全的,但溴隐亭的相关文章远远多于卡麦角林,故准备妊娠者治疗时应当首选溴隐亭。

DA 受体激动剂在治疗特发性高泌乳素血症、垂体泌乳素腺瘤时,其对血清 PRL 水平和使肿瘤体积的作用都是可逆性的,需长期用药维持疗效。

2. 促排卵药物治疗 在高泌乳素血症导致排

卵障碍的患者中,应用多巴胺受体激动剂治疗可使80%～90%患者恢复排卵;其余排卵功能未恢复且有生育要求的患者则建议积极采取氯米芬和(或)促性腺激素进行促排卵治疗。需要注意的是氯米芬用于促排卵时只适用于下丘脑和垂体有一定功能的患者,而对垂体大腺瘤患者或术后垂体组织破坏较严重、垂体功能受损者,氯米芬促排卵无效。

(三)手术治疗

治疗主要针对垂体大腺瘤生长迅速、药物控制不理想或对药物治疗副作用不能耐受、巨大腺瘤出现明显压迫症状、视野异常、头痛、呕吐等神经系统症状者。手术方式多采用经额路及经蝶窦方法(Cushing法)。手术可产生如视力障碍、下丘脑损伤、脑脊液溢漏等并发症,随着经蝶窦途径垂体腺瘤切除术的推广、神经导航和三维立体定向等技术的运用,外科手术治疗垂体泌乳素腺瘤的成功率、安全性都得到了显著提高,并发症也显著降低。手术几乎没有绝对禁忌证,其疗效取决于术者的经验和肿瘤的大小及位置,垂体微腺瘤的手术效果较大腺瘤好。但术后仍有20%的患者会复发。统计显示,经蝶窦入路手术的死亡率和病残率分别为0.5%和2.2%。

(四)放射治疗

放疗方法分为传统放疗[包括普通放疗、适形放疗、调强适形放疗(intensity modulated radiation therapy,IMRT)]和立体定向放疗。放射治疗的缺点是显效慢,常需数月才能使 PRL 降至正常,传统方法放疗后2～10年,有12%～100%的患者出现垂体功能低下;1%～2%的患者可能出现视力障碍或放射性颞叶坏死。因此放疗主要适用于大的侵袭性肿瘤、术后残留或复发的肿瘤、药物治疗无效或不能耐受药物不良反应的患者、存在手术禁忌证或拒绝手术的患者以及一些不愿长期服药的患者。有研究发现,多巴胺受体激动剂可能具有放射保护作用。因此,建议在治疗泌乳素腺瘤的同时,最好停用 DA 激动剂。

(五)2011 年世界内分泌学组提出妊娠合并泌乳素瘤患者的指南

1. 推荐一旦确认怀孕,患泌乳素瘤的女性应该停止使用多巴胺受体激动剂,除外侵袭性的大腺瘤或者腺瘤邻近视交叉的个别患者。

2. 妊娠期间无需监测泌乳素水平。

3. 除非肿瘤生长的临床证据如视野受损,妊娠期间常规进行的垂体 MRI 检查不推荐用于微腺瘤或者蝶鞍内大腺瘤的患者。

4. 对于使用多巴胺受体激动剂肿瘤无缩小的大腺瘤的患者,或者不能耐受溴隐亭、卡麦角林者在尝试妊娠之前可以建议使用手术切除。

5. 泌乳素瘤合并妊娠的女性,如果出现严重的头痛和(或)视野改变,应当使用 MRI 进行视野评估。

6. 溴隐亭推荐用于妊娠期间存在症状性泌乳素瘤生长的患者。

(六)2011 年世界内分泌学组提出药物性高泌乳素血症的指南

1. 怀疑是药物诱导的有症状的高泌乳素血症患者,药物需要停止使用 3 天或者换用其他可替代性药物,并且需要重复测定泌乳素。但是对于抗精神病药物停止或被替代前,内科医师需要咨询精神科医师,如果该类药物不能停止或者高泌乳素血症的发生与抗精神病药物的开始时间不符合,可以进行垂体 MRI 检查以区分是药物诱导性还是垂体或下丘脑肿瘤引起的高泌乳素血症。

2. 对于药物诱导的无症状性高泌乳素血症患者不需要治疗。雌激素或者雄激素可以用于治疗药物诱导性高泌乳血症的性腺功能减退症患者(有性功能低下症状或者低骨密度表现)。

3. 如果不能停止使用引起泌乳素升高的药物,可以谨慎使用多巴胺受体激动剂。

(七)泌乳素瘤治疗指南推荐

1. 对于有症状的泌乳素微腺瘤或大腺瘤的患者,多巴胺受体激动剂可以降低泌乳素水平、缩小肿瘤大小、恢复性腺功能,与其他多巴胺受体激动剂相比,卡麦角林对于稳定泌乳素水平及缩小垂体肿瘤大小方面更有效果。

2. 多巴胺受体激动剂不推荐用于无症状的泌乳素微腺瘤患者,但是对于有闭经的患者,可以考虑使用口服避孕药。

3. 使用多巴胺受体激动剂至少 2 年的患者,如果泌乳素水平不再升高或者 MRI 上未见肿瘤,临床及生化随诊可以减少或者停止。

(八)顽固性及恶性泌乳素瘤患者治疗指南推荐

1. 对于接受了标准剂量的多巴胺受体激动剂的有症状的患者,如果泌乳素水平未能恢复正常,或者肿瘤大小未见明显缩小,应该增加剂量而不是采取手术疗法。

2. 如果患者对于溴隐亭耐药应当改用卡麦角林。

3. 如果有症状的泌乳素瘤患者不能耐受大剂量的卡麦角林,或者对于多巴胺受体激动剂治疗无反应,应该给予经蝶鞍手术治疗。对于不耐受口服卡麦角林的患者可能会对经阴道给药有反应。放疗推荐用于手术治疗失败或者进展性、恶性的泌乳素瘤患者。

4. 替莫唑胺(temozolomide)是一个具有抗肿瘤活性,含有咪唑四嗪环的烷化剂类抗肿瘤药物可用于治疗恶性泌乳素瘤患者。

(岳静 靳镭)

第二节 下丘脑疾病

下丘脑对生殖调控具有重要意义,是性腺轴系的原动力。由于多种原因所致的下丘脑功能受损,可引起促性腺激素释放激素(GnRH)缺乏、促性腺激素分泌不足,从而导致性腺无功能,即低促性腺激素性性腺功能减退症。下丘脑疾病所致的低促性腺激素性腺功能不足可能源于下丘脑结构性病变(如肿瘤、创伤、浸润性疾病),先天性病变(GnRH 基因缺乏或 GnRH 受体基因突变),及功能性疾患(如过度运动、营养不良、应激、神经性厌食、贪食症等)。

一、下丘脑的生理功能

(一) 下丘脑的内分泌功能

下丘脑位于丘脑下沟的下方,是第三脑室的下壁,向下延伸与垂体柄相连。下丘脑面积虽小,但下丘脑上与中枢神经系统,下与腺垂体及神经垂体有着非常密切的联系。位于下丘脑的一些神经元,既有神经细胞功能,又有合成和分泌激素的内分泌功能。它们接受中枢神经系统其他部位传来的神经信息,发挥换能神经元作用,转换成激素信息,因而下丘脑既是高级自主神经中枢,也是功能复杂的高级内分泌中枢。下丘脑的神经分泌物是通过门脉流入垂体前叶的,有的激发垂体前叶的释放,称释放激素(RH);有的抑制垂体前叶激素的释放,称抑制激素(IH)。下丘脑分泌的促激素释放或抑制激素有:促甲状腺激素释放激素(TRH)、促肾上腺皮质激素释放激素(CRH)、促性腺激素释放激素(GnRH)、生长激素释放激素(GHRH)、生长激素抑制激素(GIRIH)、促黑激素释放因子(MRF)、促黑激素释放抑制因子(MIF)、泌乳素释放因子(PRF)及泌乳素释放抑制因子(PFR)等。下丘脑分泌的促激素释放激素及抑制激素、垂体分泌的促激素和靶腺合成的激素,形成一个复杂的激素调控网络,调节着机体的多种生理活动。

GnRH 是由下丘脑分泌的十肽激素,在哺乳动物性成熟和生殖繁育能力中起着重要的调节作用,是性腺轴系的原动力。GnRH 以脉冲式释放,被肽酶快速分解,并通过肾小球滤过清除,其半衰期为

2~4 分钟。GnRH 通过下丘脑垂体门脉系统到达垂体,与位于垂体前叶促性腺细胞上的 GnRH 受体(GnRHR)结合,主要通过磷脂酰肌醇信息传递系统(即 IP3、Ca^{2+} 钙调蛋白途径)导致细胞内 Ca^{2+} 离子浓度变动,从而刺激垂体合成和释放促性腺激素即卵泡刺激素(FSH)和黄体生成素(LH),为卵泡生长发育和甾体激素合成所必需。

下丘脑神经元细胞释放 GnRH 的频率和幅度是控制和维持垂体促性腺激素分泌重要且关键的一步。Knobil 等用猕猴进行实验研究,发现下丘脑内侧基底部 GnRH 神经元系统表现有快速短暂齐发的节律性的多单位电活动,其频率约每小时一次。人类胎儿大约是 60 分钟,成人为 60~100 分钟。门脉血液中 GnRH 的脉冲模式与外周血中 LH 的脉冲分泌呈同步性。高频率(1 次/30min)的 GnRH 释放可引起 GnRHR 和 LH 的合成,而低频率(1 次/120min)的 GnRH 释放可引起 FSH 的合成。而 GnRH 脉冲和幅度的改变取决于整个生殖周期类固醇和性腺肽的反馈作用。

目前研究发现 GnRH 除对腺垂体促性腺激素细胞的作用外,尚有垂体外作用。GnRH/GnRHR 系统在人卵泡发育过程中也发挥一定的作用。

(二) GnRH 与卵泡发育

卵泡发育及闭锁的调控与 GnRH 密切相关。在卵泡期大鼠闭锁的卵泡高表达 GnRHR,GnRH 抑制大鼠颗粒细胞 DNA 的合成,诱导凋亡。在排卵前期,GnRH 诱导几种基因转录,这些基因与卵泡的破裂和卵母细胞的成熟相关,包括纤溶酶原活化因子、2 型前列腺素过氧化物合酶和孕酮受体。此外,GnRH 还参与黄素化和黄体溶解的过程,例如 GnRH 可刺激细胞外基质金属蛋白酶(MMP)-2 和膜金属蛋白酶-1,诱导黄体结构溶解及细胞外基质的重塑。此外,GnRH 可作为一种促黄体溶解因子,增加黄素化颗粒细胞凋亡的数量。研究发现,GnRH 通过 GnRHR 可直接诱导人颗粒细胞的凋亡,表明 GnRH 在调控卵泡发育及闭锁、破裂排卵以及黄体形成过程中均具有潜在的作用。

下丘脑对生殖调控具有重要意义。由于多种原因所致的下丘脑功能受损,可导致促性腺激素分泌不足,从而引起性腺无功能,即低促性腺激素性性腺功能减退症(HH),该综合征可以是先天性的,也可以是获得性的。由于发病的年龄和内分泌不足的程度的差别可以有不同的临床表现。

虽然有一小部分 HH 的病因是垂体异常,大部分 HH 是由于下丘脑 GnRH 的分泌异常导致的,下丘脑功能异常所致的低促性腺激素性腺功能不足可能源于结构性病变(如肿瘤、创伤、浸润性疾病)、GnRH 基因或 GnRH 受体基因突变,或功能性原因(如过度运动、营养不良、应激、神经性厌食、贪食症等)。

二、下丘脑功能异常

卵泡的产生和排卵依赖于促性腺激素的刺激。GnRH 对垂体的脉冲驱动减少,导致 FSH 和 LH 继发性的减少,临床上则表现为卵巢功能不同程度的受损,轻者影响卵泡的正常生长发育、黄体功能不足,重则导致卵泡发育的完全停滞、持续性无排卵、闭经。罕见情况下,GnRH 驱动的减少是由于器质性或先天性原因。典型的原因为下丘脑功能性的 GnRH 脉冲分泌紊乱,是由于某种行为或精神性改变所引起的内分泌结局。

功能性下丘脑闭经(hypothalamic amenorrhea,HA)是指闭经 6 个月,无解剖学或组织学证据,因此 HA 是一个排除性诊断。最常见病因为心理压力、体重改变、营养缺乏、过度运动,其发病机制不仅与 GnRH 输入紊乱有关,还可能与神经内分泌系统分泌功能失常导致的代谢动员以及生殖抑制相关。大部分患者表现为继发闭经,仅 3% 为原发闭经。

(一) 营养缺乏

体重下降是最常见表现,但体重过轻并不为 HA 诊断所必需。能量缺乏导致的 GnRH 驱动下降是下丘脑闭经的关键因素。

慢性消耗性疾病如慢性肝、肾疾病、结核病、严重贫血以及胃肠功能紊乱等引起的营养不良,都可通过下丘脑影响垂体前叶功能及性腺组织对性激素的敏感性而导致 HH。

(二) 精神心理性疾患

该类患者常有精神刺激或应激史,伴有月经稀发与闭经,可有不孕及体重减轻。有关检查示血皮质醇水平较高,但无相关临床症状。

假孕是一种典型的神经-内分泌疾病。患者往往过度渴望生育,突然出现闭经和乳汁分泌,并伴有恶心呕吐、食欲缺乏等早孕样反应。在患者认为怀孕时检查可见 BBT 持续高温相,血中 PRL 和 LH 过度分泌伴有脉冲式释放的幅度增高,E2、P 水平维持在黄体期,FSH 分泌减少,但患者在被告知自己未怀孕之后其中枢机制快速恢复,血清 PRL 和 LH 浓度急剧下降至正常水平,随之月经来潮。目前认为,抑郁是发生假孕的关键。

(三) 神经性厌食症

神经性厌食症引起的闭经较少见(15/100 000),一旦发生,则比较严重。常见于青春期或青年女性,因患者过分限制饮食,频繁自己诱发呕吐,甚者几乎不进食。患者进行性消瘦,体重日益减轻,伴有原发或继发性闭经及不同程度的性征消退。

(四) 过度运动

参加竞技体育运动女性其原发或继发闭经发生风险增加 3 倍。由于长时间参加剧烈的体育训练,过度能量的消耗和热卡补给的不平衡,以及竞赛等带来的精神压力,使下丘脑中枢分泌 GnRH 的功能出现异常。此外,运动员机体能量对抗应激,下丘脑-垂体-肾上腺轴异常兴奋,而下丘脑-垂体-甲状腺轴则受抑制,最终导致 GnRH 分泌的紊乱,FSH、LH 水平持续降低,致无排卵。表现为月经初潮推迟或出现暂时的月经紊乱甚至闭经。其中,长跑运动员和芭蕾舞演员中月经周期紊乱、闭经的发生率较高。可利用能量低、功能性下丘脑闭经和骨质疏松是女性运动员的 3 大特点。

(五) 药物

一些药物也可能引起下丘脑功能障碍,特别是抗精神病药物和避孕药。有研究显示,约 50% 正在接受抗精神病药物治疗的女性存在月经异常,并且精神病药物引发的闭经约为闭经总数的 12%。此外,连续长期服用口服避孕药以及使用长效孕激素的女性也较易发生闭经。

(六) 肥胖性生殖无能综合征

由 Frohlich 于 1901 年首次报道。肥胖、性器官发育不良、尿崩等为其特征。以下丘脑部位肿瘤或炎症为常见原因,垂体肿瘤、脑炎、脑膜炎、脑脓肿、颅内结核、颅脑外伤也可引起。部分患者经多种检查甚至病理解剖亦未能发现有器质性病变,可能源于原发性下丘脑-垂体功能紊乱。病变累及中央隆起部到下丘脑腹内侧核,使下丘脑 GnRH 释放激素分泌障碍,导致 FSH 及 LH 分泌减少,而继发性腺功能低下,第二性征发育不良;患者饱感丧失、食欲增加、胰岛素分泌亢进,脂肪代谢紊乱而形成肥胖。由于下丘脑生长激素释放因子及垂体生长激素分泌不足,可伴有骨骼发育障碍。

三、下丘脑先天性 GnRH 缺乏

特发性低促性腺激素性性腺功能减退症(idiopathic hypogonadotropic hypogonadism,IHH)是由于先天性缺乏 GnRH,或垂体的促性腺激素细胞对其识别障碍而发生的单纯性 GnRH 缺乏所导致的性腺激素减低及性征异常。IHH 合并嗅觉障碍者被称为 Kallmann 综合征(详见第七节 Kallmann 综合征);而无嗅觉障碍者则称为嗅觉正常的 IHH(nLHH)。

IHH 女性主要表现为原发性闭经,内、外生殖器均呈幼稚型。女性患者雌二醇、FSH 及 LH 水平均低下。患者染色体检查为正常核型。垂体兴奋试验表现为反应良好或延迟。通过 MRI 检查可发现嗅觉器官的形态学异常,但影像学所发现的嗅觉丧失程度与性腺功能减退程度无明显相关性。通过病史和体格检查,可提示存在 IHH 的可能。但只有在磁共振(MRI)扫描或检查垂体其他功能正常,排除下丘脑-垂体部分的占位性病变后才能作出诊断。

Kallmann 综合征和 nLHH 都表现为促性腺激素的缺乏和性腺功能不足。然而,该综合征的表现在临床、生化、发育和遗传方面都具有高度的异质性。临床上有从持续性完全的促性腺激素缺乏,到可有自发性促性腺激素分泌的促性腺激素不足等多样表现。女性患者其第二性征可从典型的性幼稚型特点到适度的乳腺发育。原发闭经很常见,由于其低促性腺激素水平,这些患者的卵巢内罕有超过始基阶段的卵泡。

四、下丘脑的器质性病变

下丘脑的损伤如肿瘤浸润性疾病较罕见。这些病变可通过影响 GnRH 的分泌、扰乱垂体门脉系统循环从而导致 HH,并同时影响其他垂体激素的分泌,导致多种激素的缺乏。由于颅内肿瘤是最常见的原因,因而头颅 MRI 是不可缺少的检查手段。

1. 肿瘤 包括颅咽管瘤、生殖细胞瘤和松果体瘤,内胚窦瘤,错构瘤,脑膜瘤,脊索瘤,皮样囊肿,原发性中枢神经系统肿瘤,视神经胶质瘤,霍奇金瘤,非霍奇金淋巴瘤,恶性中枢神经系统肿瘤等。

2. 病毒感染 如感染脑炎、结核病、梅毒等。

3. 肉芽肿等疾病 如肉芽肿结节病、组织细胞增生症 X、巨细胞肉芽肿、多系统性肉芽肿。

4. 创伤性颅脑外伤 头部损伤,尤其是头部遭受汽车的碰撞,从而损伤下丘脑,导致垂体功能不足,并伴有高泌乳素血症。

5. 放射治疗后 下丘脑对外部辐射较敏感,而垂体细胞对辐射有一定的抵抗力,因此对垂体肿瘤的放射性治疗会导致下丘脑的损伤,从而引起其功能的破坏。该类患者放疗后垂体功能的改变往往源于下丘脑损伤的间接影响。

6. 血管性损害 如颈动脉或颅内动脉瘤、蛛网膜下腔出血、垂体卒中、脑动脉硬化、脑栓塞、脑溢血。

五、处理

正确的病因学分类诊断是有效治疗的前提。目前的治疗方案主要有性激素补充治疗、促性腺激素治疗和促性腺激素释放激素(GnRH)脉冲治疗。

(一)病因治疗

精神心理因素导致下丘脑功能紊乱的患者应进行精神心理疏导,必要时与心理医师共同制订规范的精神治疗方案,配合家庭、社会等多方共同执行方案,并定期评估,防止疾病的反复。低体重、神经性厌食及全身性疾病患者应进行营养状况评估,并根据评估结果调整饮食、改善一般营养状态、纠正心理疾患。运动性闭经者通过适当减少运动量及训练强度,可使部分患者恢复月经及出现周期性排卵。下丘脑颅咽管瘤等器质性病变需手术治疗,术后如果下丘脑功能不能恢复者,可用 Gn 促排卵或脉冲式 GnRH 促排卵。

(二)雌激素补充治疗

对于下丘脑先天性 GnRH 缺乏导致的低促性腺激素性性腺发育不良患者,需给予雌激素补充治疗,促使生殖器官和第二性征发育。

对于原发性闭经患者,如身高尚未达到预期身高者应行摄片检查了解骨龄情况,如骨骺尚未愈合时可给予小剂量 17β-雌二醇或戊酸雌二醇 0.5mg/d。在身高达到预期身高后,可逐渐增加剂量至 1 ~ 2mg/d,待乳房发育较为理想或者出现突破性出血,或使用无对抗性雌激素一年后,需加用孕激素。可改用口服避孕药或行周期性雌、孕激素序贯治疗,使发生子宫内膜定期撤退的子宫出血,阻止单一雌激素长期作用可能导致的子宫内膜增生病变,甚至子宫内膜的癌变。在长期性激素补充治疗期间要定期检查乳腺、子宫、血压、血糖、血液黏稠度、肝肾功能以及血脂情况。

（三）Gn 促排卵治疗

生殖器官特别是子宫发育良好者,可以用 Gn 促排卵或脉冲式 GnRH 促排卵。诱发排卵之前,需采用雌孕激素序贯疗法预处理 2 ~ 3 个周期,使子宫内膜和宫颈腺体做好准备,以提高对促性腺激素的反应性。

对促性腺功能明显低下的患者,仅用尿源性 FSH 或 rhFSH 即可成功地诱发多个卵泡发育,但卵巢内分泌表现异常,E2 水平低下,卵子的受精率也较低。有证据显示对于内源性 LH<1.2IU/L 的 HH 患者,单独使用 FSH 不能促使卵泡发育,需要 FSH 和 LH 共同作用。一项欧洲多中心研究按照给予 rhLH 剂量不同,把患者随机分为 4 组,每天分别给予 rhLH 的剂量为 0、25、75 或 225IU/d,同时给予固定的 rhFSH 150IU/d。研究结果显示 LH 0IU 和 25IU 组,卵泡发育差,雌激素水平低,而 LH 75IU 和 225IU 组其排卵率分别可达 80% 和 100%,225IU 组雌激素水平最高。因而认为,LH 可增强卵巢对 FSH 的反应性,促进雌激素的合成。研究发现,每天使用 150IU rhFSH 和 75IU rhLH 适合于大多数患者,但仍有一些患者需要大于 75IU/d rhLH 的剂量。促性腺激素功能低下患者中,体内 LH 值低(<1IU/L)比体内 LH 值正常(至少为 1IU/L)的妇女需要更大剂量的促性腺激素才能使卵泡完全成熟。

使用 HMG 治疗低促性腺激素性腺功能减退患者,超过 6 个治疗周期其累计妊娠率可达 72%。但由于 HMG 中 FSH 和 LH 的含量是固定的,在 HH 患者中常常诱发多个卵泡发育,OHSS 及多胎妊娠风险增加。

由于 hCG 与 LH 的结构高度相似、共享同一受体,且 hCG 具有更长的半衰期,且与 LH/hCG 受体结合更为紧密,具有更强的活性(hCG 活性为 LH 的 6 倍)。研究显示,hCG 与 LH 都能激发血清中 LH 水平持续升高,但 hCG 激发的幅度更高。对 HH 患者的研究发现,给予 LH 水平极低的 HH 患者给药 HMG 促排卵后卵泡发育缓慢或无卵泡发育时,添加 hCG 100 ~ 200IU/d,有利于成功诱发排卵。

黄体功能的维持对妊娠结局具有非常重要的作用。由于 HH 患者内源性 LH 缺乏,若不能给予有效的黄体支持,则可能引起黄体功能不足。据报道,HH 患者诱导排卵成功后妊娠早孕期胚胎停育及流产的发生率高。

（四）GnRH 脉冲输注治疗

对于垂体功能完整的 HH 患者,可使用脉冲式 GnRH 方案,每个脉冲可释放 75 ~ 250ng/kg 剂量,能恢复生理性 FSH 和 LH 的周期性释放,排卵率和妊娠率分别为 75% 和 18%,超过 6 个周期的累积妊娠率可达 90%。缺乏 GnRH 有效分泌的妇女可以使用便携式自动泵,每 60 ~ 90 分钟释放一次 GnRH。由于保留了反馈机制,使用脉冲式 GnRH 多胎妊娠率(约 5%)低于促性腺激素刺激周期的(25% ~ 50%),且 OHSS 的发生率也较低。

GnRH 脉冲治疗符合生理过程的变化,能更好地诱导单个卵泡发育,但脉冲泵的使用价格昂贵,治疗时间长达数周,携带不方便。此外,脉冲式 GnRH 治疗需要永久性连接泵与皮下输注系统,需不定时更换注射位置以防止感染,对患者生活有一定的影响,患者依从性较差。

（徐蓓　靳镭）

第三节　脑垂体疾病

垂体前叶促性腺激素细胞在 GnRH 的脉冲式刺激下分泌卵泡刺激素和黄体刺激素,对卵泡生长发育及成熟起到至关重要的作用。由于多种原因所致的垂体前叶器质性病变或功能失调均影响促性腺激素的分泌,继而影响卵巢功能,导致卵泡发育障碍。患者可以表现为月经稀发、闭经,并常伴有其他特定激素如促肾上腺皮质激素或促甲状腺素的缺乏。本节的主要内容将重点介绍垂体功能不足常见的病因及相应处理。

垂体由三个主要部分组成:垂体前叶(即腺垂体)、间叶和后叶(即神经垂体)。其中垂体前叶分泌促性腺激素(Gn)、泌乳素(PRL)、生长激素

（GH）、促甲状腺（TSH）和促肾上腺皮质激素（ACTH）。间叶在胎儿期发挥作用,其后在成人期退化。垂体后叶分泌血管加压素催产素。

腺垂体 Gn 细胞分泌卵泡刺激素(FSH)和黄体生成素(LH),它们对 GnRH 的脉冲式刺激起反应,自身也呈脉冲式分泌,并受卵巢性激素和抑制素的调控。FSH 的生理作用包括促进窦前、窦卵泡颗粒细胞增殖与分化,促进卵泡生长发育;激活颗粒细胞芳香化酶,合成和分泌雌激素;在前一周期的黄体晚期促使窦卵泡募集;卵泡晚期诱导颗粒细胞 LH 受体形成,调节优势卵泡的选择与闭锁。LH 的生理作用主要为刺激卵泡膜细胞合成雄激素,为性激素的

合成提供底物;促使卵母细胞成熟及排卵;以及维持黄体功能。

垂体功能不足见于垂体肿瘤、先天性垂体病变、空蝶鞍综合征、垂体前叶功能减退(席汉综合征)。其临床表现取决于激素缺乏的病因和程度。由于垂体 Gn 分泌减少或缺乏,卵泡发育障碍,患者可以表现为月经稀发、闭经,并常伴有促肾上腺皮质激素和甲状腺素激素的缺乏,呈现颅内占位性病变的相关症状,或仅表现为非特异性症状,如头痛、神经精神改变或疲劳。

一、垂体肿瘤

垂体肿瘤以垂体腺瘤最常见,占所有颅内肿瘤的 10% 左右。根据肿瘤大小的不同,垂体瘤分为垂体微腺瘤(直径<1cm)和垂体腺瘤(肿瘤直径≥1cm)。根据分泌激素的不同,又可以分为激素分泌型腺瘤和无功能腺瘤。根据激素分泌种类的不同,激素分泌性垂体瘤可以分为以下几种:

(一)垂体泌乳素瘤

垂体泌乳素瘤可致高泌乳素血症,但并不是高泌乳素血症的唯一病因。蝶鞍及蝶鞍旁病变包括垂体和非垂体肿瘤,由于其阻断了泌乳素细胞多巴胺能的抑制作用,可引起高泌乳素血症。垂体其他腺瘤也可能通过侵犯垂体柄减少了泌乳素抑制因子(PIF)的产生和运输,也使 PRL 释放过多而引发泌乳素的过度分泌,如生长激素腺瘤患者中 25% 合并高泌乳素血症。

垂体分泌 PRL 主要受下丘脑多巴胺的抑制,垂体有高亲和力的多巴胺受体,多巴胺与受体结合后可直接作用于垂体干扰 PRL 的转录。正常情况下,PRL 升高通过正中隆起的 PRL 受体,刺激 DA 的释放,使 PRL 恢复正常。而高 PRL 血症患者普遍存在多巴胺控制的缺陷。PRL 升高促使多巴胺上升,但垂体泌乳细胞对多巴胺不起反应。超生理量的多巴胺不能发挥降低 PRL 的作用,反而通过直接抑制弓状核的功能或通过内源性鸦片类的调节促使 GnRH 脉冲减少或缺乏。此外,高 PRL 抑制了 E_2 对垂体的正反馈作用,取消了 LH 峰导致排卵障碍,还可通过超短负反馈抑制 FSH 和 LH 的释放,影响 GnRH 脉冲的频率和幅度而致卵泡发育异常。

临床表现可为月经异常、闭经、溢乳,或虽有正常月经但不孕,还可出现因雌激素水平低下导致的性欲下降或性交异常。此外,适当的 PRL 是维持黄体功能所必需。PRL 升高可导致孕酮的合成减少,

基础体温的高温相缩短,部分不孕患者的黄体功能不全(LPD)和孕酮水平低下可能与 PRL 升高有关。

垂体泌乳素腺瘤的治疗参见第十一章第一节。

(二)生长激素腺瘤

为垂体前叶嗜酸细胞瘤。瘤细胞分泌过多生长激素,引起软组织、骨骼及内脏增生肥大,内分泌功能紊乱。临床上多表现为手足厚大、相貌粗陋、皮肤粗厚、头痛眩晕、乏力等。如在青春期前发病,此时骺部尚未闭合,在生长激素的作用下持续生长发展为巨人症;如在青春期后发病、骺部已闭合则为肢端肥大症。

肢端肥大症患者可能伴有其他内分泌失调。持续性的生长激素分泌过多刺激不同靶组织通过旁分泌和自分泌作用产生 IGF-1,在过度 GH 刺激和 IGF 介导下,卵巢功能受到直接的抑制。在活动性肢端肥大症患者中,常发现 GnRH 分泌改变导致的低促性腺激素性闭经,常伴有糖耐量异常和高胰岛素血症。在一些肢端肥大症患者,PRL 可轻度增加而产生泌乳。此外,有些患者肾上腺雄激素的分泌过度而导致多毛。多中心数据显示 57% 的肢端肥大症患者伴有性腺功能减退、卵泡发育障碍、月经异常和不孕,且垂体巨腺瘤和微腺瘤患者性腺功能减退的发生率无明显差异。其影响性腺功能的原因与以下多种因素相关:促性腺细胞的压迫和破坏所致的垂体功能减退,高泌乳素血症,垂体柄压迫导致下丘脑-垂体-卵巢轴功能紊乱,以及过量 GH 分泌通过对卵巢的直接影响和胰岛素抵抗效应诱导的 PCOS 等。

对于生长激素微腺瘤患者,首选经蝶骨手术治疗,其治愈率达 80% ~ 90%,而大腺瘤,即便是有经验的手术医师,手术治愈率最高仅为 50%,尤其超出蝶鞍者预后不良。术后约 5% ~ 20% 患者出现新出现的垂体功能减退。由于大腺瘤手术治愈疗效差,常在术前给予药物预处理 3 ~ 6 个月,改善患者的一般症状,减少肿瘤体积,提高肿瘤切除率。

生长抑素类似物是治疗肢端肥大症最有效的药物,目前临床可选用的生长抑素类似物有奥曲肽和兰瑞肽,通过与腺垂体的生长抑素受体 sst2 结合,抑制 GH 的释放。生长抑素类似物能使 60% 以上肢端肥大症患者达到生化缓解,并迅速减轻患者的临床症状,减小肿瘤体积,改善心脏、呼吸系统并发症。可作为术前、术后残余、放疗后的一线治疗。DA 受体激动剂在肢端肥大症的药物治疗中价值有限,卡麦角林疗效优于溴隐亭,主要用于 GH 合并 PRL 分

泌的混合型肿瘤,或作为术后或放疗后残余肿瘤仍有 GH 活性的患者的辅助治疗。GH 受体拮抗剂是近年来发现的治疗肢端肥大症的最新药物,主要作用于 GH 受体,通过有效降低 IGF-1 水平,改善临床症状。对于其他药物治疗无效的患者,可给予 GH 受体拮抗剂治疗。已有腺垂体功能减退的患者应做相应靶腺激素的替代治疗。

对于手术和药物治疗无效的肢端肥大症患者,可尝试使用放疗。放疗可控制 90% 以上的 GH 腺瘤,但通常在治疗后多年才能显示疗效。据统计,放疗后随访 5 ~ 14 年,仅 36% 患者 IGF-1 水平恢复正常,且放疗 5 年后死亡率明显增加,新发生的垂体功能减退患者占 30% ~ 50%,其中性腺功能减退发生率最高,因此放疗仅作为肢端肥大症的辅助治疗方案。

(三) 促性腺激素腺瘤

超过 25% 的垂体腺瘤与腺垂体激素的过度分泌没有明显的关系,为非功能性垂体腺瘤。尽管临床上缺乏激素过度分泌的典型证据,但通过组织学和分子生物学技术能在大部分肿瘤中检测到 FSH 和 LH 的合成和分泌。微腺瘤多无临床症状,发现时多为大腺瘤,引起神经系统症状如视觉改变、头痛、巨大肿块的压迫可导致垂体分泌功能减退,其中 LH 分泌不足最为常见,而 LH 缺乏影响卵泡发育及 E_2 的合成,导致卵母细胞质量低下。

罕见情况下,促性腺激素腺瘤会产生功能性 FSH。青春期女孩表现为乳腺发育过早和阴道不规则出血;分泌 FSH 腺瘤的绝经前妇女则表现为闭经,雌激素水平增高(>500pg/ml)及多卵泡发育。

研究发现,所有的垂体腺瘤中都存在抑制素和激活素亚基,但卵巢抑制只在促性腺激素腺瘤中有表达。因此,卵巢抑制可作为促性腺激素腺瘤的肿瘤标志物。

促性腺激素微腺瘤可予以观察,有症状的大腺瘤可行经蝶骨肿瘤切除术。对于腺瘤体积巨大以及蝶鞍上扩张患者,术后并发症如垂体功能减退、尿崩症及眼球运动性麻痹较为常见。术后放疗可减少肿瘤复发的风险。

(四) 过度分泌促肾上腺皮质激素(ACTH)的垂体腺瘤

由于垂体分泌 ACTH 过量,促使肾上腺皮质长期分泌过量皮质醇,从而导致 ACTH 依赖性库欣综合征的发生,其伴发的高皮质醇血症可对许多器官和组织产生广泛的影响。其典型临床表现为中央型肥胖、满月脸、高血压、糖耐量异常、紫纹,内分泌表现为闭经、多毛、痤疮和不孕。由于不同程度的肾上腺源性雄激素过多和肥胖可导致腺外雄激素向雌激素转化,很多库欣综合征患者的临床表现与 PCOS 相似:如肥胖、雄激素增加、多毛。皮质醇增多症还可阻断 Gn 释放,导致月经异常。库欣综合征患者促肾上腺皮质素释放激素(CRH)和 ACTH 水平的增加影响下丘脑-垂体释放 GnRH 和 Gn,导致慢性无排卵。一项针对 45 例 ACTH 依赖性库欣综合征的研究中,80% 患者伴有月经异常,31.1% 患者月经过少,33.3% 闭经,8.8% 月经频发,闭经患者皮质醇水平高而 E_2 水平低下。

通过手术切除垂体肿瘤为首选的治疗。经蝶垂体手术复发率为 10% ~ 30%,随着时间进展复发率逐年增加。对于手术未能完全切除或肿瘤复发患者可行放射治疗。药物治疗为一种辅助治疗,可短期内控制高皮质醇血症,改善病情。主要包括:5-羟色胺拮抗剂如赛庚啶,多巴胺受体激动剂如溴隐亭及卡麦角林,r-氨基丁酸激动剂如丙戊酸钠,生长抑素类似物如奥曲肽等。在肾上腺来源的雄激素得到有效抑制后,多可恢复正常排卵和月经。若排卵不能恢复,可以使用氯米芬或 Gn 促排卵治疗。

(五) 促甲状腺素腺瘤

为嗜碱细胞或嫌色细胞瘤,与甲状腺功能亢进有关。临床极少见,约占功能性垂体腺瘤的 1% 左右。促甲状腺素腺瘤分泌过多促甲状腺激素(TSH),致垂体性甲状腺功能亢进,在儿童期的典型表现为青春期发育早熟,而成人则可能出现闭经、泌乳、产后甲状腺炎。应行 CT 及 MRI 检查确认是否有垂体肿瘤及肿瘤大小,一经确诊应手术治疗。

二、先天性垂体病变

(一) 控制垂体发育基因的突变

垂体前叶激素分泌细胞的发育需要一系列控制垂体发育的基因,PIT-1、PROP-1 变变与垂体激素缺乏综合征相关,可导致 GH、PRL、TSH、FSH 及 LH 的缺乏。近年来发现其他一些与垂体发育和分化相关的 ProP1、Hesx 和 LHX3 基因突变也可导致性腺功能减退。

(二) 单一垂体促性腺激素缺乏

1. 单一生长激素缺乏 GH 基因或 GnRH 受体基因突变致垂体生长激素缺乏。患者表现为第二性征不发育、原发性闭经、骨龄落后。

2. 单一促性腺激素缺乏 FSH、LH 合成障碍或功能异常,或垂体自身 GnRH 受体基因突变,导致下丘脑分泌激素在垂体信号转导障碍,垂体前叶分泌的促性腺激素降低,出现性腺功能减退,无第二性征发育和性幼稚,原发性闭经。

三、空蝶鞍综合征

空蝶鞍综合征由 Bosch 于 1951 年首次描述,是指由于蛛网膜下腔疝入垂体窝,压迫垂体,使之变形、功能障碍、萎缩、蝶鞍扩大。其病因不明,尸检解剖标本其发生率为 5.5%~23.5%。发病原因可能有:先天性蝶鞍发育缺陷,垂体肿大后缩小形成空蝶鞍(如妊娠期垂体肿瘤肿大),垂体肿瘤术后形成空蝶鞍,慢性颅内压增高(如肥胖、心力衰竭、高血压、良性颅内高压症等)。表现为垂体趋于扁平,垂体窝空虚。常见于中年女性,尤其是肥胖,多产妇女易受累。受累患者只有少数存在内分泌异常,是由于垂体的代偿所致。先天性蝶鞍发育不全患者表现的症状一般没有特异性。头痛是最常见的症状,可能存在颅内高压,但是在视野上没有明显缺失。而继发性空蝶鞍综合征则可能发生全垂体功能不足和内分泌功能障碍。内分泌功能障碍初期表现为高泌乳素血症伴有一种或多种垂体激素缺乏,如 ACTH 和 GH 不足。严重时垂体萎缩患者表现为 PRL 不升高或者降低。严密的内分泌检测对于诊断有很大帮助,气脑造影、CT 和 MRI 对诊断有重要的意义。

轻者不需要治疗,重者可做手术。如果垂体萎缩导致内分泌功能低下,可行激素补充治疗。需要生育者,可用 Gn 促排卵治疗。

四、席汉综合征

席汉综合征由 Sheehan 于 1939 年首次描述,是指继发于产后出血性休克引发的垂体前叶急性坏死,导致垂体功能不足综合征,为垂体功能低下常见的原因。由于妊娠期妇女的腺垂体呈生理性增生肥大,血运丰富,且这种血供易受到血压下降的影响。产妇因失血过多引起低血压、休克、DIC、血栓形成则容易诱发腺垂体的缺血性坏死和萎缩,在临床上造

成腺垂体功能减退,垂体前叶激素分泌减少。可以是单个激素减少或多种激素同时缺乏。表现为甲状腺、肾上腺、性腺等功能减退和(或)鞍区占位性病变。一般促性腺激素及泌乳素受累最早出现且较严重;其次为促甲状腺激素,促肾上腺激素缺乏较少见。

席汉综合征患者垂体功能减退的程度差别很大,有一些病例可自发的部分或完全恢复。垂体对 GnRH 刺激的反应可以表现为正常、降低或缺乏。腺垂体组织毁坏在 50% 以上时,出现临床症状;破坏至 75% 时症状明显;达 95% 以上时症状常较严重。做好围产期监护,避免产后大出血的发生;如发生产后大出血,及时采取治疗措施,可以有效避免席汉综合征的发生。对于已经出现腺垂体功能减退临床症状的患者,需坚持服用相应的激素进行替代治疗,同时避免受寒、饥饿、外伤及感染等的应激刺激。该类患者当受到感染等应激刺激时应当及时调整激素用量,及时就诊,防止垂体危象的发生。

五、垂体破坏

手术或放疗可损伤正常的垂体组织而造成不可避免的垂体破坏。由于垂体肿瘤没有包膜,与周围组织界限不清,手术切除肿瘤时可能误切正常组织或损伤血管及垂体柄,减少了 PIF 的产生和运输而出现泌乳。垂体后叶损伤可出现暂时性尿崩症,也可表现为甲状腺、肾上腺功能减退。此外,垂体疾患如垂体自身免疫性损伤可引起淋巴性垂体炎;垂体肿瘤发生急性出血水肿可引起垂体卒中;糖尿病血管病变也可引起垂体血管梗死,从而导致垂体破坏、继发垂体功能低下、影响促性腺激素致卵泡发育障碍,性激素水平低下。确诊需依靠 MRI 甚至病理检查。治疗为激素补充治疗。可给予雌、孕激素序贯治疗使患者恢复月经,防止生殖器萎缩,预防低雌激素所致的骨质疏松和心血管疾病。对于有生育要求者,建议 3 个月人工周期预处理后给予 Gn 促排卵治疗。

(徐蓓　靳镭)

第四节　甲状腺疾病

机体各分泌腺间相互联系和影响,其中包括下丘脑-垂体-卵巢轴、下丘脑-垂体-甲状腺轴。甲状腺分泌甲状腺素和三碘甲状腺原氨酸,促进生长发育和物质代谢过程。甲状腺功能减退时,妇女全身发

育不良,卵巢发育也受到影响,出现月经紊乱、生育力降低。甲状腺功能亢进患者出现月经减少、闭经和卵巢功能受损。

一、甲状腺功能减退

甲状腺功能减退症（hypothyroidism）是由各种原因导致的低甲状腺激素血症或甲状腺激素抵抗而引起的全身性低代谢综合征。

（一）甲状腺功能减退与卵泡发育和排卵

正常的卵泡发育及排卵的前提是 GnRH 的脉冲式分泌。甲状腺激素受体在人类卵母细胞和颗粒细胞表达。甲状腺激素通过对 FSH 的直接作用和 LH/hCG 诱导作用，影响颗粒细胞功能。甲状腺功能减退妇女的雄烯二酮清除率降低，外周的芳香化作用增加。性激素结合球蛋白（SHBG）水平及结合能力降低，因此排卵时卵巢产生的雄激素增加，雄激素的生物活性也增强。由于血浆中 SHBG 的结合能力减弱，血浆中的总睾酮和雌二醇浓度均降低。但其游离成分却增加。因此，青少年甲减患者性成熟延迟。成年女性患甲状腺功能减退可导致排卵障碍、溢乳、多毛、闭经和（或）月经过多。

（二）病因

1. 自身免疫损伤　如桥本甲状腺炎、萎缩性甲状腺炎等。

2. 甲状腺破坏　包括手术、^{131}I（^{131}碘）治疗。

3. 碘过量　碘过量可以诱发潜在性甲状腺疾病者发生甲减，也可加重自身免疫性甲状腺炎。

4. 抗甲状腺药物　如锂盐、硫脲类、咪唑类等。文献报道，自身免疫性甲状腺疾病是引起育龄妇女甲状腺功能减退的最主要原因。

（三）甲状腺功能减退导致排卵功能障碍的机制

当甲状腺功能重度减退时，患者往往会出现排卵功能障碍。促甲状腺激素释放激素合成增加可引起高泌乳素血症和促性腺激素释放激素分泌节律的改变，导致黄体生成素峰延迟和黄体功能不足。人卵母细胞内存在甲状腺激素受体。甲状腺激素可以协同卵泡刺激素（FSH），诱导颗粒细胞内芳香化酶的合成增加，芳香化酶是雄激素转化为雌激素关键酶。甲状腺激素可以调节 LH 与 hCG 受体的功能，直接刺激颗粒细胞合成孕酮。甲状腺功能减退状态下，SHBG 合成减少，雌激素的外周代谢随之改变。这些途径均能导致垂体水平的异常反馈。

（四）临床表现

1. 低代谢症状易疲劳、怕冷、体重增加、便秘、肌肉痉挛、记忆力减退、反应迟钝、嗜睡、精神抑郁、月经不调等。

2. 黏液性水肿　患者表情淡漠、面色苍白、声哑、讲话慢；面部和眼眶肿胀；因缺乏肾上腺能冲动，眼睑下垂；毛发稀疏、粗糙和干燥；皮肤干燥、粗糙、鳞状剥脱和增厚；患者健忘和显示智能损害伴渐进性人格改变，某些表现为忧郁，可能有明显的精神病（黏液性水肿狂躁）、胡萝卜素血症。

3. 精神神经系统　记忆力、注意力、理解力、计算力减退，反应迟钝，嗜睡，精神抑郁。重者痴呆、昏睡。

4. 心血管系统　心动过缓、心脏增大，心脏扩张和心包积液。

5. 肌肉与关节肌肉乏力、进行性肌萎缩、关节病变、关节腔积液。

6. 消化系统　便秘、腹胀、厌食，甚至出现麻痹性肠梗阻。

7. 内分泌系统性欲减退　女性常有溢乳、月经过多，也可出现功能性子宫出血。

（五）诊断

1. 甲减的症状和体征。

2. 实验室检查血清 TSH 增高，FT_4 减低，原发性甲减即可成立。进一步寻找甲减的病因。如果 TPOAb 阳性，可考虑甲减的病因为自身免疫性甲状腺炎。

3. 实验室检查血清 TSH 减低或者正常，TT_4、FT_4 减低，考虑中枢性甲减。做 TRH 刺激试验证实，进一步寻找垂体和下丘脑的病变。

（六）治疗

1. 左甲状腺素（L-T_4）治疗　根据患者的病情、年龄、体重和个体差异决定治疗剂量。成年患者 L-T_4 替代剂量 $50 \sim 200\mu g/d$，平均 $125\mu g/d$。妊娠时的替代剂量需要增加 $30\% \sim 50\%$。治疗最终目标是控制血清内 TSH 和甲状腺激素水平，应根据体重、年龄调整用药，但往往需要终生服药。

2. 亚临床甲减的处理　亚临床甲减可引起血脂异常，可导致动脉粥样硬化的发生及发展，目前认为当患者存在高胆固醇血症、血清 TSH>10mU/L 时需要使用 L-T_4 治疗。

3. 黏液水肿性昏迷的治疗　首先应立即补充甲状腺激素；保持呼吸道通畅，注意保温、供氧；同时持续静滴氢化可的松 $200 \sim 300mg/d$，患者清醒后逐渐减量；补液；控制感染，治疗原发疾病。

二、亚临床甲状腺功能亢进和显性甲状腺功能亢进

甲状腺素通过影响类固醇激素的合成，参与月经周期的调控，影响着女性生殖的各个方面。一项

小样本的资料调查了53例甲状腺功能亢进妇女,发现她们的不孕症患病率为5.8%。Joshi等比较患甲状腺功能亢进妇女与健康女性发生月经紊乱的比例,结果前者(65%)明显高于后者(17%)。

甲状腺功能亢进导致不孕的机制尚不明确。甲状腺功能亢进一旦确诊,意味着血清中游离甲状腺激素水平升高,导致SHBG合成、雌激素代谢、雄激素向雌激素的转化、促性腺激素对GnRH的反应性和基础促性腺激素水平增加。甲状腺功能亢进时凝血因子Ⅷ的合成增加,使甲亢妇女的月经量减少,但患有甲亢的妇女一般能维持排卵。

三、自身免疫性甲状腺疾病

育龄妇女中自身免疫性甲状腺疾病的发生率约为5%~10%。许多研究表明,不孕妇女的自身免疫性甲状腺疾病患病率远高于健康妇女。有研究指出,患自身免疫性甲状腺疾病妇女的子宫内膜异位症患病率为44%,而对照组妇女患病率仅9%。同时,有报道指出,自身免疫性甲状腺疾病与多囊卵巢综合征(PCOS)所致的不孕也密切相关。PCOS不孕妇女自身免疫性甲状腺疾病患病率为26.9%,而不患PCOS的不孕妇女自身免疫性甲状腺疾病患病率仅8.3%。研究者认为,这与PCOS患者体内雌孕激素比例升高有一定关系。上述研究表明,自身免疫性甲状腺疾病与一些全身非特异性自身免疫疾病可能有着共同的免疫遗传机制,但目前尚无研究证实这一观点。

四、甲状腺激素疾病与卵泡发育

卵泡液中的组合物对卵泡的发育和卵子的质量有重要的作用。三碘甲状腺氨酸(T_3)和甲状腺激素(T_4)在人类卵泡液中均可存在。甲状腺激素受体在卵母细胞表达,提示甲状腺激素可以直接影响卵母细胞。但是,血清甲状腺激素水平和卵泡液中甲状腺激素水平的相关性研究结果并不一致。一项研究表明,血清中的T_4水平与卵泡液中T_4水平正相关。另一项动物研究则显示,卵泡液中T_4水平通常低于其在血清中的水平,而T_3在卵泡液和血清中的水平大致相同。

体外实验表明,甲状腺激素促进大鼠窦前卵泡发育并刺激排卵。T_3协同FSH,通过P13K/Akt途径,促进颗粒细胞增殖并抑制颗粒细胞凋亡,但单独的T_3并无此作用。T_3被认为能够增强促性腺激素对颗粒细胞的作用,因此甲状腺激素疾病可能导致月经周期异常、排卵障碍,从而降低妊娠可能。

甲状腺功能异常可以导致月经紊乱、排卵障碍与不孕,但上述症状可随甲状腺功能的恢复而恢复。鉴于甲状腺功能与生殖功能之间的密切关系,育龄期女性应常规筛查甲状腺功能。

(聂睿 靳镭)

第五节 肾上腺疾病

肾上腺皮质合成并分泌糖皮质激素、盐皮质激素和性激素。糖皮质激素为维持生命所必需,主要是调节糖、蛋白质、脂肪的代谢,盐皮质激素主要是调节钠、钾等电解质的代谢。性激素主要作用是促进毛发、骨骼、肌肉生长及第二性征发育等。糖皮质激素和盐皮质激素的合成需要一系列酶,如有酶缺陷可引致糖皮质激素和盐皮质激素合成受阻,中间产物转而合成过量雄激素,可致高雄激素血症。适当的雄激素分泌是妇女正常发育所必需的,但雄激素水平过高则负反馈抑制下丘脑,并对抗雌激素作用,使卵巢功能受抑制,甚至出现男性化现象和闭经。

在正常女性,循环的雄激素主要来源于肾上腺和卵巢。已经证实约有50%的多囊卵巢综合征(PCOS)患者去氢表雄酮硫酸盐(DHEAS)和11β-羟雄烯二酮的水平增高,提示肾上腺网状带分泌的雄激素增加。雄激素过多在PCOS的发病机制中起核心作用,长期的雄激素刺激可出现多囊卵巢的改变,使窦前和窦卵泡增多。

一、多囊卵巢综合征与肾上腺疾病的联系

卵巢是分泌性激素的器官,肾上腺也能合成雄激素,并且肾上腺是甾体类激素的重要代谢和排泄器官,因此卵巢与肾上腺之间存在着重要的联系。PCOS患者典型症状之一是高雄激素血症。PCOS患者血清中过多的雄激素多是由卵巢分泌的,但是约有50%的PCOS患者伴有肾上腺雄激素过多和肾上腺皮质功能障碍。

二、多囊卵巢综合征肾上腺雄激素过多的发病率

文献报道,20%~60%的PCOS患者DHEAS和11-OHA4的血清水平增高。但是,研究证实无论是

否为 PCOS 患者,DHEAS 的水平都会随年龄的改变而改变。一般而言,肾上腺源性雄激素在 20 岁左右达到高峰,30 岁左右开始下降。因此,对肾上腺源性雄激素增高的诊断无论是否患有 PCOS,都应根据年龄调整。依此诊断方法,PCOS 患者中约有 23% 为肾上腺源性雄激素增高。

三、肾上腺皮质生物合成异常

肾上腺源性雄激素可能由肾上腺皮质的生物合成失调所致,肾上腺对 ACTH 刺激的敏感性异常升高,导致肾上腺代谢产物的异常。PCOS 女性在 ACTH 刺激下普遍表现出肾上腺皮质的高分泌,包括孕烯醇酮(PREG)、17-羟基孕烯醇酸(17-HPREG)和 DHEA 等。

卵巢分泌、胰岛素作用的相关因素等肾上腺外因素也会引起 PCOS 患者血清中雄激素增多。卵巢源性雄激素过多可诱导肾上腺雄激素的合成增加,从而提供了大量的芳香化酶底物,导致雌激素分泌增多,进而持续抑制 FSH 分泌。卵巢性激素可能通过增加肝或肾上腺 DHEA-ST 的活性影响 DHEAS 水平。临床上用长效 GnRH-a 对 DHEAS 升高的 PCOS 患者卵巢功能进行抑制后,可使其 DHEAS 水平下降 20% ~25% 。

使用胰岛素增敏剂治疗胰岛素抵抗,可有效降低 PCOS 患者血液中的肾上腺来源的雄激素水平,这说明 PCOS 的肾上腺雄激素过多与胰岛素抵抗密切相关,但其分子学机制尚不清楚。

四、肾上腺皮质功能初现提前

肾上腺皮质功能初现提前(PA)指肾上腺源性雄激素水平过早升高,导致阴毛初现提前(女孩约为 8 岁,男孩约为 9 岁)。PA 时肾上腺过度分泌的原因尚不清楚,但研究发现,PA 与高胰岛素血症、血脂异常、肥胖和青春期 PCOS 均相关,PA 的临床表现与 PCOS 的临床表现相似;PA 患者青春期后出现卵巢功能障碍以及功能性卵巢雄激素过多的发生率明显增加,其青春期 PCOS 的发病率也增加。有学者因此推测 PA 可能是 PCOS 的前期临床表现,PCOS 则是 PA 过程的延续或 PA 在青春期即演变为 PCOS。

卵巢与肾上腺之间存在着生理上的联系,PCOS 患者可能伴有肾上腺雄激素过多和肾上腺皮质功能障碍,AA 在 PA 及 PCOS 的发病过程中可能发挥重要作用。

（聂睿　靳镭）

第六节　糖　尿　病

糖尿病(diabetes mellitus)是一组因胰岛素绝对或相对分泌不足以及靶组织细胞对胰岛素敏感性降低引起蛋白质、脂肪和电解质等一系列代谢紊乱综合征。糖尿病不是一个单一的疾病,是一组常见的内分泌、代谢性疾病。它是由多种因素如遗传、环境、免疫等因素共同作用而引起的一种慢性、持续高血糖状态。

近年来,由于生活方式的改变、饮食结构的变化等诸多因素,糖尿病发病呈逐渐增长的趋势,糖尿病已经成为仅次于肿瘤、心血管疾病之后威胁人类健康的第三大严重慢性疾病。目前糖尿病患者全球已超过 1.2 亿人,我国约有糖尿病患者 3000 多万,病例总数居世界第二位。而且,糖尿病年轻化趋势越发明显,中国 20 岁以上人群中男性和女性糖尿病的患病率分别达 10.6% 和 8.8% ,总体患病率已达 9.7% ,其 20 ~39 岁(育龄期)人群糖尿病的患病率达 3.2% 。

根据致病原因的不同,世界卫生组织将糖尿病分为以下四种类型:1 型糖尿病(type 1 diabetes);2 型糖尿病(type 2 diabetes);其他特殊类型糖尿病;妊娠期糖尿病(gestational diabetes)。其中发病最多的是 1 型和 2 型糖尿病。

一、病因及发病机制

糖尿病的发病病因及发病机制十分复杂,至今尚未完全阐明。不同类型糖尿病的病因不尽相同,即使是同一类型糖尿病其病因也可能不同。目前认为与糖尿病相关的因素包括:

1. 遗传因素　糖尿病是遗传性疾病。在 1 型糖尿病的病因中遗传因素所起的作用约为 50% ,而在 2 型糖尿病中其作用可达 90% 以上,2 型糖尿病的遗传因素所起的作用明显高于 1 型糖尿病。

2. 生活方式变化　由于人民生活水平不断改善,饮食结构变化,常常存在营养过剩的情况,使原有潜在功能低下的胰岛 B 细胞负担过重,从而诱发糖尿病。

3. 肥胖　肥胖是糖尿病的一个重要危险因素。大部分成年糖尿病患者体型肥胖或既往有肥胖病史,并且糖尿病患病与肥胖的程度及类型密切相关。

4. 精神因素 城市居民中糖尿病的患病率明显高于农村居民,这是因为城市居民所承受的精神应激较多、精神压力较大。精神紧张、情绪激动或者各种应激状态均会引起升高血糖的激素(如肾上腺皮质激素、胰高血糖素、生长激素等)的大量分泌。

5. 环境因素 病毒感染与糖尿病存在某种联系。曾报道的相关的病毒有腮腺炎病毒、风疹病毒、巨细胞病毒、柯萨奇 B 病毒等。某些化学物质的摄入如四氧嘧啶、链脲佐菌素及灭鼠剂 Vacor 等对胰岛 B 细胞有毒性作用,摄入后可引起糖耐量减低或糖尿病。

6. 自身免疫性疾病

7. 妊娠 有研究指出,妊娠次数与糖尿病的发病有关,多次妊娠易使遗传因素转弱诱发糖尿病。

8. 基因因素 目前科学认为,糖尿病是一种多基因遗传病。糖尿病是可能由几种基因受损而造成的:人类第六对染色体短臂上的 HLA-D 基因损伤可导致 1 型糖尿病的发生;胰岛素基因、胰岛素受体基因、葡萄糖溶酶基因和线粒体基因损伤可导致 2 型糖尿病。总之,不管糖尿病是何种类型,也不论是否有家族遗传史,或是相关环境因素、病毒感染的作用,归根结底都是正常基因受损。

二、临床表现

根据糖尿病类型的不同,其具体的临床表现如下:

(一) 1 型糖尿病临床表现

起病较急,主要发生于儿童及青少年,多数患者常因感染、饮食不当或情绪激惹而起病,通常表现出典型的糖尿病体征,即多饮、多食、多尿和体重减轻,简称"三多一少"症状。

(二) 2 型糖尿病临床表现

2 型糖尿病是一种慢性进行性的疾病,病程漫长,很难估计其起病时日。可发生在任何年龄,多见于中老年人和肥胖者。早期轻症患者往往无明显症状,到症状出现时,往往已经有长达数年至十余年病史。其至有部分患者完全无症状表现,在常规体格检查或糖尿病慢性并发症就诊时才发现糖尿病。若空腹及餐后血糖均明显升高,患者可有下列典型表现:

1. 烦渴、多饮、多尿 症状均较轻微,其中饮水增多较为常见,但增多程度不大,在老年人群,多尿常被误认为是尿路感染、前列腺病、尿失禁或服利尿

药所致而被忽视。

2. 食欲变化 此症状不典型,老年患者的多食症状往往表现不明显,甚至可出现食欲下降,导致严重的营养不良。但进食明显增加的患者,血糖较难控制,已控制者又可能出现明显血糖升高。

3. 体重改变与疲乏 2 型糖尿病以肥胖多见,但重症患者若长期血糖控制不佳,持续有大量糖随尿液排出,又无相应饮食补足,可出现明显消瘦。患者可感到疲乏与虚弱无力。但经治疗后,部分患者在尿糖消失、血糖控制、进食增加的情况下,体重反而可有所增加。

4. 皮肤瘙痒 尤其外阴瘙痒,是由于尿糖刺激局部所引起,常见于女阴部。脱水以后皮肤干燥,也可以出现皮肤瘙痒,但比较少见。

5. 反应性低血糖。

(三) 糖尿病并发症

糖尿病的并发症主要有心血管疾病、肾衰竭、足部溃烂和视网膜病变等,同时其脑卒中和截肢的风险也相应增加。随着研究的不断深入,糖尿病对生殖功能的影响也逐渐引起学者们的关注。随着糖尿病患者的逐年增多,糖尿病女性的不孕问题也越来越突出。卵巢是女性的重要生殖器官,其功能主要有:产生成熟卵母细胞并排卵的生殖功能以及产生性甾体激素的内分泌功能。

1. 糖尿病影响卵巢的内分泌功能 糖尿病会造成性激素的分泌异常,有研究证实青春期 2 型糖尿病模型大鼠血清雌激素水平明显低于正常小鼠,进而诱导卵巢中各级卵泡的颗粒细胞、卵泡膜细胞发生凋亡。并且,糖尿病患者中 PCOS 的发生率也较高,进而导致了排卵障碍,引起不孕。

此外,糖尿病患者卵巢内局部调节因子如 Ang II、IGF-1R、AT2 等的含量下降,可能会导致它们对卵巢功能的调节作用降低,出现阶段性卵泡发育受阻、不排卵或黄体功能不全等现象,从而影响卵泡的发育、成熟、排卵和受精等过程。

2. 糖尿病可在细胞代谢中从多方面对卵母细胞产生影响

(1) 葡萄糖代谢:在卵母细胞的成熟过程中,主要通过降解葡萄糖途径提供能量。葡萄糖不仅是卵冠丘复合体的重要代谢物,在卵母细胞成熟中,葡萄糖还可作为实现多种生物功能的代谢底物。例如葡萄糖可通过磷酸戊糖途径调控核成熟及氧化还原状态;对卵丘扩展中底物和细胞外基质的合成可通过氨基己酸生物合成途径进行调节;调节细胞信号

中连接的糖基化过程。然而,卵母细胞在细胞核和细胞质成熟过程中对葡萄糖浓度的变化非常敏感。过高或者过低的葡萄糖浓度可能会引起受精卵核成熟的过早重启,从而导致胚胎发育不良。

（2）线粒体代谢:研究发现,糖尿病鼠的卵母细胞存在线粒体空间结构和代谢功能紊乱,从而导致卵母细胞成熟发育缺陷,这是直接影响卵母细胞质量的关键所在。因此,糖尿病患者卵母细胞功能下降,易导致妊娠期糖尿病胚胎着床发育异常。

（3）组蛋白乙酰化修饰:实验证明糖尿病损害哺乳动物卵母细胞减数分裂。糖尿病环境中,血糖可改变细胞内组蛋白修饰系统,主要是改变组蛋白乙酰化状态,导致卵母细胞成熟率水平降低。

（4）甲基化水平:糖尿病母亲的后代表现出更高的新生儿畸形率和死胎率。研究发现,糖尿病母亲血糖控制不良,可能会对后代发育产生损害,其原因在于血糖对母亲印迹基因 *Peg3* 的甲基化产生不良影响。

（5）细胞自噬程序:细胞自噬程序对卵细胞发育过程非常重要。暴露于高糖环境中的卵母细胞和胚胎自噬会明显增加。在体内和体外高糖模型中,激活卵母细胞基因,伴随与自噬相关的磷酸甘油醛脱氢酶活性也显著增加。这说明自噬激活与高血糖具有明显相关性。

三、临床诊断

典型糖尿病患者有"三多症群"。轻症无症状者的诊断完全依靠检验,常在健康检查或因其他疾病而偶然发现。不少病者首先发现并发症,然后追溯及本病。但不论有无症状或并发症,关键在于首先考虑到本病的可能性而进行尿、血糖检查,方可确诊。

（一）糖尿

确诊糖尿病需依靠血糖的测定,尿糖测定结果仅供诊断参考。

（二）血糖

测定血糖的方法常用的有三种:静脉血浆葡萄糖(VPG),毛细血管全血葡萄糖(CBG)和静脉全血葡萄糖(VBG)。其中以前 2 者最常采用。分析血糖检测报告时还须注意排除能引起血葡萄糖浓度增高的其他情况,如静脉注射葡萄糖后、各种内分泌疾患、脑部病变及应激性情况等。对于轻症或早期糖尿病患者,尤其是 2 型糖尿病患者空腹状态下血糖可正常,故不可轻易排除,需要进行餐后 2 小时血糖

检测或糖耐量试验。

（三）糖耐量试验

对于空腹血糖正常或稍偏高而偶有糖尿的患者,或有糖尿病可能的患者,须进行葡萄糖耐量试验。但对于空腹血糖明显增高的重型显性病例,诊断已能确定,大量葡萄糖反而可加重身体负担,应予免试糖耐量实验。

1. 口服葡萄糖耐量试验(oral glucose tolerance test ,OGTT)　最常用,于口服 75g 糖前及后 30 分钟、1 小时、2 小时、3 小时分别抽取静脉血检测血糖,同时搜集尿标本查尿糖。

（1）结果:正常人(年龄 15 ~ 50 岁)空腹血糖为 70 ~ 100mg/dl,糖吸收高峰见于 30 ~ 60 分钟内(50 岁以上者后移),一般不超过 170mg/dl,2 小时血糖浓度恢复正常范围,3 小时可降至正常以下。尿糖阴性。

（2）诊断标准:

1）有糖尿病症状,任何时候静脉血浆葡萄糖 ≥ 200mg/dl(11.1mmol/L)及空腹静脉血浆葡萄糖 ≥ 140mg/dl(7.8mmol/L),即可诊断为糖尿病。

2）如果结果可疑,可进行 OGTT 实验(成人口服葡萄糖 75g)进一步确诊。儿童每千克体重口服 1.75g,总量不超过 75g,若 2 小时血糖 ≥ 200mg/dl (11.1mmol/L)可诊断为糖尿病。血糖>140mg/dl ~ <200mg/dl 为糖耐量减退(TGT)。

3）如果无糖尿病临床表现,除具备上述两项诊断标准外,尚须另加一项指标以协助诊断。即在 OGTT 曲线上 1° 或 2° 血糖 ≥ 200mg/dl 或另一次空腹血糖 ≥ 140mg/dl。

4）妊娠期糖尿病同样适用于以上诊断标准。

2. 饭后 2 小时血糖测定　进食相当于 100g 葡萄糖的糖类食物,如馒头 2 两或米饭等后 2 小时测定血糖,如超过 140mg/dl 为耐量减低,大于 200mg/dl 者为糖尿病。

四、治疗

（一）1 型糖尿病的治疗

对于 1 型糖尿病应采用综合治疗手段,主要包括饮食管理、体育锻炼、血糖监测和加强宣教,同时合理应用胰岛素。

1. 胰岛素治疗　胰岛素治疗仍是 1 型糖尿病治疗的最主要的药物,无论有无急性和慢性并发症,均需终生胰岛素替代治疗,不可突然终止。近年来,随着胰岛素种类和应用方法的改进,对血糖控制和

并发症的预防已有了很大提高。胰岛素按药效时间长短分为：

（1）短效胰岛素：皮下注射后吸收快，作用迅速、持续时间短、便于调整。

（2）中效胰岛素：起作用时间较慢、维持时间较长，主要用于病情稳定的糖尿病患者，可减少注射次数。

（3）长效胰岛素：吸收速度更慢，作用时间更长，主要用于提供基础胰岛素的需要量，降低夜间和空腹血糖。

2. 饮食治疗 1 型糖尿病的饮食治疗必须与胰岛素治疗同步进行，目的是使血糖控制达到要求的范围，同时兼顾个人的口味、嗜好。

（1）热量的需要：儿童患者的热量供应应满足其正常的生长发育需求，体重过重者则应限制热量的摄入。

（2）糖类（碳水化合物）：每天糖类的摄入应个体化，应限制精制糖的摄入。

（3）纤维素：纤维素的摄入可以有效降低餐后血糖水平，但纤维素的摄入也应适量，过多高纤维素易导致腹胀等不适，也影响矿物质的吸收。

（4）蛋白质：蛋白质影响肾血流动力学变化，高蛋白饮食可使肾功能降低，推荐儿童糖尿病患者每天摄入蛋白质的摄入量约占总热量的 10% ~ 20%。

（5）脂肪：儿童糖尿病患者推荐的每天脂肪摄入量可占总量的 30% ~ 35%。

3. 运动治疗 体力活动可增加葡萄糖的利用，有利于血糖的控制。糖尿病患者应每天运动 1 小时，如各种球类运动、游泳、跳舞等，但应避免爬高和潜水，因发生低血糖时有危险。

（二）2 型糖尿病的治疗

2 型糖尿病多见于中老年人，在遗传、环境等因素的长期共同作用下，其并发症也更加突出，对其并发症的防治也显得更为棘手。总的治疗可分为两个方面：基础治疗，药物治疗。

1. 基础治疗 包括限制饮食、改变生活方式等。饮食结构应以摄入碳水化合物为主，提倡摄入优质蛋白。宜少食多餐，以减轻胰岛 B 细胞的负担。同时增加体力活动，戒烟，避免酗酒。2 型糖尿病患者经基础饮食治疗和体力活动，改变生活方式后，血糖仍增高明显者，应考虑药物治疗。

2. 口服降糖药物治疗 2 型糖尿病患者的口服降糖药物主要包括以下 3 类：磺酰脲类、双胍类、α-糖苷酶抑制剂。上述 3 类药物的作用机制各不相同，根据糖尿病病因及病情可酌情单独使用，也可联合使用，从而加强降糖效果。

（1）磺酰脲类：磺酰脲类降糖药物是较早应用的降糖药。服用时需注意：餐前 15 ~ 30 分钟服药，宜从小剂量开始。开始应使用作用时间较短的药物。特别对于老年患者应注意避免发生低血糖。

（2）双胍类：是一种胰岛素增敏剂，自 20 世纪 50 年代后期开始应用于临床，目前临床上最常使用的是二甲双胍。使用二甲双胍可降低体重，因此对于 2 型肥胖的糖尿病患者尤其合适。若服用后有胃肠道不适，可在餐中或餐后服用。单独使用一般不会发生低血糖反应。

（3）α-糖苷酶抑制剂：于 20 世纪 90 年代初投入市场使用，能延缓或抑制葡萄糖在肠道的吸收，从而有效降低餐后高血糖。服用时需与第一口饭同吃。肾功能不全者也可使用。不良反应主要是肠胀气，一般能自行缓解。

3. 胰岛素治疗 若 2 型糖尿病患者口服降糖药物的剂量已增到最大，但血糖控制效果仍不满意时，可试用胰岛素治疗 6 ~ 12 周，以观察胰岛素降低血糖的效果。经 6 ~ 12 周治疗后，部分患者可有较好的疗效，可停用胰岛素，继续口服降糖药物治疗。若效果仍不理想，则可继续长期使用胰岛素治疗。若 2 型糖尿病患者出现了急性或者慢性的并发症，也可根据血糖升高的水平使用胰岛素进行治疗。但应注意，使用胰岛素治疗时要谨慎预防低血糖的发生，特别对于老年患者。因此，对于初次使用胰岛素治疗的患者，应当在医师的指导下认真细心、谨慎使用。

4. 其他 糖尿病会影响受孕的机会。控制糖尿病妇女血糖水平、控制糖尿病女性体重可降低相关并发症的发生，可明显改善其生殖能力。因此，对于有生育要求的糖尿病女性患者，在传统治疗的基础上应同时监测并调整患者性激素水平提高到应有的高度，可有利于血糖的控制、减少并发症的发生。通过抑制卵泡的凋亡来延缓卵泡的闭锁，从而推迟绝经期的到来，延缓衰老，提高女性糖尿病患者的生活质量。

总之，糖尿病目前尚不能根治，患者应当在医务人员的指导下坚持科学、合理的药物治疗，同时，注意饮食、适当运动、控制体重等良好的生活习惯在治疗中也起着至关重要的作用。

（朱丽霞 靳镭）

第七节 Kallmann 综合征

Kallmann 综合征是非常罕见的先天性疾病,以促性腺激素释放激素(GnRH)分泌缺陷、嗅觉减退或嗅觉缺失为特征。Franz Jozef Kallmann 在 1944 年首先描述此病并命名。流行病学研究发现其发病率在男性为 1:10 000,女性为 1:50 000,男女发病率比为 4:1~5:1,其期望寿命和正常人群一致。本节将从病因和发病机制、临床表现及诊断、治疗来讨论 Kallmann 综合征。

一、病因和发病机制

GnRH 神经元的前体起源于胚胎时期的鼻区,与嗅觉系统有关,随着胚胎的发育,GnRH 神经元前体逐渐迁移到下丘脑的基底部,其轴突抵达正中隆起,分泌神经激素通过门脉循环抵达垂体并与相应的受体结合而发挥作用。Kallmann 综合征患者正是由于鼻区发育障碍或者迁移信号蛋白和传导分子的异常等原因,GnRH 神经元前体无法完成迁移而导致 GnRH 分泌障碍,使得下丘脑无法呈脉冲式分泌 GnRH,引起垂体分泌卵泡刺激素(follicle-stimulating hormone,FSH)和黄体生成素(luteinizing hormone,LH)不足,最终造成了患者性腺功能减退。患者的嗅球和嗅束发育形成同时也发生障碍,所以 Kallmann 综合征患者常常伴随有嗅觉减退和嗅觉缺失的症状。

Franz Jozef Kallmann 在 1944 年描述 Kallmann 综合征的时候,认为此病有家族遗传背景。目前的研究认为 Kallmann 综合征的遗传方式有 X-连锁隐性遗传、常染色体隐性遗传和常染色体显性遗传。有研究认为,以常染色体显性遗传为主要遗传方式。表现上有异质性,所以患者临床表现成多态性。研究表示,有六种基因的突变会导致 Kallmann 综合征,分别为:

1. KAL1 位于 Xp22.3,编码细胞外基质黏附蛋白 anosmin 1,与引导嗅神经和 GnRH 神经元前体迁移有关,5%~10% 的 Kallmann 综合征患者有此突变。

2. FGFR1 位于 8p11.2,编码成纤维细胞生长因子受体 1(fibroblast growth factor receptor 1,FGFR1),与中枢神经的迁移、分化、凋亡和增殖相关,10% 的 Kallmann 综合征患者有此突变。有研究报道,有此基因缺陷的患者可以无嗅觉障碍或嗅觉缺失,仅仅表现为低促性腺激素释放激素症状。

3. FGF8 的编码蛋白是成纤维细胞生长因子 8(fibroblast growth factor 8,FGF8)与细胞的有丝分裂有关,约 2% 的 Kallmann 综合征患者有此突变。

4. CHD7 的编码蛋白是染色质区解旋酶 DNA 结合蛋白 7(chromodomain-helicase-DNA-binding protein 7,CHD7),与 CHARGE 综合征(OMIM #214800)有关,5% 的 Kallmann 综合征患者有此基因的杂合子突变。

5. PROKR2 和 PROK2PROK2 位于 3 号常染色体的短臂上,编码前动力蛋白 2(prokineticin 2,PROK2),PROKR2 是 PROK2 的受体。与嗅球的发育和 GnRH 神经元前体迁移有关,5%~10% 的 Kallmann 综合征患者有此突变。

以上这六种突变只占 Kallmann 综合征患者的 30%,所以根据临床症状和体征表现诊断此病尤为重要。

二、临床表现及诊断

Kallmann 综合征的诊断目前主要依靠临床表现、B 超/MRI 等影像学检查和实验室内分泌检查予以确诊。同时存在嗅觉障碍和性腺功能低下及发育不良,是 Kallmann 综合征最为典型的临床表现,也是诊断 Kallmann 综合征的必备条件。

(一) 低促性腺激素释放激素

女性患者主要以原发性闭经就诊,第二性征发育不全或不发育(阴毛、乳房的 Tanner 分期常在 III 期及以下),外生殖器呈幼稚型,性欲弱,生育能力低下。内分泌检查提示 FSH、LH、雌二醇(estrodiol,E_2)水平低,GnRH 兴奋试验阳性,说明垂体功能正常。子宫由于长期缺乏激素刺激,B 超示呈幼稚子宫,卵巢小于正常卵巢大小,无窦卵泡存在,有病例报道患者部分卵巢组织活检显示卵巢包膜下可见始基卵泡,动物实验小鼠全卵巢切片显示卵巢未见发育的卵泡,以初级卵泡和次级卵泡为主,无窦状卵泡,这提示 Kallmann 综合征女性患者虽然其卵巢体积小,但卵巢储备是存在的,早期卵泡发育并不依赖激素影响,但由于低 FSH 和 LH 的影响,卵泡发育到一定阶段后就无法继续发育,这给 Kallmann 综合征女性不孕患者治疗提供了思路。

（二）嗅觉减退或嗅觉缺失

这个症状容易被忽视，但对于 Kallmann 综合征的诊断是非常重要的。可根据患者的病史和气味测试试验诊断。头颅 MRI 可提示嗅球、嗅束、嗅沟发育不全或缺失，部分患者头颅 MRI 提示正常。

（三）其他症状

Kallmann 综合征患者除了促性腺激素释放激素分泌缺陷、嗅觉减退或嗅觉缺失特征以外，常合并其他系统和器官的畸形。

较常见症状为双手运动共济失调，双手镜像活动，常见于 KAL-1 基因异常的患者；有部分患者存在泌尿系统的异常，如单侧肾脏发育畸形或者缺如，30% 的 KAL-1 基因异常患者有此症状；一些患者可存在颅中线器官的发育异常，如唇裂、腭裂或者融合不全，牙齿缺失或发育异常等；Kallmann 综合征患者中也存在有视力问题、色盲、虹膜裂或缺失、视神经萎缩等症状；大多数患者的智商基本正常，中～重度智力减退的患者也有报道，但他们同时还存在中枢系统等其他疾病；少数女性患者还存在心脏病和神经系统症状（癫痫、听力障碍、瘫痪、睡眠障碍等）；由于血液中 E_2 水平低下，骨细胞合成功能减弱，患者常伴有骨质疏松症状，容易发生骨折。

值得注意的是，这些症状和相关基因的突变和异常有关系，已有报道指出，无效等位基因或错义突变的 KAL1，常伴随双手运动共济失调和肾发育不全；单等位基因 FGFR1、FGF8 突变，常伴随颅中线器官的发育异常；等位基因 PROKR2、PROK2 突变，常伴随睡眠障碍等。

三、治疗

Kallmann 综合征的治疗主要根据患者的需求而定。在确诊 Kallmann 综合征后，关键的治疗目标就是恢复和维持患者的性征，如果有生育需求，需要进一步的助孕治疗。嗅觉减退或缺失这一症状目前还没有有效治疗方法。

（一）维持性征

1. 口服雌孕激素治疗 在患者诊断为 Kallmann 综合征后，青春期和成年患者应立即采用口服人工周期激素治疗或者口服避孕药来恢复并维持第二性征的发育，同时促进外生殖器及子宫和子宫内膜的生长，还可以改善骨质疏松的症状。无生育需求的 Kallmann 综合征患者需长期服用人工周期激素或口服避孕药治疗，以维持性征。由于长期使用

雌激素会增加一些癌症的风险，所以建议在使用雌激素 6 个月后需要加孕激素治疗。口服避孕药治疗可以采用周期疗法或者序贯疗法。

2. 促性腺激素释放激素的补充治疗 该病主要是由于 GnRH 的分泌不足导致的性腺功能减退，补充促性腺激素释放激素是最直接的治疗方式。采用便携式微量输液泵，模拟下丘脑的脉冲性释放 GnRH，剂量为 5～20μg/脉冲，每 120 分钟一次，对于性征的维持效果很好，但价格昂贵，临床应用受到限制。

3. 促性腺激素的补充治疗 目前为临床上主要的治疗方式，常用的药物为人绝经期促性腺激素（human menopausal gonadotropin，HMG）/人促绒毛膜性腺激素（human chorionic gonodotropin，hCG），使用方法 hCG 为 1000～2500IU 每周 2 次，HMG 为 75～150IU 每周 3 次，长期使用维持性征。

（二）促排卵治疗

过去认为，Kallmann 综合征的排卵治疗很困难，虽然回顾文献，仅有近 30 例的妊娠周期报道，但其受孕前景是比较乐观的，个体促排卵方案差异较大，但都获得了比较好的妊娠结局。

1. 口服雌孕激素治疗 有生育需求的患者虽然口服雌孕激素并不能使患者直接受孕，但有文献建议每天服用 2mg 雌激素一段时间治疗，可以改善 Kallmann 综合征患者垂体对外源性 GnRH 的敏感性，增加卵巢内细胞促性腺激素受体的数量和敏感性，改善子宫内膜的状态，对进一步促排卵治疗提供了良好的基础条件，有文献认为，Kallmann 综合征患者有助孕后妊娠史或长时间的人工周期治疗可以减少促性腺激素在促排卵周期的用量和时间。所以，在对有生育要求的患者促排卵治疗前，建议使用雌激素和孕激素治疗 3 个月或更长时间。

2. 促性腺激素释放激素 其用法和维持性征的用法一样，模拟正常下丘脑的脉冲式分泌，其妊娠率约为 30% 每排卵周期，且多胎妊娠率低，但价格昂贵，临床应用受到限制。

3. 促性腺激素的促排卵治疗 常用的药物为 HMG，近年来也有尝试使用高纯度的重组 FSH（recombinant human follicle stimulating hormone，r-hFSH）和 LH（recombinant luteinizing hormone，r-hFSH）的治疗。起始剂量从 75IU 到 600IU 每天不等，用药时间和剂量主要根据阴道 B 超和血浆的雌激素水平结果调整，文献个体用药方案差异较大，但大多数患者均获得不错的临床结局。

Kallmann 综合征是表现为 GnRH 分泌障碍,合并嗅觉减退或嗅觉缺失的基因突变性疾病。嗅觉减退或缺失这一症状目前还没有有效治疗方法。关键的治疗目标就是恢复和维持患者的性征,如果有生育需求,需要进一步的助孕治疗。

(胡海珊　靳镭)

第八节　肥胖与过度消瘦

一、肥胖

异常或过量的脂肪堆积构成肥胖,严重危害人类健康。身体质量指数(the body mass index, BMI)=体重(kg)/身高^2(m^2),常作为评价人类是否肥胖的指标。肥胖作为一种国际化疾病,发病率逐年增加,同时,力求减重的肥胖人数也逐年增多。到 2015 年,全球超重患者将超过 23 亿,肥胖患者将超过 7 亿。据国外统计,肥胖人群平均每年花费约 330 亿美元购买减重产品(包括代餐、软性饮料、木糖醇及节食书籍)和服务(健身俱乐部)。肥胖可增加妊娠期女性及胎儿罹患多种并发症的风险,亦对育龄期女性妊娠产生影响(尽管这一观点目前仍存在争议,但绝大多数研究者取得共识的是肥胖对卵巢功能及内分泌代谢的损害,例如类固醇激素代谢及胰岛素、瘦素等激素分泌及活性的改变,影响肥胖患者自然受孕或 ART 中卵泡发育、胚胎发育及种植)。在我国,肥胖人群不孕症比例为 25%,借助辅助生殖技术治疗不孕的女性也逐年增多。本章将集中探讨肥胖对卵子及胚胎发育的影响。

(一) 分类

当前文献对诊断肥胖的 BMI 划分范围存在差异。1999 年,Lashen 等人认为肥胖患者 BMI≥27.9;2000 年,Wittemer 等人认为肥胖 BMI≥25;2003 年,Roth 等人认为肥胖 BMI 应≥27;而 Nichols 等人则认为肥胖 BMI≥28;2006 年,Dr Bellver 认为 BMI≥30 才是划分肥胖的最佳节点,因为当 BMI≥30 时,病死风险加倍,同时这一分类法也被沿用至今:①消瘦:BMI<18.5;②正常体重:18.5≤BMI≤24.9;③超重:25≤BMI≤29.9;④肥胖:BMI≥30。当 BMI≥30 时,WHO 将肥胖划分成三度:Ⅰ度肥胖 BMI 30~35kg/m^2,Ⅲ度肥胖 BMI>40kg/m^2,Ⅱ度肥胖 BMI 介于两者之间。关于不同肥胖程度分级与妊娠结局的关系研究甚少。据报道,Ⅲ度肥胖较Ⅰ度肥胖妊娠相关并发症多,妊娠率低。然而,很难准确找出影响 ART 结局的肥胖阈值。由于 BMI 的获得较为简便,多数流调及临床研究均将其列为有效、便捷的方法来预测身体随体重增加而面临的健康风险,然而

BMI 尽管与肥胖程度直接相关,但其无法评价体脂率、脂肪分布及构成。不同性别人群腰臀比可评估腹部脂肪含量与内脏脂肪含量的比值,标准:男性≤1,女性≤0.8。

(二) 病因

食物(特别是垃圾食物,如油炸食品及软性饮料等)摄入过多;运动量减少;妊娠期及产后肥胖,试图减重失败后持续终生;病理性肥胖:如 PCOS、结缔组织病需激素维持治疗、神经性暴食症等。

(三) 发病机制

1. 肥胖对卵子及胚胎质量的影响　肥胖女性多伴有糖尿病或体内高糖状态。一些研究建立了动物模型,证实高糖可能影响卵-冠-丘复合物的代谢通路,导致卵子核及胞质的异常成熟。此外,肥胖患者体内脂肪增加(例如甘油三酯和游离脂肪酸),当增多的脂肪出现在非脂肪组织细胞——即脂毒性——也能通过引起局部炎性反应、氧化应激及内质网应激机制来抑制排卵、降低卵子成功受精及后续胚胎发育能力。

2. 肥胖对女性排卵的影响　自然受孕过程中影响排卵:

1) 脂肪组织可储存类固醇激素,将雄激素转变为雌激素,较高体脂率可促进雌激素代谢产生效力更强的激素形式,过高或过低的雌激素均可通过反馈致使促性腺激素的异常分泌,引起不排卵及月经不规律。

2) 肥胖可抑制性激素结合球蛋白,使游离雄激素增多,抑制卵巢排卵。多囊卵巢综合征中肥胖、高雄激素血症患者可作为肥胖导致无排卵性不孕的典型代表。

(四) 临床表现

1. 与不孕的关系　肥胖患者期待妊娠时间延长。一部分月经不规律人群,其排卵不规律可导致不孕;而另一部分月经规律的肥胖人群,规律的月经也不一定代表有排卵,即使有排卵也不一定代表其受精率或子宫内膜容受性正常。据报道,当月经周期正常时,肥胖女性不孕发生率是非肥胖女性的 4 倍。无论正常体重患者,或是超重/肥胖患者,其平

均获得妊娠时长均与自身 BMI 成正比。当 BMI 超过 29 时,每增加 1kg/m²,其自然妊娠率降低 5%,而在 IVF 治疗当中,BMI 每增加 1kg/m²,妊娠率降低 16%;BMI 每降低 1kg/m²,妊娠率增加 19%。在对胚胎质量的研究中,一种观点认为肥胖可降低女性卵子受精率、胚胎卵裂率、种植率,减少可移植胚胎数及剩余胚胎数;然而另一种观点并未发现肥胖对以上结局的不良影响。超重或肥胖患者自然妊娠及借助 ART 手段妊娠的成功率较正常体重患者低,行 IVF/ICSI 治疗后获卵数减少、流产率(包括生化妊娠、临床流产、复发性流产)增加。Fedorcsák 等人发现肥胖患者获卵数降低与其早孕期自然流产密切相关。肥胖也可能导致患者卵子及胚胎质量下降,而胚胎质量本身又与流产密切相关。部分学者认为当前广泛应用的胚胎形态学评分方法无法帮助我们认清肥胖对胚胎影响的机制,而延时摄像技术(time-lapse)对胚胎的评分增加了动态参数,更加利于胚胎的选择,按细胞分裂的时间顺序拍照,可以较好判断某一胚胎的种植潜能。子宫内膜容受性亦作为流产的另一可能原因被广泛研究。然而,绝大多数肥胖患者自然流产类型并非习惯性流产,这又与研究者关于流产原因的第二种推测相悖。通过肥胖患者接受供卵(ovary donation,OD)这一天然人体模型,可以研究子宫内膜容受性是否发生变化。供卵模型是研究子宫内膜容受性最好的模型(即健康、年轻、无肥胖女性的卵子,将被提供给不同 BMI 的受者,以研究其妊娠结局)。近期一项大样本量的研究评估了肥胖患者第一周期接受供卵情况,其继续妊娠率显著低于正常体重或消瘦患者,由此可得出结论,子宫内膜或宫内环境,在肥胖女性生育力下降中起到一定作用。

2. 与 ART 相关并发症的关系 超重或肥胖不会增加 OHSS、多胎妊娠、宫外孕的患病风险,对出生率有轻微的负面影响。目前缺少关于肥胖是否影响 ART 并发症的研究。

3. 与妊娠孕妇并发症的关系 孕前较高的 BMI 和孕期增重(gestational weight gain,GWG)与孕妇产科并发症,包括妊娠期高血压疾病、妊娠期糖尿病(gestational diabetes,GDM)、剖宫产率增高及产后肥胖密切相关。从受孕到妊娠早期,并发症的发生可能与卵子(及其形成的胚胎)及子宫内膜的对话有关。妊娠中期及晚期的并发症多与肥胖孕母代谢综合征的临床症状有关。当 BMI 30~40 和 BMI>40 时,其 GDM 的患病风险增加(OR 分别为 8.82 和 27.38)。当发生妊娠期高血压疾病时,妊娠期肥胖所致的其他并发症发病风险可能增加。因此,2009 年,美国医学研究院公布了孕前不同 BMI 范围孕妇,孕期体重增加的下限和上限,强调孕期体重增长的范围,避免孕期相关风险。2010 年,欧洲生殖年会讨论酗酒、吸烟及肥胖等不良生活习惯是否会增加后代患病风险,是否应该拒绝对该类患者提供 ART 技术支持直至其戒断吸烟、酗酒及不良生活习惯。尽管酗酒及吸烟的风险有目共睹,但是否可将此禁令应用于肥胖性不孕女性仍未得到统一意见。

4. 与妊娠期胎儿并发症的关系 肥胖患者其胎儿流产、神经管畸形、心脏缺陷、巨大儿及死产风险增加。

（五）诊疗

超重或肥胖患者,减轻体重能够提高其进行生育治疗的成功率。在 2014 年发表的系统回顾纳入 11 项研究,均旨在判断减轻体重对肥胖患者生育力的影响。其中,改变生活方式、饮食控制、行为支持等干预方法却不尽相同:从简单的少吃多动、极低热量饮食,到每周 3 小时、不同专业组成的专家团队会诊给予专业支持;对减重成果的判断,从体重变化、BMI 改变,到减重/自身体重达到 5% 的患者所占纳入人数的百分比。尽管减重成果无法直接比较,然而不同干预方法均可造成体重的减轻。11 项研究中,7 项指出肥胖患者减重后可显著提高患者接受 ART 治疗的临床妊娠率及出生率(然而针对不同的减重干预方法,其获得的临床妊娠率及出生率亦不同。该系统回顾并未研究哪种减重干预效果最好,只是经验性提出进入 ART 周期之前的肥胖患者应常规减重,因此,可针对减重干预方法进行进一步研究);2 项研究认为肥胖患者减轻体重后行 ART,其临床妊娠率及出生率要高于对照组,但差异不具显著性;1 项研究指出对肥胖患者行上述干预后,其临床妊娠率及出生率反而下降,实验组与对照组无显著性差异;最后 1 项研究的实验组患者通过服用极低热量饮食的方式减重,而这种方法对其生育率造成了不良影响。虽然并非所有文献报道减重患者行 ART 治疗后临床妊娠率及活产率升高,然而主流意见仍认为,肥胖患者减重后可能恢复规律月经周期、行 ART 后获得成功妊娠的周期数减少、周期取消率亦降低。

1. 运动减重 研究认为,肥胖患者适度运动可降低 BMI、降低无排卵性不孕发生率,提示适度运动可保护卵巢功能。对于正常 BMI 范围内的患者,适度运动对其卵巢的保护比对超重或消瘦患者卵巢保护作用更强。与适度活动相反,无证据显示中等强度体育运动(如竞走)会对无排卵性不孕产生好的影响。

2. 饮食节制　研究认为,肥胖患者通过饮食结构及数量改变,减轻体重的 5% ~ 10%,即可提高其受孕率、降低流产率。国际循证指南建议肥胖女性在备孕期,无论是否准备接受 ART 治疗,均应减重。肥胖女性接受 ART 治疗前低卡路里饮食(2000kJ/d)可致受精率降低。营养充足的中度能量限制饮食(大约 5000kJ/d,53 天后可减重 3.8kg)联合适度锻炼计划,获得 53% 妊娠结局(对比肥胖人群未接受饮食计划的自然受孕率为 10%)。肥胖症患者当中,有一小部分为暴食症患者,因此,可通过控制饮食方式减重。节食减重速度较慢,且易反弹,在肥胖患者缓慢减重过程中,其年龄也逐渐增大,自身受孕率亦逐渐降低,特别是对卵巢功能本身较差的患者,减重的缓慢过程无疑延迟了治疗时间,对受孕率产生不良影响。

3. 行为支持　因不孕行辅助生殖手段助孕可能被认为是夫妻生活中压力最大的事件。因此,行为支持能为肥胖患者成功减重提供帮助。一些研究证实,在改变生活方式的过程中给患者行为支持,能显著提高其心理状态评分、增强自信、降低焦虑及抑郁。有关行为支持如何通过改善患者心理状态进而提高生育率尚不得而知,然而长期心理压力能抑制下丘脑-垂体轴(后者调节女性生殖内分泌激素的产生和释放)的活动却为我们所熟知。近来,一些研究认为提高心理状态评估参数,能诱发生殖内分泌改变,而后者可直接影响生育、调节不规律月经周期。因为心理状态与 ART 结局之间不确定的关联,当体重减轻时其他多种因素似乎对 ART 结局产生更加重要的影响。锻炼可以使肥胖患者体重降低,心态愉悦,甚至建议以运动来提高排卵率及妊娠率。

4. 特殊减重方法

(1) 极低热量饮食:ART 治疗前将极低热量饮食作为减重方法是否合理还需进一步证实。

(2) 药物减重:减肥药物和手术治疗适用于应用其他减重方式无效的患者,药物减重、手术减重均可迅速降低体重,但当前可应用治疗肥胖的药物种类相对较少,多为保健品,品牌乱象存在,成分不明,多利用对人体有害途径减重,带来相当大的副作用,因此提倡规范减肥药物市场,使减肥药如同降压药、降糖药一样,在副作用较低的情况下,长期使用。

(3) 手术减重:一篇针对 24 名闭经 PCOS 患者的研究认为,减重术后 3 个月均恢复了正常月经周期,且 5/24 名女性在术后减轻原体重 57% 的重量后成功妊娠。在一篇前瞻性研究中,17 名 PCOS 患者,术后其睾酮水平、雄烯二酮及硫酸脱氢表雄酮水平均降低,多毛及月经紊乱均得以改善。那么,减重手术后何时可以开始备孕呢?减重手术后,体重快速减轻持续到术后 12 ~ 18 个月,在此之后,体重进入平台期。由于孕期及哺乳期(12 ~ 18 个月)体内营养需求增加,否则将出现胎儿诸多并发症,例如低出生体重以及胎儿神经管畸形。一些学者认为减重手术后休息 12 ~ 18 个月方宜妊娠;另一种观点则建议推迟妊娠时间到术后 24 个月,因为此时患者已达到减重目标。绝大多数观点支持妊娠宜在手术完成 12 ~ 18 个月后进行,避免营养缺乏。然而,当前研究显示,即使肥胖女性在其减重后体重最轻状态怀孕,其产科及胎儿并发症亦与术后 12 ~ 18 个月受孕的相关并发症相似。根据 2009 年美国妇产科医师学会(American college of obstetricians and gynecologists,ACOG)针对减重手术及妊娠指南,如果妊娠发生在术后 12 ~ 24 个月之内,需密切监管孕母体重及营养状态。研究认为,肥胖可影响 IVF 结局,例如获成熟卵数减少、Gn 需要量加大、周期取消率增加,另有研究报道肥胖可导致 IVF 临床妊娠率及出生率降低,然而,关于减重手术对 IVF 结局影响的研究较少,多为病例报道或病例对照研究。Dokras 等人研究了病态肥胖(BMI≥40)对 IVF 结局的影响。正常体重女性 IVF 的周期取消率为 10.9%,而病态肥胖女性周期取消率为 25.3%,在病态肥胖、单纯肥胖及正常体重妇女之间,其临床妊娠率、分娩率无显著差异。一份病例报道了病态肥胖女性手术减重后行 ART 治疗时发现的空卵泡综合征,该女性术后共减重 175 磅。该患者第二周期应用 hCG 扳机后获卵 19 个,成功妊娠。考虑第一周期的空卵泡综合征可能与其皮肤松弛、对皮下注射药物吸收较差有关。

总之,以上证据支持临床工作中对超重或肥胖患者行 ART 治疗前先行减重的建议。制订减重计划时重点在于:①患者存在个体化差异,因此需注意减重方法与个人是否匹配;②减重方法是否安全;③减重方法有效性。对于减重方法的合理选择以及是否存在最适于行 ART 治疗的 BMI,则需进一步研究。

超重或肥胖是否会影响女性生育治疗的结局?目前仍存在争议,无论肥胖患者试图自然期待妊娠,或是借助 ART 手段受孕,备孕期间减重是必需的。将 BMI 对 ART 结局的影响与年龄对妊娠的影响相比较,或许可以将拒为肥胖患者行 ART 治疗变得更容易接受。

许多国家有进入 ART 周期的年龄限制。在荷兰,指南建议超过 41 岁的女性 ART 治疗结局极差,不建议对其行 ART 治疗。然而在实际临床操作中,该年龄界限被划定为 43 岁。因此,是不是也可以划分一暂时拒绝行 ART 治疗的 BMI? 实际上,胚胎与子宫之间的异常对话被认为是种植率、妊娠率及继续妊娠率较低的主要原因。供卵模型尚不能支持肥胖患者子宫内膜容受性降低的假设,关于肥胖是否影响卵子质量或子宫内膜容受性的深入研究仍需开展。

二、过度消瘦

体重与 ART 结局的关系呈倒 U 形,这提示无论超重或过度消瘦,均可对 ART 结局产生不良影响,降低妊娠率。常见引起过度消瘦的原因多为神经性厌食症或肿瘤等消耗性疾病,由于肿瘤无论从遗传学、病因学到机制研究均较复杂,人为不可控性因素太多。

神经性厌食症的特点为体重轻、形象偏瘦、对增重持强烈恐惧、对体重及外形的知觉障碍及闭经(≥ 3 个月)。闭经可作为厌食症是否处于活动期的诊断标准,严重的活动性厌食症可降低女性生育力。当体重比理想体重降低 15% ~ 25% 时,消瘦程度为中度消瘦;比理想体重降低 25% 以上,该消瘦程度为中度消瘦。众所周知,神经性厌食症所致闭经属于功能性下丘脑闭经,30% 女性在治疗成功 8 年后仍未恢复月经。神经性厌食症可分为两种亚型:①交替暴食/厌食症(以暴食后代偿性催吐、服泻药及利尿剂等为特征);②严格限制食物摄取。准确说来,超过半数神经性厌食症为前者。神经性厌食症多见于青春期女性或年轻成年女性,在青春期女性常见疾病中排名第三。神经性厌食症的发病率难以评估。2009 年,终生神经性厌食症的发病女性占总人数 2% ~ 3% ,男性发病率为 0.24% 。女性平均发病年龄为 19 岁。痊愈率仅为 33% 。

(一)病因与发病机制

目前,对神经性厌食症公认的病因是体重减轻、下丘脑-垂体功能紊乱及精神创伤共同作用的结果。

1. 营养因素影响生殖内分泌已被临床观察所证实。目前有关营养因素与神经内分泌研究多集中在瘦素、神经肽 Y、亲吻素等神经内分泌调节因子

上。营养不良常会抑制下丘脑-垂体-卵巢轴;营养不良所致低体重状态引起的闭经患者,其垂体前叶释放入血清中的 LH 及 FSH 水平较低,正是 FSH 及 LH 控制雌二醇的形成,因此雌二醇水平亦较低。

2. 下丘脑 GnRH 脉冲式分泌得到破坏,下丘脑水平神经肽活性改变导致雌激素过少。

3. 由于女性的社会压力较大、对体态的盲目追求等精神因素,使女性患病率高于男性。

(二)临床症状

1. AN 对月经周期的影响在神经性厌食症患者中,月经周期紊乱较为常见,更严重者甚至发生闭经。因雌激素降低,即使月经来潮,量也可能减少。

2. AN 对生育的影响尽管 AN 患者妊娠率降低,然而其意外妊娠几率增加,可能由于月经稀发/闭经,患者对于自身能否妊娠持怀疑态度,因此减少性生活时避孕措施;同时,交替暴食厌食症这一型别,当暴食症发生时,其自身冲动个性易发生意外妊娠。

3. AN 病史对生育的影响少数的研究证实,既往曾患 AN 的患者,其生育率并未降低。Builk 等人研究发现,有 AN 病史的女性,其妊娠次数或第一次妊娠年龄并未发生改变。然而有厌食症病史女性,其自然流产几率增加。据报道,AN 组流产率达 27% ,而正常对照组流产率仅为 13% 。

4. AN 对妊娠期间孕妇及胎儿的影响妊娠期间,AN 组女性及胎儿可能罹患更多产科并发症,如妊娠剧吐、贫血症、胎儿生长受限等。同时,剖宫产率增加,产后抑郁也较常见。

5. AN 对人体短期及长期影响发病较早的症状包括眩晕、头痛、脑翳、怕冷、恶心、虚弱及感觉迟钝。长期以往可能导致骨质疏松、心血管疾病、糖尿病、甲状腺疾病、胃肠道紊乱、不孕与妊娠相关问题及其他精神疾患。关于 AN 患者期待寿命报道较少。Harbottle 等人研究了 954 例患者,他认为 15 岁发病患者,其预期寿命可能比正常人群减少 25 年;20 岁发病女性,其剩余寿命为 36.6 年,短于正常人群 24 年。25 岁发病女性,其剩余寿命为 32.2 年,短于正常人群的 55.5 年。AN 患者死亡率比正常人群高 6 倍。闭经患者激素的改变包括依赖雌激素的卵巢外功能改变,与其他因素一起,导致骨量丢失及骨质疏松,使神经性厌食症患者易发生病理性骨折。青春期发病患者骨量丢失可持续至疾病痊愈后。骨矿物质密度与闭经持续时间密切相关。尽管发生于不同部位,骨量丢失更常见于脊柱。体重是神经性厌食症患者骨密度最一致的预测因素。神经性厌食症发病较早的话,生长

关键阶段抑制骨的生长,增加骨畸形发生风险,使中年后骨质疏松症发病风险增加。

(三)诊疗

因 AN 的病因主要为精神因素,故临床医师应认清并积极为饮食失调患者心理纾解,因为失败的治疗周期可能加重患者厌食症状,成为厌食-不孕-厌食加重的恶性循环。

当有效增重后 BMI 达到 $19kg/m^2$ 时,已被公认为治疗取得进展,然而由于个体差异存在,应针对个人制定理想体重,并鼓励患者积极增重。病情较轻患者,75% 在增重后可恢复自然月经。当月经并不复潮时,可采用以下药物疗法:①无生育要求者,首选人工周期;②对于有生育要求者,可选择氯米芬促排。因氯米芬与内源性雌激素在下丘脑及垂体争夺受体,使雌激素的负反馈作用消失,增加 GnRH 的脉冲频率,通过 Gn 促进卵泡发育、成熟及排卵。对 AN 病程持续较长时间时,应预防骨质疏松的产生。

绝大多数患者因并发症前来就诊时持隐瞒、不配合态度,因此医师应当充分取得患者信任,了解病因及疾病发展,必要时争取得到家庭及社会成员支持,减轻患者心理负担。

(肖楠 靳镭)

第九节 其他内分泌疾病

很多内分泌疾病引起的闭经,均与 FSH、LH 有关。简单来说,当 LH/FSH 升高时,闭经可能与 PCOS 有关;当 FSH、LH 均升高时,闭经可能与卵巢早衰有关;当 FSH、LH 均降低时,闭经可能与垂体下丘脑疾病有关。然而,当闭经患者单纯 FSH 降低(多处于极低水平,FSH<1mIU/ml),LH 却又升高时,一种新的内分泌疾病——单纯 FSH 缺陷就出现了。

人体 FSH 是垂体糖蛋白的异质二聚体,调节人类性腺功能。在女性人群,FSH 促进卵泡的发育及类固醇激素的合成;在男性人群,FSH 调节睾丸支持细胞的增生,维持精子活力。FSH 由 α 和 β 两个亚单位组成,其中 FSH、LH、hCG、TSH 的 α 亚单位均一致,其功能差异由 β 亚单位决定。众所周知,hCG 在人类妊娠维持中起到关键作用,因此,从人类物种延续角度考虑,α 亚单位发生突变的可能较小,而单纯 β 亚单位的突变自 1973 年起,已先后报道了 9 例患者(其中五例为女性),五种突变形式。FSHβ 亚单位定位于 11 号染色体短臂,由三个外显子组成。1 号外显子控制 5' 非编码区,2 号外显子编码 18 个氨基酸的前肽及 1~35 号残基,3 号外显子编码成熟肽中 36~111 号残基。β 亚单位突变的五种基因型包括:*Val61X*,*Val61X/Cys51Gly*,*Tyr76X*,*Cys82Arg*,*Ala79X*。这九例患者中,有分别来自于北美洲、欧洲南部及南美洲的,也有来自于以色列,地理位置上属于亚洲。目前已报道的关于人类 FSHβ 亚单位突变形式较少。Matthews 等人在 1993 年第一次报导了人类 FSHβ 基因突变类型。2 个碱基对的缺失,使 61~86 号氨基酸的序列发生完全改变,提前出现的终止密码使得其后 87~111 位氨基酸无法表达。第二例报道的是青春期延迟的女孩,两种突变形式在其体内被发现:第一种突变与前述一致,第二种突变为错义突变,将 51 位半胱氨酸改成了甘氨酸。另一位女性病例,最初针对其单纯 FSH 缺陷的病因报道为体内存在针对 FSH 的抗体,然而其研究团队最终纠正了自己的错误,并发现了与第一种突变类型相同的突变。最近,Laymen 等人发现了 FSHβ 亚单位的 Try76X 突变类型。Laymen 等人通过功能分析证实三种突变类型:*Try76X*、*Val61X* 及 *Cys51Gly* 可导致 FSH 免疫及生物活性缺失。

一、病因

多数患者父母为近亲结婚,来自父方的致病基因与来自母方的致病基因相遇,形成患者纯合子基因型致病。

二、发病机制

由于编码 FSH 的 β 亚单位基因发生突变,使 FSHβ 链翻译异常,影响 β 链与 α 链的结合,进而影响 FSH 的生理功能(包括免疫学功能及生物学功能);通过对 FSH 免疫活性的影响,使血中检测出的 FSH 水平较低(<1mIU/ml);因对 FSH 生物活性的影响,患者卵泡无法发育成熟,雌激素降低;雌激素(次要负反馈作用)+孕激素(主要负反馈作用)对 LH 负反馈作用减弱,LH 升高,较低的 FSH 及较高的 LH 使卵泡无法发育成熟。

三、疾病诊断

(一)临床症状

1. 原发性闭经人工周期治疗可来潮。

2. 原发性不孕尚无单纯 FSH 缺陷患者自然受

孕的报道。

（二）体格检查

1. 似阉人体征 通常身高正常，臂长（两手臂平行于地面展开，两中指指尖之间的距离）与身高的差距缩小，甚至超过身高。

2. 乳房发育及性毛分布 乳房未发育或发育落后（Tanner 评分 ≤ Ⅲ 级）。无耻毛、腋毛或耻毛、腋毛数量较少。

（三）实验室检查

1. 性激素全套 FSH < 1mIU/ml, LH 多 > 40mIU/ml, E_2 降低, AMH 可正常或降低, PRL、T、P 正常。

2. GnRH 兴奋试验 予戈那瑞林 0.1mg（溶于 5ml 生理盐水中）缓慢静推后分别于 0、15、30、45、60、90、120 分钟检测 FSH 及 LH 值，发现无论何时间点，FSH 均<1mIU/ml，而 LH 可形成>200mIU/ml 的峰值。

（四）辅助检查

1. B 超判断 AFC 单纯 FSH 缺陷患者窦卵泡数目可正常，也可降低。

2. 染色体核型检查 此类患者染色体结果均正常。

3. FSH β 基因筛查 单纯 FSH 缺陷患者 FSHβ 基因筛查多存在异常，目前已发现的基因改变类型为 *Val61X*、*Val61X/Cys51Gly*、*Tyr76X*、*Cys82Arg*、*Ala79X*。

四、治疗

1. 若患者无生育要求，可予人工周期或口服避孕药调节月经，促进乳房发育，补充雌激素水平，改善潮热等反应，预防骨质疏松。

2. 绝大多数患者存在生育需求

（1）先用 OC 降低高 LH 水平，当 LH 长期 > 40mIU/ml 时，卵泡未发育至成熟大小即接受 FSH 刺激，对其质量产生影响。

（2）当 LH 水平降至一定范围（尚无有效数据规划这一范围）后，可外源性补充 FSH（尿源性 FSH），促进卵泡生长发育至成熟。

（3）卵泡长到足够大小时可予 hCG 诱发排卵。

单纯 FSH 缺陷的病例较为罕见，但针对该病所致不孕的治疗比较简单。年轻医师应充分了解该病的病因、机制、临床症状及治疗，避免漏诊及误诊。事实上，单纯 FSH 缺陷的患者可作为临床上研究激素作用的天然模型，通过该病性激素情况，正确判断激素之间的正负反馈作用。

（肖楠 靳镭）

第十节 精神因素

我国古代中医就有"七情"致病理论，尤其强调孕期妇女保持平和的心态对胎儿健康发育有重要意义。现代人类和动物实验均显示精神压力对生殖过程有不良影响。例如，孕期的精神压力与自发的早产及低出生体重有关。在行 IVF 治疗的妇女中也观察到，精神压力增大与获卵数、受精率、妊娠率及活产率等下降有关，也与低出生体重有关。然而，关于精神因素与卵母细胞发育能力的关系的直接研究则较为少见。山东农业大学谭景和等研究了被捕食的精神压力与卵母细胞发育能力的关系。结果显示，体外实验中卵母细胞的成熟和受精能力不受影响，但囊胚形成率及囊胚的细胞数目显著下降；体内实验也显示囊胚细胞数目下降，代孕后产仔率下降。该研究组另一个限制行动的小鼠模型则进一步研究了精神压力导致小鼠卵母细胞发育能力下降的原因，认为在应激压力条件下，母体血浆中皮质醇水平升高，影响 FSH 的释放及排卵过程；而且卵母细胞在减数分裂过程中纺锤体形成受阻，导致非整倍体发生率增高有关。

（张玲）

参 考 文 献

1. Melmed S, Casanueva FF, Hoffman AR, et al. Diagnosis and treatment of hyperprolactinemia: An endocrine society clinical practice guideline. J Clin Endocrinol Metab, 2011, 96(2): 273-288.

2. Balasch J, Fabregues F, Carmona F, et al. Ovarian luteinizing hormone priming preceding follicle-stimulating hormone stimulation: Clinical and endocrine effects in women with longterm hypogonadotropic hypogonadism. J Clin Endocrinol Metab, 2009, 94: 2367-2373.

3. Skałba P, Guz M. Hypogonadotropic hypogonadism in women. Endokrynol Pol, 2011, 62(6): 560-567.

4. Silveira LF, Latronico AC. Approach to the patient with hypogonadotropic hypogonadism. J Clin Endocrinol Metab, 2013, 98(5): 1781-1788.

5. Gordon CM. Clinical practice. Functional hypothalamic amen-

orrhea. N Engl J Med,2010,363(4):365-371.

6. Wellen KE,Hatzivassiliou G,Sachdeva UM,et al. ATP-citrate lyaselinks cellular metabolism to histone acetylation. Science, 2009,324(5930):1076-1080.

7. Ding L,Pan R,Huang X,et al. Changes in histone acetylation during oocyte meiotic maturation in the diabetic mouse. Theriogenology,2012,78(4):784-792.

8. Adastra KL,Chi MM,Riley JK,et al. A differential autophagic response to hyperglycemia in the developing murine embryo. Reproduction,2011,141(5):607-615.

9. Wang Q,Moley KH. Maternal diabetes and oocyte quality. Mitochondrion,2010,10(5):403-410.

10. Meczekalski B,et al. Kallmann syndrome in women: from genes to diagnosis and treatment. Gynecol Endocrinol,2013, 29(4):296-300.

11. Yu HT,et al. Successful pregnancy in a woman with Kallmann's syndrome using human menopausal gonadotropin followed by low-dose human chorionic gonadotropin in the mid-to-late follicular phase. Taiwan J Obstet Gynecol,2012, 51(2):300-302.

12. Genazzani AD,et al. Estimation of instantaneous secretory rates and intrinsic characteristics of luteinizing hormone secretion in women with Kallmann syndrome before and after estriol administration. Reprod Biol,2011,11(3):284-293.

13. Layman LC. The genetic basis of female reproductive disorders: etiology and clinical testing. Mol Cell Endocrinol, 2013,370(1-2):138-148.

14. Amelia P Bailey,Leah K Hawkins,Stacey A Missmer,et al. Effect of body mass index on in vitro fertilization outcomes in women with polycystic ovary syndrome. Am J Obstet Gynecol,2014,211:163. e1-6.

15. José Bellver,Yanira Ayllón,Marcos Ferrando,et al. Female obesity impairs in vitro fertilization outcome without affecting embryo quality. Fertility and sterility, 2010, 93 (2): 447-454.

16. José Bellver,José Antonio Martínez-Conejero,lena Labarta, et al. Endometrial gene expression in the window of implantation is altered in obese women especially in association with polycystic ovary syndrome. Fertility and sterility,2011, 95(7):2335-2341,2341. e1-8.

17. J Bellver, A Mifsud, N Grau, et al. Similar morphokinetic patterns in embryos derived from obese and normweight infertile women: A time-lapse study. Human reproduction, 2013,28(3 pp)):794-800.

18. José Bellver,Antonio Pellicer,Juan Antonio Garcia-Velasco, et al. Obesity reduces uterine receptivity:Clinical experience from 9,587 first cycles of ovum donation with normal weight donors. Fertility and sterility,2013,100(4):0015-0282.

19. José Bellver,Fabio Cruz,Marìa Carmen Martínez,et al. Female overweight is not associated with a higher embryo euploidy rate in first trimester miscarriages karyotyped by hysteroembryoscopy. Fertility and sterility,2011,96(4):931-933. e1.

20. AMH Koning, MAQ Mutsaerts, WKH Kuchenbecher, et al. Complications and outcome of assisted reproduction technologies in overweight and obese women. Human reproduction, 2012,27(2 pp):457-467.

第十二章

卵巢疾病与卵泡及卵子的发生

第一节 先天性卵巢发育异常

女性生殖系统各器官源自不同的始基,在胚胎发育过程中,经过组织细胞的分化及多次复杂的演变而形成生殖系统的内外生殖器官——卵巢、子宫、输卵管、阴道及外阴等。卵子的发生、成熟、运输、受精、妊娠与胎儿的出生均在女性生殖系统完成。因此,在女性生殖系统的发育演变过程如果受阻则发育停滞,如果受到干扰则发生异常,最终导致生殖障碍。使女性生殖系统发展演变受阻或受干扰的因素可来自内在因素(如遗传因素等)或外在因素(化学、物理、生物因素等),在受孕时或胚胎发育期的不同时期(尤其是胚胎发育早期)若受到这些内外因素的影响,可造成原始生殖细胞迁移受阻或性腺形成移位,导致不同类型的先天性卵巢发育异常。先天性卵巢发育异常包括卵巢先天性的数目异常(额外卵巢与副卵巢、卵巢缺如)、外形变异(分叶卵巢)、位置异常、发育不全以及其他异常等。它们可伴有或不伴有正常的卵巢组织、正常或异常染色体核型、单独发生或合并米勒管发育异常以及伴有泌尿道等其他部位发育异常(表12-1)。2000年,Vendeland 等报道额外卵巢与副卵巢发生率为1:(29 000~700 000),

表 12-1 卵巢发育异常与不育

类型	发病机制	卵巢情况	生育能力
额外卵巢	多数认为是生殖细胞沿后肠系膜生殖嵴迁移时残留且刺激周围间叶组织转化为卵巢间质而形成额外卵巢	结构与功能正常,与正常卵巢分开,两者间不相连	无卵巢功能障碍性表现,可生育
副卵巢	卵巢始基或卵巢发育过程中分离出小块组织所致,分离的原因可由于胚胎产生腹膜炎性粘连而分割卵巢或由于胚胎的卵巢蒂扭转引起卵巢血运障碍而划分卵巢组织,或由于周围器官压迫等原因引起	结构与功能正常,位置接近卵巢的正常位置或与正常卵巢连接	无卵巢功能障碍性表现,可生育
分叶卵巢	分叶卵巢的发生原因不明,可能由组织重复或异常分裂所致	卵巢的镜下形态与功能正常,位置正常,呈分叶状外形	无卵巢功能障碍性表现,可生育
卵巢缺如	①卵巢组织从未形成,系胚胎早期的组织发生缺如 ②曾有正常发育的卵巢组织,但因附件扭转或供血异常等导致卵巢坏死并被完全性吸收	双侧卵巢缺如极罕见;单侧卵巢缺如时,一般有一正常位置、结构与功能的卵巢	单侧卵巢缺如,一般表现正常,无卵巢功能障碍性表现,可生育;双侧卵巢缺如,常伴有其他严重畸形不能存活
卵巢位置异常	卵巢在发育过程中受阻,导致胚胎期卵巢下降异常,使一侧或双侧卵巢未下降至盆腔或下降过度	发生于结构与功能正常的卵巢,可伴有发育不全	不伴有卵巢发育不全时,表现正常,可生育
卵巢发育不良	①46,XX 单纯性卵巢发育不全,由于某些因素的影响,卵巢在胚胎不同时期发生不同程度的发育不全或退化 ②先天性卵巢发育不全系性染色体异常疾患	卵巢长形,薄而质硬,呈索条状,位置正常,仅能见到卵巢特殊纤维性间质而几乎看不到卵泡	女性表型:身材矮小、第二性征发育不良及其他躯体异常,一般不能生育

远较子宫发育异常罕见,然而,其他类型的先天性卵巢发育异常的具体发生率却不详。

一、病因及分类

卵巢发育异常多数与性染色体核型异常或染色体结构缺陷有关,偶尔也受常染色体异常的影响,其次也可能受内分泌紊乱(性激素分泌紊乱)的影响。外在环境因素,包括:化学因素、物理因素、生物因素等亦可影响卵巢发育过程造成卵巢发育异常。严重者表现为尿生殖嵴发育障碍,导致卵巢未发育并伴有其他严重畸形,常不能存活或出生后夭折。原发性卵巢发育不全常发生于性染色体畸变女性。而卵巢位置异常者卵巢在发育中受阻,卵巢仍停留在胚胎期的位置而未下降至盆腔,位置高于正常卵巢,如位于肾脏下极附近,或位于后腹膜组织间隙内,且常伴有卵巢发育不良;部分卵巢位置异常者发生卵巢下降过度,可见卵巢位于腹股沟疝囊内。此外,还有双侧卵巢外发生"第三卵巢"的患者,但极为罕见,这是由于胚胎期中肾嵴某区发生异常所导致,"第三卵巢"即来自这一与正常分隔的始基。

(一) 额外卵巢

额外卵巢又被称作"第三卵巢",是指具备典型卵巢组织结构及正常卵巢功能,位于正常卵巢之外一定距离,与附近的骨盆漏斗韧带、卵巢韧带或阔韧带均不相连的卵巢结构。额外卵巢大小不一,小者仅数毫米,大者可达正常大小(直径 5cm 左右),镜下可见到生殖细胞、卵泡、黄体或白体(图 12-1),形态、组织结构与正常卵巢无异。额外卵巢为罕见的一种先天性卵巢发育异常,1959 年 Wharton 等报道尸检病例中发生率为 1:29 000。有关组织学来源,

Wharton 认为其显然来自于一个独立的始基,而多数学者认为是生殖细胞沿后肠系膜生殖嵴迁移,残留的生殖细胞刺激周围间叶组织转化为卵巢间质而形成额外卵巢。关于额外卵巢的诊断标准包括:①有正常位置的卵巢;②额外卵巢与正常卵巢分开,两者间无直接联系或韧带相连;③额外卵巢组织中必须有卵巢滤泡成分。鉴于额外卵巢中存在正常卵巢组织,其卵巢储备、卵泡的发生、发育及卵子的质量与正常卵巢并无差异。

额外卵巢可发生在盆腔(邻近子宫、膀胱或盆壁)、腹腔(大网膜、结肠与肠系膜)以及腹膜后与肾,最小病例为死胎。患者无明显特异性症状与内分泌异常,常因合并肿瘤(囊性畸胎瘤或黏液性囊腺瘤等)或其他原因进行手术,术中偶然发现额外卵巢,尚无一例额外卵巢能在手术前获得确诊。Litos 等报道一例在切除全子宫双附件后发现降结肠有额外卵巢组织,其对相关文献进行回顾分析,发现曾有文献报道切除双侧卵巢的患者仍有月经,这是存在额外卵巢的佐证。因此,对既往有妇科手术史的患者,首先应除外医源性卵巢异位的可能,其次还要考虑有无额外卵巢的可能。

(二) 副卵巢

副卵巢具备正常卵巢的组织结构及功能,但其位置接近卵巢的正常位置或与正常卵巢相连,多见于阔韧带后叶内或以蒂悬挂于阔韧带后叶,也可直接或通过韧带与正常卵巢组织相连(图 12-2)。与正常卵巢相比,副卵巢体积小,一般直径小于 1cm,常呈结节状,术中很易忽略或误认为小纤维瘤或淋巴结,但镜下形态结构、组织细胞种类与正常卵巢相同。副卵巢常为单个,亦可多发。1864 年,Lim 等首先报道了副卵巢的病例,随后 Waldeyer 报道一例新

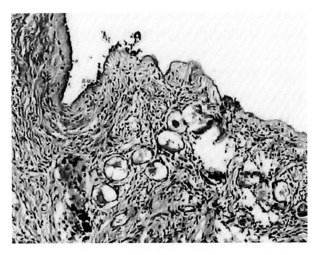

图 12-1 位于肠系膜外的额外卵巢(镜下可见生殖细胞、卵泡等)

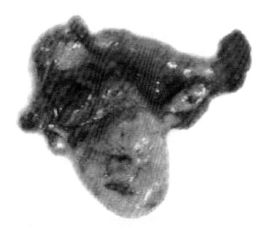

图 12-2 副卵巢(直径 1cm 悬挂于阔韧带后叶距卵巢外缘 0.5cm 处)

生儿有 3 个副卵巢,各以一短蒂附于正常卵巢。副卵巢的形态发生一般认为是由于卵巢始基或卵巢发育过程中分离出小块组织所致,分离的原因可由于胚胎产生腹膜炎性粘连而分割卵巢或由于胚胎的卵巢蒂扭转引起卵巢血运障碍而划分卵巢组织,或由于周围器官压迫等原因引起。副卵巢的诊断标准:①副卵巢必须含有卵巢滤泡组织;②其位置接近卵巢的正常位置或与正常卵巢连接。由于副卵巢具备正常卵巢组织结构及功能,故其卵泡发生、募集及卵子的成熟、排卵多为正常。

副卵巢较额外卵巢多见,其中有的副卵巢卵泡的发生、发育和排卵功能正常,偶有副卵巢排卵受精并引起输卵管妊娠。患者无明显特异性症状且表现为内分泌正常。然而,有文献报道指出副卵巢患者合并米勒管或其他先天性发育异常的比率达26% ～36%,其中生殖系统发育异常包括输卵管异常(副输卵管、分叉状的输卵管)、子宫异常(双角与单角子宫、纵隔子宫),泌尿系统发育异常包括肾或输尿管缺如、膀胱憩室、副肾上腺等。故诊断为副卵巢的患者需要进一步评估其他系统的发育情况,尤其泌尿生殖系统发育异常,同时根据发育异常的类型予以相应治疗。

(三) 分叶卵巢

分叶卵巢指正常位置的卵巢呈分叶状外形,即卵巢被一个至数个深沟分为两叶,偶有 3 ～4 叶,有时乃至完全分开,有结缔组织连接各叶。分叶卵巢的发生原因不明,在胚胎学上似与额外卵巢和副卵巢有关,一些病例合并双角或单角子宫等其他米勒系统发育异常,提示分叶卵巢的发生可能由组织重复或异常分裂所致。

分叶卵巢的两叶可对称或大小不一,有时与副卵巢难以区别,特别是两叶大小相差悬殊时与副卵巢难以区分。分叶卵巢具有正常卵巢的镜下形态,其卵泡发育、排卵及内分泌功能无异常,可正常生育,亦可发生与正常卵巢相似的良、恶性疾病。有文献报道在 14 例分叶卵巢报道中,仅两例伴随其他器官畸形,一例为新生儿双叶卵巢伴双角子宫,一例为18 岁女孩双叶卵巢(卵巢直径分别为 6cm 和 7cm)伴发单角子宫及左半侧为始基子宫,左卵巢位于股疝囊内,还伴有脊柱裂。

(四) 卵巢缺如

卵巢先天性缺如指单侧或双侧卵巢先天性完全性缺失,腹腔镜检查可确诊,尚无尸检报告其发病率。其中双侧卵巢未发育极为罕见,因为此种情况

下胎儿往往并发其他严重畸形而不能存活;单侧卵巢缺如,一般健侧卵巢组织中卵泡发生、发育及卵母细胞成熟正常,且无卵巢功能障碍的临床表现,部分单侧卵巢缺如患者可正常妊娠,因单侧卵巢仍可负担正常双侧卵巢的生殖与内分泌功能。

卵巢缺如见于下列两种情况:①卵巢组织从未形成。根据卵巢胚胎发生学,生殖细胞在胚胎发育早期即从卵黄囊内胚层移向生殖嵴,胚胎早期的组织发生缺陷(如生殖细胞未达到原始性腺,米勒管和中肾管系统发育缺陷)则可致卵巢不发育,故无卵泡发生,同时患者可伴有其他泌尿生殖道发育异常。②曾有正常发育的卵巢组织,此时卵泡发生、发育并无异常,但因附件扭转或供血血管异常等继发性缺血导致卵巢坏死并被完全性吸收。Sivanesaratnam 等指出卵巢扭转也可发生在胎儿期,从而造成先天性卵巢缺如。

卵巢缺如常同时合并同侧输卵管部分或完全缺如,部分性输卵管缺失常发生在输卵管远端。Uckuyu 报道 3 例卵巢缺如,分别合并同侧或对侧输卵管的远端缺如、同侧输卵管扭转与粘连以及合并对侧附件扭转。

(五) 卵巢位置异常

单纯的卵巢位置异常罕见,发生于结构与功能正常的卵巢。卵巢在发育过程中受阻,导致胚胎期卵巢位置发生异常,一方面表现为一侧或双侧卵巢未下降至盆腔(其位置高于真骨盆,即高于正常卵巢位置,如位于肾脏下极附近,或位于后腹膜组织间隙内,常伴有卵巢发育不全);另一方面,一侧或双侧卵巢下降过度即低于正常卵巢位置,如卵巢下降至腹股沟管以及腹膜后等,此时又称"卵巢脱垂",其具体过程为:当子宫阔韧带发育不良时,卵巢可能沿着圆韧带,经腹股沟内环达外环,故多与腹股沟疝合并存在;此外,当子宫严重后屈,卵巢可异位于直肠子宫陷凹,偶见于阴道后壁膨出并与肠疝合并,则在疝囊内可见卵巢及输卵管,但此种情况多为后天性。Verkauf 等观察 2025 例不孕症患者,其中卵巢下降未达真骨盆的发生率为 0.25%(5/2025),这些卵巢附着在输卵管伞端附近。卵巢位置过高与卵巢悬韧带过短有关,与不孕症的关系不明,可合并同侧或双侧米勒管系统的发育异常。一般情况下,卵巢位置异常患者的卵泡发生、发育、排卵及卵巢内分泌功能正常,部分患者可正常妊娠,但合并输卵管异常或卵巢下降至腹股沟管以及腹膜后常影响卵泡发生、发育导致不孕,有时还影响卵巢的内分泌功能。

偶有卵巢与正常的附着部位完全脱离，寄生于大网膜或其他腹腔内脏器上，这可能是由于胎儿时期卵巢发生蒂扭转后继发而成。有时寄生卵巢发生钙化，呈一小的钙化结节，位于大网膜内或松弛地在腹腔内，此时需与卵巢位置异常鉴别，如检查一侧卵巢及输卵管先天缺如，仅发现一小的输卵管残端，即可正确判断。

（六）卵巢发育不全

卵巢发育不全可见于一侧或双侧卵巢，伴随或不伴随泌尿系统的发育异常。生殖腺区域充分退化，使生殖腺韧带形成，是卵巢发育的条件；如果退化不充分，卵巢即发育不全而形成长索状结构，有时可越过骨盆界限而留于腹腔。有人观察此类患者的卵巢发育和其后内、外生殖器的发育开始时是正常的，而在随后的不同时期依次出现性腺生殖细胞丢失过快而出现卵巢早衰。

发育不全的卵巢呈细长形，白色，薄而质硬，临近青春期的卵巢呈索条状，亦称为"条索状卵巢"（streak ovary），由很薄的卵巢皮质间质与少许分化不良的性索结构组成。卵巢位置正常，在组织切片中生殖细胞几乎全部丢失，仅能见到卵巢特殊纤维性间质而几乎看不到始基卵泡，一般无正常卵泡发生、发育及排卵，不具有生育能力。罕见病例有零星残存的卵泡组织，甚至可具有生育能力，多见于嵌合型病例。此类患者为原发卵巢发育不全，而非继发于垂体功能不全，其尿中促性腺激素浓度升高。

卵巢发育不全包括：①46,XX 单纯性卵巢发育不全，是卵巢发育异常中最为常见的一种。其性染色体正常，往往是由于某些因素的影响导致卵巢在胚胎不同时期发生不同程度的发育不全或退化造成卵巢发育异常；②先天性卵巢发育不全（congenital ovarian hypoplasia）系性染色体异常疾患，经典表现为 Turner 综合征（Turner's syndrome，TS），染色体核型为 45,XO。

单纯性卵巢发育不全，发病机制尚不清楚，但有报道认为其可能为一种隐性常染色体遗传病，但仅限于 46,XX 的个体，性腺发育不全可能来自基因突变或染色体异常，因基因异常而造成卵巢发育不全，其姊妹或母系其他后裔有可能发生此病。出生后外生殖器为女性，到青春期后发生原发性闭经最常见，极个别患者到青春发育期来少数几次月经后发生闭经，患者体格发育无异常，但第二性征发育不良（乳房扁平、发育差，外阴阴道及子宫发育不良等），卵巢多呈条索状无功能的实体，但外生殖器为女性型。

实验室检查血 E_2、P 值低下，T 可正常，LH、FSH 明显升高，17-羟孕酮正常。此种卵巢发育不全需与 Turner 综合征相鉴别，其区别在于身高正常，且无其他 Turner 综合征的躯体异常特征。

先天性卵巢发育不良是由于性染色体异常所致，Turner 于 1938 年首次描述而命名，该疾病是一种常见的性发育异常，发生率为新生婴儿的 10.7/10 万或女婴的 22.2/10 万，99% 以上发生自然流产，占胚胎死亡的 6.5%。主要是由于亲代配子在形成过程中性染色体不分离的结果，也可能是有丝分裂时出现后期落后而丢失一个 X 或 Y 染色体，亦可发生 45X 细胞系，这些患者的染色体 75% 为母源性，25% 为父源性，因此，多为父方的精子缺少性染色体引起的。典型核型为 45,XO，是人类唯一能生存的单体综合征。目前发现的 20 余种染色体核型大致分为 3 类（表 12-2）：①45,XO 型（即 X 单体型）为最常见的典型性腺发育不全症，发生率为 40% ~ 60%，因缺少一个 X 染色体，无卵泡发生，故卵巢组织内常无卵泡结构。②性染色体嵌合型（10% ~ 20%），如 45,X/46,XX、45,X/47,XXX 或 45,X/46,XX/47,XXX 等，嵌合体是受精卵形成后在其有丝分裂过程中，性染色体发生不分离的结果。具有 46,XX 细胞系的嵌合体中，Turner 综合征的特征较少，46,XX 细胞系所占比例越大，其临床异常表型越轻，

表 12-2　Turner 综合征常见的染色体核型

	核　　型
X 单体	45,XO
嵌合体	45,X/46,XX
	45,X/47,XXX
	45,X/46,XX/47,XXX
等臂染色体	46,X,i(Xq)
	46,X,i(Xq)/45,X
	46,X,i(Xp)
	46,X,i(Xp)/45,X
X 缺失	46,X,del(Xp)
	46,X,del(Xq)
	46,X,del(Xp)/45,X
	46,X,del(Xq)/45,X
末端重排	45,X/46,X,ter rea(X)(q28)
	45,X/46,X,ter rea(X)(p22)
假双着	45,X/46,X,pus dic(X)(pter-q)
丝粒	45,X/46,X,pus dic(X)(qter-q)
环状 X	45,X,r(X)/45,X

其中约有 12% 的病例有正常月经,而纯 45,XO 核型的仅 3% 有月经。此类患者的卵巢可以是索状的、发育不全的,少数患者甚至可能有正常卵泡生长、发育及排卵。③性染色体结构异常,如 X 染色体长臂或断臂缺失、X 等臂染色体、环状 X 染色体等结构改变。Wyss 等认为性腺功能基因位置在 X 染色体短臂的近端及长臂的远端,体征基因则分布在整条 X 染色体短臂及长臂的中部,X 染色体断臂缺失接近 P11 者,大部分有 Turner 综合征体征。

(七)其他异常

在卵巢的组织发生过程中也可受到某种不明原因的阻碍而形成实质性、纤维性卵巢,即仅髓质增生而卵泡发生障碍或卵泡发生、募集受限,导致卵泡数量不多,亦称为"巨大平滑的白色卵巢",然而,有的患者可表现为卵泡发生、募集增多且发生囊性变化,形成所谓的"白色纤维化多囊卵巢"。也有报道发现异位的脾组织与卵巢相融合,称为脾性腺融合。

二、临床表现与不育

额外卵巢、副卵巢、卵巢分叶、单侧卵巢缺如、不伴有发育不全的卵巢位置异常患者具有正常的卵巢结构与功能,患者无卵泡发生、发育、排卵异常与内分泌异常等卵巢功能障碍表现,一般可正常生育。但当单侧卵巢缺如伴对侧输卵管缺如或伴有其他影响生育力的缺陷时可导致不孕,而当卵巢过度下降时,卵巢血液循环可能受到影响,从而影响卵巢储备功能,干扰卵泡的正常发生、发育及内分泌功能,如同时伴有输卵管的异位时将导致卵子的摄取、运输障碍,从而影响生育功能。

双侧卵巢缺如、卵巢发育不全等无卵巢组织或仅有条索状卵巢,常伴有卵巢功能障碍的典型表现:①青春期后常发生原发性闭经,极个别患者到青春发育期来少数几次月经,随即发生闭经;②乳房及第二性征不发育,乳房扁平,发育差,多数患者消瘦,皮肤无润泽;③具有外阴、阴道及子宫等生殖器官,但发育极差,外阴、阴道发育不良,子宫很小,呈婴儿型;④腹腔镜下检查卵巢,发现为条索状卵巢或先天性无卵巢。病理检查性腺常只有纤维组织,一般无卵泡发生、发育,未见卵泡结构或偶见极少数卵细胞。双侧卵巢未发育极为罕见,患者无生育能力。

卵巢发育不全根据类型的不同,其临床表现又有不同之处,其中典型的先天性卵巢发育不全(Turner syndrome)的临床特征主要为女性表型、身材矮小、第二性征发育不良及其他躯体异常(如 50% 有蹼状颈、颈部发际低、耳朵位置低、眼睑下垂及内眦赘皮、皮肤多痣、肘外翻等)尚合并不同程度的心血管、肾脏及其他器官异常等,智力一般尚可,但通常较同胞兄弟/姊妹低,多表现为听力与理解力差,偶见智力低下者,多数患者无生育能力,但偶有可自然妊娠并生产的报道,自然妊娠的发生率在 0.4% ~ 9.1%(图 12-3),其核型一般为 46,XX 或 46,XO 嵌合型。Alves 则报道一例更为罕见的妊娠患者,该患者核型为 45,X/47,XXX,分别于其 25 岁及 28 岁时各自然妊娠一次,并顺利分娩具有正常体型及染色体核型的 1 个男孩和 1 个女孩。美国生殖医学会实践委员会指出:35% 的 Turner 综合征具有心血管畸形,一旦其妊娠可通过显著增加体内血容量加重心脏负担,导致 Turner 综合征心血管疾病的病死率增加,且使妊娠期间发生主动脉扩张或破裂的风险为 2%,因此,Turner 综合征患者若并发心血管异常则为妊娠的禁忌证。

三、诊断

先天性卵巢发育异常包括卵巢先天性的数目异常(额外卵巢与副卵巢、卵巢缺如)、外形变异(分叶卵巢)、位置异常、发育不全以及其他异常等。不同类型的卵巢发育异常其诊断标准不同,具体如下:

1. 额外卵巢 具备典型卵巢组织结构及正常

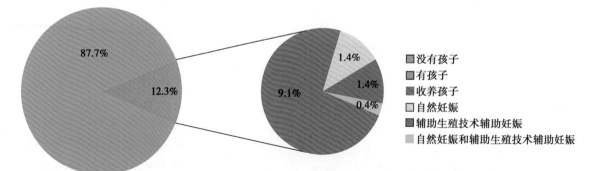

图 12-3 Turner 综合征不孕与自然妊娠的发生率

卵巢功能,位于正常卵巢之外一定距离,与附近的骨盆漏斗韧带、子宫卵巢韧带或阔韧带均不相连。其诊断标准:①有正常位置的卵巢;②额外卵巢与正常卵巢分开,两者间无直接联系或韧带相连;③额外卵巢组织中必须有卵巢滤泡成分。

2. 副卵巢 具备正常卵巢组织结构及功能,而其位置接近卵巢的正常位置或与正常卵巢相连接,多见于阔韧带后叶内或以蒂悬挂于阔韧带后叶,也可直接或通过韧带与正常卵巢组织相连。其诊断标准:①副卵巢组织中必须含有卵巢滤泡成分;②其位置接近卵巢的正常位置或与正常卵巢连接。

3. 分叶卵巢 指正常位置且呈分叶状外形的卵巢,即卵巢被1个至数个深沟分为两叶,偶有3~4叶,有时乃至完全分开,有结缔组织连接各叶。超声检查和腹腔镜检查可确诊。

4. 卵巢先天性缺如 指单侧或双侧卵巢先天性完全性缺失,行腹腔镜检查可确诊。

5. 卵巢位置异常 发生于结构与功能正常的卵巢。包括:①一侧或双侧卵巢未下降至盆腔;②一侧或双侧卵巢下降过度即低于正常卵巢位置,如卵巢下降至腹股沟管以及腹膜后等。通过细致体检、超声检查和腹腔镜检查可确诊。

6. 卵巢发育不全 其卵巢呈细长形,白色,薄而质硬,临近青春期的卵巢呈索条状,由很薄的卵巢皮质间质与少许分化不良的性索结构组成。卵巢位置正常,在组织切片中生殖细胞几乎全部丢失,仅能见到卵巢特殊纤维性间质而几乎看不到卵泡。需通过腹腔镜检查联合病理检查方可确诊。

四、治疗

对于有卵巢功能障碍表现或不育患者可行对症治疗,其治疗目的为应用生长激素和雄激素增加身高,补充雌孕激素治疗闭经,刺激乳房与生殖器发育,保证患者心理健康。对于有生育要求的不育患者,除治疗闭经、促进内外生殖器官和乳房发育外,还应采取助孕治疗。对于起源于额外卵巢、副卵巢的卵巢肿瘤,可根据患者的情况及病理检查结果选择手术治疗。具体治疗方式如下:

(一) 生长激素及雄激素治疗

Rosenfeld 等应用生长激素(growth hormone, GH)对年龄在 4.7~12.4 岁范围的 70 例患者进行治疗研究,结果显示对 GH 刺激有正常反应的患者,治疗完成后平均身高为 151.7cm,超过预计身高和同期对照平均身高 9cm,同时建议应根据患者对 GH

的反应情况,选择个体化的治疗剂量。接受 GH 治疗一般从 2~4 岁开始,直到骨骼年龄为 14 岁且生长速度每年低于 2.5cm 为止。生长激素的治疗效果与治疗开始的年龄成正比,也与使用剂量、注射频率及父母身高成正比,即治疗年纪越小、每天注射量(需适量)、父母身材越高,治疗的效果越好,GH 的具体用量为 0.5~1IU/(kg·周),每周的 GH 总剂量分成 3~7 次皮下注射或肌内注射。另有研究显示雄激素也有促进发育和身高增长的作用,通常在 8 岁以后至骨骺线闭合前使用雄激素,一般可用苯丙酸诺龙 25mg 肌内注射,每周 1 次,3~6 个月后停药 6 个月,若此时骨骺线尚未闭合可重复使用。此外,有文献报道生长激素联合雄激素治疗对身高的增长效果更显著。

(二) 雌激素治疗

雌激素可刺激乳房和生殖器官发育,长期使用效果良好,但其易引起骨骼生长板的早期愈合,从而限制骨的生长。因此,雌激素的应用时间非常关键,一般 12 岁前不用,最好在 15 岁后开始应用。通常先促进身高增长,待骨骺线闭合后或骨龄达到 12 岁以上时再用雌激素,以此促进女性第二性征和生殖器发育。治疗剂量应注意个体化,即从小剂量(1mg 戊酸雌二醇)开始,3~6 个月后逐渐调整剂量至有效小剂量加以维持,以后再根据患者对雌激素治疗的反应及生殖器和第二性征发育情况,给予雌、孕激素序贯周期性治疗,建立人工模拟的月经周期。

(三) 与生育有关的治疗

少部分卵巢发育不全患者的第二性征、生殖器官发育尚可,且有基本正常的月经,甚至有极少数患者可自然妊娠;但绝大数卵巢发育不全患者不能生育,对于有生育要求的患者需行助孕治疗才能圆其为人之母的愿望,但在助孕治疗前应先行激素补充治疗来刺激子宫的生长发育和内膜的准备,再应用促性腺激素以促进卵泡生长发育、成熟及排卵或行辅助生殖技术助孕治疗,使之成功受孕。部分该类患者促排卵后若仍无卵泡发育、成熟,则可通过接受卵子或胚胎捐赠而获得妊娠,但并发心血管疾病的风险高达 5%~50%,例如主动脉瓣狭窄(10%)、两叶性主动脉瓣(25%)、妊娠期高血压(40.5%)等。因此,对于卵巢发育不良患者,无论是可自然妊娠或行助孕治疗,均应先评估患者一般情况(心血管、肝肾功能等),而对于意外妊娠需谨慎处理。对于合并心血管疾病的 Turner 综合征的患者,应禁止妊娠,而无心血管疾病并发症的 Turner 综合征患者若行体外受精-胚胎移植助孕治疗,应建议行单胚胎移植,避免或减少多胎妊娠的风险,降低各种围产期并发症的发生。Alvaro-Mercadal 等报道 Turner 综合征患者接受新鲜卵子及冰冻卵子体外受精-胚胎移植的妊娠率无显著差异,分别为 24.4%、20.0%,但妊娠并发症却高达 50%,其中妊娠合并高血压以及低出生体重儿的发病风险显著升高。Magotra 等曾对两例 Turner 综合征患者行卵巢移植,其中一例患者在 2.5 年后出现正常月经及排卵;Donnez 等报道一例应用卵巢移植治疗 Turner 综合征的成功案例,此例患者 37 岁,染色体核型为 45,XO/46,XX,在接受其单卵双生姐妹卵巢皮质组织移植 3 个月后卵巢功能恢复,监测有卵泡发育及排卵,经过 7 个月规律月经后自然妊娠,于孕 38 周分娩一健康女婴。由此可见,卵巢移植技术给因卵巢发育不良而不能生育的患者带来了新希望。对于其他类型的卵巢发育异常伴有不育的患者,也可考虑采用辅助生殖技术治疗,有望获得妊娠。

(四) 手术治疗

额外卵巢、副卵巢一般经腹腔镜或开腹手术发现,结合病理检查可明确诊断。有生育要求的患者可保留额外卵巢、副卵巢,但需要活检和病理证实诊断,同时需排除额外卵巢及副卵巢起源的良、恶性肿瘤,术后密切随访;无生育要求者可保留正常在位卵巢,切除额外卵巢、副卵巢,避免其发生肿瘤的可能。Levavi 等报道了双侧副卵巢复发性畸胎瘤,故副卵巢肿瘤不宜采用肿瘤剥除术,由于正常在位卵巢可维持患者的生育能力和女性特征,故额外卵巢、副卵巢切除术是适宜的手术方式,术后仍需随访,以免在位卵巢发生恶性肿瘤。亦有报道副卵巢扭转,故应及早诊断,及时手术可保留卵巢功能。所有位置异常的卵巢都有发生肿瘤的倾向,如果患者无生育要求或有一正常卵巢则可考虑将异位的卵巢给予切除,以便预防卵巢肿瘤的发生。含有 Y 染色体的卵巢发育不全发生率约 5.5%,具有男性化表现且有较高的肿瘤发生率,并随年龄增高而加大,患者出生后 10 年、30 年的肿瘤发生率分别为 3%、27.5%,约 60% 的患者易并发恶变,其中 2/3 为性腺母细胞瘤,其他为无性细胞瘤、卵黄囊瘤与胚胎瘤等。鉴于此类患者一般无生育能力,若患者无生育要求或卵巢功能异常应尽早手术切除发育不全的卵巢,预防发生卵巢肿瘤。

(五) 并发症的治疗

卵巢功能不全患者或伴有卵巢功能不全的额外卵巢、副卵巢、卵巢分叶、单侧卵巢缺如患者,若未及时补充激素,常可导致骨质疏松的症状与体征,对此应在补充雌激素的基础上,进行补钙治疗,必要时可加用其他治疗骨质疏松药物,并长期随诊观察是否缓解症状及纠正骨质疏松;对于卵巢功能不全合并阴道狭窄患者可行阴道扩张术,必要时行阴道成形术,以便解决患者婚后的性生活;若卵巢发育异常患者还存在其他躯体畸形可以咨询整形外科医师,然后再决定下一步相应治疗。

第二节 多囊卵巢综合征

多囊卵巢综合征(polycystic ovary syndrome, PCOS)是一种在多个基因和多重环境因素作用下,由下丘脑-垂体-卵巢轴和肾上腺轴功能紊乱所引起的临床异常表现综合征。其发病具有遗传易感性,主要特征有月经稀发或闭经(menstrual disorder)、持续性无排卵(chronic anovulation)、不孕(infertility)、胰岛素抵抗(insulin resistance,IR)、高胰岛素血症(hyperinsulinemia,HI)、高雄激素血症(hyperandrogenemia,HA)和卵巢增大并呈现多囊样改变。多囊卵巢综合征首次报道于 1935 年,芝加哥的两位妇产科学家 Stein 和 Leventhal 提出"无排卵相关综合征",当时被称为 Stein-Leventhal 综合征。此后有科学家进一步研究并认为其由于卵巢呈多囊样改变而称为多囊卵巢综合征,也称多囊卵巢病。育龄妇女多囊卵巢综合征发病率为 4%~10%,其中 85.3% 为 20~30 岁的年轻妇女。

一、病因和发病机制

多囊卵巢综合征的病因复杂,迄今为止,其发病机制尚不十分明确。一般认为与下丘脑-垂体-卵巢轴功能失常、肾上腺功能紊乱、遗传、代谢等因素有关。少数 PCOS 患者有性染色体或常染色体异常,有些患者具有家族聚集现象。近来发现某些基因(如 CYP11A、VNTR 等)与 PCOS 发生有关,从而进一步肯定了遗传因素在 PCOS 发病中的作用。许多研究证实卵巢多囊改变系无排卵所致的结果,同时认为 PCOS 的发生与高雄激素血症和糖脂代谢紊乱密切相关。

(一) 遗传因素和基因异常

多囊卵巢综合征患者的发病存在家族易感性

（family genetic susceptiblity），母亲和姐妹的患病率分别为24%和32%，显著高于正常妇女人群的4%和10%。多囊卵巢综合征为多基因联合致病，多种基因异常多与类固醇激素生成、糖脂代谢异常等发生有关。其中包括与性激素生成相关的GnRH/GnRH-R基因、FSH/FSH-R基因和LH-β基因，与甾体激素生成相关的芳香化酶基因（CYP19，aromatase）、17α-羟化酶/17，20-裂解酶（CYP17/CYP17-20）基因、胆固醇侧链裂解酶基因、11β-羟基类固醇脱氢酶（11β-HSD）基因，与糖代谢异常相关的胰岛素和胰岛素受体基因、己糖-6-磷酸酶基因以及其他相关基因如卵泡抑素基因、短型雄激素受体等位基因、瘦素相关基因、过氧化物酶增殖活化受体相关基因、性激素结合蛋白基因、蛋白磷酸酶-1调节亚单位基因、钙蛋白酶10基因等。

（二）下丘脑-垂体-卵巢轴功能紊乱

下丘脑GnRH脉冲发生器（GnRH pulse generator）功能异常是下丘脑-垂体-卵巢轴功能紊乱的主要表现，高频率的GnRH脉冲释放增强LH-mRNA表达，使得LH、垂体激活素结合蛋白和卵泡抑素分泌增加、LH-卵泡膜-间质细胞轴功能亢进，由于卵泡抑素分泌增加使得抑制素B水平增高、FSH-颗粒细胞轴功能减退从而使FSH水平减低。研究表明导致LH脉冲释放的幅度和频率增加的GnRH发生器脉冲异常与长期孕激素慢性缺乏减弱了下丘脑阿片肽张力性抑制有关，也与血液中雌激素水平相关。此外，性腺轴功能紊乱还表现为下丘脑和垂体对GnRH的敏感性增加，研究表明，这可能与雌酮水平增加和性激素结合蛋白（SHBG）浓度降低有关。上述原因导致的高LH血症增强17α-羟化酶（P450CYP17）活性，引起卵巢卵泡膜细胞17OHP和Δ4-dione生成率分别增加8倍和20倍，17α-羟化酶丝氨酸过度磷酸化（serine hyperphosphorylation），通过增强C17，20-侧链裂解酶活性，增加雄激素生成，丝氨酸基因突变促进P450c17和胰岛素受体-β链（IR-beta）过度磷酸化，抑制胰岛素受体β酪氨酸磷酸化引起胰岛素抵抗、高胰岛素血症和高雄激素血症。此外，高LH血症还可以促进卵泡膜细胞LH受体表达，并使胆固醇侧链裂解酶、17α-羟化酶/17，20-裂解酶等活性增加，引起颗粒-卵泡膜细胞黄素化和HA。另一方面，由于FSH-颗粒细胞轴功能减退使FSH浓度降低，不足以使卵泡发育成熟，而低浓度水平的FSH使得窦前卵泡不断发育成窦状卵泡，在卵巢内积聚形成卵巢多囊样变的表现；其

次，FSH浓度降低引起卵泡颗粒细胞芳香化酶活性降低，使雌激素水平处于低浓度状态，可反馈性抑制垂体FSH分泌，但不能形成排卵前雌激素高峰以诱发LH峰和排卵，也导致卵巢多囊改变。此外，FSH浓度降低和颗粒细胞芳香化酶活性降低不能促进卵巢内雄激素转化为雌激素，从而积聚在卵巢内引起卵泡凋亡和闭锁。

（三）神经介质功能异常

主要包括中枢神经系统、下丘脑和外周血神经介质功能异常，表现为黑皮素（proopiomelanocortin，POMC）及其衍生物β-促脂素（β-LPT）、β-内啡肽（β-endorphin）和rMSH活性增强，从而负反馈抑制促性腺激素生成和分泌。此外，瘦素异常也与多囊卵巢综合征发病相关。瘦素是脂肪细胞分泌的肽类激素，是中枢神经系统-下丘脑与外周组织器官（如肝脏、胰腺、卵巢等）对话的介质。瘦素从下丘脑-垂体和卵巢两个层面调节卵泡发育和成熟，血浆瘦素mRNA的表达和瘦素水平与脂肪组织储备和分布密切相关，存在瘦素抵抗、高瘦素血症、闭经和肥胖的妇女，卵巢内瘦素浓度明显升高，使卵巢对促性腺激素的敏感性降低，影响卵泡发生、发育并抑制排卵。

（四）下丘脑-垂体-肾上腺轴功能异常

先天性肾上腺皮质增生是引起肾上腺性和卵巢性HA、青春期IR、HI和PCOS的重要原因。HI和IGF-1共同增强ACTH促进肾上腺性雄激素生成，另外，肾上腺网状带雄激素生成限速酶活性改变使肾上腺静脉中DHEA浓度高于外周血100倍。

（五）其他

卵巢内细胞因子功能异常（如表皮生长因子、成纤维细胞生长因子、神经生长因子、转化生长因子β、血管内皮生长因子等）、血清Mg^{2+}和Ca^{2+}浓度异常以及GH-IGF-1系统功能异常均与本病发生相关。Bülent Berker等研究发现，卵泡液同型半胱氨酸浓度高与PCOS患者卵母细胞质量及胚胎质量差有关。

二、PCOS中卵泡的发生、发育和排卵

PCOS一个重要的特征是内分泌和代谢异常，其与卵泡发生、发育和排卵异常密切相关，是临床上导致稀发排卵或无排卵不孕的主要原因。文献报道PCOS患者占无排卵性不孕患者中的75%，且PCOS患者在药物诱导排卵成功妊娠后，仍有3倍于正常人的风险发生胚胎丢失，提示PCOS不但引起排卵障碍，还可引起卵子质量下降、自然流产率增高等。

（一）PCOS 中卵泡的发生

卵泡发生始于募集一个或多个原始卵泡到生长卵泡库，直至排卵或卵泡闭锁，具体要经历原始卵泡、初级卵泡、次级卵泡、三级卵泡和成熟卵泡的过程。

原始卵泡由一个初级卵母细胞和包围在其周围的一层纺锤状原始颗粒细胞组成，单层原始颗粒细胞把卵母细胞和基膜分开。原始卵泡启动生长后，原始颗粒细胞由扁平变为立方或高柱状的颗粒细胞，成为初级卵泡，这种原始卵泡到初级卵泡的转变称为启动募集（initial recruitment）。而当体内内分泌环境（如 Gn 分泌情况）发生变化时，对此种变化能够发生应答的已启动募集的卵泡（有腔卵泡）开始加快生长，此过程称为周期募集（cyclic recruitment）。启动募集与周期募集的区别在于是否获得对 Gn 的反应能力，周期募集有赖于以 Gn 作为启动信号，卵泡发生、发育和成熟周期性进行，未募集的卵泡发生凋亡；而启动募集是一种体内自发过程，起作用的激素尚不清楚，其卵泡形成后可持续终生，未募集的卵泡处于休眠状态。目前所知道的三个卵泡募集活化剂是：颗粒细胞产生的 kit 配基，膜细胞产生的骨形态发生蛋白-7（BMP-7）和血浆中的 FSH 水平。业已证明抗米勒管激素（anti-Müllerian hormone，AMH）可以抑制卵泡募集，而另有研究显示增加 FSH/LH 浓度可增加参与启动募集的原始卵泡数，缩短原始卵泡在原始卵泡库中的停留时间。

目前，对控制卵泡生长的始动因子还不知道，Gn 似乎并不控制这一始动过程，因为在摘除垂体的动物，卵泡仍可以发育到腔前卵泡。此阶段卵母细胞基因组激活，直径可以从 $25\mu m$ 增加到 $120\mu m$，颗粒细胞产生的 kit 配基可以促进卵母细胞的生长。卵母细胞与颗粒细胞分泌的物质一起形成包围卵子的透明带。卵母细胞表达生长因子调节自身的生长发育，较为重要的有生长分化因子-9（GDF-9）和骨形态发生蛋白-15（BMP-15），其中 GDF-9 在啮齿类动物中的研究已经得到证实，可以促进颗粒细胞增殖和膜细胞发育，而且，GDF-9 的失调与 PCOS 也有关系，具体机制尚处于研究中。卵泡结构的变化主要发生在次级卵泡阶段，包括颗粒细胞数目的不断增多和卵泡膜细胞的形成。在动物上的实验已经证实，初级/次级卵泡阶段是卵泡发生过程的关键阶段，如在小鼠和绵羊中，缺少 GDF-9 和 BMP-15 会使卵泡的生长和发育停止在初级卵泡阶段。连接蛋白43（Cx43）是在颗粒细胞上表达的主要的间隙连接

蛋白，Cx43 缺失的小鼠中，卵泡发生会抑制在从初级卵泡向次级的转变阶段。这些结果暗示了 GDF-9、BMP-15 和 Cx43 在调控次级卵泡形成的过程中起着必不可少的作用。次级卵泡的发育也表现在膜细胞的发育，包括内膜细胞、外膜细胞以及内膜中丰富的毛细血管网。次级卵泡处于腔前卵泡阶段，为了使卵泡发育越过腔前阶段，FSH 和 LH 受体分别在颗粒细胞和膜细胞上表达出来，这导致了雌激素合成的细胞间的相互作用的形成，即"两细胞-两促性腺激素"学说。三级卵泡开始出现卵泡腔，动物实验发现，颗粒细胞产生的 kit 配基和卵母细胞间隙连接蛋白 Cx37 对卵泡腔的形成是必需的，缺少任何一种，都不会有卵泡腔形成。卵泡腔形成的时候，内膜细胞上也开始表达 LH 和胰岛素受体，在 LH 和胰岛素刺激下，产生大量的雄激素，主要是雄烯二酮，为颗粒细胞芳香化酶提供了充足的作用底物。有腔卵泡阶段既有 FSH 和 LH 调节，又有生长因子调节，生长因子既可以刺激细胞的增殖，又可以调节促性腺激素的作用。在月经周期的黄体期末期，FSH 水平的继发性升高始于血浆中雌激素和孕酮水平下降到基础水平的前几天，能够对这种变化发生应答的已启动募集的有腔卵泡开始加快生长，这称为卵泡的周期募集。有腔卵泡发育的后期，FSH 和雌激素促使壁层颗粒细胞中产生 LH 受体，而 FSH 受体开始减少，雌激素短期内大量产生，导致排卵前 LH 峰的出现，卵泡在 LH 的作用下排卵，形成黄体。月经周期开始的关键时刻，如雌激素不能降至最低点，或仍持续分泌将抑制 FSH 促进卵泡生长和成熟的作用。在正常情况下，LH 和卵巢卵泡膜细胞上的 LH 受体结合，产生睾酮和雄烯二酮为主的雄激素，FSH 与颗粒细胞上的 FSH 受体结合，雄激素通过芳香化酶的作用转变为雌激素。雌激素对颗粒细胞有正反馈作用，随着雌激素分泌量增加，不断促进颗粒细胞有丝分裂、膜上的 FSH 受体数量增加，使有腔卵泡对 FSH 变得格外敏感，甚至促使卵泡在 FSH 相对稳定分泌的情况下生长、发育。

在对 PCOS 患者的临床研究中，PCOS 患者主要表现为卵巢多囊样变、睾酮、LH 持续在高水平（FSH/LH 降低）等特征。PCOS 患者在无腔卵泡（腔前卵泡）发生阶段，在卵泡形成后，部分原始卵泡脱离原始卵泡库，发育成初级卵泡、次级卵泡，随着这些卵泡的不断发生、发育，其分泌 AMH 逐渐增多，结果血中 AMH 水平升高，而 AMH 可抑制原始卵泡的发生、募集，使原始卵泡处于休眠状态，故 PCOS 患

者表现为高卵巢储备功能。PCOS 患者在有腔卵泡发生阶段,一方面因 FSH 被控制在低水平,芳香化酶所依赖的 FSH 相对不足,不能充分将雄激素芳香化为雌激素,卵泡局部中雄激素较多,雌激素较少,结果出现卵泡不断发生,但却不能发育成熟而呈长期无排卵状态;另一方面,由于高雌酮使得垂体对促性腺激素释放激素(GnRH)的敏感性增加,垂体前叶分泌 LH 增加,而分泌 FSH 减少,影响了有腔卵泡的发生、发育及成熟、排卵。此外,PCOS 患者抑制素 B 水平升高,表明多个小卵泡通过增加循环中抑制素 B 水平而抑制 FSH 升高,也可影响有腔卵泡的发生、发育及成熟、排卵。然而,由于 FSH 未被完全抑制,因此,PCOS 患者卵巢组织中仍有部分有腔卵泡发生、发育,但不能使卵泡成熟并排卵,于是多个未成熟卵泡停留在各个不同阶段或发生提前闭锁或凋亡,形成多囊卵巢样结构,闭锁的卵泡形成间质组织的一部分,使卵巢间质增生,在升高的 LH 的作用下合成更多的雄激素。PCOS 患者发生高雄激素血症时,颗粒细胞易于将雄激素转化为更有活性的 5α-还原雄激素,后者不能转化为雌激素,而且可以抑制芳香化酶活性剂 FSH 诱导的 LH 受体活性,于是卵泡局部雄激素达到一定水平,抑制优势卵泡的形成及卵泡成熟,最终导致排卵障碍及引起卵泡闭锁。

(二) 内分泌和代谢异常对卵泡发生、发育和排卵的影响

1. 高雄激素对卵泡发生、发育和排卵的影响 高雄激素血症是诊断 PCOS 的重要标准之一,也是 PCOS 患者主要的病理生理改变,是患者不能建立正常排卵及形成卵巢多囊样改变的主要原因。PCOS 患者雄激素产生过多是体内多种内分泌系统功能异常的结果,过量的 LH 刺激卵泡膜细胞雄激素合成限速酶——细胞色素 P45017α 羟化酶的活性,使雄激素产生增多,因此,LH 是 PCOS 卵巢分泌雄激素的主要促激素之一,而过高的雄激素又可促进 LH 释放,从而形成 PCOS 雄激素过多的恶性环路之一。另外有研究发现,50% PCOS 患者同时伴有肾上腺分泌雄激素增多,血清脱氢表雄酮(DHEA)、硫酸脱氢表雄酮(DHEAS)水平升高,这种升高与肾上腺网状带增生或者 P450c17α 羟化酶活性增强有关。此外,高胰岛素血症、肥胖、遗传等因素均可能使卵巢产生过多的雄激素。过多的雄激素在 LH 与 FSH 的作用下转化为雌激素,通过负反馈使 FSH 的合成与分泌下降,一方面还抑制卵泡的早期发育,另一方面使得卵泡不能发展为优势卵泡,导致不排卵。此外,

PCOS 患者还存在"FSH-颗粒细胞轴"功能低下,颗粒细胞凋亡增加,芳香化酶功能低下,卵泡内膜细胞合成的雄激素转化为 E_2 的能力下降,使体内雄激素积聚过多,卵泡生长、发育不良和优势卵泡选择发生障碍,导致不排卵。研究表明适量雄激素抑制颗粒细胞和卵泡膜细胞的凋亡,促进细胞增殖,而过量的雄激素则对卵泡发生、发育和成熟产生不利影响,它们进入窦前卵泡的颗粒细胞并与雄激素受体结合从而诱导颗粒细胞凋亡增多,刺激颗粒细胞过早黄素化,从而抑制有腔卵泡发生、发育及排卵。临床观察研究显示降雄治疗(口服炔雌醇环丙孕酮片)可显著下调 PCOS 患者卵丘颗粒细胞 caspase-3、CHOP 的表达,显著上调 Bcl-2 的表达,降低卵丘颗粒细胞凋亡率,使得卵泡正常发生、发育,恢复排卵,也有利于诱发排卵治疗,同时证明阈值水平的雌激素和睾酮能够解除使卵母细胞受到抑制的信号,恢复卵母细胞的减数分裂,使得其成熟和排卵。PCOS 中高雄激素状态使得多个卵泡接受的刺激相对平均,影响了卵泡的正常发生、发育,以及优势卵泡的产生,从而导致无排卵。另有研究显示,普通囊泡型 PCOS 患者雄激素水平较周边囊泡型 PCOS 患者高,更易于发生 PCOS 患者未破裂卵泡黄素化综合征(luteinized unruptured follicle syndrome,LUFS)。

2. 高黄体生成素对卵泡发生、发育和排卵的影响 在 PCOS 患者中,相比正常妇女,其黄体生成素(luteinizing hormone,LH)分泌特点是脉冲频率和幅度增加,24 小时平均血清浓度以及对促性腺激素释放激素(gonadotropin-releasing hormone,GnRH)的反应增强,这可能与下列因素有关:①高雌激素的正反馈效应:高雌激素使促性腺激素(gonadotropin,Gn)对 GnRH 的敏感性增强,同时增加 GnRH 的脉冲频率和振幅,使 LH 分泌增加;②高雄激素血症:体外实验证明补充雄激素可增强下丘脑 GnRH 脉冲发生器的活性,使 LH 分泌增加;③高胰岛素血症:有体外实验认为胰岛素可增加 LH 对 GnRH 的反应性,使 LH 分泌增加。根据 LH 上限值理论,过高的 LH 刺激对卵泡的发生、发育有负面作用,其影响程度依据卵泡发生、发育阶段不同而有所差异,非优势卵泡走向闭锁,而排卵前卵泡过早黄素化,使得卵子质量下降。体外实验研究显示,低剂量 LH 促进颗粒细胞甾体激素的生成,且不抑制 DNA 合成,而高剂量的 LH 可导致孕激素大量合成,芳香化酶活性受抑,颗粒细胞增殖受抑。另有研究报道 PCOS 患者卵泡液中 LH、雄烯二酮和颗粒细胞 LH 受体 mRNA 的表

达显著高于正常人群,且 PCOS 患者卵泡的颗粒细胞 LH 受体 mRNA 表达也较对照组提前,即当在照组卵泡直径小于 7mm 时,RT-PCR 检测不到颗粒细胞 LH 受体 mRNA 表达,而在 PCOS 组卵泡直径达到 4mm 时,就发现颗粒细胞 LH 受体 mRNA 已表达。颗粒细胞 LH 受体 mRNA 的表达与卵泡液中 LH、胰岛素及卵泡膜细胞 LH 受体 mRNA 表达的水平呈正相关,提示 PCOS 的卵泡液中存在高水平的 LH,PCOS 卵泡颗粒细胞提前对 LH 反应,颗粒细胞和卵泡膜细胞合成雄烯二酮和孕酮增强,这可能是 PCOS 卵泡发生、发育停滞的原因之一。

3. 高胰岛素卵泡发生、发育和排卵的影响 肥胖及非肥胖的 PCOS 患者均存在 IR,PCOS 早期胰岛 β 细胞分泌胰岛素增加来克服 IR,使得很多 PCOS 患者血中胰岛素水平升高,发生高胰岛素血症。高胰岛素血症对卵巢和肾上腺两个内分泌腺的雄激素分泌具有促进作用,通过多种方式影响卵巢功能,形成高雄激素血症:①胰岛素直接刺激垂体 LH 分泌及促进卵巢合成雄激素的酶(P450c17α 酶系统)的作用,并上调卵泡膜细胞中 LH 受体,增强 LH 促雄激素生成的作用。②胰岛素可通过胰岛素样生长因子(IGF)系统影响卵巢产生雄激素。在卵巢内,胰岛素样生长因子-1(IGF-1)的作用是协同 LH 进一步促进雄激素合成和分泌,同时 IGF-1 和胰岛素样生长因子-2(IGF-2)可诱导细胞色素 P450 20,22-裂解酶和羟化酶功能活化,在卵泡膜细胞内增强细胞色素 P450c 17α 酶的作用,从而使雄激素水平升高。③卵巢内胰岛素受体后作用增强或细胞内胰岛素信号转导系统异常,或者细胞内酶复合物对胰岛素的敏感性增强,使细胞色素 P450c 17α 酶活性异常,这些作用可直接或间接促进促性腺激素的分泌及卵泡膜细胞合成分泌雄激素增加。另外,有文献报道高胰岛素对肾上腺合成的脱氢表雄酮(DHEA)的抑制作用消失可使其水平升高,以及胰岛素还可抑制肝脏性激素结合球蛋白(SHBG)的合成,使循环中 SHBG 进一步降低,导致 PCOS 患者血中游离睾酮的进一步升高,而游离睾酮具有较强的生物活性。由此可见高雄激素血症通过其引起的雄激素过多来影响卵泡的发生、发育和排卵,具体过程如前所述。

4. 卵巢局部调控因子对卵泡发生、发育和排卵的影响

(1) 抑制素-激活素-卵泡抑素(inhibin-activin-follistatin,INH-ACT-FS)系统:PCOS 患者体内过多的小卵泡可使 INH 分泌总量增高,导致 FSH 分泌不足,一方面,增高的 INH 抑制 FSH 基础水平分泌,从而抑制 GnRH 诱发的 FSH 峰,进而影响有腔卵泡的发生、募集、生长、发育及优势卵泡的形成,导致长期无排卵;另一方面,增高的 INH 可诱导 LH 受体表达增加,促进卵泡膜细胞和间质细胞合成过多雄激素,同时抑制 SHBG 合成,导致游离雄激素增多,卵泡的生长、发育缓慢、停滞,以及卵泡闭锁、持续性无排卵等。有研究发现 PCOS 患者 ACT 水平较正常妇女降低,ACT 可使颗粒细胞上 FSH 受体水平及结合位点减少,减弱 FSH 的生理作用,还通过减弱对卵泡膜细胞雄激素分泌的抑制作用及减弱对未分化颗粒细胞分泌雌激素的促进作用影响卵泡的发生与生长发育。此外,不少研究证实 FS 可通过结合 ACT 和 INH 对其生物学效应进行调节,PCOS 患者中常表现为 FS 水平升高,一方面,它阻止 ACT 与其受体结合,拮抗 ACT 诱导的 FSH 受体和 E_2 生物合成的关键性作用,解除 ACT 对孕激素分泌的抑制,使循环的 FSH 下降,阻碍有腔卵泡的发生、生长与发育;另一方面,它可通过抑制颗粒细胞芳香化酶活性,抑制垂体 FSH 合成和分泌,对抗 ACT 对卵泡发生、发育的促进作用,影响卵泡的发生、生长、发育,导致持续性无排卵。

(2) 胰岛素样生长因子系统(insulin-like growth factor system,IGFs):目前,有研究认为卵巢内存在一个 IGF 系统,PCOS 患者卵泡发育受阻主要与该系统中胰岛素生长因子-Ⅰ(insulin-like growth factor-Ⅰ,IGF-Ⅰ)和胰岛素生长因子-Ⅱ(insulin-like growth factor-Ⅱ,IGF-Ⅱ)有关。正常情况下,IGF-Ⅰ通过与 FSH 相互作用促进对方受体的表达,增强相互的生物效应,IGF-Ⅰ还可与 LH 产生协同作用,诱导卵泡膜细胞上 LH 受体的表达,实现对卵泡生长、发育、成熟及排卵的调节。PCOS 患者的血清游离 IGF-Ⅰ增多、活性增强,与颗粒细胞大量表达的 IGF-Ⅰ受体结合,不断启动原始卵泡发生、生长、发育,促进间质细胞增生,而随着卵泡生长,颗粒细胞 IGF-Ⅰ受体表达下降,加上周围高雄激素环境,卵泡生长发育受到制约,导致卵子成熟障碍和无排卵。而 IGF-2 在 PCOS 患者卵泡液中水平降低,使其协同 FSH 增强颗粒细胞 P450 芳香化酶的表达和活性的作用下降,结果雄烯二酮转化为 E_2 的能力降低,优势卵泡发育不成熟,长期无排卵。

(3) 瘦素(leptin):近年来,有研究显示 PCOS 妇女卵泡液中的瘦素水平高于非 PCOS 妇女,进一步研究证实卵泡液中高浓度的瘦素抑制 E_2 分泌,降低卵泡对 FSH 的敏感性,从而影响卵泡的发生、生长及发育;另有文献报道卵泡液中高浓度的瘦素可能直接作用于颗粒细胞,抑制颗粒细胞内雄烯二酮芳香化,阻止雄激素向雌激素转化,使血清雄激素水平升高,抑制卵泡的发生、发育,甚至导致卵泡闭锁。此外,有研究发现 PCOS 妇女排卵前卵泡液中瘦素水平上升,且其结合活性下降,影响卵泡的生长、发育及排卵,并且抑制促性腺激素释放,阻止雄激素向雌激素转化而出现高雄激素血症,使有腔卵泡发生、募集和生长发育受阻。

三、临床表现

(一) 月经稀发或闭经与不孕

持续性无排卵是多囊卵巢综合征的重要特征,月经稀发或闭经是持续性无排卵状态下的临床表现。不孕是多囊卵巢综合征所致卵泡发育不良和无成熟卵泡排出的结果,也是 PCOS 妇女就诊的主要原因之一,PCOS 妇女中不孕症的发生率为 35% ~ 94%。

(二) 高雄激素血症

高雄激素血症表现为血液中睾酮、雄烯二酮、DHEA、DHEAS 升高,其中,睾酮、雄烯二酮和 DHEA 直接由卵巢分泌,约 50% 多囊卵巢性无排卵的妇女 DHEAS 升高,几乎全部来自肾上腺。PCOS 时,雄激素主要来源于卵巢和腺外转化的睾酮,故表现为睾酮升高为主。但并非所有 PCOS 患者均有睾酮升高,且有的 PCOS 患者仅表现为不稳定的睾酮轻度升高。

(三) 肥胖

肥胖是部分 PCOS 患者的临床表现之一,其发生率约为 50%。肥胖常始于青春期,多呈男性型肥胖,主要表现为腰臀比例增加,一般认为腰/臀比率在 0.85 及以上则提示男性型脂肪分布,曾认为肥胖与血睾酮增高和胰岛素抵抗相关,也有研究认为,在 PCOS 患者中,血清瘦素水平和体重指数间存在相关性。还有研究发现,男性型肥胖加重和腹部脂肪增加与胰岛素抵抗和高胰岛素血症相关,后者对于无排卵和多囊卵巢状态具有特殊重要意义,超重或肥胖伴无排卵的 PCOS 患者几乎都存在胰岛素抵抗现象。

(四) 多毛、痤疮

性毛增粗、增多或痤疮也是 PCOS 的重要临床表现。性毛增加主要表现为唇部、胸、腹部中线、乳晕和阴毛等部位,阴毛增多可达肛周。性毛增粗可伴或不伴面部痤疮,亦有多毛不明显但存在面部痤疮者。值得注意的是,虽痤疮和多毛均与雄激素增多有关,但毛发的情况与遗传背景有关,欧美人毛发旺盛而亚洲人毛发较少,因此,PCOS 患者多毛情况和程度也不尽相同。

(五) 黑棘皮征

PCOS 妇女中 30% ~ 50% 存在黑棘皮征(acanthosis nigricans,SM),主要表现为颈后部、腋部、乳房下、关节的伸面和阴部皮肤棕黑色沉着,扪诊可有绒毛感,组织学显示角化过度,真皮乳头增生。这与胰岛素受体基因突变引起的外周组织胰岛素受体减少、IR 和 HA 相关,因此,PCOS 患者出现黑棘皮征时应考虑存在胰岛素抵抗。

四、辅助检查

(一) 超声检查

典型的 PCOS 患者超声下可见双侧卵巢增大,被膜增厚,一侧或双侧卵巢内可见数目较多(10 个以上)直径约 2 ~ 9mm 的囊状卵泡,围绕卵巢边缘,呈车轮样排列,称为"项链征"。卵巢间质回声不均,子宫内膜肥厚。此时需注意排除子宫和卵巢肿瘤及肾上腺病变。

(二) 激素测定

以睾酮升高为代表的雄激素升高是 PCOS 的重要特征之一,但并非所有 PCOS 患者均有睾酮升高,且升高仅表现为不稳定的轻度升高。另外,血浆 LH 水平增高,FSH 水平降低,出现 LH/FSH 倒置状态,LH/FSH 常 ≥ 2 ~ 3。血清 E_2 水平相当于早卵泡期(≤ 140pg/ml),而 E_1 的量明显增加,E_1 除来自卵巢和 E_2 转化外,还大量来自雄烯二酮转化,从而使 E_1 和 E_2 比例失调,干扰卵泡正常发育而发育停滞。此外,部分患者还存在 PRL 轻度升高,也影响卵泡发育和排卵,通常血中 PRL 水平小于 50ng/ml。

五、诊断

以往国际上对于 PCOS 的诊断尚不十分统一,源于诊断标准存在差异。1990 年以来,先后有 3 种不同的 PCOS 诊断标准问世,分别是 1990 年美国国立卫生研究院(NIH)在马里兰制定的 PCOS 诊断的共识,2003 年欧洲人类生殖及胚胎学会(ESHRE)和美国生殖医学会(ASRM)在荷兰鹿特丹制定的PCOS诊断标准,以及 2013 年美国内分泌学会对PCOS诊断标准的进一步修订。目前,国际上多采用鹿特丹标准来诊断 PCOS,该诊断标准为符合以下 3 条中的

2条,并且排除其他可以导致相关变化的其他疾病:①稀发排卵或无排卵;②临床症状和(或)生化指标示雄激素过多症(hyperandrogenism),如多毛、痤疮、脱发、血清总睾酮或游离睾酮水平升高;③卵巢多囊样改变(polycystic ovaries),即双侧卵巢体积增大及多囊或单侧卵巢内超过12个的直径2～9mm的卵泡。

大量研究表明,由于亚洲人种与欧美人种存在明显的种族差异,因此,不同人种发生PCOS的临床表现及实验室检查也有一定的差异,如临床高雄激素表现、代谢情况、血清雄激素水平等,因此,中华医学会妇产科分会内分泌学组2011年制定了中国PCOS诊断标准,该标准首次提出"疑似PCOS"这一概念,并指出月经稀发、闭经或不规则子宫出血是诊断的必需条件,再符合下列2项中的1项,即可诊断为疑似PCOS:①高雄激素的临床表现或高雄激素血症;②超声表现为PCO。具备上述疑似PCOS诊断条件后还必须逐一排除其他可能引起高雄激素的疾病(如肾上腺皮质增生症)和引起排卵异常的疾病才能确定诊断。

六、治疗

(一) 改善生活方式和饮食结构

美国2003年健康和营养学调查发现,PCOS患者代谢综合征发生率为46%,明显高于健康妇女的23%。通过调整饮食结构(如限制热卡摄入,摄入合理比例的糖类、蛋白质和脂肪),戒烟戒酒,适当增加运动量可有效减轻体重,上述措施对改善胰岛素抵抗情况有一定作用,并对月经周期的改变和排卵的恢复也有一定的效果。

(二) 高雄激素的治疗

1. 口服避孕药 口服避孕药能有效抑制下丘脑-垂体-卵巢轴,减少卵巢分泌雌激素和雄激素,能有效降低血雄激素水平,并可使SHBG合成增加,有效降低血中游离雄激素,改善高雄激素的临床症状与体征。近年来使用的具有抗雄激素作用的效果最佳的复方避孕药——达英-35(环丙孕酮2mg和炔雌醇35μg组合的复合片),其中的环丙孕酮通过竞争性占据雄激素受体,阻止睾丸酮和双氢睾丸酮发挥作用。通常每天服用达英-35一片,21天为一周期,一般连续使用6个周期可有效改善多毛。国外文献报道可用较大剂量环丙孕酮治疗较重的多毛患者,其用量可达50～100mg/d。此外,服用避孕药还能调整月经周期,预防子宫内膜异常增生以及子宫内膜肿瘤等远期并发症。

2. 螺旋内酯 雄激素受体拮抗剂——螺内酯(安体舒通)可以有效抑制卵巢和肾上腺皮质的雄激素合成,降低血中睾酮和DHEAS水平,还具有保钾利尿的作用。具体用法为20mg/次,每天3次,每天最大用量为200mg,可连续服用3～6个月,使用期间应注意监测血电解质的变化。

(三) 胰岛素抵抗的治疗

鉴于多数PCOS患者合并胰岛素抵抗,且胰岛素抵抗是导致CC抵抗的原因之一,因此,通过服用胰岛素增敏剂改善胰岛素敏感性纠正胰岛素抵抗,除了能够使78%～96%的PCOS患者排卵外,还可使部分CC抵抗的PCOS患者恢复排卵。胰岛素增敏剂主要包括二甲双胍和噻唑烷二酮类药物(匹格列酮和罗格列酮)。二甲双胍常用剂量1.5～2.5g/d,通常从500mg/d开始,逐渐增至3次/天。二甲双胍的作用机制是通过提高靶细胞对胰岛素的敏感性,改善胰岛素抵抗、高胰岛素血症和高雄激素血症,减少肝脏葡萄糖生成、促进葡萄糖代谢平衡,并有利于月经周期恢复,以及提高药物诱发排卵排卵率和妊娠率。二甲双胍属于B类药物,对于妊娠期是否继续应用应根据患者的具体情况慎重决定。

(四) 促排卵治疗

促排卵治疗是解决PCOS妇女不孕的关键,但在开始促排卵治疗之前应先调整激素水平,纠正内分泌代谢异常,可以提高卵母细胞质量、促排卵效果和妊娠结局,常用的促排卵治疗药物有:

1. 枸橼酸氯米芬(clomiphene citrate,CC) 又称克罗米芬,是PCOS患者最常用的一线促排卵药物,常从50mg小剂量开始使用,每天最大剂量不应超过150mg,从早卵泡期开始,连续使用5天,约3/4 PCOS对此药有反应,但妊娠率仅为30%左右,这可能与CC的抗雌激素作用降低子宫内膜容受性有关。部分PCOS患者对CC产生抵抗,需寻找其原因(如胰岛素抵抗)进行预处理或改用其他促排卵药物。

2. 来曲唑(letrozole) 属于芳香化酶抑制剂,适用于对CC抵抗的PCOS患者。该药可从下丘脑-垂体轴、卵巢和子宫三个层面影响排卵和受孕,与其他促排卵药物相比,来曲唑更容易获得单一优势卵泡发育,有效避免发生卵巢过度刺激综合征。具体用法是从月经的第3～7天,每天2.5～5mg。然而,由于目前芳香化酶抑制剂应用于促排卵治疗的时间较短(超适应证应用),其对卵母细胞、卵子、受精卵、胚胎发育和新生儿发育的长期影响尚需要进一步研究。

3. 尿促性腺素(HMG) HMG 也是促排卵治疗的常用药物,目前使用的 HMG 为 75iuFSH 与 75iuLH 的组合。使用方法也是遵循小剂量(37.5~75IU)开始原则,因 PCOS 患者具有更多处于募集状态的窦状卵泡,若使用过大剂量的 HMG 容易导致过多卵泡发育,并有多个优势卵泡,从而导致 OHSS 及多胎妊娠,危害母婴健康。此外,有学者认为,HMG 因含有 LH 成分,且 PCOS 患者血浆 LH 水平较高,高水平的 LH 影响卵子质量,且不利于胚胎着床和发育。

4. 促卵泡素(FSH) 常用有尿源性的纯化 FSH(pFSH)和基因重组的 FSH(rFSH),应遵循个体化原则选择 FSH 药物的种类和剂量,以避免多个优势卵泡发育和卵巢过度刺激综合征(OHSS)的发生。常用方案有低剂量递增方案和递减方案,前者根据 FSH 阈值起始剂量为 37.5~75IU/天,每 3~7 天增加原剂量的 1/2,应用 1 周内若出现优势卵泡则维持剂量,否则减少 50% 递增剂量继续增量直至出现优势卵泡;后者则是从 FSH 负荷剂量 75~150IU/d 开始使用,根据卵泡发育情况,每 2~3 天减少原剂量 1/3,直至出现 1~2 个优势卵泡。

(五) 手术治疗

手术治疗适用于 CC 抵抗、促性腺素治疗无效的 PCOS 患者或可疑卵巢肿瘤的患者。传统的手术治疗为卵巢楔形切除术,因该手术创伤大、对卵巢功能的影响大,以及术后妊娠率低和可能发生严重的卵巢周围粘连等,该方法现已很少采用。目前,腹腔镜下卵巢打孔是治疗 PCOS 的最常用手术方法,通常在全身麻醉下采用腹腔镜单极电凝或激光刀,其功率控制在 30W,作用时间为 2~3 秒。于卵巢纵轴游离缘两侧卵泡密集部位进行打孔,打孔直径为 3~5mm,深度为 3~5mm,打孔数一般在 4~10 个。当腹腔镜下卵巢打孔数量过多、功率过高、作用时间过长均可能对卵巢功能带来负面影响,严重者可导致卵巢早衰。近年来,有文献报道经阴道 B 超引导下的未成熟卵泡穿刺抽吸术(immature follicle aspiration,IMPA)可用于 PCOS 不孕症患者,能够达到改善患者内分泌状态和对促排卵药物的反应或促排卵的效果,同时降低 OHSS 的发生。

(六) 辅助生殖技术治疗

对于 PCOS 患者通过促排卵治疗联合指导同房或手术治疗后仍未能受孕,需进行系统筛查是否合并其他影响受孕的因素,若合并输卵管疾病、严重子宫内膜异位症或存在男性不育症的患者,可考虑施行辅助生殖技术助孕治疗。辅助生殖技术是 PCOS 合并不孕的三线治疗措施,包括宫腔内人工授精(IUI)和体外受精和胚胎移植(IVF-ET),两者各有相应的适应证。前者常使用口服促排卵药物或低剂量促性腺激素的促排卵方案,待优势卵泡发育成熟,注射 hCG 5000IU 或 GnRH-a 0.2mg 后 24 小时左右进行 IUI;后者常采用控制性卵巢刺激方案(COS),目的是诱导多个卵泡发育,以便获得一定数量(6~10 个)的高质量卵母细胞,增加可移植的胚胎数量,提高临床妊娠率和活产率。

尽管 PCOS 患者有数量较多的卵泡储备,但其卵母细胞的质量受到内分泌异常和代谢异常的影响,部分患者的卵子的质量较差,使得卵母细胞受精能力降低,胚胎质量不佳,着床率和临床妊娠率低于同龄其他不孕症患者,同时 PCOS 患者具有较高的自然流产率,加之 PCOS 患者为 OHSS 的高发人群,因此,如何提高这部分 PCOS 患者的助孕治疗成功率极具挑战。除外调整 COS 方案和纠正内分泌及代谢异常外,近年来未成熟卵母细胞体外培养技术(in vitro maturation,IVM)逐渐发展起来,该技术从未经促性腺激素刺激的卵巢中穿刺直径 2~8mm 的窦卵泡,使采集到的卵母细胞在体外严格控制的环境中培养,使其发育成熟并受精,发育成胚胎后移植入子宫腔。卵母细胞成熟的体外培养系统理论上能够挽救 PCOS 患者质量欠佳的卵母细胞,提供其更理想的成熟环境并提高成功受精的几率。有研究发现,尽管 IVM 采集到的卵母细胞比 IVF 刺激周期的少,却有着与其相当的受精率和卵裂率。此外,Chian 等在一项前瞻性随机对照研究中发现,取卵前 hCG 扳机较未行 hCG 扳机组 IVM 周期的卵母细胞成熟率高,但却并未提高卵母细胞的受精率和卵裂率,胚胎质量也未提高,提示 PCOS 患者卵母细胞存在着固有的分子缺陷和遗传缺陷,妨碍了成功受精、胚胎的发育潜能,对胚胎着床和妊娠有影响。

(李红 全松)

第三节 未破裂卵泡黄素化综合征

未破裂卵泡黄素化综合征(luteinized unruptured follicle syndrome,LUFS)系指卵巢中有优势卵泡发育、成熟但不排卵的一种临床综合征,其特征为 LH 峰出现后 2 天,卵泡仍继续生长,泡膜细胞和颗粒细胞黄素化,伴有血清孕酮水平升高,且周期中生殖激素的水平与正常排卵妇女相似。LUFS 既可发生于自然月经周期,表现为无排卵月经;也可发生于诱发排卵的月经周期中,因此只根据月经周期、基础体温变化及激素测定方法往往难以与正常排卵月经周期区别。

一、LUFS 的发生率与发病机制

(一) LUFS 的发生率

月经周期规则且生育功能正常的妇女并非每一次月经周期均有排卵。Killick 报道月经周期和生育功能正常的妇女中未破裂卵泡黄素化综合征的发生率为 10%,而在不孕患者中 LUFS 发生率更高,文献报道为 25%~43%。在对不孕症妇女 180 个月经周期进行临床观察研究中,自然周期中 LUF 占10.1%,诱发排卵周期中占 31.8%,重复发生率占63.6%。文献报道的 LUFS 发生率依据诊断方法不同而有所差异,有研究应用 B 超监测方法对 636 名一般妇女进行诊断,结果发现 LUF 的发生率为18%。用同样方法对 167 名不明原因不孕症患者的氯米芬诱发排卵周期中 LUFS 的发生情况研究,结果显示第一个诱发排卵周期中 LUFS 的发生率为25.0%,第二个诱发排卵周期中 LUF 的发生率升至56.5%,第三个诱发排卵周期 LUFS 的发生率高达78.6%;一项应用腹腔镜检查的临床研究中,发现225 名一般妇女中 LUFS 的发生率仅为 7.2%,而在507 名不孕症妇女中 LUFS 的发生率却高达 42.2%。

(二) LUFS 的发病机制

月经周期是否正常与卵泡的发育、成熟密切相关,在每个月经周期开始时,约有 15~20 个原始卵泡发育成初级卵泡,但在排卵月经周期中最终只有一个卵泡在 FSH 的作用下逐渐发育成熟,当卵泡发育成熟时先出现 E_2 峰,E_2 通过正反馈作用于下丘脑使之释放 LHRH,继而促使垂体分泌 LH,当形成LH 峰后可诱发排卵。在卵泡发育、成熟过程中经历许多生化、物理和结构改变,表现为卵泡不断生长发育,体积增大并逐渐向卵巢皮质表层移去,并突出于

卵巢表面,接近卵泡成熟时,卵泡液积聚和卵泡肿胀,使得卵泡壁扩张,继而卵泡膜血管充血、毛细血管内栓塞、间质融化和通透性增加,细胞间质分解和胶原纤维水解,最后卵泡壁破裂,排除成熟卵子,整个排卵过程中涉及甾体激素、前列腺素、肿瘤坏死因子 α(TNF-α)、蛋白水解酶、胶原酶、基质金属蛋白酶(MMP)和环氧化酶等的参与。在卵泡发育、成熟和排卵过程中,任何一个环节出现障碍,可分别发生排卵障碍或 LUFS。迄今为止,有关 LUFS 的发病机制尚未阐明,但有不少研究揭示 LUFS 的发生机制可能是神经内分泌功能失调,导致 LH 分泌不足或排卵前 LH 峰值较低,有的还可影响卵巢 LH 受体的表达或卵泡细胞对 LH 反应不良,从而导致 LUFS 发生;研究显示 LUFS 的发生与下丘脑的 GnRH 脉冲分泌异常相关,同时发现催乳素增高可作用于下丘脑部位调控 GnRH 脉冲分泌的中枢,通过降低 GnRH 脉冲振幅和频率来抑制 LH 的脉冲性分泌,因此,在高催乳素血症妇女中,卵泡不断发育成熟所致的雌激素水平增高对下丘脑部位 LHRH 分泌的正反馈调节作用往往消失,故难以出现排卵前的 LH 峰,此乃引起 LUFS 发生的原因之一;另外,有不少研究证实原发性卵巢颗粒细胞、卵巢内局部水解酶、胶原酶功能失调或缺陷也常引起 LUFS,提示 LUFS 发生的原因多而复杂;近年来并有文献报道 LUFS 的发生与前列腺素(prostaglandins,PG)合成、功能失调或缺陷有关,PG 涉及排卵过程中的慢性卵泡炎性反应,故在排卵前应用 PG 合成酶抑制剂(吲哚美辛),可使卵泡不破裂但持续分泌黄体酮,此时若使用 PG制剂(PGF_{2a})后卵泡易发生破裂,恢复排卵。Micu 等研究证实风湿性疾病妇女应用选择性的环氧化酶 2(cyclooxygenase 2,COX2)抑制剂治疗易导致不孕,其主要原因为 COX2 治疗后易发生 LUFS 所致,因此,他们认为应用非甾体类抗炎药物(nonsteroidal anti-inflammatory drugs,NSAIDs)可增加发生 LUFS 的风险率,其机制可能与卵巢合成雌激素水平下降无法形成 LH 峰有关。临床观察研究显示在子宫内膜异位症患者中 LUFS 的发生率较高,轻、中、重度子宫内膜异位症患者的 LUFS 发生率分别为13.3%、41.2%、72.7%,其发生机制可能为:①子宫内膜异位症患者排卵前卵泡内颗粒细胞对 LH 的敏感性降低;②盆腔内大量巨噬细胞被激活分泌多种

非类固醇因子(前列腺素、内皮素 1 等),导致排卵前 LH 分泌不足;③基质金属蛋白酶(MMP-1)分泌增加,MMP 抑制因子(TIMP)降低,导致 MMPs/TIMPs 比率失衡,影响排卵而发生 LUFS;④血中 β-内啡肽异常升高,抑制下丘脑-垂体-卵巢轴的功能,促进催乳素的分泌,增加卵巢组织中自然杀伤细胞(NK)的活性,影响排卵和发生 LUFS。新近研究发现 nripl 基因编码为 ripl40 蛋白与女性生殖功能密切相关,敲除该基因或该基因序列中的 DNA 变异,导致 ripl40 蛋白缺乏,可阻断成熟卵泡破裂排卵,发生 LUFS。此外,不少盆腔疾病和内分泌代谢疾病相关,如盆腔炎性疾病(盆腔粘连)、多囊卵巢综合征等,其机制为卵巢表面粘连或卵巢皮质过厚,阻碍卵泡发育成熟后发生卵泡破裂,最终引起 LUFS、排卵障碍和不孕症。

(三) LUFS 与卵泡发生、发育和排卵

卵泡发生始于募集多个原始卵泡到生长卵泡,终止于卵泡成熟、排卵或卵泡闭锁的过程。基础研究发现卵泡发生过程漫长,约需一年左右,具体可分为两个阶段,即腔前或促性腺激素不依赖阶段(第一阶段),其由卵巢局部产生的生长因子通过自分泌或旁分泌来调节;有腔或促性腺激素依赖阶段(第二阶段),主要由 FSH 和 LH 来调节,卵巢局部产生的生长因子也参与部分调节。第一阶段卵泡发生的特征性变化是卵母细胞的生长与分化,第二阶段的特征是卵泡本身体积的迅速增大、卵母细胞的成熟和排卵。许多临床观察研究显示未破裂卵泡黄素化综合征患者的卵巢储备功能与正常排卵功能的妇女无差异,在卵泡发生过程中的第一阶段也与正常排卵月经周期的妇女相一致。然而,虽然不少研究观察到 LUFS 患者的卵泡发生第二阶段即由三级卵泡向格拉夫卵泡及成熟卵泡发育过程中未见异常,但相当部分患者卵泡发育成熟后,卵泡体积增大到直径 25mm,卵泡壁变薄,却不发生卵泡壁破裂和排卵,最终出现卵泡黄素化。其常见原因是 LUFS 患者 LH 水平不足,难以形成排卵前的 LH 峰,因为只有当 LH 水平在排卵前激增并形成 LH 峰时,可以激活卵泡膜中的腺苷酸环化酶,导致卵泡壁生成 cAMP 增加,一方面引起颗粒细胞黄体化,卵泡内孕酮分泌增加,从而激活卵泡内的透明质酸、蛋白分解酶、淀粉酶和胶原酶等,作用于卵泡壁的胶原,使之溶解,张力下降,膨胀性增加,易于卵泡破裂、排卵;另一方面诱导环氧化酶合成,促进卵泡壁合成前列腺素 PGE_2 和 PGF_{2a} 增加,促进卵泡上皮细胞内溶酶体增生、破裂释放水解酶和促进颗粒细胞内纤维蛋白酶原激活物,激活纤维蛋白酶原转化为纤维蛋白溶酶,以及卵泡周围平滑肌收缩,使得卵泡破裂、排卵。

二、临床表现与诊断

(一) 临床表现

LUFS 的临床特征是有卵泡发育、成熟,但卵泡不破裂、排卵,是无排卵月经的一种特殊类型,一般无异常临床表现。多数 LUFS 患者是因为在超声检查中发现卵巢囊肿(生理性囊肿)或因不孕而前来就诊。

在自然月经周期中发生的 LUFS 通常无异常症状和体征,这是由于其月经周期规则,基础体温测定呈双相型,经期、经量也无特殊改变,LUFS 患者偶表现为黄体期较短。许多患 LUFS 的不孕患者是在就诊时 B 超监测卵泡发育和排卵过程中发现有优势与成熟卵泡,但卵泡不破裂、排卵,同时黄素化。有研究显示 LUFS 患者的卵泡生长发育慢,伴 E_2 上升缓慢和 E_2 峰值较正常排卵的 E_2 峰值低,提示其颗粒细胞功能缺陷,并影响卵子质量。

在诱发排卵周期中发生的 LUFS 除外引起不孕症原因本身症状与体征外,也无其他特殊的症状和体征。如子宫内膜异位症、多囊卵巢综合征患者在诱发排卵过程中发生 LUFS,其原发病的症状与体征并无变化,更未出现新的异常症状和体征。

LUFS 的临床类型有大卵泡黄素化和小卵泡黄素化两种,一种是优势卵泡发育成熟,卵泡直径达 18~24mm 时仍未排卵而出现黄素化(大卵泡黄素化);另一种是优势卵泡直径达到 15mm 左右就出现黄素化(小卵泡黄素化),后者不易及时发现,需连续 B 超监测才可诊断。LUFS 的临床转归也有两种类型,一种黄素化的卵泡有的继续增大,有的不再增大,但均在下次月经来潮前消失;另一种黄素化的卵泡不论是否继续增大,均可持续存在下次月经来潮后或数个月经周期后,形成生理性黄素囊肿,多数可自行消失。

(二) 诊断

LUFS 患者尽管有卵泡发育成熟,且出现 LH 峰、孕酮的升高及子宫内膜向分泌期转化,但其仍被认为是一种排卵障碍,从而导致不孕。由于其无特殊的临床表现,LUFS 的诊断常常依赖于相关辅助检查才能明确诊断,主要的诊断依据包括:B 超监测卵泡发育过程中确定有无排卵、腹腔镜检查中观察排卵痕迹判断有无排卵、病理检查中组织学证实有无

黄素化的卵泡和测定黄体期的血中孕酮水平。

1. B超检查　监测卵泡发育与排卵是诊断 LUFS 的主要方法,监测卵泡发育与排卵的常见方法 有:基础体温测定、性激素和促性腺激素测定(E_2、 LH、P)、B超监测、宫颈黏液评分、阴道脱落细胞检 查等,只有 B超检查可用于 LUFS 的诊断,其他方法 可用于正常排卵的诊断。B超在监测卵泡发育中的 特点为既可观察卵泡的发育情况,又可确定卵泡成 熟后排卵或未破裂卵泡黄素化。具体方法为根据出 现 LH 峰值或注射 hCG48 小时后 B超观察优势卵泡 有无塌陷或消失来判断是否排卵,因此,B超检查是 临床诊断 LUFS 的最常用、首选的方法。此外,还有 人应用彩色多普勒超声观察到 LH 峰值后卵泡壁血 流减少等现象来诊断 LUFS,但此方法存在一定的局 限性,因其依赖 B超医师的经验及诊断水平,因此有 时也不够准确。

2. 腹腔镜检查　1978 年,Mark 等最早报道腹 腔镜下观察部分月经规则的妇女的卵巢表面,发现 有血体和无排卵孔(Stigma),开创了腹腔镜诊断 LUFS 的先河。自此,应用腹腔镜检查来诊断 LUFS 逐渐增多,其主要在用基础体温、宫颈黏液评分或激 素测定等方法监测卵泡发育和排卵提示排卵后 2 ～ 4 天进行,尤其适用于子宫内膜异位症合并 LUFS 或 PCOS 患者,腹腔镜检查的优点在于既可诊断,又可 进行相应治疗。但是,由于腹腔镜检查具有微创,目 前已不用于单纯诊断 LUFS。

3. 病理检查　病理诊断既是临床诊断的补充, 更是疾病诊断的金标准。LUFS 的病理诊断通常是 在经阴道做卵巢穿刺、腹腔镜检查或开腹手术时进 行卵巢组织活检,证实卵泡内有卵细胞和卵泡细胞 黄素化,其特点在于明确诊断,排除其他卵巢囊性病 变,若单纯为了诊断 LUFS 也不用病理诊断。

4. 测定孕酮水平　临床研究观察显示,LUFS 患者是黄体功能异常的一种特殊类型,表现为黄体 期雌激素和孕激素均较低,在正常有排卵周期中,其 黄体中期(LH 峰值后 5 ～ 9 天)血中孕酮水平应高 于 31.7nmol/L,若此时测定血中孕酮水平介于 9.5 ～ 31.7nmol/L 之间,常提示发生 LUFS 的可能。

三、预防与治疗

(一)预防

LUFS 是一种特殊的排卵障碍或黄体缺陷,其发 生涉及神经内分泌紊乱及医源性诱发因素,针对这 些相关因素进行处理,在一定程度上可以恢复正常

排卵,降低 LUFS 的发生率,具体预防措施如下:

1. 精神心理疏导　在对不孕症女性患者的研 究中发现,不少患者具有焦虑、抑郁、紧张、失眠、恐 惧和不断应激状态,往往伴有血中儿茶酚胺、催乳素 升高,导致促性腺激素的分泌和调控紊乱,从而诱发 LUFS。因此,在 LUFS 的高危人群——不孕症患者 中加强医患沟通,进行细致的心理疏导,有利于增强 医患之间的相互信任,提高患者的依从性,同时减轻 患者的精神压力,改善患者心理状态,避免过度焦 虑、紧张,恢复下丘脑-垂体-性腺的正负反馈机制, 纠正神经内分泌紊乱,恢复正常排卵,最终降低 LUFS 的发生率。

2. 避免医源性诱发因素　鉴于非甾体抗炎药 物(NSAIDs)及其他 PGE 合成酶抑制剂可导致 LUFS 的发生,因此,患有风湿性关节疾病的育龄妇女在应 用 NSAIDs 进行抗炎镇痛治疗中,常常发生 LUFS,若 这些妇女有生育要求,应停用上述药物,这样可以预 防或减少 LUFS 的发生,提高受孕率。另外,在应用 氯米芬诱发排卵治疗过程中,发现 LUFS 的发生率 也较高,故对用氯米芬后发生 LUFS 的患者改用芳 香化酶抑制剂——来曲唑或 FSH、HMG 诱发排卵, 也可有效预防或降低 LUFS 的发生率。

3. 调整下丘脑和垂体功能　由于 LUFS 的发生 与下丘脑、垂体功能异常有关,而高催乳素血症影响 下丘脑和垂体分泌 GnRH 和 Gn 的节律、量和比值, 故对高催乳素血症患者可应用溴隐亭使血中催乳素 水平降至正常,有助于调整下丘脑和垂体功能,恢复 GnRH 和 Gn 的合成与分泌方式,降低 LUFS 的发 生率。

(二)治疗

LUFS 患者月经规则,且无异常的症状与体征, 不少患者未曾到医院就诊、治疗,这些患者即使已诊 断明确,若无生育要求,也无需给予治疗,因为有的 LUFS 可在下次月经来潮前自然消失。然而,也有不 少患者是由于不孕前来医院就诊过程中,通过超声 监测卵泡发育和排卵中确诊为 LUFS,对于这些有生 育要求的 LUFS 患者有必要给予医疗干预,主要目 的在于恢复排卵及使她们受孕,具体治疗方法如下:

1. HMG、hCG 和 GnRH-a 的应用　对自然月 经周期中有成熟卵泡却发生 LUFS 或卵泡期延长、 不出现 LH 峰的患者,可在 B超或血清激素水平监 测卵泡发育成熟后给予肌内注射 hCG 5000 ～ 10 000IU 或皮下注射 0.2mg GnRH-a 触发排卵,能有 效降低 LUFS 的发生率,增加排卵率和临床妊娠率。

对于月经周期不规则或多囊卵巢综合征患者在应用氯米芬诱导排卵过程中发生 LUFS，也可给予肌内注射 hCG 5000～10 000IU 或皮下注射 0.2mg GnRH-a 触发排卵，若给予 hCG 或 GnRH-a 后仍未排卵，则可改为每天注射 50～75IU 的 HMG 诱发排卵，待卵泡成熟（优势卵泡直径达 18～20mm）后肌内注射 hCG 5000～10 000IU 或皮下注射 0.2mg GnRH-a，24～36 小时后同房，结果显示在一定范围内能有效避免 LUFS 的发生，同时提高排卵率和临床妊娠率。

2. 经阴道 B 超引导下穿刺卵泡 超声检查既可以作为诊断 LUFS 手段，也可作为治疗手段。有些反复发生 LUFS 的不孕症患者若应用 hCG 或 GnRH-a 触发排卵仍无排卵，针对这种情况有文献报道采用经 B 超引导下的卵泡穿刺术进行治疗，可建议患者同房后行卵泡穿刺或卵泡穿刺后同房，以提高卵泡穿刺后的受孕率，若卵泡穿刺后同房应注意采取预防感染措施。另有文献报道显示，将经 B 超引导下的卵泡穿刺术与辅助生殖技术相结合，如卵泡内人工授精、宫腔内人工授精，以及将吸出的卵泡液和卵母细胞与精液混合后再将精卵混合液注入直肠子宫陷凹有助于提高妊娠率，但也应注意预防盆腔感染。

3. 腹腔镜手术 腹腔镜手术用于治疗 LUFS 主要针对那些通过造成局部机械性因素所致 LUFS 的相关疾病，如子宫内膜异位症、盆腔炎性疾病后遗症（盆腔粘连、盆腔包裹性积液等）及多囊卵巢综合征等。此类 LUFS 药物治疗无效，B 超引导下的卵泡穿刺易引起副损伤或即使排卵，但由于患者输卵管的拾卵功能受到机械因素的损害，使得穿刺术后不易受孕。而腹腔镜手术治疗的优势在于一则去除病因，如子宫内膜异位症病灶剥除、电凝或激光烧灼；二则恢复子宫、输卵管的解剖结构，如对盆腔炎症和子宫内膜异位症引起的盆腔粘连进行松解，以及去除盆腔包裹性积液，并可在术中进行盆腔灌注低分子右旋糖酐或喷涂防粘连生物蛋白胶以预防或降低再次盆腔粘连的发生等，以便恢复自然排卵，提高术后的受孕率。对 PCOS 患者可行腹腔镜下多点电凝打孔术，一则打孔可破坏部分卵巢基质和卵泡膜内细胞，使雄激素合成减少和雄稀二酮转化为雌酮减少，血中雌激素水平正常，恢复下丘脑-垂体的正常反馈调节，FSH、LH 的脉冲式分泌正常，部分患者可自然排卵；二则使打孔部位的卵巢包膜、间质变薄，从而有利于自然排卵和药物诱发排卵的效果，最终

降低 LUFS 的发生率，提高临床妊娠率。

4. 中药与针灸治疗 中医理论认为 LUFS 属中医"不孕症"和"月经失调"范畴。此病由于肾阳不足，血气不能畅达，病机为肾虚血瘀、精血虚寒，气机阻滞不畅。针对上述中医理论，有人用中药调经治疗 LUFS，其组方为熟地、枸杞子、覆盆子、菟丝子、何首乌、益母草煎熬汤，从月经开始服用，疗效较好。也有人采用促排卵汤治疗 LUFS，即从月经第 5 天用促排卵汤（柴胡、桃仁、红花、制香附、当归、仙茅、仙灵脾等），月经第 10～16 天加炙穿山甲、鸡血藤等，同样疗效确定。针灸理论认为关元、中极穴位是任脉与足三阴经的交会穴，而子宫穴位乃与排卵和生育之要穴位，三阴交为三阴经之交会穴，因此，在月经第 10 天开始监测卵泡发育及排卵的同时针刺关元、中极、子宫（双）、三阴交（双）等穴位，并同时施以艾灸，可以达到滋补元气，补肾益精，通调冲任之效，从整体上调节机体的内分泌环境，改善卵巢局部的微循环，促进卵泡发育和排卵，可能的机制为针灸上述穴位通过兴奋下丘脑-垂体-卵巢轴系统，影响 FSH、LH 的分泌，促进卵泡发育，同时调节下丘脑 LHRH 中枢对 E_2 的正反馈作用，诱导产生 LH 峰而触发排卵。也有文献证实在卵泡发育中期（月经第 10 天）选取关元、中极、子宫（双）、三阴交（双）、大赫等穴位，抽取黄芪、当归注射液向上述 2～3 个穴位注射 1ml 药液，注射后可行 B 超监测卵泡发育，每 1～2 天一次，直至卵泡发育成熟及排卵，降低 LUFS 的发生率。

5. 体外受精-胚胎移植 鉴于部分不孕症患者对上述药物、手术及中医药治疗方法效果不佳或无效，仍然反复发生 LUFS，以及其他经历诱发排卵+人工授精 3～4 个周期仍未妊娠的 LUFS 患者，可考虑选择体外受精-胚胎移植（IVF-ET）技术助孕，该技术是解决 LUFS 排卵障碍最有效的手段，且多数患者可获得良好的妊娠结局。简要过程为：待自然周期或控制性卵巢刺激（controlled ovarian stimulation，COS）中卵泡发育成熟时，注射 hCG 5000～10 000IU，34～36 小时后，经阴道 B 超引导下穿刺卵泡以获得成熟卵子，然后进行体外受精、胚胎培养及胚胎移植。尽管可选择自然周期进行穿刺取卵，但 COS 周期穿刺取卵可获得适当的卵子数，有助于提高 IVF-ET 助孕的效率和成功率，因此，LUFS 患者 IVF-ET 助孕治疗中多采用 COS 周期。

（全松 李红）

第四节　卵巢功能早衰

卵巢功能早衰(premature ovarian failure,POF)系指多种因素所致 40 岁之前妇女卵巢功能不全或衰竭,简称卵巢早衰,该概念由 Keettel 于 1964 年首先提出。2015 年国际上关于 POF 的定义为:40 岁以下妇女,排除妊娠后,发生超过 4 个月的闭经,间隔 1 个月至少 2 次血中基础 FSH 超过 40IU/L。由于卵巢功能的衰退是一个连续的过程,有文献将各种原因导致卵巢功能提前下降而使女性提前进入绝经过渡期或绝经称为卵巢储备功能减退(diminished ovarian reserve,DOR)或原发性卵巢功能不全(primary ovarian insufficiency,POI)。2015 年国际上将 POI 定义为 40 岁之前出现闭经或月经稀发、促性腺激素升高以及雌激素缺乏。然而,ESHRE 关于 POI 的诊断标准为:POI 包括<40 岁的年轻患者(如 Turner 综合征)和>40 岁的高龄患者(高龄患者必须是 40 岁前发病),需同时具备月经异常和生化指标异常,即月经稀发/闭经至少 4 个月;两次 FSH 水平>35IU/L(间隔 4 周检测)。目前在 POI 和 POF 诊断标准上仍存在一定的争议,不少学者认为 POI 进一步发展,最终可导致卵巢功能衰竭,若卵巢功能在 40 岁之前发生即称为 POF。

一、卵巢功能早衰的发生率及发病机制

(一) POF 的发生率

在世界不同人群中 POF 的发生率存在一定差异,并且与患者年龄具有一定关联,文献报道 POF 的发生率 20 岁以前约为 0.01%,30 岁前约 0.1%,40 岁前约 1.0%。2015 年,Kovanci 等报道在生育年龄妇女中 POF 的发生率为 1%~3%。鉴于 POF 的早期临床表现为月经不规则、稀发排卵,晚期表现为无卵泡发育,甚至闭经,曾有研究统计闭经患者中 POF 发生率相当高,数据显示在原发性闭经患者中 POF 的发生率约 10%~28%,继发性闭经患者中 POF 的发生率约 4%~18%。

(二) POF 的病因及发病机制

卵巢功能早衰的病因众多,涉及遗传因素(染色体异常、基因突变、线粒体 DNA 突变或缺失等)、自身免疫因素(自身免疫性甲状腺炎、甲状旁腺功能减退、糖尿病、Addison 病及多腺体自身免疫性疾病、系统性红斑狼疮、类风湿性关节炎等)、感染因素(结核分枝杆菌、志贺菌、腮腺炎病毒、水痘-带状疱疹病毒、巨细胞病毒、疟原虫等)、化学因素(重金属、橡胶制品、塑料制品、挥发性有害气体、二噁英、多氯联苯、DDT 等)、物理因素(电磁辐射、核辐射等)、医源性因素(手术、放化疗、雷公藤等)和不明原因等多种因素,其中不明原因 POF 又称特发性 POF(idiopathic POF),在 POF 患者中约占 90%。目前多数学者认为 POF 可能是具有高度异质性的、遗传与环境交互作用的多基因遗传病。

鉴于 POF 病因的多样性、复杂性以及多数情况下不明确,故至今尚未阐明 POF 的发病机制,现较为公认的是上述因素主要通过以下几个途径导致 POF 的发生:①X 染色体缺失部位和程度直接影响青春期卵巢中卵泡数量和卵巢功能,引起先天性卵巢始基卵泡减少、卵泡闭锁加速和原始卵泡募集障碍,最终导致 POF。因为 X 染色体上都存在与卵子发生、发育相关的等位基因。②常染色体异常(FOXL2、FSHR、LHβ、GDF-9、GALT 等基因突变)影响性腺发育、抑制原始卵泡生长,导致卵泡发育障碍,并使大部分卵母细胞发生闭锁,从而引起 POF。③卵巢免疫系统的自我识别功能发生异常,发生自身免疫性炎症,炎症反应损伤或破坏卵巢组织,导致各级卵泡数量减少或缺如,最终引起卵巢的生殖功能和内分泌功能衰竭。④理化因素、医源性因素(化疗、放疗和手术等)及感染所致的卵巢炎症均可对卵巢造成直接损伤,使得卵巢储备功能下降,也可影响卵泡的生长发育及排卵,严重者甚至导致 POF。

(三) POF 与卵泡发生、发育和卵巢功能的变化

许多研究表明卵泡发生、发育障碍是 POF 发生的主要病理生理特征,但由于 POF 的病因复杂、不同,且多数不清楚,故不同 POF 患者卵泡发生与发育过程也存在明显差异,主要表现为卵巢先天性储备功能减退(如 X 染色体缺失部位导致的始基卵泡减少)、卵泡闭锁加剧,腔前卵泡发生障碍(如常染色体调控生长因子的基因突变导致自分泌和旁分泌异常而影响卵泡发生),有腔卵泡发生障碍(如 FOXL2、FSHR、LHβ 等基因突变导致卵泡对促性腺激素不敏感或抵抗)。近年来还有研究证实 POF 患者卵泡发生、发育障碍涉及卵泡发生的多个环节,且病因各异,说明 POF 患者卵泡发生、发育的机制仍有待进一步深入研究,以为今后的有效治疗提供新的靶点。患者一旦发生 POF,严重影响女性的生殖与

身体健康,其特征性改变为卵巢内分泌功能和生殖功能衰退,具体表现为雌激素水平下降、促性腺激素(FSH、LH)升高、抗米勒管激素(AMH)和抑制素(inhibins)下降。但由于卵巢功能的衰退是渐进性的发展,即使发生POF,其卵巢功能衰退的程度也有所不同,其预后存在较大的差异。有研究显示达到POF诊断标准的患者B超检查AFC和测定血中FSH、AMH水平存在一定的差异,部分POF患者尽管B超检查显示窦卵泡数(AFC)显著减少,但仍存在少量大小不均的AFC,甚至部分B超检查未见AFC的患者卵巢组织活检中仍可以见到少量始基卵泡(primordial follicles),说明此类患者卵巢功能尚未完全衰竭,此乃今后的自然妊娠或助孕治疗(如自体卵巢组织体外激活移植技术的应用)成功的基础。有研究显示部分POF患者的卵巢功能会出现间断或不可预知的恢复,多见于POF发病时间不长或已经找到明确的致病因素后消除该因素的影响,如由于服用雷公藤所致POF患者停服该药一段时间后,或明确POF患者是由于环境污染之理化因素所致的卵巢功能衰竭,脱离有害环境后一段时间可以缓慢恢复部分卵巢功能,表现为月经逐渐恢复,但不规则,B超检查可见到少量的窦卵泡,激素测定发现血中FSH、LH水平开始逐渐下降,E2水平呈上升趋势,提示卵泡的发生部分改善或恢复,换言之,此类POF患者在卵泡发生中可以出现原始卵泡的募集、腔前卵泡的发育和有腔卵泡的选择和生长,也可发生卵泡的闭锁。令人关注的是有文献报道约50%的POF患者还残留有不同程度的卵巢功能,此类患者中约有5%~10%的患者有可能发生自然排卵并获得妊娠,说明POF患者之间在卵泡发生、发育和排卵中存在明显的差异,预后也各有不同。POF患者卵泡发生障碍、卵巢储备下降导致卵子数量显著减少已成共识,然而,对于POF患者残留的卵子质量文献报道却存在部分不同意见或争议,多数学者通过临床研究认为在排除年龄因素的影响后POF患者的卵子质量差于正常卵巢功能的妇女,表现为POF患者行IVF-ET助孕治疗难以获得质量好的卵子与胚胎,其种植率和临床妊娠率也显著低于正常卵巢功能的同龄妇女;也有部分学者认为POF患者卵子质量下降主要与年龄相关,其依据来源于临床观察研究显示POF患者一旦自然妊娠或通过助孕治疗妊娠后的自然流产率与同龄卵巢功能正常妇女无显著性差异。值得重视的是,不少有关POF的研究均证实相当一部分POF患者B超检查卵巢明显

缩小、未见窦卵泡,血中激素测定表现为FSH水平高于100IU/L,AMH水平降为0,若进行卵巢组织活检,显微镜下多表现为卵泡闭锁、卵泡结构消失、间质纤维化等围绝经期或绝经后的变化,提示卵巢组织中既无窦卵泡,始基卵泡数也极少或消失,此类POF患者多为病史较长,其中不明原因的POF居多,且难以发生自然排卵和妊娠,助孕治疗(供卵IVF-ET治疗除外)的效果极差。

二、临床表现与诊断

(一)临床表现

卵巢早衰的患者主要临床表现是40岁之前出现继发性闭经或原发性闭经,对于继发性闭经患者,在闭经之前多数患者出现月经紊乱、稀发排卵,继而发展为闭经,闭经后常伴有潮热、多汗、烦躁、易怒、失眠、阴道干燥、尿痛、性欲减退等低雌激素症状。严重者还会出现自主神经失调症状,如心悸、眩晕、头痛、耳鸣等。远期临床表现为骨质疏松、心血管疾病及阿尔茨海默病的发生率增加。若POF发生在青春期前(如Turner综合征),则表现为原发性闭经和第二性征不发育。此外,若POF患者尚有生育要求,常常伴有不孕。

(二)诊断

通过详细采集病史,了解患者的临床表现,以及进行相关辅助检查,作出POF的诊断并不难。正确诊断POF的关键在于明确诊断标准,合理选择辅助检查项目进一步作出病因诊断,为提高治疗效果提供依据。

1. 诊断标准 根据POF的定义即发生在40岁之前的高促性腺激素性卵巢功能衰竭来制定的,具体诊断标准包括以下3个方面:40岁之前至少6个月的闭经;2次以上FSH升高——FSH>40IU/L;低雌激素水平——E2<185pmol/L(两次检查间隔1个月以上)。

2. 诊断方法 主要包括病史采集和体检、辅助检查(实验室检查、超声检查、卵巢组织活检等)作出POF的临床诊断,再进行系统的病因筛查,作出导致POF的病因诊断。

(1)病史与体检:通过详细询问采集病史,具体包括主诉(潮热、多汗、烦躁、易怒、失眠、阴道干燥、尿痛、性欲减退等)、年龄、月经史(初潮、周期情况、有无闭经、闭经时限等)、妊娠史、既往史(盆腔手术史、放化疗史、自身免疫性疾病、糖尿病、结核病和腮腺炎等)、家族史(遗传病史、母亲与姐妹的月

经史）以及生活方式和习惯等。体检包括身高、体重、血压、营养状况、第二性征发育、甲状腺、毛发分布、色素沉着、眼睑、生殖器官等，重点是第二性征发育和生殖器官是否正常、甲状腺是否肿大、上眼睑是否下垂、皮肤是否出现白斑等。通过病史与体检可以初步作出 POF 的临床诊断，并判断其原因是医源性、自身免疫性，还是家族遗传性。

（2）实验室检查：

1）血清激素检测：主要包括基础血清促性腺激素水平（闭经患者 FSH. 40IU/L）、基础血清 E_2 水平（$E_2 < 185 pmol/L$）、血清抑制素 B（inhibin B，INHB ≤ 45pg/ml）、抗米勒管激素（AMH < 8pmol/L），同时测定甲状腺激素和催乳素等以排除其他内分泌疾病。

2）免疫指标测定：检测免疫指标如血沉、甲状腺过氧化酶抗体、抗核抗体、类风湿因子等，以诊断自身免疫性疾病所致的 POF。

3）遗传学检查：包括外周血染色体核型分析、通过 CGH、基因芯片和 DNA 测序（NGS 方法）等方法筛查 FMR1 基因突变等，以确定染色体（数目或结构）异常或基因突变所致的 POF。

（3）超声检查：通过 B 超检测剩余排卵数目和测量卵巢体积大小来判断卵巢功能，若 B 超检查发现双侧卵巢体积缩小，未见窦卵泡，通常可提示卵巢功能减退或衰竭。

（4）卵巢组织活检：此方法一般不常用来诊断 POF，若患者需行腹腔镜或开腹手术则可在术中同时施行卵巢组织活检，术中肉眼可见卵巢萎缩或呈条索状，卵巢组织切片显微镜下组织学检查未见各级卵泡，可提示卵巢功能衰竭，但卵巢组织学检查未见卵泡并非一定就是 POF，因为卵巢组织活检取材部位存在局限性，活检部位并不能完全代表整个卵巢的真实情况，因此，依据卵巢组织活检结果诊断 POF 还应密切结合临床表现及病史，以免误诊。此外，卵巢组织活检还可用于纤维组织培养的染色体核型分析，以确定 POF 是否由遗传因素所致。

3. 诊断分类 鉴于引起 POF 的病因多种多样，且致病机制存在差异或不同，临床上常根据病因或致病机制对 POF 进行诊断分类，前者将 POF 分为：感染性（严重盆腔感染、腮腺炎等）、遗传性（染色体或基因异常）、自身免疫性（自身免疫性甲状腺炎、系统性红斑狼疮等）、酶缺乏（17β-羟化酶缺乏、17，20-碳链酶缺乏等）、医源性（手术、化疗和放疗）、特发性（找不到明确原因）等 6 种类型。Nelson 则依据 POF 患者卵巢功能与卵泡数量的特征，将 POF 分类

为卵巢无功能型和卵泡耗竭型两种，其中卵巢无功能型的原因包括：酶缺乏（17β-羟化酶缺乏、17，20-碳链酶缺乏、胆固醇碳链酶缺乏等）、自身免疫性、医源性和特发性等；而卵泡耗竭型的原因包括单纯性腺发育不全或特发性所致的初始卵泡数目显著减少或消失，以及 X 染色体异常或其他原因（自身免疫性、医源性、感染性）所致的卵泡发生障碍、卵泡闭锁加速。

三、卵巢早衰的治疗

由于 POF 的病因多而复杂，加之多数 POF 为特发性（原因不明），故难以施行病因治疗，不少患者只能给予对症处理缓解临床症状或减少远期并发症的发生。目前，POF 的治疗方法主要根据患者有无生育要求来制定和选择，无生育要求的 POF 患者其治疗主要以缓解症状、改善生理和心理状况、预防或降低远期并发症为主；有生育要求的 POF 患者其治疗除外缓解症状、预防和降低远期并发症外，还需兼顾改善卵巢功能，并予以助孕治疗。

（一）无生育要求 POF 患者的治疗

1. 一般治疗 帮助患者调整心理、精神状态，减少对疾病的恐惧，积极配合治疗。建议患者改变不良生活方式，如戒烟、戒酒，调整作息时间，避免熬夜和保持充足的睡眠时间等。对于合并失眠的患者必要时可应用镇静催眠药帮助睡眠，如睡前服用爱司唑仑 2.5mg。口服谷维素及维生素 B_6 调节自主神经与下丘脑-垂体-卵巢轴的功能，缓解心悸、眩晕、头痛、耳鸣等自主神经功能紊乱所致的症状，谷维素的用量 20mg，每天 3 次，维生素 B_6 的用法为 10~20mg，每天 3 次。要求患者脱离不良的工作或生活环境，减少或避免污染空气及有害化合物的影响，如房间经常保持通风状态，尤其是居住新装修的房间，以及注意食品、蔬菜的选择，以及饮食卫生，减少农药或其他有害物质的摄入等。建议患者补充足量的蛋白质、维生素和矿物质（如钙剂），同时经常进行适量的运动。鉴于不少 POF 患者具有不良情绪、对生活和治疗失去信心，且存在沉重的精神负担和心理压力，以及对临床医师的告知方式不满意，应建议患者尽早去看心理医师，以便获得充分的心理疏导和支持。另外，应加强医患沟通，舒缓紧张情绪、消除恐惧心态，减轻心理负担，也有利于患者真正了解疾病，增强自信心及对医师的信任，积极配合治疗，并做到"既来之，则安之"，这样可以为后续的治疗奠定良好的心理基础。

2. 病因治疗 多数 POF 的病因系染色体和基因异常或先天性酶缺失所致,至今尚无有效的病因治疗方法。加之不少特发性的 POF,由于病因不明,也无法进行病因治疗。故上述两种类型 POF 患者只能给予对症处理以缓解症状。然而,对于部分明确由自身免疫性疾病所致的 POF 患者可以采用免疫抑制剂治疗,如系统性红斑狼疮、自身免疫性甲状腺炎,给予免疫抑制剂——糖皮质激素,降低血中自身免疫抗体,减轻自身免疫性炎症反应对卵巢的损伤。对自身免疫性甲状腺炎所致的甲状腺功能减退者的同时还可补充甲状腺素,这对恢复甲状腺功能,改善卵巢功能有一定的积极作用。对酶缺乏引起的 POF,如半乳糖血症,一经诊断即应终生给予无半乳糖饮食。对于医源性所致的 POF 关键在于预防,如年轻妇女或有生育要求的育龄妇女在手术、放疗和化疗前进行卵巢生殖功能的保护,如治疗前进行卵巢移位或卵巢组织和卵子冷冻保存,以及合理选择对卵巢功能损伤较小的手术、放疗和化疗方案,尤其是在手术中注意保护卵巢功能,减少手术所致的 POF 的发生。

3. 激素补充治疗(hormone replacement therapy,HRT) HRT 是临床上治疗 POF 广泛采用的方法,也是对症治疗的基础。HRT 可以缓解或消除 POF 所致的低雌激素水平引起的绝经期症状,维持乳房和子宫处于生理状态,改善神经功能、精神状态,改善性功能和性生活质量,降低心血管疾病、骨质疏松和骨折的发生率。POF 的激素补充治疗通常采用雌、孕激素序贯疗法,即前半周期单用雌激素,后半周期雌激素加孕激素,具体为戊酸雌二醇(estradiol valerate)2mg/d,连服 28 天,或雌激素皮贴剂 100μg/d,两者均在后 10 天加服孕激素(达芙通)20mg/d,促使子宫内膜由增殖期向分泌期转化,以保护子宫内膜;也可只用结合雌激素(conjugated estrogen)0.625mg/d,连服 28 天,但应定期检查子宫内膜情况,必要时加用孕激素;还可选择克龄蒙(雌、孕激素序贯复合制剂)和复方避孕药。激素补充治疗的期限一般从诊断 POF 开始使用生理剂量的雌、孕激素,直至自然绝经的年龄,但用药期间应注意定期复查肝、肾功能。已证明 HRT 可有效降低 POF 患者冠心病和骨质疏松的发生率。

4. 其他治疗 为了恢复或改善卵巢功能,对于女性肿瘤患者需行盆腔放射治疗者可行卵巢移位,减轻放疗对卵巢功能的影响,也可在放化疗前行自体卵巢组织低温贮存,待放化疗结束后再行自体卵巢组织移植。值得关注的是,随着 HLA 配型技术的发展和新型免疫抑制剂的应用,异体卵巢移植(如胎儿卵巢组织移植)已开始用于改善 POF 患者卵巢功能。对于免疫因素引起的 POF,适当使用糖皮质激素是有效的,但至今为止,有关免疫因素在 POF 发生中的作用尚难界定,且无免疫治疗的相关用药方案指南,加之糖皮质激素治疗可能引起严重的副作用,故不建议在 POF 患者中盲目使用糖皮质激素。干细胞治疗 POF 近年来已成为研究的热点和焦点,其主要通过卵巢源性干细胞移植恢复卵母细胞再生,以及骨髓间充质干细胞修复受损卵巢,最终改善卵巢功能。干细胞治疗包括胚胎干细胞治疗和成体干细胞治疗,胚胎干细胞治疗方法现仍存在较大的伦理争议且技术尚未成熟,其应用受到限制;而成体干细胞(生殖干细胞、骨髓间充质干细胞和胎儿间充质干细胞)可通过体外诱导分化成卵母细胞或通过旁分泌抑制卵泡凋亡来恢复卵巢功能,到目前为止仍处于科研探索阶段。即便已有文献报道成功分离出人的生殖干细胞、骨髓间充质干细胞和胎儿间充质干细胞,但也只是在卵泡衰竭和功能障碍的动物模型中证实干细胞治疗 POF 有一定的治疗效果,这为其在临床上治疗 POF,恢复 POF 患者的卵巢功能带来了新的希望。

(二)有生育要求 POF 患者的治疗

1. 激素补充治疗 激素补充治疗既可以缓解 POF 所致的临床症状(潮热、多汗、烦躁、易怒、失眠、阴道干燥、尿痛、性欲减退等),维持子宫和内膜的发育生长,建立规律月经,还可以预防远期并发症(骨质疏松、心血管疾病等);对于少数 POF 的患者由于发生继发性闭经,其卵巢组织中仍尚残存少量卵泡,但这些卵泡难以自然生长发育为成熟卵泡或对 Gn 促排卵不敏感,采用激素补充治疗,可通过雌激素对下丘脑和垂体的负反馈机制,抑制 FSH 的合成与分泌,降低血中 FSH 水平,还能解除高 FSH 水平对颗粒细胞的 FSH 受体的降调节作用,提高卵巢对 FSH 的敏感性,有助于卵泡的生长发育和自然妊娠,以及增强卵巢对促排卵药物的敏感性,改善助孕结局。HRT 的具体方法为:连续口服结合雌激素 0.625~1.25mg/d(或戊酸雌二醇 2~4mg/d)22 天,后 10 天加服甲羟孕酮 10~20mg/d。有文献报道 POF 患者经过几个周期的 HRT 治疗后观察到卵泡的生长发育和排卵的现象,有的 POF 患者经过 HRT 治疗后获得自然妊娠。此外,HRT 还可作为 POF 促排卵治疗或辅助生殖技术助孕治疗前的预处理,文献报道

HRT 治疗可以提高 ART 的助孕成功率。值得一提的是符合行 HRT 治疗适应证的 POF 患者几率很低，并非所有的 POF 患者都适合在 HRT 治疗后进行促排卵治疗。

2. 免疫治疗 不少自身免疫性疾病（肾上腺功能减退、系统性红斑狼疮、甲状旁腺功能减退等）常常导致或伴有 POF，许多文献报道应用糖皮质激素对自身免疫性疾病进行免疫抑制治疗，先给予大剂量的地塞米松（5~10mg/d）缓解症状，控制疾病的发展，待病情稳定后改用小剂量（5~10mg/d）泼尼松维持，结果发现 POF 的症状也得到缓解，卵巢功能有所缓解，个别患者恢复排卵并获得自然妊娠。

3. 促排卵治疗 部分 POF 患者 B 超检查证实还有窦卵泡，此时可应用雌孕激素进行预处理（即 HRT 治疗），目的在于抑制垂体合成与分泌 FSH，降低血中 FSH 水平，改善卵巢对促性腺激素的敏感性，提高促排卵的效率。研究显示，即使 POF 患者应用足量的 FSH、HMG/hCG 促排卵后，其排卵率、妊娠率仍然非常低（低于 5%），且不少患者无卵泡发育。雄激素-硫酸脱氢表雄酮（DHEA）是合成雄烯二酮、睾酮和雌二醇的前体物质，其含量影响这些激素的水平，有文献报道 POF 患者应用 DHEA 预处理 1~6 个月，即口服 DHEA 25mg，每天 2~3 次，可改善促排卵的效果，但对 DHEA 改善促排卵效果仍存在较大争议；另外，动物研究显示补充辅酶 Q10 有助于改善卵子质量，具体用法为口服辅酶 Q10 100mg，每天 2 次，但对于 POF 患者应用辅酶 Q10 的作用仍存在争议，期待今后进行多中心的随机对照临床研究加以证实。总之，因为 POF 患者促排卵治疗获得妊娠的几率极低，因此，不应盲目对 POF 患者进行促排卵治疗。

4. 辅助生殖技术助孕治疗 由于只有极少数 POF 患者通过促排卵可获得妊娠，绝大多数 POF 患者自然监测排卵或促排卵均无卵泡发育成熟。1983 年，Trounson 等报道第一例赠卵 IVF-ET 获得临床妊娠，但该患者不幸流产，次年同组研究者 Lutein 报道一例 POF 患者接受赠卵后行 IVF，通过激素替代周期胚胎移植成功妊娠并正常分娩；1994 年中山大学附属第一医院报道我国首例 POF 患者激素替代周期赠卵 IVF-ET 获得新生儿；1997 年北京医科大学第三医院张丽珠报道 3 例 POF 患者接受赠卵 IVF-ET 成功妊娠。文献表明 POF 患者行赠卵 IVF-ET 的妊娠率与非 POF 因素所致不孕症患者行赠卵 IVF-ET 的妊娠率无差异，均在 40% 左右，因此赠卵 IVF-ET 是 POF 患者获得妊娠的首选治疗方案，POF 患者子宫内膜容受性所受的影响不明显。但是，由于赠卵的来源非常有限，尤其是我国国家卫生和计划生育委员会人类辅助生殖技术规范中规定赠卵的来源仅限于 ART 中获得的剩余卵母细胞，即实行卵子共享，使得赠卵 IVF-ET 用于 POF 的治疗受到了限制。另外，赠卵 IVF-ET 在社会上引起和导致许多伦理与法律的争议及问题，如卵子的来源，受卵者的年龄、指征，以及赠卵者和新生儿的法律地位及权益保障等。

5. 女性生育力的保存治疗 随着低温保存技术的提高和不断完善，不少生殖中心能够采用低温冷冻技术（如玻璃化冷冻技术）对卵巢组织、卵子和胚胎进行储存，以保留女性的生育力。卵巢组织低温保存适用于不能或不宜进行卵巢刺激后行卵母细胞和胚胎低温保存的患者，如可预见的 POF 患者，如肿瘤患者放疗或化疗前，低温保存的卵巢组织今后可用于自体卵巢组织移植和体外卵泡的成熟培养，2004 年 Donnez 等报道了世界首例自体卵巢移植后获得自然妊娠分娩。卵母细胞的低温保存适用于没有配偶且有生育愿望的妇女，这些妇女多为家族性 POF 的高发人群或携带与 POF 发生相关基因但尚未出现 POF 的人群，由于卵母细胞结构的特殊性，程序化冷冻技术保存卵子的冻融过程中易损伤卵子的结构，影响冷冻卵子复苏的成功率和卵子的质量、功能，而玻璃化冷冻技术的应用，显著地提高了冷冻卵子的复苏率和体外受精-胚胎移植的活产率。胚胎冷冻保存技术最为成熟，该技术适用于有配偶且可行卵巢刺激，暂时不宜生育的女性肿瘤患者或具有家族性 POF 的高发人群，文献报道多数生殖中心冷冻胚胎复苏后行胚胎移植可达到 30% ~ 50% 的临床妊娠率。令人兴奋的是日本学者及时将生殖生物学基础研究的成果转化到临床应用上，开展了体外激活休眠卵泡技术，其理论基础为卵巢组织中通常含有无腔卵泡，这些卵泡处于休眠状态，可以在体外进行激活，再将含有体外激活卵泡的卵巢组织移植到体内，体外激活的卵泡能够在体内继续生长发育至成熟卵泡和排卵。随后，他们在世界上首次报道将 POI 患者的一侧卵巢切除，然后在体外激活休眠卵泡，再进行自体卵巢组织移植成功，已有 2 个婴儿诞生；继而，我国郑州大学第一附属医院孙莹璞教授带领的团队在该技术的临床应用研究也取得突破性进展，目前已有几例 POF 患者应用该技术结合 IVF-ET 喜获临床妊娠,此技术为有生育要求且其他方法治疗无效的 POF 患者带来了新的希望和福音。

(全松 陈东红)

第五节 卵巢子宫内膜异位症

子宫内膜异位症(endometriosis,EM)是育龄期妇女常见的一种妇科疾病,其定义为子宫内膜组织在子宫腔外种植、生长,发生周期性出血,引起相应的病变和临床症状。其特点为良性疾病,恶性行为(浸润性生长、种植和远处转移能力)。卵巢子宫内膜异位症(ovarian endometriosis)系指异位的子宫内膜种植在卵巢上并继续生长形成异位病灶或异位囊肿。子宫内膜异位症的发生率文献报道有所不同,一般认为育龄期为高发年龄,发病率约为 10%,临床观察发现妇科手术 5%～15% 的患者存在子宫内膜异位症。另有文献分别报道不孕症妇女中子宫内膜异位症的发病率为 21%～47%,其中卵巢子宫内膜异位囊肿占盆腔子宫内膜异位症的 17%～44%。

一、发病机制

子宫内膜异位症发生的部位非常广,病灶形状、大小各有不同,临床症状也具有一定的差异性,正是子宫内膜异位症存在多样性和特征性,因此,即便已有多个关于子宫内膜异位症发病机制的假说,这些或多或少能够解释子宫内膜异位症的发病过程及相关临床表现,至今对异位子宫内膜的来源及卵巢子宫内膜异位症的发病机制仍未完全阐明,由此可见对子宫内膜异位症的机制研究有待于进一步深入。迄今为止,关于子宫内膜异位症的发病机制主要有以下机制假说:

(一) 异位种植学说

该学说认为子宫腔内子宫内膜系异位子宫内膜的来源,其转移到宫腔以外种植并生长,最终形成子宫内膜异位症。宫腔子宫内膜转移的途径主要有四种:经血逆流、血管播散、淋巴播散和医源性种植。腹腔镜手术表明 76%～90% 的子宫内膜异位症患者伴有经血逆流。

(二) 体腔上皮化生学说

该学说的理论基础是腹膜和子宫内膜起源于共同的胚胎前体——体腔上皮细胞,体腔上皮细胞在持续卵巢激素或经血和慢性炎症的反复刺激下化生为子宫内膜组织,并继续生长,最终发展成子宫内膜异位症。因此,可以推测卵巢上皮在卵巢激素或经血和慢性炎症的反复刺激下可发生卵巢子宫内膜异位症。动物实验研究已证实小鼠卵巢上皮通过 K-ras 激活途径能够化生为卵巢子宫内膜异位症。

(三) 诱导学说

该学说系体腔上皮化生学说的延伸,认为未分化的腹膜组织在腹腔内血管生长因子、血小板生长因子、表皮生长因子和转化生长因子等诱导下形成子宫内膜组织,另外,种植的内膜组织释放某种未知的化学物质诱导未分化的间充质形成异位的子宫内膜组织。动物实验证实将子宫内膜的沉淀物注入卵巢内可形成子宫内膜异位囊肿,但目前在人类尚无可靠的研究证实该学说在卵巢子宫内膜异位症发生中的作用。

(四) 其他

鉴于上述单一子宫内膜异位症发病学说不能充分揭示卵巢子宫内膜异位症的发生及相应的临床表现,近来不少学者认为子宫内膜异位症的发生机制还涉及遗传、免疫、内分泌、解剖、炎症和环境因素的影响,即多因素共同作用的结果,如不少研究发现有的基因影响子宫内膜异位症的易感性,且遗传方式是多基因及涉及多个位点,临床研究则发现严重子宫内膜异位症妇女的一级女性亲属发生子宫内膜异位症的风险是 7%,而她们性伴侣的女性一级亲属发生子宫内膜异位症的风险低于 1%。北京协和医院郎景和教授提出的"在位内膜决定论"学说认为,在位子宫内膜的生物学特性是子宫内膜异位症发生的决定因素,而局部微环境是影响因素,该学说的理论基础是不少研究证实子宫内膜异位症患者在位子宫内膜的黏附性、侵袭性和刺激形成血管的能力均强于非子宫内膜异位症患者的在位子宫内膜,如有研究显示,与正常妇女中分泌期子宫内膜相比,内异症妇女的中分泌期在位子宫内膜 glycodelin 的 mRNA 表达下降。

二、对卵子发生与卵巢功能的影响

子宫内膜异位症患者常常发生不孕,因为内膜异位病灶可影响卵子的发生、卵巢功能、内膜容受性,引起盆腔解剖结构的改变,其中卵巢子宫内膜异位症主要对卵子的发生、发育及卵巢的功能产生不同程度的影响。然而,关于 I、II 期卵巢子宫内膜异位症对卵泡发生、发育和卵巢功能的影响尚存在争议，Ⅲ和Ⅳ期卵巢子宫内膜异位症降低卵巢储备，影响卵巢的内分泌功能和生殖功能的相关文献报道也不一致，尤其是关于手术治疗卵巢子宫内膜异位症后卵泡发生、发育及卵巢功能的变化的相关报道差异较大。

（一）卵巢子宫内膜异位症病灶对卵泡发生和卵巢功能的影响

1. 对卵泡发生的影响 异位子宫内膜的生长特点是浸润性，当子宫内膜种植在卵巢皮质，侵袭及浸润卵巢组织内，逐渐生长，形成卵巢子宫内膜异位症，有的可形成卵巢异位囊肿。卵泡发生的过程起始于卵巢皮质内，而异位的子宫内膜可在卵巢皮质种植、生长，并可引起卵巢发生炎性反应，提示卵巢子宫内膜异位症可影响卵子的发生、发育，并可使得卵巢储备功能降低。然而，由于卵巢子宫内膜异位症均发生在青春期以后，故其青春期前的卵巢储备、卵泡发生（如原始卵泡的募集、腔前卵泡的发育）与非卵巢子宫内膜异位症妇女并无差异，而青春期后对卵泡发生和卵巢功能的影响却随卵巢子宫内膜异位症的病程的长短、病变程度不同发生变化。一方面，卵巢子宫内膜异位症可直接破坏卵巢皮质和髓质组织，使得始基卵泡数量减少，导致卵巢储备功能下降。此外，卵巢子宫内膜异位症还通过对卵巢皮质和髓质组织的浸润损伤，导致卵巢组织通过自分泌和旁分泌在局部产生的生长因子减少，影响腔前期卵泡的发生、募集；另一方面，随着卵巢异位囊肿体积的增大，卵巢异位囊肿通过挤压卵巢组织来影响卵巢的血运，减少卵巢组织中 FSH 和 LH 受体数量，使得卵巢组织对促性腺激素的反应性降低，而有腔卵泡和卵母细胞的发育进程由促性腺激素调控，具体表现为 FSH 促进颗粒细胞的增殖和雌激素的合成、分泌，FSH 与 LH 协调促进卵泡体细胞的分泌及调节卵泡体细胞的旁分泌，最终 FSH 与 LH 诱导卵母细胞恢复减数分裂，促使卵母细胞成熟、排卵，由此可见卵巢子宫内膜异位症在有腔卵泡阶段可抑制卵泡的生长、发育及成熟，同时影响卵子的质量。卵巢子宫内膜异位症对卵泡发生的影响在临床上常表现为排卵功能障碍，发生率为 17% ~27%，同时卵巢子宫内膜异位症常合并 LUFS（特殊类型的排卵障碍），发生率高达 18% ~79%，因此不少卵巢子宫内膜异位症患者常发生不孕。为了进一步观察和明确卵巢子宫内膜异位症对卵泡发生、发育和卵母细胞质量的影响程度，很多学者通过对临床上施行

IVF-ET 的卵巢子宫内膜异位囊肿的患者进行研究，结果发现卵巢子宫内膜异位囊肿患者在 IVF-ET 中获卵数、受精率、卵裂率、着床率、妊娠率显著低于输卵管因素不孕症患者，说明卵巢子宫内膜异位症既影响卵泡的发生、发育，也影响卵母细胞的质量，从而导致其 IVF-ET 助孕的不良结局。Somigliana 等对行 IVF/ICSI-ET 时伴有单侧卵巢异位囊肿者进行研究，发现在对其进行控制性卵巢刺激周期中，子宫内膜异位囊肿侧卵巢的优势卵泡数目明显低于无子宫内膜异位囊肿侧卵巢，平均优势卵泡数降低 25%，这种同一研究对象患侧和健侧卵巢对 Gn 促排卵反应不同的现象，进一步有力地证明卵巢子宫内膜异位囊肿可降低卵巢对促性腺激素的反应性，影响有腔卵泡的发生、周期募集。此外，有文献报道在控制性卵巢刺激的 IVF-ET 中，卵巢子宫内膜异位症对卵泡发生、发育和卵母细胞质量的影响程度与卵巢子宫内膜异位症的病变程度和临床分期密切相关。总之，卵巢子宫内膜异位症通过直接作用和间接作用影响无腔卵泡的发生与启动募集，以及有腔卵泡的生长、发育与周期募集。

2. 对卵巢功能的影响 卵巢功能与卵泡的发生、发育密不可分，许多研究表明卵巢子宫内膜异位症（尤其是卵巢子宫内膜异位囊肿）可直接破坏卵巢皮质和髓质组织，影响卵巢的血运，损伤卵巢储备功能，影响卵泡发生、发育，导致卵巢生殖功能及内分泌功能下降或障碍，卵巢子宫内膜异位症对卵巢功能的影响与病变程度及临床分期相关。文献报道微小型卵巢子宫内膜异位症或Ⅰ~Ⅱ期的卵巢子宫内膜异位症患者的卵巢储备功能（AFC、AMH、IN-HB、FSH）与育龄期生育功能正常的妇女相比无显著差异。而在典型病变型（卵巢子宫内膜异位囊肿）患者中，虽然单侧卵巢子宫内膜异位囊肿患者的 AFC 低于对照组，但是血中 AMH、INHB、FSH 水平与对照组无显著差异。当双侧卵巢被异位子宫内膜浸润并形成子宫内膜异位囊肿时，患者的卵巢储备功能和 IVF-ET 助孕结局明显低于对照组，尤其是在卵巢异位囊肿体积较大以及多发卵巢子宫内膜异位囊肿患者中更为显著，因此，可以认为是卵巢异位囊肿的存在导致卵巢储备功能下降以及对促性腺激素的反应降低。此外，Toya 等应用流式细胞仪检测发现，中重度子宫内膜异位症患者在 IVF 过程中得到的颗粒细胞核分裂能力下降、细胞周期异常、凋亡发生率增高，提示严重的卵巢子宫内膜异位症对卵巢储备功能和卵子质量有不良影响。在卵巢子宫内膜

异位症对内分泌功能影响的研究中，有文献报道轻、中度卵巢子宫内膜异位症患者基础性激素、排卵期 E_2、黄体期 E_2 和 P 水平与非子宫内膜异位症患者无显著性差异，只是在重度卵巢子宫内膜异位症患者中，尤其是病史较长的重度卵巢子宫内膜异位症患者的卵巢内分泌功能下降，作者认为其与卵巢子宫内膜异位症病变、病程有关，并与患者的年龄也相关。然而，有关卵巢子宫内膜异位症对卵巢功能的影响仍存在争议，因为新近也有个别文献报道卵巢子宫内膜异位囊肿不影响该侧卵巢的卵巢反应性及其所获卵子的质量，其关键在于如何界定卵巢子宫内膜异位症的病变程度与卵巢功能和卵子质量的关系？以及如何选择研究对象和研究方法？

（二）手术治疗卵巢子宫内膜异位症对卵泡发生和卵巢功能的影响

1. 对卵泡发生的影响 除外卵巢子宫内膜异位症疾病本身对卵泡发生的影响，卵巢子宫内膜异位症的手术治疗也可对其产生影响。目前，治疗卵巢子宫内膜异位症的主要手术方法包括：腹腔镜下卵巢子宫内膜异位症病灶电灼术、腹腔镜下卵巢子宫内膜异位囊肿剔除术、开腹卵巢子宫内膜异位囊肿剥除术和经阴道超声介导下卵巢子宫内膜异位囊肿穿刺术。鉴于腹腔镜下电灼术治疗卵巢子宫内膜异位症病灶临床上最为常用，有学者对该手术方法治疗双侧卵巢子宫内膜异位症进行临床观察研究，发现患者术后双侧卵巢中 AFC 数低于术前，认为手术造成卵巢损伤、储备功能降低，影响卵泡的发生，最终导致 AFC 数减少，说明卵巢储备功能变化与卵泡发生互相关联；另外，考虑卵巢子宫内膜异位囊肿影响 B 超对 AFC 数目的测量，Raffi 等综述利用测定 AMH 水平评估卵巢储备功能的相关文献，结果显示卵巢子宫内膜异位囊肿剥除术后，AMH 水平下降 38%；上述临床研究说明手术及术中采用的电灼或电凝止血均对卵巢易产生损伤，降低卵巢储备功能，其机制包括以下两方面：一则手术损伤使腔前卵泡和有腔卵泡数量下降，继而导致 AMH 水平下降和 AFC 减少；二则由于腔前卵泡数目的减少，使得腔前卵泡向有腔卵泡转变的数量减少，从而影响有腔卵泡的发生、募集，既可导致 AMH 水平下降，又可导致 AFC 减少。另有研究比较卵巢子宫内膜异位囊肿合并不孕的患者进行 IVF-ET 助孕治疗的效果，结果显示手术组患者的获卵数显著低于非手术组，但受精率、卵裂率、着床率、妊娠率两组无显著差异，提示卵巢子宫内膜异位囊肿手术可能影响卵泡的发生、募

集，同时引发了卵巢子宫内膜异位囊肿行 IVF-ET 治疗前是否应手术剥除囊肿的争议。Hoon-Kyu 等总结和分析有关卵巢子宫内膜异位症患者手术治疗对卵巢功能、卵泡发生影响的相关文献后，认为无论卵巢子宫内膜异位症患者的年龄、BMI、术者的技巧、病变严重程度有何差异，行开腹手术或腹腔镜手术，都有可能损伤卵巢功能，增加卵泡丢失率，并影响卵泡的发生。鉴于卵巢子宫内膜异位囊肿剥除手术可影响卵巢储备功能和卵泡的发生，并不显著改善助孕结局。因此，对于有生育要求的此类患者，Somigliana 认为应重视在术中进行卵巢储备功能的保护，同时慎重选择手术治疗，减少手术对卵巢储备功能、卵泡发生的影响，改善助孕结局。

2. 对卵巢功能的影响 卵巢子宫内膜异位症手术治疗对卵巢功能的影响与卵巢子宫内膜异位症的临床分期和所选择的手术方式有关。虽然曾有文献报道腹腔镜下电灼术治疗卵巢子宫内膜异位症病灶（包括单侧和双侧卵巢内异症病灶），对卵巢储备功能和术后的妊娠结局无不良影响，但是，Somigliana 等对有关卵巢子宫内膜异位囊肿剥除术的临床研究进行综述分析，发现卵巢子宫内膜异位囊肿患者术后血中 AMH 水平下降；另有研究结果显示双侧卵巢子宫内膜异位囊肿剥除较单侧卵巢子宫内膜异位囊肿剥除对卵巢功能损伤更大，前者血清 AMH 下降 63%，而后者 AMH 下降 25%；此外，近来有文献报道 IV 期的卵巢子宫内膜异位囊肿剥除术后，患者剩余的卵泡数显著少于 I ~ III 期的卵巢子宫内膜异位囊肿剥除术后患者的卵泡数，上述研究的结果均提示卵巢子宫内膜异位囊肿剥除手术可损伤卵巢储备功能。因此，有人研究经阴道超声介导下卵巢子宫内膜异位囊肿穿刺术对卵巢功能的影响，发现虽然该手术不能缓解症状，但可以避免手术对正常卵巢组织的损伤，不影响卵巢功能，同时便于超声计数 AFC 和监测卵泡发育、排卵，故对于有生育要求的卵巢子宫内膜异位囊肿患者，应选择对卵巢功能损伤小或无损伤的手术方式，注意保护卵巢功能，尽早解决生育问题。然而，令人诧异的是 2014 年发表的一篇 Meta 分析的结论与上述文献报道的临床研究结论相悖，该 meta 分析以测量卵巢 AFC 来判断卵巢储备功能，结果显示腹腔镜下卵巢子宫内膜异位囊肿剥除术之后较手术之前同一侧卵巢的 AFC 无明显减少，提示该手术对卵巢储备功能没有明显影响，继而随访 3 ~ 6 个月后，再次比较同一侧卵巢 AFC 手术前、后的变化，也未发现手术后同侧卵巢的 AFC

较术前明显减少。

三、临床表现与诊断

（一）临床表现

异位的子宫内膜可侵犯全身任何部位,其中以卵巢、子宫骶韧带最常见,盆腔腹膜、阴道直肠隔等次之,其临床表现因病变的部位不同而表现多样化,约25%的内异症患者无临床症状。卵巢子宫内膜异位症临床表现既有子宫内膜异位症的共性,又有自己相对特殊的症状和体征。

1. 症状

（1）盆腔疼痛:卵巢子宫内膜异位症患者主要临床表现为经期腹痛,多为继发性痛经,部分患者下腹疼痛与月经不同步,经期腹痛进行性加重,经期结束后疼痛有所缓解或消失,但也有少数患者出现长期慢性盆腔疼痛。卵巢子宫内膜异位囊肿随着经期囊内不断出血,囊肿体积、压力也随之增大,部分患者经期前后或腹压增加时可发生囊肿破裂,囊内容物排入盆腔对腹膜引起化学刺激,导致急性剧烈腹痛,伴有恶心、呕吐和肛门坠胀等症状。

（2）不孕:卵巢子宫内膜异位症引起不孕的原因主要包括异位病灶直接影响卵巢储备功能、改变盆腔的微环境状态、与周围组织粘连导致盆腔解剖结构异常或输卵管堵塞及导致免疫功能异常等,从而发生排卵障碍、精卵结合、受精卵的输送功能的异常。此外,卵巢子宫内膜异位症的内膜容受性降低,如接受IVF-ET治疗的卵巢子宫内膜异位症妇女的胚胎着床率显著低于同龄对照组妇女。

（3）月经异常:子宫内膜异位症患者中约有15%~30%出现月经异常,其原因主要包括:内膜异位病灶破坏卵巢组织,影响卵巢功能、排卵(发生LUFS)和导致黄体功能异常等。

（4）性交不适:当卵巢子宫内膜异位症与周围组织粘连使子宫后倾固定或合并直肠子宫陷凹有子宫内膜异位病灶时可引起性交不适或性交痛,个别卵巢子宫内膜异位囊肿患者性交时可能引起囊肿破裂,导致盆腹腔炎和剧烈疼痛,但单纯卵巢子宫内膜异位症患者较少发生性交不适。

2. 体征 卵巢子宫内膜异位的体征与异位病灶的大小及类型有关,当卵巢子宫内膜异位病灶较小且尚未形成囊肿时可无体征,当卵巢子宫内膜异位囊肿较大时可在妇检中扪及单侧或双侧的活动性差的盆腔囊性包块,并有不同程度的触痛。若卵巢子宫内膜异位症与子宫及周围组织粘连或合并盆腔

其他部位异位病灶,妇检时子宫活动度差、宫旁或子宫骶韧带等处有痛性结节存在。

（二）诊断

卵巢子宫内膜异位症是盆腔子宫内膜异位症的一种类型,其诊断方法相同,主要基于病史和相关辅助检查,同时应做好鉴别诊断,重点排除其他盆腔包块(炎性包块)、卵巢肿瘤和子宫腺肌症等。

1. 病史 育龄妇女具有盆腔疼痛或不孕史,有时伴有性交不适及月经失调症状,妇科检查宫旁可扪及囊性包块或触及痛性结节,可初步诊断卵巢子宫内膜异位症,轻度的卵巢子宫内膜异位症确诊依赖于辅助检查。

2. 辅助检查

（1）影像检查:B超检查是诊断卵巢子宫内膜异位囊肿的重要手段,其诊断性高(敏感性97%、特异性96%)。由于部分患者的异位囊肿的回声图像缺乏特异性,当超声诊断有异议时,可考虑行MRI或CT检查,以提高影像诊断的准确率。

（2）血清CA125:CA125是一种高分子糖蛋白,血清CA125的浓度与子宫内膜异位症的分期成正比,Ⅰ~Ⅱ期卵巢子宫内膜异位症患者血清CA125多正常,而Ⅲ~Ⅳ期卵巢子宫内膜异位囊肿患者血清CA125升高,但由于CA125的敏感性和特异性均较低,一般不作为单独诊断指标,而动态测定CA125的变化可判断疗效和预测复发。

（3）腹腔镜检查:腹腔镜检查既可对内异症进行临床分期,又可对异位病灶进行活检以进一步明确诊断,还有助于对不典型的卵巢子宫内膜异位症作出鉴别诊断,避免误诊。此外,当卵巢子宫内膜异位症患者出现以下征象:①囊肿过大,直径>10cm或有明显增大趋势;②疼痛节律发生改变,痛经进行性加重或呈持续性;③影像学检查提示囊肿中有实性结构或乳头状结构,或病灶血流丰富;④血清CA-125>200MU/L。应尽快行腹腔镜检查和组织活检,以便排除异位囊肿发生恶变的可能。

四、卵巢子宫内膜异位症的治疗

卵巢子宫内膜异位症的治疗必须考虑临床分期、患者有无生育要求来选择期待治疗药物治疗或手术治疗(开腹手术、腹腔镜手术)。对于有生育要求的卵巢子宫内膜异位症患者,可采取药物治疗抑制病灶,恢复生育功能,对有手术指征的患者在去除异位病灶时,应尽量减少对卵巢功能的损伤,减轻对卵泡发生的影响,分离粘连恢复解剖结构,做到保留

和恢复生育能力;对无生育要求的卵巢子宫内膜异位症患者,若症状明显多采用手术治疗,手术中尽量切除病灶,减轻疼痛和减少术后粘连和复发,同时也应注意保护卵巢功能。

（一）期待治疗

轻度的卵巢子宫内膜异位症患者多数无症状,无需进行治疗,定期随访即可。少数具有轻微痛经或下腹不适的患者,给予非甾体类镇痛药物(吲哚美辛、布洛芬等)。对于有生育要求的轻度卵巢子宫内膜异位症患者应慎用期待治疗方法,当期待治疗6个月仍未妊娠时,应采用药物治疗或腹腔镜手术积极进行治疗,尤其是对于年龄超过35岁的卵巢子宫内膜异位症患者。

（二）药物治疗

卵巢子宫内膜异位症的药物有多种,但治疗方法主要包括激素治疗和对症治疗,前者在于通过激素药物抑制垂体-卵巢轴功能,降低体内 FSH、LH、E_2水平,使异位在卵巢的子宫内膜萎缩,导致异位病灶发生坏死吸收,后者在于应用非甾体类镇痛药物缓解盆腔疼痛和痛经等。

1. 激素抑制治疗　主要作用是降低卵巢子宫内膜异位症患者体内雌激素水平,达到假孕或假绝经状态,从而使子宫内膜异位病灶萎缩、退化或坏死,具体疗法有以下两种:

（1）假孕治疗(pseudopregnancy therapy):连续服用低剂量的高效孕激素和炔雌醇复合避孕药(1片/天)6~12个月,诱发假孕,造成人工闭经,抑制卵巢子宫内膜异位病灶的发展,并缓解内异症的症状;也可连续服用高效孕激素醋酸甲孕酮(30mg/d)或炔诺酮(5mg/d)6个月,引起人工闭经。该方法可抑制轻度子宫内膜异位病灶和缓解其症状,但对卵巢子宫内膜异位囊肿的治疗效果不佳,不改善患者的受孕能力。

（2）假绝经治疗(pseudomenopause therapy):最初是应用达那唑(danazol)400~600mg/d,持续6个月,可抑制 FSH、LH 峰,使得血中 FSH、LH 为绝经期水平,以及直接作用于子宫内膜雌、孕激素受体抑制子宫内膜增生,从而达到闭经;后来应用孕三烯酮(gestrinone)2.5mg,2次/周,持续6个月,能够有效抑制 FSH、LH 峰,使血中 FSH、LH 降为绝经期水平,导致闭经;近年来,应用促性腺激素释放激素类似物(GnRH-a)抑制垂体合成和分泌 FSH、LH,显著降低血中雌激素水平,导致闭经,以此用来治疗卵巢子宫内膜异位症,常用的长效 GnRH-a 药物有亮丙瑞林、

曲普瑞林(3.75mg/支)和戈舍瑞林(3.6mg/支)缓释剂,每次1支 GnRH-a,1次/28天,连续3~6次。此类疗法对单纯卵巢子宫内膜异位症疗效较好,但对卵巢子宫内膜异位囊肿的疗效欠佳,治疗后对自然妊娠的改善也不大。

2. 对症治疗　多采用非甾体类镇痛药物抑制前列腺素合成,减轻盆腔疼痛及缓解痛经,但不能阻止卵巢子宫内膜异位症病变的发展,也不能改善卵巢子宫内膜异位症患者的生育功能,该方法适用于有慢性盆腔疼痛、痛经症状明显和无卵巢子宫内膜异位囊肿的患者。

（三）手术治疗

对于药物治疗症状未缓解、内异症病灶发展或尚未解决生育功能的卵巢子宫内膜异位症患者,尤其是具有卵巢子宫内膜异位囊肿的不孕症患者,必须选择手术治疗,方能去除病灶、缓解疼痛、恢复生育功能、减少或避免异位病灶复发。常用的手术治疗方式有以下三种:

1. B 超引导下穿刺术　经阴道超声引导下卵巢子宫内膜异位囊肿穿刺术已广泛应用于临床,这不仅能避免腹腔镜手术或开腹手术对正常卵巢组织的损伤,又能防止术后盆腔粘连以及对卵巢血运的影响,适用于有生育要求,尤其是伴有卵巢储备功能减退合并不孕症的卵巢子宫内膜异位囊肿患者。该治疗方法简单易行,文献报道患有卵巢子宫内膜异位囊肿的患者经超声引导下的穿刺治疗可以提高卵巢对促性腺激素反应性和成熟卵泡数量,并可以改善卵母细胞的质量和 ART 的妊娠结局。

2. 腹腔镜手术　腹腔镜技术在卵巢子宫内膜异位症的诊治中的应用现已毋庸置疑,多数医院将腹腔镜手术作为治疗卵巢子宫内膜异位症的首选治疗方法,其手术方式有以下几种:

（1）缓解疼痛的手术:当卵巢子宫内膜异位症患者药物治疗不能缓解疼痛时,文献报道腹腔镜下行内膜异位病灶和支配子宫的交感神经(宫骶神经、骶前神经)的激光破坏或部分切除,盆腔疼痛的缓解率超过60%,为了提高镇痛疗效,还可先采用具有光致敏作用血卟啉衍生物再辅以激光治疗。另外,文献报道切除卵巢子宫内膜异位囊肿的镇痛效果优于电凝和囊肿切开引流。2014年,ESHRE 对于卵巢子宫内膜异位囊肿处理的指南建议进行囊肿切除术而不是引流和电凝,因为囊肿切除术减少子宫内膜异位症相关性疼痛的效果更好,且降低复发率。

（2）保留生育和卵巢功能的手术:循证医学研

究表明腹腔镜手术可以提高轻中度卵巢子宫内膜异位症的生育力,因此对有生育要求的患有Ⅰ、Ⅱ期卵巢子宫内膜异位症年轻妇女应建议施行腹腔镜手术,具体方法是腹腔镜下对卵巢表浅的子宫内膜异位病灶进行激光、电凝烧灼或手术切除;若为卵巢子宫内膜异位囊肿,则行腹腔镜下手术剥除囊肿或切开囊肿壁再用CO_2激光气化烧灼囊肿内壁,循证医学研究发现子宫内膜异位囊肿剥除术的临床效果优于囊肿壁切开内壁电凝术;在腹腔镜手术中,对卵巢子宫内膜异位症患者除了处理异位病灶外,还应对存在的盆腔粘连进行粘连松解术,恢复解剖结构,术后妊娠率高、复发率低,但妊娠多在术后一年内,故应建议患者尽早怀孕。此外,若有生育要求卵巢子宫内膜异位症患者病灶严重,难以在腹腔镜下将异位病灶切除干净,可将易切除的异位病灶切除,然后再辅以 GnRH-a 药物治疗,避免手术过度损伤卵巢功能,影响患者的生育力;也可术前给予 3 ~ 6 个月 GnRH-a 药物治疗,缩小卵巢子宫内膜异位病灶,便于手术及减轻手术对卵巢功能和卵泡发生的影响,提高术后妊娠率。对于无生育要求且年龄小于 45 岁患有卵巢子宫内膜异位症的妇女,当其临床症状明显,异位病灶临床分期为Ⅲ ~ Ⅳ期时,可在腹腔镜下切除卵巢子宫异位病灶、子宫或部分卵巢,手术中注意避免激光烧灼、电凝过度或结扎止血影响卵巢血供,导致卵巢功能严重受损;此外,应至少应保留一侧或部分卵巢组织,使得卵巢子宫内膜异位症患者腹腔镜术后不至于发生卵巢功能低下或卵巢功能衰竭,提高患者术后生活质量,减少远期并发症的发生。

（3）根治性手术:对于没有生育要求、45 岁以上且症状严重的卵巢子宫内膜异位症患者,如多发性卵巢子宫内膜异位囊肿或卵巢子宫内膜异位症与周围组织粘连较重,难以分离,可考虑腹腔镜下切除双侧附件、保留子宫的去势手术;也可行腹腔镜下切除子宫、双附件及其他盆腔子宫内膜异位病灶。卵巢子宫内膜异位囊肿根治性手术后,由于卵巢功能衰竭,应及时进行激素的补充治疗。

3. 开腹手术 适用于不具备开展腹腔镜手术条件的医疗机构或已开展腹腔镜技术机构的妇产科医师尚未熟练掌握腹腔镜手术技巧,以及怀疑或考虑卵巢子宫内膜异位症已造成盆腔严重粘连或有多次手术史的患者,增加腹腔镜手术的难度和并发症的风险,此时应考虑行开腹手术治疗卵巢子宫内膜异位症。卵巢子宫内膜异位症患者开腹手术的具体方式同腹腔镜手术(缓解疼痛手术、保留生育和卵巢功能手术、根治性手术等),但是开腹手术的创伤大于腹腔镜手术,且恢复也不如腹腔镜手术快,故只针对具备严格适应证的卵巢子宫内膜异位症患者中选择开腹手术治疗,术中同样应注意对卵巢功能的保护。

（四）辅助生殖技术助孕治疗

有生育要求的卵巢子宫内膜异位症患者经过期待治疗、药物治疗、B 超引导下穿刺治疗及保留生育功能的腹腔镜/开腹手术治疗后若仍未受孕,可考虑采用辅助生殖技术进行助孕治疗,以便提高卵巢子宫内膜异位症患者的妊娠率。

1. 宫腔内人工授精(intrauterine insemination, IUI) 循证医学资料表明抑制卵巢功能的药物治疗不能改善卵巢子宫内膜异位症患者的生育力,而腹腔镜手术治疗可改善卵巢子宫内膜异位症患者的生育力,但是仍有不少卵巢子宫内膜异位症患者经腹腔镜手术去除异位病灶或剥除异位囊肿、松解盆腔粘连,恢复卵巢、输卵管和子宫的解剖结构后仍未获妊娠。临床随机对照研究表明在卵巢子宫内膜异位症患者中进行诱发排卵(ovulation induction, OI) 联合 IUI 的临床妊娠率显著高于诱发排卵联合指导同房,从循证医学角度证实 IUI+OI 可以提高轻、中度卵巢子宫内膜异位症患者的生育力,故国家卫生和计划生育委员会《人类辅助生殖技术规范》中将子宫内膜异位症作为 IUI 的适应证之一。尽管轻、中度单纯卵巢子宫内膜异位症患者 IUI 的临床妊娠率与其他适应证患者的 IUI 临床妊娠率相比无统计差异,但有文献报道卵巢子宫内膜异位囊肿患者行 IUI 的临床妊娠率低于具有其他 IUI 适应证的患者,说明卵巢子宫内膜异位囊肿影响 IUI 的结局,其与卵巢子宫内膜异位囊肿影响卵巢储备功能、卵泡发生及卵子质量有关。

2. 体外受精-胚胎移植(in vitro fertilization & embryo transfer, IVF-ET) 若卵巢子宫内膜异位症患者经过 3 次 IUI 仍未妊娠,或者腹腔镜检查证实严重盆腔粘连难以手术恢复正常盆腔解剖结构,或者发现输卵管堵塞,应选择 IVF-ET 助孕治疗,因此,中重度子宫内膜异位症是 IVF-ET 的适应证之一。文献报道卵巢子宫内膜异位症患者行 IVF-ET 时临床妊娠率显著高于其他助孕治疗方法,但与输卵管因素不孕患者行 IVF-ET 的临床结局相比,子宫内膜异位症患者 IVF-ET 的种植率和临床妊娠率明显低于后者,尤其是卵巢子宫内膜异位囊肿患者。然而,2014 年的一项研究表明有子宫内膜异位囊肿的患者与无该疾病的患者进行 IVF-ET 的临床妊娠率分别为 16%、29%（$P = 0.34$），分娩率分别为 11%、21%（$P = 0.47$），尽管上述结果无统计学差异，但研究者仍认为子宫内膜异位囊肿可影响 IVF-ET 的妊娠结局。对于卵巢子宫内膜异位囊肿的患者是否应在 IVF-ET 促排卵前行腹腔镜手术或囊肿穿刺术目前仍存在争议，有文献报道 ICSI 前手术切除卵巢子宫内膜异位囊肿与直接行 ICSI 者比较，发现手术组 rFSH 用药天数、剂量显著高于非手术组，而平均获卵数（M Ⅱ卵子）显著低于非手术组，但两组的受精率（86%、88%）、种植率（16.5%、18.5%）、妊娠率（34%、38%）却无差异。另一项对双侧卵巢子宫内膜异位囊肿剥除术后行 IVF-ET 的临床观察研究显示手术组患者因卵巢反应低而取消周期率明显高于对照组，获卵数显著低于对照组，手术组新鲜胚胎移植周期的临床妊娠率（7%）也明显低于对照组（19%），且手术组活产率（4%）远远低于对照组（17%）。目前，多数学者认为卵巢子宫内膜异位症囊肿患者，尤其是卵巢内膜异位囊肿手术后复发患者，若卵巢储备功能尚好或降低不显著，选择 GnRH-a 超长方案或改良超长方案（注射 GnRHa 2~3 个月），再行囊肿穿刺抽吸和 IVF-ET，这样可以避免卵巢内膜异位囊肿手术对卵巢功能和卵泡发生造成的不良影响，改善卵巢反应性内膜容受性，提高胚胎着床率和临床妊娠率。

（全松　陈东红）

第六节　卵巢肿瘤

卵巢肿瘤（ovarian tumour）是女性生殖器常见肿瘤之一，可发生于任何年龄，如卵巢生殖细胞肿瘤好发于 30 岁以下妇女，而卵巢上皮肿瘤则好发于 50~60 岁的妇女。卵巢肿瘤的组织学类型繁多，恶性程度差异较大，其对卵泡的发生、发育、排卵及卵巢功能的影响也各有不同，恶性卵巢肿瘤是妇女的主要杀手之一，严重威胁妇女的生命与生殖健康。

一、卵巢肿瘤的流行病学

卵巢肿瘤的发生与年龄、生育史、初潮年龄、绝经年龄以及地区等诸多因素相关，了解卵巢肿瘤的流行病学对其预防、诊断、治疗均有重大意义。

（一）年龄特点

卵巢肿瘤可发生于任何年龄，上皮性卵巢肿瘤多见于中老年妇女，很少发生在青春期前和婴幼儿。青少年及年轻女性最常见的卵巢肿瘤是生殖细胞肿瘤，包括畸胎瘤、无性细胞瘤、内胚窦瘤、胚胎性癌及原发性绒癌，约占 60%。虽然近年卵巢恶性肿瘤的基础研究及临床诊治方面均取得很大进展，但由于其早期诊断困难，多数卵巢恶性肿瘤患者确诊时已处于中晚期，其 5 年生存率低于 40%，故至今仍然是妇科肿瘤中死亡率最高的恶性肿瘤。

（二）生育史

不孕妇女卵巢癌的发病率高于有正常生育史的妇女，其原因可能为排卵过程中卵泡破裂损伤了卵巢表面上皮，需要立即修复。不断破裂和增殖修复伤口的过程中增加了上皮细胞自发突变的可能性。有正常生育史的妇女妊娠期卵巢不排卵，故其对卵巢有保护作用。随着妊娠次数增多，患卵巢癌的机会逐渐降低。

（三）初潮年龄与绝经年龄

研究调查发现，月经初潮年龄在 18 岁以下者发生卵巢癌的危险性约为 18 岁以上者的 2 倍。绝经年龄晚也在一定程度上影响卵巢癌的发生。

（四）地区因素

对全世界卵巢癌发生率的统计显示，卵巢癌高发地区是北欧的挪威，发生率最低的地区是日本左贺县及大阪，我国卵巢癌的发病率略高于日本，但造成这一现象的确切原因不明，可能与人种、地区生活习惯及环境有关。

（五）其他因素

精神因素对卵巢癌的发生和发展有一定的影响，有研究表明性格急躁、长期的精神刺激可导致机体免疫监视系统受损，对肿瘤发生、生长有促进作用。每天吸烟 20 支的妇女卵巢癌发病率高，卵巢组织对香烟中的某些化学物质敏感。

二、卵巢肿瘤的分类

卵巢肿瘤分类方法多，最常用的是世界卫生组织（WHO）的卵巢肿瘤组织学分类（2003 年制定）和肿瘤组织生物学分类。

（一）卵巢肿瘤组织学分类

1. 上皮性肿瘤　卵巢上皮肿瘤最为常见，约占原发性卵巢肿瘤的 50%~70%，占卵巢恶性肿瘤 85%~90%。主要类型包括浆液性肿瘤、黏液性肿瘤、子宫内膜样肿瘤、透明细胞肿瘤、移行细胞肿瘤、鳞状细胞肿瘤、混合性上皮肿瘤和未分化肿瘤。其中以浆液性肿瘤最常见,其次为黏液性肿瘤。

2. 性索-间质肿瘤 来源于原始性腺中的性索及间质组织,约占卵巢肿瘤的 4.3% ~ 6% 。由于性索-间质肿瘤具有分泌类固醇激素的功能,所以也被称为卵巢功能性肿瘤。主要类型包括颗粒细胞-间质细胞肿瘤、支持细胞-间质细胞肿瘤、混合性或未分类的性索-间质肿瘤、环管状性索肿瘤、类固醇细胞肿瘤和不能分类的性索间质细胞瘤,其中颗粒细胞瘤最多见。

3. 生殖细胞肿瘤 来源于原始生殖细胞的一组肿瘤,约占卵巢肿瘤的 20% ~ 40% 。主要类型包括无性细胞瘤、卵黄囊瘤、胚胎性癌、多胎瘤、非妊娠性绒毛膜癌、畸胎瘤等。

4. 转移性肿瘤 约占卵巢肿瘤的 5% ~ 10% ,体内许多部位的原发性恶性肿瘤均可转移到卵巢。最常见的是来自胃肠道的转移瘤,镜下可见印戒细胞,又称库肯勃瘤(印戒细胞癌)。其后依次是乳腺、生殖器(子宫颈、子宫体和输卵管)、肺和膀胱等处的恶性肿瘤。70% ~ 90% 的转移癌侵犯双侧卵巢。

(二) 卵巢肿瘤生物学分类

1. 卵巢良性肿瘤 卵巢良性肿瘤分化程度好,无明显异型性;细胞排列规则,不易见到核分裂象;呈膨胀性或外生性生长,速度缓慢;质地与色泽接近正常组织,常有包膜,与周围组织边界清楚,无侵蚀性,不发生转移,对卵巢功能的影响较小。

2. 卵巢交界性肿瘤 也称为低度恶性潜能(LMP)卵巢肿瘤或交界性卵巢肿瘤,是一种原发性上皮性卵巢病变,虽然其细胞学特征为恶性,但无明显浸润性病变,并且疾病进展缓慢,预后好,5 年生存率超过 80% 。

3. 卵巢恶性肿瘤 卵巢恶性肿瘤分化不良,有明显异型性;细胞排列不规则,极性紊乱;染色质深染、增多,核仁粗大、增多,核分裂象增多或出现不典型核分裂;呈侵蚀性生长,生长速度较快,且常无止境;肿瘤组织质地和色泽与正常卵巢组织差别大,常无包膜,与周围组织边界不清楚,易发生转移。

三、卵巢肿瘤对卵泡发生、发育及卵巢功能的影响

卵巢肿瘤患者在肿瘤发生之前,其卵巢储备功能、原始卵泡的募集、腔前卵泡的发育及有腔卵泡的选择和生长与正常妇女无差异。一旦卵巢发生肿瘤

后,随着肿瘤的逐渐生长、体积的增大,以及肿瘤的种类、性质不同,加之对肿瘤的治疗措施,均可对卵泡发生、发育和卵巢储备功能造成不同程度的影响。

(一) 卵巢肿瘤本身对卵泡发生、发育及卵巢功能的影响

1. 卵巢良性肿瘤 一般情况下,卵巢良性肿瘤对卵泡发生、发育和卵巢功能无影响或影响较小。当卵巢良性肿瘤生长过快体积增大时可使卵巢的血运、卵巢的储备功能降低,影响卵巢组织自分泌和旁分泌生长因子,使得腔前卵泡的发生与募集减少,以及有腔卵泡的发生、发育和排卵。卵巢良性肿瘤蒂扭转时,可导致患侧卵巢、输卵管扭转、坏死,使得卵巢储备降低 1/2。另外,卵巢肿瘤的不断生长可破坏卵巢结构,使得正常卵巢组织和卵泡数减少,卵泡凋亡、闭锁增加,从而导致储备功能和卵巢生殖内分泌功能下降。部分功能性性索-间质肿瘤如卵泡膜细胞瘤等可分泌激素引起内分泌失调,影响有腔卵泡的发生、周期募集、发育和排卵,导致月经减少、闭经等。

2. 卵巢交界性肿瘤及恶性肿瘤 交界性肿瘤及恶性肿瘤生长较快,且多呈侵蚀生长及不断扩散,常破坏卵巢组织结构,使得正常卵巢组织、减少无腔卵泡的发生与募集,始基卵泡或窦卵泡数减少,卵泡闭锁或凋亡增加,导致卵巢储备功能下降;还可影响有腔卵泡的发生、周期募集、发育和排卵,导致卵巢内分泌功能下降,同时最终使得内分泌功能和生殖功能下降。卵巢交界性肿瘤及恶性肿瘤患者的体液免疫(全身免疫)发生改变,如抗子宫内膜抗体、抗黏蛋白抗体及其他自身抗体等;细胞免疫(局部免疫)也会发生改变,有研究显示患者的卵泡和腹腔液中免疫细胞和细胞因子异常,白细胞介素和 NO 酶也发生变化。上述患者免疫系统的改变均会抑制卵泡的发生、发育及卵子成熟,产生胚胎毒性及影响胚胎的着床。另有研究证实卵巢恶性肿瘤患者对卵巢储备功能的影响大于卵巢交界性肿瘤,因为前者常伴有大量腹水,腹水中含有许多细胞及因子,如巨噬细胞、前列腺素、白细胞介素、肿瘤坏死因子及蛋白酶的变化,均可影响卵泡的发生、启动和周期募集,以及抑制卵泡发育、成熟和排卵。

(二) 卵巢肿瘤治疗对卵泡发生、发育及卵巢功能的影响

1. 手术治疗 卵巢肿瘤的治疗多以手术方式为主。在对良性卵巢肿瘤进行手术时,常施行肿瘤剥除术,一般尽可能保留卵巢组织,以减少正常卵巢

组织丢失。由于术中电凝、电灼等处理对卵巢组织亦有损伤，加之术中结扎血管止血或手术损伤卵巢的血管网，影响卵巢的血供，卵巢自分泌和旁分泌生长因子减少，导致卵泡数和储备功能下降，使得无腔卵泡的发生与募集功能受损，同时影响有腔卵泡对Gn的反应性，使得有腔卵泡的发生、发育和排卵发生改变。因此，在卵巢肿瘤的手术中应高度重视保护卵巢功能。此外，术后可能出现卵巢与周围组织粘连，影响卵子的排出。交界性肿瘤或恶性肿瘤可能需切除患侧附件或更大范围手术引起正常卵巢组织丢失，影响卵巢功能（卵泡数减少、卵巢储备功能下降或卵巢功能完全丧失），若术后需补充放化疗，则进一步损伤卵巢组织，既影响无腔卵泡的发生与启动募集，又影响有腔卵泡的发生与周期募集，导致卵泡发育和排卵障碍。

2. 化学治疗 卵巢交界性或恶性肿瘤术后可能需要补充化疗，以及部分晚期卵巢癌患者在术前给予化疗药物进行新辅助化疗，对于部分不能进行手术的晚期卵巢癌患者，只能给予化疗。化疗药物在杀死或抑制肿瘤细胞的同时，对卵巢的长期毒性和损伤作用不容忽视，原始卵泡在进入启动募集之前的静止期对化疗药物的影响很小，但颗粒细胞和进入启动募集或周期募集的卵母细胞更易受到化疗药物的影响，故卵巢肿瘤患者化疗后可使卵泡的发生、募集、发育受损，卵巢储备功能和内分泌功能下降，严重者发生POF。因此，在交界性或恶性卵巢肿瘤在进行化疗前应高度重视卵巢功能的保护。化疗后发生卵巢功能损害的影响因素包括患者的年龄、所患卵巢肿瘤的种类、分期以及化疗药物的种类、剂量、给药方式及用药时间。患者年龄越大卵巢储备功能越差，其对化疗药物的毒性作用更敏感，化疗后发生卵巢早衰的几率就越大，年轻患者化疗后卵巢早衰的发生率低于年龄大的患者，这与年轻患者卵巢储备功能好有较大关系。一项研究将常用化疗药物分为五类：烷化剂类、顺铂类、植物碱类、抗代谢类和抗生素类。其研究结果显示：与不用药物的对照组相比，烷化剂（如环磷酰胺）对卵巢功能的危害最大，并呈剂量依赖性，其使患者化疗后发生卵巢早衰的风险增加4.52倍，具有明显差异。顺铂类和植物碱类则分别使卵巢早衰的发生率增加1.77和1.22倍，但无明显统计学差异；抗代谢类和抗生素类则不明显增加卵巢早衰的发生率。所以有学者将化疗药物分为三组：

第一组：具有明显性腺毒性的药物，主要是烷化剂类，如环磷酰胺、氮芥及白消安等。这些是非细胞周期药物，主要通过影响卵泡的发育及成熟，最终导致卵泡的闭锁、卵巢组织的纤维化。

第二组：对性腺毒性很小的细胞周期特异性药物，如甲氨蝶呤、氟尿嘧啶、6-巯基嘌呤等。

第三组：对性腺是否具有毒性目前尚不确定的药物，如顺铂、长春新碱等。

化疗药物引起的卵巢组织损伤的形态学特征为组织缺氧、水肿、空泡化及卵巢萎缩，并可见颗粒细胞内及细胞间水肿，线粒体肿胀、空泡化等，严重者会出现染色质浓缩聚集甚至核膜溶解，有时可见凋亡小体及部分颗粒细胞坏死。镜下观察可见卵巢皮质增厚、结构混乱、间质纤维化以及大量停止发育的原始卵泡，严重者会出现卵泡完全消失。已有大量实验研究证实了化疗药物能引起卵泡的破坏和卵巢组织纤维化。有报道指出，年轻卵巢肿瘤患者在化疗结束后有可能恢复正常月经，化疗结束后一般经过4.5~24个月方可恢复正常月经。其原因可能是卵巢自身具备一定的储备功能，化疗药物并未造成卵巢所有组织的破坏，残留的部分卵泡在化疗结束后一定时间恢复生长发育功能。GnRH神经元作为中枢生殖调控体系的最终共同通路，可能在上述现象中起着重要作用。有研究显示，大鼠去除卵巢1个月后，GnRH-I棘型神经元的比例显著降低；去除卵巢4个月后，其比例则升高，并且与正常组无明显差异。上述结果提示，切除卵巢组织一定时间后，机体可能代偿性增加自身GnRH神经元的合成与释放，最终逐渐恢复到切除卵巢前的状态。

3. 放射治疗 在女性生殖系统中卵巢对放射线最为敏感，卵巢肿瘤的放射治疗可损伤卵巢的储备功能和内分泌功能，更为重要的是放射治疗不但影响无腔卵泡的发生与募集，还可影响有腔卵泡的发生与周期募集、卵子的发育和排卵，已有不少文献报道卵巢肿瘤放疗治疗导致的卵巢功能衰竭。

放射线可杀死处于细胞周期各个阶段的细胞，处于有丝分裂 G_2 和M期的细胞比S期的细胞有较高的敏感性。人体内的卵子大部分时间处于第一次减数分裂的前期和第二次减数分裂的中期，相当于有丝分裂的分裂期即M期，此时期对射线比较敏感。随着卵子的逐渐成熟，经历双线期、细线期、偶线期、粗线期等，卵子越成熟其对射线的抵抗力越大。射线可破坏卵母细胞周围的颗粒细胞，终止卵母细胞的营养供应致使卵母细胞死亡，而颗粒细胞特别是在卵泡早期及卵泡成熟期最易受射线的损伤。放疗对卵巢组织的损害主要表现为：卵巢体积缩小、卵巢皮质萎缩、卵泡减少甚至丧失、间质纤维化和玻璃样变；皮质中除了原始卵泡、成熟卵泡的消失，正常的皮质基质细胞也会大量丢失；颗粒细胞也表现为急性坏死损伤，也可有凋亡小体的存在。此外，放疗后卵巢的动脉会发生重度硬化，有明显的肌内膜增生并常发生管腔的完全闭塞，影响卵巢血供、卵泡发生、发育，降低卵巢储备功能，有文献报道卵巢肿瘤放疗后 AMH 显著下降，不少患者发生 POF。

放疗对卵巢的损伤程度取决于放疗剂量、患者年龄和放疗区域，以及放疗中对卵巢功能的保护情况及措施。文献报道卵巢接受 0.6Gy 照射剂量以下时，卵巢功能几乎无影响；当照射剂量增至 0.6 ~ 1.5Gy 时，只有 40 岁以上的妇女可出现卵巢功能部分改变，提示卵泡的发生、发育、排卵和卵巢功能受到一定影响且与年龄相关；而当照射剂量增至 1.5 ~ 8.0Gy 时，50% ~ 70% 的 15 ~ 40 岁妇女均可出现卵巢功能衰竭；照射剂量超过 8.0Gy 可导致几乎所有年龄段的妇女发生不可逆的卵巢功能衰竭。另有文献报道照射剂量为 20Gy 时，所有年龄段的妇女卵巢功能完全丧失。然而，远离盆腔的放疗或需要行盆腔照射的年轻妇女，若采取了卵巢移位术，则 60% ~ 100% 的患者卵巢功能免于影响，性激素水平维持在正常范围内。

四、临床表现

（一）卵巢良性肿瘤

肿瘤体积较小时多无明显症状，常在进行妇科检查时偶然发现。肿瘤体积增大时，感腹胀或腹部可触及肿块。若肿瘤增大至占据盆腔及腹腔时，可出现尿频、便秘、气急、心悸等压迫症状。检查见腹部膨隆，包块活动度差，叩诊实音，无移动性浊音。双合诊和三合诊检查时可在子宫一侧或双侧触及圆形肿块，多为囊性，表面光滑，可活动，与子宫无粘连。

（二）卵巢恶性肿瘤

早期常无症状和体征，晚期主要症状为腹胀、腹部肿块、腹腔积液及其他消化道症状；部分患者可有消瘦、贫血等恶病质表现。若肿瘤向周围组织浸润或压迫，可引起明显腹痛、腰痛或者下肢疼痛；压迫盆腔静脉可出现下肢水肿；功能性肿瘤可出现不规则阴道流血或绝经后出血。行三合诊检查时可在直肠子宫陷凹处触及质硬结节或肿块，且多为双侧，实性或者囊实性，表面凹凸不平，活动度差，与子宫分界不清，常伴有腹腔或盆腔积液。有时可在腹股沟、腋下或锁骨上触及肿大的淋巴结。

五、诊断

结合病史和体征，辅以检查确定：①盆腔肿块是否来自卵巢；②卵巢肿块的性质是否为肿瘤；③卵巢肿瘤是良性还是恶性；④肿瘤的可能组织学类型；⑤恶性肿瘤的转移范围。在卵巢肿瘤诊断中常用的辅助检查有：

（一）超声检查

常用的超声检查方法有经腹超声、经阴道超声检查。经腹超声扫描范围广泛，较大包块能见其全貌，但需充盈膀胱，肥胖患者清晰度差；经阴道超声扫描角度在 70° ~ 240° 之间，聚焦范围 6 ~ 10cm 内，清晰度明显提高，但不适用于无性生活患者。

（二）电子计算机断层扫描（CT）与磁共振成像（MRI）

对小病灶识别较敏感，可清晰地显示肿瘤，对判断肿瘤的大小、性质、部位、周围脏器的浸润及有无发生肝、肺及腹膜后淋巴结转移有重要意义。

（三）PET 检查

PET 是一种放射性成像技术，成像特点是组织的形态 + 组织的糖摄取和利用率。由于恶性肿瘤组织的糖代谢率大于正常组织，在 PET 检查中可较为明确地分开，在对卵巢癌复发和转移的诊断上要优于 CT。

（四）肿瘤标志物

目前尚无任何一种肿瘤标志物为某一种特定的肿瘤所特有，不同类型的卵巢肿瘤具有相对特异的标志物，可用于辅助诊断及病情监测。常用的肿瘤标志物有癌胚抗原 125（CA_{125}）、癌胚抗原（CEA）、甲胎蛋白（AFP）、组织多肽抗原（TPA）、人绒毛膜促性腺激素（hCG）、附睾特异性生育相关蛋白（human epididymis protein 4，HE4）等。

（五）腹水或腹腔冲洗液的细胞学检查

直接经腹或阴道后穹隆穿刺抽吸腹水进行细胞学检查，对诊断有帮助。目前认为以获得细胞块或腹水的细胞学涂片进行腹腔穿刺是没有必要且有害的，50% 的卵巢癌的腹水标本中常不能发现肿瘤细胞，且穿刺有可能导致尚局限于囊内的恶性肿瘤细胞扩散。

（六）腹腔镜检查

腹腔镜检查是集诊断与治疗为一体的方法，在卵巢肿瘤的诊断中应用较广。临床意义：①结合组织病理检查可用于盆腔肿块、腹水、腹胀的可疑卵巢恶性肿瘤患者的明确诊断；②卵巢良性肿瘤及早期卵巢癌的手术治疗；③术前放腹水或腹腔化疗，进行术前准备；④若肿瘤过大达脐耻中点以上、腹膜炎及肿块粘连于腹壁不宜进行此检查。

六、治疗

(一) 卵巢上皮性肿瘤的治疗

1. 卵巢良性上皮性肿瘤的治疗 为保留患者的卵巢功能，对于单侧良性肿瘤的年轻患者应行患侧卵巢肿瘤（或囊肿）剥除术，尽可能多保留患侧正常卵巢组织和对侧正常卵巢；若双侧良性卵巢肿瘤，也应争取行肿瘤剥除术，尽量多的保留正常卵巢组织。若对侧卵巢肉眼观察未见到异常时不常规剖视，以免损伤卵巢功能。因卵巢黏液性囊腺瘤易复发或患者年龄大，且不易进行随访，一般建议行患侧附件切除术。

2. 卵巢交界性上皮性肿瘤的治疗 治疗取决于肿瘤的组织学特点、临床特征、患者的年龄以及诊断时肿瘤的期别。对于有生育要求的患者可在全面分期手术时仅行单侧附件切除术（保留子宫和健侧卵巢）。无生育要求者，行全面分期手术或标准卵巢癌细胞减灭术。

对于有生育要求、接受过不完全分期手术的患者，如果既往手术未发现浸润性种植（或无法确定有无浸润性种植），可动态观察或行保留生育功能的分期手术；如果既往手术已发现浸润性种植，可选择：①行保留生育功能的全面分期手术（2B 级证据）；②动态观察（2B 级证据）；③按照上皮性卵巢癌进行治疗（2B 级证据）。

3. 卵巢恶性上皮性肿瘤的治疗 卵巢恶性上皮性肿瘤的治疗包括规范的手术分期、细胞减灭术，大部分患者术后需要化疗。希望保留生育功能的年轻患者，Ⅰ期和（或）低危肿瘤（早期，低级别浸润癌、低度恶性潜能肿瘤）可以行患侧附件切除（保留子宫和健侧卵巢）。为了排除可能存在的隐匿的晚期卵巢癌，必须进行全面的手术分期，确定手术方式和范围。

对于有生育要求的卵巢上皮性恶性肿瘤患者施行保留生育功能治疗应持谨慎的态度，必须与患者和家属细致沟通，反复交代保留生育功能治疗的利弊和风险，争得其理解和同意，并签署治疗知情同意书。渴望生育的卵巢癌患者保留生育功能的手术必须具备以下条件方可施行：①患者年龄<35 岁；②手术病理分期为Ⅰa 期；③高分化肿瘤；④对侧卵巢外观正常，并且活检后病理检查阴性；⑤腹腔细胞学检查阴性；⑥"高危区域"（包括直肠子宫陷凹、结肠侧沟、腹膜后淋巴结、肠系膜和大网膜）探查及多点活检均阴性；⑦具备定期随诊条件；⑧完成生育后视患者病情再行子宫及对侧附件的切除手术。

(二) 卵巢生殖细胞肿瘤的治疗

1. 良性生殖细胞肿瘤 首选手术治疗，年轻有生育要求者行卵巢肿瘤剥除术，术中注意保护卵巢的血运和正常组织，减少对卵泡发生、募集、发育和卵巢储备功能的影响，年龄大于 40 岁无生育要求者可行患侧附件切除术。

2. 恶性生殖细胞肿瘤 除无性细胞瘤预后较好外，其余卵巢生殖细胞肿瘤均为高度恶性。过去的传统做法是全子宫+双附件切除术，即使部分患者能治愈，却永远失去了生育功能。目前恶性生殖细胞肿瘤的治疗观念发生了根本的改变，保留生育功能已成为一个基本原则。不论生殖细胞肿瘤的期别，只要对侧卵巢正常，都可进行保留生育功能手术。理由：①多数卵巢恶性生殖细胞肿瘤为单侧，如复发也很少对侧卵巢和侵犯子宫；②对顺铂+依托泊苷+博来霉素（PEB）、顺铂+长春新碱+博来霉素（PVB）方案化疗很敏感；③切除对侧卵巢和子宫并不改善患者的预后。

(三) 卵巢性索间质肿瘤的治疗

1. 良性卵巢性索间质肿瘤

（1）未生育者，行患侧附件切除术，保留健侧附件和子宫。

（2）已生育，年龄在 40 岁以上者，行全子宫+双附件切除术。

2. 恶性卵巢性索间质肿瘤 此类肿瘤诊断时多处于早期，预后较好。局限于一侧卵巢的性索-间质肿瘤患者，对于希望保留生育功能的患者，可行保留生育功能的全面分期手术。对于其他患者则建议行全面分期手术，但可不切除淋巴结。保留生育功能患者术后可使用 B 超检查进行监测和随访。患者完成生育后考虑接受根治性手术（2B 级证据）。

Ⅰ期低危患者，术后可仅观察。Ⅰ期高危患者（肿瘤直径超过 10～15cm、肿瘤破裂、ⅠC 期、分化差等），可选择观察、放疗或以铂类为基础的化疗（2B 级证据）。若治疗前抑制素水平升高，应对该患者的抑制素水平进行监测随访（2B 级证据）。Ⅱ～Ⅳ期患者可选择对局限性病灶进行放射治疗或予以铂类为基础的化疗（均为 2B 级证据）。

（四）卵巢转移性肿瘤的治疗

鉴于发生卵巢转移性肿瘤多为肿瘤的晚期，其治疗原则是缓解和控制症状。若原发部位肿瘤已切除且无其他转移和复发迹象，转移性肿瘤仅局限于卵巢或盆腔其他器官，如患者全身情况许可，应积极进行手术治疗，一般情况下行全子宫+双侧附件切除术，并尽可能切除肿瘤的盆腔其他部位转移灶。如果患者身体情况差，不能耐受手术治疗，或术中发现腹部已广泛转移，可根据原发肿瘤选用适当的化学治疗和（或）放射治疗。对于卵巢转移性肿瘤患者有生育要求，多数学者不主张行保留生育功能的治疗，因为该治疗不易抑制或阻止肿瘤的进一步发展和转移，影响患者的预后。

七、随访与监测

卵巢恶性肿瘤治疗后较易复发，应长期随访与监测。一般在治疗后两年内，每3个月1次；术后第3年，每6月1次；术后3年以上者，每年1次。随访内容包括临床症状、体征、全身及盆腔检查（包括乳腺检查）和B超检查。根据肿瘤组织学类型选择测定血清 CA_{125}、AFP 及 hCG 等肿瘤标志物。临床检查或肿瘤标志物检查提示肿瘤复发时可选择 CT、MRI 及 PET 检查等（有条件者）。

（陈东红 全松）

第七节 卵巢炎症

卵巢很少单独发炎，多继发于下生殖道逆行感染引起的输卵管卵巢炎，常以输卵管卵巢脓肿的形式发病。此外，文献报道卵巢还可发生自身免疫性炎症，但其较为罕见。

一、卵巢炎症的分类及病因

（一）感染性卵巢炎症

引起感染性卵巢炎的病原微生物有许多种类，其来源分别为阴道内常驻条件致病菌和外源性病原体。常见条件致病菌包括需氧菌和厌氧菌，在革兰阳性需氧菌中，最常见的是 B 组链球菌和肠球菌；革兰阴性需氧菌中常见的是大肠埃希菌和克雷伯杆菌；而在革兰阳性厌氧菌中常见的是消化链球菌和消化球菌，革兰阴性厌氧菌中最多见的是拟杆菌属（主要为脆弱类杆菌）。外源性病原体主要包括淋病奈瑟菌、沙眼衣原体、支原体等性传播病原体，以及由结核分枝杆菌、血吸虫、放线菌、病毒引起的特殊感染。感染的途径主要由不洁性生活、经期卫生不良、生殖道手术消毒不严以及机体免疫功能下降等因素引起。

（二）自身免疫性卵巢炎症

自身免疫性卵巢炎症是以患者卵巢组织作为抗原而引起的自身免疫性反应所致，属自身免疫性疾病之一，1968 年由 Irvine 等首先报告，但其病因不明，可能涉及以下三个方面的因素：

1. 免疫细胞因素 T 细胞、NK 细胞及巨噬细胞破坏卵巢结构，其中以淋巴细胞损伤及溶解各级滤泡结构尤为显著。

2. 抗体因素 组织培养证实类固醇特异性自身抗体诱发补体依赖性的粒层细胞杀伤作用，免疫复合物及（或）补体对卵巢组织可能具有直接的细胞毒作用，Gloor 提出浆细胞产生的抗体可能与卵巢抗原在原位结合，产生免疫反应，引起卵巢组织损伤。此外，卵巢组织对抗体还可发生延迟性过敏反应。

3. 激素因素 患者血清中可能存在一种类似 IgG 的球蛋白，其可阻抑促性腺素与卵巢组织内细胞相应受体的结合，使卵巢不能接受促性腺素的作用而退化。此种阻抑物质可能是阻抑卵巢的 FSH 受体。

二、卵巢炎症对卵泡发生、发育及卵巢功能的影响

（一）感染性卵巢炎症对卵泡发生、发育及卵巢功能的影响

卵巢组织发生感染性炎症后，常常影响卵巢储备功能、卵泡发生、发育和内分泌功能，其影响程度依据感染性卵巢炎症的轻重缓急不同而有所差异。感染性炎症主要通过直接作用（破坏卵巢组织）、间接作用（引起卵巢血运功能障碍）导致卵泡发生、发育和卵巢功能发生改变，此外，感染性卵巢炎症的治疗也会对卵泡发生、发育和卵巢功能造成一定的影响。

1. 卵巢炎症的直接影响 卵巢由皮质和髓质两部分组成，其中卵巢皮质主要由卵泡和黄体组成，其髓质则为疏松的结缔组织。卵泡的发生起始于卵巢的皮质内，卵泡发生后在卵巢组织自分泌或旁分泌生长因子及血液循环中 FSH 的作用下，卵泡开始

由原始卵泡发育成初级卵泡、次级卵泡、三级卵泡和成熟卵泡，因此，卵泡发生、发育可以被看做是一个通过细胞增殖和细胞分化来连续获得更高水平组织结构的过程。临床研究显示轻度急性卵巢炎症可使卵巢皮质充血水肿、多量中性多形核白细胞浸润，若治疗及时、规范，在多数患者中未发现其对无腔卵泡的发生和启动募集、有腔卵泡的发生与周期募集、发育和排卵有影响；另外，有文献报道部分轻度急性卵巢炎症患者可发生轻度可逆的卵巢功能降低，但不影响卵泡的发育、选择、成熟和排卵。重度急性卵巢炎症（严重者发生卵巢脓肿）则使卵巢皮质充血水肿明显、大量中性多形核白细胞、单核、淋巴、浆细胞和吞噬细胞或泡沫细胞浸润，严重者出现卵巢组织结构部分或全部坏死（图12-4），从而导致卵泡的发生、募集减少和卵巢储备功能下降，并影响优势卵泡的发育、选择、成熟和排卵，易引起不孕。临床研究也已证实卵巢脓肿可导致不可逆的卵巢储备功能和内分泌功能下降，严重影响卵泡的发生、募集、发育和排卵，不少不孕患者曾有重度急性卵巢炎症病史，故对重度急性卵巢炎症应采取积极有效的治疗，减轻其对卵巢功能的损伤，降低慢性卵巢炎症的发生率。

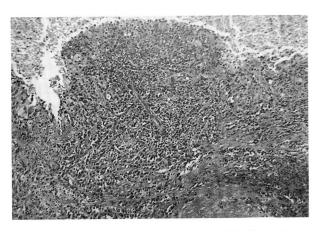

图12-4 输卵管卵巢脓肿（图片来自薛德彬，女性生殖道病理学）
病理切片显示脓肿壁由炎性坏死组织和其下方的肉芽组织组成

慢性卵巢炎症多与急性卵巢炎症治疗不及时或不规范，以及无症状的不典型生殖道感染未进行治疗有关，其主要表现为卵巢周围炎，伴卵巢周围和输卵管卵巢粘连，也可伴有卵巢硬化性囊性改变。临床病理学研究显示慢性卵巢炎症卵巢白膜增厚，表面有致密结缔组织包裹和卵巢皮质慢性炎细胞浸润，增生的纤维组织可以很弥漫或呈局灶性。严重

的慢性卵巢炎症（慢性卵巢脓肿）在罕见情况下可形成肿瘤样包块，称为卵巢黄色肉芽肿、黄色肉芽肿样卵巢炎或炎性假瘤，受累卵巢被实性或囊性黄色分叶状肿块所取代，镜下特征是泡沫状组织细胞混杂着多核巨细胞、浆细胞、成纤维细胞、中性粒细胞和灶性坏死及纤维化，各级卵泡数量明显减少（图12-5，图12-6），提示慢性卵巢炎症可破坏卵巢组织，尤其是卵巢皮质，除减少始基卵泡和窦卵泡外，还可影响卵泡的发生、发育、选择和卵子的成熟及排出，引起不孕。临床研究清楚地表明多数慢性卵巢炎症可影响卵巢的储备功能和内分泌功能，即使有些慢性卵巢炎症患者卵泡的发生、募集、发育和卵巢储备功能未受影响，但由于其常伴有卵巢周围和输卵管卵巢粘连，仍可能影响排卵功能，而导致不孕。

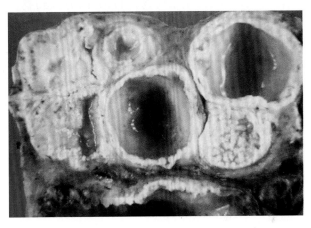

图12-5 卵巢黄色肉芽肿的切面观（图片来自薛德彬，女性生殖道病理学）
大体标本切面显示脓腔和形成的肉芽肿

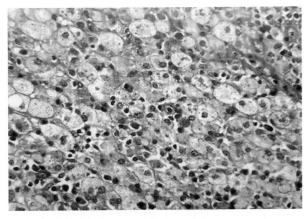

图12-6 卵巢黄色肉芽肿（图片来自薛德彬，女性生殖道病理学）
病理切片显示炎症反应主要以泡沫样组织细胞为主

2. 卵巢炎症的间接影响 卵巢炎症除可侵犯、损伤卵巢皮质外，还可侵犯、损伤卵巢髓质，而卵巢

髓质由疏松结缔组织和平滑肌组成,其中富含神经、血管和淋巴管。因此,当卵巢髓质被炎症侵犯后可影响皮质的血运,导致卵泡发生、募集、发育和排卵功能降低。另外,临床解剖学研究显示卵巢是由卵巢动脉和子宫动脉卵巢支供血,继发于子宫内膜和输卵管炎症的卵巢炎症常伴有血管扭曲、成角,从而影响卵巢血供,严重者可发生卵巢血液循环障碍,结果同样可导致卵泡发生、募集、发育和排卵功能降低,引起不孕。近年来,有研究发现在卵巢炎症患者中,其体内产生的炎症因子会影响血管内皮细胞功能导致卵巢血液循环不佳,使得卵巢生殖功能与内分泌功能受损,表现为卵巢储备功能下降,以及卵泡发生、募集、发育和卵子成熟及排卵功能降低。

3. 药物或手术治疗的影响 对于急性感染性卵巢炎症多采用抗生素药物进行治疗,有关药物治疗对卵泡发生、募集、发育、排卵和卵巢功能影响因素相关研究甚少,目前尚无定论。然而,严重卵巢炎症药物保守治疗效果不佳,可能需手术治疗,文献报道手术处理卵巢炎症或炎症后遗症的过程中,手术可直接损伤卵巢组织或使卵巢组织丢失(切除卵巢),术中电凝或结扎止血既可直接损伤卵巢组织,又可影响卵巢血供,结果导致卵巢储备功能下降(卵泡数减少或卵泡丧失),同时使得卵泡发生、募集、发育和卵子成熟及排卵功能降低。另外,卵巢炎症手术治疗后发生卵巢周围粘连,影响卵子的排出,最终引起不孕。

(二) 自身免疫性卵巢炎症对卵泡发生、发育及卵巢功能的影响

自身免疫性卵巢炎症病变可累及双侧卵巢,60%的患者卵巢增大、呈多囊性卵巢,而33%患者卵巢正常,7%患者表现为卵巢萎缩。受累卵巢受炎症的影响程度不同,其始基、次级、窦状卵泡及闭锁卵泡数量也存在不小的差别。有文献报道对自身免疫性卵巢炎症患者卵巢进行活检,组织学的变化为单核细胞浸润上述各级发育中卵泡(图12-7)、囊性及闭锁卵泡、黄体及白体等,其中浆细胞、淋巴细胞突出地浸润卵泡内膜及粒层细胞。镜检可见多种炎细胞累及双卵巢,如浆细胞多克隆(产生 κ-轻链、λ-轻链、γ-重链、μ-重链等)、淋巴细胞(包括全 T、T 协助/引导细胞、细胞毒/抑制细胞),两者浸润卵泡内膜及粒层细胞、卵巢门。此外,还有研究发现单核细胞浸润各种卵泡及黄、白体,以及自然杀伤细胞、巨噬细胞等作用于卵巢组织,其组织学特征是始基卵泡和窦卵泡数明显减少,且中性粒细胞浸润在生长

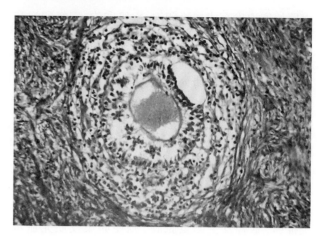

图 12-7　自身免疫性卵巢炎(采自薛德彬,女性生殖道病理学)
病理切片显示一个成熟卵泡被单个核炎症细胞浸润

卵泡周围,最终导致卵巢储备下降、卵泡发生、发育障碍、内分泌功能减退,严重者发生卵巢功能早衰。由于自身免疫性卵巢炎症患者症状和体征不明显,不易早期作出诊断,而且患者往往因不孕就诊,因此,临床观察研究显示确诊的自身免疫性卵巢炎症患者常表现为卵泡发生、募集、发育及卵子成熟及排卵功能降低,提示应重视自身免疫性卵巢炎症对卵泡发生、发育及卵巢功能的影响。

三、卵巢炎症的临床表现、诊断及治疗

(一) 急性卵巢炎

急性卵巢炎多累及双侧卵巢,可表现为输卵管卵巢周围炎、输卵管卵巢脓肿等形式。

1. 临床表现 主要症状是下腹痛及发热,其程度可因炎症轻重、范围大小及病理类型而有不同。

急性卵巢炎患者可呈急性病容、体温升高,心率加快;下腹部有压痛,可有反跳痛及腹肌紧张。盆腔检查可见阴道充血、白带呈脓性或均质性黏液状;宫颈充血、举痛,后穹隆触痛;附件区多有压痛及触痛,有时可触及输卵管、卵巢粘连的炎性包块,边界欠清,活动受限,触压痛明显。若患者发生输卵管卵巢脓肿形成,常表现为下腹痛伴高热持续不退或呈弛张热、脓血性白带增多。当脓肿周围粘连常累及膀胱及直肠,患者觉下腹痛、腹胀不适,大便次数增多,里急后重,粪便带有黏液,甚至出现恶心、呕吐;或有尿频、排尿困难、尿急、排尿后尿痛等。妇科检查见阴道充血明显,有大量脓血性分泌物;宫颈充血、举痛、后穹隆触痛;在子宫侧可触及明显触痛的包块,活动受限。病情严重者可出现中毒性休克征象。

2. 诊断 根据病史、症状及体征一般可作出初

步诊断,但需和异位妊娠、卵巢囊肿蒂扭转或破裂等急腹症相鉴别。血常规、β-hCG、盆腔 B 超、后穹隆穿刺甚至腹腔镜检查有助于鉴别诊断。

3. 治疗

(1) 支持疗法:卧床休息,取半卧位有利于炎性液体积聚于直肠子宫陷凹而使炎症局限。给予高热量、高蛋白、高维生素饮食,根据病情适当补充液体,注意纠正水、电解质紊乱及酸碱失衡。高热时采用物理降温,必要时应用退热药物。尽量避免不必要的妇科检查以免引起炎症的扩散,若有腹胀则应行胃肠减压。

(2) 抗生素治疗:抗生素治疗是急性卵巢炎的主要有效治疗手段,应遵循广谱、联合、及时、有效、足量及个体化原则,并依据药物敏感试验的结果。药物治疗过程中需密切观察病情,判断治疗效果,一般有效足量抗生素治疗 72 小时后病情应有好转;在体温正常、症状缓解消失后,药物逐渐减量,继续巩固治疗 10 ~ 14 天,力求彻底治愈,以避免形成慢性卵巢炎;若症状无明显好转,持续发热不退,则可能有输卵管卵巢脓肿形成,或盆腔大量炎性积液集聚,必要时应作脓肿切开引流或炎性液体穿刺引流。

(3) 手术治疗:主要用于治疗抗生素控制不满意的盆腔脓肿或者输卵管卵巢脓肿。手术指征主要有:

1) 药物治疗无效:给予药物治疗 48 ~ 72 小时后患者体温持续不降、中毒症状加重或包块增大,应当及时手术清除,以免发生卵巢脓肿破裂。

2) 脓肿持续存在:经 2 ~ 3 周药物治疗患者病情有好转,但包块未消失已局限化,应手术切除脓肿,以免日后再次急性发作。

3) 脓肿破裂:一旦怀疑卵巢脓肿破裂则应立即在抗生素治疗的同时行手术探查。

(二) 慢性卵巢炎

多为急性卵巢炎未彻底治愈迁延所致,沙眼衣原体感染常导致慢性卵巢炎,应引起重视。慢性卵巢炎常表现为单纯性炎症、输卵管卵巢粘连、卵巢炎性包块、输卵管卵巢囊肿等。

1. 临床表现 下腹痛及低热是慢性卵巢炎的主要症状,时有亚急性发作及暂时性缓解,并有腰骶部酸胀、下腹部坠胀、性交痛,这些症状可反复发作,并在劳累、性交及月经后加重。病程长者可有神经衰弱症状,如精神不振、倦怠、周身不适、失眠等。慢性卵巢炎症常伴有慢性盆腔炎、输卵管粘连阻塞,可导致盆腔淤血,患者常有月经量增加或月经失调,

LUF 和不孕的发生率增加。查体下腹可有压痛,盆腔检查子宫一侧或两侧增厚有触痛,有时可触及固定触痛的囊性包块。

2. 诊断 根据有炎症的病史及症状体征,诊断并不困难,但有包块存在时,须与子宫内膜异位囊肿、卵巢囊肿鉴别。

3. 治疗

(1) 非手术治疗:注意劳逸结合,适当参加健体活动,增加营养,提高机体抵抗力。①抗生素治疗:慢性卵巢炎经常亚急性发作,抗生素治疗仍是必要的治疗手段;选择抗生素以广谱、新型为原则。②中药治疗:以清热利湿、活血化瘀为原则,常用桂枝茯苓汤加减;也可进行中药灌肠治疗,以增强疗效,改善症状。③物理疗法:作为辅助治疗可促进盆腔局部血液循环,改善组织营养状态,提高新陈代谢,利于炎症吸收和消散,可用超短波、微波、激光、离子透入等,该方法可有效缓解症状。

(2) 手术治疗:慢性卵巢炎有小病灶存在、反复引起炎症亚急性发作、经久不愈者或存在较大炎性包块,可考虑手术治疗,手术原则为力求彻底清除病灶,避免遗留病灶导致再次复发的机会。对于年轻妇女,要考虑保留其卵巢功能。慢性卵巢炎合并有输卵管积水或输卵管卵巢囊肿形成应行手术治疗,可行输卵管造口、输卵管近端结扎远端造口术或囊肿剥除术。术中尽量保留卵巢组织,避免损伤输卵管系膜内血管,尽量保护卵巢血供,避免或降低对卵巢功能的不良影响。

(三) 卵巢结核

卵巢结核是女性生殖系统结核的一部分,占生殖器结核的 20% ~ 30%,主要由子宫内膜结核和输卵管结核蔓延而来,因卵巢有白膜包围,通常仅有卵巢周围炎,侵犯卵巢深层的较少见。少部分卵巢结核系由肺结核或肠结核等经血液循环传播而致,可在卵巢深部形成结节及干酪样坏死性脓肿。

1. 临床表现 可出现月经量少或月经不调、下腹部不适等症状,常伴有不孕。若处于结核的活动期,可有结核病的一般症状,如午后低热、盗汗、乏力、食欲不振、消瘦等;轻者全身症状不明显,有时仅有经期发热,但症状重者可有高热等全身中毒症状。较多患者临床表现不典型,常因不孕症在行子宫输卵管造影及腹腔镜检查或诊断性刮宫后病理检查才发现为结核,此时却无明显体征和其他自觉症状。

2. 诊断 多数患者缺乏明显症状,阳性体征不多,故易被漏诊。当患者有原发性不孕、月经稀少或

闭经时,应详细询问病史;未婚女青年有低热、盗汗、盆腔炎性疾病或腹腔积液时;既往本人曾患肺结核、结核性胸膜炎或肠结核或有结核患者接触史时,均应考虑患有生殖器结核可能。腹腔镜检查有助于找到病原学或组织学证据以明确诊断。

3. 治疗 采用抗结核药物治疗为主,休息营养等一般治疗为辅的治疗原则。结核性卵巢炎等生殖器结核患者应在结核专科医师的指导下进行抗结核治疗及随访,其预后较好;但由于结核分枝杆菌对输卵管及子宫内膜的破坏难以恢复,所以病愈后尚难以恢复正常的生育功能,有赖于进行辅助生殖技术助孕治疗。

(1)抗结核药物治疗:对90%女性生殖器结核有效。药物治疗应遵循早期、联合、规律、适量、全程的原则。采用异烟肼、利福平、乙胺丁醇及吡嗪酰胺等抗结核药物联合治疗 6～9 个月,可取得良好疗效。

(2)手术治疗:出现下列情况应考虑手术治疗:①盆腔包块经药物治疗后有所缩小,但不能完全消退;②治疗无效或治疗后又反复发作者,或难以与盆腹腔恶性肿瘤鉴别者;③盆腔结核形成了较大的包块或有较大的包裹性积液者。

为避免手术时造成的结核感染扩散,提高手术的治疗效果,手术前后需应用抗结核药物治疗。对年轻女性应尽量保留其卵巢功能;对病变局限于输卵管,而又迫切希望生育者,可行双侧输卵管切除术,注意保留卵巢血供,降低手术治疗对卵泡发生、募集、发育及卵巢功能的影响。

(四)自身免疫性卵巢炎

自身免疫性卵巢炎是一种特异性的免疫、炎症性疾病,也是卵巢功能早衰的病因之一,其临床特征为早期症状和体征不典型,多以不孕或卵巢功能减退来就诊。

1. 临床表现 患者发病前可有正常月经、妊娠或分泌史;一旦发病可表现为月经不规则、继发闭经及(或)不孕,尚可有阴道、阴唇萎缩等体征,半数以上患者可触到增大、触痛的卵巢,这与局部产生的淋巴因子有关。患者 FSH 及 LH 皆升高,且 FSH 的升高>LH 的升高,雌激素水平下降,B 超检查提示 AFC 明显减少、AMH 降低,以及卵泡发生、生长发育障碍。

2. 诊断 自身免疫性卵巢炎早期诊断较困难,患者以不孕、卵巢早衰为主要临床表现,诊断方法主要是排除其他已知引起 POF 的病因,测定自身抗体

和卵巢组织活检加免疫组化检查有助于自身免疫性卵巢炎的诊断。其诊断依据包括:①卵巢组织呈卵巢炎病理学改变——中性粒细胞浸润;②血中针对卵巢组织的自身抗体阳性或抗类固醇细胞抗体;③卵巢组织中浆细胞和淋巴细胞的浸润,尤其是发生淋巴细胞亚群的转换现象。

3. 治疗 本病可伴发一或数种内分泌或非内分泌自身免疫性疾病,目前尚无针对自身免疫性卵巢炎的治疗原则,采用免疫抑制剂控制自身免疫反应,可减轻卵巢组织的免疫反应,降低炎症反应对卵巢功能的损伤,恢复卵巢的生殖和内分泌功能,但对此文献报道仍存在较大争议。临床上常用免疫抑制剂——糖皮质激素进行治疗,文献报道应用短疗程大剂量泼尼松冲击治疗后,辅以小剂量泼尼松维持治疗,可使自身免疫性卵巢炎患者的月经逐渐恢复,同时伴有卵泡发育及排卵,以及治疗后自然妊娠的个案报道。然而,值得关注的是也有不少研究证实经糖皮质激素治疗后发生严重的并发症(骨质疏松、骨坏死和库欣综合征等)。具体治疗方法详见卵巢早衰有关章节。

(陈东红 全松)

参 考 文 献

1. Vendeland LL, Shehadeh L. Incidental finding of an accessory ovary in a 16- year- old at laparoscopy. A case report. J Reprod Med, 2000, 45:435-438.

2. Himelstein-Braw R, Byuskow AG, Peters H, et al. Follicular atresia in the infant human ovary. J Reprod Fertil, 1976, 46:55-59.

3. 回允中, 主译. 妇产科诊断病理学. 北京:北京大学医学出版社, 2007:1-22.

4. 谢志红. 女性生殖系统发育异常诊断治疗学. 安徽:安徽科学技术出版社, 2013:240-97.

5. Ortenberg J, Oddoux C, Craver R, et al. SRY gene expression in the ovotestes of XX true hermaphrodites. J Urol, 2002, 167:1828-1831.

6. 范嫏娣. 卵巢临床与病理. 天津:天津科学技术出版社, 1993:44-46.

7. 苏应宽. 实用妇科学. 济南:山东科学技术出版社, 2001:646.

8. 王世阆. 卵巢疾病. 北京:人民卫生出版社, 2004:63-68.

9. Stanley J, Robboy MC. Anderson peter russell. Pathology of the Female Reproductive Tract. 北京:北京大学出版社, 2000:481.

10. 王淑贞. 妇产科理论与实际. 上海:上海科学技术出版社, 1991:371-375.

11. 周志凌.腹直肌鞘额外卵巢1例并文献复习.中国现代医师,2008,46:95-96.

12. Uckuyu A,Ozcime EE,Sevinc Ciftci FC. Unilateral congenital ovarian and partial tubal absence:Report of four cases with review of the literature. Fertil Steril,2009,91:935-936.

13. 武忠弼.中华外科病理学.北京:人民卫生出版社,2006:1278.

14. 许锋,王素敏.副卵巢合并子宫纵隔1例报告.腹腔镜外科杂志,2011,5:396-398.

15. Wharton LR. Two cases of supernumerary ovary and one of accessory ovary,with an analysis of previously reported cases. Am J Obstet Gynecol,1959,78:1101-1119.

16. 许励,马杰,徐文娟,等.额外卵巢伴子宫内膜囊肿一例中华病理学杂志,2000,2(29):154.

17. Cruikshank SH,Van Drie DM. Supernumerary ovaries :update and review[J]. Obstet Gynecol,1982,60:126-129.

18. 辛丽红,马秀清.额外卵巢囊肿1例.齐齐哈尔医学院学报,2000,6:609.

19. Litos MG,Furara S. Supernumerary ovary:a case report and literature review. J Obstet Gynaecol[J],2003,23:325-327.

20. 亓俊华,耿少卿.右侧副卵巢颗粒-卵泡膜细胞瘤1例.实用妇产科杂志,2001,1:58.

21. 陶才莉.右侧卵巢和左侧输卵管缺如后妊娠并分娩1例.中国实用妇科与产科杂志,2003,10:608.

22. Sivanesaratnam V. Unexplained unilateral absence of ovary and fallopian tube. Eur J Obstet Gynecol Reprod Med,1986,22:103-105.

23. Pabuccu E,Kahraman K,Taskın S,et al. Unilateral absence of fallopian tube and ovary in an infertile patient. Fertil Steril,2011,96:e55-e57.

24. Zangen D,Kaufman Y,Zeligson S,et al. XX Ovarian Dysgenesis Is Caused by a PSMC3IP /HOP2 Mutation that Abolishes Coactivation of Estrogen-Driven Transcription. Am J Hum Genet,2011,89:572-579.

25. Hadnott TN,Gould HN,Gharib AM,et al. Outcomes of spontaneous and assisted pregnancies in Turner syndrome:the U. S. National Institutes of Health experience. Fertil Steril,2011,95:2251-2256.

26. 葛秦生,田秦杰.实用女性生殖内分泌学.北京:人民卫生出版社,2008:84-88.

27. Turner HH. A Syndrome of infantilism, congenital webbed neck and cubitus valus. Endocrinology,1938,23:566-574.

28. Wyss D,DeLozier CD,Daniell J,et al. Structural anomalies of the X chromosome:personal observation and review of non-mosaic cases. Clin Genet,1982,21:145-159.

29. Aloes C,Silva SF. Spontaneous procreation in Turner syndrome:report of two pregnancies in the same patient. Syst Biol Reprod Med,2012,58:113-115.

30. Practice Committee of American Society For Reproductive Medicine. Increased maternal cardiovascular mortality associated with pregnancy in women with Turner syndrome. Fertil Steril,2012,97:282-284.

31. Fei Ngu S,Lok Tiffany Wan H,Tam YS,et al. Torsion of a tumor within an accessory ovary. Obstet Gynecol,2011,117:477-478.

32. Sharatz SM,Trevino TA,Rodriguez L,et al. Giant serous cystadenoma arising from an accessory ovary in a morbidly obese 11-year- old girl:a case report. J Med Case Reports,2008,2:7.

33. 邓仲端.外科病理学下册[M].第2版.武汉:湖北科学技术出版社,1999:833,869-870.

34. Bondy CA. Care of girls and women with Turner syndrome:a guideline of the Turner Syndrome Study Group. J Clin Endocrinol Metab,2007,92:10-25.

35. Conway GS. The inpact and management of Turner's syndrome in adult life. Best Pract Res Clin Endocrinol Metah,2002,16:243-261.

36. Bianco B,Nunes Lipay MV,Guedes AD,et al. Clinical implications of the detection of Y-chromosome mosaicism in Turner's syndrome:report of 3 cases. Fertil Steril,2008,90:1117-1197.

37. Pier DB,Nunes FP,Plotkin SR,et al. Turner syndrome and meningioma:Support for a possible increased risk of neoplasia in Turner syndrome. Eur J Med Genet,2014,57:269-274.

38. Alvaro-Mercadal B,Imbert R,Demeestere I,et al. Pregnancy outcome after oocyte donation in patients with Turner's syndrome and partial X monosomy. Hum Reprod,2011,26:2061-2068.

39. Cabanes L,Chalas C,Christin-Maitre S,et al. Turner syndrome and pregnancy:clinical practice. Recommendations for the management of patients with Turner syndrome before and during pregnancy. Eur J Obstet Gynecol Reprod Biol,2010,152:18-24.

40. Magotra R. Ovarian transplant a new frontier[J]. Transplant Proc,2005,37:1396-1398.

41. Donnez J,Dolmans MM,Squifflet J,et al. Live birth after allografting of ovarian cortex between monozygotic twins with Turner syndrome(45,X0/46,XX mosaicism)and discordant ovarian function. Fertil Steril,2011,96:1407-1411.

42. Andrews MC. Bilateral polycystic ovaries associated with sterility, amenorrhea and hirsutism. Va Med Mon(1918),1952,79:544-548.

43. Loutradi KE,Tarlatzi TB,Kolibianakis EM,et al. Does hyaluronan improve embryo implantation? Curr Opin Obstet Gynecol,2008,20:305-307.

44. Franks S. Polycystic ovary syndrome in adolescents. Int J Obes(Lond),2008,32:1035-1041.

45. Kahsar-Miller MD,Nixon C,Boots LR,et al. Prevalence of polycystic ovary syndrome(PCOS)in first-degree relatives of patients with PCOS. Fertil Steril,2001,75:53-58.

46. Ehrmann DA. Insulin resistance and polycystic ovary syndrome. Curr Diab Rep,2002,2:71-76.

47. Orio FJ,Matarese G,Di Biase S,et al. Exon 6 and 2 peroxisome proliferator-activated receptor-gamma polymorphisms in polycystic ovary syndrome. J Clin Endocrinol Metab,2003,88:5887-5892.

48. Xita N,Tsatsoulis A,Chatzikyriakidou A,et al. Association of the(TAAAA)repeat polymorphism in the sex hormone-binding globulin (SHBG) gene with polycystic ovary syndrome and relation to SHBG serum levels. J Clin Endocrinol Metab,2003,88:5976-5980.

49. Cousin,P,Calemard-Michel L,Lejeune H,et al. Influence of SHBG gene pentanucleotide TAAAA repeat and D327N polymorphism on serum sex hormone-binding globulin concentration in hirsute women. J Clin Endocrinol Metab,2004,89:917-924.

50. Hayes FJ,Taylor AE,Martin KA,et al. Use of a gonadotropin-releaseing hormone antadonist as a physiologic probe in polycystic syndrome:assessment of neuroendocrine and androgen dynamics J Clin Endocrinol Metab,1998,83:2343.

51. Waldstreicher J,Santoro NF,Hall JE,et al. Hyperfunction of the hypothalamic-picuitary axis in women with polycystic ovarian disease:indirect evidence for partial gonadotroph desensitization,J Clin Endocrinol Metab,1988,66:165.

52. Barnes RB,RA Lobo. Central opioid activity in polycystic ovary syndrome with and without dopaminergic modulation. J Clin Endocrinol Metab,1985,61:779-782.

53. Legro RS,Driscoll D,Strauss JF 3rd,et al. Evidence for a genetic basis for hyperandrogenemia in polycystic ovary syndrome. Proc Natl Acad Sci U S A,1998,95:14956-14960.

54. Diamanti-Kandarakis E,Piperi C,Alexandraki K,et al. Short-term effect of orlistat on dietary glycotoxins in healthy women and women with polycystic ovary syndrome. Metabolism,2006,55:494-500.

55. Fauser BC. Observation in favor of normal early follicle development and disturbed dominant follicle selection in polycystic ovary syndrome. Gynecol Endocrino,1994,18:75.

56. Mulders AG,Laven JS,Imani B,et al,IVF outcome in anovulatory infertility(WHO group 2)—including polycystic ovary syndrome--following previous unsuccessful ovulation induction. Reprod Biomed Online,2003,7:50-58.

57. Sipe CS,Davis WA,Maifeld M,et al. A prospective randomized trial comparing anastrozole and clomiphene citrate in an ovulation induction protocol using gonadotropins. Fertil Steril,2006,86:1676-1681.

58. Atay V,Cam C,Muhcu M,et al. Comparison of letrozole and clomiphene citrate in women with polycystic ovaries undergoing ovarian stimulation. J Int Med Res,2006,34:73-76.

59. Badawy A,State O,El Gawad SSh,et al. Plasma homocysteine and polycystic ovary syndrome:the missed link. Eur J Obstet Gynecol Reprod Biol,2007,131:68-72.

60. Child TJ,Phillips SJ,Abdul-Jalil AK,et al. A comparison of in vitro maturation and in vitro fertilization for women with polycystic ovaries. Obstet Gynecol,2002,100:665-670.

61. Chian RC,Gulekli B,Buckett WM,et al. Priming with human chorionic gonadotropin before retrieval of immature oocytes in women with infertility due to the polycystic ovary syndrome. N Engl J Med,1999,341:1624-1626.

62. Satin S Patel,Bruce R Carr. Oocyte Quality in Adult Polycystic Ovary Syndrome. Semin Reprod Med,2008,26:196-203.

63. Bülent Berker,Cemil Kaya,Rusen Aytac,et al. Homocysteine concentrations in follicular fluid are associated with poor oocyte and embryo qualities in polycystic ovary syndrome patients undergoing assisted reproduction. Human Reproduction,2009,24(9):2293-2302.

64. Jie Qiao,Huai L Feng. Extra- and intra-ovarian factors in polycystic ovary syndrome:impact on oocyte maturation and embryo developmental competence. Human Reproduction Update,2011,17(1):17-33.

65. 林守清,主译. 生殖内分泌学. 北京:人民卫生出版社,2006:599.

66. 叶虹. 高黄体生成素水平与早发黄体生成素峰的概念. 生殖医学杂志,2010,19(3):177-179.

67. Hillier SG. Current concepts of the roles of follicle stimulating hormone and luteinizing hormone in folliculogenesis. Human Reproduction,1994,9(2):188-191.

68. 曾海涛,梁晓燕,姚书忠,等. 多囊卵巢综合征卵泡颗粒细胞提前对黄体生成素反应. 中国病理生理杂志,2007,23(2):373-375.

69. Jonard S,Dewailly D. The follicular excess in polycystic ovaries,due to intra-ovarian hyperandrogenism,may be the main culprit for the follicular arrest. Human Reproduction Update,2004,10(2):107-117.

70. 李慧蓉,魏兆莲. 多囊卵巢综合征卵巢颗粒细胞凋亡研究进展. 国际生殖健康/计划生育杂志,2009,28(5):331-333,340.

71. 乔杰,李蓉. PCOS 高雄激素血症的特征及鉴别诊断. 实用妇产科杂志,2005,21(9):524-526.

72. 夏小璐,蒋惠萍,马从顺,等. 降雄治疗对多囊卵巢综合征患者卵丘颗粒细胞凋亡的影响. 广东医学,2015,36

（2）：241-244.

73. 乔杰，李美芝. PCOS 患者药物促排卵中 LUFS 发生的相关因素. 中国妇产科临床，2000，1（3）：137-140.

74. 丁涛，郑艳华，谢军，等. 雄激素过多在多囊卵巢综合征发生发展中的作用. 国际妇产科学杂志，2012，39（2）：119-124.

75. 林金芳. 多囊卵巢综合征患者高雄激素血症的诊治. 中国实用妇科与产科杂志，2013，29（11）：860-863.

76. Teede HJ，Meyer C，Norman RJ. Insulin-sensitisers in the treatment of polycystic ovary syndrome. Expert Opin Pharmacother，2005，6（14）：2419-2427.

77. Baillargeon JP，Nestler JE. Polycystic ovary syndrome：a syndrome of ovarian hypersensity to insulin？ Clin Endocrinol Metab，2006，91（1）：122-124.

78. 曹云霞，唐静文. 多囊卵巢综合征患者胰岛素抵抗和高胰岛素血症的诊治. 中国实用妇科与产科杂志，2013，29（11）：864-866.

79. 王针织，俞超芹，蔡勤华，等. 多囊卵巢综合征卵巢局部调控因子对卵泡生长发育的影响. 中国妇产科临床杂志，2009，10（6）：471-474.

80. Schoyer KD，Liu HC，Witkin S，et al. Serum insulin-like growth factor I（IGF-I）and IGF-binding protein 3（IGFBP-3）in IVF patients with polycystic ovary syndrome：correlations with outcome. Fertil Steril，2007，88（1）：139-144.

81. Marciniak A，Starczewski A. The role of leptin in polycystic ovary syndrome. Pol Merkur Lekarski，2008，25：390-393.

82. Fedorcsak P，Storeng R，Dale PO，et al. Leptin and leptin binding activity in the preovulatory follicle of polycystic ovary syndrome patients. Scand J Clin Lab Invest，2000，60：649-655.

83. 崔琳琳，陈子江. 多囊卵巢综合征诊断标准和诊疗指南介绍. 国际生殖健康/计划生育杂志，2011，30（5）：405-408.

84. 杨增明，孙青原，夏国良. 生殖生物学. 北京：科学出版社，2005：74-93.

85. 李继俊，译. 临床妇科内分泌学与不孕. 第 2 版. 济南：山东科学出版社，2006：369-375.

86. 张丽珠. 临床生殖内分泌和不育症. 北京：科学出版社，2001：371-378.

87. Micu MC，Micu R，Ostensen M. Luteinized Unruptured Follicle Syndrome Increased by Inactive Disease and Selective Cyclooxygenase 2 Inhibitors in Women With Inflammatory Arthropathies. Arthritis Care & Research，2011，63：1334-1338.

88. 蔺会兰，郝桂敏，徐素欣，等. 未破裂卵泡黄素化综合征发病机制的研究. 国外医学计划生育/生殖健康分册，2007，26：134-136.

89. DeVos M，Devroey P，Fauser BC. Primary ovarian insuffi-ciency. Lancet，2010，376（9744）：911-921.

90. Maclaran K，Panay N. Current concepts in premature ovarian insufficiency. Womens Health，2015，11：169-182.

91. Kovanci E，Schutt AK. Premature ovarian failure：clinical presebtation and treatment. Obstet Gynecol Clin North Am，2015，42：153-161.

92. 陈蓓丽，曹云霞. 卵巢早衰的诊断和处理. 中国实用妇科与产科杂志，2015，31：703-706.

93. 甄秀梅，孙义民，乔杰，等. 中国卵巢早衰妇女全基因组染色体拷贝数变异分析. 北京大学学报（医学版），2013，45：841-846.

94. 李蓉，乔杰. 生殖内分泌疾病诊断与治疗. 北京：北京大学医学出版社，2013：282-296.

95. 乔杰，主编. 生育力保护与生殖储备. 北京：北京大学医学出版社，2013：89-95.

96. 左侠，陈蕾. 干细胞治疗卵巢早衰的研究进展. 国际妇产科学杂志，2014，2：25-28.

97. 焦智慧，史惠蓉. 卵巢早衰诊治进展. 国际妇产科学杂志，2014，4：108-111.

98. Cox L，Liu JH. Primary ovarian insufficiency：an update. Int J Womens Health，2014，20：235-243.

99. Pouresmaeili F，Fazeli Z. Premature ovarian failure：a critical condition in the reproductive potential with various genetic causes. Int J Fertil Steril，2014 8：1-12.

100. Silva CA，Yamakami LY，Aikawa NE，et al. Autoimmune primary ovarian insufficiency. Autoimmun Rev，2014 13：427-430.

101. Jin M，Yu Y，Huang H. An update on primary ovarian insufficiency. Sci China Life Sci，2012，55：677-686.

102. Suzuki N，Yoshioka N，Takae S，et al. Successful fertility preservation following ovarian tissue vitrification patients with primary ovarian insufficiency. Hum Reprod，2015，30：608-615.

103. 丰有吉，沈铿. 妇产科学. 北京：人民卫生出版社，2005：357-365.

104. 林守清，译. 生殖内分泌学. 北京：人民卫生出版社，2006：685-700.

105. Raffi F，Metwally M，Amer S. The impact of excision of ovarian endometrioma on ovarian reserve：a systematic review and meta-analysis. J Clin Endocrinol Metab，2012，97：3146-3154.

106. Filippi F，Benaglia L，Paffoni A，et al. Ovarian endometriomas and oocyte quality：insights from in vitro fertilization cycles. Fertil Steril，2014，101：988-993.

107. Raffi F，Metwally M，Amer S. The impact of excision of ovarian endometrioma on ovarian reserve：a systematic review and meta-analysis. J Clin Endocrinol Metab，2012，97：3146-3154.

108. Somigliana E, Berlanda N, Benaglia L, et al. Surgical excision of endometriomas and ovarian reserve: a systematic review on serum anti-Mullerian hormone level modifications. Fertil Steril, 2012, 98: 1531-1538.

109. Muzii L, Di Tucci C, Di Feliciantonio M, et al. The effect of surgery for endometrioma on ovarian reserve evaluated by antral follicle count: a systematic review and meta-analysis. Hum Reprod, 2014, 29: 2190-2198.

110. Benaglia L, Cardellicchio L, Guarneri C, et al. IVF outcome in women with accidental contamination of follicular fluid with endometrioma content. Eur J Obstet Gynecol Reprod Biol, 2014, 181: 130-134.

111. Dunselman GA, Vermeulen N, Becker C, et al. European Society of Human Reproduction and Embryology. ESHRE guideline: management of women with endometriosis. Hum Reprod, 2014, 29: 400-412.

112. 沈铿, 郎景和. 妇科肿瘤面临的问题和挑战. 北京: 人民卫生出版社, 2002: 196-197.

113. 徐安然, 邓晓惠. 放化疗致卵巢损害的机制及其组织学改变. 国外医学(计划生育/生殖健康分册), 2006, 25: 333-336.

114. 葛秦生. 临床生殖内分泌学(女性与男性). 上海: 科学技术文献出版社, 2011: 497-520.

115. 谢幸, 苟文丽. 妇产科学. 第8版. 北京: 人民卫生出版社, 2013: 321-328.

116. 石一复, 郝敏. 妇科肿瘤生殖医学. 北京: 人民卫生出版社, 2014, 193-229.

117. 卢淮武, 王丽娟, 徐国才, 等.《2014 NCCN 卵巢癌包括输卵管癌和原发性腹膜癌临床实践指南(第二版)》解读. 国际妇产科学杂志, 2014, 41: 361-365.

118. 韦任姬, 李力. 卵巢恶性生殖细胞肿瘤保留生育功能手术的系统评价. 国际妇产科学杂志, 2014, 41: 379-383.

119. Wallace WH, Thomson AB, Kelsey TW, et al. The radiosensitivity of the human oocyte. Hum Reprod, 2003, 18(1): 117-121.

120. Blunenfeld Z. Chemotherapy and fertility. Best Pract Res Clin Obstet Gynaecol, 2012, 26: 379-390.

121. Roness H, Kalich-Philosoph L, Meirow D. Prevention of chemotherapy-induced ovarian damage: possible roles for hormonal and non-hormonal attenuating agents. Hum Reprod Update, 2014, 20: 759-774.

122. 范娣娣. 卵巢临床与病理. 天津: 天津科学技术出版社, 1993: 58-60.

123. 王世阆. 卵巢疾病. 北京: 人民卫生出版社, 2004: 177-182.

124. 王金霞, 邓巧子, 蔡杰. 输卵管卵巢脓肿手术方式的探讨. 河南科技大学学报(医学版), 2010, 28: 99-101.

125. 章汉旺, 卜志勤. 输卵管积水的治疗策略. 实用妇产科杂志, 2011, 27: 575-577.

126. 刘韵, 张永康. 腹腔镜下输卵管积水不同处理方式对卵巢近期储备功能的影响. 海南医学, 2013, 24: 357-360.

127. 谢幸, 苟文丽. 妇产科学. 第8版. 北京: 人民卫生出版社, 2013: 58-267.

128. Welt CK. Autoimmune oophoritis in the adolescent. Ann N Y Acad Sci, 2008, 1135: 118-122.

129. Mahbod E, Firoozeh AA. Pathogenesis and Causes of Premature Ovarian Failure: An Update. Int J Fertil Steril, 2011, 5: 54-65.

130. Malhotra N, Sharma V, Bahadur A, et al. The effect of tuberculosis on ovarian reserve among women undergoing IVF in India. Int J Gynaecol Obstet, 2012, 117: 40-44.

131. Warren BD, Kinsey WK, McGinnis LK, et al. Ovarian autoimmune disease: clinical concepts and animal models. Cell Mol Immunol, 2014, 11: 510-521.

132. 甄秀梅. 自身免疫与卵巢早衰. 中国实用妇科与产科杂志, 2015, 31: 709-713.

第十三章

遗传性疾病与卵泡发育

遗传性疾病(genetic disease, hereditary disease),是指遗传物质发生突变所引起的疾病,通常具有垂直传递和终生性的特征。遗传病发生的物质基础是遗传物质的突变,包括染色体畸变或基因突变,是遗传病发生的根源,也是区别于其他疾病的基本特点。传统上把遗传病分为五大类:染色体病、单基因病、多基因病、线粒体遗传病和体细胞遗传病。

人体卵子发生发育受遗传因素调控,多种分子参与调节卵泡发生发育和成熟,一些染色体异常如Turner综合征及基因突变等可造成卵泡发育异常。除了受遗传因素调控外,环境因素也占有一定影响,在这些卵泡发育异常疾病中遗传因素占据不同比例,其病因也较为复杂。另外,遗传修饰的表观遗传异常也可以导致卵泡发育的障碍。本章将从五种遗传病的特点出发,分别介绍可导致女性卵泡发育异常及卵子形成异常的遗传病和相关影响因素,为临床诊疗提供理论基础。

第一节 染 色 体 病

人类染色体数目上和结构上的异常均可导致遗传性疾病,称为染色体病(chromosome disease)或染色体综合征(chromosome syndrome),此类疾病一般具有以下临床特征:生长发育落后,智力低下,一般有多发性先天畸形,性染色体异常的患者还出现生长和性发育异常的情况,如性腺发育不良、男性乳房发育等,染色体异常往往导致胚胎流产或死产。

染色体畸变是导致临床不孕的明确病因之一,有许多临床不孕患者具有染色体畸变的报道,多数表现为X染色体异常。最常见的染色体异常核型为45,XO、47,XXX和X染色体异常(包括片段缺失、等臂染色体、环状染色体、双着丝粒染色体及复杂重排等异常),其中约1/2患者表现为性腺发育不全和原发性闭经。而Xq缺失、45,XO嵌合体及X-常色体非平衡易位患者则表现为继发性闭经。

染色体畸变(chromosomal aberration)是染色体数目或结构的异常改变,是引起染色体病的原因。染色体嵌合体(mosaic):指具有两种或两种以上不同染色体组成的细胞系的个体,可以是染色体畸变与正常核型的嵌合,也可以是两种或多种染色体畸变之间的嵌合,如46,XX/47,XXY、45,X/47,XXX等。

一、染色体数目畸变导致的疾病

因为多倍体大多流产,临床上所见到的数目畸变主要是超二倍体和亚二倍体。对于卵泡的发育来说,X染色体无疑是最为重要的。因此,卵泡的发育障碍多数是X染色体数目畸变所致。其中最常见的有Turner综合征和X-三体综合征。

(一) Turner综合征

Turner综合征是最早发现的,也是最常见的染色体畸形之一。其发病率在新生女婴中约为1/5000~1/2500。因为X单体胚胎不易存活,故此在流产和死胎中则更为常见。多达15%的自然流产病例中有45,X染色体核型。核型为45,X的孕体中约99%都在胚胎期自然流产。

1. 遗传学与发病机制 目前公认是在减数分裂过程中发生性染色体不分离所致。Race等人认为此单一性染色体约75%可能来自母亲,25%来自父亲。1938年,由Turner首次描述此病,故此得名。约半数患者的核型为45,X(图13-1),其余的多为嵌合体。孕12周前的45,X胚胎的原始卵泡数量常为正常水平,但至较大胎儿时数量即减少,至出生时则几乎全部消失。除了45,X之外,其他核型还有

46,X,i(Xq)等多种,其中以嵌合为最常见,包括45, X/46,XX、45,X/46,Xi(Xq)、45,X/46,XY 和 45,X/ 46,Xr(X)等核型。

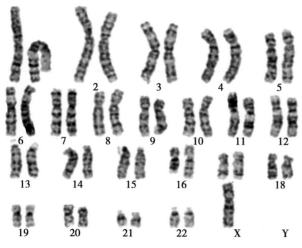

图 13-1 Turner 综合征患者的核型 45,X

2. 临床表现 患者体内有条索状卵巢,无卵泡发生,因此称为先天性卵巢发育不全或性腺发育不全。Turner 综合征患者表型为女性,主要表现为身矮、生殖器与第二性征不发育和躯体的发育异常。

卵巢发育不全是 Turner 综合征的特征性表现。由于 X 染色体的缺失导致卵巢不发育(B 超下无卵巢显示)或发育缺陷(B 超下呈纤维条索状),从而不能产生足量 E$_2$ 以抑制垂体,致使垂体所分泌 FSH 及 LH 水平明显升高,从而出现原发性闭经或乳房不发育。女性外阴,发育幼稚,有阴道,子宫小或缺如,卵巢发育不全。早期的卵巢几乎正常,很快即萎缩呈条索状,主要为结缔组织,多数青春期患者的卵巢无卵泡性结构,丧失正常功能而致严重低雌激素水平,促性腺激素水平升高,大部分患者均有原发性闭经和不孕表现。

嵌合体核型患者临床表现的严重程度主要与异常核型所占比例成正相关,异常核型所占比例越大,临床症状越明显,程度越严重,而异常核型所占比例越小,临床症状可能越轻,当正常核型所占比例较大时,患者可无明显综合征症状。

3. 实验室检查 患者促性腺激素,特别是卵泡刺激素(FSH)水平可在出生时升高,血清雌二醇水平低,黄体生成素(LH)、卵泡刺激素(FSH)水平明显增高。可有甲状腺抗体,对葡萄糖耐受性降低。确诊必须作常规外周血染色体核型分析,核型 45,X 即可确诊。B 型超声波显示患者的子宫和卵巢发育不全。

在产前筛查方面,母体中孕期血清抑制素 A 和游离 β-hCG 水平在伴水囊肿的 Turner 综合征中升高,而不伴水囊肿时降低。B 型超声波典型的改变是胎儿颈部较大的囊状淋巴管瘤,全身水肿,伴有少量、中量胸腔积液即腹水,心脏畸形及肾畸形。可对胎儿的染色体进行核型分析,包括绒毛和羊水细胞,核型 45,X 即可确诊。

4. 诊断 主要依据典型 Turner 综合征的临床表现,如身矮、生殖器与第二性征不发育等临床特征,结合实验室检查,明确诊断还需依靠标准的染色体核型分析。运用性腺病理检查、SRY 基因检测、骨密度测定和雄激素受体基因检测等技术,快速作出诊断。

5. 预防 做好病因预防,防止染色体畸变。对高危孕妇进行产前核型分析和选择性流产可预防患儿出生。

6. 治疗 鉴于 Turner 综合征的复杂性和多系统的特点,可直接对危险因素和并发症(如不孕不育、心脑血管并发症、骨质疏松症等)进行对症治疗。

目前,年轻女性患者通过辅助生殖技术进行体外受精的技术正在研究中。自然怀孕或辅助生殖均具有较大的风险,因此,孕前咨询和心脏超声或磁共振成像(MRI)是必不可少的。

（二）X-三体综合征

X-三体综合征(trisomy X syndrome)在新生女婴中的发病率为 1/1000。1959 年由 Jacobs 首先报道。47,XXX 为该类患者最常见的核型,额外的 X 染色体主要由母方第一次减数分裂时 X 染色体不分离所致。另有 10% 左右的患者为嵌合体核型。一般来说,大多数患者外观和发育正常,有正常的月经周期,少数患者有月经失调、继发性闭经及卵巢功能异常等,一些患者伴有精神异常。但是,多数患者卵巢体积小于正常女性。X 染色体数目越多,症状越严重,此时往往伴有严重的智能低下和其他畸形。

因为多了一条 X 染色体,虽然多余的 X 染色体会失活,但残留的未失活的基因的剂量效应也会影响性腺的发育。即使没有青春期的信号,患者的 GnRH 脉冲发生器也会提前激活。在青春期,患者的 LH 和 FSH 的表达水平普遍高于正常女性,而 E$_2$ 水平则低于正常。这些激素水平的异常往往影响卵泡的发育,从而导致患者生殖的异常。

二、染色体结构畸变导致的疾病

基因位于染色体上,如果染色体发生结构上可见的变化,意味着有大量的基因受到损害,其引起的后果比单基因病要严重得多。目前已经发现,各种染色体的结构畸变都可能引起卵泡发育的障碍,其中又以 X 染色体结构畸变所导致的卵泡发育障碍较为多见。

1. 缺失 与 POF 相关的 X 染色体的缺失比易位更为常见。缺失引起部分正常的、不成对的和具有同型双着丝粒的 X 染色体的保留,这可能会干扰其配对,导致卵母细胞闭锁。X 染色体的缺失通常涉及其短臂(Xp),而表现出 POF 的缺失部分比 Xq13-25 区域高得多。Xp11 缺失可导致原发性和继发性闭经,两者各占 50% ,Xq13 缺失通常会引起原发性闭经。X 染色体远端的缺失与保存的卵巢功能有关,而近端缺失与卵巢功能衰竭有关。与 POF 相关的基因 *POF1* 和 *POF2* 分别定位于 Xq26-q28 和 Xq13.3-q22,缺失或其他突变均可引起 POF。Eggermann 等发现一名 33 岁德国女性,其 X 染色体长臂末端的小片段缺失导致 POF,细胞遗传学分析发现该患者核型为 46,X,del(Xq27. 2 或 Xq27. 3)。

2. 易位 易位是最常见的染色体异常。对 POF 患者的 X/常染色体易位图谱的分析发现,*POF2* 基因座包括 15Mb YAC 重叠群,其中大部分断裂点定位于整个 Xq21 区域 DXS233 和 DXS1171 位点之间。而 2 号与 15 号染色体之间发生的易位会引起 FSH 的异常,从而导致 POF 的出现。

3. 倒位 世界上已报道的倒位已经超过了 200 种。其中常见的是 9 号染色体的臂间倒位,国内外报道 inv(9)的发生率为 0.5% ~1.0% 之间,好发点在 q12 的次缢痕区域。以往人们曾认为 9 号染色体臂间倒位并无临床意义,但目前认为其与不育、流产、畸形儿等存在相关性。首先,倒位使染色体在减数分裂时不能正确分离,从而导致增加配子的非整倍体性;其次,虽然倒位没有丢失遗传物质,但基因序列的改变有可能产生不同程度的位置效应;最后,倒位还可导致染色体在某个阶段出现重组或缺失,基因间的平衡被破坏,引起胚胎发育的异常,并最终导致流产、死产及娩出畸形儿等产科不良事件。

4. 环状染色体 环状染色体并不常见,一般源自新的突变,典型的环状染色体的形成是染色体的双臂都断裂,然后由断点接合并遗失远端的片段,另一种是终端对终端的融合。前一种形式因为遗失部分基因,会导致严重的后果。如 45 ,X/46 ,X,r(X) 的患者因为有一条 X 染色体上基因的大量缺失,导致类似 Turner 综合征患者的症状。

5. 等臂染色体 等臂 X 短臂染色体较正常 X 染色体小,细胞中丢失的是 X 长臂上的位点,因为性腺发育基因主要定位于 X 染色体长臂,故性腺发育严重不全,表现出类似 Turner 综合征的症状。但如果是等臂 X 短臂染色体,则等臂 X 长臂染色体较正常 X 染色体大,细胞中丢失的是 X 短臂上的位点,性腺外观尚可,但性腺功能较差,性激素水平低。另外,因为决定身高的基因主要定位于 X 短臂上,故患者身材均比较矮小。

6. 双着丝粒染色体 如果断裂和重接发生在 X 染色体短臂上,会形成 45 ,X/47 ,X,dic(X;X)的核型,因为不含着丝粒的长臂随后丢失,故此形成类似 Turner 综合征的表型。另外,当环状染色体 r(X)发生有丝分裂时,发生一次姐妹染色单体互换,两个小环状 X 染色体形成一个大环,形成含双着丝粒的环状染色体。这种双着丝粒染色体因为缺失了部分 X 染色体,往往导致 Turner 综合征的症状。因为这种染色体极不稳定,因而出现的几率很小。

三、染色体多态性与卵泡发育

染色体多态性指的是在正常健康人群中,存在着各种染色体的恒定的微小变异,这些变异通常没有明显的表型效应和病理学意义,称为染色体多态。染色体多态性主要表现为异染色质,特别是含有高度重复序列的结构异染色质的变异。这些变异集中分布于着丝粒、端粒、随体、次缢痕和 Y 染色体长臂。

从分子水平上看结构异染色质所含的 DNA 主要是"非编码"的高度重复序列,不含有结构基因,没有转录活性,因此通常被认为是无用的冗余序列。但近年的研究表明,异染色质可以稳定着丝粒,以确保染色体的分离。在减数分裂的联会期,同源染色体可通过其异染色质区的重复序列进行配对,使联会复合体更加稳定。因此,异染色质的异常有可能影响在减数分裂时染色体配对联会,乃至影响配子的形成。另外,经过染色体重排,常染色质可以移位到异染色质区或其附近,因为位置效应的影响而使常染色质发生异染色质化,导致一些与生殖相关的基因沉默,从而引起不孕、不育、流产、死胎等生殖异常。当然,这些临床效应除了要考虑异染色质的变异外,也应考虑其他遗传因素和环境因素的存在。

最常见的易自发和诱发断裂的异染色质区域是 1、9、16 号染色体的次缢痕异染色质区。如果破坏位于染色体次缢痕区的着丝粒-动粒复合体与细胞分裂中纺锤体微管两者之间的联系,染色体将无法正常分离,造成同源染色体的配对异常,从而产生遗传缺陷的卵母细胞,导致胎儿流产或不育。

染色体多态性多以流产、死胎、不孕不育为主要表现,占总临床效应的 80% 左右。但是,目前的研究还很少从分子水平对染色体多态性进行进一步的研究。这类研究会为临床提供更准确的依据,有望成为未来研究的热点和方向。

第二节　单基因遗传病

单基因遗传病(monogenic disorders)是指受一对等位基因控制的遗传病,按照致病基因的定位和遗传方式的不同,单基因病通常分为常染色体显性遗传病、常染色体隐性遗传病、X 连锁显性遗传病、X 连锁隐性遗传病、Y 连锁遗传病这五类。目前已知的单基因病已经超过 15 000 种,并且每年以 10 ~ 50 种的速度递增。

人类疾病遗传规律的研究不能采用像动植物那样杂交实验的方法,因而必须有一些研究人类遗传方式的特殊方法。系谱分析既有助于判断患者是否患有遗传疾病,又有助于区分是单基因病还是多基因病,还可用于估计个体的患病风险,是目前最常用的研究方法。

系谱是从先证者入手,调查某种疾病在一个家族中的发病情况后,将该家族各成员患病情况及其相互关系用规定的符号按照一定的格式绘制而成的图解。先证者是指某个家系中第一个被确诊的罹患某种遗传病的成员。系谱中不仅要包括患有同种疾病的个体,还要包括家系中所有正常的成员。通过系谱可以对这个家系进行回顾性分析,以便确定所发现的疾病在这个家系中是否有遗传因素的作用及其可能的遗传方式,从而为其他具有相同遗传病的家系或患者提供预防或诊治的依据。

一、常染色体显性遗传病

控制某种性状或疾病的基因位于常染色体(1 ~ 22 号)上,并且性质是显性的,这种遗传方式称为常染色体显性遗传,由此种遗传方式所导致的疾病则称为常染色体显性遗传病。由于致病基因最初都是由正常基因突变来的,其频率介于 0.01 ~ 0.001 之间。因此,常染色体显性遗传病患者通常为杂合的基因型(Aa),而致病基因纯合子(AA)非常罕见。

(一) 常染色体显性遗传病的特点

1. 致病基因的传递与性别无关,即男女发病机会均等。

2. 患者的双亲之一往往为患者,但绝大多数为杂合子,患者的同胞中有 1/2 的机会是患者,患者的子女有 1/2 的几率患病。

3. 系谱中可见连续遗传,即连续几代均可看到患者出现。

4. 双亲无病时,子女一般不患病。

(二) 与卵子发育相关的常染色体显性遗传病

有以下几种:

1. 卵巢早衰 5 型(POF5 , OMIM #611548)　卵巢早衰(premature ovarian failure , POF)又称原发性卵巢功能不全(primary ovarian insufficiency , POI),是指卵巢功能衰竭所导致的 40 岁之前即闭经的现象。虽然卵巢不再对促性腺激素敏感,也可以表现为卵巢的衰竭,但是卵子的耗尽通常才是该病的基础。

卵巢早衰具有高度异质性,病因至今未明,已报道的病因包括遗传、免疫、医源性及环境因素等,但大多数属特发性。有报道遗传因素占发病原因的 40%,但对大样本的染色体核型分析发现染色体数目或结构异常率仅为 12.1%,提示遗传物质的异常更多发生于单基因水平。根据 2016 年 6 月 OMIM 最新数据,POF 可分为 10 种类型,其相关基因分布在 X 染色体和常染色体上。

新生儿卵巢同源盒基因(newborn ovary homeobox , NOBOX)的突变可以导致 POF 的发生,该基因突变导致的卵巢早衰被 OMIM 定义为 POF5 型。*NOBOX* 基因定位于 7q35,呈常染色体显性遗传方式。

NOBOX 是生殖细胞特异性表达的,参与早期卵子发生的关键性转录调控因子。其 RNA 和蛋白质优先地表达于生殖腺内的卵母细胞和滤泡各发育阶段的原发性及生长中的卵母细胞中。研究证明 NOBOX 在卵泡早期发育阶段发挥重要作用。*NOBOX* 基因突变后,其蛋白功能的缺失会加速卵子丢失和发育异常,导致卵子的提前耗竭,引发卵巢早衰的发生。

2. 自发性卵巢过度刺激综合征(spontaneous ovarian hyperstimulation syndrome , sOHSS , OMIM #608115)　卵巢过度刺激综合征(ovarian hyperstimulation syndrome , OHSS)是一种人体对促排卵药物产

生的过度反应,以双侧卵巢多个卵泡发育、卵巢体积增大、毛细血管通透性增加、体液和蛋白异常外渗入人体第三间隙为特征而引起一系列临床症状的并发症。

OHSS 多发生于控制性超排卵之后,但有时也可发生在自发排卵周期,称为 sOHSS。sOHSS 在人群中发病率极低,目前报道的病例虽不断增多,但仍以个案报道为主。该病多发生于妊娠早中期,以孕6~16 周发病率最高,中位数孕周为10 周;其发病年龄集中在 19~38 岁,发生于自发排卵周期,尤其是伴有多胎妊娠、甲状腺功能减退、多囊卵巢综合征患者,与妊娠次数无关。

目前,sOHSS 的发病机制多倾向于 FSH 受体基因突变理论。越来越多的研究表明,该病的发生可能是由定位于染色体 2p16.3 的卵泡刺激素受体(follicle-stimulating hormone receptor, FSHR)基因的杂合突变所导致,呈常染色体显性遗传方式,且具有一定的遗传异质性。突变基因编码的 FSHR 蛋白对卵泡刺激素(follicle-stimulating hormone, FSH)的亲和力异常增高,不仅增强 FSH 的生理作用,同时也激发了对卵巢的病理性过度刺激,从而导致 OHSS 的发生。

3. 卵母细胞成熟障碍 2 型(oocyte maturation defect 2, OOMD2; OMIM #616780) 该病的遗传基础为微管蛋白 β-8(tubulin β-8, TUBB8)基因的突变,呈染色体显性遗传。在体外受精-胚胎移植(in vitro fertilization and embryo transfer, IVF-ET)过程中,经常会出现控制性超排卵后患者的卵母细胞仍然处于未成熟状态。在高达 30%~40% 的人卵母细胞成熟障碍的病例中,存在该基因的突变。TUBB8 基因定位于 10p15.3,仅在卵母细胞和早期胚胎内表达,其突变导致 tubulin β-8 蛋白体外折叠异常,从而引起微管蛋白 α/β 二聚体形成障碍,干扰细胞微管网络的形成,破坏人卵子纺锤体的组装。在 TUBB8 基因突变患者体内,卵母细胞内纺锤体的缺如或严重畸形导致第一次减数分裂中后期转换阶段纺锤体检验点的激活,使卵母细胞的发育停滞在第一次减数分裂的中期。

4. 反复流产发作 4 型(pregnancy loss, recurrent, 4; OMIM#270960) 该病的遗传基础为联会复合体蛋白 3(synaptonemal complex protein3, SYCP3)的基因突变所致,基因定位于 12q23.2,呈常染色体显性遗传。在人体内有三种减数分裂特异性联会复合体蛋白存在。其中 SYCP3 分子量为 30kD,

具有促进同源染色体相互作用的功能。当 SYCP3 基因突变后,SCYP3 的纤维结构被破坏,引起联会复合体横向组分的异常,影响第一次减数分裂后期同源染色体的分离,从而产生非整倍体的卵母细胞,导致反复流产。

二、常染色体隐性遗传病

控制某种性状或疾病的基因位于常染色体(1~22 号)上,并且性质是隐性的,这种遗传方式称为常染色体隐性遗传。由常染色体上的隐性致病基因引起的疾病称为常染色体隐性遗传病。由于致病基因为隐性,故只有致病基因纯合子(aa)方可致病,而杂合携带者(Aa)不发病。

（一）常染色体隐性遗传病的特点

1. 男女发病机会均等。

2. 系谱中患者的分布往往是散发的,通常看不到连续传递的现象,有时系谱中只有先证者(患者)。

3. 患者的双亲一般表现型正常,但他们都是致病基因的携带者,患者的同胞中约有 1/4 患病,但有 1/2 的几率是携带者。

4. 近亲婚配时,子代的发病率明显增高。

（二）与卵子发育相关的常染色体隐性性遗传病

1. 卵巢发育不全 1 型(ovarian dysgenesis 1, ODG1 OMIM#233300) 1/2 左右的原发闭经是因为卵巢发育不全所致,该病往往导致严重的促性腺激素分泌过多性卵巢衰竭。其分子基础具有高度的遗传异质性。卵巢发育不全的异质性主要是等位基因异质性,如 ODG1 由 FSHR 的突变所引起,ODG2 由 BMP15 基因的突变所致,ODG3 因为 PSMC3IP 突变引发,ODG4 则是因为 MCM9 基因突变导致。

ODG1 患者的身高和染色体核型一般正常,但往往有原发闭经且伴有严重的骨质疏松。其致病基因为 FSH 受体基因。人的 FSHR 基因定位于染色体 2p16.3,基因全长 54kb,由 10 个外显子和 9 个内含子组成。在卵巢组织内,当其与 FSH 结合后,促进卵泡颗粒层细胞增生分化,促进整个卵巢的增长。当 FSHR 基因突变后,FSHR 受体对 FSH 的亲和力下降,其在卵泡发育后期刺激卵泡发育的能力大大降低,导致卵巢的发育不良。

2. 卵巢发育不全 3 型(OMIM #614324) 该病遗传的基础为蛋白酶体 26s 亚基,腺苷三磷酸酶,相互作用蛋白 3(proteasome 26S subunit, ATPase, 3-interacting protein，PSMC3IP）基因的缺失突变。*PSMC3IP* 基因定位于 17q21.6，呈常染色体隐性遗传方式，其编码的蛋白在第一次减数分裂前期调控同源染色体的重组和交换。另外，PSMC3IP 蛋白还可以激活配体驱动的雌孕激素的转录，其突变破坏了雌激素所驱动的转录激活。在胎儿发育过程，受损的雌激素信号影响卵泡池的大小；在青春期，雌激素信号的异常又导致其不能对抗卵泡的闭锁，从而导致卵巢发育不全。

ODG3 的患者不能自发进入青春期，乳房发育和阴毛特征分别为 Turner1 期和 2 期。患者具有比较高的促性腺激素水平正常的雄激素水平，雌激素和孕激素水平极度低下。超声和 MRI 结果显示子宫发育不良，而卵巢则完全未发育。

3. 卵巢发育不全 4 型（OMIM #616185） 该病的遗传基础为微小染色体维持蛋白 9（minichromosome maintenance protein 9，MCM9）基因的突变，呈常染色体隐性遗传。*MCM9* 基因定位于 6q22.31，编码一组普遍存在的、高度保守的蛋白，在 DNA 复制的起始、延伸、转录、染色体重建及细胞周期检验点反应等过程中都起着非常重要作用。MCM 的水平和细胞增殖及生长能力之间存在正相关关系，所以 MCM 的水平也代表着细胞不同的增殖状态。

MCM9 的功能是将 MCM2-7 蛋白定位于染色质上，并和 MCM8 形成复合体，发挥 MCM 家族蛋白的功能，启动 DNA 的复制，从而启动卵原细胞的增殖和卵母细胞的发育。另外，MCM9 在生殖系干细胞的维持方面也起到一定的作用。MCM 突变后，卵原细胞的形成受到影响，影响胎儿发育阶段卵泡池的大小。卵母细胞发育的缺陷则导致其青春期卵泡的发育障碍，从而引起卵巢发育不良的发生。

ODG4 的患者多为高促性腺激素性原发闭经患者。骨龄正常，月经规律，Tanner 分期乳房和阴毛正常，但常伴身材矮小和体重减轻。超声显示子宫为婴儿型，卵巢则一般检测不到。经复合性雌孕激素替代疗法治疗后，患者可有较好的治疗效果。

4. 卵母细胞成熟障碍 1 型（oocyte maturation defect 1，OMIM #615774） 在某些卵母细胞成熟障碍的患者中，存在透明带基因的移码突变。透明带由三种糖蛋白构成，分别是 ZP1、ZP2 和 ZP3（按分子量大小排序），它们是在卵子形成过程中分泌和组装的。卵母细胞成熟障碍 1 型为常染色体隐性遗传病，致病基因为 *ZP1* 基因。该基因定位于 11q12.2，编码一种分子量为 100kD 左右的透明带糖蛋白。在卵母细胞成熟障碍 1 型患者体内，*ZP1* 基因第 1169～1176 位核苷酸发生 8bp 纯合移码缺失突变，导致第 390 位氨基酸发生移码，至第 404 位氨基酸变为终止密码子，使本该继续合成的肽链（共 638 个氨基酸）提前终止，合成一段毫无意义的 ZP1 蛋白，使透明带不能形成，造成卵母细胞周围透明带的完全缺失（图 13-2）。

5. 卵巢早衰 8 型（POF8，OMIM #615723） POF8 发生的遗传基础为 STAG3 基因的突变，呈常染色体隐性遗传。该基因定位于 7q22.1，编码一种减数分裂特异性粘连蛋白。粘连蛋白是一个巨型的环状蛋白复合体，由 STAG3、REC8、SMC1 和 SMC3 4 个亚单位组成。在减数分裂过程中，粘连蛋白复合体是最为关键的蛋白质。在后期染色体分离时，粘连蛋白像胶水一样，将姐妹染色单体"粘"在一起。粘连复合体的加载发生于减数分裂前最后一次 DNA 复制时，在女性胚胎则相当于发育的第 8～12 周，直到第二次减数分裂后期溶解从染色体脱落。在此数十年中，卵母细胞染色体维持粘连。因此，持续的粘连素表达是维持卵子粘连所必需的。

人卵母细胞发育的各个阶段均存在 STAG3 表

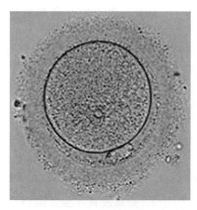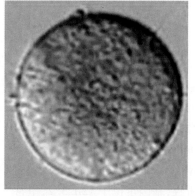

图 13-2 卵子透明带缺失
左：正常卵子透明带；右：患者卵子透明带缺如

达。STAG3 特异性表达于染色体臂上,参与同源染色体的联会、重组和交换。在减数分裂起始阶段,粘连蛋白在染色体臂和着丝粒处将姐妹染色单体连接在一起。直到第一次减数分裂后期姐妹染色单体臂上粘连蛋白才消失。*STAG3* 基因突变引起的蛋白活性下降可导致染色体分离错误;另外,粘连蛋白参与收集联会丝复合物形成联会丝复合体,从而影响重组过程。基因突变所致的这两个重要生理过程的异常往往导致卵母细胞的成熟障碍,使卵泡发生闭锁,导致卵巢早衰的发生。

6. 卵巢早衰 9 型(POF9, OMIM #615724) POF9 发生的遗传基础是 *HFM1* 的突变。*HFM1* 基因定位于 1p22.2,其编码的蛋白参与了卵母细胞第一次减数分裂前期的同源染色体重组。该基因的突变会导致同源染色体分离错误,从而使卵母细胞的发育停滞,卵泡发生闭锁,导致卵巢早衰的发生。

7. 卵巢早衰 10 型(POF10, OMIM 612885) POF10 的遗传基础为微小染色体维持蛋白 MCM8 的基因突变。*MCM8* 基因定位于 20p12.3,编码一种 DNA 复制调节蛋白,在减数分裂中调节 DNA 复制的延伸。在人卵母细胞的发育过程中,*MCM8* 编码的蛋白与 MCM9 编码的蛋白形成复合体,在 DNA 复制叉结构维持和 DNA 损伤修复中起着重要的作用。当 *MCM8* 基因突变后,因为 DNA 复制不能完成,往往导致卵泡不能发育,导致卵泡的提前闭锁。MCM 在卵巢的早期发育中即开始发挥功能,并且影响女性到达更年期的年龄。

8. 卵巢早衰 3 型(POF3, OMIM #608996) 叉头框蛋白 L2(Forkhead box protein, FOXL2)基因的突变可以引起 POF3。该基因定位于 3q22.3,以常染色体显性遗传方式遗传,女性基因突变携带者卵巢早衰并伴有睑裂狭小、上睑下垂及倒转型内眦赘皮,但男性患者仅表现为睑裂狭小、上睑下垂及倒转型内眦赘皮。

FOXL2 是第一个公认的对维持卵巢功能意义重大的人类常染色体基因。FOXL2 是叉头转录因子超家族的成员,是人卵巢发育中的一种高度保守的早期调控因子。*FOXL2* 编码的蛋白对卵巢的维持和颗粒细胞分化是必需的,*FOXL2* 基因突变后,颗粒细胞无法从扁平形转变为立方形,原始卵泡中大部分卵母细胞发生闭锁,导致卵巢早衰。

三、X 连锁遗传病

致病基因位于 X 染色体上的疾病称为 X 连锁遗传病。其发病具有交叉遗传的特点。交叉遗传指男性 X 染色体上的基因只能来自于母亲(其 Y 染色体来自于父亲),将来也只能传递给女儿(其 Y 染色体将传递给儿子),不存在从男性到男性的传递。临床上与卵泡发育相关的 X 连锁遗传病有:

1. 卵巢早衰 1 型(POF1, OMIM #311360) 该病的遗传基础为脆性 X 染色体智力缺陷基因(fragile X mental retardation 1, *FMR1*)的 CGG 重复次数过多所致。按照 *FMR1* 基因的 5' 端非编码区 CGG 重复次数的多少,可以将其分为四种类型:全突变(CGGs>200);前突变(55<CGGs<200);灰色区(40<CGGs<54);正常基因(CGGs<40)。在临床上,全突变基因表现为脆性 X 染色体综合征;女性 *FMR1* 基因前突变杂合携带者则表现为 POF1。前突变提示 DNA 损伤修复功能的异常和基因组的稳定性降低,在卵巢内的基因突变则导致卵巢早衰。前突变在高加索人种散发性 POF 患者中的发生率为 3.3% ~ 6.7%,在家族性 POF 患者中的发生率高达 13%,但是在中国人群 POF 中的发病率只有 0.9%,提示该病的发生具有种族差异。

2. 卵巢发育不全 2 型(ODG2, OMIM #300510) ODG2 发生的遗传基础是骨形态发生蛋白 15 基因(bone morphogenetic protein15, *BMP15*)的突变所致。骨形态发生蛋白是 TGF-B 超家族的成员,具有调节细胞增殖和分化等功能。其中,BMP-4、BMP-7 和 BMP-15 对卵泡启动具有正向促进作用,有助于卵泡的存活和发育。*BMP15* 基因定位于 Xp11.22,编码一种在各卵泡发育阶段均可表达的卵母细胞衍生因子,由卵母细胞分泌,影响优势卵泡的发育和卵母细胞的生长。BMP-15 通过 Kit 配体/酪氨酸蛋白激酶受体信号通路促进颗粒细胞的增殖。BMP-15 还可以调控颗粒细胞和卵母细胞发育,在形成优势卵泡与闭锁卵泡的过程中发挥重要作用。当 *BMP15* 基因敲除后,c-kit 受体表达受影响,导致卵泡膜细胞不能正常形成。

该病具有遗传异质性,*BMP15* 基因上至少有 6 种以上不同位点的突变可以导致该病的发生。

3. 卵巢早衰 2A 型(POF2A, OMIM #300511) 导致该病的遗传基础为 Diaphanous 相关成蛋白 2 基因(diaphanous related formin 2, DIAPH2)的突变。该基因定位于 Xq13.3-q21,其编码的蛋白参与细胞分裂前期极性的建立和胞质分裂期胞质运动所导致的收缩环形成,其突变往往会导致卵母细胞发育停滞在第一次减数分裂的末期,不能进入第二次减数分裂。

四、遗传方式未确定的遗传病

除了以上几种确定遗传方式的疾病外,还有一些具体遗传方式尚未确定的疾病与卵泡发育的异常有关系,它们分别是:

1. 卵巢早衰 6 型（POF6，OMIM #612310） POF6 的遗传基础为转录调节因子缺失生殖系 α 因子基因（factor in the germline alpha，FIGLA）的缺失突变。

FIGLA 基因定位于 2p13.3，作为一个调控卵母细胞特异性基因协调表达的关键调节基因,特别是 *NLRP*（NLR family of pyrin domain-containing）基因,对早期胚胎发生具有关键作用。虽然 Figla 的缺失不会影响生殖细胞的迁移和增殖,生殖脊也会正常形成出现。但是,出生后卵母细胞会迅速退化消失,原始卵泡也不会形成。另外,Figla 蛋白与转录因子 E12 在透明带转录因子启动子形成二聚体,调节透明带基因的表达,其突变会影响卵泡的募集。所以,*FIGLA* 基因的突变会导致卵泡的提前闭锁,优势卵泡的形成也会受到严重影响,从而诱发卵巢功能的衰竭。

2. 卵巢早衰 7 型（POF7，OMIM #612964） 细胞核受体超家族（nuclear receptor subfamily 5，group A，member 1，NR5A1）的错义突变和移码突变可以导致 POF7 的发生。*NR5A1* 基因定位于 9q33.3，在各年龄阶段女性的卵巢内都有表达,其编码的蛋白可调节垂体促性腺激素的生成,同时还可以影响性腺类固醇生成酶的表达,对卵巢的发育和卵巢正常功能的维持都至关重要。*NR5A1* 基因缺失的个体,即使有卵巢的形成,但是因为卵泡的成熟障碍,不能正常排卵。另外,*NR5A1* 基因的拷贝数目变异或其基因所在染色体发生微缺失也可以导致 POF 的发生。

随着科研手段的提高,尤其是近几年全基因组关联分析（GWAS）的施行,会有越来越多与卵泡发育相关的基因被鉴定,从而使我们对卵泡发育障碍的遗传基础的认识更加深入,为临床诊断和治疗提供更好的工具。

五、单基因遗传病发病的影响因素

理论上来说,单基因病的遗传方式比较明确,每种单基因病都有其独特的发病特点,但是也存在一些例外情况。

1. 遗传异质性 遗传异质性（genetic heterogeneity）是指某一种遗传疾病或表型可以由不同的等位基因或者基因座突变所引起的现象。由于遗传基础不同,他们的遗传方式、发病年龄、病情以及再发风险等都可能不同。事实上,大多数遗传性疾病都具有一定的异质性。遗传异质性又可分为基因座异质性和等位基因异质性。基因座异质性疾病是由不同基因座的基因突变引起的,如 ODG 的四种类型分别由不同的基因突变所致。而等位基因异质性是指某一遗传病是由同一基因座上的不同突变引起的,如 *FSHR* 的 9 个外显子的多个部位均可发生基因的突变,从而导致 ODG1 的发生。

2. 基因的多效性 一个基因可以决定或影响多个性状的现象叫基因的多效性。在生物个体的发育过程中,很多生理过程都是相互联系、相互依赖的。而基因的作用是通过控制一系列的生化反应而影响到个体的发育,从而决定疾病的发生和发展。如 *SYCP3* 的突变在女性导致反复流产发作,在男性则导致精子生成障碍。

3. 遗传早现 POF1 患者 *FMR1* 的 5' 端非编码区的 CGG 序列,在世代传递的过程中可能会发生异常扩增,也就是可能会发生动态突变。在动态突变与疾病相关的研究中,发现扩增的重复序列在下一代体内往往倾向于增加几个重复拷贝,而重复拷贝数越多,病情越严重,发病年龄也越小,这种现象称为遗传早现。

第三节　多　基　因　病

多基因遗传病是遗传信息通过两对以上致病基因的累积效应所致的遗传病,其遗传效应较多地受环境因素的影响。在遗传因素中,每对基因之间没有显性和隐性之分,而是共显性。这些基因的每个成员对遗传性状形成的效应都是微小的,称为微效基因。但是,许多对相关微效基因的作用可以累加起来,造成一个很明显的临床效应,导致临床疾病的发生。

一、多基因遗传病的遗传特点

通过对多基因性状的遗传分析,可以归纳出以下几个与单基因遗传不同的特点:

1. 多基因病的群体发病率一般高于 0.1%。

2. 多基因遗传病存在家族聚集倾向。患者亲属的发病率远高于群体发病率,但又低于单基因遗传病的 1/2 或 1/4(1% ~ 10%)。

3. 近亲婚配时,因为多基因的累加效应,子女的发病风险增高,但不如单基因病显著。

4. 随着亲属级别的降低,发病风险迅速降低。群体发病率越低,该效应越显著。但是,与单基因病中亲属级别每降低一级,发病风险降低 1/2 的情况具有较大差异。

5. 发病率有明显的种族差异,表明不同种族的基因库存在较大的不同。

6. 受到比较明显的环境因素的影响。

二、与卵泡发育相关的多基因遗传病

在卵泡发育障碍所致的疾病中,有一类不符合孟德尔遗传的特点,同时也没有染色体的畸变。另外,这些疾病往往还受到环境因素的影响,这些疾病的遗传方式为多基因遗传。常见的有多囊卵巢综合征和空卵泡综合征。

(一) 多囊卵巢综合征

多囊卵巢综合征(polycystic syndrome, PCOS)是以稀发排卵或无排卵、高雄激素或胰岛素抵抗、多囊卵巢为特征的内分泌紊乱的综合征。病症包括月经稀发或闭经、慢性无排卵、不孕、多毛及痤疮等。根据鹿特丹 ESHRE/ASRM-Sponsored PCOS Consensus Workshop Group(2004a, b),其诊断标准为:月经稀发、高雄激素和超声下卵巢的多囊。

1. PCOS 的遗传基础 PCOS 的发病被认为具有明确的遗传背景。虽然有些证据表明它呈常染色体显性遗传,但是更多的研究者认为该病为多基因病,最近对该病的 GWAS 分析结果进一步证实了这点。不完全外显、表观遗传修饰和环境的作用使该病的遗传方式的确定更加困难。对该病的 GWAS 研究发现:参与该病发生的基因包括 *LHCGR*、*FSHR*、*ZNF217*、*YAP1*、*INSR*、*RAB5B* 和 *C9ORF3* 等。

(1) 卵泡刺激素受体(the FSH receptor, FSHR):失活的 FSHR 通常导致高促性腺素性功能减退症,如果 FSHR 失去功能,卵泡发育往往停滞在窦前卵泡的阶段。而 FSHR 的跨膜螺旋或胞外结构域的突变往往导致自发性卵巢过度刺激综合征。数个研究结果显示 FSHR 的变异与 PCOS 的发生密切相关,但这些变异导致 PCOS 的确切机制目前还不清楚。

(2) 黄体生成素/绒毛膜促性腺激素受体(The LH/hCG receptor, LH/hCGR):*LH/hCGR* 编码 LH/hCG 的 G 蛋白偶联受体。在卵巢内颗粒细胞分化的过程中,LH/hCGR 的诱导对排卵前卵泡对排卵周期中 LH 峰的反应是必需的。*LH/hCGR* 的突变常导致卵巢增大,LH 水平升高和月经稀发。目前已经有多篇文献确认 *LH/hCGR* 的突变与 PCOS 相关,但是确切机制仍然不明。

(3) 胰岛素受体(insulin receptor, INSR):INSR 通过胰岛素抵抗机制在 PCOS 的发病中起到重要作用。胰岛素信号在 PCOS 中的重要性通过 HAIR-ANs 综合征(严重的胰岛素抵抗为特征的 PCOS 子表型)表露无遗(高雄激素血症,胰岛素抵抗黑棘皮症)。突变的胰岛素受体基因,特别是在酪氨酸激酶结构域的突变,被认为与 HAIR-AN 综合征相关。已经有大量文献证明 INSR 与 PCOS 的发生密切相关,但是其确切机制仍在探索之中。

(4) DENN 结构域包含蛋白(DENN domain-containing protein 1A, DENND1A):DENND1A 被认为是参与网格蛋白介导的内吞作用,促进蛋白质和脂质的内移,受体再循环和膜运输。DENND1A 也与磷脂酰肌醇-3-磷酸和与内吞作用/核内体蛋白相关联。通过选择性剪接,*DENND1A* 主要产生两种转录子:V1 和 V2。主要分布在产生雄激素的两个重要部位:卵泡膜细胞和肾上腺皮质的网状带细胞。在 PCOS患者中,V1 水平降低,V2 水平升高。有证据表明 *DENND1A. V2* 的表达介导了 *CYP17A1* 基因水平的升高和雄激素分泌的增多。后续的研究表明,*DENND1A. V2* 的水平可以作为 PCOS 的分子标志,从而有成为 PCOS 诊断标准的潜力。

除了以上 GWAS 所发现的几个基因以外,目前发现的与 PCOS 相关的基因包括:参与糖代谢和能量平衡的基因、甾类激素合成基因、调节促性腺激素分泌的基因等。目前的研究热点集中在雄激素受体基因、性激素合成球蛋白基因和胰岛素受体基因等。如 *CYP11A1* 基因可能与 PCOS 患者的高雄激素血症相关;*CYP11B2* 基因 c. 344T 位点的多态性可能与 PCOS 易感性有关。

2. PCOS 发病的环境因素 除了遗传因素外,环境影响在 PCOS 发生发展中起到不容忽视的作用。

(1) 环境化合物:日常生活中最常见的一次性塑料杯及装修材料中的环境化合物——双酚 A,在遇高温或遭到腐蚀时可被分解释放,进入机体后与细胞内雌激素受体结合,干扰内分泌系统,引起排卵障碍或胰岛素抵抗等表现。

（2）肥胖：大量研究证实，肥胖会加重排卵障碍，这可能与肥胖伴随的高胰岛素血症相关。而PCOS患者肥胖不仅与食物摄入量有关，还与食物的结构有关，糟糕的饮食选择，如摄入大量的高能量成分，进一步加重PCOS患者肥胖、排卵障碍趋势。

（3）心理因素：患者长期紧张、焦虑、抑郁、自尊心受挫、悲伤等不良情绪会使PCOS的病理生理状态进一步恶化，形成恶性循环，最终导致肥胖、排卵障碍、高雄等一系列临床表现。

PCOS是一种由遗传因素和环境因素协同作用导致的内分泌和代谢紊乱的综合征。如果我们积极改善生活方式，努力改善环境因素，有希望阻断遗传病的表达和发病。

（二）空卵泡综合征

空卵泡综合征（empty follicle syndrome）是指在进行辅助生殖技术的促排卵周期或自然周期中，排卵前卵泡生长良好，血雌激素水平正常，但取卵时反复抽吸和冲洗卵泡仍无法获得卵母细胞。1986年，Coluam等首次提出EFS的概念。因为统计方法和处理手段的不同，空卵泡综合征在IVF周期中的发生率大约为0.2% ~7%。

根据取卵日血β-hCG水平，Sweden等于2008年将EFS分为真性空卵泡综合征（genuine empty follicle syndrome）和假性空卵泡综合征（false empty follicle syndrome，FEFS），其中FEFS经补救注射hCG可挽救大部分周期。

1. 空卵泡综合征的遗传基础 EFS患者颗粒细胞中有160多种基因的表达，是非EFS患者的2倍以上，其中大多数上调基因与细胞的生长和凋亡功能相关。提示EFS的病因可能是由于影响卵母细胞发育的重要遗传物质的缺失所致的遗传体征，也可能是参与合成影响颗粒细胞功能的蛋白的基因缺陷所致。

（1）LH受体的遗传学差异：LH在月经周期中的作用不言而喻，排卵前的LH峰可以促进卵母细胞恢复减数分裂、颗粒细胞黄素化、卵丘膨胀、排卵所需的前列腺素及其前列腺烯酸衍生物的合成。但是，因为个体的差异，卵母细胞上LH受体不足或对LH敏感性不够，均会影响卵泡对hCG反应性，从而导致卵泡成熟障碍，卵母细胞缺失。

（2）妊娠相关血浆蛋白A（pregancy associated plasma protein-A，PAPP-A）基因的表达抑制：编码

PAPP-A的基因在正常月经周期妇女的卵巢表达，且其表达局限于健康窦卵泡的颗粒细胞和黄体的大黄体细胞。在人类卵泡发育的早期阶段，直径≤2mm的卵泡中没有编码PAPP-A的基因的表达，从直径≥5mm的卵泡中开始检测到相对较高的PAPP-A，而人类优势卵泡的选择也从直径大约5mm阶段发生。PAPP-A的基因表达贯穿于健康窦卵泡和黄体的全过程，而在闭锁窦卵泡中，PAPP-A的基因表达完全或部分丧失。这种维持卵泡正常发育的重要因子在EFS患者中下降了4.53倍。这种负责卵母细胞健康成长的重要的因子的缺乏被认为是导致EFS的重要原因。

（3）促分裂原活化蛋白激酶（mitogen-activated protein kinase 3，MAPK3）基因的表达抑制：MAPK3对程序化的细胞死亡具有很强的抑制作用，在EFS患者的颗粒细胞中，其基因的表达水平下调2.3倍。

（4）细胞凋亡相关基因的过表达：在EFS患者的颗粒细胞中，细胞凋亡相关基因FOS和JUN过度表达。

（5）卵泡发育早期的闭锁：在空卵泡综合征患者取卵过程中，常会取到仅有透明带而无卵母细胞的结构。最近的研究表明，人的透明带蛋白是由卵母细胞，而不是由颗粒细胞表达和装配的。如果这种推断是正确的，那么这些类似窦前卵泡样的结构以及随后的透明带的出现可能暗示着卵母细胞的出现，之后由于凋亡机制的启动而闭锁。

2. 空卵泡综合征的环境因素 除了以上提到的遗传因素以外，还有许多环境因素也会导致空卵泡综合征的出现。例如：

（1）取卵操作的不当：一些所谓的EFS可能是由于取卵操作困难等技术手段造成的。

（2）hCG生物活性下降：由于hCG的化学结构和生物学活性与内源性的LH类似，因此临床上常用hCG模拟LH峰，以促进卵母细胞成熟、排卵。药品在生产、包装或储存中存在偏差从而导致其在体内的生物学效应存在内源性缺陷；hCG注射剂量不足，漏用或注射途径不当；hCG注射和取卵时间间隔把握不当等因素致使hCG生物学活性降低，导致卵母细胞成熟障碍或排卵异常，从而诱发FEFS。

总的来说，EFS的发生并非受一对等位基因所控制，而环境在EFS的发生中也具有重要的作用。其遗传方式属于多基因遗传。

第四节 线粒体遗传病

线粒体病是遗传缺损引起细胞质内的线粒体代谢酶缺陷,致使 ATP 合成障碍、能量来源不足所导致的一组异质性病变。线粒体携带着自己的基因组——线粒体 DNA。在人体内,线粒体基因组是裸露的环状 DNA 双链分子,共包含 37 个基因,这 37 个基因中有 22 个编码转移核糖核酸(tRNA)、2 个编码核糖体核糖核酸(12S 和 16S rRNA),13 个编码多肽。除此以外,线粒体的结构和功能还受到核 DNA 的影响。狭义的线粒体遗传病仅指这 37 个基因的异常所导致的疾病,而广义的线粒体遗传病还包括核基因异常所导致的线粒体疾病。

一、线粒体在卵母细胞内的分布及其与卵泡发育的关系

作为人体内最大的细胞,成熟的卵母细胞内含有大量的线粒体和线粒体 DNA。在人的卵原细胞内,大约有 1000 个左右的线粒体,随着卵母细胞的发育,其含有的线粒体数目也不断增长,到 M II 期大约含有 10 万个左右的线粒体,5 万 ~55 万个拷贝的线粒体 DNA。

线粒体的分布在卵母细胞及植入前胚胎中具有阶段特异性,正确的时空变化对胚胎发育至关重要。成熟前的卵母细胞胞质中线粒体聚集在生发泡周围,可能为局部胞质内的蛋白质翻译及核酸的转录提供较高的能量水平。在卵母细胞生长期,线粒体的外迁及增殖为细胞内蛋白质的合成和分泌以及卵母细胞与颗粒细胞物质交换活动提供能量。缺乏线粒体在胞质中的重新分布是胞质未成熟的标志,与较低的卵子发育潜能密切相关。

二、与卵泡发育相关的线粒体病

尽管在不同物种间卵母细胞 mtDNA 拷贝数差异很大,但 mtDNA 拷贝数与卵母细胞的体积比却相对一致,提示 mtDNA 拷贝数可影响卵母细胞的发育潜能。在卵子成熟过程中,线粒体分布在纺锤体周围,为微管活动提供了必需的能量,这对于细胞分裂和染色体活动而言至关重要;而线粒体的移位又经微管介导,与核相连的微管的正常形成保证了染色体在减数分裂过程中能够正确分离,因此线粒体分布的异常可导致减数分裂的异常,导致卵子非整倍体增加。随着女性年龄的增长,其卵母细胞内线粒体的数量和质量都有明显的下降,造成卵母细胞 ATP 含量的减少,干扰纺锤体上微管蛋白的聚合和解聚,从而影响减数分裂时染色体的分离,导致非整倍体的产生,对卵子质量造成严重的影响。

另外,线粒体上还存在一些非常重要的蛋白,编码这些蛋白的基因如果出现异常,会直接影响卵母细胞或颗粒细胞的增殖,从而导致卵泡发育的异常。这些基因有:

1. 线粒体融合素 2(mitofusin,Mfn2)基因 该基因编码的蛋白是一种嵌于线粒体外膜的跨膜 GTP 酶。该酶可以介导线粒体的融合,参与调节线粒体的形态。人体 Mfn2 基因缺陷或突变可致腓骨肌萎缩症 2A 型(OMIM #609260)等神经退行性疾病的发生。在卵巢内,Mfn2 通过多种途径调节颗粒细胞的增殖,当 Mfn2 突变后,颗粒细胞的发育受到影响,从而引起卵泡的发育障碍。

2. 电压依赖性阴离子通道 2(voltage-dependent anion channel 2,VDAC2)基因 VDAC2 基因编码的蛋白是高度保守的真核生物线粒体外膜孔道蛋白 VDAC 家族成员之一。在卵巢发育过程中,VDAC2 可以与 BECN1 和 BCL2L1 结合,稳定 BECN1/BCL2L1 复合体,从而抑制自噬作用。在包括人在内的哺乳动物卵巢中,不到 1% 的卵泡能完成排卵,大多数则发生闭锁,而自噬在原始卵泡和初级卵泡闭锁中均发挥着非常重要的作用。当 VDAC2 发生基因突变后,会促使卵泡发生闭锁。

第五节 体细胞遗传病

体细胞中的遗传物质改变所导致的疾病称为体细胞遗传病,常见于肿瘤和癌症以及某些老年病或衰老过程本身造成的疾病。因为它是体细胞遗传中遗传物质的改变造成的,所以一般并不向后代传递。

体细胞遗传物质的改变既可能是肿瘤发生、发展和转移的诱因,也可以作为肿瘤发生、发展和转移的表征。

卵泡发育的过程受到下丘脑-垂体-性腺轴的调

控,所以,下丘脑、垂体或卵巢部位发生的肿瘤都会影响卵泡的发育,从而导致不孕不育的发生。除此以外,影响女性生殖的其他激素水平的其他部位所发生的肿瘤也可以影响卵泡的发育。

一、垂体泌乳素瘤

垂体泌乳素腺瘤往往导致高泌乳素血症,在人体内,泌乳素(prolactin,PRL)与 LH 配合,促进黄体形成并维持分泌孕激素,但大剂量的 PRL 又能使黄体溶解。PRL 对人类的卵巢功能也有一定的影响,随着卵泡的发育成熟,卵泡内的 PRL 水平逐渐升高。小量的 PRL 对卵巢激素与孕激素的合成起允许作用,而过量的 PRL 则有抑制作用,垂体泌乳素瘤导致的 PRL 水平升高可以通过抑制这些激素的合成而影响卵泡的发育。

根据肿瘤的大小将其分为:微腺瘤(直径 < 10mm)和大腺瘤(直径>10mm)。垂体泌乳素腺瘤是常见的颅内良性肿瘤,也是最常见的垂体分泌性腺瘤。近年的流行病学调查显示泌乳素腺瘤在女性中的发病率高达 1∶1050,在尸检中的发现率为 20% ~ 30%,并且有逐年增多的趋势。微腺瘤多属功能性的,其中生长激素微腺瘤和促肾上腺皮质激素微腺瘤因为早期即出现典型临床表现而容易被确诊,治疗方式主要是手术;而泌乳素微腺瘤(MIP)的诊治则相对较为困难、复杂。

二、卵巢颗粒细胞瘤

卵巢颗粒细胞瘤在具有内分泌(以雌激素为主)功能的卵巢肿瘤中最为常见。虽然作用机制目前还不完全清楚,但有大量文献表明雌二醇(E_2)及其类似物在卵泡的颗粒细胞的增殖和分化中起重要作用。因此,卵巢颗粒细胞瘤往往会引起卵泡发育的异常。

由于肿瘤细胞能够分泌雌激素,若肿瘤发生在青春期前儿童,临床表现多以性早熟为主。此类性早熟为肿瘤刺激所引起,故又称假性性早熟,患者可出现阴毛腋毛生长、阴阜发育、乳房增大、内外生殖器等发育异常,甚至出现无排卵性月经,也有患者出现骨龄、身高过度超前发育。若肿瘤发生在生育期妇女,由于肿瘤分泌的雌激素引起了子宫内膜增生性病理变化,子宫内膜随体内雌激素水平的波动可出现不规则脱落,所以临床上约 2/3 的患者可出现月经过多、经期延长等不正常阴道出血症状,少部分患者还会出现持续闭经或间有不规则出血。

第六节 表观遗传学修饰与卵泡发育

除了以上所提到的几类遗传性疾病可导致卵泡发育障碍外,卵泡发育过程还受到表观遗传学修饰的影响。表观遗传的现象很多,已知的有 DNA 甲基化(DNA methylation)、基因组印记(genomic imprinting)、母体效应(maternal effects)、基因沉默(gene silencing)、核仁显性、休眠转座子激活和 RNA 编辑(RNA editing)等。由于人卵子获得的困难性,表观遗传学修饰与卵泡发育的研究多局限在其他动物体内,而人类表观遗传学修饰所导致的卵泡发育障碍的研究很少涉及。

一、DNA 甲基化

所谓 DNA 甲基化是指在 DNA 甲基化转移酶的作用下,在基因组 CpG 二核苷酸的胞嘧啶 5′碳原子上以共价键的形式结合一个甲基基团。由于 DNA 甲基化与人类生长发育和肿瘤等疾病关系密切,特别是 CpG 岛过度甲基化所导致的抑癌基因转录失活,DNA 甲基化已经成为表观基因组学和表观遗传学研究的重要研究内容。

DNA 甲基化转移酶 A(DNA methyltransferases A,DNMT3A)对母系的遗传印记非常重要,它的缺失会导致小鼠卵母细胞发育阶段母系遗传印记的去甲基化,这种缺陷的卵所发育成的胚胎往往死于胚胎发育的第 9.5 天。

在胚胎发育阶段,高雄激素的刺激会导致胚胎发育阶段的重新编程,从而导致成年后罹患多囊卵巢综合征。因此,在多囊卵巢综合征患者成熟卵的颗粒细胞中,LINE-1 的甲基化水平明显升高。

二、组蛋白修饰

组蛋白修饰是指组蛋白在相关酶作用下发生甲基化、乙酰化、磷酸化、腺苷酸化、泛素化、ADP 核糖基化等修饰的过程。其中,组蛋白乙酰化与基因活化以及 DNA 复制相关,组蛋白去乙酰化和基因失活相关。乙酰化转移酶(HATs)主要是在组蛋白 H3、H4 的 N 端尾的赖氨酸上加上乙酰基团,去乙酰化酶(HDACs)的作用则恰好相反,不同位置的修饰均需要特定的酶来完成。乙酰化酶家族可作为辅激活因子调控转录,调节细胞周期,参与 DNA 损伤修复,还可作为 DNA 结合蛋白。去乙酰化酶家族则和染色体易位、转录调控、基因沉默、细胞周期、细胞分化和增殖以及细胞凋亡相关。

组蛋白去乙酰化酶(histone deacetylases,HDAC)通过影响转录来调控卵泡的发育。HDAC-1 或 HDAC-2 的缺失都会引起卵母细胞的凋亡,从而导致次级卵泡的发育停滞。HDAC-2 具有比 HDAC-1 更加重要的功能,且两种酶均具有剂量效应。HDAC-2 通过三种机制影响卵泡的发育:第一,HDAC-2 通过 KDM58 调节 H3K4 的去乙酰化来抑制相关基因的转录;第二,HDAC-2 通过调节 DNMT3A 的活性,影响卵泡的发育,NMT3A2-HDAC2 复合体在维持小鼠卵母细胞基因组的甲基化和基因组的完整性方面都起到非常重要的作用;第三,HDAC-2 通过 H4K16 的去乙酰化来调控卵母细胞的染色体分离和端粒的功能。

(孔祥东　徐朝阳)

参 考 文 献

1. Timmreck LS, Reindollar RH. Contemporary issues in primary amenorrhea. Obstet Gynecol Clin North Am, 2003, 30: 287-302.

2. Elliott GA, Sandler A, Rabinowitz D. Gonadal dysgenesis in three sisters. J Clin Endocr, 1959, 19: 995-1003.

3. Aittomaki K. The genetics of XX gonadal dysgenesis. Am J Hum Genet, 1994, 54: 844-851.

4. Meyers CM, Boughman JA, Rivas M, et al. Gonadal(ovarian) dysgenesis in 46, XX individuals: frequency of the autosomal recessive form. Am J Med Genet, 1996, 63: 518-524.

5. Aittomaki K, Lucena JLD, Pakarinen P, et al. Mutation in the follicle-stimulating hormone receptor gene causes hereditary hypergonadotropic ovarian failure. Cell, 1995, 82: 959-968.

6. Beau I, Touraine P, Meduri G, et al. A novel phenotype related to partial loss of function mutations of the follicle stimulating hormone receptor. J Clin Invest, 1998, 102: 1352-1359.

7. Doherty E, Pakarinen P, Tiitinen A, et al. A novel mutation in the FSH receptor inhibiting signal transduction and causing primary ovarian failure. J Clin Endocr Metab, 2002, 87: 1151-1155.

8. Kuechler A, Hauffa BP, Koninger A, et al. An unbalanced translocation unmasks a recessive mutation in the follicle-stimulating hormone receptor (FSHR) gene and causes FSH resistance. Europ J Hum Genet, 2010, 18: 656-661.

9. Di Pasquale E, Beck-Peccoz P, Persani L. Hypergonadotropic ovarian failure associated with an inherited mutation of human bone morphogenetic protein-15 (BMP15) gene. Am J Hum Genet, 2004, 75: 106-111.

10. Dixit H, Rao LK, Padmalatha VV, et al. Missense mutations in the BMP15 gene are associated with ovarian failure. Hum Genet, 2006, 119: 408-415.

11. Rossetti R, Di Pasquale E, Marozzi A, et al. BMP15 mutations associated with primary ovarian insufficiency cause a defective production of bioactive protein. Hum Mutat, 2009, 30: 804-810.

12. Zangen D, Kaufman Y, Zeligson S, et al. XX ovarian dysgenesis is caused by a PSMC3IP/HOP2 mutation that abolishes coactivation of estrogen-driven transcription. Am J Hum Genet, 2011, 89: 572-579.

13. Wood-Trageser MA, Gurbuz F, Yatsenko SA, et al. MCM9 mutations are associated with ovarian failure, short stature, and chromosomal instability. Am J Hum Genet, 2014, 95: 754-762.

14. Coulam CB. Premature gonadal failure. Fertil Steril, 1982, 38: 645-655.

15. Jones GS, DeMoraes-Ruehsen M. A new syndrome of amenorrhea in association with hypergonadotropism and apparently normal ovarian follicular apparatus. Am J Obstet Gynec, 1969, 104: 597-601.

16. Coulam CB, Stringfellow S, Hoefnagel D. Evidence for a genetic factor in the etiology of premature ovarian failure. Fertil Steril, 1983, 40: 693-695.

17. Kaufman FR, Kogut MD, Donnell GN, et al. Hypergonadotropic hypogonadism in female patients with galactosemia. New Eng J Med, 1981, 304: 994-998.

18. Fitch N, De Saint Victor J, Richer CL, et al. Premature menopause due to a small deletion in the long arm of the X chromosome: a report of three cases and a review. Am J Obstet Gynec, 1982, 142: 968-972.

19. Mattison DR, Evans MI, Schwimmer WB, et al. Familial premature ovarian failure. Am J Hum Genet, 1984, 36: 1341-1348.

20. Krauss CM, Turksoy RN, Atkins L, et al. Familial premature ovarian failure due to an interstitial deletion of the long arm of the X chromosome. New Eng J Med, 1987, 317: 125-131.

21. Murray A, Webb J, Dennis N, et al. Microdeletions in FMR2 may be a significant cause of premature ovarian failure. J Med Genet, 1999, 36: 767-770.

22. Murray A, Schoemaker MJ, Bennett CE, et al. Population-based estimates of the prevalence of FMR1 expansion mutations in women with early menopause and primary ovarian insufficiency. Genet Med, 2014, 16: 19-24.

23. Powell CM, Taggart RT, Drumheller TC, et al. Molecular and cytogenetic studies of an X; autosome translocation in a pa-

tient with premature ovarian failure and review of the literature. Am J Med Genet,1994,52:19-26.

24. Sala C,Arrigo G,Torri G,et al. Eleven X chromosome breakpoints associated with premature ovarian failure(POF) map to a 15-Mb YAC contig spanning Xq21. Genomics, 1997, 40:123-131.

25. Bione S,Sala C,Manzini C,et al . A human homologue of the Drosophila melanogaster diaphanous gene is disrupted in a patient with premature ovarian failure: evidence for conserved function in oogenesis and implications for human sterility. Am J Hum Genet,1998,62:533-541.

26. Lacombe A,Lee H,Zahed L,et al. Disruption of POF1B binding to nonmuscle actin filaments is associated with premature ovarian failure. Am J Hum Genet, 2006, 79: 113-119.

27. Harris SE,Chand AL,Winship IM,et al. Identification of novel mutations in FOXL2 associated with premature ovarian failure. Molec Hum Reprod,2002,8:729-733.

28. Laissue P,Lakhal B,Benayoun BA,et al. Functional evidence implicating FOXL2 in nonsyndromic premature ovarian failure and in the regulation of the transcription factor OSR2. J Med Genet,2009,46:455-457.

29. Qin Y,Choi Y,Zhao H,et al. NOBOX homeobox mutation causes premature ovarian failure. Am J Hum Genet,2007, 81:576-581.

30. Bouilly J,Bachelot A,Broutin I,et al. Novel NOBOX loss-of-function mutations account for 6.2% of cases in a large primary ovarian insufficiency cohort. Hum Mutat, 2011, 32: 1108-1113.

31. Bouilly J,Roucher-Boulez F,Gompel A,et al. New NOBOX mutations identified in a large cohort of women with primary ovarian insufficiency decrease KIT-L expression. J Clin Endocr Metab,2015,100:994-1001.

32. Zhao H,Chen ZJ,Qin Y,et al. Transcription factor FIGLA is mutated in patients with premature ovarian failure. Am J Hum Genet,2008,82:1342-1348.

33. Lourenco D,Brauner R,Lin L,et al. Mutations in the NR5A1 associated with ovarianinsufficiency. New Eng J Med,2009,360:1200-1210.

34. Harrison SM,Campbell IM,Keays M,et al. Screening and familial characterization of copy-number variations in NR5A1 in 46,XY disorders of sex development and premature ovarian failure. Am J Med Genet,2013,161A:2487-2494.

35. Caburet S,Zavadakova P,Ben-Neriah Z,et al. Genome-wide linkage in a highly consanguineous pedigree reveals two novel loci on chromosome 7 for non-syndromic familial premature ovarian failure. PLoS ONE,2012,7:e33412.

36. Caburet S,Arboleda VA,Llano E,et al. Mutant cohesin in premature ovarian failure. New Eng J Med,2014,370:943-949.

37. Wang J,Zhang W,Jiang H,et al. Mutations in HFM1 in recessive primary ovarian insufficiency.(Letter) New Eng J Med,2014,370:972-974.

38. Stolk L,Zhai G,van Meurs JBJ,et al. Loci at chromosomes 13,19 and 20 influence age at natural menopause. Nature Genet,2009,41:645-647.

39. AlAsiri S,Basit S,Wood-Trageser MA,et al. Exome sequencing reveals MCM8 mutation underlies ovarian failure and chromosomal instability. J Clin Invest,2015,125:258-262.

40. Kaiser UB. The pathogenesis of the ovarian hyperstimulation syndrome. New Eng J Med,2003,349:729-732.

41. Smits G,Olatunbosun O,Delbaere A,et al. Ovarian hyperstimulation syndrome due to a mutation in the follicle-stimulating hormone receptor. New Eng J Med,2003,349:760-766.

42. Vasseur C,Rodien P,Beau I,et al. A chorionic gonadotropin-sensitive mutation in the follicle-stimulating hormone receptor as a cause of familial gestational spontaneous ovarian hyperstimulation syndrome. New Eng J Med,2003,349:753-759.

43. De Leener A,Caltabiano G,Erkan S,et al. Identification of the first germline mutation in the extracellular domain of the follitropin receptor responsible for spontaneous ovarian hyperstimulation syndrome. Hum Mutat,2008,29:91-98.

44. Huang HL,Lv C,Zhao YC,et al. Mutant ZP1 in familial infertility. New Eng J Med,2014,370:1220-1226.

45. Hewitt JK,Jayasinghe Y,Amor DJ,et al. Fertility in Turner syndrome. Clin Endocrinol(Oxf),2013,79(5):606-614.

46. Hadnott TN,Gould HN,Gharib AM,et al. Outcomes of spontaneous and assisted pregnancies in Turner syndrome:the U. S. National Institutes of Health experience. Fertil Steril, 2011,95(7):2251-2256.

47. da Silva Negreiros LP,Bolina ER,Guimarães MM. Pubertal development profile in patients with Turner syndrome. J Pediatr Endocrinol Metab,2014,27(9-10):845-849.

48. Morgan T. Turner syndrome:diagnosis and management. Am Fam Physician,2007,76(3):405-410.

49. Legro R,et al. Evidence for a genetic basis for hyperandrogenemia in polycystic ovary syndrome. Proc Natl Acad Sci U S A,1998,95(25):14956-14960.

50. Strauss JF,et al. Persistence pays off for PCOS gene prospectors. J Clin Endocrinol Metab,2012,97(7):2286-2288.

51. Chen ZJ,et al. Genome-wide association study identifies susceptibility loci for polycystic ovary syndrome on chromosome 2p16.3,2p21 and 9q33.3. Nat Genet,2011,43:55-59.

52. Shi Y,et al. Genome-wide association study identifies eight new risk loci for polycystic ovary syndrome. Nat. Genet,

2012,44:1020-1025.

53. Aittomaki K, et al. Mutation in the follicle-stimulating hormone receptor gene causes hereditary hypergonadotropic ovarian failure. Cell,1995:9-968.

54. Huhtaniemi I. The Parkes lecture. Mutations of gonadotrophin and gonadotrophin receptor genes:what do they teach us about reproductive physiology? J Reprod Fertil, 2000, 119:173-186.

55. Mutharasan P,et al. Evidence for chromosome 2p16.3 polycystic ovary syndrome susceptibility locus in affected women of European ancestry. J Clin Endocrinol Metab, 2013, 98: E185-E190.

56. Wu XQ,et al. Association between FSHR polymorphisms and polycystic ovary syndrome among Chinese women in north China. J Assist Reprod Genet,2014,31:371-377.

57. Overbeek A, et al. Clomiphene citrate resistance in relation to follicle-stimulating hormone receptor Ser680Ser-polymorphism in polycystic ovary syndrome. Hum Reprod,2009,24: 2007-2013.

58. Rager KM,Omar HA. Androgen excess disorders in women: the severe insulin-resistant hyperandrogenic syndrome, HAIR-AN Sci World J,2006,6:116-121.

59. Globerman H, Karnieli E. Analysis of the insulin receptor gene tyrosine kinase domain in obese patients with hyperandrogenism,insulin resistance and acanthosis nigricans(type C insulin resistance). Int J Obes Relat Metab Disord,1998, 22:349-353.

60. Marat AL,et al. DENN domain proteins:regulators of Rab GTPases. J Biol Chem,2011,286:13791-13800.

61. McAllister JM,et al. Overexpression of a DENND1A isoform produces a polycystic ovary syndrome theca phenotype. Proc Natl Acad Sci USA,2014,111:E1519-E1527.

62. Eriksen MB,et al. Genetic alterations within the DENND1A gene in patients with polycystic ovary syndrome(PCOS). PLoS ONE,2013,8:e77186.

63. Goodarzi MO,et al. Replication of association of DENND1A and THADA variants with polycystic ovary syndrome in European cohorts. J Med Genet,2012,49:90-95.

64. Welt CK, et al. Variants in DENND1A are associated with polycystic ovary syndrome in women of European ancestry. J Clin Endocrinol Metab,2012,97:E1342-E1347.

65. Couzin-Frankel J. Reproductive medicine. Eggs' power plants energize new IVF debate. Science,2015,348(6230):14-15.

66. Stevenson TL,Lashen H. Empty follicle syndrome:the reality of a controversial syndrome,a systematic review. Fertil Steril,2008,90(3):691-698.

67. Asch RH,Li HP,Yovich JL,et al. Failed oocyte retrieval after lack of human chorionic gonadotropin administration in assisted reproductive technology. Fertil Steril,1992,58(2): 361-365.

68. Zegers-Hochschild F,Fernández E,Mackenna A,et al. The empty follicle syndrome:a pharmaceutical industry syndrome. Hum Reprod,1995,10(9):2262-2265.

69. Baum M,Machtinger R,Yerushalmi GM,et al. Recurrence of empty follicle syndrome with stimulated IVF cycles. Gynecol Endocrinol,2012,28(4):293-295.

70. Tsuiki A,Rose BI,Hung TT. Steroid profiles of follicular fluids from a patient with the empty follicle syndrome. Fertil Steril,1988,49(1):104-107.

71. Meniru GI,Craft IL. Evidence from a salvaged treatment cycle supports an aetiology for the empty follicle syndrome that is related to terminal follicular developmental events. Hum Reprod,1997,12(11):2385-2387.

72. Aktas M,Beckers NG,van Inzen WG,et al. Oocytes in the empty follicle:a controversial syndrome. Fertil Steril,2005, 84(6):1643-1648.

73. Cepni I,Erkan S,Ocal P,et al. Spontaneous ovarian hyperstimulation syndrome presenting with acute abdomen. J Postgrad Med,2006,52:154-155.

74. De Leener A,Caltabiano G,Erkan S,et al. Identification of the first germline mutation in the extracellular domain of the follitropin receptor responsible for spontaneous ovarian hyperstimulation syndrome. Hum Mutat,2008,29:91-98.

75. Li Z,Huang H. Epigenetic abnormality:a possible mechanism underlying the fetal origin of polycystic ovary syndrome. Med Hypotheses,2008,70:638-642.

76. Pruksananonda K,Wasinarom A,Sereepapong W,et al. Epigenetic modification of long interspersed elements-1 in cumulus cells of mature and immature oocytes from patients with polycystic ovary syndrome. Clin Exp Reprod Med, 2016,43(2):82-89.

77. Ma P,Pan H,Montgomery RL,et al. Compensatory functions of histone deacetylase 1(HDAC1)and HDAC2 regulate transcription and apoptosis during mouse oocyte development. Proc Natl Acad Sci USA,2012,109:E481-E489.

78. Ma P,De Waal E,Weaver JR,et al. A DNMT3A2-HDAC2 complex is essential for genomic imprinting and genome integrity in mouse oocytes. Cell Rep,2015,13:1552-1560.

79. Kaneda M,Hirasawa R,Chiba H,et al. Genetic evidence for Dnmt3a-dependent imprinting during oocyte growth obtained by conditional knockout with Zp3-Cre and complete exclusion of Dnmt3b by chimera formation. Genes Cells, 2010, 15:169-179.

80. Ma P,Schultz RM. Histone deacetylase 2(HDAC2)regulates chromosome segregation and kinetochore function via H4K16 deacetylation during oocyte maturation in mouse. PLoS Gen-

et,2013,9:e1003377.

81. Yuan J,Zhang Y,Sheng Y,et al. MYBL2 guides autophagy suppressor VDAC2 in the developing ovary to inhibit autophagy through a complex of VDAC2-BECN1-BCL2L1 in mammals. Autophagy,2015,11(7):1081-1098.

82. Stagi S,di Tommaso M2,Scalini P3,et al. Triple X syndrome and puberty:focus on the hypothalamus- hypophysis-gonad axis. Fertil Steril,2016,105(6):1547-1553.

83. Bolor H,Mori T,Nishiyama S,et al. Mutations of the SYCP3 gene in women with recurrent pregnancy loss. Am J Hum Genet,2009,84:14-20.

第十四章

盆腔疾病与卵泡发育

第一节　子宫内膜异位症

一、子宫内膜异位症概述

子宫内膜异位症(endometriosis,EMs)是指具有生长功能的子宫内膜组织(腺体和间质)在子宫腔被覆内膜及子宫肌层以外的部位出现、生长、浸润、反复出血,可形成结节及包块,引起疼痛、不孕等。卵巢作为子宫内膜最容易侵犯的部位,约80%的子宫内膜异位症为卵巢型子宫内膜异位症,临床俗称"卵巢子宫内膜异位囊肿"。

(一)发病率

子宫内膜异位症于1860年由 Von Rokitansy 首次描述,其在女性人口中的精确发病情况目前仍不清楚,在育龄妇女中有约10%~15%的发病率,在妇科剖腹手术患者中占约15%~50%,在不孕患者中占约20%~40%。近年来其发病率呈逐渐增长的趋势。

(二)临床表现及病理类型

1. 临床表现　子宫内膜异位症的症状及体征随着病变的部位、类型和程度的不同而不同。其典型的症状主要包括以下4点:

(1)盆腔疼痛:70%~80%的子宫内膜异位症患者均伴有轻重程度不等的盆腔疼痛,且与病变程度不完全平行,包括痛经(典型者为继发性痛经,并渐进性加重,痛经为子宫内膜异位症最具特点的症状,发生率约50%、非经期腹痛、经期肛门坠痛、慢性盆腔痛(chronic pelvic pain,CPP)、性交痛及排便痛等;卵巢型子宫内膜异位症囊肿如破裂可引起急性腹痛。

(2)不孕:约40%~60%的子宫内膜异位症患者合并不孕,而不孕妇女中25%~50%的患者有子宫内膜异位症的症状。

(3)月经异常:月经过多是子宫内膜异位症较常见的临床症状之一,约15%~30%的子宫内膜异位症患者合并月经过多,可能与合并子宫腺肌症或子宫肌瘤有关。浅表的宫颈内膜异位,表现为反复发作的月经前或月经后的少量出血,可看到宫颈表面蓝色或暗褐色的结节。

(4)盆腔包块:特殊部位的子宫内膜异位症则表现为各种相关系统的症状,并伴有周期性的变化,有时合并盆腔子宫内膜异位症的临床表现。例如:①消化道子宫内膜异位症:主要表现为便秘、排便痛、大便次数增多或便血等;②泌尿道子宫内膜异位症:主要表现为腰痛、尿频、尿痛及血尿,严重者可能造成泌尿系统梗阻甚至肾功能障碍;③呼吸道子宫内膜异位症:表现为月经期咯血或气胸等;④瘢痕子宫内膜异位症:主要表现为剖宫产等手术后腹壁切口或会阴切口处的瘢痕结节,可随经期逐渐增大,且疼痛逐渐加重。

典型病例盆腔检查及辅助检查可发现阳性体征,而早期病例早期可能查不到任何阳性体征,只是在剖腹探查或者腹腔镜检查时才发现。

2. 临床病理类型　根据中华医学会妇产科分会子宫内膜异位症协作组制定的"子宫内膜异位症的诊断与治疗规范",子宫内膜异位症的临床病理类型可分为以下四类:

(1)腹膜型子宫内膜异位症:腹膜型子宫内膜异位症(peritoneal endometriosis,PEM)是指发生在盆腹腔腹膜的各种子宫内膜异位症病灶,主要包括红色病变(早期病变)、蓝色病变(典型病变)及白色病变(陈旧病变)。

(2)卵巢型子宫内膜异位症:卵巢型子宫内膜异位症(ovary endometriosis,OEM)可形成囊肿,称为子宫内膜异位囊肿(子宫内膜异位症囊肿);根据囊肿大小和异位病灶浸润程度分为:Ⅰ型:囊肿直径<

2cm,囊壁有粘连、解剖层次不清,手术不易剥离。Ⅱ型:又分为3个亚型,ⅡA:内膜种植灶表浅,累及卵巢皮质,未达卵巢子宫内膜异位症囊肿壁,常合并功能性囊肿,手术易剥离。ⅡB:内膜种植灶已累及卵巢子宫内膜异位症囊肿壁,但与卵巢皮质的界限清楚,手术较易剥离。ⅡC:内膜种植灶穿透卵巢子宫内膜异位症囊肿壁并向周围扩展,囊肿壁与卵巢皮质粘连紧密,并伴有纤维化或多房腔。囊肿与盆侧壁粘连,体积较大,手术不易剥离。

（3）深部浸润型子宫内膜异位症:深部浸润型子宫内膜异位症（deep infiltrating endometriosis,DIE）是指病灶浸润于宫骶韧带、直肠子宫陷凹、阴道穹隆、直肠阴道隔等处且浸润深度≥5mm。直肠阴道隔深部浸润型子宫内膜异位症包括两种情况,一种为假性阴道直肠隔子宫内膜异位症,由于粘连封闭了直肠子宫陷凹,病灶位于粘连下方;另一种为真性直肠阴道隔子宫内膜异位症,即病灶位于腹膜外,在直肠阴道隔内,直肠子宫陷凹无明显解剖异常。

（4）其他部位的子宫内膜异位症:其他部位的子宫内膜异位症（other endometriosis,OTEM）可累及消化、泌尿、呼吸系统,可形成瘢痕子宫内膜异位症及其他少见的远处子宫内膜异位症等。

（三）临床分期

由于子宫内膜异位症的确切发病机制尚不明确,目前人们提出了多种分期方法。由美国生育协会（American Fertility Society）于1979年提出的分期标准逐渐被国际上所接受,但是经长期的实践,人们发现该法仍有明显不足,1985年美国生育协会在此基础上提出了修正分期法（revised American Fertility Society,r-AFS）,此分期法确诊子宫内膜异位症需经腹腔镜检查或剖腹探查确诊,并且要求详细地观察和记录内膜异位病灶分布的部位、数目、深度、大小和盆腔粘连程度,最后根据评分分为四期:Ⅰ期（微型）1~5分;Ⅱ期（轻型）6~15分;Ⅲ（中型）16~40分;Ⅳ期（重型）≥40分,见表14-1。

表 14-1　子宫内膜异位症分期（修正后的 r-AFS 分期法）

		病灶大小				粘连范围		
		<1cm	1~3cm	>3cm		<1/3 包入	1/3~2/3 包入	>2/3 包入
腹膜	浅	1	2	4				
	深	2	4	6				
卵巢	右浅	1	2	4	薄膜	1	2	4
	右深	4	16	20	致密	4	8	16
	左浅	1	2	4	薄膜	1	2	4
	左深	4	16	20	致密	4	8	16
输卵管	右				薄膜	1	2	4
					致密	4	8	16
	左				薄膜	1	2	4
					致密	4	8	16
直肠子宫陷凹		部分消失	4		完全消失		40	

注:若输卵管全部被包裹,应为16分

该方法是目前最广泛应用于临床的分类法,其细化了该病的类别,将卵巢型和腹膜异位病灶按深浅区别,突出了输卵管病变和直肠子宫陷凹粘连程度对不孕预后的关系。

虽然 r-AFS 分期法得到了广泛的应用,但越来越多的研究表明,该法的分期也存在不足:该法的记分系统并不能反映疾病的真实功能状况,如卵巢囊肿评分过高,而广泛的、散在的腹膜内膜异位灶的评分过低,其对盆腔痛和生育的影响能力未能得到正确反映;同时该法分期界限过于主观随意,存在观察者之间的差异和本身的失误。而子宫内膜异位症的重要问题:疼痛和不孕未能在分期中得到体现,与不孕的相关性较差,各个分期中的病灶部位及类型不能准确预测妊娠的结局及受孕率,也无法准确预测治疗效果,对治疗、预后等的指示意义也显不足。

Adamson 等于 2010 年提出了一个全新的子宫内膜异位症的评分系统(endometriosis fertility index, EFI),见表 14-2。该评分结合年龄、不孕年限、既往妊娠史、输卵管和卵巢的最小功能评分、r-AFS 内异症病灶评分和 r-AFS 内异症总积分,可以较好地预测生育力。具体评估得分包括组织因素得分与手术因素得分。手术因素得分中包括输卵管、输卵管伞和卵巢的最小功能得分,见表 14-3、表 14-4。

表 14-2　子宫内膜异位症患者生育力评估(EFI)

病史因素			手术因素		
因素	描述	得分	因素	描述	得分
年龄			LF 分		
	≤35 岁	2		7~8(高分)	3
	36~39	1		4~6(中等)	2
	≥40	0		1~3(低分)	0
不孕时间			r-AFS 内异病灶评分		
	≤3 年	2		<16	1
	>3 年	0		≥16	0
既往妊娠			r-AFS 总分		
	有	1		<71	1
	无	0		≥71	0
总的病史因素			总的手术因素		
EFI=总的病史因素+总的手术因素:			□ + □ = □ 组织　手术　EFI 得分		

表 14-3　最小功能形态的描述

部　位	功能异常	描　　述
输卵管	轻度	轻微损伤致输卵管浆膜炎
	中度	中度损伤致输卵管浆膜或肌层炎症;中度的运动功能受限
	重度	输卵管纤维化或轻度/中度输卵管峡部结节输卵管炎,严重运动受限
	丧失功能	输卵管完全梗阻,广泛的纤维化或输卵管炎输卵管峡部结节
输卵管伞	轻度	输卵管伞轻度损伤导致极小的瘢痕
	中度	受到中度损伤形成中度瘢痕,输卵管伞结构的中度丧失和极小的伞内纤维化
	重度	重度损伤形成严重的瘢痕,输卵管伞结构的严重丧失和中度的伞内纤维化
	功能丧失	输卵管伞严重损失,广泛瘢痕形成,完全丧失输卵管伞结构,输卵管完全闭锁或输卵管积水
卵巢	轻度	卵巢体积正常或几乎正常;极小或轻度损失致卵巢浆膜炎
	中度	卵巢体积减小 1/3 或以上;卵巢表面中度损伤
	重度	卵巢体积减小 2/3 或以上;卵巢表面严重损伤
	功能丧失	卵巢缺如或被粘连完全包裹

表 14-4 手术评估子宫内膜异位症患者生育力根据手术结论评估最小功能(LF)

得分		描述		左侧	右侧
4	=	正常	输卵管		
3	=	轻度功能障碍			
2	=	中度功能障碍	输卵管伞		
1	=	严重功能障碍			
0	=	缺失或无功能	卵巢		

最小功能分计算:将左侧附件及右侧附件最低得分相加。如果一侧卵巢缺失,最小功能得分为具有卵巢一侧附件的最低分乘以2

最低分 □ 左侧 + □ 右侧 = □ LF 得分

根据 EFI 评估子宫内膜异位症不孕的预后,EFI 评分>4 分者,可给予期待观察 6 个月,给予生育指导,必要时可予药物轻度刺激卵巢;EFI 评分≤4 分以下者,术后可考虑直接行试管婴儿助孕。

二、病因与发病机制

子宫内膜异位症作为一种从组织、形态上来说属于完全良性病变的疾病,却具有远处转移这种恶性病变性质的能力,自 1920 年以来关于其相关的发病机制逐渐发展了多种学说,其中有经典的子宫内膜种植学说(包括经血逆流种植、淋巴及血管播散、直接蔓延、医源性种植)、体腔上皮化生学说、免疫学说以及遗传学说等。

1. 子宫内膜种植学说 由 Sampson 首次提出的最为经典的学说,该学说认为月经期内脱落的子宫内膜碎片会随经血进入腹腔,在卵巢以及邻近的其他盆腔腹膜处生长甚至蔓延,最终发展为子宫内膜异位症。

2. 体腔上皮生化学说 由于体腔上皮随着淋巴及静脉的播散,会形成卵巢的生发上皮以及盆腔腹膜、胸膜,进而演变为子宫内膜样组织,形成子宫内膜异位症。

3. 淋巴及静脉播散学说 子宫内膜组织存在于盆腔静脉或淋巴结中,可随着淋巴或静脉播散形成子宫内膜异位症。

4. 免疫学说 子宫内膜异位症患者体内的体液免疫和细胞免疫均有异常,其体液中 IgG 水平和补体水平均显著升高,但自然杀伤细胞、巨噬细胞和 T 淋巴细胞的细胞毒性作用显著降低;表明子宫内膜异位症的发生与免疫功能紊乱有关。

5. 遗传因素 Simpson 的研究结论表明子宫内膜异位症有着非常明显的遗传性特征,表明子宫内膜异位症的发生与遗传因素有关。

6. 在位内膜学说 近年来,许多研究学者认为"黏附-侵袭-血管形成"过程是子宫内膜异位病灶形成的生理病理基础。黏附是异位内膜"入侵"盆腔腹膜或其他脏器表面的第一步,继而侵袭细胞外介质,而其种植后的生长必须依赖血管形成。子宫内膜异位症的发生取决于其"内因",因此,近几年,国内的郎景和教授的研究表明,子宫内膜异位症患者的在位子宫内膜与非子宫内膜异位症患者的在位子宫内膜存在基因表达等多方面的差异,因此他提出了子宫内膜异位症的"在位内膜决定论":即不同个体(患者与非患者)经血逆流或经血中的内膜碎片能否在"异地"黏附、侵袭、生长,在位内膜是关键,在位内膜的差异是根本差异,是发生子宫内膜异位症的决定因素。这一理论合理地解释了常见的腹膜型子宫内膜异位症发生的原因,是近期对子宫内膜异位症病因学研究中的一项重要发现,对 Sampson 学说作出了重要的补充和发展。

三、子宫内膜异位症与不孕的关系

多年来国内外学者的研究结果表明子宫内膜异位症和不孕之间存在较强的相关性,并对两者之间的因果关系和发病机制进行了基本的阐述,目前认为子宫内膜异位症患者中 40% ~60% 合并有不孕的现象,子宫内膜异位症患者中不孕为非子宫内膜异位症人群不孕的 20 倍。可见子宫内膜异位症与不孕关系密切,因此 1994 年 Adason 等首次提出了"Endometriosis-associated infertility"这一全新概念,

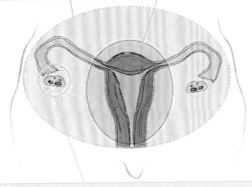

盆腔
◇腹腔巨噬细胞增生及吞噬功能紊乱，释放炎性因子及血管生成因子
◇腹腔液的改变影响精子及卵子的结合

子宫
◇芳香化酶激活导致在位内膜雌激素生成增加并拮抗孕激素作用
◇改变能影响子宫内膜本身

卵巢
◇子宫内膜异位囊肿或手术导致卵巢储备下降、
◇辅助生殖技术超促排卵过程中卵巢反应下降

图 14-1　子宫内膜异位症对人类生殖功能的影响
（引自 Dominique de Ziegler，Lancet，2010）

即"子宫内膜异位症性不孕症"。子宫内膜异位症可从盆腔、卵巢及子宫等多个解剖层次影响人类生殖功能，如图 14-1 所示：

子宫内膜异位症对不孕的影响机制主要包括以下几个方面：

（一）盆腔解剖结构改变

国内外大量研究表明，大多数伴有轻型子宫内膜异位症的不孕症患者，其子宫内膜异位症病灶并没有累及输卵管和卵巢，并且其不孕的程度与子宫内膜异位症的临床表现并无明显正相关性；中重度的子宫内膜异位症则可能导致盆腔解剖结构的改变。

中重度的子宫内膜异位症常由于破碎内膜逆流至盆腔，引起进一步播散并种植，导致盆腔腹膜发生广泛炎症性致密粘连，以致盆腔内各组织器官的正常解剖位置发生改变；逆流内膜可通过输卵管伞端进入盆腔并种植到卵巢表面，不同程度地影响卵巢和输卵管。输卵管浆膜面的子宫内膜异位症病灶可使卵巢及输卵管周围粘连，造成输卵管粘连、扭曲、僵直，影响输卵管的正常蠕动，导致精子与输卵管峡部上皮相互作用失调，干扰精子在种植前的自由运动并降低其最佳生理状态，导致不孕，但其肌层和黏膜一般较少累及，输卵管多保持通畅。

此外，卵巢型子宫内膜异位症所致的巧克力囊肿有反复破裂出血的可能，刺激组织产生炎症反应导致大网膜粘连甚至包裹输卵管，影响其正常蠕动

从而导致不孕。

（二）神经内分泌改变

1. 高泌乳素血症　高催乳素血症在子宫内膜异位症相关性不孕患者中有一定的发病率，且体内催乳素（prolactin，PRL）水平与子宫内膜异位症病变的程度有一定的相关性。赫敏等研究证实，异位内膜的间质细胞本身可以分泌 PRL，并引起腹腔液中 PRL 水平升高，且其分泌 PRL 的水平随病变程度加重而逐渐升高。PRL 升高可抑制促性腺激素释放激素（GnRH）和促性腺激素（Gn）的分泌和释放，在卵泡期高 PRL 可抑制性激素合成及分泌，降低 LH 受体的数量，降低卵泡对 LH 的刺激的敏感性，从而影响卵泡的发育、成熟及排卵，甚至导致黄素化未破裂卵泡综合征（luteinized unruptured follicle syndrome，LUFS）的发生。PRL 还可直接抑制卵巢分泌 E_2、P，降低卵巢对 GnRH 的反应性，抑制排卵，导致不孕。

2. 未破裂卵泡黄素化综合征（LUFS）　LUFS 是一种排卵功能障碍的疾病，表现为卵泡发育成熟后不能排出，直接发生黄素化，从而导致不孕。由于黄素化的卵泡分泌孕酮，因此患者可有双相体温，子宫内膜可呈分泌期改变。可根据 LH 峰后 2 天 B 超监测下，卵泡未排出仍然继续生长并发生黄素化来进行诊断；腹腔镜探查时可见在排卵期前后 4～10 天的卵巢表面并未见排卵孔或黄体血肿的形成；月经周期中，腹腔液量尤其是腹腔液中雌、孕激素水平未发生突发性升高。

腹腔镜下发现子宫内膜异位症与 LUFS 具有很高的相关性,据报道正常妇女发病率为 4.9% ~ 7%,而异位症患者发病率为 29% ~ 79%。动态超声监测结果表明,子宫内膜异位症妇女 LUFS 发生率为 0 ~ 24.7%/周期。在超声指导下经阴道穿刺黄素化未破裂卵泡,发现 42.9% 卵泡变性或形成过度成熟的卵丘和卵子复合物,因此认为 LUFS 是子宫内膜异位症导致不孕的原因之一。

3. 黄体功能不足 子宫内膜异位症患者 LH 产生异常及高泌乳素影响可致黄体生成不良,Grant 等用 BBT 及子宫内膜活检对 90 例子宫内膜异位症进行了研究,发现 45% 的患者有黄体功能缺陷,其中 20% 的患者黄体期 ≤ 10 天,17% 的患者子宫内膜呈现不成熟分泌相。Cahill 等研究发现轻型子宫内膜异位症合并不孕患者体内 HPO 轴功能异常,导致排卵前卵泡内的颗粒细胞对黄体生成素的刺激不敏感,卵泡发育迟缓,继而影响卵巢功能。子宫内膜异位症患者较高的自然流产率可能与黄体功能不足有关。

(三) 免疫因素

1. 自身免疫应答异常 1978 年,Gleicher 首次明确提出子宫内膜异位症是一种由体液和细胞免疫反应异常所致的免疫性疾病,也是子宫内膜异位性不孕症发生的重要的病理生理学基础。子宫内膜碎屑随着经血逆流入盆腔,作为异物被体内免疫系统识别,进而激活机体的免疫系统,产生自身免疫反应,导致免疫功能异常。约 40% ~ 60% 的子宫内膜异位症患者外周血和腹腔液中存在多种高效价的非器官特异性和器官特异性抗体,其产生的免疫反应包括细胞因子的含量和活性的改变,产生自身抗体,导致补体沉积,进一步改变腹腔内环境,有利于异位子宫内膜的种植和生长,并干扰生殖过程而致不孕。目前研究认为,对不伴有盆腔解剖结构破坏的子宫内膜异位症不孕患者而言,导致其不孕的原因主要是免疫功能的异常。

2. 盆、腹腔内微环境改变 正常情况下,腹腔液弥散在盆腔各脏器的周围,并通过开放的输卵管伞端与输卵管和子宫相通。正常腹腔液以巨噬细胞为主,其余为脱落的间皮细胞和淋巴细胞。子宫内膜异位症患者腹腔液中的白细胞数量远高于正常女性,表明此类子宫内膜异位症患者腹腔内微环境如容量、细胞成分或活性因子等在发病前已存在某些病理改变,从而为子宫内膜异位症的发生和发展打下了基础。

巨噬细胞来源于血液中的单核细胞,是腹腔液中主要细胞成分之一。1984 年,Halme 等首先提出腹腔中巨噬细胞活性增加是子宫内膜异位症发生的关键。子宫内膜异位症患者腹腔液中巨噬细胞数量显著增多,且已高度活化,约占腹腔液细胞总数的 50%。子宫内膜异位症患者倒流入腹腔内的内膜碎片及种植灶均可分泌细胞因子和生长因子,进而激活巨噬细胞。腹腔内巨噬细胞活化增多可导致不孕,相关原因如下:①子宫内膜异位症患者腹腔液中巨噬细胞数量多,体积增大,活力强,吞噬能力强,可吞噬精子,抑制精子活力,干扰精卵结合。②巨噬细胞通过释放一系列细胞因子(IL-1α、IL-2、IL-6、TNF-α 等)及其他活性物质(氧自由基、前列腺素等)对生殖相关的诸多过程产生影响,如降低精子穿透力,产生反应和氧化物可导致不孕;白细胞介素 1(IL-1)作为盆腔巨噬细胞产物之一,其水平的增高可降低精子的穿透力。活化的巨噬细胞可产生肿瘤坏死因子(TNF-α),减弱胚胎发育过程中细胞分裂的能力,降低精子直线运动速率及总活动率,影响精子受精及胚胎发育、种植。③巨噬细胞能吞噬自身内膜,激活免疫系统产生抗子宫内膜抗体,妨碍精卵结合、受精卵着床及囊胚发育;巨噬细胞产生大量的一氧化氮,抑制输卵管宫内,影响精子、胚胎着床分泌大量前列腺素,影响孕卵着床。活化的巨噬细胞还可起抗原呈递作用,诱导活化体液免疫。④不少研究指出子宫内膜异位症患者腹腔液中 NK 细胞的活性明显下降,并随病情加重而显著,导致 EMsAb 等自身抗体产生增多,引起免疫反应异常。

(四) 子宫腔内环境异常

近年来研究证明,子宫内膜异位症患者的宫腔内环境存在诸多异常,子宫内膜结构和功能的缺陷,以及内膜代谢状态的改变,如子宫内膜细胞中整合素(integrin)、芳香化酶、NO 合酶等表达的差异,均可影响早期胚胎的种植和发育,增加早期胚胎的夭折和流产,从而引起不孕。

1. 子宫内膜结构缺陷 据报道子宫内膜异位症在黄体期子宫内膜发育延迟的发生率约为 14%,显著高于正常水平。Fedele 等通过光镜及电镜组织学检查,发现子宫内膜异位症患者子宫内膜表面的表皮细胞异质性的发生率显著高于非子宫内膜异位症组,而腺上皮细胞及纤毛与非纤毛细胞的比率均较对照组显著降低,提示子宫内膜异位症患者的子宫内膜显微结构存在异常。

2. 子宫内膜代谢改变 整合素属于黏附分子

家族,能与多种细胞外基质成分结合,通过细胞黏附和移动,介导细胞与细胞、细胞与基质之间的相互作用。人类子宫内膜中有多种整合素分子的表达,整合素 αvβ3 因其在子宫内膜种植窗期间(月经周期第 20~24 天)特异性表达被视为子宫内膜容受性的标志。研究表明,子宫内膜异位性不孕症患者子宫内膜容受性标志物整合素 αvβ3 的表达降低以及 L 片段内膜配基组织相关酶的表达水平下降,提示内膜功能的异常能诱发子宫内膜异位症的发展并损伤植入的胚胎。

四、子宫内膜异位症对卵巢功能及卵子发生的影响

(一) 子宫内膜异位症与卵巢储备

卵巢子宫内膜异位病灶可直接破坏卵巢实质,从而影响卵巢储备。子宫内膜异位症卵巢储备功能下降的机制尚不明确,可能包括以下几点:①1980年,Weed 等发现异位病灶周围有免疫细胞,认为子宫内膜异位症病灶激活机体免疫系统。Valencia 等认为,子宫内膜异位症妇女卵巢储备功能和胚胎质量下降是由于子宫内膜异位症腹腔液中高浓度的细胞因子、生长因子和活化巨噬细胞等免疫因素所造成的不良影响。Gupta 等发现,子宫内膜异位症患者腹腔液超氧化物歧化酶、谷胱甘肽过氧化物酶浓度降低;脂质过氧化氢、一氧化氮(NO)、氧自由基浓度升高。超生理性浓度的 NO 和氧自由基会刺激巨噬细胞产生更多的 NO,进一步恶化子宫内膜异位症患者的腹腔内环境。②神经因子受体表达对卵巢内分泌、卵泡发育等产生影响,Buyuk 和 Begliuomini 等发现,子宫内膜异位症合并卵巢储备功能下降的患者,其卵泡液内脑源性神经营养因子浓度下降而神经生长因子浓度升高。③子宫内膜异位症患者腹腔内非细菌性炎症可能对卵巢功能存在影响。子宫内膜异位症患者的卵巢与输卵管、盆壁、肠管粘连并纤维化,甚至出现"冰冻骨盆"。卵巢的新陈代谢及局部微环境受到影响,是导致其储备功能下降的高危因素。

(二) 子宫内膜异位症与卵泡发育

1. 子宫内膜异位症与卵泡发育　卵子的发育、成熟是一个非常复杂的动态过程,它主要受到以下两方面因素的调控:①通过中枢神经内分泌进行调节。促性腺激素、性激素及类固醇激素等促进卵母细胞的发育与成熟。②通过卵巢内微环境局部调控,如卵泡膜细胞、颗粒细胞及卵母细胞等产生的自分泌和旁分泌因子,直接调节卵子的发育和成熟。子宫内膜异位症病理状态下的各种改变可以通过影响颗粒细胞功能、激素分泌、卵泡微环境、卵母细胞质量等各个方面影响卵泡发育。

(1) 子宫内膜异位症对卵泡发育潜能的影响:在卵泡的生成和发育过程中,卵母细胞经历了一系列的成熟过程,包括胞质和核的改变。在这个过程中,卵母细胞与相邻细胞相互依赖、相互作用。有文献报道如果在卵泡发育时期卵泡颗粒细胞发生凋亡会直接导致卵泡闭锁。因此,颗粒细胞的凋亡与否直接影响相应卵母细胞的发育潜能。可以认为卵泡是卵母细胞赖以生存的居住环境,其生成和发育异常可导致卵子无法获得充分的发育潜能。

有研究表明,比较轻、中度子宫内膜异位症患者与输卵管因素所致不孕患者后发现,前者卵泡期时间明显延长,生长速度减慢,优势卵泡直径变小,且常伴空卵泡或闭锁卵泡,且其受精率显著降低。另外一项对 COH 后 IVF 患者的病例对照研究显示,相比正常对照组,子宫内膜异位症患者的卵巢对促性腺激素的反应性下降,这类患者需要更高水平的卵泡刺激素诱发卵泡发育,且卵泡数目显著减少。在 B 超监测下也可直接证实子宫内膜异位症患者卵泡成熟较对照组推迟,卵泡生长有微细欠缺的可能。子宫内膜异位症组与对照组即使在卵泡数目无差异的情况下,获卵数亦减少,受精率降低,这也提示子宫内膜异位症患者卵泡发育异常,卵母细胞质量下降。Trinder 等将子宫内膜异位症患者与对照组在使用和未使用外源性促性腺激素情况下的受精率分别进行了比较,并得出结论:子宫内膜异位症患者的卵泡发育潜能有所下降,并可能影响卵母细胞质量、排卵及受精。

(2) 子宫内膜异位症对颗粒细胞功能的影响:

1) 颗粒细胞与卵子质量:壁颗粒细胞贴附在卵泡壁上,主要功能是合成类固醇激素,而卵丘细胞直接与卵母细胞联系,其顶部穿越透明带并与卵母细胞通过缝隙连接形成精细的结构,称为卵-丘复合体(cumulus-oocyte complex,COC),COC 在整个成熟发展过程中始终浸泡在卵泡液中。卵丘颗粒细胞与卵母细胞之间存在复杂且广泛的连接机制,如缝隙连接。卵丘颗粒细胞主要通过以下几个方面对卵子发育造成影响:①为卵母细胞输送营养物质;②作为激素及生长因子等对卵母细胞发挥作用的介质;③贮存及释放在卵母细胞成熟及胚胎发育过程中按一定顺序表达或选择性地弥散来发挥调节胚胎发育的作

用的生长因子和特定蛋白质。卵丘颗粒细胞的凋亡与卵子的成熟、受精及胚胎的质量密切相关。同时，卵母细胞通过旁分泌的形式促进颗粒细胞的增生、分化并调节其功能，从而共同调节卵泡的发育。

有研究表明，颗粒细胞的凋亡影响卵母细胞核的成熟及受精；卵丘颗粒细胞的凋亡率低，则较容易发育为成熟的 M Ⅱ 期卵子；与未受精卵的 M Ⅱ 期卵子相比，受精卵的卵丘颗粒细胞凋亡率明显降低；其受精后形成优质胚胎者卵丘颗粒细胞的凋亡率也显著降低。同时有多项研究表明，子宫内膜异位症患者卵丘颗粒细胞凋亡显著增加，细胞周期发生改变。卵丘颗粒细胞的超微结构和凋亡状态与相应卵子的分级、受精、卵裂、胚胎的植入以及妊娠有一定的关联，因此可将卵丘颗粒细胞的凋亡检测作为评估相应卵子和胚胎质量的客观指标来指导选择优质胚胎移植。

2）颗粒细胞的细胞周期改变及凋亡增加：颗粒细胞的细胞周期可分为四期：即凋亡期、G0/G1 期、S 期、G2/M 期，其周期动力学改变可能与卵母细胞成熟状态及卵泡生长有关。对不孕患者卵泡颗粒细胞以流式细胞检测技术行 DNA 分析，发现与其他因素不孕患者相比，子宫内膜异位症所致患者处于凋亡期和 S 期的颗粒细胞比例明显升高，同时，处于 G2/M 期的比例降低，这种细胞周期的改变导致细胞凋亡比例增加及功能异常。

颗粒细胞凋亡异常增加导致空卵泡产生率升高、卵子质量受损以及受精率降低。有研究发现，子宫内膜异位症患者体内 CD44 表达下降、透明质酸酶抗凋亡作用降低，抗凋亡基因 survivin 表达水平显著降低，从而导致颗粒细胞凋亡率增高，进而引起卵母细胞受精率下降。因此有学者认为，可将颗粒细胞内凋亡小体表达率作为预测子宫内膜异位症所致不孕患者 IVF 妊娠结局的重要参数之一。

3）颗粒细胞的氧化应激增多：卵泡发育和排卵过程中，可能伴随有自由基和脂质过氧化产物的产生，而这些物质的产生可对细胞成分产生损伤，比如细胞膜、蛋白质、脂质和 DNA。子宫内膜异位症患者体内凋亡的异位内膜细胞及炎症细胞包括嗜酸性粒细胞、中性粒细胞、活化的巨噬细胞吞噬凋亡细胞可产生活性氧族（reactive oxygen species，ROS），导致氧化应激增高，4-羟壬烯醛（4HNE）、8-羟基脱氧鸟苷（8-OHdG）是氧化 DNA 损伤和氧化应激增高的重要标志物，子宫内膜异位症患者体内颗粒细胞具有更高水平的 4HNE 和 8-OHdG 产生。过量 ROS 产生或抗氧化系统受损可使卵母细胞受损：①在减数

分裂过程中，ROS 干扰纺锤体结构形成，使染色体分离异常，形成非整倍体，或诱导卵母细胞退化和凋亡；②诱导线粒体 DNA 变异，使 ATP 产量降低，细胞能量来源减少，从而破坏卵母细胞骨架的维持；③脂质过氧化破坏细胞膜中的不饱和脂肪酸，从而导致细胞膜通透性增加、完整性丧失及酶活性丧失，诱导卵母细胞死亡；④诱导 DNA 碎片产生，使卵母细胞周边透明带变性，降低 IVF 受精率。

（3）子宫内膜异位症对卵泡内微环境的影响：卵泡液是卵母细胞发育的微环境，微环境的改变影响着卵母细胞发育速度及质量。子宫内膜异位症患者卵泡液中免疫细胞、蛋白及细胞因子发生的变化如图 14-2 所示。B 淋巴细胞、单核-巨噬细胞及自然杀伤细胞比例增加。各种细胞因子，如 IL-1a、IL-1b、IL-6、IL-8、IL-10、TNF-α 及 VEGF 等表达水平增加。细胞因子异常增多可能扰乱颗粒细胞的正常周期，对卵泡发育产生病理性损害。例如，IL-10 增高可阻止细胞周期素依赖性激酶抑制物 p27 的正常下调，从而导致颗粒细胞停滞于 G0 期。同时，IL-6、IL-8 或 IL-1a，也能诱导各种细胞周期的异常。炎症细胞因子可对卵巢甾体激素合成的相关酶进行调节。排卵前卵泡液中 IL-6 水平增高，通过 MAPK 信号途径降低芳香化酶活性，导致雄烯二酮转化为雌酮和睾酮减少，而后者可通过芳香化酶作用转化为雌二醇（E_2）。另外，子宫内膜异位症不孕症患者卵泡液中免疫反应性内皮素-1（endothelin-1，ET-1）水平增高，而后者是颗粒细胞甾体激素合成的有效抑制剂。在卵泡发育过程中，高 E_2 和促性腺激素水平可诱导 VEGF 表达增加。有研究表明，子宫内膜异位症患者体内 E_2 水平降低，颗粒细胞内 VEGF 表达下降，卵泡内血管网生成障碍，缺氧环境影响减数分裂过

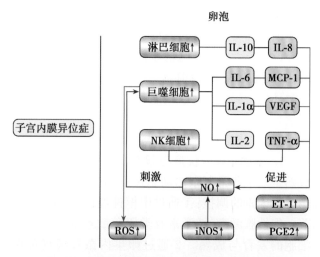

图 14-2　子宫内膜异位症对卵泡微环境的影响

程中纺锤体的形成及细胞稳定性的维持,从而降低影响卵母细胞质量。卵母细胞表达 II 型 TNF-α 受体,子宫内膜异位症患者卵泡液中 TNF-α 水平升高,对卵母细胞传递有害信号,下调芳香化酶活性而抑制甾体激素的生成,使卵巢对促性腺激素反应性降低,诱导卵母细胞、间质细胞及颗粒细胞凋亡,促进卵泡闭锁,干扰卵母细胞减数分裂 II 期纺锤体结构,导致染色体分离异常,正常受精失败和细胞发育终止。Kalu 等研究发现,因子宫内膜异位症不孕的患者腹腔液中单核细胞趋化蛋白 1(MCP-1)较其他不明原因不孕患者明显增高。

子宫内膜异位症通过 MCP-1、IL-6 和 IL-8、VEGF、TNF-A 及 NF-κB 等影响卵巢功能,并改变盆腔环境,使过氧化物和 NO 释放增加影响卵子发育。正常的卵泡液中含有一氧化氮(NO),卵泡液中 NO 浓度调节卵泡的募集和凋亡。近期研究发现,诱导型一氧化氮合酶(iNOS)在子宫内膜异位症患者腹腔液中的巨噬细胞中表达,具有较高酶活性,活化的 NOS 可引起 NO 释放增加,而高浓度的 NO 可对卵母细胞造成毒性作用。

2. 子宫内膜异位症与内分泌改变

(1) 黄体生成素(LH)变化:促性腺激素平抑因子(GnSAF)是一种小分子多肽,存在于卵泡液中,主要由卵泡细胞产生。在子宫内膜异位症患者体内,LH 水平的下降与 GnSAF 的增加有关。子宫内膜异位症患者卵泡液 E_2 水平下降,GnSAF 生物活性增强,使雌激素对垂体敏感性减弱,垂体 LH 分泌减少,使 LH 峰无法形成,损害卵母细胞的最终成熟和排卵。同时,子宫内膜异位症相关不孕症者易发生高催乳素血症,PRL 升高可抑制促性腺激素释放激素(GnRH)和促性腺激素(Gn)的分泌和释放,并降低 LH 受体的数量,降低卵泡对 LH 的敏感性,从而影响卵泡的发育、成熟及排卵。

(2) 甾体激素的变化:卵泡内合适水平的甾体激素是维持卵母细胞发育和成熟并最终排卵的前提。Richter 等研究指出,子宫内膜异位症患者腹膜巨噬细胞分泌的 TNF-α 较健康者明显升高,TNF-α 可抑制颗粒细胞对雌二醇及孕酮的合成,使卵巢对促性腺激素的反应性降低。Deura 等研究发现,子宫内膜异位症患者腹腔液中 IL-6 明显增加,而 IL-6 可通过丝裂原活化蛋白激酶(MAPK)信号路径降低颗粒细胞雌激素合成。

卵母细胞内能检测到雌激素受体(ER)的存在,推测雌激素可能参与了卵母细胞胞质成熟的一系列过程。有研究显示,子宫内膜异位症患者卵泡液中 E_2 浓度显著降低,同时卵母细胞质量亦下降,因而将卵泡液中 E_2 水平作为评估卵母细胞成熟和质量的标志。在早卵泡期,子宫内膜异位症患者卵巢静脉血中 E_2 水平下降,而孕激素水平升高。这种卵泡早期升高的孕激素,干扰卵巢颗粒细胞上 LH 受体的形成,影响排卵、受精及胚胎着床。

(3) 高泌乳素血症:同前。

(4) β-内啡肽与瘦素的变化:

1) β-内啡肽(β-endorphin,β-EP):β-内啡肽是一种内源性阿片肽,其在子宫内膜异位症不孕症患者中水平明显升高,而高水平的 β-EP 与下丘脑 GnRH 神经元及垂体促性腺细胞上相应的受体结合,可影响 GnRH-Gn 的脉冲释放节律和幅度,使 FSH、LH 分泌异常,抑制甾体激素的合成。

2) 瘦素(leptin):瘦素是肥胖基因的产物,是脂肪细胞分泌的一种肽类激素。瘦素及其受体最常见于脂肪组织,同时在人卵巢颗粒细胞、子宫内膜腺体及基质细胞、输卵管上皮也均有表达,与女性生殖功能密切相关,与子宫内膜异位症的发病亦有关。子宫内膜异位症不孕患者卵泡液中过高浓度的瘦素直接影响颗粒细胞分化,诱导单核巨噬细胞分泌 TNF-α、IL-6,干扰优势卵泡发育,对卵母细胞质量造成损害。在卵母细胞发育过程中,瘦素浓度增高可明显降低卵母细胞质内微丝的密度,并阻碍微丝重组,使卵母细胞细胞骨架受损,影响胞质的成熟。Cheng 等研究发现,异位内膜间质中 17-β 羟基甾醇脱氢酶 2 功能下降,导致异位内膜上皮内 E_2 不能转化为雌酮,这种激素紊乱可能影响卵泡发育。

(5) 前列腺素 E_2(prostaglandin E_2,PGE_2):PGE_2 是一种重要的细胞生长和调节因子,是花生四烯酸环氧合酶代谢产物,为二十碳不饱和脂肪酸。PGE_2 是卵丘颗粒细胞黄素化及卵母细胞成熟的活性物质,它与子宫内膜异位症发病机制密切相关,子宫内膜异位症患者腹腔液和血液中 PGE_2 显著增加,卵泡液中也显著增加。正常情况下,PGE_2 浓度升高可上调颗粒细胞 *survivin* 基因表达,抑制 caspase-3 表达,从而促进颗粒细胞增殖,减少凋亡。而在子宫内膜异位症患者血清或腹腔液中,PGE_2 水平显著增高,但其颗粒细胞的增殖活性仍降低,凋亡比例增高。这表明,子宫内膜异位症患者 PGE_2 对颗粒细胞增殖与凋亡的调控机制发生障碍。可能与子宫内膜异位症患者体内激素水平异常有关。在卵巢颗粒细胞上,促性腺激素调控 EP 受体的表达,而子宫内膜异位症患者下丘脑垂体卵巢轴功能紊乱，激素水平波动可能会导致颗粒细胞 EP 受体表达异常，从而影响 PGE_2 作用的发挥。同时，PGE_2 通过受体作用调节人黄素化颗粒细胞合成孕酮，且 PGE_2 可以通过受体后 PI3K/AKT、ERK1/2 和 NF-κB 等信号通路调节卵泡内卵母细胞的减数分裂及卵丘颗粒细胞的扩增。

研究发现体外培养的牛卵丘颗粒细胞和卵母细胞的复合物可以分泌少量的 PGE_2，在排卵前，在 LH 峰的刺激下，PGE_2 可以促进卵丘颗粒细胞和卵母细胞复合物增殖功能有利于进一步排卵。在排卵前卵巢内分泌的 PGE_2 水平与促进黄素化颗粒细胞孕酮的生成相关，并显著提高 StAR 的表达水平，但对雌激素及芳香化酶的表达无明显影响。PGE_2 促进卵母细胞和颗粒细胞发育成熟的过程中，ERK1/2、PI3K/AKT 和 NF-κB 等 PGE_2ERKI/2 和 NF-κB 等信号通路可能参与卵巢颗粒细胞甾体激素的合成调节，而 PGE_2 则主要通过 PI3K/AKT 信号通路参与黄素化颗粒细胞孕酮生成的调节。

最近研究发现，子宫内膜异位症患者卵母细胞减数分裂发生时间有延迟倾向，而在哺乳动物牛、猴子和小鼠的卵母细胞研究中发现，卵母细胞表达 EP2 和 EP4 受体，并与 PGE_2 结合可以促进卵母细胞中 cAMP 的合成，cAMP 是卵母细胞减数分裂中的重要调节因子，卵泡内高水平的 cAMP 延缓卵母细胞减数分裂的进程，而当 cAMP 水平降低时卵母细胞可以继续进行减数分裂。子宫内膜异位症患者卵泡内高水平的 PGE_2 可能通过调节卵母细胞 cAMP 延缓了卵母细胞的发育进程，使卵母细胞与卵泡内环境不协调，卵泡发育异常。

（6）抗心磷脂抗体（ACA）：1980 年首次发现子宫内膜异位症患者外周血中 B 细胞活性增强。这一发现引起国内外学者的关注，Dmowski 等在子宫内膜异位症患者体内检测到包括 ACA 在内的多种自身抗体。Abrao 等进而发现 ACA 与轻度子宫内膜异位症关系密切。轻度子宫内膜异位症患者血清 ACA 阳性率较重度患者阳性率高，轻度子宫内膜异位症患者阳性率 34.1% 较重度患者阳性率 8.2% 高（$P<0.05$），提示 ACA 阳性可能与子宫内膜异位症病情严重程度相关。目前研究认为子宫内膜异位症产生 ACA 的原因可能是病灶刺激腹膜局部发生炎性反应，使细胞表面磷脂成分发生构变后与脂蛋白结合，形成抗原物质，从而刺激机体免疫系统产生 ACA。ACA 则通过与卵巢细胞表面的磷脂结合蛋白相互作用，干扰正常卵子发育成熟及排出。

3. 子宫内膜异位症与排卵 从解剖角度看，Ⅲ～Ⅳ期子宫内膜异位症的病灶在腹腔内广泛种植，造成卵巢皮质破坏，卵巢粘连形成瘢痕和包膜，导致排卵障碍和不排卵。异位内膜刺激巨噬细胞后可产生前列腺素，从而抑制排卵。子宫内膜异位症患者盆腔积液中乙酰水解酶降低，延长血小板活化因子半衰期，从而促进细胞释放氧自由基，破坏组织细胞，产生脂质过氧化反应，造成大量脂质过氧化物堆积，进一步破坏细胞膜，使组织液渗出增加，纤维素沉着，腹腔液成分变化，对排卵产生影响。

LUFS 是排卵障碍的一种，研究发现正常情况下排卵后腹水内的雌激素、孕激素水平升高，可达到血浆浓度的 5～20 倍，其可防止内膜的种植生长，而 LUFS 者卵泡虽成熟但未破裂，因此腹水中的 17β-雌二醇和孕酮较正常为少，缺少对子宫内膜的抑制力，而致镜下种植。但子宫内膜异位症患者发生 LUFS 的机制目前尚不清楚，可能与月经中期 LH 峰值过低有关，或者是畸形卵泡发育成熟产生的结果。LH 分泌不足使卵巢环磷酸腺苷水平增高，孕酮水平下降，局部纤维蛋白溶酶原激活剂活性下降，纤维蛋白的溶解和卵泡壁自身消化功能降低，从而导致卵泡的成熟、破裂及卵子排出受到障碍。

（三）子宫内膜异位症的治疗对卵巢功能的影响

子宫内膜异位症的治疗应达到四个要求：减轻及控制疼痛、治疗及促进生育、缩减及去除病灶、预防及减少复发。国际子宫内膜异位症学术会议（WEC）总结最佳的治疗措施：腹腔镜、卵巢抑制、妊娠以及助孕。目前，国际上对子宫内膜异位症没有根治之法，治疗目的只能提高妊娠率、缓解疼痛，基本上是保守疗法，任何一种方法都不能起到根治作用。最常用的方法有药物治疗、手术治疗和辅助生育技术助孕治疗。

1. 手术治疗 这种方法在子宫内膜异位症合并不孕患者的助孕治疗中占有重要的地位，如无特殊情况应为首选的治疗方法。手术方式首选腹腔镜，必要时行开腹手术。手术可缓解疼痛，对增加自然妊娠的机会均有不同程度的改善，术后 1～2 年的自然妊娠率平均可达约 50%；同时，对于卵巢内异囊肿型可减少卵巢癌发生率，减少 IVF 取卵时内异囊液的盆腔污染导致的感染，改善卵子质量。手术同时能减轻症状，减少或预防复发。

然而，子宫内膜异位囊肿手术过程当中可能导致部分卵巢组织丢失，许多研究表明，腹腔镜下卵巢巧克力囊肿手术后卵巢储备指标:AFC、AMH 均下降,行助孕治疗时卵巢对促性腺激素刺激的反应性下降,用药时间长,用药剂量大,获得的卵母细胞数少;但是受精率、移植率和妊娠率无显著变化。在自然周期中,手术侧排卵亦少于对侧。

Haemsuga 等对卵巢子宫内膜异位囊肿剥除术后病理研究发现,剥除囊壁中卵巢白体残留发现率高达49.2%;始基卵泡的发现率高达68.9%。卵巢囊肿剥除常伴随正常卵巢组织的丢失,但大部分卵巢组织内并未发现滤泡。对于考虑因双侧子宫内膜异位囊肿而需要手术的患者,尤其是对于有生育要求者,若术前评估认为手术可能造成严重卵巢功能损伤者,可与手术前行 3 个月的长效 GnRH-a 治疗,使手术时病灶缩小,易于剥除,而且此时血运减少,创面较小,出血少,减少手术对正常卵巢组织的损伤。

2. 药物治疗 子宫内膜异位症是一种雌激素依赖性疾病,因此药物治疗的主要原理是降低雌激素效应,导致异位内膜的萎缩。其治疗方法多种多样,主要为以下几种:

(1)促性腺激素释放激素激动剂:GnRH-a 的应用是药物治疗的热点,亦认为是最有效的。开始应用 GnRH-a 时可使促性腺激素水平升高,而长期连续应用 GnRH-a 时,垂体的 GnRH 受体被耗尽,从而可产生相反的降调节作用,促性腺激素的分泌减少,从而导致卵巢分泌的激素显著下降,异位内膜明显退化。GnRH-a 还能直接作用于内膜上皮细胞,提高前凋亡蛋白 Bax 和 FasL 的表达,降低抗凋亡蛋白 Bcl-2 的表达从而达到抑制细胞增殖、促进细胞凋亡的作用。能减少病灶巨噬细胞的浸润和微小血管的数量,通过抑制炎性反应和血管生成这两种机制来阻止病灶的发展。长期连用或使用长效 GnRH-a 后,促性腺激素分泌减少,雌激素显著下降,卵巢处于抑制状态,卵泡发育的基础 FSH 阈值不能达到,因此不能进入发育周期。停止用药后,卵巢仍有数月处于抑制状态,苏醒后卵泡发育可恢复用药前状态。

(2)促性腺激素释放激素拮抗剂 GnRHA:能竞争性阻断 GnRH 受体,迅速抑制促卵泡激素和促黄体素的分泌,与 GnRH-a 相比,其优势主要表现在没有最初的"点燃"效应,更快地抑制促性腺激素释放。其对卵泡发育的影响与 GnRH-a 类似。

(3)芳香化酶抑制剂:芳香化酶是雌激素生物合成的关键酶,加快雄烯二酮或睾酮转化为雌酮(E1),E1 又经 I 型 17β-羟类固醇脱氢酶 1 催化转变为活性更强的雌二醇,弥补了其他药物仅抑制卵巢雌激素合成的不足,通过抑制卵巢和异位病灶局部及全身其他组织(如脑、脂肪组织、皮肤)雌激素的合成来发挥其治疗作用。芳香化酶抑制剂不能阻止内膜异位病灶的形成,但能明显缩减病灶的体积,抑制细胞的增殖,促进细胞的凋亡,并降低腹腔液中血管内皮生长因子和前列腺素 E 的水平。来曲唑是第三代芳香化酶抑制剂,可在一定程度上抑制雌激素的合成,降低血清中雌激素水平,解除外周雌激素对下丘脑-腺垂体的负反馈抑制作用,使腺垂体分泌内源性促性腺激素高水平的内源性 Gn,作用于卵巢后刺激卵泡发育。来曲唑通过抑制芳香化酶的活性而阻断卵巢局部雄激素向雌激素转化,导致雄激素蓄积,从而促使自分泌或旁分泌因子的表达,提高卵巢对外源性 Gn 的反应性,从而促进卵泡的早期发育。由此可见,芳香化酶抑制剂在治疗子宫内膜异位症时,同时对卵泡的发育具有促进作用。

(4)选择性雌激素受体调节剂:选择性雌激素受体调节剂具有组织特异性,对子宫内膜的雌激素受体起拮抗作用,是针对子宫内膜异位症的一类潜力药物。雷诺昔芬是一种非甾体类选择性雌激素受体调节剂,对雌激素受体有高度亲和力,对骨骼、脂肪和脑组织中雌激素受体起激动作用,但对子宫和乳腺雌激素受体起拮抗作用。与芳香化酶抑制剂类似,选择性雌激素受体调节剂能显著降低外周血中雌激素水平,解除对下丘脑-腺垂体的负反馈抑制作用,使腺垂体合成和分泌内源性促性腺激素增多,利于卵泡的早期发育。

(5)选择性黄体酮受体调节剂(selective progesterone receptor modulators,SPRMs):是一种新型孕激素受体结合剂,对子宫内膜有高度选择性,起到拮抗剂或激动剂的作用。它抑制雌激素依赖性子宫内膜的增长,诱导可逆性闭经,并且不会引起雌激素缺乏的症状。这种抗内膜增殖的作用,可能是通过 SPRMs 抑制雌激素受体基因的转录、抑制内膜血管生成从而导致螺旋动脉的萎缩、诱导细胞凋亡等机制而完成的。这种药物特异性针对黄体酮受体,对于卵泡的生长发育影响并不大。

3. 辅助生殖技术 辅助生育技术的兴起和发展为子宫内膜异位症合并不孕的患者带来福音。助孕治疗方法主要包括:①宫腔内人工授精(IUI),主要针对轻度子宫内膜异位症且输卵管通畅者。②体外受精-胚胎移植(IVF-ET)或卵胞质内单精子注射技术(ICSI),重度子宫内膜异位症患者或通过人工授精失败的患者可考虑实施 IVF-ET 或 ICSI。对解剖位置改变、有盆腔粘连者可先行手术治疗,以提高成功率和妊娠率。通常在实施 IVF/ICSI 之前给予 GnRH-a 控制 LH 峰值出现,改善子宫内膜异位症患者盆腔受累程度,从而提高卵子数量、质量、受精率、着床率及优胚率,最终达到提高妊娠率的目的。

(陈丹 李赛姣 李维 杨菁)

第二节 盆腔炎症(TB/非特异性炎症)

(一) 女性盆腔炎定义及分类

女性盆腔炎症(pelvic inflammatory disease,PID)的定义为女性上生殖道及其周围组织的炎症,最常见的有子宫内膜炎(endometritis)、输卵管炎(salpingitis)、输卵管卵巢脓肿(tubo-ovarian abscess,TOA)、盆腔腹膜炎(peritonitis)。女性盆腔炎大多发生在育龄期,与性生活密切相关,初潮前、绝经后或未婚者患有盆腔炎的几率极低。按盆腔炎的起病缓急程度可分为急性盆腔炎与慢性盆腔炎。现在多数学者观点将慢性盆腔炎定义为盆腔炎性疾病后遗症(sequelae of PID)。按感染和炎症的性质,可以分为细菌性感染引起的炎症和非特异性炎症,以及由结核分枝杆菌引起的盆腔结核性炎症。

急性盆腔炎是指女性内生殖器及其周围组织发生的急性炎症。炎症可发生于一个部位或多个部位。常见的病原体包括葡萄球菌、链球菌、大肠埃希菌、厌氧菌及性传播病原体,如淋病奈瑟菌、支原体、衣原体等。炎症播散途径包括经淋巴、血行及直接蔓延。根据解剖部位可具体分为急性子宫内膜炎、子宫肌炎、输卵管炎、输卵管积脓、输卵管卵巢脓肿、盆腔结缔组织炎、盆腔腹膜炎。若病原体扩散没有予以及时的控制,可引起败血症或脓毒血症,进而出现感染性休克甚至死亡。急性盆腔炎若不能得到及时、有效、彻底的控制,可引起炎症反复发作,形成盆腔炎后遗症,进而导致慢性盆腔痛、不孕、宫外孕等,严重影响妇女的生殖健康。本章节将就盆腔多种炎性疾患对卵子发育产生的不良影响予以详述。

(二) 盆腔炎对卵巢功能和卵子发育不良影响的可能机制

盆腔炎的常见病原体有外源性和内源性两个来源。外源性病原体主要有衣原体、支原体、淋病奈瑟菌。内源性病原体主要是来自寄居于阴道内的需氧菌和厌氧菌。不论是外源性的还是内源性的病原体均可通过多个途径,包括沿生殖道黏膜上行蔓延、经淋巴系统蔓延、经血液循环蔓延及直接蔓延,进入盆腔扩散并累及盆腔多个器官。导致的主要病理改变是组织破坏、广泛粘连、增生和瘢痕形成。从多个环节影响、干扰正常的卵子发育、成熟和排卵,包括解剖结构改变、局部微环境改变、免疫学改变、细胞凋亡机制异常、血流动力学改变等诸多环节。

解剖结构改变:早期的盆腔炎可引起盆腔充血、输卵管肿胀,进而随着炎症的慢性迁延,输卵管阻塞、积水,输卵管与卵巢、腹膜、网膜、肠管间的广泛粘连逐步形成。这些粘连起初为膜性包裹,随着炎性侵蚀的加深,逐渐发展到纤维渗出性粘连,最后到致密粘连,甚至使输卵管和卵巢皮质融为一体,形成输卵管-卵巢囊/脓肿,难以分辨正常组织间隙。粘连所致的卵巢正常解剖位置改变,与其他器官包裹后,严重影响卵巢血供,进而影响卵子成熟发育所需氧供和营养。而且,卵巢表面被粘连带包裹后,即使有卵子的正常发育,也不能完成排卵,形成假性的卵泡未破裂黄素化综合征。表现为体内有血清 LH 峰的出现、有孕激素的升高、基础体温升高,但卵子不能正常排出,更不会完成受精。另外,一旦形成了输卵管-卵巢囊/脓肿,卵巢组织长期遭受炎性破坏,不仅卵巢皮质(卵泡生发层)受到侵蚀,而且为卵巢上皮卵泡发育提供营养的髓质也破坏殆尽,导致卵巢储备功能的严重下降和卵子发育成熟障碍。基础性激素检查结果常表现为 FSH 水平升高,FSH/LH 比值增大。

盆腔微环境的改变:盆腔炎性发展过程中,常伴有盆腔积液/积脓(图 14-3),大量炎性细胞浸润和细胞因子的异常表达是必然的。炎性细胞有中心粒细胞、单核细胞、巨噬细胞、抗原呈递细胞等。细胞因子(cytokine)是参与炎症发生和创伤愈合等小分子多肽的统称。是细胞对刺激应答时分泌的,在细胞间传递信号,诱导生长、分化、趋化、活化、增强细胞毒性等作用。在炎症反应发生后,体内出现大量细胞因子,它们之间互相作用形成了细胞因子网络。细胞因子活化及随之造成的组织损伤形成恶性循环。另外,细胞因子与炎症细胞的渗出、激活炎症病理性损伤、成纤维细胞的增殖等紧密相连,可直接或间接影响炎症的发生、发展及预后情况。在慢性盆腔炎的漫长病理过程中，有较多的细胞因子参与，其中研究较为透彻的有：肿瘤坏死因子α（tumor necrosis factor α，TNF-α），白细胞介素-2（IL-2），白细胞介素-6（IL-6）及细胞黏附分子（ICAM-1）。特别是 TNF-α 是炎症细胞因子网络的关键部分，在炎症反应中起核心作用。它能刺激内皮细胞和白细胞释放一系列炎症介质，如一氧化氮（NO）、氧自由基等，造成炎症病理性损害和感染性休克的发生。这些细胞因子与机体内细胞免疫有着千丝万缕的联系，将在具体章节予以详述。另外，在盆腔炎患者的血清和腹腔积液中，反应炎症程度的指标 C 反应蛋白（C reactive protein，CRP）和单核细胞趋化蛋白 1（monocyte chemoattractant protein-1，MCP-1）的水平显著高于对照组的正常女性，同时也高于患有盆腔良性疾患如子宫肌瘤、卵巢良性肿瘤的患者。氧自由基（oxygen free radical，OFR）在慢性炎症所致的损伤发生过程中也扮演了重要角色。在慢性炎症发生发展过程中，OFR 和脂质过氧化物的大量生成在细胞损伤的病理过程中扮演重要角色。在生理状态下，自由基的生成与清除处在动态平衡之中；自由基在体内自由游荡，不断产生，又不断清除，少量的自由基对机体是有益的，但过量就会对机体造成损伤。中性粒细胞在抗感染过程中发挥重要作用。当中性粒细胞被病原体激活时，细胞膜上的 NADPH 氧化酶将还原型 NADPH 的一个电子传递给氧分子而形成 O^{2-}，由此激活引起"呼吸爆炸"，生成大量的氧自由基。这些氧自由基可以协助杀死吞噬细菌和病毒，但其产生过多发生氧化过激则损害周围的正常组织。卵巢处于这样的环境中，大量炎性细胞及其释放的细胞因子、炎症反应过程中释放出来的瀑布式的氧自由基均对卵子的发生、成熟及其功能产生不利影响，这其中包括卵子发生过程中遗传物质的稳定性、表观遗传（甲基化）、减数分裂的启动、纺锤丝形成、同源染色体的自由组合和分离、细胞骨架的形成和重塑等核心环节。

免疫学的改变：病原体进入机体后，一方面引起感染，另一方面可刺激机体的免疫系统启动免疫机制。正常的机体免疫在阻止病原体的入侵的同时，也抑制其生长繁殖或杀灭病原体并解除伴随感染产生的毒性作用。然而在某些特殊的情况下，病原体感染可以引起人体免疫反应异常而引起继发的免疫病理损伤等。机体面对感染，体液免疫和细胞免疫均可激活。盆腔炎，特别是盆腔炎后遗症期，是持续

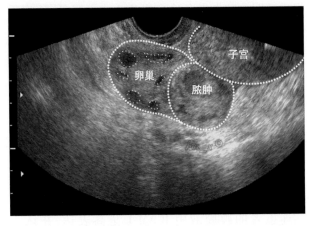

图 14-3　盆腔卵巢积脓，破坏正常卵巢结构（引自于中山大学网络课程《妇科超声诊断学》）

存在的慢性炎症状态，对于盆腔炎后遗症期，并无病原体存在，但前期病原体感染所诱发的免疫反应并未消失。免疫反应过程中涉及一个十分复杂的免疫网络，其中包括免疫细胞（T 细胞、B 细胞、抗原呈递细胞、NK 细胞等）、免疫分子（细胞因子）、信号转导通路等。在免疫细胞中，目前在盆腔炎模型中研究较多的是 T 淋巴细胞。正常情况下，T 细胞各亚群的数目及比例在不同组织中均处于相对恒定的状态或者是一种动态平衡的状态。若各亚群的比例不当，就会引起 T 细胞的功能异常，进而导致机体免疫功能紊乱。目前，已有多项研究证明，慢性盆腔炎患者外周血 T 细胞各亚群比例发生明显改变，如 Th1/Th2 比例失衡、CD3+T 细胞比例升高、CD4+/CD8+ 比值异常等。目前研究认为，慢性炎症的发生、发展与细胞因子的异常表达关系密切，细胞因子介导的免疫反应在其病理发生及发展过程中扮演重要角色。肿瘤坏死因子α（tumor necrosis factor α，TNF-α）是影响炎症进程中的主要细胞因子之一，有调节多种免疫因子作用。适量的 TNF，有增进机体免疫的作用；过量的 TNF，则产生毒性作用，对机体造成损害，如可诱发细胞凋亡或组织坏死。单核-巨噬细胞合成和分泌 TNF。反过来 TNF 又以自分泌和旁分泌的方式激活单核-巨噬细胞，促其产生释放多种炎性因子。激发炎症的连锁反应，诱发下游反应，加重机体损伤。TNF-α 刺激血管内皮细胞产生炎性介质：如产生 IL-1、IL-8、内皮素（ET）等。IL-2 是慢性炎症中最活跃的一种细胞因子，可作用于产生 IL-2 的细胞（自分泌），也可对邻近的 CD4+T 细胞、CD8+T 细胞及其他相关免疫细胞发挥作用（旁分泌）。IL-2 主要通过减少自身免疫抗体产生，减少自身免疫反应起到减轻组织损伤和促进组织愈合的作用。有研究

报道证明盆腔炎患者治疗前 IL-2 水平降低,治疗后恢复至正常水平。IL-6 是炎症反应的主要标志之一,参与慢性炎症自身发展的病理生理,最终形成输卵管等局部组织粘连、促进肉芽纤维组织的生长。动物实验证实,炎症损伤的输卵管组织中 IL-6 水平异常升高。细胞间黏附分子 1(CAM-1)是免疫球蛋白超家族成员,可介导淋巴细胞、白细胞与内皮细胞间的黏附。有动物实验亦表明:慢性盆腔炎组织中 ICAM-1 表达增加,其参与了慢性炎症及纤维化过程。章汉旺教授的研究也发现盆腔炎所致盆腔粘连患者的腹腔液中 ICAM-1 呈高表达,并认为 ICAM-1 水平的增加对促进血管增生与粘连形成有一定作用。除了细胞因子的改变,免疫信号转导通路的过度激活对炎症诱发的免疫损伤也起着关键性作用。过去人们试图通过调节炎性相关细胞因子来控制慢性炎症,但由于这些细胞因子种类繁多,目前发现的已有 100 余种,而且相互作用,构成一个复杂的网络。通过调控某个或某几个细胞因子往往不能达到理想的效果,而这些细胞因子的下游涉及的信号转导通路多为通用的。所以对这些信号转导通路的研究现逐渐成为焦点。其中,TGF-β/Smads 信号转导通路是一具多效性的细胞信号转导途径,在组织修复、细胞外基质沉积、过度纤维化、肿瘤的增殖和转移等方面均起着重要作用。它既可表现为促炎效应,也会是抑炎效应。在炎症初期有免疫刺激作用,TGF-β 可通过化学趋化作用募集炎症细胞,并促进炎症相关细胞因子生成;在炎症消散期,TGF-β 的免疫学作用突出地表现为免疫抑制作用,包括抑制 T 和 B 细胞的增殖,抑制 NK 细胞的功能,抑制细胞因子和氧、氮自由基的生成,并可诱导细胞因子拮抗剂和黏附分子的表达,抑制免疫球蛋白的分泌等。该信号通路过度激活后必然带来过度炎症反应和随之而来的组织损伤。动物实验证实,慢性盆腔炎病理生理发展过程中 TGF-β/Smads 信号转导通路表现为过度激活状态。当使用该信号通路的特异性抑制剂予以阻断后,发现促炎性细胞因子 TNF-α、IL-10、IL-6 和细胞黏附分子 ICAM-1 的表达呈明显下降趋势,并在组织学角度发现可以显著改善继发的组织损伤以及纤维化程度。从以上研究结果不难看出,慢性盆腔炎的发生、发展过程中涉及复杂的免疫调控,并伴随着多个环节的免疫异常,这些异常均可不同程度地干扰卵子的发育和成熟,干扰正常受精的完成和进一步的胚胎发育。

细胞凋亡机制异常:细胞凋亡是多种细胞生物体正常的生理死亡程序,用以清除不需要的细胞或自身有害的细胞。凋亡与坏死的重要鉴别点就是凋亡后的细胞是被巨噬细胞清除的,而坏死则诱发周围组织炎症反应。由此可见通过凋亡可以在一定程度上避免组织损伤和炎症反应的扩散。凋亡还可以有效清除炎症反应过程中的炎症细胞及其他增生细胞,防止炎症后纤维组织增生和瘢痕形成。因此,细胞凋亡是维持促炎反应和控制炎症反应之间保持动态平衡的纽带。半胱天冬酶类(caspase-3)在凋亡信号转导的许多途径中发挥功能,是执行细胞凋亡的主要酶类。Caspase 可截断凋亡细胞与周围组织的联系,破坏重组细胞骨架,阻止 DNA 复制和修复,干扰 DNA、RNA 的拼接,破坏核信号,诱导凋亡细胞出现吞噬的信号,使细胞成分降解并形成凋亡小体。动物试验证明,在盆腔炎的动物模型中,子宫、输卵管、卵巢等盆腔组织中 caspase-3 的表达较对照组明显下调,经过治疗后,caspase-3 的表达开始上调。在盆腔炎病理改变中,caspase-3 的功能障碍引起的细胞凋亡机制受损,失去了对炎症的有效控制,导致过度的炎症反应和瘢痕、粘连形成,这将影响到卵巢周围的血运及卵子发生。

血流动力学的改变:多项研究表明盆腔炎患者的血液流变学处于异常状态(即血液处于高凝状态)。与健康育龄期妇女相比,盆腔炎患者在治疗前的血流动力学相关指标如血细胞比容、血沉及红细胞聚集指数均明显升高,经治疗后这些指标均明显下降。另外,细胞因子参与了血流动力学改变的过程,如肿瘤坏死因子(TNF)与血管内皮细胞相互作用,导致内皮细胞表面凝血与抗凝机制之间失衡,出现促凝血机制优势,引起血流动力学紊乱,甚至出现弥散性血管内凝血(disseminated intravascular coagulation,DIC)。盆腔血流动力学的改变、微循环的功能低下,甚至微小血管出现血栓形成,这些不良改变必将影响卵巢的血供,使得为卵子发育提供养分受限,干扰正常卵子的发育进程。

除了以上所述常见的细菌性炎症对卵子发育的多环节影响外,下文将具体对一些特殊性感染,如结核、支原体、衣原体及淋病奈瑟菌感染予以详述。

(三)盆腔结核

由结核分枝杆菌引起的女性盆腔炎症成为盆腔结核(Pelvic tuberculosis),又称为结核性盆腔炎。多发生于 20 ~ 40 岁育龄期妇女。近年来发病率因耐药株出现、艾滋病的增加及对结核管控的松弛等原因有升高趋势。盆腔结核是全身结核的具体表现之一,常常继发于肺结核、骨结核、肠结核等。其特点为潜伏期长,早期症状不典型。在盆腔结核中,输卵管结核占90%以上,且以双侧受累居多。典型表现有输卵管增粗肥大,伞端外翻;也有的表现为伞端闭塞,管腔内为大量干酪样物质填充;还有的体现为输卵管不均质增粗,呈串珠样改变(图14-4),且走行僵直,管壁偶可见结核结节(图14-5)。输卵管结核除了自身病理改变外,还常常引起输卵管与周围器官,如卵巢、肠管、腹膜、肠管、膀胱、子宫等广泛致密粘连,导致盆腔正常解剖结构破坏,同样可引起卵巢血供受限。另外,结核的侵蚀、破坏是引起组织的干酪样坏死性改变,对卵巢及其他组织的破坏一旦形成是不可逆的。

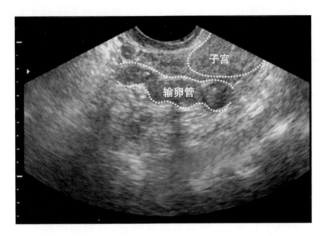

图14-4 超声下输卵管结核的表现,见输卵管呈串珠样增粗(引自于中山大学网络课程《妇科超声诊断学》)

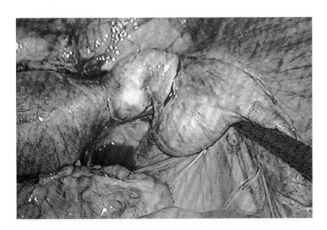

图14-5 腹腔镜下输卵管结核的表现,见左侧输卵管壁结核结节(引用自中南大学湘雅三医院)

输卵管结核常常可以播散到盆腔腹膜,形成盆腔腹膜结核。特点为盆腔腹膜及盆腔脏器表面分布大量大小不一的灰黄色结节,可渗出大量草黄色液

体聚集于盆腔。这些积液内含有大量炎性因子和炎性细胞,将卵巢浸泡于其中,其危害性是可想而知的。更为严重的是,盆腔结核终究会引起盆腔致密、广泛粘连,巨大包裹性积液,盆腔脏器间的致密粘连间组织发生干酪样坏死。卵巢若陷于粘连带内、包裹性积液中或甚至被结核侵蚀发生了坏死,卵子的发育也必将受到重创。

除上述影响外,部分输卵管结核可以蔓延至卵巢,引起卵巢结核,其几率约20%~30%。因卵巢有白膜包绕,故结核一般不易侵犯卵巢深层组织。但由于卵巢的表皮正是卵子发育、成熟的部位,所以结核对卵巢皮质的破坏引起的卵子发育障碍是不难理解的。极少数情况下,通过血液循环传播的结核可以进入卵巢的髓质,在卵巢深部形成结节和干酪样坏死性脓肿。这种破坏对卵巢功能和卵子发育是致命性的。手术中若发现这种情况,只能切除患侧附件。

(四) 非特异性盆腔炎性疾病(支原体、衣原体感染)

非特异性盆腔炎性疾病中,目前研究最多的就是支原体和衣原体的感染。在人类,衣原体感染中最为常见的是沙眼衣原体(chlamydia trachomatis,CT)。WHO统计,全球每年泌尿生殖道沙眼衣原体感染病例超过8千万。在发达国家,美国每年以近400万新增病例来递增,其中超过5万妇女因衣原体感染而引起不孕。我国缺乏大样本的流行病学调查资料,据2001年报告的性传播疾病中,CT感染率约为23.5%~29.8%。CT是专性细胞内寄生的原核微生物,是通过性传播而引起泌尿生殖道感染。泌尿生殖道CT感染的特点:一是临床症状较轻,甚至无症状;二是感染迁延反复,并发症较严重。CT感染后可引起尿道炎、宫颈炎、不孕、异位妊娠和盆腔炎。已经证实1/4~3/4的盆腔炎是由CT或淋病奈瑟菌通过上生殖道感染子宫内膜、输卵管及卵巢上皮而导致的。在人类输卵管炎的标本中已经分离出衣原体。CT只侵犯柱状上皮和移行上皮,不向深层浸润。目前为止CT引起生殖道感染的发病机制尚不十分清楚,多数学者认为免疫反应在慢性炎症的发生中起重要作用,其中衣原体热休克蛋白60被认为在免疫病理损伤中发挥了重要作用。热休克蛋白60是外膜的组成成分之一,参与外膜的再装配过程。由于热休克蛋白高度保守,衣原体热休克蛋白60和人输卵管的热休克蛋白有48%同源,可引起共同表位的交叉反应,因此感染衣原体后引起的交叉免疫反应可损伤输卵管。因此衣原体热休克蛋白60抗体反应阳性被认为是持续或重复衣原体感染的标志。若CT长期或反复感染，常导致输卵管黏膜结构和功能破坏，如输卵管管腔狭窄、纤毛缺损、输卵管周围粘连、扭曲及蠕动减弱，并最终引起盆腔广泛粘连，进而导致卵巢血供受损。除此之外，CT诱发的免疫反应还有细胞免疫，可同时激活CD4$^+$和CD8$^+$T细胞。CD4$^+$细胞分泌细胞因子，如IFN-γ可起一定程度的抗感染作用。CD8$^+$细胞的功能主要是溶解靶细胞。CT感染还可以产生特异性细胞毒T淋巴细胞（CTL）反应，感染细胞呈递衣原体抗原给CTL，CTL识别感染组织的肽表位，以MHC-Ⅰ类复合体形式，最后使感染细胞裂解。眼衣原体侵入机体后，首先在黏膜杯状细胞或柱状细胞内生长繁殖，然后在单核细胞系统的细胞内增殖，抑制宿主细胞代谢，溶解破坏细胞并导致溶酶体酶释放，代谢产物的细胞毒作用引起变态反应。与此同时，CT感染后机体会产生免疫记忆。若CT再次感染，接触此抗原时超敏反应细胞（DTH）释放出多种淋巴因子（MCF、SMAF、IFN、LT、IL-2），这些因子吸附粒细胞、巨噬细胞、淋巴细胞，积聚于局部，临床表现为红肿、硬结，这些积聚的细胞又可进一步促进细胞因子的释放而加重炎症反应；CTL细胞能特异地识别靶细胞表面的抗原，与抗原结合后通过改变膜的通透性使细胞内的钾离子流出、钠离子流入，伴随而来的是细胞内大量水分子渗入，从而导致靶细胞肿胀、裂解或溶解；活化的巨噬细胞及中性粒细胞，释放溶酶体酶也参与组织损伤。由此形成的放大式杀伤反应，不仅对盆腔解剖结构改变造成重大影响，更会严重紊乱盆腔的微环境和免疫环境。CT感染后造成的种种不良反应，对处于盆腔之中的卵巢影响是可想而知的。一项回顾性研究证实了在需要进行体外受精胚胎移植（in vitro fertilization embryo transfer，IVF-ET）助孕治疗的妇女中，沙眼衣原体的感染率（血清沙眼衣原体抗体IgG阳性率）显著高于正常生育妇女。而且进一步比较了在IVF控制性超促排卵中，在排除了年龄所造成的偏倚后，发现卵巢低反应患者中沙眼衣原体的感染率（血清沙眼衣原体抗体IgG阳性率）显著高于正常反应组及正常生育功能的女性。不仅影响卵子发育，而且目前诸多研究显示CT的感染在卵巢上皮恶性肿瘤的发生发展中扮演重要角色。追溯卵巢癌的起源发现很大比例源于输卵管上皮，而输卵管上皮发生病变的始作俑者就是CT感染。

支原体是广泛存在于自然界的条件致病微生物，是一类介于病毒和细菌之间，能够自行繁殖的最小原核微生物，与输卵管炎密切相关的是解脲脲原体和人型支原体，在输卵管炎的脓液中可以分离得到这两种支原体。约有20%~30%的非淋病奈瑟菌性尿道炎是由以上两种支原体引起的，是非淋病奈瑟菌性尿道炎及宫颈炎的第二大致病菌。支原体表面由含有蛋白、脂质和胆固醇的细胞膜包围，没有细胞壁，故青霉素族对其无效，并寄居于呼吸道、泌尿道、生殖道的黏膜表面。支原体感染，不仅可引发下生殖道等炎症，而且必然会影响下生殖道的正常菌丛（通过pH破坏黏膜屏障等）从而导致生殖道感染。支原体可单独感染引起盆腔炎，同时与其他病原体有协同作用，可促进盆腔炎的发展。潜伏于宫颈黏膜皱襞中的支原体可在女性抵抗力下降时大量繁殖，并首先感染子宫颈管黏膜，之后沿生殖道上行，先后引起子宫内膜炎、输卵管炎、盆腔腹膜炎、盆腔脓肿，引起盆腔广泛粘连。另外，机体Toll样受体可特异性地识别支原体脂蛋白并引起炎症反应。炎症反应进一步导致上皮组织的破坏，而上皮组织是人体最大的免疫器官，被破坏后会增加其他病原体的感染机会，加重炎症反应及局部病理损伤。所以，支原体感染也为其他病原体乘虚而入提供了条件。在支原体阳性的盆腔炎患者中，混合感染是常见的。支原体上行感染，最常累及输卵管，导致输卵管中的纤毛失去运动功能，受精卵运动被抑制；而且支原体也可直接吸附在精子头部，破坏精子的活力，影响精子与卵子的正常结合，不能正常受精。支原体感染在体内的情况可能更为复杂，可产生各种炎症因子、NO和（或）过氧化物，这些物质在阻滞卵子中可发挥重要作用。此外，支原体的长期存在可通过炎症反应诱导各种细胞因子产生，干扰卵子的发育成熟。除了对卵子功能的影响，也有不少研究认为支原体感染与卵巢癌的发生有着一定关系。

除了支原体和衣原体外，目前研究较多的还有细菌L型感染。细菌L型的产生源是细菌的细胞壁受到破坏或合成受阻，随之转化成一种细胞壁缺陷的新型细菌。细菌L型的生物学特点和致病性与病毒有许多相似之处，可侵入细胞内生长、繁殖，并不断造成细胞和组织的损伤，损伤发生时及损伤的组织在修复过程中，有可能引起细胞DNA破坏。这个过程如果发生在卵巢，对处于增生、分裂各阶段的卵泡的影响是非常大的。

（五）淋病奈瑟菌引起的盆腔炎

性传播疾病（sexually transmitted diseases，STD）是指通过性行为或类似性行为传播的一组传染病。其中，在女性最常见的是淋病奈瑟菌引起的泌尿生殖系统化脓性感染。在西方国家，淋病奈瑟菌感染是引起急性盆腔炎的最主要原因。在美国，约50%的盆腔炎是由淋病奈瑟菌引起的。在中国，改革开放以来，随着性解放的出现，由淋病奈瑟菌引起的盆腔炎发病率明显增加，已引起了广泛关注，但目前仍缺乏大样本的流行病学调查资料。

淋病奈瑟菌是呈双肾型的革兰阴性双球菌，离开人体极易死亡。其特点是侵袭生殖、泌尿系统黏膜的柱状上皮和移行上皮。淋病奈瑟菌的外膜主要成分是膜蛋白Ⅰ、Ⅱ、Ⅲ，脂多糖及菌毛。其中，淋病奈瑟菌产生的IgA1蛋白酶、菌毛和膜蛋白Ⅱ可促进附着于移行上皮或柱状上皮的淋病奈瑟菌被上皮细胞吞噬，从而使淋病奈瑟菌寄居于上皮细胞内并大力增殖，最终导致细胞裂解，释放大量炎性介质，同时淋病奈瑟菌也顺势迁移至黏膜下层。另外，淋病奈瑟菌的脂多糖内毒素与人体内的补体成分结合，介导或促进免疫反应，引起局部的炎性反应，表现为黏膜及黏膜下组织充血、水肿、渗出、坏死、上皮脱落、中细粒细胞聚集，最终导致黏膜细胞脱落溶解，形成脓液。在急性期，大量的内毒素释放，病人表现为突发寒战、高热、头痛、恶心、呕吐、下腹痛。这一病理过程首先发生在宫颈管、尿道，若没有积极治疗，便会沿生殖道黏膜上行，逐步侵犯子宫内膜、输卵管、盆腔腹膜，形成子宫内膜炎、输卵管炎、输卵管积脓、盆腔腹膜炎、盆腔脓肿，炎症长期侵蚀可形成输卵管-卵巢脓肿。一旦炎症侵犯至输卵管及盆腔其他脏器，无疑会造成广泛粘连，改变盆腔器官解剖位置，还可以形成盆腔脓肿，释放大量的炎性因子。这些由淋病奈瑟菌感染引起的解剖和内环境的改变，从不同角度影响和干扰卵巢卵子的发育成熟。粘连的形成、解剖的改变，包裹性的脓肿，不仅会破坏卵巢的正常血供，而且炎性反应释放的炎性蛋白、细胞因子可以从多个环节干扰卵子的发育，特别是对卵子的纺锤体形成、卵子极性产生、细胞骨架构建等，产生重要影响，从而影响卵子的质量，引起其受精障碍或异常受精，并对受精后的胚胎发育潜能产生不利影响。当然，一旦淋病奈瑟菌长期侵蚀，形成了输卵管-卵巢脓肿，不仅破坏卵巢的皮质，而且严重毁坏了卵巢的髓质，这种破坏对卵巢功能是摧毁性的。手术中，一旦发现了这种情况，保留患侧卵巢的可能非常渺茫，即使为有生育要求的年轻妇女保留部分卵巢皮质，术后的卵巢功能也是极差的。通过辅助生殖技术去获得妊娠是唯一希望，且成功率较因其他原因行体外受精胚胎移植明显降低。

（闫文杰　杨菁）

第三节　输卵管疾病

（一）输卵管的解剖与功能

输卵管是一对细长弯曲的肌性管道，全长8～14cm。输卵管位于阔韧带上缘，自两侧宫角部向外伸展，内侧与子宫宫角部相通，走行于输卵管系膜上端，外侧伞端游离于腹腔。根据输卵管的结构和形态可分为4个部分：①间质部：位于子宫内壁，管腔短而狭窄，长约1cm；②峡部：连接间质部，直而短，长2～3cm，管腔直径约2mm；③壶腹部：位于峡部的外侧，长5～8cm，管腔宽大、壁薄，内含丰富的皱襞；④伞部：游离于腹腔中，为输卵管的外侧端，开口处为须状组织，呈伞状，大约1～1.5cm，具有"拾卵"作用。输卵管不同部位的结构差异，是输卵管疾病发病的解剖基础。

输卵管是女性重要的生殖器官，是精子与卵子结合受精的重要场所，具有运送精子、抓拾卵子及把受精卵运送到子宫腔的重要作用。输卵管组织由三层组成，外层为浆膜层，由阔韧带上缘腹膜延伸继而包绕输卵管而成；中层为平滑肌层，肌层有节奏地收缩可引起输卵管由远端向近端的蠕动，利于受精卵向子宫腔内移动；内层为黏膜层，由单层柱状上皮组成。上皮细胞又可分为纤毛细胞、无纤毛细胞、楔状细胞及未分化细胞。纤毛细胞具有可摆动的纤毛，可协助运送卵子；无纤毛细胞可分泌糖原；楔形细胞可能为无纤毛细胞的前身；未分化细胞是上皮细胞的储备细胞。输卵管肌肉的收缩以及黏膜层上皮细胞的形态、分泌及纤毛的摆动均受卵巢激素周期性变化的影响。

卵泡期，在雌激素的影响下，输卵管上皮纤毛细胞变宽大，无纤毛细胞较细小，细胞内无明显分泌颗粒。随着雌激素的逐渐升高，到排卵期，在高水平雌激素作用下，输卵管蠕动加强，推动精子由子宫角向输卵管壶腹部移动；同时峡部内膜分泌增加，输卵管液中糖原含量迅速增加,以利于精子的运动及为精子提供足够的能量。当卵巢排出卵子后,输卵管伞部"拾捡"卵子后使之飘浮于壶腹部输卵管液中等待精卵结合。黄体期,孕激素的作用使得输卵管上皮纤毛细胞变短小,无纤毛细胞则突出于表面,并含有大量糖原,成为分泌细胞。受精卵在孕激素作用下,借助于输卵管的蠕动性收缩和纤毛的摆动,向子宫腔运行。一旦患者因内源性或外源性致病因素导致输卵管结构、功能发生异常或内分泌发生紊乱,则可发生各类输卵管疾病。

常见的输卵管疾病包括输卵管炎(salpingitis)、输卵管肿瘤(tumor of fallopian tube)、输卵管结核(oviduct tuberculosis)、输卵管发育异常、输卵管子宫内膜异位症(tubal endometriosis,TEM)、输卵管扭转(tubal torsion)等疾病。卵巢作为最邻近输卵管的生殖器官,与输卵管疾病有着千丝万缕的联系。一般单纯输卵管疾病并不直接影响卵巢功能及卵子的发育,但当输卵管疾病的病灶蔓延至卵巢及盆腔其他部位,引起盆腔解剖结构、盆腔微环境的改变,或导致卵巢血供受阻及卵巢组织发生继发性病变时,则可影响卵巢的内分泌功能、卵泡的正常发育及卵子的质量。

(二)输卵管炎对卵巢功能和卵子发育的影响的可能机制

输卵管炎是盆腔炎性疾病中最常见的一种,多由病原体感染引起,主要由葡萄球菌、链球菌、大肠埃希菌、淋病奈瑟菌、变形杆菌、肺炎球菌、衣原体等引起,其临床表现可因炎症轻重及范围大小而呈现较大差异。轻者无症状或者症状轻微,或仅妇科检查发现附件区压痛;严重病例呈急性病容,主要表现为下腹疼痛、阴道分泌物增多,腹痛多为持续性、活动或性交后加重,可伴有寒战、高热、头痛等全身症状。妇检可触及增粗的输卵管,压痛明显。形成输卵管卵巢囊肿或脓肿者,附件区可扪及包块,伴或不伴压痛。按照病程缓急、临床表现可分为急性输卵管炎和慢性输卵管炎两种,后者在不孕妇女中较为常见。

1. 急性输卵管炎 急性输卵管炎是指由一般化脓性细菌、淋病奈瑟菌或衣原体引起的输卵管急性炎症,可途经淋巴、血液循环、生殖道黏膜上行,直接蔓延感染。因感染源、感染途径不同而表现为:急性输卵管黏膜炎、输卵管间质炎、输卵管周围炎、输卵管积脓和输卵管卵巢脓肿等不同的病理学形式(图14-6)。输卵管急性炎症时组织充血水肿,腔内

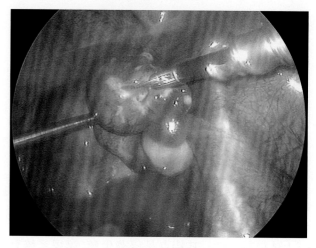

图14-6 急性输卵管积脓腹腔镜下所见

脓性渗出物可直接蔓延至邻近脏器,引起盆腔腹膜炎(peritonitis)、盆腔脓肿。由于卵巢白膜的独特屏障作用,有时虽有严重的输卵管炎症病变,而其附近的卵巢却仍能保持正常。但当感染严重或自身抵抗力减弱时,卵巢可与发炎的输卵管伞端粘连发生输卵管卵巢炎;炎症还可通过排卵孔侵入卵巢实质形成卵巢脓肿,当脓肿壁与输卵管积脓粘连并贯通时,可形成输卵管卵巢脓肿(tubo-ovarian abscess,TOA),并在病理生理学、局部炎症及免疫学变化等环节影响卵巢的正常功能和排卵。

病理生理学变化:急性输卵管炎一般通过子宫内膜或毛细血管和淋巴系统扩散上行。当炎症通过宫颈淋巴经宫旁结缔组织播散至输卵管时,首先入侵输卵管浆膜层,发生输卵管周围炎,然后累及输卵管肌层,而黏膜层受累较轻,管腔因肿胀变窄,病变以输卵管间质炎为主。感染严重者输卵管明显增粗、弯曲,纤维素性脓性渗出物增多,造成盆腔粘连。炎症亦可经子宫内膜向上蔓延,入侵输卵管黏膜层,导致管腔黏膜肿胀、间质充血水肿或大量白细胞浸润,输卵管上皮可发生退行性变或剥落,造成输卵管黏膜粘连及伞端闭锁。若有脓液积聚于管腔则形成输卵管积脓。急性炎症期大量的炎性渗出物可流至盆腔,造成输卵管与周围邻近脏器的继发感染,导致卵巢周围炎或TOA。急性卵巢炎临床少见,多继发输卵管炎,病理上为非特异性急性炎症,可有脓性渗出及脓肿形成,常有卵巢周围炎。急性炎症期卵巢一系列炎性病理改变可使卵巢皮质结构和功能受到一定程度的破坏和干扰,并影响卵子的正常发育和排卵。同时大量炎性因子分泌刺激机体纤维渗出增多和炎性粘连带的形成,大量的盆腔炎性纤维粘连可改变输卵管卵巢间的正常解剖结构,如纤维粘连

带多层致密包裹卵巢,可因粘连带的牵拉、束缚影响卵巢的正常血供,并阻碍卵巢卵子的正常排出,导致卵巢排卵后卵子无法被输卵管伞端捡拾。

局部炎症及免疫学变化:输卵管的急性炎性改变和组织病理损伤可导致其分泌的炎性细胞因子异常表达,这些细胞因子相互作用、相互制约,构成复杂的细胞因子网络。由于局部血管反应,炎症可通过血管交通支、淋巴循环以及输卵管解剖结构上与卵巢相邻近,在影响输卵管生理功能的同时,也可影响卵巢的排卵及卵子发生的过程。排卵类似于一个炎症过程,排卵时卵泡膜上的白细胞介素-1(IL-1)引起单核细胞趋化蛋白-1(MCP-1)高度表达,从而募集巨噬细胞向卵泡内转移。MCP-1可激活单核细胞和巨噬细胞,使其胞质内 Ca^{2+} 浓度升高,激活超氧阴离子的产生和释放,并释放溶菌酶,上调单核细胞和巨噬细胞黏附分子如 Integrin 家族 β2 组和 α4 分子的表达以及细胞因子 IL-1、IL-6 的产生。已证明巨噬细胞是排卵过程增效剂,其释放的许多因子与排卵有关,特别是 IL-1β 和肿瘤坏死因子-α(TNF-α)。Kawano 等研究发现,卵泡液中的巨噬细胞炎性蛋白(MIP)与卵母细胞的成熟有关,其浓度受 IL-1α 和 TNF-α 调节,在人类排卵前的过程中发挥重要作用。输卵管急性炎症期,输卵管液中的 MCP-1 水平升高,局部激活和趋化过多的单核及巨噬细胞,IL-1、IL-6 等炎性细胞因子浓度迅速升高,通过血管交通支、淋巴循环使卵泡液中的炎性因子浓度升高,破坏卵母细胞成熟的微环境,影响卵子的发生发育,最终可致排卵障碍。

输卵管具有特殊的局部免疫环境。输卵管局部组织未分化细胞,主要是淋巴细胞,在性活跃期,特别是在月经周期的分泌期局部浓度增高,为性活跃期局部易产生超敏反应的基础。细胞对病菌的局部免疫反应,常常不足以阻止急性感染的发展,却可诱发输卵管局部超敏感效应,使毛细血管周围聚集大量的巨噬细胞、淋巴细胞和(或)单核细胞,导致局部组织纤维蛋白渗出、吸附。有抗原存在时,这一过程持续进行。巨噬细胞可大量分泌多种生物活性物质以及酶类物质,包括多肽转换生长因子、IL、TNF、血小板衍生生长因子以及一氧化氮等;酶类物质主要包括胶原酶、弹性蛋白酶、纤溶酶原激活剂等。这些生物活性物质可直接刺激邻近的卵巢皮质,影响卵巢激素的分泌功能,并且对卵子的发生发育有直接的毒害作用,炎性因子渗入髓质,可直接破坏供应卵子发育的"土壤"。

2. 慢性输卵管炎 慢性输卵管炎可能起病即为慢性,也可能是由急性炎症迁延未愈的结果。多由于下生殖道炎症上行扩散感染,如慢性子宫颈炎、子宫内膜炎、宫旁组织炎等,引起输卵管炎症改变。根据病理变化的不同,慢性输卵管炎可分为慢性间质性输卵管炎、峡部结节性输卵管炎、输卵管积脓、输卵管积水及结核性输卵管炎等(见图 14-7～图 14-9)。慢性输卵管炎引起的输卵管阻塞、输卵管积脓和输卵管积水不仅是造成女性不孕的重要原因之一,长期慢性炎症刺激还可能对卵巢功能和卵泡的正常发育产生负面影响。

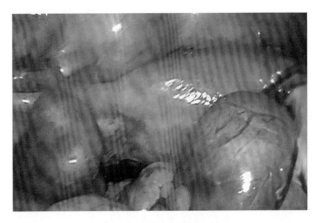

图 14-7 双侧输卵管积水

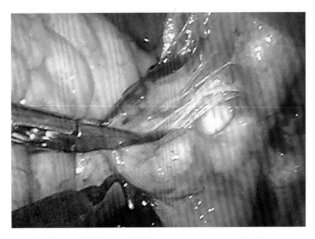

图 14-8 右侧输卵管慢性炎性粘连致密包裹右侧卵巢

病理生理学变化:由于慢性炎症迁延不愈,输卵管壁间结缔组织增生纤维化,导致管壁增厚变硬,管体增粗,管腔堵塞不通,伞端多内翻闭锁而呈杵指状。镜下常见到:输卵管管腔黏膜充血水肿粘连,大量浆细胞及淋巴细胞浸润黏膜及管壁,管壁组织纤维化而增粗,管腔狭窄或阻塞,伞端闭锁,瘢痕形成,黏膜皱襞显著减少甚至消失,管壁僵硬,损害输卵管

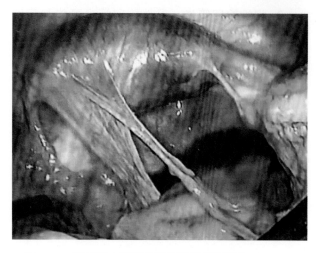

图 14-9 双侧输卵管炎并盆腔粘连

蠕动及纤毛摆动等正常生理功能,精卵难以结合从而导致不孕。输卵管伞部粘连闭锁导致管腔分泌的大量黏稠脓液和分泌物无法排出,逐渐集聚导致管腔明显增粗膨大,输卵管内膜苍白、黏膜皱襞减少或消失,导致输卵管积脓或积水。当输卵管脓肿慢性侵蚀贯穿卵巢时,可形成输卵管卵巢脓肿或囊肿,严重破坏卵巢皮质、髓质结构,导致卵巢储备功能逐渐下降,对性腺轴反应低下,自身分泌激素减少,月经周期缩短,发生提前排卵或无排卵。慢性输卵管炎的炎性渗出使输卵管与卵巢、子宫、侧盆壁及肠管网膜组织粘连包裹,发生输卵管卵巢炎时卵巢表面的炎性渗出物及纤维素形成增加,使之包裹于周围炎症组织的致密粘连之中,长期慢性炎症及粘连包裹可导致卵巢逐渐发生纤维化及萎缩,进而卵巢功能受损。当炎症严重侵入卵巢实质,可发生多发性脓肿,特别容易侵入成熟卵泡或新生黄体之内,形成卵泡-黄体脓肿,影响卵泡正常发育。多发性脓肿相互融合从而成卵巢脓肿,卵巢脓肿常与输卵管积脓贯通,形成输卵管卵巢脓肿,慢性炎性病理学改变及脓肿的形成可破坏卵巢的正常组织结构和生理功能。

局部细胞因子的变化:输卵管积水、积脓等病原体感染可导致多种炎性细胞因子,如 IL-1、IL-2、IL-6、TNF 等的产生,它们在病原体感染过程中或起到免疫保护作用,或引起机体的病理损害。当组织出现炎症反应时,浸润的炎症细胞的细胞因子将释放出来,这被认为是导致炎性粘连形成的触发机制,同时细胞因子在组织损伤后的愈合过程中也起着很重要的作用,当细胞因子分泌异常或过度作用时则出现慢性炎症。这些细胞因子可通过直接分泌至盆腔、血液循环、淋巴循环等途径到达卵巢,使得卵巢组织及卵泡液中炎性细胞因子水平增高。

促炎性细胞因子常见的有 IL-1β、IL-2、IL-6、IL-8、TNF-α。IL-1β 是机体组织受到损伤和发生炎症反应时做出急性反应的关键介质。它具有多种全身性生物学作用,如调节纤维蛋白沉积和溶解,增加成纤维细胞胶原酶的产生等。如果 IL-1 水平过高,则可导致损伤和慢性炎症。IL-1β 是 IL-1 两种形式之一,主要由单核细胞产生,除此之外,NK 细胞、内皮细胞、巨噬细胞、中性粒细胞等在一定的刺激下也可以产生 IL-1β。它主要存在于细胞外,细胞外的 IL-1 活性大部分来源于 IL-1β。IL-1 是重要的炎性介质之一,也是一种热原质成分,具有致热和介导炎症的作用。它主要在细胞免疫激活中发挥调节作用。IL-1 受各种刺激因子(包括抗原、内毒素、细菌及病毒等)所诱导,在急性和慢性炎症的致病过程发挥重要作用,并与糖尿病、类风湿关节炎和牙周炎的病理过程密切相关。IL-1 参与机体造血系统、神经、内分泌系统的反应,以及某些抗肿瘤的病理生理过程,它还介导急性髓性白血病、急性淋巴细胞白血病及多发性骨髓瘤的发病机制中。IL-6 由活化的 T 淋巴细胞、单核细胞、巨噬细胞和成纤维细胞产生,它也是一种与组织炎症相关的细胞因子,是多功能免疫调节因子,通过自分泌和旁分泌作用于组织细胞,刺激细胞生长,参与炎症反应,调节免疫应答。白血病抑制因子(LIF)是一种具有广泛生物学功能的细胞因子,为 IL-6 家族中的一员,LIF 在人的卵巢、卵泡液、子宫内膜和输卵管等生殖器官各部位均有表达。有临床研究证明,IL-6 主要以自分泌或旁分泌方式发挥效应,在免疫应答、急性期反应、造血调节中发挥重要作用,它可激活靶基因,不仅可作为造血源细胞、B 细胞、T 细胞、破骨细胞、内皮细胞等的分化和生长因子,而且对外周和中枢神经系统的神经细胞的生长、分化、再生和降解起到了非常重要的作用。T 细胞、B 细胞、巨噬细胞和单核细胞等均可产生 IL-10,是目前已知的唯一一种通过不同途径对免疫细胞产生双向抑制的细胞因子,它能降低 Th1 型细胞产生的细胞因子,具有免疫刺激、免疫抑制和抗炎活性等多重免疫调节作用。IL-10 升高会促使机体体液免疫产生高反应状态,免疫球蛋白分泌增加。它不仅能抑制炎性细胞因子,如 IL-2、干扰素-γ(IFN-γ)的分泌和纤维蛋白原的表达,还能抑制单核、巨噬细胞功能以及抑制 T 细胞、B 细胞发生凋亡,它主要发挥的是一种免疫抑制作用,有利于病原体逃避免疫监视。

慢性输卵管炎症时各种炎性细胞因子可通过血

液、淋巴循环及直接蔓延等方式致使卵巢组织及卵泡液中炎性因子的浓度增加，基于以上这些炎性细胞因子的生理作用，其可对卵巢甾体激素合成的相关酶和正常颗粒细胞的细胞周期进行调节，从而对卵泡形成产生病理性作用。研究显示，排卵前卵泡液中 IL-6 的浓度升高，可通过促分裂原活化蛋白激酶（MAPK）信号转导途径影响芳香化酶的活性，芳香化酶活性下降从而导致雄烯二酮向雌酮和睾酮的转化减少，而后者可在芳香化酶的作用下转化为雌二醇（E_2）。另外一些研究表明，输卵管积水中的毒性物质对卵巢分泌造成负面影响，影响了血管内皮生长因子（VEGF）的分泌，减少了卵巢内的血管生成，对优势卵泡的募集及促性腺激素的传递产生负面影响。

局部免疫细胞的变化：慢性输卵管炎是慢性过程，当局部的细胞免疫被激活后，一方面可起到免疫保护作用，如黏膜分泌的分泌型 IgA，有中和病毒、抑制微生物黏附物、活化补体作用；另一方面，激活的细胞免疫分泌一些炎症递质，从而导致宿主发生病理损害，如 TNF 介导的炎症反应。病理损害的最终结果可能引起粘连。盆腹腔粘连可因纤维蛋白沉积、成纤维细胞和新生毛细血管生长及上皮细胞再生引起的机化所致。粘连早期有大量的炎症细胞以及纤维蛋白的渗出，以后炎症逐渐减轻，间皮细胞出现，成纤维细胞增生，肉芽组织形成至纤维组织增生，粘连形成。局部发挥重要免疫调节作用的当属免疫职能细胞，其中，CD4[+] 淋巴细胞代表辅助性 T 淋巴细胞亚群，具有辅助、诱导、协调其他免疫细胞的功能，CD4[+] 活化后可分泌多种细胞因子，CD4[+] 细胞增加，细胞因子也会相应增加。它主要可分为两个亚型：Th1 和 Th2，Th1 细胞主要分泌 IL-2、IFN-γ 和 TNF-α；而 Th2 细胞主要分泌 IL-4、IL-10、IL-5、IL-9 及 IL-11 等，Th1 可以发挥潜在的炎症作用，而 Th2 则具有重要的抗炎功能，能下调 Th1 细胞介导的炎症反应，并限制 Th1 细胞引发的组织损伤，两者互为抑制细胞。其分泌的细胞因子又从不同角度分别激活 T 细胞和 B 细胞，介导免疫和炎症反应，导致局部粘连的形成。CD8[+] 淋巴细胞代表细胞毒性 T 细胞和抑制性 T 细胞，是一种抗感染的效应细胞，能够抑制免疫功能并分泌多种细胞因子，如产生的 IL-2 可诱导或促进 T 细胞及其他免疫细胞的活化增殖、增强细胞毒细胞的活性。T 细胞一方面参与调节免疫反应过程，另一方面调节黏膜中各类抗体分泌细胞的定向分化和免疫球蛋白的产生。免疫细胞可通过

释放各种细胞因子，甚至通过宏观调控免疫平衡，局部影响卵巢周围的免疫环境，在遭遇炎性刺激时，免疫平衡被打破，炎性因子增加，卵巢局部微环境免疫平衡被破坏，卵巢储备功能下降及卵子的发育直接受到影响。

物理因素：慢性输卵管炎常导致输卵管各个部位组织增生、僵硬，与周围组织粘连可导致输卵管推移牵拉扭曲，改变了输卵管与卵巢的正常解剖关系，粘连带长期致密包裹卵巢可影响卵巢的正常血供及卵子的正常排出。另外，输卵管积水、积脓时输卵管管壁显著增粗膨大，而输卵管系膜不能随积水、积脓输卵管的伸展而延长，故患侧输卵管易向系膜侧弯曲，甚至管壁扭曲重叠折成锐角，机械性压迫系膜内血管，使卵巢血供减少，影响卵巢对促性腺激素的反应，导致卵泡发育缓慢，获卵数减少。临床实验提示，输卵管积水使卵巢血流阻力增加，灌注减弱。动物实验也提示，输卵管、卵巢系膜之间的血运对卵巢功能有着重要意义，减少卵巢血流可明显抑制卵巢的排卵功能。

（三）输卵管肿瘤

输卵管肿瘤（tumor of fallopian tube）分为良性和恶性两类。输卵管良性肿瘤极少见，其组织类型多，以腺瘤样瘤多见。输卵管良性肿瘤一般肿瘤体积小且无症状，术前难以确诊，大多数是手术中发现，术中要行快速冷冻病理检查。治疗方式为输卵管肿瘤切除术或行患侧输卵管切除术，一般预后良好，对卵巢功能影响小。

输卵管恶性肿瘤分为原发和继发两种。原发性输卵管癌临床少见，多发生于绝经后期妇女。其早期症状和体征多不典型，易被忽视或延误诊断，并易与卵巢癌混淆。原发性输卵管癌典型的临床表现为阴道排液、腹痛及盆腔包块，常称之为输卵管癌"三联征"。但临床上具有典型"三联征"的病例不到 15%，而以盆腔包块伴阴道排液或腹痛"二联征"者更为多见。根据 2006 年国际妇产科联盟（FIGO）输卵管癌手术病理分期标准可分为 0 期、Ⅰ 期、Ⅱ、Ⅲ 和 Ⅳ 期。当 0 期及 Ⅰ 期输卵管癌局限于输卵管内时，对患者卵巢功能及排卵无明显影响，但由于输卵管自身病变可导致输卵管拾卵、受精及运送卵子或受精卵功能发生障碍；当原发性输卵管癌发展至 Ⅱ 期以上、扩散至卵巢时，癌灶脱落种植于卵巢表面或内陷至卵巢实质可导致卵巢组织受癌细胞侵袭破坏而严重影响卵巢内分泌功能及正常排卵（图 14-10）。原发性输卵管癌的组织学特征、生物学行为和

预后相关因素与卵巢浆液性癌相似,其治疗原则是以手术为主,辅以化疗、放疗的综合治疗。早期患者应行分期手术,手术范围包括全子宫、双侧附件及大网膜切除。如癌肿已扩散至盆腹腔,则按照卵巢上皮性癌处理行肿瘤减灭术,术后辅以放、化疗。无论以上何种治疗方式,都意味着患者需要切除卵巢及生育能力的丧失。

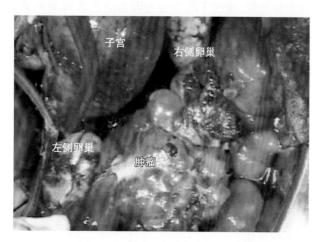

图 14-10 原发性输卵管移行细胞癌
(引自 Manoj R Babu. Indian J Med PaediatrOncol, 2009,30(1):35-38.)

继发性输卵管癌约占输卵管恶性肿瘤的 80% ~ 90%,多数来自卵巢癌和子宫内膜癌。继发性输卵管癌原发病灶如来源于卵巢癌,则卵巢癌临床分期多已大于Ⅱ期,其对患者卵巢功能及生育力的影响主要分为两个方面。其一,卵巢癌细胞本身对卵巢组织的破坏和侵蚀。卵巢癌主要来源于卵巢表面上皮(ovarian surface epithelium,OSE)和皮层间质,而位于卵巢外周的皮质是执行卵巢内分泌功能及卵泡正常发育的重要场所,一旦卵巢组织发生癌变,癌灶可直接破坏正常卵巢皮质组织影响卵巢储备功能及卵泡的正常发育。卵巢癌对卵子发生影响的具体机制详见本书第十二章第六节。此外,在卵巢癌的起病模式研究中,除传统观点认为卵巢癌起源于卵巢表面上皮和皮质包涵囊肿模式外,近年来有学者提出卵巢癌起源于输卵管模式的学说。Lee 等提出输卵管伞部是卵巢浆液性癌的主要起源部位。其二,来源于卵巢的继发性输卵管癌的治疗方式为卵巢癌减灭术,手术将直接切除子宫及双侧附件导致生育力的彻底丧失。

(四)输卵管发育异常

输卵管发育异常常与生殖道发育异常并存,主要有输卵管缺失、双输卵管或副输卵管、输卵管发育

不良和输卵管憩室等。输卵管发育异常可导致不孕或输卵管妊娠,临床诊断有一定困难,几乎均为手术中确诊发现。除输卵管部分节段缺失可行输卵管修复整形吻合术外,其余类型的发育异常无法手术矫形。对有生育要求的双侧输卵管发育异常患者,需行辅助生殖技术助孕治疗。

1. 单(双)侧输卵管缺失 单侧输卵管缺失系因胚胎早期该侧副中肾管未能形成所致,常与单角子宫同时存在,可伴有同侧卵巢发育不全或缺如,甚至肾脏缺如(图 14-11)。双侧输卵管缺失与双侧米勒管未形成或发育受阻有关,多和子宫缺如,始基子宫等类型的子宫畸形并存。如双侧输卵管缺失,子宫缺如或呈幼稚型,双侧卵巢细长、色白、质硬、或仅呈条索状痕迹,需行外周血染色体核型分析,警惕Turner 综合征。此类患者由于染色体异常、先天性卵巢发育不全导致卵巢部位仅为一些白色条索状纤维组织,无原始卵泡。实验室检查血清卵泡刺激素(FSH)显著升高,血清雌激素水平低下,生育功能丧失。此外,真两性畸形有睾丸或卵睾则可能不形成输卵管,因为在胚胎分化早期睾丸组织的支持细胞可受 H-Y 抗原的影响,产生抗米勒管因子,使同侧米勒管不能形成,或者抑制其分化发育。此类患者可因生殖腺分化异常出现生殖功能障碍。

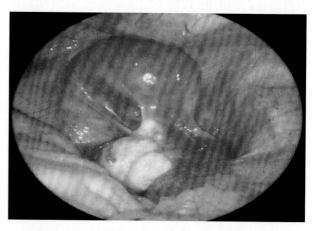

图 14-11 右侧单角子宫(左侧输卵管、卵巢缺如)

2. 单(双)侧副输卵管 副输卵管是输卵管发育异常中较常见的一种。即在正常输卵管附近有一小型输卵管,可具有伞部,近侧端有管腔与主输卵管管腔相通,但也可能阻塞。副输卵管口或罕见的双腔的输卵管,可能就是畸形的变异。这些畸形可能成为不孕因素或诱发宫外孕。其发病原因不清,可能系在胚胎发育中副中肾管穿破形成多口输卵管所致。治疗上应予以切除或进行修复、重建。如同侧

卵巢发育正常,则该侧卵巢功能不受影响。

3. 输卵管发育不全、闭塞或中段缺失　输卵管发育不全表现为输卵管细长,肌层薄弱,收缩力差,对精子、卵子或受精卵运送缓慢,易发生不孕或异位妊娠。当输卵管发生中段缺失或形成无管腔的实性输卵管时,则形成类似输卵管绝育手术的状态,缺失段或实变段组织镜下呈纤维肌性改变(图14-12~图14-13)。如输卵管发生闭锁畸形、先天性闭合或伞部完全与一纤维性条索连接,并向子宫延伸,常可导致不孕或宫外孕,并且不易通过手术修复重建。输卵管发育不全不一定伴随卵巢发育不全,如卵巢发育正常,其卵巢储备功能及卵泡发育可不受影响;如伴随卵巢发育不全,可出现患侧卵巢储备功能减退,排卵障碍或无排卵。

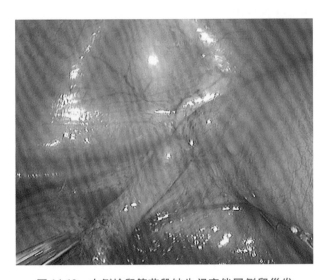

图 14-12　右侧输卵管节段缺失闭塞伴同侧卵巢发育不良

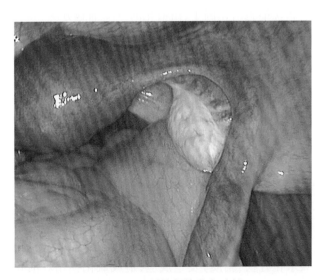

图 14-13　双侧输卵管发育过长

(五) 输卵管子宫内膜异位症

输卵管子宫内膜异位症(tubal endometriosis, TEM)是指子宫内膜异位在输卵管组织上(包括浆膜、肌层及黏膜)。异位病灶由子宫内膜腺体和间质细胞组成,是盆腔子宫内膜异位症的一部分,以慢性盆腔疼痛为主要症状,多发生在输卵管绝育术后。TEM 的病理特点不太典型,病理镜下观察,输卵管内可见子宫内膜腺体或(和)上皮,但异位子宫内膜腺腔不规则,上皮呈矮柱状,有或无圆形或短梭形间质细胞,病灶内可见到陈旧性出血或含铁血黄素沉着。TEM 的临床诊断较为困难,其子宫内膜异位病灶一般较少,临床分期多为Ⅱ期以内,临床症状、体征无特异性,一般的辅助检查(如:超声)等均难以诊断。临床上对有宫腔操作史,特别是在输卵管绝育术后,出现慢性盆腔疼痛,尤其是有周期性改变,而输卵管碘油造影显示充盈活跃的患者,应考虑到 TEM 的可能。TEM 的明确诊断仍有赖于腹腔镜下(或剖腹手术)切除病灶后病理组织学检查(图14-14)。

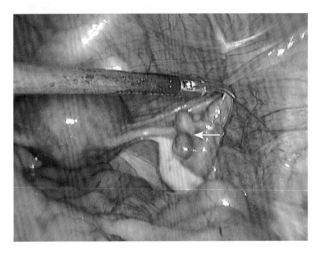

图 14-14　输卵管子宫内膜异位症

TEM 是盆腔子宫内膜异位症的一种类型,因此发病原因及机制与一般子宫内膜异位症相同,有宫腔操作史和输卵管绝育史,可明显增加 TEM 的发病率。TEM 是子宫内膜异位症的一种特殊类型,既往的研究对单纯 TEM 与 TEM 合并其他部位盆腔子宫内膜异位症比较,发现单纯为 TEM 的患者,均为输卵管黏膜肌层子宫内膜异位,且多曾行输卵管结扎术。而伴发其他部位盆腔子宫内膜异位症的 TEM 患者,多为单纯输卵管浆膜肌层子宫内膜异位,且多有宫腔手术史。提示在发病原因上,盆腔子宫内膜异位症与单纯 TEM 可能存在差异,各自具有一定的独特性。

不同盆腔子宫内膜异位症患者的病变程度跨度很大,有的导致盆腔广泛粘连和纤维化,有的仅有微小的腹膜病变。重度内异症伴有盆腔解剖结构的改变,能引起精卵的运输和结合障碍;发生卵巢子宫内膜异位囊肿时异位病灶可直接破坏卵巢组织影响卵巢储备功能和卵泡发育异常;无盆腔解剖异常的轻微内异症也常引起患者卵泡发育异常(如 LUFS 等)及不孕。可见除了解剖异常外,内异症可能对卵泡发育、卵子成熟、精卵运输、卵子受精、胚胎发育和着床等多个生育环节造成影响。子宫内膜异位症影响卵泡发育及卵子质量的具体机制详见本书第十五章第一节。TEM 作为盆腔子宫内膜异位症的一种特殊类型,其对卵泡发育及卵子质量同样存在一定的负面影响。具体表现在:

病理生理变化:当 TEM 伴有卵巢子宫内膜异位囊肿,可因异位囊肿的存在影响患侧卵泡的正常发育,也可因异位囊肿病灶对卵巢组织的压迫和损害而影响卵巢储备功能。越来越多的证据提示 EMS 患者卵泡发育受损,主要表现为卵泡期延长,卵母细胞质量下降,受精率下降。体外研究显示,与正常培养液组的胚胎相比,置于含有卵巢巧克力囊液的培养液组中的胚胎发育不良。提示卵巢巧克力囊肿可能对卵泡发育有破坏作用,使卵母细胞质量下降,影响卵母细胞受精和胚胎种植能力下降。EMS 影响卵巢功能是无疑的,并且子宫内膜异位病灶的种植和生长可造成卵巢实质的破坏,卵巢粘连形成瘢痕和颗粒细胞凋亡导致排卵障碍。同时,EMS 患者往往合并高泌乳素血症、黄体功能不全、LUFS,进一步影响卵巢功能。

局部微环境改变:盆腔液弥散在盆腔脏器周围,是由输卵管液、腹腔以及卵巢分泌物等多种成分组成的复合物,包含多种细胞和非细胞成分,组成生殖活动的微环境。卵巢位于腹腔中,腹腔微环境的改变对卵巢功能有着重要的调节作用。EMS 是免疫性、炎症性疾病,TEM 患者腹腔液中存在明显的多种细胞因子、IL、活性氧(reactive oxygen species,ROS)的增多,这些成分可直接作用于卵巢表面甚至侵入卵巢实质,通过局部的自分泌/旁分泌作用调节卵泡细胞增殖、类固醇激素合成、卵子成熟及黄体功能等。但内异症患者的腹腔液对卵子和胚胎的质量是否会产生真正的损害至今依然没有定论。早年 Morcos 即发现 EMS 腹腔液能够抑制胚胎的发育,Gomez-Torres 认为 EMS 腹腔液的胚胎毒性可能与内

异病灶分泌的细胞因子和淋巴细胞相关。Mansour 发现,将卵子放置于 EMS 腹腔液中孵育 1 小时,即可引起 MⅡ 卵微管改变、纺锤体受损、减数分裂异常。轻度 EMS 腹腔液能抑制小鼠早期胚胎发育、改变胚胎线粒体功能状态。但也有部分研究显示 EMS 与非 EMS 腹腔液对早期胚胎的影响无明显差异,接触过卵巢内异囊肿液的卵子其临床 IVF 结局不受影响。可见 EMS 腹腔液对卵子和胚胎发育的影响是十分复杂的,且机制未明。

免疫学变化:腹腔液是具有免疫学活性的内环境,其中有大量巨噬细胞,EMS 患者腹腔液中巨噬细胞数量增加,浓度和活性增强。大量实验证实,EMS 患者腹腔内以巨噬细胞为主的局部免疫系统被激活引起的一系列效应,以及局部激素的变化与卵巢功能下降密切相关。

研究发现,EMS 相关不孕症患者体内卵泡液中免疫反应性内皮素-1(endothelin-1,ET-1)水平增高。ET-1 是一种内皮细胞产生的强血管收缩肽,也是颗粒细胞甾体激素产生的有效抑制剂。巨噬细胞能分泌 ET-1,EMS 患者腹腔中巨噬细胞数量增加,活性增强,分泌的 ET-1 增加,而且巨噬细胞分泌的 IL-1、IL-6、TNF-α 增加,可以刺激子宫内膜血管内皮细胞、腹腔液和卵泡液中 ET-1 水平的升高。腹腔内和卵巢产生的 ET-1 可明显抑制卵巢颗粒细胞孕酮的基础分泌和黄体生成,而影响卵巢功能。近年来发现 IL-6 作为连接免疫系统与内分泌系统的一种重要介质,可通过调节芳香化酶的活性而影响卵巢激素的合成和分泌,并参与卵泡发生、发育、受精、卵裂以及种植等过程。IL-8 曾被称为中性粒细胞趋化因子和粒细胞活化因子,由活化的巨噬细胞分泌,具有促进血管生成的作用,并参与炎症反应。研究显示,IL-8 在 EMS 患者腹腔液中的浓度明显升高,而 IL-8 也是一种活性强的血管形成刺激因子,其可刺激盆腔异位内膜上新生血管的形成。一些动物实验还表明 TNF-α 则可通过抑制卵巢颗粒细胞生物合成的关键步骤而影响孕酮产生。

氧化应激变化:正常机体内存在氧化应激系统,该系统包括氧自由基、超氧化歧化酶、谷胱甘肽过氧化物酶等多种成分。当机体受到各种有害刺激时,产生大量的超氧阴离子和过氧化氢释放到细胞外基质。氧自由基可与细胞中的多种成分(如:蛋白质、碳水化合物、脂质)发生反应,造成氧化损伤。活化的氧化物(ROS)受抑制可以影响卵泡发育。研究发现,EMS 除了是一种炎症和免疫性疾病,同时也是一

种氧化应激性疾病。EMS 患者体内凋亡的异位内膜细胞及炎症细胞包括嗜酸性粒细胞、中性粒细胞、活化的巨噬细胞吞噬凋亡细胞可产生 ROS 和活性氮(RNS),导致氧化应激增高。研究发现,轻度 EMS 腹腔液中 NO 含量高于对照组,而高浓度 NO 可以抑制早期胚胎发育。ROS 产生过量或抗氧化系统受损可对卵母细胞产生损伤,表现为:①在减数分裂过程中干扰纺锤体结构形成,诱导卵母细胞退化和凋亡,或影响染色体的分离,导致非整倍体发生率增加;②诱导线粒体 DNA 发生变异、DNA 功能受损,ATP 产生减少,破坏卵母细胞细胞骨架的维持及正常代谢的进行;③通过脂质过氧化反应,破坏细胞膜中不饱和脂肪酸的氧化过程,导致膜的通透性增加、膜完整性破坏以及酶失活,从而诱导卵母细胞死亡;④使卵母细胞透明带硬化、变性,并诱导 DNA 碎片产生,导致 IVF 的受精率降低。

（六）输卵管扭转

单纯性输卵管扭转(isolated fallopian tube torsion,IFTT)是指输卵管以自身为轴心发生扭转,不涉及卵巢扭转,是引起女性患者急性下腹痛的病因之一,发病率为 1/150 万。其临床表现、实验室检查、影像学表现无特异性。术前诊断率仅为 15.8%,多在手术时才得以确诊。单纯性输卵管扭转发生的原因分为内在因素和外在因素。内在因素包括先天性畸形(如输卵管过长、输卵管扭曲)、获得性病理学改变(如输卵管积水或积血导致的输卵管扩张)、输卵管肿瘤、输卵管手术史和自主神经功能紊乱等;外在因素包括邻近器官的变化(如卵巢或卵巢冠的肿瘤)、输卵管部分与子宫或网膜粘连、妊娠或肿瘤导致的子宫增大、机械因素(如骨盆的运动、腹部外伤、邻近中空脏器的收缩、突然的体位改变)和盆腔充血等(图 14-15)。Tay 报道称多囊卵巢综合征可能也是单纯性输卵管扭转的病因之一。

输卵管扭转时输卵管动静脉血流受阻,血栓形成,其血流动力学相应发生显著的改变。而卵巢与输卵管之间存在丰富的交通支,一旦输卵管血供受阻,同侧卵巢的血供可能会受到一定程度的影响,使得卵巢组织内颗粒细胞及卵泡膜细胞的内分泌功能受损,从而可能影响卵泡的正常发育和卵子质量;此外,输卵管扭转时由于血运障碍造成的局部组织缺血坏死,甚至合并感染,其分泌的大量炎性因子和氧化应激反应等可直接对卵巢组织产生毒性作用,影响卵巢组织的内分泌功能和卵泡的正常发育。当输卵管扭转合并卵巢扭转,输卵管、卵巢组织发生不可

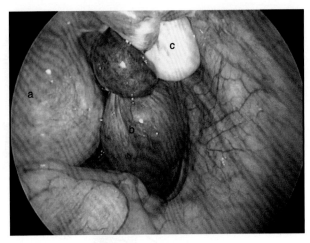

图 14-15 右侧输卵管扭转

a. 子宫;b. 输卵管积水并扭转;c. 右侧正常卵巢

（引自 Boukaidi SA. J Pediatr Surg,2011,46(7):1425-1431.）

逆的缺血坏死时,需要行附件切除术,直接导致患侧卵巢功能的丧失。即使是发生输卵管卵巢不全扭转,及时手术复位,也可因扭转部位缺血再灌注损伤而导致卵巢组织功能不同程度受损。动物实验显示,附件扭转后解除扭转对家兔卵巢的再灌注产生了氧化应激,通过影响超氧化物歧化酶(SOD)、谷胱甘肽过氧化物酶(GSHPx)、过氧化氢酶(CAT)活性及丙二醛(MDA)的含量影响兔卵巢缺血再灌注损伤程度。而损伤的逐渐恢复可能与局部产生的代谢毒物逐渐清除等因素有关。

（七）输卵管手术治疗对卵巢功能和卵子发育的影响

输卵管疾病的治疗方法可分为药物治疗及手术治疗两大类。其中,手术治疗方法包括:输卵管切除术、输卵管近端结扎术、输卵管造口术、输卵管近端堵塞术、输卵管积水穿刺抽吸术等,其中以输卵管切除术对卵巢功能及卵泡发育的影响最为明显。

1. 输卵管切除术 输卵管的动脉血供来自子宫动脉和卵巢动脉分支。一般由子宫动脉分支供应输卵管间质部和内侧 2/3 段,其他部分由卵巢动脉分支供应,两分支血管各发出 20～30 小支分布于管壁,两动脉分支的末端在输卵管系膜内相互吻合。卵巢的血运亦主要来自卵巢动脉和子宫动脉的卵巢支吻合组成的动脉弓,其位置靠近输卵管系膜。故输卵管系膜内存在输卵管动、静脉与子宫及卵巢动、静脉之间丰富的交通支(图 14-16)。当输卵管发生不可逆的病理改变或输卵管妊娠时,输卵管切除术是处理输卵管疾病最常用的手术方式之一。输卵管

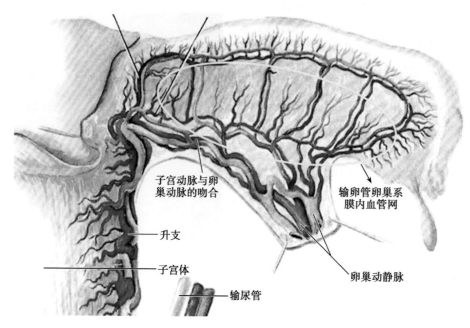

子宫动脉与卵巢动脉的吻合

输卵管卵巢系膜内血管网

升支

子宫体

卵巢动静脉

输尿管

图 14-16 输卵管卵巢血供图

切除术直接切除了患侧病灶,适用于确已丧失功能或无保留价值的输卵管严重病变患者;其缺点是患侧术后失去自然妊娠机会,且术中可能因手术操作及电凝损伤输卵管-卵巢系膜内动脉弓及卵巢动脉输卵管支而影响卵巢血供,降低卵巢储备功能及超促排卵反应性。

目前多数学者指出,从最大限度的保留卵巢储备功能的角度来说,输卵管切除术的关键在于尽量避免损伤输卵管系膜内血管网,注意保护卵巢良好血供。在行输卵管切除手术时应注意充分游离输卵管系膜,紧贴其下,尽量保留其系膜,能够有效地减少手术对卵巢血供的影响。已有大量文献对输卵管切除术后对卵巢储备功能及超促排卵反应性的负面影响进行了研究。输卵管切除术后卵巢反应性降低,说明手术可能损伤了卵巢血管,结扎时扎住了部分血管网,也可能因结扎造成卵巢血管扭曲,从而影响卵巢血供。输卵管手术影响卵巢功能的程度与手术者的意识、手术方式、技巧等密切相关。有学者就最大程度保留卵巢功能方面对输卵管切除术的具体操作方式上做了大量探索。2010 年,Bao 等报道,采取输卵管抽芯切除术能更大程度上保留输卵管系膜血供,减少对卵巢储备及卵巢反应的负面影响,有助于改善临床妊娠率。另有学者提出,输卵管妊娠手术时切除病灶并结扎近端即可,不强调彻底切除输卵管,若输卵管与卵巢粘连,宁可留一些输卵管组织,也不要损伤卵巢血供。

2. 输卵管结扎术 输卵管近端结扎术可有效避免输卵管妊娠的发生,并可阻断输卵管积水返流至宫腔。与此类似的术式尚包括输卵管近端电凝、输卵管近端离断。与输卵管切除术相比,输卵管结扎术保留了输卵管,避免切除输卵管后卵巢血供减少的风险。在 2010 年,Johnson 等的一项循证医学研究表明,对输卵管积水的患者,腹腔镜下输卵管结扎术在改善 IVF 妊娠结局方面可以达到与腹腔镜下输卵管切除术类似的效果。当盆腔重度粘连解剖不清,无法完整切除积水输卵管时,输卵管近端结扎加远端造口术不失为一种可选择的有效方法。2013 年,Kamal 的研究比较了输卵管切除组、输卵管近端结扎组与对照组间卵巢功能的关系,结果显示近端结扎术更好地保护了卵巢功能。行输卵管结扎时,为了防止损伤供应卵巢的血管分支,一般强调结扎部位紧贴输卵管管壁,要注意保存子宫-卵巢血运的完整性。一旦结扎部位不当影响了输卵管系膜间的血运,则可能导致卵巢血供及功能的障碍。对于输卵管积水的患者,尽管输卵管近端结扎术可有效阻断积水液体返流至宫腔,但对积水未做处理,在取卵过程中可能将积水误当卵泡而穿刺。故行输卵管近端结扎时,建议同时行输卵管远端造口术引流积水。

3. 输卵管近端栓堵术 输卵管近端栓堵术是在 X 线引导或宫腔镜下对输卵管间质部管腔进行注入栓塞剂或放置记忆合金环的一种治疗。输卵管介入栓塞的操作原理是,在 X 线透视下,对输卵管选择性插管,再通过微导管将微弹簧圈放置于输卵管峡部,利用微弹簧圈机械性阻塞输卵管,阻断输卵管积水逆流(图 14-17)。同输卵管切除术相比,手术过程简单,患者痛苦小,对卵巢血供及卵巢的功能无明显影响。当前认为当合并有手术禁忌证(如肥胖、不能耐受全麻、腹腔广泛粘连等)时,近端栓堵术是一种可行的经济、简便、有效方法,并可避免手术对卵巢功能的影响。其缺点是需要术后造影评估疗效,约 5% 的患者首次双侧放置记忆合金环失败。目前尚缺少大样本前瞻性随机对照研究,其近、远期效果仍需进一步观察。

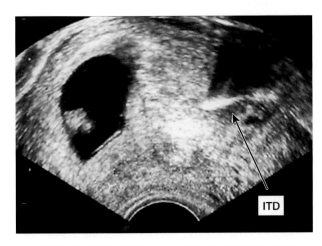

图 14-17　放置 ITD(intratubal device) 阻断积水返流后成功妊娠超声影像图
(引自 Matorras R. Eur J ObstetGynecolReprod Biol,2013,169(1):54-59.)

4. 输卵管造口术　输卵管造口术适合于输卵管伞端梗阻(输卵管积水)的患者,在输卵管伞闭锁端的扩大部最菲薄处用纤维细电刀或显微解剖刀作"十"字形或"米"字形切开。用平头针或细硅胶管自切口处插入,缓缓注入生理盐水,再进一步检查明确输卵管全段通畅情况。将切开之伞端黏膜瓣外翻缝合使之呈"花瓣状"。较之输卵管切除术,输卵管造口术一方面引流了有害的输卵管积水,通过机体的改建,恢复输卵管的功能,从而保留了自然妊娠的机会;另一方面,手术避免对局部血运和神经的明显干扰,对卵巢功能影响小。但是部分报道显示输卵管积水造口术接受体外受精-胚胎移植(IVF-ET)治疗患者均有不同程度的积水复发,这样可能造成输卵管慢性炎症反复发作,而反复慢性炎症刺激又对卵巢功能存在负面影响。

5. 输卵管积水抽吸术　经阴道超声引导下输卵管积水抽吸术是一种暂时减少输卵管积水的简便

方法,可快速改善输卵管积水的症状,缓解积水流向宫腔及其对胚胎的毒性作用,改善子宫内膜的容受性;缺点是无法彻底清除病灶,无法有效解决积水复发及回流的问题。在超促排卵过程中,由于外源性促卵泡激素的使用,部分患者可出现输卵管积水的新发和增加现象,即使是行输卵管穿刺术后,仍可能快速复发。原因可能与卵泡刺激素可增加细胞内环磷酸腺苷(cAMP)的浓度,促进上皮细胞内水和离子的分泌有关。输卵管积水穿刺抽吸术对卵巢功能的影响暂未见报道。但积水的输卵管可能影响超声下超排卵中卵泡发育的监测和注射 hCG 时间的决定,间接地影响超排卵的效果。

6. 输卵管修复整形术　有报道输卵管修复整形术后卵巢反应性也受到一定程度的影响,可能因手术止血时钳夹,电凝造成血管损伤,或者术后粘连影响血运,故需要更多的药物才能促进相同数量的卵泡生长。

（王雅琴　王婧　杨菁）

参 考 文 献

1. Dominique de Ziegler, Bruno Borghese, Charles Chapron. Endometriosis and infertility: pathophysiology and management [J]. Lancet,2010,376:730-738.

2. Richard O Burney, Linda C Giudice. Pathogenesis and pathophysiology of endometriosis[J]. Fertil Steril, 2012,98(3):511-517.

3. Adamson and Pasta. Endometriosis fertility index: the new, validated endometriosis staging system [J]. Fertil Steril, 2010,94(5):1609-1615.

4. Revised American Society for Reproductive Medicine classification of endometriosis[J]. Fertil Steril,1997,67:817-821.

5. 郎景和.子宫内膜异位症研究的新里程[J].中华妇产科杂志,2005,40(1):34.

6. Bimingham A. Endometriosis and infertility[J]. Fertil Steril,2004,82(1):40-45.

7. 郎景和.子宫内膜异位症研究的任务与展望[J].中华妇产科杂志,2006,41(5):289-290.

8. 李央,林金芳.子宫内膜异位症发病机理研究进展[J].中华妇产科杂志,2005,40(1):55.

9. Reeve L,Lashen H,Pacey A. Endometriosis affects spem-endosalpingeal interactions [J]. Hum Reprod, 2005, 20(2):448-451.

10. lismey BA. Medical management of endometriosis and infertility[J]. Fertil Steril,2000,73(6):1089-1096.

11. Lebovie Dl,Mueller MD,Taylor RN. Immunobiology of endometriosis[J]. Fertil Steril,2001,75(I):1-10.

12. Hem6ndez-Valencia M, Zhrate A. Endometriosis-Pathophysiological background for treatment[J]. Rev Med Inst Mex Segum Soc,2009,47(1):57-60.

13. Gupta S, Agarwal A, Krajcir N, et al. Role of oxidative stress in endometriosis[J]. Reprod Biomed Online,2006,13(1):126-134.

14. Seifer DB, Feng B, Shelden RM. Immunocytochemical evidence for the presence and location of the neurotrophin trk receptor family in adult preovulatory ovarian follicle. Am J Obstet Gynecol,2006,194(4)1129-1136.

15. Buyuk E, Seller DB. Follicular`-fluid neumtrophin levels in women undergoing assisted reproductive technology for different etiologies of infertility[J]. Fertil Steril,2008,90(5):1611-1615.

16. Begliuomini S, Casarosa E, Pluehino N, et al. Influence of endogenous and exogenous sex hormones On plasma brain-derived neurotrophiefactor[J]. Hum Repred,2007,22(4):995-1002.

17. Catenacci M, Faleone T. The effect of endometriosis on in vitro fertilization outcome[J]. Minerva Ginecol,2008,60(3):209-221.

18. Rombauts L. Is there are commended maximum starting dose of FSH in IVH[J]. J Assisted Reprod Genet,2007,24(8):343-349.

19. Dassen H, Punyadeera C, Kamp s R, et al. Estrogen metabolizing enzymes in endometrium and endometriosis[J]. Hum Reprod,2007,22(12):3148-3158.

20. Matsuzaki S, Canis M, Pouly JL, et al. Analysis of arornatase and 17beta-hydroxysteroid dehydrogenase type 2 messenger ribonucleic acid expression in deep endometfiosis and eutopic endometrium using laser capture microdissection[J]. Fertil Stefil,2006,85(2):308-313.

21. Deura I, Harada T, Taniguchi F, et al. Reduction of estrogen production by interleukin- 6 in a human granulosa tumor cell line may have implications for endometriosis-associated infertility[J]. Fertil Steril,2005,83:1086-1092.

22. González-Ramos R, Donnez J, Defrère S, et al. Nuclear factor- kappa B is constitutively activated in peritoneal endometriosis[J]. Mol HumReprod,2007,13(3):503-509.

23. Cheng YH, Imir A, Fenkci V, et al. Stromal cells of endometriosis fail to produce paracrine factors that induce epithelial 17beta- hydroxysteroid dehydrogenase type 2 gene and its transcriptional regulator Sp1: a mechanism for defective estradiol metabolism[J]. Am J Obstet Gynecol,2007,196(4):391.e1-7.

24. Alborzi S, Momtahan M, Parsanezhad ME, et al. A prospective, randomized study comparing laparoscopic ovarian cystectomy versus fenestration and coagulation in patients with endometriomas[J]. Fertil Steril,2004,82(6):1633-1637.

25. Somigliana E, Ragni G, Benedetti F, et al. Does laparoscopic excision of endometriotic ovarian cysts significantly affect ovarian reserve? Insights from IVF cycles[J]. Hum Reprod,2003,18(11):2450-2453.

26. 丰有吉,沈铿. 妇产科学. 北京:人民卫生出版社,2005.

27. Idahl A, Lundin E, Jurstrand M, et al. Chlamydia trachomatis and Mycoplasma genitalium plasma antibodies in relation to epithelial ovarian tumors. Infect Dis Obstet Gynecol,2011,2011:824627.

28. Carvalho JP1, Carvalho FM. Is Chlamydia-infected tubal fimbria the origin of ovarian cancer? Med Hypotheses,2008,71(5):690-693.

29. 付文静,郭光红,付爱峰,等. 女性生殖道沙眼衣原体感染免疫病理机制研究进展. 中国皮肤性病学杂志,2010,24(11):1061-1063.

30. 吴洪福. 炎症细胞因子网络与疾病. 青海医学院学报,2003,24(4):267-270.

31. Agrawal T, Vats V, Salhan S, et al. Determination of chlamydial load and immune parameters in asymptomatic, symptomatic and infertile women. FEMS Immunol Med Microbiol,2009,55(2):250-257.

32. Bayraktar MR, Ozerol IH, Gucluer N, et al. Prevalence and antibiotic susceptibility of mycoplasma hominis and ureaplasma urealyticum in pregnant women. Int J Infect Dis,2009(3):e1-e6.

33. 叶元康,马睿,李怀芳,等. 盆腔炎感染的相关因素. 医学与哲学,2009,30(8):10-11.

34. 吴勇. 细胞因子与病理性瘢痕成纤维细胞作用机制研究进展. 医学综述,2004,10(6):822-823.

35. Azawi OI, Al-Abidy HF, Ali AJ. Pathological and bacteriological studies of hydrosalpinx in buffaloes. Reprod Domest Anim,2010,45(3):416-420.

36. Boukaidi SA, Delotte J, Steyaert H, et al. Thirteen cases of isolated tubal torsions associated with hydrosalpinx in children and adolescents, proposal for conservative management: retrospective review and literature survey. J Pediatr Surg,2011,46(7):1425-1431.

37. Chanelles O, Ducarme G, Sifer C, et al. Hydrosalpinx and infertility: what about conservative surgical management? Eur J ObstetGynecolReprod Biol,2011,159(1):122-126.

38. Chen ZG, Wang HJ, Zhou Y, et al. Expression and significance of ET-1 and its receptors in endometriosis. Sichuan Da XueXueBao Yi Xue Ban,2009,40(3):422-425.

39. 丰有吉,沈铿. 妇产科学[M]. 北京:人民卫生出版社,2007:8-9.

40. 关菁,沈浣,韩红敬. CFTR 在人类生殖与不孕中的作用. 生殖与避孕,2010,30(6):423-428.

41. Greenstein Y, Shah AJ, Vragovic O, et al. Tuboovarian abscess. Factors associated with operative intervention after failed antibiotic therapy. J Reprod Med, 2013, 58 (3-4): 101-106.

42. Hammadieh N, Coomarasamy A, Ola B. Ultrasound guided hydrosalpinx aspiration during oocyte collection improves pregnancy outcome in IVF: a randomized controlled trial. Hum Reprod, 2008, 23:1113-1117.

43. He RH, Gao HJ, Li YQ. The associated factors to endometrial cavity fluid and the relevant impact on the IVF-ET outcome. Reprod Biol Endocrinol, 2010, 8(5):46-52.

44. Iba Y, Harada T, Horie S, et al. Lipopolysaccharide- promoted proliferationofendometriotic stromal cells via induction of tumor necrosis factor-alpha and interleukin-8 expression. Fertil Steril, 2004, 82[Suppl3]:1036-1042.

45. Johnson N, van Voorst S, Sowter MC, et al. Surgical treatment for tubal disease in women due to undergo in vitro fertilisation. Cochrane Database Syst Rev, 2010, 20(1):CD002125.

46. Kamal EM. Ovarian performance after laparoscopic salpingectomy or proximal tubal division of hydrosalpinx. Middle East Fertil Soc J, 2013, 18, 53-57.

47. Kawano Y, Fukuda J, Nasu K, et al. Production of macrophage inflammatory protein-3alpha in human follicular fluid and cultured granulosa cells. FertilSteril, 2004, Suppl 3: 1206-1211.

48. Keepanasseril A, Bagga R, Saha SC, et al. Primary fallopian tube transitional cell carcinoma. J ObstetGynaecol, 2014, 27: 1-2.

49. Lareau SM, Beigi RH. Pelvic inflammatory disease and tuboovarian abscess. Infect Dis Clin N Am, 2008, 22(4):693-708.

50. Maeda N, Izumiya C, Taniguchi K, et al. Dienogest improves human leucocyte antigen-DR underexpression and reduces tumour necrosis factor-α production in peritoneal fluid cells from women with endometriosis. Eur J ObstetGynecolReprod Biol, 2014, 177:48-51.

51. Manoj R Babu, Altaf Gauhar Haji, K Chitrathara, et al. Primary transitional cell carcinoma of the fallopian tube in a premenopausal woman: A case report and review of literature. Indian J Med PaediatrOncol, 2009, 30(1):35-38.

52. Matorras R, Rabanal A, Prieto B, et al. Hysteroscopic hydrosalpinx occlusion with Essure device in IVF patients when salpingectomy or laparoscopy is contraindicated. Eur J Obstet Gynecol Reprod Biol, 2013, 169(1):54-59.

53. Mijatovic V, Dreyer K, Emanuel MH, et al. Essure® hydrosalpinx occlusion prior to IVF-ET as an alternative to laparoscopic salpingectomy. Eur J Obstet Gynecol Reprod Biol, 2012, 161(1):42-45.

54. Na ED, Cha DH, Cho JH, et al. Comparison of IVF-ET outcomes in patients with hydrosalpinx pretreated with either sclerotherapy or laparoscopic salpingectomy. Clin Exp Reprod Med, 2012, 39(4):182-186.

55. Pfeifer S, Fritz M, Dale R, et al. Committee opinion: role of tubal surgery in the era of assisted reproductive technology. Fertil Steril, 2012, 97(3):539-545.

56. Singh AK, Chattopadhyay R, Chakravarty B, et al. Markers of oxidative stress in follicular fluid of women with endometriosis and tubal infertility undergoing IVF. ReprodToxicol, 2013, 42:116-124.

57. Tay J, Parker H, Dhange P, et al. Isolated torsion of the fallopian tube in a patient with polycystic ovarian syndrome (PCOS). Eur J Obstet Gynecol Reprod Biol, 2010, 150(2): 218-219.

第十五章

避 孕 节 育

第一节　避孕药物抑制卵泡发育的作用机制

在下丘脑-垂体-卵巢轴（hypothalamo-pituitary-ovarian axis）的调控下，生育年龄妇女的卵巢呈现周期性变化，表现为卵泡的发育、成熟、排卵、黄体的形成与退化。这一过程在临床即表现为周期性的月经来潮。月经周期分为卵泡期、排卵期和黄体期。在早卵泡期，由于黄体退化血清雌孕激素水平下降，对下丘脑-垂体的反馈抑制作用削弱，血清中促卵泡生成素（follicle-stimulating hormone，FSH）水平及其生物活性逐渐升高，超过一定的阈值后，募集一批窦状卵泡进入"生长发育轨道"。随着卵泡的生长发育，颗粒细胞分泌的雌激素水平逐渐升高，反馈抑制垂体 FSH 分泌。血清中 FSH 水平降低，从而在发育的卵泡群中选择出优势卵泡。优势卵泡发育到排卵前卵泡的过程中，持续的高水平雌激素在孕激素的协同下，对下丘脑-垂体产生正反馈效应，出现黄体生成素（luteinizing hormone，LH）和 FSH 高峰，促使卵母细胞成熟，卵泡排卵。排卵后黄体形成，分泌雌激素和孕激素，子宫内膜由增生期转化为分泌期。如果未受孕，黄体逐渐退化，雌激素、孕激素下降，月经来潮，开始下一个月经周期。这一正常的卵泡发育过程可被外源性的雌孕激素所干扰。

甾体激素避孕药物包括复方雌孕激素避孕药物以及单一孕激素避孕药物。其避孕作用是多环节的，根据药物种类、剂量、制剂、给药途径、用药方法的差异，其作用环节亦有所差别。主要环节包括两个方面：一是中枢性抑制作用，通过对下丘脑-垂体系统的干扰抑制排卵；另一方面是通过对生殖器官，特别是宫颈、子宫内膜、卵巢的直接作用防止妊娠或着床。例如改变宫颈黏液的黏稠度阻碍精子通过，改变子宫内膜的类型使其不利于受精卵着床等。

（一）甾体激素避孕药物对下丘脑垂体的作用

雌孕激素复方制剂是最有效的口服避孕药（oral contraceptives，OCs）配方，对下丘脑多种激素有抑制作用。服用复方避孕药在月经周期的开始即有相对较高水平的雌孕激素，通过负反馈效应干扰下丘脑释放促性腺激素释放激素（gonadotropin-releasing hormone，GnRH），抑制垂体释放 FSH 与 LH，从而抑制卵巢中卵泡的发育和排卵。研究发现，大多数服用复方 OCs 的妇女，虽然 GnRH 注射能促进 FSH 和 LH 的释放，但其升高水平有限，这表明复方 OCs 在下丘脑和垂体两个水平都有抑制效应。重复的 GnRH 给予不会引起 FSH 和 LH 的反应，也证实 OCs 对垂体有直接效应。

OCs 对下丘脑-垂体的抑制程度与服药者年龄、服药时间长短及药物配伍无直接关系，而与甾体激素制剂的效能有关。复方制剂中的雌激素可能对抑制起主要作用，其抑制程度与雌激素剂量相关，而孕激素则能加强雌激素的抑制作用。含有 50μg 及以上的雌激素和高效能孕激素的制剂，对下丘脑-垂体的抑制性作用更显著；低剂量的 OCs 则需要更长的时间来建立抑制效应。比较垂体对 GnRH 刺激的反应发现，高剂量与低剂量复方避孕药之间有明显差别。较高剂量如炔雌醇高于 50μg 时，垂体释放 FSH 与 LH 的功能均显著降低，而低剂量时则 FSH 分泌未受明显影响。短期服用复方避孕药，LH 基线值明显降低；长期服药，LH 基值低，对 GnRH 刺激无反应或分泌略上升。服药周期中 FSH 与 LH 基线水平持续受到抑制，无明显的周期性高峰分泌。这种对下丘脑-垂体抑制的程度与停用 OCs 后闭经的发生有关。目前常用的 OCs（如妈富隆、优思明等），雌激素含量多在 30μg，停用后发生闭经的情况并不多见。

标准的 OCs 用药方案指 21 天的 OCs 服用期加上 7 天的停药期，以便产生规则的撤退性出血。在 OCs 使用的第一周，垂体-卵巢轴的活性全面下降，导致无优势卵泡发育,随之雌激素下降。随着 OCs 服用数量的增加,垂体-卵巢轴的活性抑制逐渐加强,最大程度的抑制常在 OCs 周期的末尾。高剂量的 OCs 可能在 7 天后就达到最大程度的抑制。一旦达到这种状态,最多可以漏服 7 片药物而不影响避孕效果。如果在开始使用 OCs 时有优势卵泡存在,那么它们会继续发育,甚至达到排卵前卵泡的大小。因此,如果一个 OCs 服用周期启动较晚,优势卵泡发育的风险大大增加。在这种情况下,尽管卵泡直径增大,但雌激素的水平仍较正常下降,可能是因为较低的 LH 水平,导致雌激素的合成减少。

在保持避孕有效性的同时,人们不断尝试减少雌激素的用量来减少副作用。从最初含有 150μg 的炔雌醇甲醚到目前 30μg 的炔雌醇。然而,不断有证据显示,降低雌激素的含量也减少了对下丘脑-垂体-卵巢轴的抑制效应,尤其在服药间隔期(homone-free interval,HFI)或漏服药期间。在此期间,随着抑制效应的解除,垂体-卵巢活性开始出现,其活性程度取决于药物的类型和剂量、服用方法、使用者的依从性、个体对药物的反应。相对应的促性腺激素依赖性的卵泡发育也开始启动,直到下一个 OCs 周期开始。如果这一时期没有优势卵泡出现,那么卵泡发育的完全抑制确保了良好的避孕有效性。然而对于含低剂量雌激素的 OCs 而言,86% 的 OCs 使用者在 HFI 期间卵巢中可以检测到 10mm 及以上的优势卵泡。尽管服用 OCs 后,FSH 降低,但优势卵泡仍可能继续生长。6 个研究在 HFI 期间均观察到优势卵泡,但只有一个研究检测到排卵。对于 30μg 炔雌醇的 OCs,在 7 天的 HFI 期间,激素检测研究显示血清中 FSH 在 HFI 的第四天开始升高,抑制素 B(inhibin B)在 HFI 的第五天开始升高,LH 和雌二醇(estradiol,E_2)在 HFI 的第 6 天开始升高。而缩短 HFI,将降低优势卵泡出现的风险。也就是说,OCs 中雌激素含量的下降,增加了停用 OCs 期间优势卵泡发育的风险。因此,OCs 中雌激素剂量的进一步下降也应该伴随着 7 天间隔期的改变。已有研究显示,服用 OCs 24 天停药 4 天的方案比较服用 21 天停药 7 天的方案,在 HFI 的最后一天,血清中有更高的炔诺酮和更低的雌二醇,因此,缩短 HFI 将对下丘脑-垂体-卵巢轴的活性有更好的抑制作用,由此也减少了排卵和避孕失败的风险。

药物漏服对下丘脑-垂体-卵巢轴的影响与漏服的剂量以及漏服的时间有关。对于含低剂量雌激素的 OCs,比如 20μg,其风险大于 30μg 雌激素的 OCs,

这些妇女在 HFI 期末时卵泡的直径更大,卵泡的数目也更多,血清中 FSH 和 LH 的含量也更高。而如果在周期第一天或最后一天漏服,则表明 HFI 的延长,卵泡的发育不受抑制,排卵的风险大大增加。这种情况下,即使开始服用 OCs,优势卵泡仍会继续发育,给予人绒毛膜促性腺激素(human chorionic gonadotropin,hCG)可诱导其排卵。

单方孕激素制剂亦可抑制雌二醇与 LH 峰并抑制排卵,但垂体对 GnRH 反应、分泌 FSH 与 LH 功能无损害,仅轻度抑制。对 FSH 基值分泌无影响,GnRH 试验有反应。可能由于孕激素阻断内源性雌二醇对 LH 的正反馈而呈现抑制作用。其避孕效果较复方制剂差。对 Gn,尤其 LH 的抑制依赖于孕激素的类型和剂量。一些孕激素在卵泡完全被抑制时可以取得高效的避孕效果,然而其不可预测的出血模式限制了其广泛的应用。

(二)甾体激素避孕药对卵巢的作用

服用甾体激素避孕药时,由于垂体促性腺激素的合成及分泌受到抑制,卵巢中卵泡的发育受到影响,卵泡不能正常地发育长大,也不能成熟与排卵;即使有少数卵泡早期发育但最终闭锁。服药者雌激素分泌明显受到抑制,孕酮水平亦降低。早期的研究显示长期服复方避孕药妇女,大多数卵巢萎缩,外表光滑,因不排卵而呈静止状态。卵巢中可有始基卵泡存在,但其数目与服药时间的长短无关而与年龄相关,可有不同发育程度的初级卵泡。卵巢间质结缔组织增多并呈纤维化。目前常用的均为炔雌醇 30μg 左右的低剂量复方短效口服避孕药,并不能完全抑制卵巢活性,往往在 HFI 期间就可出现卵巢活性升高的表现,因此,对卵巢形态的影响很小。甚至有研究显示,服用多相和低剂量单相复方 OCs,比较中等剂量的 OCs 有更大的风险形成卵泡囊肿。

卵巢功能可因药物的配伍、剂量及服药前妇女本身情况不同而产生不同反应。大多数停药后可恢复正常功能。如果妇女服药前原有卵巢功能不足,即使短期服药,亦可产生严重抑制引起继发闭经。这种情况在早先炔雌醇剂量较高(如 50μg)的复方短效口服避孕药或长效避孕药应用过程中可能出现,在较低剂量的复方短效口服避孕药应用时也较少见。

单一孕激素,例如服用探亲片、事后片或低剂量单一孕激素制剂时,可以抑制垂体 FSH 与 LH 的周期性高峰分泌,在一定的促性腺激素持续分泌影响下,卵巢内可有多个卵泡发育或至成熟,但不抑制排卵,功能性的黄体囊肿发生率增加。作用机制有时不在抑制排卵,部分妇女仍可能有排卵发生,但血中孕酮水平和尿雌二醇排出量仍较正常为低,提示黄体发育可能受抑制或外源性甾体抑制孕酮的生物合成。

第二节　抗孕激素抑制卵泡发育的机制

孕激素在人类生殖过程中起着非常重要的作用,例如在卵泡晚期协同雌激素对 LH 的正反馈效应,促进 LH 峰的出现;排卵后促进子宫内膜腺体分泌,由增殖期转化为分泌期,为受精卵着床和胚胎发育做好准备;在黄体期协同雌激素维持对促性腺激素分泌的负反馈,并维持子宫内膜的完整性;在妊娠期能降低子宫对催产素的敏感性,抑制子宫的收缩活动,使胎儿安全发育。

抗孕激素(anti-progestins)药物是一组抑制孕激素生成和拮抗孕激素受体的药物。此类药物能够拮抗孕激素的作用,具有避孕及抗着床和抗早孕作用。抑制孕激素生成的药物包括 3β-羟基类固醇脱氢酶抑制剂环氧司坦(epostane)、曲洛司坦(trilostane)。孕激素受体拮抗剂,包括米非司酮(mifepristone)、利洛司酮(lilopristone)、奥那司酮(onapristone)等。

(一) 米非司酮

米非司酮于 1980 年由法国 Roussel-Uclaf 公司合成,其产品代号为 RU-38486,以后简称 RU486。它是 9-去甲孕激素炔诺酮的衍生物,体外实验发现其与糖皮质激素受体和孕激素受体有很高的亲和力,而与雄激素受体亲和力很低。不同的动物模型也显示出米非司酮同时有抗糖皮质激素和抗孕激素的活性,从而将其作为抗孕激素用于生育调节的研究。在此之后,几百种具有抗孕激素活性的化合物陆续合成。目前已有数种抗孕激素如米非司酮、利洛司酮、奥那司酮等应用于人体。

米非司酮配伍前列腺素终止早孕已广泛应用于临床。作为一种抗孕激素,米非司酮不仅能拮抗孕激素对子宫内膜的作用,而且能拮抗孕激素协同雌激素在排卵方面的作用。这些作用的发挥取决于药物剂量和使用的月经周期时相。米非司酮用于避孕的可能性在近年来也引起了广泛的关注。

1. 抑制排卵　抗孕激素抑制卵泡发育的效应与其使用的月经周期时相有关。在早卵泡期使用米非司酮,如从卵泡期开始三天内使用,对卵泡的生长无影响,该月经周期整体情况也无改变。当优势卵泡发育到 12mm 时,抗孕激素作用最明显。单剂量

5mg 米非司酮可暂时性地阻断卵泡生长,在服药后 12 小时即可体现。在非人类的灵长类中利洛司酮和奥那司酮均有这种作用,其可能与优势卵泡的颗粒细胞上出现孕酮受体有关。

米非司酮主要从两个方面影响优势卵泡的发育及排卵。首先,米非司酮干扰优势卵泡的生长。当在卵泡中、晚期给予较大剂量米非司酮(25 ~ 100mg/d),可见卵泡期延长,同时伴有低于正常周期相应时间 E_2 水平。超声检查提示优势卵泡停止生长。其次,抑制 LH 峰。应用米非司酮以后,即使很小的剂量,LH 峰的延迟也十分明显。有研究者证实,优势卵泡已达 14 ~ 16mm 时,给米非司酮 1mg/d 共 10 天,可见 LH 峰后延;如果给予米非司酮 5mg/d 共 3 天,卵泡发育受阻,并伴有血清 E_2 与抑制素水平降低。

在整个月经周期连续应用米非司酮每天 5mg 或 10mg,可阻止优势卵泡成熟及其产生触发 LH 峰所需的适当血 E_2 水平。给予低剂量米非司酮 1mg/d 或 2mg/d,某些妇女有充分的卵泡生长发育及正常的 E_2 水平,但很多妇女在治疗期间无正常排卵。根据血清孕酮升高和超声无排卵证据,可能发生了卵泡未破裂黄素化。因而推测较高剂量米非司酮抑制排卵主要是由于缺乏 E_2 水平的正反馈;而低剂量时即使 E_2 水平正常仍无排卵,可能由于不适当的 LH 峰,也可能是卵泡反应性不正常。

卵泡中晚期用米非司酮使卵泡生长发育停滞。停用以后,卵巢中可能该优势卵泡恢复生长,也可能重新募集卵泡。然后继续发育成熟、排卵、产生黄体。结果是卵泡期延长,月经周期延长。这种影响与米非司酮的剂量有关。卵泡期给予中剂量(10mg/d)或高剂量(100mg/d)米非司酮时,LH 峰的延迟与米非司酮的剂量无关,也不受用药期限的影响。从停药到 LH 峰出现的时间间隔约为(12.3±3)天,长度相当于正常卵泡期。当给予低剂量(1mg/d,2mg/d,5mg/d)时,停药至 LH 的间隔时间比治疗前正常卵泡期短约 6 ~ 10 天。这可能因为米非司酮中高剂量时,卵巢需要募集新的卵泡,而低剂

量条件下,生长停滞的卵泡可以恢复生长发育。

动物研究表明抗孕激素可与位于控制生殖过程的脑组织中的孕酮受体结合。米非司酮的抗孕激素作用可能在下丘脑-垂体水平,但也可能是对卵巢的直接作用,也可能双方同时起作用,其抑制卵泡发育的机制尚待进一步研究。

2. 对子宫内膜发育和植入的影响 很多研究提示月经周期中子宫内膜比激素变化更容易受到抗孕激素的干扰。Batista 治疗 11 例月经周期正常的妇女,用随机双盲法给米非司酮 1mg/d 一个月,发现内膜成熟迟缓而性激素的产生无任何变化。尽管在这种低剂量的条件下,9 例妇女中期 LH 峰延迟,卵泡期延长 1~11 天。其他研究亦证实妇女 LH 峰后给予单剂量米非司酮 10mg 5 天及 8 天,破坏内膜成熟,引起内膜腺体与间质发育不同步。

由于子宫内膜仅在"着床窗"接受胚胎,因而内膜的同步发育对胚胎的成功植入十分重要。抗孕激素可以通过延迟内膜发育使之不能接受胚胎着床而起避孕作用。在妇女 LH 峰后第二天给单一剂量米非司酮 200mg,可见内膜发育迟缓,给药后 12 小时明显,36 小时与 84 小时变得更为显著。这种给药方案不改变周期长度或血清 FSH 与 LH 水平。21 例妇女使用 12 个月共 169 个周期,仅 1 例临床妊娠。连续的低剂量方案也可能防止受精卵植入而起避孕作用。这种低剂量方案甚至不影响排卵及雌孕激素分泌,已在荷兰猪及狒狒等动物实验中证实。

3. 对子宫内膜完整性的影响 黄体期孕酮的一个主要作用是维持子宫内膜的完整性,抗孕激素则通过引起内膜剥脱而起避孕作用。在黄体中期,即月经正常的妇女 LH 峰后 6~8 天给单剂量米非司酮 50~800mg,在 72 小时内诱导月经。1/3 的妇女这是唯一的出血期,伴有 E_2 与孕酮下降,提示黄体溶解。然而 2/3 的妇女几天后还有一次出血。这些妇女每天的血样检测表明初始 E_2 降低,继之 3 天内 LH、E_2 与孕酮水平反跳性上升。第二次子宫出血的同时,有 E_2 与孕酮的降低,说明这时发生自然的黄体溶解。因此,黄体中期给予米非司酮可发生不同的出血类型及不一致的黄体溶解。

黄体晚期给予米非司酮,只有一次出血,常发生在给药后 24~48 小时内。有研究显示,在预测月经前给予米非司酮,对月经周期的各项事件,包括排卵及黄体功能均无显著影响。因此,有人想到在预期月经或月经过期时给米非司酮,能否防止妊娠而成为一种避孕方法。然而可接受性调查显示,大多数妇女愿意选择排卵抑制而不愿意选择防止植入或植入后胚胎排出。

上述抗孕激素米非司酮的各种避孕效应均可作为紧急避孕药使用。国内外关于米非司酮用于紧急避孕的研究很多,无保护性生活后 72 小时内给予米非司酮 10mg、25mg、50mg、600mg 均能有效避孕,效果优于传统的 Yuzpe 法,且副作用轻微。然而其作为一种连续低剂量的常规避孕药,还需要进一步研究实用的方法,使之既能抑制卵泡发育或改变内膜成熟度,但不会造成明显的副作用。

(二) 其他抗孕激素

1. 利洛司酮 利洛司酮(lilopristone,ZK98.734),是与米非司酮结构相似的新一代甾体类抗早孕药物,其主要优点是抗糖皮质激素活性远较米非司酮低,而其抗孕激素活性高于米非司酮。动物实验还显示其对中孕有较强活性,但在人体终止早孕的作用并不强于米非司酮。

2. 优力司特 优力司特(ulipristal acetate,CDB-2914,UPA)为 19-去甲孕甾烷衍生物,对孕激素受体亲和力较强,同时可与糖皮质激素受体和雄激素受体结合,在体外显示出抗糖皮质激素和抗雄激素活性,抗糖皮质激素活性弱于米非司酮。

从临床研究结果来看,UPA(商品名为 Ella,埃拉)的紧急避孕效果略好于左炔诺孕酮,常见不良反应与左炔诺孕酮相似。埃拉抑制或延迟排卵的作用机制还与降低内皮素-2 和抑制内皮素-2 受体表达有关。由于埃拉上市时间不长,对其有效性和安全性仍在评估中,埃拉是否优于米非司酮还需要临床长期观察。

3. 环氧司坦 环氧司坦(epostane,win 32729)为雄甾烷类衍生物,是 3β-羟甾脱氢酶抑制剂。3β-羟甾脱氢酶是体内孕酮生物合成不可缺少的酶,研究表明环氧司坦可阻断卵巢和胎盘孕烯醇酮转化为黄体酮,使血浆孕酮含量下降,使妊娠中止。其在抗早孕作用方面与米非司酮相似。

第三节 免疫避孕

免疫避孕（immune contraception）是利用机体自身的免疫防御机制，通过接种疫苗产生相应抗体来阻抑非计划妊娠。其基本原理是选择生殖系统或生殖过程的抗原成分改造制成疫苗，调动接受者免疫系统，通过抗体或细胞介导，对相应的生殖靶抗原免疫攻击，从而阻断正常生殖生理过程的某一环节，达到避孕目的。这是目前尚处在发展阶段的一类新型生育调节方法。免疫避孕可在生育期的任一阶段使用，但目前尚无一种免疫避孕的方法可应用于临床。

人类生殖是一个复杂的连续过程，从精子卵子的发生发育、成熟，受精，胚胎着床，以及妊娠维持等，每个环节都存在或涉及一些结构与功能独特的重要分子，可以选择作为研制疫苗的抗原，其中最受关注的是以精子、卵子和着床前胚胎表达的，或由它们分泌的物质。根据靶点不同女性免疫避孕疫苗可以分为三大类，分别是针对配子产生、配子功能和胚胎发育。针对配子产生的避孕疫苗主要是抗促性腺激素释放激素疫苗、抗促性腺激素疫苗、抗黄体生成素疫苗；针对配子功能的疫苗包括抗卵细胞透明带（zona pellucida, ZP）疫苗、抗精子疫苗；针对胚胎发育的主要是抗 hCG 疫苗。如果按照用作抗原分子特性分为两类：一是激素类，主要是针对配子发生、成熟起调节控制作用的激素以及早期妊娠分泌的激素，如下丘脑分泌的 GnRH、垂体分泌的 LH 和 FSH、胎盘分泌的 hCG；另一类是与配子或胚胎关联的蛋白质，主要是成熟配子和着床前胚胎表达的或存在于它们表面的蛋白质，如精子膜蛋白、精子酶、卵透明带、滋养层细胞非激素抗原等。

动物实验表明，对这些靶标免疫攻击，通过抗体中和激素的生物学效应，或抑制酶活性，或改变细胞功能，或溶细胞作用和细胞毒效应等，可以产生不同程度的抗生育效应。但作用于人体需结合安全性、有效性和可接受性来考虑，上述有些分子并非理想的靶标。

（一）抑制配子产生的疫苗

配子的产生由下丘脑-垂体-性腺轴调控，因此 GnRH、LH、FSH 及促性腺激素受体都曾被用作抗原来制备免疫疫苗以抑制卵子或精子的产生。

1. 抗 GnRH（Anti-GnRH）疫苗 GnRH 是下丘脑弓状核等肽能神经元分泌的十肽类激素，经垂体门脉系统作用于腺垂体，促进腺垂体促性腺细胞合成与分泌 FSH 和 LH。FSH 促进卵泡的发育，LH 促进卵母细胞的成熟和排卵。

为了增强 GnRH 的免疫原性，通常将 GnRH 与一些大分子载体相结合，例如破伤风类毒素（tetanus toxoid, TT）、白喉类毒素（diphtheria toxoid, DT）、KLH、卵清蛋白等。用 GnRH 结合牛血清白蛋白免疫雌性大鼠，导致动情周期消失，血清 LH 水平下降，卵巢中小卵泡及中等大小的卵泡数量下降。同样，用 GnRH-TT 免疫雌性狨猴，导致性周期的抑制，伴随着性激素水平的下降。此外，还有研究利用基因重组技术生产 GnRH 疫苗，免疫大鼠能产生更高的抗 GnRH 抗体滴度。免疫后的雌鼠出现子宫缩小、卵巢卵泡发育减少的表现；而免疫后的雄鼠则出现了生精小管萎缩，精子发生消失。

因此，抗 GnRH 疫苗接种动物，其结果可抑制配子，包括卵子及精子生成，从而达到避孕的目的。但同时抑制了促性腺激素（FSH、LH）的分泌，伴随而来的是性激素水平降低，引起生殖器官的萎缩，包括卵巢、睾丸、子宫、前列腺等，作用复杂，需补充外源性激素加以调节，这是正常人所不易接受的。因此，抗 GnRH 疫苗并不适合用于人类避孕，目前只用于控制野生动物的数量。GnRH 疫苗在临床上还用于分泌大量雄激素的人类男性前列腺癌的治疗。

2. 抗 LH 疫苗 用绵羊 β-LH 免疫雌性猕猴，导致生育力下降，伴随黄体期孕激素水平下降。除了 LH，LH 受体也进行了相关研究。用重组 LH 受体蛋白免疫雄鼠，导致睾酮水平下降，生精功能降低。以 LH 作为靶点制作避孕疫苗，和 GnRH 疫苗类似，也会引起性激素水平的下降，同样不适合于人类避孕。

3. 抗 FSH 疫苗 FSH 在配子发生发育中起着重要的作用。针对 FSH 及其受体为靶点均进行了避孕疫苗的研究，但主要研究对象为雄性动物，在人类男性也进行了预实验。结果显示，精子计数下降，而血清中睾酮水平无变化。在帽猴的研究显示，精子计数下降，睾酮水平无影响，有正常的性欲。免疫后的雄猴与正常母猴交配，不能致其怀孕。而且作用是可逆的。抗体滴度下降后,动物重新获得生育能力。

(二) 抗卵透明带疫苗

1. 透明带的结构特点及功能 透明带是围绕在哺乳动物卵母细胞和着床前胚胎外周的一层透明的细胞外糖蛋白基质。在卵泡发育过程中由颗粒细胞和(或)卵母细胞逐步分泌合成,直至受精后着床前一直保持在细胞外周,精卵识别及结合等受精早期阶段中有重要作用,而且为着床前发育的胚胎提供机械性保护作用。

人类 4 种 ZP 基因分别定位于 11 号、16 号、7 号和 1 号染色体。人卵母细胞 ZP 包括 4 个糖蛋白,分别为 hZP1(638aa,100kDa)、hZP2(745aa,75kDa)、hZP3(424aa,55kDa)、hZP4(540aa,65kDa)。人ZP1、ZP3、ZP4 结合到精子并诱发顶体反应,ZP2 为第二精子受体并阻止多精受精。ZP3 是主要的精子受体蛋白,以 O-糖苷键与肽链相连的寡糖的侧链是受体所在点。对精子在透明带上的"黏附"阶段起作用。它不仅能够分辨出具有完整无损顶体和发生顶体反应的精子,而且还分辨出精子的不同区域。从卵子制备出的纯 ZP3 只特异地与顶体完整的精子头部结合,每个精子头部能结合 10 000 ~ 50 000 个 ZP3 分子。随着与 ZP3 受体蛋白结合,精子诱发顶体反应。ZP2 是精子次级受体,精子在透明带上的"结合"阶段,ZP2 起辅助作用。精卵融合后,ZP2 和 ZP3 一起发生生化修饰,引起 ZP3 空间立体结构改变,从而阻止了多精受精。ZP2 和 ZP3 二聚体串成纤维丝状珠链,ZP1 则是把珠链相互交联形成网状的蛋白质高级结构。

卵透明带具有高度的免疫原性。用纯化的透明带组分主动或被动免疫多种雌性动物均降低生育力。用抗透明带抗血清处理卵子,透明带表面形成免疫复合物,精子黏附和穿透卵透明带受到抑制。在人类体外受精试验中,用检测出抗透明带抗体的妇女血清,与正常的精卵共孵育,受精过程受到抑制。

另外卵透明带抗原并非高度种属特异。人 ZP3 与猪 ZP3β 和小鼠 ZP3 对等,在 cDNA 水平显示 66% ~ 74% 的同源性。不同种属的动物之间存在交叉反应,这种特性使异种免疫成为可能,为人类应用异种动物卵透明带制备避孕疫苗,解决抗原来源提供了基础。用猪卵透明带进行异种主动免疫雌性家

兔、狗、马和猴,生育力有显著下降,卵巢卵泡闭锁。抗猪透明带抗体也能够阻止人卵体外受精。

透明带仅定位在卵母细胞上,靶标非常明确。而且透明带是受精过程中精子必须通过的结构,阻断此环节即不能受精。从理论上说,抗生育效应阶段发生在受精前的避孕方法较理想。正是由于这些潜在的优点,近些年来抗卵透明带疫苗受到极大的关注。

2. 抗透明带疫苗的研制及其作用机制 ZP3 因其分子量小,免疫原性强,又是精卵结合第一介导者,一直被认为是免疫避孕的首选靶抗原。在卵子受精过程中,如果其 ZP3 上的精子结合位点结合其他分子,则阻碍精子与之结合,阻碍受精发生。实验表明,抗 ZP3 抗体与 ZP3 结合后,一方面直接阻断精卵相互作用:抗体占据或阻碍 ZP3 上的精子结合位点,影响精子与 ZP3 结合,精子不能发生顶体反应,更不能穿过 ZP 到达卵子,从而导致受精的失败。另一方面,抗原 ZP3-抗体复合物同时也阻断了卵母细胞与其周围卵丘颗粒细胞之间的信号传递,从而导致初级卵泡的闭锁、退化。当用同源或异源 ZP3 蛋白免疫动物后,可以引起被免疫动物产生高滴度的抗体反应,血清中的抗体 IgG 能与自身 ZP3 结合,从而影响受精过程,产生避孕效应。

(1) 以天然 ZP 糖蛋白为抗原的疫苗:在 ZP3 免疫避孕的早期研究中,由于可从屠宰场得到大量廉价易得的猪卵巢,猪 ZP 被广泛用做抗原,当抗 ZP3 抗体水平增高时,动物表现为不孕。当抗体水平下降到基础状态时,动物的生育力得到恢复。在用天然 ZP 蛋白直接免疫达到避孕目的的同时,被免疫动物往往伴有月经周期紊乱,卵巢的典型组织学表现为原始卵泡、初级卵泡和发育卵泡闭锁、退化,甚至完全缺失。其原因可能是抗体引起自身免疫反应从而造成卵巢炎。这些动物卵巢组织病理学检查证实有自身免疫性卵巢炎,引起卵泡闭锁,甚至卵巢萎缩。

由于早期均应用粗制的猪卵透明带主动免疫动物进行抗生育实验,后来采用高度纯化的猪透明带 ZP3 作抗原,以减少副作用。对松鼠猴进行免疫实验,结果显示高纯的抗 ZP3 抗体有很好的避孕效果,检测出高滴度抗体水平,且维持 15 个月以上,但免疫后 10 个月内卵巢功能受到干扰,组织学检查表明卵泡发育障碍,且要在 10 ~ 15 个月后卵巢功能才恢

复正常。此外,用高度纯化猪透明带 ZP3 免疫雌狗等几个动物均得到类似结果。因此,这种卵透明带蛋白主动免疫引起的卵巢炎可能与抗原制备纯度无关。由于会诱发严重的卵巢炎,这一无法接受的副作用使抗 ZP 避孕疫苗难以大规模推广应用于人类临床实际应用。鉴于其有 50% ~ 70% 有效性,抗 ZP 疫苗用于控制野生动物的数量,如野马、白尾鹿、麋鹿、野狗、非洲象等,迄今为止,猪 ZP 疫苗已成功抑制了 80 种野生哺乳动物的生育力。

(2) 重组 ZP 蛋白:由于天然 ZP 糖蛋白获取有限,ZP 糖蛋白纯化过程中易存在变异,且容易受到其他卵巢蛋白污染的危险,而基因重组 ZP 蛋白可完全避免这些问题,同时能有效控制批次间的差异。因此,通过基因重组的方法制备疫苗成为发展趋势。

用大肠埃希菌表达的猪 ZP3 和 ZP4 蛋白(这些蛋白带有 T 细胞抗原决定簇或不带 T 细胞抗原决定簇)结合 TT 或牛 RNA 酶,免疫雌鼠均可产生很高的抗体滴度并伴随着生育力的下降。一般而言,带有 T 细胞抗原决定簇的蛋白作为抗原进行免疫,可以产生更高的抗体滴度和更有效的避孕作用。

小鼠试验表明,卵透明带 ZP3 中的 13 个氨基酸多肽疫苗可以引起自身免疫病。13 个氨基酸中包括 B 细胞抗原决定簇和 T 细胞抗原决定簇。为克服透明带免疫后出现卵巢障碍,研究者们试验将透明带上的 T 细胞与 B 细胞抗原决定簇分离,去除透明带上刺激 T 细胞的抗原决定簇,用仅含刺激 B 细胞的抗原决定簇制备疫苗。主动免疫小鼠,均产生抗体,观察到抗生育作用直接与抗体滴度相关。避孕作用可长达维持 16 ~ 26 周,抗体滴度水平不高的动物可恢复生育,而卵巢切片未见炎症迹象和细胞毒性作用。提示不含 T 细胞抗原决定簇的合成 ZP3 肽段产生的循环抗体是透明带特异的,不与其他卵巢抗原发生交叉反应,而且可能不会诱发细胞毒 T 细胞对透明带的免疫反应和造成卵巢组织病变。在猕猴进行的类似实验证实了这一点。

一个研究显示,用大肠埃希菌(Escherichia coli)表达的重组帽猴 ZP4(r-bmZPB)耦合 DT 后产生的疫苗,接种雌狒狒引起生育力的下降,而且没有卵巢功能不良的表现。在抗体滴度下降后仍然可以怀孕。然而同一个课题组用大肠埃希菌表达的重组帽猴 ZP1 和 ZP2 耦合 DT 后的疫苗,免疫雌帽猴,表现出较高的抗体滴度,被免疫的雌猴与雄猴交配后没有怀孕。长期的随访显示,即使抗体在血清中低到检测不出,这些雌猴仍然不能怀孕。卵巢组织学显示存在闭锁卵泡,其中有退化的卵子。提示同种 ZP 抗原免疫,有可能导致卵巢功能不良。虽然抗 ZP 基因重组疫苗已有大量的动物实验,但目前尚无人体实验的报道。

(3) 编码 ZP 蛋白的 DNA 疫苗:编码帽猴 ZP4 的 DNA 疫苗产生的抗体能抑制人精子与人卵透明带的结合。编码人 ZP3 和 ZP4 的嵌合体蛋白的 DNA 疫苗,所产生的抗体能显著降低获能精子的顶体反应。

编码兔 ZP3 的部分序列的 DNA 疫苗能抑制雌鼠的生育力已被证实。免疫的雌鼠卵巢中含有不同发育阶段的卵泡,表明这种免疫方案对卵巢无副作用。对雌鼠用编码 ZP3 的 DNA 疫苗及重组疫苗协同免疫引起生育力的显著下降,而卵巢的组织学显示卵泡发育正常。这些研究证实,基于 ZP 的 DNA 疫苗能激发具有生物活性的抗体。有研究表明,鼠 ZP3 DNA-蛋白疫苗可有效降低实验鼠的生育力,组织学分析显示被免疫鼠有正常的卵泡发育,但无卵巢炎表现,该疫苗有望用于人类免疫避孕临床实践应用。

(4) 能表达 ZP 蛋白的活载体疫苗:除了重组 ZP 蛋白,人们也尝试应用转基因活载体来免疫动物,以产生抗卵透明带的免疫反应。用表达小鼠 ZP3 的重组鼠痘病毒感染小鼠,表现为感染后 5 ~ 9 个月不育。不育与卵巢卵泡发育障碍有关。感染了能表达兔 ZP4 的重组黏液瘤病毒的雌兔表现为抗 ZP4 抗体存在、不育,伴随着卵巢病变。表达兔 ZP2 的重组黏液瘤病毒的感染尽管产生 ZP2 抗体,但对生育无影响。而表达兔 ZP3 的重组黏液瘤病毒的感染则导致不育。这些动物感染病毒后 15 ~ 40 天就能观察到卵泡发育障碍,随后卵泡发育正常。血清中抗体存在时间相对较短,感染后第 15 天卵巢中可见短暂的炎性反应,但一直未见 T 细胞的反应。

这种方法曾用于控制澳大利亚的野鼠或野兔的数量,主要是在环境中释放这些活病毒载体,以便重组的病毒从一个动物传递到另一个身上。然而,这种方法的局限在于重组的病毒与野生病毒比较,其感染能力明显降低;其次,环境学家担忧,如果这些重组病毒变异失去了宿主的特异性,那么产生的后果将是难以预料的。

从目前的动物实验来看,发展以 ZP 为靶标的避孕疫苗是可行的。已证实 ZP 疫苗导致的动物卵巢功能受损是由 ZP 特异的 T 细胞抗原表位引起的。避免卵巢功能损害的关键在于设计抗卵透明带疫苗的靶抗原时,将卵透明带上 T 细胞和 B 细胞的抗原表位分开,仅用含 B 细胞抗原表位为免疫原,则可以提高疫苗的安全性,不会引起卵巢炎。然而,带有 T 细胞抗原表位的免疫原免疫受试动物时,可以产生更高的抗体低度和有效的免疫避孕效应。尽管有研究已描绘出人透明带 B 细胞抗原表位的最小模体以避免 ZP 免疫原上携带 T 细胞抗原表位,然而还需要进行大量的研究,在保证疫苗安全性的同时增强疫苗的免疫原性,提高疫苗的有效性。

(三) 抗绒毛膜促性腺激素疫苗

在免疫避孕研究领域,以 hCG 为抗原研制的避孕疫苗是研究最深入的,并已进入临床试验阶段。hCG 是受孕后由胎盘合体滋养层细胞分泌的妊娠特异激素,主要功能是通过刺激黄体持续合成孕酮,以维持早期妊娠,也可能起到防止母体排斥胚胎及其产物的作用。

目前世界上发展的 hCG 避孕疫苗主要有 2 种:一种是以全长 β 亚基(β-hCG)为抗原制造避孕疫苗,这种制备方法以印度 Talwar 博士的研究团队为代表。经过一期和二期临床实验,结果显示应试妇女的月经正常,没有发现自主免疫的征象,疫苗是安全的。该疫苗有效率为 80%。其缺点是产生保护性抗体滴度(>50ng/ml)的时间太长,约为 3 个月。

另一种是将 β 亚基 C 末端特异肽段(β-hCG-CTP)来改造制备避孕疫苗。世界卫生组织在进行临床二期试验,由于产生难以接受的局部反应,试验被迫终止。

我国也开展了 hCG 避孕疫苗的研究工作,疫苗在人体有诱发抗 hCG 的能力,免疫反应有可逆性和记忆性。受试者无任何疫苗的不良影响。但仍然存在疫苗的低免疫原性、生物效应低以及个体差异很大等难以克服的问题。

如果要应用于临床,避孕疫苗需要取得和其他的避孕方式如口服避孕药、宫内节育器、皮下埋植剂以及避孕套,相类似的避孕有效性。然而,hCG 避孕疫苗,这个唯一进行临床试验的避孕疫苗,并未表现出与目前已有避孕方式相似的避孕效果。另一个不足就是免疫反应在不同个体间的差异巨大。因而接

受免疫的妇女需要定期监控抗体的滴度,这一点大大影响避孕疫苗在人群中的可接受性。第三,避孕疫苗的安全性评估更加严格。基于 GnRH 和 LH 的避孕疫苗仅仅用于控制动物的生育,不可能应用于人类避孕。针对精子和卵子特异蛋白的疫苗在原则上可能用于人类避孕。然而,基于 ZP 的疫苗不能引起卵巢炎。这类疫苗在用于人的临床实验前要求更广泛的在不同动物模型的安全性研究。基于 FSH 的疫苗已经进行了在男性的临床研究,但仍需要进一步的安全及有效性检验。基于 hCG 的疫苗已经进行了二期临床实验,是最有可能用于临床应用的疫苗了。

(张 玲)

参 考 文 献

1. Baerwald AR, Pierson RA. Ovarian follicular development during the use of oral contraception: a review. J Obstet Gynaecol Can, 2004, 26(1):19-24.

2. Baird DT1, Brown A, Cheng L, et al. Mifepristone: a novel estrogen-free daily contraceptive pill. Steroids, 2003, 68(10-13):1099-1105.

3. Batista MC, Cartledge TP, Zellmer AW, et al. The antiprogestin RU486 delays the midcycle gonadotropin surge and ovulation in gonadotropin-releasing hormone-induced cycles. Fertil Steril, 1994, 62(1):28-34.

4. Bentzen JG, Forman JL, Pinborg A, et al. Ovarian reserve parameters: a comparison between users and non-users of hormonal contraception. Reprod Biomed Online, 2012, 25(6):612-619.

5. Fels H, Steward R, Melamed A, et al. Comparison of serum and cervical mucus hormone levels during hormone-free interval of 24/4 vs. 21/7 combined oral contraceptives. Contraception, 2013, 87(6):732-737.

6. Govind CK, Gupta SK. Failure of female baboons (Papio anubis) to conceive following immunization with recombinant non-human primate zona pellucida glycoprotein-B expressed in Escherichia coli. Vaccine, 2000, 18(26):2970-2978.

7. Gupta SK, Bhandari B, Shrestha A, et al. Mammalian zona pellucida glycoproteins: structure and function during fertilization. Cell and Tissue Research, 2012, 349:665.

8. Gupta SK, Shrestha A, Minhas V. Milestones in contraceptive vaccines development and hurdles in their application. Hum Vaccin Immunother, 2014, 10(4):911-925.

9. Kallio S, Puurunen J, Ruokonen A, et al. Antimüllerian hormone levels decrease in women using combined contraception

independently of administration route. Fertil Steril,2013,99(5):1305-1310.

10. Lou YH,Bagavant H,Ang J,et al. Influence of autoimmune ovarian disease pathogenesis on ZP3 contraceptive vaccine design. J Reprod Fertil Suppl,1996,50:159-163.

11. Mackenzie SM,McLaughlin EA,Perkins HD,et al. Immuno-contraceptive effects on female rabbits infected with recombinant myxoma virus expressing rabbit ZP2 or ZP3. Biol Reprod,2006,74(3):511-521.

12. Maqueo M,Rice-Wray E,Calderon JJ,et al. Ovarian morphology after prolonged use of steroid contraceptive agents. Contraception,1972,5(3):177-185.

13. Naz RK. Contraceptive vaccines:success,status,and future perspective. Am J Reprod Immunol,2011,66(1):2-4.

14. Paterson M1,Wilson MR,Morris KD,et al. Evaluation of the contraceptive potential of recombinant human ZP3 and human ZP3 peptides in a primate model:their safety and efficacy. Am J Reprod Immunol,1998,40(3):198-209.

15. Sarkar NN. The potential of mifepristone(RU486) as a female contraceptive drug. Int J Clin Pract,2002,56(2):140-144.

16. Spellacy WN,Kalra PS,Buhi WC,et al. Pituitary and ovarian responsiveness to a graded gonadotropin releasing factor stimulation test in women using a low-estrogen or a regular type of oral contraceptive. Am J Obstet Gynecol,1980,137(1):109-115.

17. van Heusden AM,Fauser BC. Residual ovarian activity during oral steroid contraception. Hum Reprod Update,2002,8(4):345-358.

辅助生殖技术篇

第三篇

第十六章

卵巢储备功能

第一节 卵巢储备功能评估

卵巢的结构和功能在人体组织中是最具时间变化性的。目前的研究大多认为,女性的生殖细胞不能再生,其数量决定女性的生殖潜能和生育期限。随年龄的增长,生殖细胞不断地消耗。胚胎学研究发现,妊娠第16~20周生殖细胞通过有丝分裂生成600万~700万个卵原细胞,生育期内仅有400~500个成熟卵子被排出,而绝大多数生殖细胞归于凋亡,绝经时仅残存数百个生殖细胞。由此可见,妇女一生中卵母细胞数量高峰是在胎儿期,随后就一直在闭锁。尽管许多卵泡启动发育,但是只有很少(<1%)能够完成排卵的全过程。女性年龄相关的生育力下降主要是由于卵母细胞数量和质量下降引起,这种年龄相关的卵巢储备下降的结果就是使女性40岁以后自然怀孕的能力明显下降。但值得注意的是,相同年龄的妇女其生育力下降的速度则是不同的,即同年龄的妇女对卵巢刺激会产生不同的卵巢反应及具有不同的生殖潜能。因此,辅助生殖治疗前评估卵巢储备就显得尤为重要,卵巢储备功能评估就是通过卵巢储备功能试验(ovarian reserve tests,ORTs),帮助不孕妇女了解自己的生殖潜能(包括卵母细胞的数量和质量),预测卵巢对促性腺激素治疗的反应性,鉴别卵巢低反应患者,并制订合理的生育治疗方案。

ORTs的主要目的就是筛查不孕妇女是否存在卵巢储备功能减退(diminished ovarian reserve,DOR),给予生育指导并制订合理的生育治疗方案。DOR是指尚有规律月经的育龄期妇女对卵巢刺激的反应或生育力较同龄人下降。DOR与绝经或卵巢早衰不同,至今为止,对DOR尚无统一可接受的定义,但DOR与卵母细胞数量、质量及生殖潜能下降等的相关性是肯定的。大多数情况下,DOR的原因是不清楚的。DOR是否代表了一种病理状态?

例如:①正常卵母细胞池中的卵母细胞异常快速的闭锁?②异常小的卵母细胞池中的卵母细胞正常闭锁?③特定年龄卵母细胞数量的快速丢失?实际上,DOR与全身化疗、盆腔接受放射性照射及遗传异常等明显相关,吸烟也被认为与DOR可能有相关性。ORTs包括一些生化指标的测定和卵巢超声影像学检查,通过这些检测来评估卵巢储备及生殖潜能。值得注意的是大多数ORTs对月经规律者不能预测绝经期或围绝经期的到来时间,它主要是帮助鉴别不孕妇女尤其有DOR高危因素的妇女是否存在生育力下降。虽然ORTs已广泛应用于临床,但在研究设计、分析和结局方面存在异质性,并且缺乏有效的结局观察指标,ORTs的应用价值存在一定的局限。ORTs并不是100%准确,也不是取消助孕周期或其他治疗的唯一标准。即使该妇女存在DOR,也不等同于完全没有生育的能力。

一、ORTs基本原理

ORTs包括生化检验和卵巢超声影像学检查两方面:

1. 卵巢储备生化检验分为基础检测试验和激发试验,基础检测试验包括:促卵泡生成素(follicle-stimulating hormone,FSH)、雌二醇(estradiol,E_2)、抑制素B(inhibin B)及抗米勒管激素(anti-Müllerian hormone,AMH);激发试验包括氯米芬刺激试验(clomiphene citrate challenge test,CCCT)。

2. 卵巢超声影像学检查包括窦卵泡计数(antral follicle count,AFC)和卵巢容积测量。卵巢储备生化试验探测和反映的是卵巢老化生物学,与生育力下降密切相关。AFC可以反映剩余的卵泡池的大小和经过卵巢刺激后的获卵数。卵巢容积随女性年龄的增长而降低,因此它可以间接反映卵巢储备潜能。

ORTs 属于筛查试验,所有筛查试验的目的都是鉴别某种疾病的高危人群,但不能诊断疾病。筛查试验有一些共同的试验特征,这些特征包括:敏感性、特异性、阳性预测价值(positive predictive value, PPV)和阴性预测价值(negative predictive value, NPV)(图 16-1)。一个好的筛查试验应具有有效性,敏感性和特异性。一个有效的试验能正确归类发生某种疾病,这称为试验阳性(高敏感性),而不发生这种疾病称为试验阴性(高特异性)。换言之,高敏感性试验是指可捕获所有 DOR 患者,高特异性试验是指正确地识别所有的非 DOR 患者。临床应用中,一种 ORT 的阈值确定需考虑 DOR 高特异性以减少假阳性发生,或者说误将正常卵巢储备归为 DOR。对临床医师而言,高特异性试验可帮助避免正常卵巢储备者的过度治疗。PPV 和 NPV 是具有了解研究人群的 DOR 发生率变化的筛查试验特征,PPV 是指试验真阳性的几率,即妇女确实存在 DOR 的可能性(几率);NPV 是指试验真阴性的几率,即妇女卵巢储备正常的可能性(几率)。ORTs 的最重要试验特征就是它的预测价值而非它的特异性和敏感性。虽然预测价值是由特异性和敏感性所决定的,但它也依赖于 DOR 在人群中的发生率,这个原则很重要,它决定什么人群应该筛查。如果对 DOR 低风险人群进行 ORTs 筛查,即使试验敏感性和特异性都高,但 PPV 会很低;反之,对 DOR 高风险人群进行 ORTs 筛查,尤其选择高特异性试验,其 PPV 会很高。因此,ORTs 的最大作用是从 DOR 高风险妇女中识别 DOR。

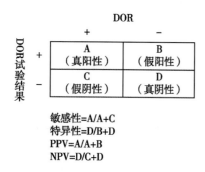

图 16-1 DOR 敏感性、特异性、PPV 及 NPV 计算方法

二、ORTs

(一) 基础 FSH(basal FSH, bFSH) 值

FSH 是由垂体分泌的一种促性腺激素,血清

FSH 水平受下丘脑分泌的促性腺激素释放激素(gonadotropin-releasing hormone, GnRH)及卵巢分泌的雌、孕激素的影响。月经周期第 2~4 天血清 bFSH 升高与生殖年龄老化相关。bFSH 的检测存在明显的周期间和周期内变化,由此影响了 bFSH 检测结果的可信度,但在不同的 bFSH 检测方法中,总体相关性是非常好的,只是测得的 bFSH 绝对值彼此可能不同。尽管存在局限,但 bFSH 的检测仍然是卵巢储备评估的常用手段,尽管它对预测卵巢低反应的准确性不高,同时对是否获得妊娠的预测能力可能有限。针对 WHO 第二届国际标准会议提出的 bFSH 切割值,认为 bFSH>10IU/L(10~20IU/L)是预测卵巢低反应(<2~3 个卵泡或≤4 个获卵)的高特异性指标(83%~100%),但鉴别发生卵巢低反应的敏感性却变化范围大(10%~80%)。随 bFSH 切割值的升高而敏感性变化范围缩小。用相似的 bFSH 切割值对预测不可能获得妊娠的敏感性则是非常低的。最近的一项采用效率曲线研究显示:bFSH 值>18IU/L,不可能获得活产的特异性高达 100%。bFSH 切割值具有高特异性(80%~100%)和低敏感性(10%~30%)的特点。因此,许多妇女(包括 DOR)常常不会有异常的 bFSH 值,但 bFSH 检测仍然是有临床价值的,因为异常升高的 bFSH 值是可以确定存在 DOR,尤其对高龄妇女预测卵巢低反应或不可能获得妊娠的 bFSH 阳性预测价值仍然是较高的。虽然 FSH 值的波动性大,但持续升高的 bFSH 值预示预后较差。目前有限的证据建议 bFSH 值波动的妇女不需等待 bFSH 正常的周期进行 IVF 的卵巢刺激(表 16-1)。

(二) 基础 E_2(basal E_2, bE_2) 值

作为 ORT 的一种方法,检测月经周期第 2~4 天血清 bE_2 值的可信度无论在周期间和周期内均较差。大量研究已发现 bE_2 值在 DOR 与非 DOR 妇女中无论是预测卵巢刺激低反应还是预测不可能获得妊娠均无明显差异。单一 bE_2 检测不能用作筛查 DOR,其价值仅仅是帮助正确解读"正常"血清 bFSH 值。bE_2 的过早升高是生殖老化的典型特点,同时它能降低 bFSH 值至"正常范围"而引起试验的错误解读。当 bFSH 值"正常"而早卵泡期 E_2 升高(>60~80pg/ml)时,有证据提示与卵巢低反应、周期取消率增加及低妊娠率相关。

表 16-1　ORTs 价值小结

未妊娠 ORT	切割值	敏感性 (%)	特异性 (%)	低反应 敏感性 (%)	低反应 特异性 (%)	可信度	优点	缺点
FSH(IU/L)	10~20	10~80	83~100	7~58	43~100	有限	广泛应用	可信度有限 低敏感性
AMH(ng/mL)	0.2~0.7	40~97	78~92	-a	-a	好	可信	检测方法局限 两种商业检测 不能预测非妊娠
AFC(n)	3~10	9~73	73~100	8~33	64~100	好	可信 广泛应用	低敏感性
Inhibin B(pg/mL)	40~45	40~80	64~90	-a	-	有限	-	可信度有限 不能预测非妊娠
CCCT, D10 FSH (IU/L)	10~22	35~98	68~98	23~61	67~100	有限	较 bFSH 敏感性高	可信度有限 额外价值有限,仅较 bFSH 增加敏感性

备注:实验方法为 ELISA。

a:证据不足

(三) CCCT

CCCT 是指口服氯米芬(CC)100mg/d×5 天(月经周期第 5~9 天)于 CC 刺激前(月经周期第 3 天,D3)和 CC 刺激后(月经周期第 10 天,D10)检测血清 FSH 值,发育卵泡簇生成的抑制素 B 和 E_2 可抑制 FSH 分泌,而 DOR 妇女由于仅有较少的卵泡簇被募集,相应生成的抑制素 B 和 E_2 就较低,对 FSH 的负反馈抑制减弱,使 CC 刺激后血清 FSH 值较高。因此,CC 刺激后(D10)FSH 值升高提示 DOR。有关 CCCT 的研究发现 CC 刺激后的 FSH 值存在明显的周期间变化,而且基础和 CC 刺激后的抑制素 B 和 E_2 也存在变化,这就使 CCCT 结果的可信度受到局限。2006 年一项系统回顾显示,在 DOR 低、中和高危妇女中,CCCT 对预测卵巢低反应或 IVF 低妊娠率的 D10FSH 值是大于 10~22IU/L,对卵巢低反应的预测,D10FSH 值的特异性是 47%~98%,敏感性是 35%~93%;而对不可能获得妊娠的预测,D10FSH 值的特异性是 67%~100%,敏感性是 13%~66%。换言之,如果有 10 名 IVF 未妊娠的妇女,其中有 1~7 名妇女 D10FSH 值异常(敏感性),如果有 10 名 IVF 妊娠的妇女,其中有 7~10 名妇女 D10FSH 值正常。比较 CC 刺激前后(D3 与 D10)FSH 值的研究显示,D10FSH 值较 bFSH(D3)值具有更高的敏感性和更低的特异性。与 bFSH 和 AFC 比较,CC 刺激后 D10FSH 值并不能明显改善预测 IVF 卵巢低反应及低妊娠率的试验准确性。综上所述,bFSH 检测可能较 CCCT 更有意义,除非目的是特意增加检测敏感性(表 16-1)。

(四) AMH

AMH 的生理作用和临床应用价值虽然未完全阐明,但目前认为 AMH 在评估卵巢储备方面是最具有应用前景的生化指标。AMH 具备代表窦前卵泡及小窦卵泡数的能力,使预测卵巢反应性及制定个体化促排卵(individualized controlled ovarian stimulation,iCOS)成为可能。AMH 是一种二聚体糖蛋白,属于转化生长因子 β 家族(TGF-β)。男性生殖系统发育完全后,AMH 持续表达。在女性早期卵巢中仅存在微量的 AMH,出生时血清中可检测到少量 AMH,青春期达高峰,然后随年龄的增长而减少,至绝经期在血清中几乎检测不到;月经周期不影响血清 AMH 水平,它与窦卵泡数量和年龄密切相关;虽然 AMH 是在初级卵泡的颗粒细胞开始出现,但是在窦前卵泡和小窦卵泡(<8mm)表达峰值。当窦卵泡体积增大时 AMH 表达下降,在 FSH 依赖的卵泡生长阶段的壁层颗粒细胞不再表达 AMH,但排卵前卵泡的卵丘细胞则持续表达 AMH,在闭锁卵泡 AMH 无表达。有证据提示 AMH 在卵巢的生理作用是抑制 FSH 对窦前卵泡及小窦卵泡生长的刺激作用,抑制始基卵泡的募集,参与优势卵泡的选择,从而调节卵泡的生长发育。AMH 可降调被选择之前的小卵泡(<8mm)颗粒细胞芳香化能力,AMH 在基因和蛋白水平降低芳香化酶(CYP19A1)表达,使 AMH 表

达的小卵泡 E_2 分泌明显减少。当卵泡（>8mm）进入选择优势化阶段，AMH 表达迅速下降，E_2 分泌迅速增加。因此，AMH 具有卵泡 E_2 产生的"守门员"作用，确保每个小窦卵泡在被选择之前仅分泌少量 E_2，使卵巢-垂体直接反馈调节被选择的卵泡发育，以确保排卵在正确的时间被触发。

血清 AMH 在健康妇女个体间存在很大变化。在相似年龄组妇女由于窦卵泡数存在非常高的差异，所以 AMH 也存在很大变化。另外，种族间似乎也存在变异，非洲裔美国人和西班牙人的血清 AMH 水平低于白种人，这可能表明卵泡数和 AMH 产生之间是存在差异的。还有一些研究提及 AMH 与体重指数（body mass index，BMI）呈负相关，但该结果并未获得一致认同。最近的一项研究认为，AMH 与 BMI 负相关是年龄依赖性的，更强调 AMH 与 BMI 及年龄的关系。矛盾的结果同样也存在于 AMH 与吸烟的关系，一些研究认为吸烟者血清 AMH 水平是降低的，但另一些研究则认为吸烟与否并不影响血清 AMH 水平。也有文献报道关于促性腺激素抑制尤其是激素类口服避孕药（oral contraception，OC）及妊娠等对血清 AMH 水平的影响。最近一项基于队列研究的结果表明，血清 AMH 水平在 OC 组下降29.8%。该结果进一步被 Do'lleman 等的研究证实。在一项 42 名健康妇女参加的小样本随机试验中，激素避孕药通过口服、经皮肤或阴道环给予 9 周，结果发现血清 AMH 水平在各治疗组几乎均下降了近50%。相反，血清 AMH 水平会在停用激素类避孕药后的自然月经周期升高。同样，在怀孕期间也有类似相关性，一项仅有的纵向研究（N=60），AMH 水平在妊娠中晚期较早孕期明显降低，在妊娠结束时平均下降了 50%。这样的孕期 AMH 水平下降最近由 Koninger 等的横断面研究证实。虽然这无疑反映了卵泡成熟减少，但也可能是妊娠相关血液稀释，增加血浆蛋白结合所致。目前这方面的研究设计还不够科学，样本量还太少有可能影响结果的准确性，尚需更大样本量、设计严谨的研究进一步证实。有两篇前瞻性研究对月经周期内的 AMH 变化进行分析，结论是 89% AMH 变化是由于测定 AMH 的方法学问题，仅 11% AMH 变化是继发于个体 AMH 水平波动引起。这两项研究都发现批内系数（intra-class coefficient，ICC）为 0.89。由于 AMH 主要由非促性腺激素依赖的小卵泡颗粒细胞产生，因此，无论在正常年轻有排卵的妇女还是在不孕的妇女，其月经周期内和周期间血清 AMH 水平相对是比较恒定的。AMH

个体间变异系数 13%，个体内的波动在同一象限内的占 72%，超过两个象限的仅占 1%。与此相反，最近一项小型研究发现血清 AMH 水平在黄体期下降，个体内 AMH 差异高达 80%。一项基于 20 名妇女的前瞻性研究描述了两种不同类型月经周期血清 AMH 动力学变化，"年轻卵巢"类型具有较高的平均血清 AMH 值，周期内血清 AMH 水平有明显的变化，相反，"老龄卵巢"类型具有低的平均血清 AMH 值，月经周期缩短，周期内血清 AMH 水平变化非常小，提示 DOR。血清 AMH 在周期内的非特异性波动表明固定在某一天测量 AMH 是无意义的。

值得注意的是，AMH 检测试剂盒的不同，其 AMH 切割值也会不同。最早商品化 AMH 检测试剂盒是来自 Diagnostic Systems Laboratories（DSL）和 Beckman Coulter Immunotech 两家公司，这两家公司的 AMH 检测试剂盒所采用的单克隆抗体和标准是不同的，因此，这两种试剂盒测得的结果是不一致的，不能互通。之后，这两家公司合并，生产出第二代 AMH 检测试剂盒，称为 Gen II，该新一代 AMH 检测试剂盒采用了 DSL 的抗体和 Immunotech 标准化的校准，是目前广泛应用于临床 AMH 检测的试剂盒。虽然 Gen II 试剂盒平均检测结果偏倚仅−0.089%，但存在重复系数大（38.8%）的缺点，即每个实验室可表现出良好的可重复性，但相对于可接受的 AMH 值，AMH 平均值变化范围太大（−24.0% ~ +22.7%），也就是说实验室之间的结果存在很大差异。除 Gen II 试剂盒外，目前应用于临床的商品化 AMH 试剂盒还有 ansh Lab 以及正在研究中的自动化免疫检测 AMH 试剂盒 Elecsys，就目前的研究结果看，ansh Lab 和 Elecsys 的检测灵敏度较 Gen II 更高，三种检测方法在评价卵巢储备方面具有很好的相关性（r≥0.95），但测得的 AMH 绝对值是不同的，如采用同一样本在同一实验室测定，AMH 切割值 ansh Lab 会高于 Elecsy 约 30%，Gen II 高于 Elecsy 约 20%，即：AMH 绝对值 ansh Lab>Gen II>Elecsy。因此，探索具有很好实验室之间重复性和稳定性的 AMH 检测方法是目前需要研究的课题。就目前 AMH 试剂盒的检测特点，临床应用 AMH 切割值时，必须非常小心地确定这种 AMH 的测定方法是否是与自己生殖中心的测定方法一样，并且使用的参考研究人群是否也是一致的。此外，值得注意的是，即使相同的检测试剂盒及方法在不同的实验室进行，其检测结果也还会出现变化。AMH 作为评估卵巢储备的筛查试验，有关它的研究包括了三种不同的研究人群:所有接受 IVF 助孕的妇女、DOR 低危及 DOR 高危妇女。总之,低 AMH 值与卵巢低反应、低质量胚胎及妊娠结局差等相关,但却不一定能准确预测 IVF 中卵巢低反应、低质量胚胎及妊娠结局差。各种不同 AMH 切割值与 IVF 结局相关性的研究中并未提供对临床有指导作用的 AMH 切割值。对不加选择的所有 IVF 妇女的各种研究中,低 AMH 切割值(0.2 ～ 0.7ng/ml,DSL、ELISA)对预测卵泡<3 个或获卵≤2 ～ 4 个的敏感性是 40% ～ 97%,特异性是 78% ～ 92%,PPV 是 22% ～ 88%,NPV 高达 97% ～ 100%,但不能对妊娠结局进行预测。由于 AMH 试验特征所限及不同研究中 DOR 的发生率不同,很难将这些研究中的检测结果用于临床,理想的方法是用自己实验室的数据作为给患者提供参考的依据。有关 DOR 低危妇女 AMH 的研究较少,在这部分人群的研究中通常将高 bFSH、高龄、不排卵和严重男性因素等作为排除标准,结局判断不统一,有以获卵≤5 个至每获卵的临床妊娠率来衡量的。研究发现 AMH 切割值在 2.5 ～ 2.7ng/ml 对不可能临床妊娠预测的敏感性 83%,特异性 82%,PPV 67% ～ 77%,NPV61% ～ 87%。也就是说,AMH<2.7ng/ml 能正确预测 10 名妇女中有 6 ～ 8 名不能妊娠,但会有 2 ～ 4 名的错误(PPV)。若 AMH 切割值 1.4ng/ml,对预测获卵≤5 个敏感性 76%,特异性 86%。高 AMH 切割值会降低 DOR 预测的特异性,因为 DOR 低危妇女的 DOR 发生率较低,因此,对这部分人群的 PPV 是低的。有关 DOR 高危妇女 AMH 也有相关报道,主要包括了高龄、高 bFSH 水平或有卵巢低反应史对 DOR 高危的影响。如果采用 AMH 低于检测限作为切割值,对预测卵泡≤3 个的 PPV68%,NPV92%。如果采用较高的 AMH 切割值 1.25ng/ml,对预测周期取消(卵泡≤3 个)的敏感性 85%,特异性 63%,PPV41%,NPV96%;对预测卵巢低反应(获卵≤4 个或周期取消)的敏感性 58%,特异性 75%,PPV76%,NPV57%。在 DOR 高危妇女中,AMH 应用的局限是在一些 IVF 结局"正常"的人群却表现为低 AMH 值,这是因为正常卵巢储备和 DOR 妇女有部分 AMH 值即使低或甚至低于检测限也会出现重叠现象,特异性不可能达到 100%,这反映了 AMH 测定阈值的局限。总之,AMH 是一种可靠的筛查试验,与 DOR 低危女性相比,AMH 可能更适合对所有接受 IVF 助孕女性以及 DOR 高危女性进行筛查,低 AMH 切割值对低反应具有较高的预测特异性,但对妊娠的预测特异性并不高。作为筛查试验,AMH 的进一步研究应该集中在所有接受 IVF 助孕女性及 DOR 高危女性,AMH 是一种筛查 DOR 的工具,但是并不推荐在 DOR 低危女性中常规使用(表 16-1)。另外,AMH 作为反映卵巢储备下降的重要指标,是否能作为预测绝经期到来时间的有用指标也一直是争议的焦点。最近一项对 27 563 名 25 ～ 55 岁妇女的大样本分析显示,血清 AMH 低于检测限(<0.2ng/ml)持续 5 年左右出现绝经,认为 AMH 是绝经年龄预测的很好生化指标。这项研究表明了两个重要的事实。首先,该研究显示出观察到的绝经年龄与利用随着年龄增长 AMH 变化设计的回归模型预测的绝经年龄分布高度一致,绝经与 AMH 低于临界阈值(该临界阈值代表卵泡耗竭到绝经的程度)相关联。其次,该研究再次证实了之前的报道,AMH 在绝经出现前约 5 年即开始低于检测限。这种观察到的实际绝经年龄与 AMH 预测的绝经年龄的高度一致性支持 AMH 影响生殖期时间长短的假说。

(五) AFC

AFC 是在早卵泡期经阴道超声检测的双侧卵巢窦卵泡计数之和。AFC 代表的是与获卵数相关的卵泡簇,由此可以认为 AFC 是预测可募集卵泡簇的直接指标。大多数研究定义窦卵泡是测量直径 2 ～ 10mm 卵泡,另一些研究定义窦卵泡是直径 3 ～ 8mm 卵泡。AFC 具有很好的周期间的稳定性和有经验的生殖中心超声医师之间的稳定性,低 AFC(3 ～ 10 个)与卵巢刺激低反应和不可能获得妊娠相关,但并不能完全预测这些结果。有研究显示,如果将获卵数 5 个以下定义为卵巢低反应,其预测的敏感性是 89%,特异性 87%。通过对接受 IVF 助孕的 DOR 低危和高危人群的研究,发现 3 ～ 4 个窦卵泡作为低 AFC 切割值具有高特异性(73% ～ 100%)预测卵巢低反应(周期取消,<3 ～ 4 个卵泡或获卵),但敏感性较低(9% ～ 73%),该 AFC 切割值对预测不可能获得妊娠的特异性中等(64% ～ 100%),但敏感性很低(8% ～ 33%)。在所有接受 IVF 助孕的人群中,各种研究显示出预测卵巢低反应的 AFC 的 PPV 和 NPV 的变化范围非常大,低 AFC 的高特异性使得该检测对预测卵巢低反应和治疗失败具有应用的价值,但临床应用会受低敏感性、B 超操作者的不同,尤其是无经验的超声医师和低质量的超声设备的局限。总体上,AFC 的检测可帮助预测卵巢低反应和妊娠结局,但不是唯一判断的标准(表 16-1)。

（六）基础抑制素 B

检测月经周期第 2～4 天血清抑制素 B 水平。抑制素 B 由小窦卵泡颗粒细胞产生，与 AMH 一样，也是属于转化生长因子-样家族。抑制素 B 的分泌呈周期性变化，即：黄体期达到最低值，从黄体-卵泡转换期开始逐渐增加，在早卵泡期和中卵泡期达峰，从晚卵泡期开始减少，围排卵期又短暂增高。抑制素 B 对 FSH 的分泌有负反馈作用，早卵泡期抑制素 B 的下降是卵巢储备下降的征兆。理论上，抑制素 B 的检测可反映卵巢的储备状态，但因为血清抑制素 B 经 GnRH 或 FSH 刺激后会升高（卵巢动态试验的基础），并且抑制素 B 无论在月经周期间和周期内均有明显的变化，因此，基础抑制素 B 作为 ORTs 的一种，它对卵巢储备的评估的准确性有限。在所有接受 IVF 妇女中，卵巢低反应妇女的基础抑制素 B 较正常卵巢反应的基础抑制素 B 低。低基础抑制素 B 的切割值变异度大（40～141pg/ml），低基础抑制素 B 切割值范围在 40～45pg/ml，具有的特异性是 64%～90%，敏感性 40%～80%，PPV 通常较低（19%～22%），NPV 较高（95%～97%）。在 DOR 高危妇女中 PPV 能够高达 83%，大量的研究显示基础抑制素 B 不能区分妊娠和不可能妊娠。总之，基础抑制素 B 不推荐作为卵巢储备检测手段的日常应用（表 16-1）。

（七）卵巢容积

卵巢容积是测量每侧卵巢的三个不同直径，再通过公式计算出卵巢的容积。即：卵巢的长×宽×厚×0.52＝容积，平均卵巢容积是指同一妇女双侧卵巢的平均容积。卵巢容积作为卵巢储备检测的指标之一，是存在一定局限的。一些研究报道显示卵巢容积存在周期间的变化，但这结果不是连续观察获得的。通过 3D 超声获得卵巢容积可缩小 B 超操作者之间及操作者本身的差异，但这要求专业的超声仪器。卵巢容积与卵泡数和获卵相关，但与妊娠相关性差。另外，卵巢容积的研究常常已排除卵巢病理改变（包括多囊卵巢综合征、子宫内膜异位囊肿及卵巢囊肿），因此，卵巢容积应用的范畴受到一定局限。有研究显示，低卵巢容积，尤其是<3ml 或平均直径<2cm，对卵巢低反应的预测具有高特异性（80%～90%），但敏感性变化范围大（11%～80%）。报道的 DOR 低危人群 PPV 仅 17%，而 DOR 高危人群 PPV 则高达 53%。一般情况下，卵巢容积对妊娠的预测并未显示其价值。综上所述，卵巢容积对 DOR 的预测价值有限，AFC 较卵巢容积对筛查 DOR 更有价值。

（八）ORTs 的联合筛查

目前没有任何一种单一的卵巢储备试验具有 100% 的敏感性和特异性。理论上，生化指标和卵巢影像学检测联合应用可提高筛查的特异性和敏感性，但总结联合筛查 DOR 的有效性和可靠性时发现 ORTs 联合筛查也存在一定的困难，因为切割值及研究中所选择的检测方法均存在异质性。ORTs 的联合筛查还存在另外一些问题，如个体化的检测已具有高度的相关性，采用一种以上筛查试验后并未发现其试验特征有持续性地改善；而且联合 ORTs 会增加病人的筛查费用，加重经济负担。综上所述，ORTs 联合筛查并不能较单一 ORT 持续改善预测价值，两种或两种以上 ORTs 联合筛查的高危评分系统可能具有一定的临床应用价值，但需要进一步评估其有效性。

（九）影响 AMH 和 AFC 预测关系的因素

bFSH、bE₂ 和 inhibin B 作为传统的 ORTs 在 IVF 治疗中预测卵巢反应性和妊娠率的价值目前已受到 AMH 和 AFC 的挑战。与 AMH 和 AFC 比较，bFSH、bE₂ 和 inhibin B 的预测价值低，存在月经周期依赖性的变化，受到实验室间测定的差异限制及缺乏明确的切割值等。目前研究结果已表明，AMH 和 AFC 是预测控制性卵巢刺激（COS）卵巢反应性的最有用指标，与 COS 获卵数呈明显正相关，能很好预测卵巢高反应和低反应。虽然两者均反映的是卵巢内存储的卵泡数量，但两者所反映的卵泡大小和卵泡状态并不完全一致。AMH 主要反映的是 1～2mm 小卵泡，虽然有部分稍大卵泡包含在内。AFC 是在早卵泡期经阴道超声测量直径 2～10mm 卵泡数之和。这一概念特别重要，促使我们不仅需要分析超声测量 AFC 与血清 AMH 的关系，还需要了解比较两者的临床预测关系。虽然对 AFC 和血清 AMH 之间的正相关关系已经认识超过 10 年，但有差异的病例仍可偶尔观察到。这些出现差异的病例部分可能是因为技术问题，但其它生理性原因也有可能影响预测关系。根据 2010 年 AFC 标准化的建议和目前在世界范围内的临床实践，超声计数 AFC 窦状卵泡的直径为 2～10mm，认为差异太大；再者，超声技术不能区分健康和闭锁卵泡，因此，影响 AFC 和血清 AMH 相关性的因素至少有两个。第一是窦卵泡大小，如果患者血清 AMH 水平主要反映的是 1～2mm 的小卵泡，则患者的 AFC 主要反映的是 6mm 以上的卵泡，第二是健康卵泡颗粒细胞才分泌 AMH，闭锁卵泡不分泌 AMH，AFC 是不能区分健康或闭锁卵泡的。因此，在临床观察中有两方面值得关注，一方面，对 Gn 治疗开始反应的卵泡相对较大，这些卵泡有可能已丧失分泌 AMH 的能力，AFC 此时可能较血清 AMH 能更好预测卵巢反应性。另一方面，如果考虑到闭锁窦卵泡不能对外源性 FSH 产生反应，而 AFC 又不能区分并仍计数在内，那么 AMH 应该是最值得信赖的预测卵巢反应性指标。还有关于这两种生物标志物相关的问题是 AMH 还是卵巢功能的重要调节因子，这一点 AFC 不具备。在卵巢，AMH 可促进许多卵泡功能的抑制作用，其中包括颗粒细胞 FSH 的敏感性。为支持这一观点，临床上为评估窦状卵泡对外源性 Gn 产生反应的比率，采用的卵泡输出率（FORT）就是与血清 AMH 负相关。因此，从临床角度考虑，AMH 和 AFC 均能提供给医师卵巢卵泡状态和对 COS 反应性的有用信息。AMH 提供的是非常小的非闭锁卵泡数，而 AFC 可帮助确定卵泡大小和评估卵泡大小的不均质性。两者结合分析，可互为补充，为患者提供更有效的 COS 方案。

2012 年，美国生育协会（ASRM）对各种卵巢储备试验的临床应用价值给出的意见如下：

1. 目前，缺乏充分证据推荐何种 ORT 可作为有效辅助助孕的唯一标准。

2. 已有好的证据支持在 DOR 低危妇女进行 ORTs 会增加假阳性率的结论。

3. 已有合理的证据表明 FSH 高切割值对预测卵巢低反应和不可能妊娠具高特异性和低敏感性，理想状况是选择的 FSH 切割值应基于自己实验室的数据或采用已发表的相同 FSH 检测方法得到的研究结果。

4. 已有合理的证据不支持之前 FSH 值异常的妇女待 FSH 值正常的周期卵巢反应或妊娠率会得到改善。

5. 已有合理的证据表明 bE_2 不能作为单一筛查 DOR 的试验。

6. 认为 bE_2 可帮助正确解读 DOR 筛查的 FSH 水平。

7. 已有合理的证据支持 CCCT 较 bFSH 仅有轻微增加 DOR 筛查试验的敏感性。

8. 越来越多的证据支持 AMH 作为卵巢低反应筛查试验的作用，但还需要更多数据积累。有新的证据支持低 AMH 值（如：低于检测限的 AMH）对筛查卵巢低反应具有高特异性，但缺乏充分证据支持可用于预测不可能妊娠的筛查。

9. 已有合理的证据支持 AFC 少（3~10 个）对预测卵巢低反应具有中至高特异性，但缺乏充分证据支持 AFC 可作为不可能妊娠的筛查试验。

10. 已有合理的证据反对基础抑制素 B 作为 DOR 筛查试验的应用。

11. 已有合理的证据反对 bE_2 作为单独 DOR 筛查试验。

12. 已有合理的证据反对卵巢容积作为 DOR 筛查试验。

13. 缺乏充分证据说明 DOR 联合筛查较单一筛查更有价值。

由于目前上述常用的 ORTs 均不能非常准确地预测卵巢低反应及生殖潜能，有少量研究提及基础血清睾酮（testosterone，T）水平，GnRH 激动剂刺激试验（gonadotrophin-releasing hormone agoniststimulation test，GAST）及早卵泡期血清 FSH 与 LH 比值（Day 3 FSH/LH Ratio）等也可作为反映卵巢储备状态的试验手段，预测卵巢低反应及生殖潜能。生理情况下，血清雄激素水平随女性年龄增长（生殖老化）而下降。雄激素在女性生殖中具有重要作用，雄激素可通过磷脂酰肌醇 3 激酶-Akt 蛋白-Foxo3o 途径激活始基卵泡，促进卵泡发育超越窦前阶段，并通过刺激颗粒细胞减少卵泡闭锁。有报道显示 DOR 患者补充雄激素可增加获卵数并改善妊娠结局，因此，检测血清雄激素水平理论上可反映卵巢储备状态，特别是它具有评估卵泡膜细胞功能的特点，可与评估卵泡颗粒细胞功能的指标互为补充，但遗憾的是血清雄激素的测定存在不准确性和不稳定性，它是否能很好预测卵巢反应性，至目前一直未达成共识。GAST 是在月经周期第 2~4 天查血清基础雄烯二酮（androstenedione，A）、雄激素前体 17-羟孕酮（17-hydroxyprogesterone，17-OHP），然后给予 GnRH 激动剂 24 小时再次复查血清 A 和 17-OHP 水平，若较基础值明显升高，提示卵泡膜细胞功能良好（阳性）。GAST 原理就是利用 GnRH 激动剂的激发效应促进内源性 LH 释放并作用于卵泡膜细胞诱导 A 和 17-OHP 的迅速释放。因此，比较 GnRH 激动剂刺激前及刺激后 24 小时血清 A 和 17-OHP 水平可作为反映卵泡膜细胞功能的较好指标，可间接评估卵巢储备功能。因 DOR 与卵泡膜细胞功能不足相关，甚至可推测 AFC 少的妇女若 GAST 阳性，可作为补充外源性 LH 的指征。另有研究发现卵巢储备功能开始下降时 FSH 升高会在 LH 升高前数年就已开始，检测基础血清 FSH/LH 比值可反映卵巢储备状态。研究显示,血清 bFSH 及 bLH 值均在正常范围内时,月经周期第 3 天 FSH/LH≥2 或 FSH/LH>3 提示 DOR 可能,认为 FSH/LH 比值可作为筛查 DOR 的附加预测指标。

小结:①目前,DOR 无统一可接受的定义,但 DOR 一定与三种不同结局相关:卵子质量、卵子数量或生殖潜能。②目前的有效证据显示 ORTs 的预测价值存在一定局限,这主要受研究样本较小、研究设计分析和结局存在异质性以及缺乏有效结果的影响。因此,在临床应用已发表的研究结果之前,必须仔细检查该研究的设计方法。③大量不同的 ORTs 均为筛查试验,可帮助预测 IVF 成功,理想的最佳筛查试验应该具有重复性(周期间和周期内的变化小)以及显现出高特异性以减少将正常卵巢储备误诊为 DOR 的风险,筛查试验本身不能诊断 DOR。④bFSH 是最常用的 DOR 筛查试验,但 AFC 和 AMH 的预测价值更可靠。

第二节 卵巢储备功能与卵母细胞质量及辅助生育结局

年龄和卵巢储备是潜在影响助孕成功的最重要因素。在相似卵巢储备下,年龄不同,其妊娠结局存在明显差异。有研究显示,女性不孕患者年龄<39.9 岁,平均不孕年限 2.3 年,月经第 3 天的 FSH 值平均 18.9mIU/ml,经 6 个月的不孕治疗,临床妊娠率为 46%,出生率 34.6%;而女性不孕患者年龄>40 岁,平均不孕年限 2.6 年,月经第 3 天的 FSH 值平均 18.9mIU/ml,同样经 6 个月的不孕治疗,其妊娠率仅 10.5%,出生率仅 5.3%。因此,单用 ORTs 预测妊娠结局存在一定困难,正如第一节所述,总体上预测卵巢储备的 ORTs 对预测 COS 获卵数有很好的相关性,但对预测活胎出生的直接相关性低。活胎出生是 IVF 助孕的主要临床结局指标,大量研究显示 COS 获卵数是影响 IVF 活胎出生的重要变量,COS 的获卵数常常是作为临床实践和研究的结局替代指标。Sunkara 等报道了超过 40 万个鲜胚 IVF-ET 治疗周期的数据显示:获卵数与活胎出生率有明显相关性,无论在什么年龄和时期,当获卵数≤15 个,活胎出生率随获卵数的增加而增加;当获卵数 15~20 个,活胎出生率达高峰;当获卵数>20 个,活胎出生率反而下降;并提出获卵数 15 个可最大限度地提高活胎出生率和减少卵巢过度刺激综合征(ovarian hyperstimulation syndrome,OHSS)的发生率。因此,根据每个接受 IVF 助孕妇女的个体化特征制订最适合她的个体化促排卵(individualized controlled ovarian stimulation,iCOS)方案则可最大限度地提高活胎出生率和使医源性的卵巢刺激并发症降低甚至消除。制订 iCOS 方案须依赖于每个妇女的卵巢反应性,首先需要预测识别每位妇女有可能卵巢反应性是正常、低或高反应,这就需要根据预测卵巢储备的指标来制订 iCOS 方案。

一、卵巢储备与 iCOS

iCOS 的主要目的是为每个接受 IVF 助孕的女性制订一个符合自身特点的最优 COS 助孕方案。iCOS 是以每个个体的潜在卵巢反应性为基础制定的,这首先需要评估鉴定该妇女卵巢高反应、低反应或正常反应的可能性,然后再依照预测结果制订一个适合该个体的理想 iCOS。iCOS 的优势主要包括以下两个方面:

1. 确保临床医师给患者提供准确的预后信息,特别是在卵巢反应异常情况下的咨询。

2. 依据每个妇女潜在的卵巢反应性选择使用 GnRH 类似物和调整促性腺激素(Gn)剂量的治疗策略,以期使 IVF 更安全有效。虽然 iCOS 可改善患者的依从性及更好的临床实践,但实施起来并非容易,困难主要来自于如何从大量的药物和 COS 方案中进行最适的选择,如:GnRH 类似物、Gn 药物及其他辅助治疗等,而且对不同亚组人群的治疗措施也缺乏明确的循证医学证据。临床医师通常选择治疗方案是依据既往治疗经验和(或)临床标准,其中最重要的是之前 IVF 的结果。如果患者之前曾接受过 IVF 助孕,则 COS 方案选择相对比较容易,如:之前周期过程良好,医师就可能选择之前的治疗方案;相反,之前周期未达到预期结局,医师就有可能改变治疗方案。如果之前没有进行过 IVF 助孕,医师就有可能凭经验及其他医师或生殖中心的偏好来选择方案。大多数医师选择方案的临床标准包括妇女的年龄、BMI、月经周期特点及多囊卵巢综合征(polycystic ovary syndrome,PCOS)等。决定 COS 及 IVF 结局的一个重要因子就是 Gn 启动剂量的选择。Gn 启动剂量决定了募集的卵泡数,标准恒定的 Gn 剂量并不适合所有妇女,正确的个体化 Gn 启动剂量是一个非常重要的临床决策。如果一个正常或高卵巢储备的妇女,给予非常低的 Gn 启动剂量则有可能导致单卵泡或寡卵泡的发育,但如果给予过高剂量的 Gn 则可能致卵巢过度反应而增加卵巢过度刺激综合征(OHSS)风险。近年来,异常卵巢反应(低及高反应)的预测以及根据预测结果进行的 Gn 剂量调整一直是 IVF 专家关注热点。正确预测卵巢反应性尤其是卵巢高、低反应是基于卵巢储备的一些敏感指标。最近 Antonio La Marca1 等对目前最常用的评估卵巢储备的指标 AFC 和 AMH 进行系统回顾分析,以期通过对卵巢储备的评估来制订 iCOS。在这篇系统回顾分析的文章中,关于 AMH 预测卵巢 COS 反应性的引用文献共有 41 篇,关于 AFC 预测卵巢反应性的引用文献共有 25 篇。结果显示:AFC 和 AMH 是目前反映卵巢储备最敏感的指标及理想的制订 iCOS 的指标,利用这些敏感的指标可使卵巢反应性的预测可靠准确,便于临床医师对每个患者量身定制治疗方案。

(一) 低反应的识别

2011 年,ESHRE 首次发表了卵巢低反应(poor ovarian response, POR)的共识,并推出 ESHRE 的 POR 诊断标准,又被称为博洛尼亚标准。该诊断标准为 POR 领域研究的均一性和规范性提供指引。至少满足以下三条中的两条可诊断为低反应:①年龄≥40 岁或存在其他卵巢低反应的风险;②前次卵巢低反应史(常规 COS,获卵数≤3 个);③ORTs 提示异常(AFC<5~7 个或 AMH<1.1ng/ml)。若患者 2 个周期应用了最大剂量的卵巢刺激方案仍出现 POR,可直接诊断 POR。低反应的发生率与年龄相关,小于 34 岁的女性,低反应发生率低,43~45 岁女性低反应发生率升至 50%。虽然预测卵巢低反应的卵巢储备预测指标有很多,但均不能达到百分之百的准确预测(见本章第一节)。虽然 AMH 和 AFC 是公认的最佳卵巢低反应的预测指标,但是仍有 10%~20% 的假阳性率。

(二) 高反应的识别

目前尚无对高反应的统一定义,文献报道通常以获卵数作为定义标准,即:将经常规 COS 后获卵数大于 15 个或大于 20 个定义为高反应。高反应的发生率在 7% 左右,高反应发生与女性年龄相关,≤30 岁的女性发生率约 15%,随着年龄增加而降低。另外,高反应还是 OHSS 的主要高危因素之一,因此,准确预测卵巢高反应就显得尤为重要。AMH 和 AFC 是公认的卵巢储备的重要指标,但是有关 AMH

和 AFC 对高反应预测的文献并不多,有少量文献曾报道高反应预测的 AMH 切割值分别是 3.9ng/ml、3.52ng/ml 及 3.36ng/ml;AFC 对高反应的预测文献报道更少,Atoonian 等对 159 名 IVF 助孕妇女的前瞻性研究显示:将 16 作为 AFC 的切割值对高反应的预测敏感性是 89%,特异性为 92%。一篇关于 AMH 预测卵巢过度刺激综合征的风险的研究表明:月经第 3 天血清 AMH 水平对预测 OHSS 的发生风险优于年龄和 BMI,敏感性高达 90.5%、特异性为 81.3%;OHSS 患者月经周期第 3 天血清 AMH 水平较正常人高 6 倍,这个结果提示血清 AMH 水平可以在卵巢刺激开始之前提前预测卵巢过度刺激综合征的发生。总体来说,有关 COS 高反应的预测仍需更多大样本的合理设计的前瞻性研究来确定 AMH 和 AFC 的切割值。

(三) COS 方案的选择

目前,GnRH 激动剂长方案仍然是最常用的 COS 方案。GnRH 拮抗剂通过直接效应快速抑制 LH 预防早发 LH 锋,治疗时间缩短,可以避免早卵泡期对内源性 FSH 和 LH 的抑制,因此可能更有利于某些亚组人群。目前荟萃分析发现 GnRH 激动剂长方案与 GnRH 拮抗剂方案对低反应患者的有效性是相似的,但 GnRH 拮抗剂方案的 Gn 刺激时间缩短,Gn 剂量减少,增加了患者的依从性;对 OHSS 高危的高反应人群采用 GnRH 拮抗剂方案,较 GnRH 激动剂长方案可明显减少 OHSS 发生。目前的临床研究的数据提示对高反应和低反应患者选择性使用 GnRH 拮抗剂方案可能是有益的。

(四) Gn 启动剂量的选择

虽然 Gn 促排卵历史已有几十年并且在全世界已有数百万个周期的治疗经验,但 COS 中 Gn 的最佳启动剂量却一直未完全明确。在 COS 中给予外源性 Gn 使循环中 FSH 明显超过生理水平以便于多卵泡超过 FSH 阈值而被募集。当给予外源性 FSH 时,募集的成熟卵泡数量主要由获得的 FSH 敏感卵泡数所决定,因此,一个有大量卵泡储备的妇女,给予大剂量 FSH 可以引起卵巢过度反应而致 OHSS 高危;另一方面,给予的 FSH 剂量不足则会引起“医源性”低反应而负面影响 IVF 结局。相反,卵巢储备功能低下的妇女,给予超过最大饱和剂量的 FSH 也是不可能改善卵巢反应性的。有研究显示,增加 FSH 剂量并不能改善低 AMH 和低 AFC 女性的卵巢反应性。生殖医学医师常根据患者的年龄来确定 FSH 启动剂量,随妇女年龄增长而增加启动剂量,虽然随妇女年龄增长卵巢反应性下降,但单一年龄因素仅是卵巢反应的一个间接指标;除此之外,相同年龄的妇女可募集的卵泡池大小变化范围也很大。因此,单靠年龄来决定 FSH 启动剂量是不准确的。AMH和 AFC 目前被认为是最能反映始基卵泡池和卵泡募集率的指标。大量证据已清楚证明 AMH 和 AFC较其他卵巢储备指标能更好地反映卵巢反应性(表16-2)。虽然年龄作为卵巢储备的指标具有一些优点,如:无周期间的变化,而且是一个"非常容易"的指标,但年龄对卵巢高或低反应的预测却不准确。近来,有研究提出采用 AMH 和 AFC 或联合 bFSH 及年龄模型制定个体化的 Gn 启动剂量,例如:一名 30岁的妇女,AFC16 或 AMH4ng/ml,bFSH4IU/L,根据上述模型计算出 FSH 启动剂量是 152IU/d(图 16-2、图 16-3)。也有研究仅利用血清 AMH 水平的简单模型来制定 Gn 启动剂量(无论女性年龄或其他特征怎样),如:Nelson 等发表的前瞻性非随机研究中入选 500 名接受 IVF 助孕妇女,根据血清 AMH 水平,这些妇女被分为低反应、正常反应和高反应组,无论年龄大小,COS 治疗方案仅按 AMH 分组选择,正常 COS 反应组选择标准 GnRH 激动剂长方案,低和高 COS 反应组选择 GnRH 拮抗剂方案,FSH 启动剂量随血清 AMH 水平增高而减少,高反应建议 FSH启动剂量 150IU/d,低反应建议 FSH 启动剂量300IU/d。该治疗策略是基于血清 AMH 水平指导减少卵巢过度反应和取消周期。另一篇是 Yates 等的

回顾性研究,根据血清 AMH 水平制订的治疗方案作为研究组与根据血清 bFSH 水平制定的治疗方案作为对照组,结果发现研究组较对照组妊娠率(17.9% vs. 27.7%)及出生率(15.9% vs. 23.9%)均明显增加。这似乎验证了个体化治疗能改善 IVF 结局。另外,研究组还显示出由于减少了 OHSS 的发生和药物使用量而减少了患者的经济负担。虽然以上这两项研究概念相似,但研究组的血清 AMH 水平划分是有区别的,Nelson 等研究中高反应组 AMH15pmol/L(2.10ng/ml,DSL assay),而 Yates 等研究中高反应组血清 AMH28.9pmol/L(4.05ng/ml,DSL assay)(图16-4)。这也说明各实验室应根据自己实验室数据建立参考值。从发表的这些文献中不难看出,利用AMH、AFC 等 ORTs 可以更合理选择 Gn 启动剂量,恰当的和个体化的促性腺激素启动剂量是减少卵巢高或低反应及有效 COS 极其重要的环节。

表 16-2　最广泛应用的卵巢储备指标特征比较

特征	年龄	AMH	FSH	AFC
低反应预测	+	+++	++	+++
高反应预测	+	+++	+	+++
周期间变化小	+++	++	−	++
周期内变化小	+++	++	−	++
适于所有患者	+++	++	+	+
经济	+++	−	−	−

注:−,不适合;+,适合;+++,非常适合

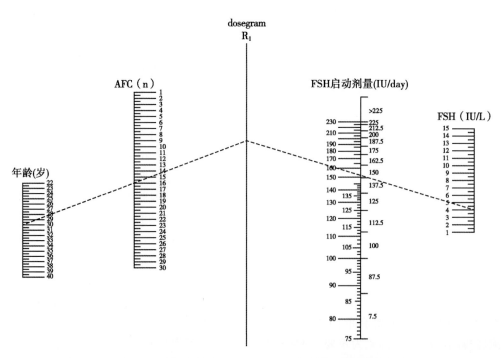

图 16-2　依据年龄、AFC 及 bFSH 确定 FSH 启动剂量

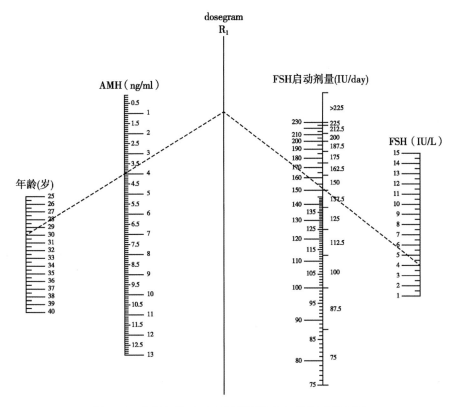

图 16-3　依据年龄、AMH 及 bFSH 确定 FSH 启动剂量

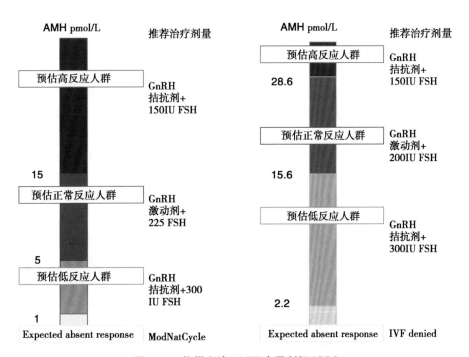

图 16-4　依据血清 AMH 水平制订 iCOS

综上所述,iCOS 的总体原则就是当 AMH 和(或)AFC 预测卵巢为高反应风险时,选择 GnRH 拮抗剂方案及低 FSH 启动剂量以减少 OHSS 发生风险。若 AMH 和(或)AFC 预测卵巢为正常反应,选择标准经典治疗方案以最大限度获得 IVF 成功。若 AMH 和(或)AFC 预测卵巢为低反应风险时,选择 GnRH 拮抗剂方案及高 FSH 启动剂量以降低治疗负担和减少取消周期。

二、卵巢储备与卵母细胞质量

影响卵母细胞质量的内在因素主要包括患者年龄及不孕原因,虽然随着年龄的增长,卵巢储备功能下降,但个体间是存在很大差异的。卵巢储备功能下降降低生育力的原因至今尚未完全阐明。真正意义的卵巢储备中的卵泡数量是指卵巢内储备的始基卵泡数量。虽然目前所有 ORTs 均不能直接反映始基卵泡数量,但目前的研究已充分证实 ORTs 尤其是 AMH 和 AFC 与获卵数明显相关;而卵母细胞质量虽然是一个重要的生殖特征,但对卵母细胞质量的预测研究并不多而且存在矛盾的结果,因此,目前卵母细胞质量尚很难预测。

(一)卵巢储备与卵母细胞、胚胎形态学质量

虽然 bFSH 是临床上应用最广泛的评估卵巢储备的指标,但对卵母细胞和胚胎质量的预测价值非常有限。目前有限的研究主要集中在 AMH,认为 AMH 较其他卵巢储备评估指标能更好反映卵巢储备下降状态,AMH 可协助调节卵泡对 FSH 的敏感性,在始基卵泡募集和 FSH 敏感卵泡生长的过程中,AMH 起了重要作用,卵母细胞质量影响胚胎质量并与年龄相关。因此,推测 AMH 不仅可反映卵泡数量也可能反映卵母细胞和胚胎质量。Cupisti 等首先报道采卵日卵泡液中 AMH 水平低,则成熟卵母细胞(M Ⅱ)获取数增加,即:M Ⅱ/AMH 比率具有预测卵母细胞质量的潜能,M Ⅱ/AMH 比率高,获 M Ⅱ 卵率增加。临床观察发现 COS 周期 Gn 刺激开始至晚卵泡期绒毛膜促性腺激素(human chorionic gonadotropin,hCG)注射日血清 AMH 呈进行性下降,认为原因可能是小卵泡长大引起颗粒细胞分化致 AMH 分泌减少。Silberstein 等通过测定 hCG 注射日血清 AMH 水平发现,AMH≥2.7ng/ml 较 AMH<2.7ng/ml 预示胚胎形态质量更好,着床率及临床妊娠率更高。Ebner 等对月经周期第 3 天血清 AMH 检测发现 AMH<1.66ng/ml 或 AMH≥4.52ng/ml,卵母细胞形态学质量下降,卵母细胞形态学异常包括细胞质的深颗粒、折射体、黑团、空泡、滑面内质网聚集和卵周隙颗粒等;但未发现 bFSH 与卵母细胞形态学异常有关联;该研究还发现虽然月经第 3 天 AMH 水平与卵母细胞质量相关,但并未发现 AMH 水平与受精率及囊胚形成率相关。至今为止,卵巢储备指标预测卵母细胞、胚胎形态学质量并未获得一致性意见,另有一些研究并不认同卵巢储备指标与卵母细胞及胚胎形态质量存在相关性。

(二)卵巢储备与胚胎染色体整倍性

血清 AMH 水平随年龄增长而下降,从临床角度并不清楚卵巢储备下降尤其是年轻妇女卵巢储备下降是否也存在卵母细胞质量下降。如果确实存在明确关系,那么卵巢储备下降的这部分妇女就是胚胎染色体非整倍体高危人群,卵母细胞染色体不分离和姐妹染色体单体提前分离是导致妊娠胚胎染色体异常致自然流产的重要原因。卵母细胞相关的胚胎染色体异常的发生率是随着妊娠母亲年龄的增长而增加的。非整倍体卵母细胞的增加与高龄妇女卵巢储备下降、生育力下降及流产率增加相关。但除妊娠母亲年龄以外,胚胎非整倍体与卵巢储备是否有直接相关性呢?换句话说,获卵数减少是否意味卵母细胞质量下降?在一些妇女,卵巢老化过程并不与实际年龄相符,结果是卵母细胞耗竭的速度远快于单独用年龄来预测的卵巢储备。在这些经历加速卵巢老化的女性,推测卵母细胞的质量也受到损害。如果这一假说成立,在排除了年龄因素之后,低 AMH 水平应该与胚胎非整倍体风险增加相关。而目前有限的研究无论采用胚胎植入前遗传学筛查和绒毛或羊水染色体检查均未获得母亲血清 AMH 水平与胚胎或胎儿染色体异常相关的证据。有研究认为 bFSH 升高与胚胎非整倍体及三体儿相关。因为 bFSH 升高常常是卵巢储备下降的晚期征象,bFSH 升高可能破坏卵子减数分裂过程或允许异常卵子募集。但 bFSH 升高与胚胎非整倍体相关性也未获得一致性认同,另有一些研究并不支持 bFSH 升高与胚胎非整倍体率相关。

总之,卵巢储备指标在预测卵母细胞及胚胎质量方面尚处于数据积累阶段,目前的研究结果是矛盾不统一的,未来需设计更多严谨的研究来评估预测卵母细胞及胚胎质量。

三、卵巢储备与出生率

对 IVF 治疗结果尤其是出生率的预测一直是临床研究多年的重点。影响 IVF 出生率的因素很多,

除患者本身年龄是主要因素外,其他与IVF助孕相关的如获卵数、受精率、获胚胎数量及质量等也是影响IVF成功率的重要因素。目前,已证实获卵数和受精卵数具有极高的预测IVF结局价值,这表明任何指标只要能在COS前预测获卵数就可能是有预测价值的。最近一项大样本量的回顾性分析,包括了患者年龄、月经第2~4天的血清AMH、bFSH、AFC、inhibin B及获卵数等,分析这些卵巢储备指标对预测IVF出生率价值。该项研究共纳入2495名妇女,单因素分析结果显示,活产率随妇女年龄的增长而显著下降,同时活产率也随血清AMH、抑制素B及获卵数的下降而明显下降,AMH>5.7ng/ml较<1.9ng/ml,活产增加3.18倍(95% CI:1.89~5.43);采用多因素Logistic回归分析显示,仅AMH(OR=1.89;95% CI:1.00~3.60;$P<0.05$)和AFC(OR=1.86;95% CI:1.02~3.40;$P<0.05$)与出生率具有显著相关性。在预测出生率方面,AMH曲线下面积(AUC=0.60)大于AFC(AUC=0.59),获卵数(AUC=0.59),inhibin B(AUC=0.55),FSH(ROCAUC=0.54)及年龄(ROCAUC=0.53)。该研究认为在预测IVF出生率方面,AMH较inhibin B、bFSH及年龄具有更好的预测价值,AFC由于可很好地预测获卵数,因而可间接预测出生率。最近另一篇研究显示AMH在预测卵巢反应性方面较年龄、bFSH、bE_2及inhibin B也具有更好的预测价值,AMH与获卵数明显相关,是预测卵巢低反应和高反应的有用指标。因此,可以推测AMH高的妇女具有更好的卵巢储备功能,从而可获得更多的卵子,潜在性地增加可利用的优质胚胎数。Hang等回顾分析1156名妇女AMH与累积出生率关系发现AMH与妇女年龄、卵巢反应及可移植胚胎数明显相关;高AMH具有高累积出生率趋势。然而,Logistic回归分析显示,在调整了年龄及可移植胚胎数后,AMH对累积出生率却没有明显预测作用。该研究认为AMH对累积出生率的预测主要是基于对卵巢反应性的预测,也就是说AMH通过反映COS获卵数间接地预测累积出生率。但另一项研究发现,即使调整年龄因素,AMH与IVF出生率仍呈正相关;之后,A La Marca等的研究也获得相同的结果。最近,又一个大型队列研究证实血清AMH浓度可预测妇女年龄超过34岁的IVF出生率。有趣的是A La Marca等的研究还发现,即使调整获卵数因素,AMH与IVF出生率仍相关,这表明AMH在某种程度上不仅与卵子数量有关,还可能与卵子质量相关。但AMH与卵子及胚胎质量的相关性并未获得一致性结果,有研究显示AMH与胚胎形态质量及胚胎非整倍体率之间并无明显相关性,认为AMH在预测卵子及胚胎质量方面并不是一个好的预测指标。

总之,从目前的有限数据显示AMH作为卵巢储备的有用指标在辅助生殖中能很好预测获卵数,但对卵子质量的预测价值是存在争议的;在IVF出生率预测方面,AMH至少可在一定程度上区分良好的和不良的预后;IVF是否成功除了患者年龄是最主要的影响因素外,通过检测血清AMH水平预测获卵数也可间接预测IVF出生率。

(叶虹　黄国宁)

参 考 文 献

1. The Practice Committee of the American Society for Reproductive Medicine. Testing and interpreting measures of ovarian reserve:a committee opinion. Fertil Steril,2012,98:1407-1415.

2. Didier Dewailly, Claus Yding Andersen, Adam Balen, et al. The physiology and clinical utility of anti-Müllerian hormone in women Hum Reprod Update,2014,20:370-385.

3. Hendriks DJ, Mol BW, Bancsi LF, et al. Antral follicle count in the prediction of poor ovarian response and pregnancy after in vitro fertilization:a meta-analysis and comparison with basal folliclestimulating hormone level. Fertil Steril, 2005, 83:291-301.

4. Broekmans FJ, de Ziegler D, Howles CM, et al. The antral follicle count:practical recommendations for better standardization. Fertil Steril,2010,94:1044-1051.

5. Bo Sun, Fang Wang, Jing Sun, et al. Basal serum testosterone levels correlate with ovarian response but do not predict pregnancy outcome in non-PCOS women undergoing IVF. J Assist Reprod Genet,2014,31:829-835.

6. Qun Lu, Huan Shen, Yang Li, et al. Low testosterone levels in women with diminished ovarian reserve impair embryo implantation rate:a retrospective case-control study. J Assist Reprod Genet,2014,31:485-491.

7. Jean-NöeHugues, Lucie Theron-Gerard, Christiane Coussieu, et al. Assessment of theca cell function prior to controlledovarian stimulation:the predictive value of serum basal/stimulated steroid levels. Hum Reprod,2010,25:228-234.

8. Sudha Prasad, Teena Gupta, Aabha Divya. Correlation of the Day 3 FSH/LH Ratio and LH Concentration in Predicting IVF Outcome. J Reprod Infertil,2013,14:23-28.

9. Sunkara SK, Rittenberg V, Raine-Fenning N, et al. Association between the number of eggs and live birth in IVF treatment:an analysis of 400 135 treatment cycles. Hum Reprod,2011:

1768-1774.

10. Antonio La Marca1 , SeshKamalSunkara. Individualization of controlled ovarian stimulation in IVF using ovarian reserve markers:from theory to practice. Hum Reprod Update,2014, 20:124-140.

11. Ferraretti AP,La Marca A,Fauser BC,et al. ESHRE working group on Poor Ovarian Response Definition. ESHRE consensus on the definition of 'poor response' to ovarian stimulation for in vitro fertilization:the Bologna criteria. Hum Reprod,2011,26:1616-1624.

12. Broer SL,Do'lleman M,Opmeer BC,et al. AMH and AFC as predictors of excessive response in controlled ovarian hyperstimulation:a meta-analysis. Hum Reprod Update,2011, 17:46-54.

13. S Cupisti,R Dittrich,A Mueller,et al. Crerlations between Anti-Mullerian Hormone,Inhibin B and Activin A in Follicular Fluid in Ivf/Icsi Patients for Assessing the Maturation and Developmental Potental of Oocytes. Eur J Med Res, 2007,12:604-608.

14. TSilberstein,DTMacLaughlin,IShai,et al. Müllerian inhibiting substance levels at the time of HCG administration in IVF cycles predict both ovarian reserve and embryo morphology. Hum Reprod,2006,21:159-163.

15. TEbner,MSommergruber,MMoser,et al. Basal level of anti-Müllerian hormone is associated with oocyte quality in stimulated cycles. Hum Reprod,2006,21:2022-2026.

16. Lie Fong S,Baart EB,Martini E,et al. Anti-Müllerian hormone:a marker for oocyte quantity,oocyte quality and embryo quality? Reprod Biomed Online,2008,16:664-670.

17. Smeenk JM,Sweep FC,Zielhuis GA,et al. Anti-Müllerian hormone predicts ovarian responsiveness, but not embryo quality or pregnancy, after in vitro fertilization or intracyoplasmic sperm injection. Fertil Steril,2007,87:223-226.

18. JKKline,AM Kinney,B Levin. Trisomic pregnancy and elevated FSH:implications for the oocyte pool hypothesis. Hum Reprod,2011,26:1537-1550.

19. Meen-YauThum,M. D. ,Hossam I. Abdalla,F. R. C. O. G,et al. Relationship between women's age and basal follicle-stimulating hormone levels with aneuploidy risk in in vitro fertilization treatment. Fertil Steril,2007,6:315-321.

20. Krzysztof Lukaszuk,MichałKunicki,Joanna Liss,et al. Use of ovarian reserve parameters for predicting live births in women undergoing in vitro fertilization. European Journal of Obstetrics & Gynecology and Reproductive Biology, 2013, 168:173-177.

21. La Marca A,Sighinolfi G,Radi D,et al. Anti-Müllerian hormone(AMH) as a predictive marker in assisted reproductive technology(ART). Hum ReprodUpdate,2010,16:113-130.

22. Hang Wun Raymond Li, Vivian Chi Yan Lee, Estella Yee Lan Lau, et al. Role of Baseline Antral Follicle Count and Anti-Mullerian Hormone in Prediction of Cumulative Live Birth in the First In Vitro Fertilisation Cycle:A Retrospective Cohort Analysis[J]. PLOS ONE,2013,4:e61095.

23. Nelson SM,Yates RW,Fleming R. Serum anti-Müllerian hormone and FSH:prediction of live birth and extremes of response in stimulated cycles-implications for individualization of therapy. Hum Reprod,2007,22:2414-2421.

24. La Marca A, SM Nelson C, G Sighinolfi A, et al. Anti-Müllerian hormone-based prediction model for a live birth in assisted reproduction. RBMonline,2011,22:341-349.

25. Lee TH,Liu CH,Huang CC,et al. Impact of female age and male infertility on ovarianrserve markers to predict outcome of assisted reproduction technology cycles. Reprod[J]. Biol Endocrinol,2009,7:100.

26. Kline JK,Kinney AM,Levin B,et al. Trisomic pregnancy and elevated FSH:implications for the oocyte pool hypothesis [J]. Hum Reprod,2011,26:1537-1550.

第十七章

体外受精-胚胎移植及其衍生技术

体外受精-胚胎移植(*in vitro* fertilization and embryo transfer,IVF-ET)技术是将不育不孕患者夫妇的卵子与精子在体外进行授精,经过体外培养,选择胚胎移植入患者的子宫腔内,从而实现妊娠以及胎儿出生,俗称试管婴儿技术。

1959年,张民觉在一系列开拓性实验和研究的基础上,成功地通过体外受精技术获得"试管兔",奠定了体外受精技术的基础。后来,在英国进行胚胎研究的 Edwards 和进行不孕症临床治疗技术研究的 Steptoe 教授通力合作,实施了人类的体外受精-胚胎移植技术。直至1978年,经过艰苦努力,世界第一例试管婴儿——Louis Brown 成功诞生,从而划时代地开始了人类不育不孕治疗技术的新篇章。

第一节　卵子成熟与取卵时机

体外受精-胚胎移植技术获得成功的前提及关键步骤是得到高质量的成熟卵子。目前在 IVF-ET 中通常采用控制性卵巢刺激(controlled ovarian stimulation,COS)技术,获得足够多的高质量卵子,以便获得更多可移植胚胎从而提高临床妊娠率。

一、卵子成熟及调控

人类卵母细胞的祖细胞是原始生殖细胞(PGC),PGCs 起源于性腺外,随着胚胎发育,PGCs 逐渐迁移到达生殖嵴,并与体细胞共同发育成生殖腺。之后,PGCs 在性腺内以有丝分裂的方式继续增殖、分化成卵原细胞,继而停止有丝分裂并以初级卵母细胞的形式阻滞于第一次减数分裂前期。

直到女性发育至青春期,卵泡生长重新启动,初级卵母细胞开始迅速生长。细胞质内的各种细胞器如线粒体等呈几何级数的增长,同时细胞内 DNA 也会进行大规模的转录使得 RNA 含量成倍增长。此外,在此阶段卵母细胞内也会合成并储存大量的蛋白质,为卵母细胞与精子的结合完成受精以及胚胎早期发育储备充足的能量和物质。

初级卵母细胞迅速生长的同时,卵母细胞的体积也会相应增加,人卵母细胞此时的直径可以达到35~125μm;同时卵母细胞核进行减数分裂,同源染色体发生重组,染色体数目减半并排出第一极体,形成单倍体的成熟卵母细胞。

卵子的成熟包括核成熟和胞质成熟,核成熟一般先于胞质成熟,在体内两者协调进行。卵子排出第一极体只是标志着细胞核的成熟,并不能保证胞质也可以正常成熟。来源于小窦卵泡获得的卵子尽管已完成核成熟,即排出第一极体,发育至 M Ⅱ期,但受精后很难发育到囊胚期。

(一) 卵子核成熟

卵子的核成熟是指卵子的减数分裂进程,与精子有显著的区别,主要反映在三个方面:一是卵母细胞核在胎儿7个月之前即已停止在减数分裂 Ⅰ 前期的双线期,直至排卵前才得以恢复;二是细胞分裂不均等,两次分裂产生的子细胞一个几乎保留了全部的细胞质,另一个几乎不含细胞质,称为极体;三是排卵的"成熟卵子"并没有完成减数分裂,减数分裂 Ⅱ 需要在精子进入后才能完成。

(二) 卵子胞质成熟

卵子胞质成熟的完成对卵子功能的行使乃至后期的胚胎发育至关重要。卵原细胞的直径大约13μm,而成熟的卵子可达到100~150μm。排卵后的卵子受精、胚胎早期发育所依赖的物质基础都来源于卵子胞质成熟阶段的储备,这也是卵子体型巨大的重要原因。胞质成熟阶段的储备包括:物质储备,即满足受精与植入前胚胎发育过程所需的主要物质;酶储备,保障受精与植入前胚胎发育过程中新陈代谢所需的酶类;蛋白合成储备,储备大量的

mRNA 并进行相应的修饰剪切,满足胚胎发育过程中对新功能蛋白合成的需求。卵子胞质储备不足,或者直接影响到受精与胚胎发育,或者无法维持胚胎发育到自身基因组启动或着床以获得物质供应保障而引起胚胎早期死亡,导致受孕失败。

尽管胞质成熟对于卵子受精及早期胚胎发育十分重要,但目前尚缺乏无创条件下观察判断胞质成熟的可靠指标。通常都是通过观察卵泡期时间、卵子大小以及胞质的透光性等参数进行经验判断,若卵泡期过短、卵子过小,或细胞质的透光性异常,则判断可能会存在卵子胞质异常或储备不足。

(三) 线粒体

线粒体是细胞中负责生产能量的细胞器,也是细胞进行有氧呼吸的主要场所,又称为细胞的"动力车间"。卵子的受精及后续的胚胎发育所需的 ATP 及其他物质,都是由卵子及胚胎的线粒体合成并提供的。胚胎只有在植入后才开始进行线粒体的复制,受精和胚胎早期发育过程所需的能量主要来源于卵子胞质成熟阶段储备的大量线粒体。此外,卵子的线粒体除了合成 ATP 为卵子和早期胚胎生存和功能发挥提供能量外,内质网释放的 Ca^{2+} 刺激线粒体进一步释放 Ca^{2+},加强钙振荡现象,促进受精中的卵子激活。

卵子和早期胚胎线粒体异常将对生殖造成不良影响。线粒体内若存在过多的 DNA 异常,线粒体数量不足、功能低下或过于旺盛,以及在细胞内的空间分布异常等都会对胚胎发育造成极为不利的影响。此外,母体年龄、促排卵药物的使用以及人类辅助生殖技术(ART)过程中对卵子、胚胎的体外操作等都可能会对线粒体及其功能产生不良影响,应当引起关注。

(四) 卵子成熟与排卵

人类卵子成熟是随着卵泡的不断发育成熟而逐步完成的,其过程大约为 85 天。育龄女性每天有大约数个 ~20 个原始卵泡启动发育,它由每个卵泡自身因素所决定,是个自发过程。卵泡经过大约 65 天的发育,颗粒细胞达到约 20 层以上,开始出现卵泡腔。此后的发育则依赖于生殖内分泌激素的调节,临床上称为月经周期调节。尽管每天有较多卵泡具有继续发展的潜力,但每个月只有一个卵泡发育成熟并排卵。

二、ART 取卵时机

ART 中取卵(ovum pick up,OPU)是一个承前启后的关键步骤,它以此前的控制性超排卵效果为基础,又是下一步卵子体外受精、胚胎培养和移植以及最后成功妊娠的前提。

在控制性超排卵过程中,内源性 LH 峰经常不会出现或者出现在错误的时间,因此,常使用外源性激素来代替内源性 LH 峰,人绒毛膜促性腺激素(human chorionic gonadotropin,hCG)是最常用的外源性激素,可以用来模拟体内的生理性黄体生成素(luteinizing hormone,LH)峰,用于扳机卵泡和卵子的成熟。目前的 OPU 时机通常以 hCG 的注射时间为参照,判断卵子的成熟度进而实施取卵手术,卵子在成熟过程中的一系列关键步骤都是在这个时间段完成的,如黄素化的启动、颗粒细胞的扩展以及卵子减数分裂的重新启动等。因此,OPU 时间与 hCG 注射的时间间隔也变得尤为重要。此外,许多因素如肾素-血管紧张素系统、血管紧张素 II、血管内皮生长因子(vascular endothelial growth factor,VEGF)、胰岛素样生长因子以及碱性成纤维细胞生长因子等也在此时期参与卵泡发育、卵子成熟、受精以及胚胎的发育。所有的这些都依赖于 hCG 的注射时间。如 VEGF 能够增加卵泡的血管生成,优化卵泡内溶解氧浓度,最终提高卵泡成熟以及卵子质量。

生理学研究表明,排卵可能发生在 LH 峰后 24~56 小时的任意时刻,平均时间为 32 小时。Nader 等通过研究 hCG 的药代动力学与排卵的相关性表明,在一些女性中排卵可能会发生在 hCG 注射后 36 小时内,他们认为<35 小时取卵可以避免自发排卵。目前常规 IVF 周期中使用氯米芬或者 hMG 促排卵的患者通常是在 hCG 注射后 32~36 小时进行取卵。然而一些研究表明,ART 中理想的取卵时间是在 hCG 注射后 36 小时(最长 39 小时)。上述结果提示延长 hCG 注射后的取卵时间可以优化卵子体内成熟,进而提高配子质量。De Vits A 等于 1994 年的研究表明,与 hCG 注射后 36 小时取卵相比,38 小时取卵可以提高胚胎质量。同时其他研究表明延长 hCG 注射时间与取卵时间间隔,并不能显著提高 IVF 结局。Wang 等于 2011 年通过荟萃分析评估 hCG 注射与取卵不同时间间隔对 ART 结局的影响表明,延长 hCG 注射时间与取卵时间间隔虽然可以提高成熟卵子比率,但是不能增加胚胎受精率、种植率以及妊娠率。我们通过对本中心 2011 年控制性超排卵且移植的 3223 个周期的回顾性分析研究表明,hCG 注射后 34.5~37.5 小时取卵,M II 卵率、胚胎种植率和临床妊娠率均无显著差异。

三、空卵泡综合征

1986 年,Coulam 等首次报道了 5 个体外受精周期中,穿刺 30 个卵泡但未获得卵子,并将此现象定义为空卵泡综合征(empty follicle syndrome,EFS)。目前 EFS 一般是指在自然或控制性促排卵周期中,排卵前卵泡发育良好,超声下卵泡大小、数目及血清雌二醇水平均在正常范围,但经反复抽吸和冲洗仍未获得卵子的现象。

(一) 空卵泡综合征的发病原因

在 ART 治疗过程中,EFS 的发生率约为 0.45% ~ 7%。关于 EFS 病因的报道较多,但是其确切机制目前尚不清楚,可能是多种因素共同作用的结果,例如 hCG 的有效性降低、卵巢因素、遗传因素以及基因突变等。

1. 外源性 hCG 有效性降低 目前常规的促排卵周期一般采用注射外源性 hCG 代替自然排卵的 LH 峰,而启动卵子的减数分裂,促进卵泡发育、卵母细胞成熟以及最后的排卵,在此过程中,hCG 也会替代 LH 峰的另一个重要作用,松解卵泡内颗粒细胞及其他结缔组织与卵泡壁的紧密连接,以便于成熟卵母细胞可以轻松地脱落于卵泡壁,从而顺利完成排卵进程。目前研究表明,外源性 hCG 的生物有效性降低可能会导致卵泡发育不足,不能排卵,是 EFS 的主要因素。hCG 有效性降低的可能的原因有:①在 hCG 生产、包装或保存过程的某一环节出现问题;②hCG 的种类及批号差异,如尿源性 hCG 和基因重组 hCG,它们在效价和浓度上是存在差异的;③注射剂量不足或者时间错误,如注射时操作不当导致 hCG 未完全注射到患者体内,以及注射时间不在医嘱的范围内等;此外,也不排除部分患者由于肝脏对 hCG 敏感性强,导致血浆内 hCG 被清除过多而影响其生物学效应的正常发挥。上述因素均会影响卵泡的发育以及卵母细胞的最终成熟,进而发生 EFS。Asch 等报道了 5 个周期在取卵前未给予 hCG 发生了 EFS,每个卵泡冲洗 5 ~ 11 次,未能获得卵子。Abdalla 等于 1987 年的研究表明,使用 2000IU hCG 扳机的患者与 5000IU 或 10 000IU 患者相比较,其 EFS 的发生率显著增高,2000IU hCG 扳机的患者成功取出卵子的几率为 77.3%,显著低于 5000IU(99.5%)或 10 000IU(98.1%)患者,同时对于 2000IU hCG 扳机的患者组未取出卵子的 8 位患者,给予 5000IU 或 10 000IU hCG 扳机后取出卵子并成功受精。

2. 卵巢因素 卵子过早凋亡或卵泡过早闭锁也会导致 EFS 的发生。Desai 等报道一例原发不孕患者取到 14 枚卵子(其中仅 3 枚成熟)的同时,取到 200 多个仅有透明带而无卵子的窦前卵泡样结构。认为这是由于卵子成熟障碍所导致的 EFS 临界状态。2007 年,Duru 等报道了一例复发性 EFS 患者,该患者取到 5 枚无透明带的未成熟卵子。提示卵子成熟缺陷可能是反复 EFS 的原因之一。

3. 遗传因素或基因突变 遗传或基因突变可能也是 EFS 反复发生的原因之一。Onalan 等报道了 2 例原发性不孕耳聋姐妹,在 3 次 IVF/ICSI 周期中,尽管补救性注射 hCG 但是仍然发生 EFS。在排除了其他可能原因后,考虑为遗传因素所致,推测可能是由于重要的遗传物质或与这些症状有关的遗传物质缺失导致的遗传体征。Vujisic 等报道了一例 2 号染色体臂间倒位继发不孕患者,在多次自然周期及控制性促排卵周期中均发生 EFS。男方染色体核型正常,女方染色体核型为 46,XX,inv(2)(p11q21)。因而推断,2q21 区是一个脆性位点,其基因不稳定,表达受遗传和环境影响较大,臂间倒位导致纺锤体配对重组发生异常,影响卵泡的正常发育。Inan 等研究发现,复发性 EFS 患者颗粒细胞中有 169 种基因表达是非 EFS 患者的 2 倍以上,其中大多数上调基因与细胞生长和凋亡相关。推测发生 EFS 的可能原因是由于颗粒细胞凋亡基因表达增高,调控卵泡正常生长发育至关重要的转录产物下降所致。

(二) EFS 的应对策略

目前,EFS 的发生尚缺乏有效的预测方法,临床上也无有效诊断 EFS 的特异性指标,现阶段主要是通过排除性、回顾性诊断等判断。也有研究结果表明,可以通过检测注射 hCG 后 12 小时患者血液内 hCG 的浓度判断 hCG 的注射量以及其生物学效应的发挥状况,预测 EFS 的发生几率,进而采取相应的措施避免 EFS 的发生。Head 等研究结果表明,若 hCG 注射后 8 ~ 12 小时患者血液中 β-hCG<47IU/L,则表明注射的 hCG 量不足,可能会导致促排卵的效果不佳,进而发生 EFS 的风险,该方法可指导临床更早采取干预措施,避免由于 hCG 使用不当导致 EFS。但是,由于 hCG 活性正常时也可能发生 EFS,所以在反复穿刺抽吸和冲洗成熟卵泡后,仍未获得卵子或卵泡液中未见卵丘细胞时,要立即停止操作,不再穿刺剩余的卵泡,更换另外批次或者另外来源的 hCG,重新进行注射,36 小时后再次穿刺卵泡取卵,此方

法可以挽救部分卵泡,增加患者获卵机会,但是不能完全避免 EFS 的复发。

针对发生过 EFS 的患者再次进行促排卵治疗时,可以通过改变促排卵的用药方案,或者使用 GnRH 激动剂取代 hCG,以降低 EFS 的发生几率。Lok 等报道 1 例 EFS 反复发生的继发性不孕患者,该患者尝试使用补救性注射 hCG 后,进行卵泡穿刺时仍未获得卵子,于是在第三次促排治疗时,改用 GnRH$_A$ 降调长方案,并使用 GnRH 激动剂(GnRHa)代替 hCG,最终成功取卵并受精和卵裂。因此,促排卵治疗时,采用 GnRHa 诱发内源性 LH 峰诱发卵泡的发育和卵子的成熟,可以作为 EFS 的患者促排卵治疗的新策略。此外,对于反复发生 EFS 的患者,Hourvitz 等认为,可尝试采用未成熟卵子体外成熟技术,已有成功妊娠的报道。对于那些不明原因的不孕患者,可能存在遗传或基因突变,赠卵可能为其生育提供机会。

(韩树标　黄国宁)

第二节　卵子质量的评估

卵母细胞是决定 IVF-ET 妊娠率的关键因素。卵母细胞的质量是影响受精率、早期胚胎发育、妊娠维持和胎儿发育的重要因素。因此,要达到较高的临床妊娠率和出生率,获得发育潜能高、质量好的卵母细胞就成为关键。目前评估卵母细胞的质量通常有两方面的手段:形态学评估和代谢学评估。

一、形态学评估

(一) 卵丘-卵母细胞复合体

卵丘-卵母细胞复合体(cumulus-oocyte complex,COC)主要通过光学显微镜观察。有学者根据镜下 COC 形态将其分为 5 级,1 级为成熟卵泡或排卵前卵泡,卵丘与放射冠扩张程度好,疏松化,透明带与胞质清晰,膜颗粒细胞呈扩张状态,充分聚集;2 级(卵母细胞接近成熟)卵丘扩张,放射冠稍致密,膜颗粒细胞聚集好;3 级(未成熟卵母细胞)卵丘与放射冠致密,胞质可见生殖泡,膜颗粒细胞致密,呈分散状态;4 级(过熟卵母细胞)卵丘过度扩张,含碎片,放射冠呈放射状态,但常有碎片或呈不规则状,可见透明带,胞质色暗或呈颗粒化,膜颗粒细胞小,呈分散状态;5 级(闭锁卵母细胞)卵母细胞几乎无卵丘,胞质色暗,不规则状,透明带清晰,膜颗粒细胞呈小块聚集状。研究发现,1 级卵母细胞形成囊胚及优质囊胚率显著高于 2~5 级细胞,提示这种形态学分级在一定程度上可以预测卵母细胞的发育潜能及囊胚质量。但也有学者认为这种形态学分级并不能作为评估卵母细胞质量的标准。Rattanachai Yanont 根据颗粒细胞和放射冠的扩张程度将 COC 分为 4 级(1 级为扩张最差,4 级为扩张最好)。但是,不同分级的卵母细胞的成熟程度、受精率、卵裂率及妊娠率无显著差异。Ebner 等得出了类似的结论,还发现 COC 中存在血块与卵母细胞胞质中心颗粒化相关,且对受精率及囊胚形成率有负面影响;放射冠致密化越致密,卵母细胞成熟度越低。

(二) 胞质情况

剥除颗粒细胞(拆卵)后,可进一步观察卵母细胞胞质的情况,如颜色、颗粒化情况(包括颗粒大小、是否均质、分布情况等)、细胞器分布(如空泡、内质网)从而评估其质量。Nagano 等发现,暗色胞质意味着脂质蓄积,体外受精后发育潜能高,而浅色胞质细胞器密度低,发育潜能差,黑色胞质则意味着老化,发育潜能也很差。Ten 和 Loutradis 认为暗色胞质的卵母细胞形成的胚胎质量差,但还有一些学者认为胞质颜色不能单独作为卵母细胞质量的预测指标。Wilding 等认为胞质颗粒化的卵母细胞比胞质内完全没有颗粒的卵母细胞受精率高,而其他一些学者认为胞质散在分布颗粒的卵母细胞形成的胚胎质量差。一些学者认为,胞质中央出现颗粒化的卵母细胞在受精后形成原核和胚胎的质量下降,冷冻复苏存活率低。Kahraman 等认为这类卵母细胞的受精率、胚胎发育潜能和妊娠率不受影响,但继续妊娠率降低。Wilding 等则认为这类卵母细胞与无颗粒的卵母细胞受精率无显著差异。

卵母细胞胞质内有时会含有空泡(多为高尔基复合体和滑面内质网)和一些内容物(折光小体、碎片、斑块样物、致密颗粒、脂滴等),这些物质是否会影响卵母细胞质量? Ten、Balaban 等认为胞质内存在空泡不影响卵母细胞的受精率和形成胚胎的质量,但对胚胎的发育潜能和冷冻复苏存活率有负面影响。Otsuki 发现有空泡的卵母细胞发育成胚胎后,生化妊娠率上升,临床妊娠率下降。De Sutter 和 Balaban 均认为胞质内容物的存在并不影响受精率、胚胎质量和种植率,但也有一些学者认为有内容物的卵母细胞受精率和胚胎质量均下降。Loutradis、

Wilding 等认为空泡和内容物同时存在可影响临床妊娠率、受精率,胚胎出现非整倍体的几率上升。

(三) 第一极体

第一极体的形态可用于衡量排卵后卵母细胞的情况。第一极体的形态、大小、是否光滑、胞质是否完整等情况均可用于评估卵母细胞的质量。Ebner 等发现第一极体形态较好的卵母细胞受精率与优胚率高;Rienz 等发现第一极体较大或退化的卵母细胞受精率较低,但对胚胎质量无影响;Navarro 等发现第一极体较大的卵母细胞受精率、卵裂率及胚胎质量都较差。但 Fancsovits 等研究结论与此截然相反,他们发现第一极体有碎片或退化的卵母细胞受精率较高,形成的胚胎碎片较少。还有一部分学者认为第一极体的形态与卵母细胞的质量、受精率、囊胚形成率、种植率、妊娠率等无关。

(四) 卵周间隙

卵母细胞的卵周间隙大小和内容物各有不同,是否与卵母细胞质量相关也有争议。Balaban 与 De Sutter 等认为卵周间隙大小与卵母细胞发育潜能无明显相关。Xia 等认为与正常卵周间隙的卵母细胞相比,卵周间隙大的在 ICSI 后优质胚胎率低 (37.5% vs.60.3%,$P<0.05$)。Rienzi 等认为卵周间隙大的卵母细胞受精率较低,形成的原核形态不好,但不影响胚胎质量。与之相反的是,Ten 等认为卵周间隙较大的卵母细胞获得优胚的几率更高(OR =1.80;95% CI:1.15～2.80)。卵周间隙内有颗粒的卵母细胞发育也较差。Chamayou 等认为卵周间隙内存在颗粒样物质与胚胎质量差相关,但不影响种植率和临床妊娠率。Farhi 等认为卵周间隙内的粗颗粒与种植率、临床妊娠率低有关。还有学者认为卵周间隙内的碎片并不影响卵母细胞的发育潜能。

(五) 透明带

透明带的厚度是否能预测卵母细胞的发育潜能? 这个问题目前尚无定论。Bertrand 等研究发现,透明带的厚度为 10～31μm,且与卵母细胞的直径无关;能够受精的卵母细胞,平均透明带厚度显著低于不受精的卵母细胞,透明带厚度小于 18.6μm 时,卵母细胞体外受精成功率最高;并认为透明带厚度大于 22μm 是采用单精子注射的指征。Rama Raju 等发现,内层透明带为 10～12nm 比<10nm 的卵母细胞形成囊胚几率高;还有学者认为,内层透明带厚的卵母细胞形成胚胎质量好,临床妊娠率高。

内层透明带双折射性也是一个值得观察的指标。双折射性是高度有序排列分子的一个光学特性。多数学者认为双射光性越好,卵母细胞的受精率及形成胚胎的质量越好,临床结局更好,而双折射性差的卵母细胞发育成的胚胎移植后,临床流产率较高。

(六) 减数分裂的纺锤体

纺锤体对于减数分裂期间的卵母细胞染色体正确排列与分离有重要作用。因此,纺锤体的位置和折射程度常用于评估卵母细胞质量。但是,在普通光学显微镜下,卵母细胞内的各种结构是半透明的,无法观察到纺锤体。用荧光剂染色和固定后,可在共聚焦显微镜下观察纺锤体。但这一有创做法并不适用于辅助生殖。因纺锤体具有双折射性,用偏振光显微镜能以无创的方式观察和分析双折射性样品,因此目前多采用偏振光显微镜观察和分析纺锤体。

多数研究认为,有纺锤体、纺锤体双折射性强的卵母细胞受精后(包括自然受精和 ICSI)发育潜能好,仅有一小部分研究认为纺锤体与卵母细胞发育潜能无关。纺锤体可位于极体附近,也可距极体较远。有些学者认为纺锤体靠近极体的卵母细胞受精率、卵裂率、胚胎质量均较高,但也有学者认为纺锤体的位置与卵母细胞的发育潜能无关。Battaglia 等发现 40 岁以上的妇女出现异常纺锤体(即微管蛋白异常排列)的卵母细胞增加。异常纺锤体可导致第二次有丝分裂时染色体的错误分离,这是造成非整倍体胚胎的原因。

综上所述,从形态学方面评估卵母细胞虽然简单、直观,但主观性强,缺乏公认的评估标准。近年来,从代谢学方面评估卵母细胞质量逐渐兴起,这种方法较为客观,不损伤卵母细胞同时又能从分子层面对其进行评估,是形态学评估的重要补充。卵泡液是卵母细胞生长的微环境,包含通过血液-卵泡屏障血液成分和膜颗粒细胞的分泌成分,因此,卵泡液中的某些成分可能在评估卵母细胞质量和发育潜能上也起重要作用。

二、代谢学评估

(一) 糖类物质

卵丘细胞外基质中含透明质酸。排卵前,透明质酸使卵丘-卵母细胞复合体分离出来,漂浮在卵泡液中。卵泡液中透明质酸的浓度与颗粒细胞的凋亡程度呈正相关,因此在不受精的卵母细胞中含量较高。但是,透明质酸浓度与卵母细胞成熟度之间是否相关还需进一步研究。

（二）蛋白质、多肽及氨基酸类物质

卵泡液中含有一些血清及膜颗粒细胞分泌的蛋白，其中有一些蛋白有望作为卵母细胞质量的标志物。

瘦素（leptin）是由肥胖基因编码的一种蛋白，在子宫内膜异位症和不孕的病理发生机制中起一定作用。在卵泡液中也存在瘦素。一些研究发现，卵泡液中的瘦素与胚胎质量、临床妊娠率呈负相关；瘦素与卵泡中氧分压呈负相关，可能作为卵泡低氧、发育潜能欠佳的标志物。Anifandis 等认为瘦素可能与雌二醇共同作用影响 IVF 结局。最近的研究发现，瘦素与受精率呈正相关，与胚胎形态学评分呈弱相关，但不影响 IVF 结局。综合目前研究来看，瘦素尚不能作为评估卵母细胞的标志物。

内皮素-2（endothelin-2）的浓度在受精和卵裂卵母细胞的卵泡液中显著升高，并且与 IGF-1 的浓度显著相关，可能与 IGF-1 在促进 FSH 作用方面有协同作用。Plonowski 等认为 endothelin-2 可通过抑制颗粒细胞黄素化和孕激素合成影响卵母细胞质量，因此，endothelin-2 可作为评估卵母细胞适时成熟的标志物。

在牛中，卵泡液中丙氨酸和甘氨酸浓度能很好地预测卵母细胞质量。在人卵母细胞中，卵泡液中 D-天门冬氨酸浓度与 M II 卵数、受精率直接相关。

（三）活性氧自由基（reactive oxygen species，ROS）与抗氧化剂

卵泡中的氧含量和线粒体活动都可影响卵母细胞发育。氧化应激可损伤 DNA，诱发细胞凋亡。严重缺氧的卵泡中，其卵母细胞出现纺锤体异常、胞质异常和非整倍体胚胎的几率明显增高。由此可见，氧化应激严重影响卵母细胞的质量。但是，一些研究却发现，卵泡液中 ROS 的水平与卵母细胞成熟度呈正相关。有报道称，在体外成熟培养的牛卵母细胞中，ROS 可改善其发育潜能；还有研究发现，与 IVF 治疗后未孕的妇女相比，怀孕的妇女卵泡液中 ROS 的水平显著增高。但是，超生理剂量的 ROS 造成的氧化应激可能导致胚胎发育不良。

ROS 与抗氧化剂之间能否达到平衡，对于纺锤体形成和染色体正确排列至关重要。在鼠卵泡液中，染色体正确排列的卵母细胞其氧浓度与抗氧化剂水平均较高。外源性抗氧化剂可中和 ROS 的损害效应。如超氧化物歧化酶（superoxide dismutase，SOD）、谷胱甘肽过氧化物酶（glutathione peroxidase，

GPx）等。有报道称卵泡液中含高浓度 SOD 的卵母细胞受精率低；与之相反的是，在受精的卵母细胞中 GPx 浓度较高，而 GPx 与受精失败相关。褪黑素亦有抗氧化作用，被认为可保护卵母细胞免于受到氧化应激的损害。有研究发现，卵泡液中褪黑素的浓度与氧化应激的水平呈负相关；每天口服褪黑素还可改善受精率。

卵泡液中的抗氧化容量（total antioxidant capacity，TAC）可评估抗氧化能力，有望作为预测卵母细胞质量的标志物。TAC 在卵泡液中的浓度高于血清中的浓度，反映了颗粒细胞的抗氧化能力。研究发现，已受精的卵母细胞 TAC 显著高于未受精的卵母细胞。另外，TAC 与胚胎质量、临床妊娠率也呈正相关。

（四）细胞因子

1. 转化生长因子-β（transforming growth factor-beta，TGF-β）家族　TGF-β 家族包含 30 多种蛋白，成员包括转化生长因子-β（TGF-β）、活化素（activin）、抑制素（inhibin）、骨形成蛋白（bone morphogenetic protein，BMP）和抗米勒管激素（Anti-Müllerian hormone，AMH）等。TGF-β 家族的许多成员在调控细胞生长和分化上起重要作用。

Inhibins 由颗粒细胞产生，因此卵泡液中 inhibin 的水平可反映颗粒细胞的数量和活动。研究发现，卵泡液中 inhibin B 水平与卵裂球形态学评分呈正相关，可预测胚胎质量；inhibin A 和 inhibin B 与受精率、妊娠率呈正相关。也有报道称 inhibin B 与获卵数显著相关，但与卵母细胞质量、IVF 结局无关，因而认为 inhibins 可作为预测卵巢反应而非卵母细胞质量的指标。

AMH 与卵母细胞质量的关系也有争议。有研究发现，血清中 AMH 浓度在 1.66～4.52ng/ml 的妇女其卵母细胞、胚胎形态学评分较高；而已受精卵母细胞卵泡液中的 AMH 浓度也显著高于未受精卵母细胞。也有研究认为卵泡液中 AMH 浓度与卵母细胞成熟度和发育潜能呈负相关。

BMP-15 可影响卵母细胞的发育。在受精和发育为卵裂球的卵母细胞中，BMP-15 的浓度显著高于未受精或未卵裂的卵母细胞，同时卵泡液中 BMP-15 的浓度也与 E_2 浓度呈正相关。BMP-15 能否作为评估卵母质量的指标还需进一步研究。

2. 胰岛素样生长因子（insulin-like growth factor，IGF）　胰岛素样生长因子可促进细胞增殖和分化，包含 IGF-I 和 IGF-II，受 IGF 结合蛋白

（IGFBP1～6）的调节。研究发现，卵泡液中 IGF-Ⅱ、IGFBP-3 和 IGFBP-4 与受精率、卵裂率、卵裂球形态学评分显著相关。还有报道称 IGF-Ⅰ和 IGFBP-1 与卵母细胞成熟度呈正相关，在 IVF 怀孕的妇女中，其血清和卵泡液中 IGF-Ⅰ/IGFBP-1 的比值均较高。

3. 血管内皮生长因子（vascular endothelial growth factor，VEGF） VEGF 可调节卵泡周围血管生长和卵泡内氧含量。研究发现，卵泡液中 VEGF 浓度与卵泡周围血管程度显著相关；卵泡液中 VEGF 浓度高的卵母细胞受精率低，形成胚胎的形态学评分低，临床妊娠率也较低。COC 氧含量较低时，可促进 VEGF 合成，而低氧又意味着卵母细胞质量较差，因此 VEGF 可作为卵母细胞质量的一个负性标志物，可甄别生长于低氧含量中的卵母细胞。但检测卵泡液中 VEGF 的方法耗时长，价格昂贵，目前尚未应用于临床。

（五）激素

卵泡液内 FSH、LH 的浓度受外源性促性腺激素的影响。卵泡液内较高浓度的 FSH、LH、hCG 可促进卵母细胞成熟，提高受精率；受精的卵母细胞其周围颗粒细胞上的 hCG 高于未受精的卵母细胞；卵泡液中含 LH 浓度较高的卵母细胞形成的胚胎妊娠率高。促性腺激素在促进颗粒细胞分泌（如透明质酸）上起重要作用，因而影响卵母细胞的发育和成熟。促性腺激素也可能与雌激素协同作用，通过促进 cAMP 的分泌，促进卵母细胞的胞质成熟，调控有丝分裂过程。因此，卵泡液内促性腺激素浓度较高意味着卵母细胞发育潜能较好，胚胎质量较高，临床妊娠率较高。

卵泡液内雌激素与孕激素也可影响卵母细胞的发育潜能。卵泡中的雌激素可促进卵母细胞生长，具有抗卵泡闭锁的作用。雌激素可作用于细胞膜，介导细胞外钙离子内流，引起钙离子浓度改变，进而促进卵母细胞胞质成熟。有研究发现，卵泡液内 E_2、E_2/P 值的高低与卵母细胞成熟度和妊娠率相关，也有研究认为两者并无显著关联。

卵泡液内孕激素的水平是否影响卵母细胞质量也有争议。一些学者认为卵泡液中高浓度的 P（或 E_2/P 比值低）与种植和妊娠率相关，认为孕激素水平可反映卵泡黄素化和芳香化酶活动减弱情况，后两者与卵母细胞的最终成熟密切相关。但是，卵泡液中 P 高的卵母细胞通常是过熟的，会发生异常受精，出现多 PN 胚胎。适当浓度的 P 对卵母细胞有积极影响，但过度的 P 会使卵母细胞质量降低，P 的

阈值究竟是多少，还需进一步研究。

近年来，对卵泡液中单一成分的研究已扩展为多种成分即代谢谱的研究。后者又称为代谢组学。代谢组学的研究可采用质谱技术、液相色谱分析、气相色谱分析和毛细管电泳或超高效液相色谱分析等方法。从代谢的角度评估卵母细胞的质量和发育潜能，可弥补传统的形态学评估的不足。但目前尚缺乏能准确预测卵母细胞质量的代谢谱，还有待进一步研究。

（六）其他

1. 线粒体 线粒体的分布在卵母细胞成熟和胚胎发育过程中是非常活跃的。许多研究认为，线粒体在胞质中重新分布不充分是胞质不成熟的表现，发育潜能也较差。与其他体细胞的不同之处在于卵母细胞胞质中含有大量线粒体，每个线粒体中仅含有单拷贝的 DNA。从对猪、牛、人等卵母细胞的研究中发现，不受精的卵母细胞中线粒体 DNA 的拷贝数明显低于受精的卵母细胞。另外，线粒体 DNA 缺失也与卵母细胞质量下降、发育潜能受限有关。线粒体是卵母细胞能量的主要提供者。由鼠、牛、人的研究中发现，ATP 水平也能显著影响卵母细胞的质量。总的来说，线粒体分布、DNA 及 ATP 的水平都可预测卵母细胞质量。但是，这一方法是有创性检查，还未应用于临床实践。

2. 6-磷酸葡萄糖脱氢酶活性 6-磷酸葡萄糖脱氢酶（G-6-PD）是戊糖磷酸循环中的关键酶，在卵子发生时就开始合成。G-6-PD 可将亮甲酚蓝由蓝色转变为无色，因此亮甲酚蓝可用于测定 G-6-PD 的活性。对不成熟鼠、牛、猪卵母细胞的研究发现，G-6-PD 活性很高，在成熟后则活性下降。还有一些研究发现 G-6-PD 活性低的成熟卵母细胞受精率和囊胚形成率较高。在体外成熟前，用亮甲酚蓝检测 G-6-PD 的活性不会对囊胚发育有毁灭性影响，因此可作为卵母细胞质量的一个预测指标。

在实践中，卵母细胞的形态学评估由其直观、操作简单、方便的特点使用最为广泛。但由于受操作人员主观性的影响，形态学评估的结果争议很大。无可否认的是，胞质情况、颗粒细胞层数、纺锤体形态等仍能为预测卵母细胞发育潜能提供重要线索。代谢学是一种客观的评估方法，但目前尚未挖掘出与卵母细胞质量关联较好的代谢谱，也缺乏多中心对照研究。将形态学、代谢学方法相结合可能会为卵母细胞评估带来新的标准。

（姬萌霞 孙正怡）

第三节 卵子体外受精

卵子体外受精是指在体外环境中将成熟卵子和精子在人工控制环境下相互作用并结合成受精卵的过程。根据精子和卵子的孵育时间以及精子进入卵子内部的方式可将体外受精分为：常规体外受精、短时受精、ICSI 授精以及补救 ICSI 授精等几种方式。

一、常规体外受精与短时受精

（一）体外受精研究简史

最早进行哺乳动物卵子体外受精尝试的实验是德国科学家 Schenk，于 1878 年将排卵前的卵子和附睾精子放入子宫液内进行孵育，观察到第二极体释放和卵裂现象。1890 年，英国胚胎学家 Heape 采用生理盐水将安哥拉白色长毛兔的两枚 4 细胞胚胎自输卵管冲出，并移植到有色短毛雌兔子宫内，有色短毛雌兔成功妊娠并出生 2 只白色长毛兔，标志着胚胎移植的成功。此后直到 20 世纪 40 年代，哺乳动物卵子体外受精实验技术只被世界上为数不多的科学家所掌握。直到 1959 年，华裔科学家张明觉将雄兔的精子首先进行体外获能后，再进行体外受精实验，将获得的胚胎移植到雌兔子宫内得到世界上首例"试管动物"——试管兔，奠定了哺乳动物体外受精的基础。

1978 年 7 月 25 日，经过 Steptoe 与 Edwards 的合作，第一例试管婴儿 Louise Brown 终于诞生于英国奥尔德姆市，自此揭开了人类辅助生殖工程研究的序幕。

（二）常规体外受精与短时受精

1. 常规体外受精 常规体外受精是指将精子和卵母细胞放入同一体系内进行共培养 16 ~ 20 小时，再将卵母细胞与精子分别单独培养的受精方式。作为一种传统的受精方式，由于操作简便一直为大多数生殖中心采用。1996 年，意大利研究者 Gianaroli 等发现，与精卵共孵育 16 小时相比，采用精卵孵育 1 小时受精，可以显著提高受精率和胚胎种植率，他们认为可能是由于长时间的精卵共孵育导致受精液中活性氧（ROS）浓度升高而影响胚胎质量。此外，胚胎暴露于高 ROS 环境中可能会导致透明带的硬化，也会损伤胚胎的发育潜能。

2. 短时受精 短时受精是指将精子和卵子共孵育时间≤4 小时的受精形式。相对于常规受精，短时受精更符合人体的自然受精过程。因为，自然受精过程中人类精卵结合和受精在性交后 20 分钟内即可完成精卵结合、精子穿过透明带、受精、皮质反应以及透明带硬化等一系列生理事件。此外，虽然一次性交会射出大量精子，但仅有极少数精子可以抵达卵子，最终只有一个精子能够进入卵子完成受精。此外，短时受精后胚胎脱离精子移入新的培养环境中，更符合正常受精后胚胎周围的微环境。Suresh 等研究表明，与常规受精相比，精卵共孵育 2 小时受精可显著提高胚胎质量、临床妊娠率以及胚胎种植率。张宁媛等通过自身对照的方式研究短时受精与常规过夜受精对受精结局的影响。结果表明，3 小时精卵共孵育不影响受精结局。熊顺等于 2011 年的研究表明，与 20 小时组相比，精卵共孵育 6 小时不影响正常受精率和临床结局。2013 年，张孝东等对近几年的文章进行系统荟萃分析结果提示，与常规受精相比，短时受精可以提高临床妊娠率和胚胎种植率。

3. 影响体外受精的因素 受精是一个复杂的生物学过程，主要包括：精子穿过卵丘细胞与透明带接触；精子穿透透明带；精子与卵细胞膜微绒毛接触；精子进入卵子并融合；精子核释放入卵胞质等。由于体外受精是将上述过程发生在体外控制环境，因此更容易受到体外环境及其他因素的影响，如授精时机、精子加入方式以及精子加入数量等都会影响体外受精的结局。

（1）授精时机：首先，在控制性超排卵过程中，hMG、hCG 等外源性促性腺激素破坏了激素之间的自然平衡，改变了排卵的数量，挽救了许多即将退化的二级卵泡和正在生长成熟中的卵子，使他们加速生长发育。由于生长速度随不同卵泡而异，导致卵泡大小不一，卵子成熟度也不尽相同。Lopata 等的研究表明，来自优势卵泡的卵子如果立即授精，其受精率要比同样条件下二级卵泡的卵子增高 14.8%；而在体外孵育 3 ~ 8 小时以后再行授精的优势卵泡型卵子与同样条件下的二级卵泡型卵子在受精率上则基本相同。就二级卵泡型卵子而言，取卵后立即授精与经过体外孵育后授精的受精率相差 20% 左右。由此可知，体外孵育对于抽取的卵子，特别是二级卵泡型卵子的成熟是非常必要的。至于孵育时间，应根据各卵子成熟度区别对待。

其次，我们在实施取卵操作时，不可能在取卵时恰好卵巢也在排卵，一般都是在排卵前一段时间进行取卵操作。因此，就有可能导致所取得的卵子虽然已经排出第一极体，细胞核已经成熟，但是细胞质还没有完全成熟。此时进行体外受精可能会影响卵子的受精率以及后期胚胎的发育潜能。Trounson等的研究表明，获卵后短时间的体外孵育以保证卵子的完全成熟，可以显著提高胚胎发育潜能。Rienzi等在 ICSI 周期中，在获卵后进行一段时间的孵育后进行脱颗粒细胞及 ICSI 操作，结果表明，虽然孵育一段时间后 MⅡ卵率没有显著增加，但相对于未孵育组，孵育一段时间后 2PN 受精率和优质胚胎率显著提高，可能是由于获卵后进行体外孵育促进了卵子细胞质的成熟，更有利于胚胎的体外发育。Kilani等通过使用偏光显微镜观察成熟卵子纺锤体与 ICSI 授精时机的研究表明，hCG 注射后 39～40.5 小时卵子纺锤体的出现率以及阻滞值最大，提示 hCG 注射后 39～40.5 小时可能是实施 ICSI 授精的最佳时机。

最后，由于取卵过程中负压抽吸可能导致卵子细胞骨架变形甚至损伤；以及卵子取出后，体内体外环境的差异，导致卵子的应激，可能需要一定的时间来恢复细胞骨架的变形以及修复损伤，同时对体外环境的适应也需要一定的时间。因此，卵子取出体外后进行适当的时间孵育，可能更有利于卵子的受精以及随后的胚胎发育。

（2）精子加入方式：体外受精中精子的加入方式有两种：一种是将处理后的活动精子调整至合适的密度，加入到卵子培养液；另一种则是根据受精液的体积，加入适当浓度的精子，然后再加入卵子。目前两种方式在国内生殖中心都有采用，尚无两种方式的优劣的文献报道。

（3）精子加入数量：精子加入数量也是影响常规体外受精结局的重要因素，自然受孕时进入阴道的精子一般在几千万或几亿，精子在生殖道中转运，通过生理性选择，绝大部分被淘汰，宫颈黏液对精子也有选择作用，输卵管峡部也会起到限制精子进入输卵管的作用，最后能够到达输卵管中的精子数量只有几十个甚至更少，远远低于体外受精时精卵共孵育所使用的精子数量。1970 年，Overstreet 在对兔卵体外受精的研究中发现，活动精子的密度与受精率具有相关性，当 10μl 液体中精子数量由 500 条、1500 条、2000 条、3500 条、5000 条递增到 10 000 条时，受精率也会由 16.6%、33.0%、68.2%、72.9%、61.3%提升到 91.8%。但是当精子数目过多时，卵子多精受精的比率也会升高。目前常规体外受精中

精子加入的数量尚无统一规范，一般是保持在 2000～20 000 条/卵范围内。近年来，基于高浓度精子代谢产物对胚胎发育不利影响的共识，在保证一定受精率的前提下，精子加入的数量有所控制。

二、ICSI 授精与补救 ICSI 授精

单精子卵细胞质内显微注射（intracytoplasmic sperm injection，ICSI）是借助于显微技术将一个精子直接注射到卵子细胞质内形成受精卵的技术。主要适用于精子过少或不具备运动与受精能力，或其他因精子穿透障碍产生的受精失败。

（一）显微授精技术的发展过程

早在 20 世纪 60 年代，精子显微授精技术的早期研究已经开始。主要用于动物研究，目的是探索受精过程中的早期事件（如同种及异种配子膜融合、卵质膜活化及雌雄原核的形成等）。1962 年，Hiramoto 首次将海胆活精子直接注入未受精的卵子内，当受精发生时已注入的精子才参与了有丝分裂过程，证明卵胞质的活化是精子核解聚的必要条件。1966 年 Graham 及 1974 年 Brun 也分别将青蛙精子注入未受精蛙卵内，并形成了原核，证明蛙卵很容易通过显微注射针的机械刺激而活化。

哺乳动物显微授精技术最早期的工作是在 1976 年由 Uehara 及 Yanagimachi 开始的。他们将不同种属（包括人类）的精子或精子核注入金黄地鼠卵胞质中，发现都能形成原核，首次报道了使用机械法直接将精子注射进入哺乳动物卵子并完成体外受精的结果。随后此类研究报道逐渐增多，1988 年首例通过显微注射受精的子代动物（小鼠）顺利诞生。

1988 年，Lanzendorf 等首次报道了人类精子直接注入卵胞质内受精的事实。1992 年，世界首例 ICSI 试管婴儿诞生，成为生殖医学研究史上新的里程碑。至此，ICSI 技术从生殖基础研究转为临床治疗，目前已经成为治疗男性因素不育症的重要手段。

（二）ICSI 授精

ICSI 授精后，受精过程中卵子不是自然激活过程，而是通过显微注射针穿刺卵膜、注射精子前回吸部分胞质以及将精子推入胞质后退针一系列机械刺激激活，引发卵胞质内 Ca^{2+} 浓度瞬间升高，从而激活卵子恢复减数分裂并排出第二极体，接着精子细胞核内遗传物质开始解压缩形成精原核，与卵核形成双原核，进一步发育成胚胎。

（三）补救 ICSI 授精

受精一旦失败，患者就要面临无可移植胚胎而

被迫取消周期,受精失败暂时还无法完全避免,目前的 IVF 中仍有约 1% ~ 10% 的病例会发生受精完全失败。IVF 实验室针对不明原因不孕或者其他可能存在受精失败的患者一般采取短时受精结合早期补救 ICSI(即授精后 5 ~ 6 小时补救 ICSI)或者 IVF 受精后 18 小时左右观察原核形成时采取晚期补救 ICSI(即晚补救 ICSI)措施来避免或者挽救完全受精失败,且获得较好的成功率,挽救了部分受精失败的周期。因此,实施受精失败后的补救措施,可以大大缓解临床医师以及胚胎实验室技术人员的压力。

1. 晚补救 ICSI IVF 受精失败后的补救方法是立即实施 ICSI 术(即补救 ICSI)。早期的补救 ICSI 操作一般是在授精后 18 ~ 20 小时,受精观察未见原核时实施(即 D1 实施),也被称为晚补救 ICSI,虽然晚补救 ICSI 可以使未受精的卵母细胞受精并卵裂发育成胚胎,但其临床结局非常不理想,目前晚补救 ICSI 的受精率大概在 30% ~ 76% 之间,临床妊娠率最高也只有 38% 左右,活胎分娩率也会进一步降低。这些结果都提示获卵 24 小时后卵子质量下降,胚胎发育潜能降低。因此,尽可能早的发现受精失败并进行补救非常重要。

2. 早补救 ICSI 早补救 ICSI 是指在常规 IVF 授精后 4 小时左右,根据第二极体的出现与否,判断是否受精,再针对未受精的卵子实施 ICSI。2003 年,Chen 等率先提出早期补救 ICSI 这一概念,并成功应用于临床,他采取加精后 6 小时左右判断卵母细胞是否排出第二极体判断受精与否,对加精后 6 小时仅见单极体的卵母细胞进行早期补救 ICSI 操作,补救后受精与临床结果均有明显提升。目前早补救 ICSI 技术已经作为各生殖中心避免受精失败的常规措施。

3. IVF 受精失败的早期判断 IVF 受精失败的早期判断是实施早期补救 ICSI 的关键环节,因为只有在早期对卵子受精与否进行准确的判断,才可以实施早期补救 ICSI。另外,受精后的观察时机也会影响第二极体观察,Van den Bergh 等的研究显示,受精后 2 小时有 56.6% 的卵子排出第二极体,3 小时第二极体排出率将增至 78.3%。南京大学医学院附属鼓楼医院对常规 IVF 受精的正常受精周期,回顾性分析第二极体排除时间,结果发现授精后 3 小时即有 78.7% 的卵子排出第二极体,到了 6 小时第二极体的排出率可以增至 92.9%。这些数据说明成熟度适当的卵子如果正常受精,第二极体应该在 6 小时排出。

4. 早期补救 ICSI 在受精失败周期中的应用 导致受精失败原因无外乎精子、卵子或精卵相互作用因素。导致 IVF 受精失败的主要原因是精子与透明带结合异常,或者精子无法穿透透明带而无法完成精卵结合。这些通常是由于精子异常如精子密度低下、精子形态异常等所致,此外也有部分穿透异常是由于精子无法完成顶体反应导致精子穿过透明带受阻所引起的受精失败,针对此类患者早期补救 ICSI 可能会得到理想的临床结局。卵子因素主要包括透明带异常、纺锤体异常、胞质缺陷以及卵子自身缺陷等。大剂量促排卵药物使用,可在纺锤体重组时引起染色体异常,阻止第一和第二极体的排出,导致非整倍体增加而影响受精。针对卵子因素导致的受精失败的患者,实施早期补救 ICSI 可能对临床结局也不会带来太大的改善。此外,由于受精过程的复杂性以及受精失败原因的多层次性,某些特殊患者很难明确受精失败是由于卵子因素、精子因素还是与精卵结合障碍所导致的,此类患者受精失败后即使行早期补救,可能也不会获得理想的结局。

5. 早期补救 ICSI 的时机 目前早期补救 ICSI 的实施时机一般在加精后的 5 ~ 6 小时,此时卵母细胞已经处于 hCG 注射后 45 小时左右,已经错过了最佳的受精时机。Sirard 等的研究表明,授精 5 小时后,大部分卵子已经趋于老化,虽然此时实施早期补救 ICSI 卵母细胞仍然可以形成雌雄原核,但是胚胎正常分裂所需的细胞因子或 mRNA 发生了降解或修饰,可能会影响胚胎的发育速度和质量。因此建议:若条件许可,应尽量提前对确定受精失败的卵子实施补救 ICSI。

三、补救 ICSI 授精及 ICSI 授精安全性

(一)补救 ICSI 授精的安全性

补救 ICSI 技术引起人们最为关注的安全问题是早期去颗粒细胞的操作。该操作在雌雄原核生成的关键时期对受精卵进行大量非生理性的操作,是否会增加胚胎发育以及出生胎儿的安全风险,也是亟待我们深入研究的课题。

自然受精时,虽然一次性交会射出大量精子,但仅有极少数精子可以抵达卵子周围,并且只有一个精子进入卵子完成受精过程。短时受精后胚胎离开精子进入新的培养环境中,这更符合正常受精后胚胎周围的微环境。

在配子形成早期,生殖细胞的甲基化印迹被擦除,在精、卵成熟过程中重新甲基化获得印迹并被保

护从而可维持其合适的剂量效应。印迹基因的甲基化等遗传修饰主要发生在配子发育和种植前阶段，而这个时期为体外受精干预阶段，配子和早期胚胎体外培养可能干扰基因组印迹的建立和维持。早期去颗粒细胞、早期补救 ICSI 的操作是否增加对卵子的额外影响，干扰卵子或早期胚胎中母源基因印迹的建立和维持，以及是否会增加胎儿的安全风险，这些问题都有待进一步研究。

（二）ICSI 授精安全性

ICSI 授精的风险包括 IVF 具有的风险和 ICSI 特有的风险。

1. IVF 具有的风险　主要包括与超排卵相关的风险如卵巢过度刺激综合征、自然流产、多胎妊娠和异位妊娠等。

2. ICSI 特有的风险　对 ICSI 技术本身的安全性及其后代的生存质量的研究热点涉及以下方面：

（1）可能将基因缺陷传给下一代：Y 染色体微缺失已证实可能是由于遗传缺陷引起的。研究表明，无精症或严重少精症患者失去生精功能与 Y 染色体长臂特异性微缺失相关，提示基因指标可能预测睾丸组织中精子的完全缺乏。这些 Y 染色体无精症相关因子（azoospermia factor，AZF）基因缺陷的无精子症患者产生的男孩可能会遗传其父亲的异常 Y 染色体，将来仍发生严重的男性不育。

（2）可能引起转基因操作：ICSI 是一种有创操作，存在将外源性基因转入卵子内的风险。研究发现将受污染的精液冷冻-解冻后再行 ICSI，20% 的胚胎也会遭受污染。此外，进行 ICSI 时可能将用于精子制动的聚乙烯吡咯烷酮（polyvinyl pyrrolidone，PVP）注入卵子。因此，ICSI 前要对男性精液进行全面细菌学检查，而且尽可能减少 PVP 的注入，避免这种转基因操作的发生。

（3）基因印迹的影响：ICSI 过程中的机械刺激可能引起纺锤体功能异常或造成纺锤体破坏，提高印迹基因缺陷相关性疾病的发生几率。目前研究较多的是 Angelman 综合征（AS）、Prader-willi 综合征（PWS）、Beckwith-Wiedermnm 综合征（BWS）等。国外多中心随访资料发现，由 ICSI 助孕新生儿 BWS 发病率高达 2.9%，与自然妊娠分娩新生儿有显著差异。认为导致 BWS 发病率高的原因与 ICSI 操作相关基因甲基化改变有关。

（4）ICSI 与出生缺陷：欧洲人类生殖与胚胎协会调查 24 个国家 807 个 ICSI 后代，发现严重出生缺陷几率为 2%，与自然妊娠人群相比无明显差异。

而且 ICSI 妊娠与 IVF 妊娠结局相似，也存在高于自然妊娠的流产率、早产儿及低体重儿的危险。通过对 2004～2008 年国内 7 个生殖中心出生的 15 000 多名试管婴儿的随访研究表明，相对于 IVF 受精，ICSI 授精出生的新生儿缺陷率有升高的趋势。但是，ICSI 技术是否会增加胎儿出生缺陷风险，尚需进一步实验证实。

（5）其他：有研究者选用不同的智力测试量表对 ICSI 儿童的精神运动、家庭社会生活及适应性等进行监测，发现与自然受孕儿童无显著差异。

综上所述，尽管 ICSI 治疗为无数不孕夫妇带来了希望，但我们必须清醒地认识到 ICSI 存在的各种风险。因此，深入对 ICSI 给后代带来的遗传学危险及出生孩子的生长发育是今后的研究重点。随着产前诊断技术飞速发展，对于严重的男性不育患者在获得有效治疗的同时，有望将下一代的遗传风险降低到最小。

四、受精判断及原核评估

（一）受精判断

受精是指成熟卵子与精子结合完成第二次减数分裂并与精子核融合形成受精卵，同时释放出第二极体的过程。目前受精的评估主要根据在适当时间观察第二极体和原核情况决定。出现第二极体可以作为在早期判断受精的征象，精子与卵子共培养 4 小时后于倒置显微镜下观察，若有明显第二极体，说明卵子处于受精过程中；若没有明显第二极体则于加精 6 小时后再次观察，如果仍未见第二极体则可判断为未受精。由于第二极体可在观察前解裂成为碎片，而原核也可由于不同步的发育使得单一时间的观察不完全准确。也就是说，在适当时间内未观察到原核，并不一定提示受精失败。研究显示授精后 18～27 小时约有 40% 的受精卵观察不到原核，这其中 41% 的受精卵在后续发育中可以观察到形态正常的胚胎，其卵裂速度和卵裂球形态与观察到原核的受精卵发育的胚胎没有差异。此外，受精是一个持续完成的过程，第二极体仅是一个征象，授精后 16～18 小时有无雌雄原核形成，是判断受精成功与否的金标准。

因此，仅通过光学显微镜观察第二极体和原核结果并不能完全准确判断卵子的受精情况，更好的受精评估方法有待进一步探讨。

（二）原核的观察及评分

1. 原核的观察　以原核观察来评估受精是目

前采用的金标准。通常在授精后 16～20 小时倒置显微镜下观察:正常受精卵有两个清晰原核(2 pronucleus,2PN)(图 17-1)。只有一个原核的为单原核受精(图 17-2);三个原核或者以上的为多原核受精(以 3PN 最多见)(图 17-3)统称为异常受精。

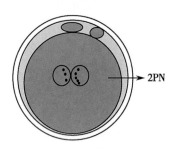

图 17-1　2PN 受精

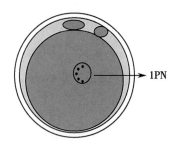

图 17-2　1PN 受精

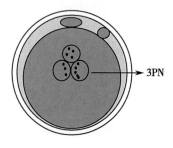

图 17-3　3PN 受精

2. 原核期评分　正常受精卵的原核形态是判断受精卵质量及进行胚胎选择的重要参数。有学者认为对正常受精卵的原核形态进行评分不仅能预测胚胎发育停滞及异常卵裂的可能,而且还能显示其与染色体异常几率的关系。常用的原核期评分有:Scott 原核评分;O 型原核评分;Z 分级原核评分。

(1) Scott 原核评分:1998 年,Scott 等率先在人类 IVF 临床治疗中应用原核评分进行移植胚胎的选择,主要注重的是胚胎发育速度。Scott 原核评分体系是在倒置显微镜下按照原核的位置、两原核连接处核仁的排列及胞质的状态进行评分(表 17-1)。评分值越高,提示受精卵质量越高。

表 17-1　原核评分体系(Scott,1998)

评分	原核排列	核仁排列	胞质
1	分散或大小很不一致		胞质有凹陷或变黑
3		分散	
4		开始排列	
5	紧密或线样	在原核连接处线样排列	不均匀,围绕边缘有一明显光晕,偶尔在中间围绕原核有一清晰的区域并且中间有一个变黑的光环

(2) O 型原核评分:1999 年,Tesarik 等将原核形态分为 O 型和非 O 型两种,着重强调两个原核的同步化。O 型原核是指核仁前体线性排列和有 7 个以上的小核仁前体均匀散在分布于每个原核中,此类原核形态,后期胚胎发育潜能最优。其他类型均称为非 O 型原核(图 17-4)。随后有学者将 O 型原核进一步评分,结果显示 OB 型原核的妊娠率及种植率最高(图 17-5)。

(3) Z 分级原核评分:是对 Scott 原核评分的改良,其将核仁前体的大小、数目、排列方式和第 3 天胚胎的形态和发育到囊胚期的能力考虑在内。Scott 等研究显示:Z1 型原核的胚胎发育最快且囊胚种植率最高,Z2 型原核的胚胎发育明显减慢,而 Z3 型原核的胚胎发育更慢。但是也有研究者通过 Z 分级原核评分得出不同的结果:Z1 型和 Z3 型原核有相似的妊娠率,认为 Z 分级并不优于卵裂期胚胎的选择。

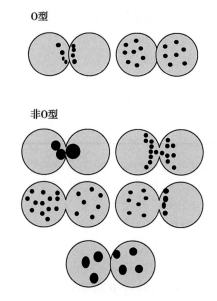

图 17-4　O 型原核评分

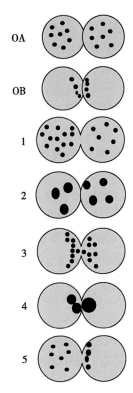

图 17-5 O 型原核进一步评分

对比以上不同原核评分结果显示：OB 型原核相当于 Z1 型原核；OA 型及 1 型原核相当于 Z2 型原核（图 17-6）；2～5 型原核相当于 Z3 型原核。认为临床上应当首先选择 OB 型/Z1 型原核形成的胚胎进行移植，不过，随着时间的推移以及研究的深入和胚胎实时观察技术的应用，越来越多的研究认为原核评分与临床结局无相关性。

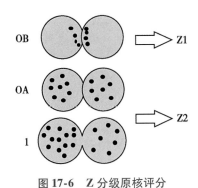

图 17-6 Z 分级原核评分

五、受精障碍

根据体外受精中未受精卵子占全部卵子的比例受精率<30% 和完全不受精统称为受精障碍，受精障碍会导致患者胚胎利用率降低甚至无可移植胚胎，而造成大量卵子浪费，也是 IVF 实验室经常遇到的难题之一，但是至今尚无一种有效的方法可在受精之前准确预知受精障碍。因此，探讨受精障碍形成的机制，选择合适的受精方式，避免由于受精障碍导致的卵子浪费和胚胎利用率降低，对于获得良好的临床结局极其重要。

（一）低受精与不受精的机制

卵子受精有许多步骤，包括精子体外获能、顶体反应、穿过颗粒细胞、与透明带结合，穿过透明带、与卵胞质融合，然后精子核解聚等。此过程中任何一个环节出现问题，都会导致低受精或不受精。

IVF 周期完全不受精与低受精的机制 虽然 IVF 实验室技术以及设备等不断进步，实验室条件也日趋接近自然状态，临床促排卵方案也经过不断改进，但是目前条件下 IVF 技术仍不能避免受精失败。目前，常规 IVF 治疗周期中低受精与完全不受精的发生率约为 10%～15%，导致受精失败原因可能来自多种因素，但是具体机制尚不清楚。精子和卵子因素是其主要影响因素。

（1）精子因素：是 IVF 周期中受精失败的主要原因。

1）精子活力对受精的影响：IVF 周期中精子活力低，将会使受精率显著降低。《荷兰妇产科学会体外受精指南》指出，当精液中前向运动精子总数<1×10^6 时，为了避免完全不受精与低受精出现，建议采用 ICSI 授精方式进行治疗。

2）精子形态对受精的影响：精子形态在受精中的作用，目前尚存争议。Kruger 等认为受精失败与畸精症关系密切：当精液中正常形态精子小于 4% 时，受精率为 7.6%；正常形态精子为 4%～14% 时，受精率提升至 63.9%；当正常形态精子大于 14% 时受精率达到正常水平。因此认为可能是由于透明带和卵膜只选择性地结合形态正常的精子，而形态畸形的精子因无法与透明带结合从而导致受精不成功。然而，也有研究认为受精时精子密度较低时，精子形态对受精率的影响较大；而当受精时精子密度较高时，可能弥补了精子形态方面的不足，对受精率的影响不显著。

3）氧自由基对精子损伤：研究表明体外受精精液处理过程中，反复离心的精液中氧自由基的水平升高至原始精液的 20～50 倍。而氧自由基水平升高可使精子质膜的脂质产生过氧化反应，损伤质膜的拓扑结构，导致精子中段缺陷数增高，影响精子获能和顶体反应的发生，降低受精能力。

4）精子功能异常：精子与透明带结合和穿透功

能异常是 IVF 周期受精不成功的重要原因之一。最常见的是顶体功能结构缺陷,造成精子难以穿透卵子的透明带。如头部过大或顶体区域过小的小头精子以及无顶体的圆头精子均无法与透明带结合或穿过透明带,无法使卵子受精。

研究表明,当精液中具有可诱导顶体反应能力的精子比例≤5%时,卵子的受精率只有12%;而当精液中具有可诱导顶体反应能力的精子比例≥9%时受精率可达到50%。虽然有些精子功能检测方法如透明带结合试验和顶体反应有一定预测价值,但是这些检测方法操作步骤复杂且材料来源困难,目前尚不能在临床常规检测中应用。

(2)卵子因素:卵子质量是决定受精成败的关键因素之一。

1)卵子染色体的非整倍性改变:大量研究表明,卵子染色体的非整倍性改变可能是造成 IVF 低受精与完全不受精的重要原因。

2)卵子成熟与阻滞:卵子胞核和胞质的共同成熟是卵子受精的必要条件。皮质颗粒移动是胞质成熟的重要标志之一,在受精失败的卵子中,可见皮质颗粒排放及分布的异常。目前未成熟卵子体外成熟培养系统均能模拟体内卵子的生长环境,能使50%~80%卵子完成核成熟,在形态上表现第一极体的排出,但是卵胞质可能并未完全成熟,这样同样会导致受精失败。而且,对取卵周期中全部停滞于 MⅠ期的卵子,现有的体外成熟培养系统却不能使其达到 MⅡ期。有研究报道 MⅠ期停滞的卵子在体外培养基中添加 E_2 仍然无法使其达到成熟,目前尚缺乏有效的补救方法,尚需进一步研究探讨其不能够成熟的机制。

3)卵子透明带基因变异和增厚:透明带上的基因变异和透明带增厚,影响皮质颗粒的释放和精子穿透。透明带的基因变异与完全受精失败关系的研究比较困难,有学者证实 IVF 受精失败可能与透明带糖蛋白基因编码序列变异有关,其中最主要两个变异发生在 ZP3。一个发生在调节区:c. 1-87 T-G;另一个发生在编码序列区:c. 894 G-A(p. K298)。这些变异在完全不受精的患者中发生率显著高于正常妇女。此外,也有研究认为透明带上缺乏相应的精子结合受体或者卵子结合蛋白,使得精子不能顺利进入卵子内,导致受精失败。

(二) ICSI 周期完全不受精或低受精的机制

ICSI 技术是将精子直接注射到卵胞质内,绕过了自然受精过程中的诸多环节,可以不受精子数量、形态以及活力等因素的制约,也可以避免由于多个精子穿过卵胞质引起的多精受精等异常受精的发生,而且受精率也较 IVF 受精有升高的趋势。但是 ICSI 授精技术同样存在低受精甚至完全不受精的现象,发生率约为 2.0%~3.0%,其真正原因目前尚不清楚,目前的观点主要认为是由于卵子激活失败、精子异常等因素造成的。

1. 卵子激活失败 多数学者认为 ICSI 授精失败的主要原因是卵子激活失败,导致没有原核形成及第二极体排出。通过分析显示,ICSI 操作后 80% 以上受精失败的卵子处于 MⅡ期阻滞。有学者通过采用改良的 ICSI,即通过显微操作时抽吸卵子的胞质,并将显微注射针反复进出卵子,通过这种操作可以引起胞质内的钙离子对流,从而增加卵子的激活效率。目前已有采用该技术获得妊娠成功的报道,但是其理论依据和安全性尚需进一步证实。

2. 精子异常 研究发现当显微注射的精子全部为不活动精子或圆头精子时,ICSI 授精显著降低。针对不活动精子的显微注射,可通过低渗膨胀法(HOST)处理后来筛选活动的精子。但是,对于鞭毛轴丝结构缺陷所致的精子不能活动,HOST 处理也很难筛选出活动精子。虽然最近有几例利用鞭毛轴丝缺陷的精子 ICSI 成功受精的报道,但是大样本的结果表明,即使精子经过 HOST 筛选,鞭毛轴丝缺陷的精子 ICSI 授精的结局仍然很不理想。对于圆头无顶体的精子,目前最佳的受精方式可能是 ICSI 授精结合卵子辅助激活技术。

(三) 低受精与不受精的预防和处理

体外受精周期中如果发生全部或大部分卵子不受精,导致患者无胚胎进行移植或者冷冻,不仅仅会给患者带来巨大的经济损失和精神压力,同时也给医务人员带来沉重的精神负担。因此,如何预防和避免受精失败或低受精率成为提高体外受精结局的重要步骤。

1. IVF 周期中低受精与不受精的预防和处理 目前尚无有效的方式避免 IVF 技术的受精失败。因此,在进行受精前要充分分析患者的病史,制定相对合理的受精方式。目前主要有以下受精方法,减少或者避免受精失败:

(1) Half-ICSI 的应用:对于精液质量较低或多年原发不孕的患者,为了避免所有卵子完全不受精,一部分生殖中心尝试将卵子受精时分为两部分:一部分进行常规 IVF,另一部分行 ICSI(即 Half-ICSI)。国外学者通过对比男方精子为中等少、弱及畸精症患者行 Half-ICSI 的结果,认为可以减少 32.4% 的完全不受精周期;由于畸精症患者常规 IVF 失败率高,建议此类患者首次助孕时应行 Half-ICSI 助孕。

(2) 部分卵子冷冻:对于那些可疑第一周期行常规 IVF 完全不受精的患者,如果获得卵子数量较多,可将部分卵子冷冻保存。如 IVF 周期受精失败,可将冷冻保存的卵子解冻后行 ICSI 助孕。但存在的问题是卵子冷冻尚不成熟,复苏后卵子的受精率、可移植胚胎率以及临床妊娠率与新鲜卵子相比仍存在较大差距。

(3) 顶体反应实验:哺乳动物的顶体是一个膜包裹的溶酶体样细胞器,位于精子核膜与质膜之间,是一个膜结合的帽状结构,其内含有多种酶类。顶体反应是精子与卵子透明带结合之后,精子的顶体破裂,释放一系列的顶体酶的过程。Esterhuizen 等用透明带在体外诱发精子顶体反应,发现精子顶体反应率与卵子受精率呈显著正相关(r = 0. 95,P < 0.01),通过进行 ROC 曲线得出透明带诱发的顶体反应率>15% 是预测卵子体外受精率的阈值,当顶体反应率>15% 时,卵子体外受精率为 79%,灵敏度和特异度分别为 93% 和 100% 。因此,顶体反应可以作为受精失败的预示征象。此结果阳性者,可适当采取预防措施。

(4) 调整临床促排卵方案:有些受精障碍属于卵源性的,如卵子发育异常、质量差、成熟度不足、功能异常等引起的受精失败或低受精,通过调整临床促排卵方案,提高卵子质量可能起到改善受精的效果。

(5) 补救 ICSI 在 IVF 周期中的应用:为了避免无胚胎移植的情况,在低受精和不受精时,临床上对没有受精的卵子实施 ICSI(补救 ICSI),以获得胚胎,避免周期取消。由于低受精和不受精是在授精后 16 ~ 20 小时检查受精时才发现的,对不受精的卵子实施补救 ICSI 虽然可以达到一定的受精率,但是临床结局并不理想,受精率低,异常受精率高,受孕率极低。其原因主要有:① 机械损伤:注射过程中对卵子刺激不够或对细胞骨架损伤,引起纺锤体和胞质不能重组,第二极体滞留;② 卵子老化:还可能因为卵子在体外培养时间过长,卵子发生老化,细胞核和细胞质成熟过度,从而影响受精率及胚胎发育潜能;③卵子染色体异常:卵子在体外培养的时间越长,细胞内遗传物质发生异常的几率越高;④胚胎生长速率慢:早期胚胎的大体形态在某种程度上反映了胚胎继续发育和种植的能力,而胚胎的发育速度

对胚胎活力的影响更大;⑤胚胎与子宫内膜发育不同步:与正常受精胚胎相比,晚期补救性 ICSI 的胚胎发育晚了约 24 小时,可能错过了子宫内膜的最佳种植窗。此外还有一个问题不能明确,没有出现原核,不等于没有精子进入卵子。

2003 年,国外学者率先提出早期补救 ICSI 的理念。在授精后 4 ~ 6 小时去除卵子外周的颗粒细胞,通过第二极体预判授精情况,对不受精和低受精病例即刻实施补救 ICSI。早补救 ICSI 避免了补救 ICSI 的相关问题,国内一些中心进行了较大规模的临床应用,周期取消率明显下降,临床结局明显提高。由于早补救 ICSI 操作与早去颗粒细胞操作相连锁,对原核形成和基因印迹的影响不明确,其安全性有待深入评估,应用中应当把握指征,杜绝滥用。同时早补救 ICSI 也不能明确没有出现原核的卵子是否有精子进入。

2. 对于 ICSI 周期完全不受精或低受精的处理 研究表明,卵子激活失败可能是导致 ICSI 完全不受精或低受精的重要因素之一。针对由于卵子激活失败导致的 ICSI 不受精或低受精可以采用卵子辅助激活的方式,提高受精率。

六、异常受精

异常受精是指体外受精过程中受精卵表现为异常的原核和极体数目,发生率为 5% ~ 15%。异常受精的胚胎移植后,不仅容易导致胚胎着床失败,自然流产率增加,还可导致部分性葡萄胎发生和染色体异常胎儿出生,已经引起越来越多胚胎学家的关注。研究表明异常受精与卵子的成熟度、精子浓度、卵子募集过程中造成的透明带损伤或先天透明带缺损、卵泡液孕激素的水平、血清中高雌激素水平等有关。

(一) 异常受精的评估

体外受精 16 ~ 18 小时后,光学显微镜下观察受精卵中原核形成情况和极体数目,认为不具有两个原核的均为异常受精。由于雌雄原核发育不同步,使得单一时间观察并不完全准确。研究表明,一些通过光学显微镜观察认为异常受精卵,通过细胞分子生物学方法证实是正常的二倍体胚胎。因此,仅通过光学显微镜观察原核并不能准确判断受精卵的受精情况。但是,目前尚缺乏无创的更准确的评估方法。在光学显微镜下,异常受精的出现形式主要有:无原核受精卵(0PN);单原核受精卵(1PN);多原核受精卵(多 PN)。

（二）异常受精的机制

1. 0PN 体外受精过程中30%的卵子表现为0PN。原因可能有：①精子质量差、精子黏附和穿透机制的缺陷以及透明带受体缺乏等均可引起精子穿透失败，导致卵子未受精。②精子质量好，卵子外观也成熟却仍然为0PN，经过细胞学分析显示：这些0PN中大约30%成熟卵子胞质尚未成熟；60%成熟卵子染色体数目异常（三倍体或非整倍体）。③可能是雌雄原核过早融合，导致原核消失。④晚卵裂受精卵，如孤雌生殖、延迟受精或原核解体。虽然表现为0PN，但是授精后40～60小时卵裂成胚胎，而且这些胚胎发育阻滞、非整倍体、三倍体及嵌合体等染色体异常率较高。

2. 1PN 体外受精过程中1PN的发生率为3%～6%。产生的机制目前比较公认的有：

（1）只有雌原核的1PN发生：精子头去凝缩障碍以及不成熟精子染色体凝缩，导致雄原核形成障碍。

（2）只有雄原核的1PN发生：ICSI注射破坏了进行减数分裂的锤体，导致第二极体排出障碍；卵子激活障碍时，纺锤体及星状体缺陷等导致雌性原核形成障碍。

（3）卵子的孤雌激活：目前的研究表明，ICSI技术的1PN胚胎大部分是由于孤雌激活所致：可能是自发，也可能是在ICSI注射过程中继发，当胞质内Ca^{2+}浓度增高时使卵子从MⅡ期停止而进入分裂间期，出现孤雌生殖。

（4）雌、雄原核融合形成一个原核：如果这种1PN受精卵4～6小时后再观察，出现了2PN，其随后的胚胎发育是正常的。研究结果显示IVF单原核卵通常是二倍体，雌、雄原核已经融合可能是主要原因。

（5）雌雄原核的不同步发育：在观察原核数目的时间内只观察到一个发育较快的原核，而另一个原核还未形成。研究发现ICSI后1PN受精卵中发现解螺旋的母源性染色质和未解螺旋的精子核，表明原核出现的不同步性。

3. 多PN 受精卵含有3个以上的原核称为多PN，其中3PN最为常见。其发生原因主要是在受精时有两个或两个以上的精子穿入卵子，又称多精受精。自然状态下多精受精的发生率为1%～3%，而IVF过程中多精受精的发生率明显增加，可达到2%～10%。研究者普遍认为多精受精是导致早期胚胎死亡、流产和胎儿遗传性疾病的重要原因之一。

多精受精常发生的可能机制如下：

（1）多个精子进入卵子：两个精子穿透最常见，也是多精受精最常见的原因。导致多条精子进入卵子的原因有以下几方面：

1）卵子不成熟或过度成熟：卵子不成熟或过度成熟，阻止多精穿透的能力降低，多原核合子出现比例上升。与成熟的卵子相比，不成熟卵子由于不能发生完善的皮质反应和透明带反应导致多精受精的比例增加。而卵子过度成熟后，皮质颗粒只能部分或不能释放，导致皮质反应不全，从而也会导致多精受精的发生增加。动物实验结果显示老龄卵子的细胞骨架异常可能影响卵子细胞膜及皮质颗粒的功能，影响精卵融合，减少了卵子细胞膜对抗多精受精的能力。

2）精子浓度过高：目前关于精子浓度过高是否增加多精受精的发生率，尚存争议。大多数学者认为授精时精子数量增多或浓度增加可使卵子皮质颗粒释放延迟，进而使得多精受精的发生率增加。

3）透明带异常：透明带是阻止多精受精的首要机制，一旦精子与卵子融合，皮质反应后胞吐到卵周间隙中的酶就会引起透明带糖蛋白的变化，从而防止多条精子进入卵子。透明带的内层对阻止多精受精极为关键，若人类卵子透明带内层出现异常的微小不连续性，多精受精的发生率就会显著上升。而不孕症患者透明带异常的卵子较多。一些研究也表明透明带的厚度和完整性与病人的雌二醇水平有关。此外，在卵子收集和处理过程中机械操作也会增加透明带损伤以及出现裂口的几率，从而可导致多精受精的发生。

4）卵泡液中高孕酮和高雄激素水平：与多精受精发生有关的因素还有卵泡液中高孕酮和高雄激素水平。

（2）精子进入异常卵子：正常精子进入多倍体卵子内受精。女方年龄较大时，细胞内积聚的过氧化物等引起卵子非整倍体的几率相应增加，引起多精受精发生率增高。

（3）卵子内第二极体的滞留：卵子内第二极体不能正常排出，则形成两个雌原核和一个雄原核的受精卵。卵子内第二极体的滞留原因可能为：①操作过程中，处于分裂中期的卵子受到损伤；②第一次减数分裂的纺锤体重新排布或细胞骨架损伤，使得第二次减数分裂的纺锤体方向错误。

（4）原核碎裂：即一个原核碎裂而形成的异常受精卵。具体发生的机制还不是很清楚，可能原因有:①卵子过度成熟或暴露于过热环境时,使得一些小的核碎片发育呈原核状,或仅含有少量典型核的囊泡形成微原核;②可能与卵子原核发育异常有关。纺锤体极体微管组织中心的微核活性发生改变,形成多极纺锤体导致染色体多极分离,独立形成原核,进而生成多个原核。此外,在原核形成过程中对卵子的操作是否干扰原核形成或碎裂,尚需进一步研究。

(三) 异常受精卵的临床处理对策

异常受精卵的临床移植价值 从安全角度出发,应优先考虑移植发育良好的正常受精胚胎。但是对于获卵数少且无正常受精胚胎移植的患者,选择异常受精的胚胎移植尚有一定临床意义。

(1) 无原核但是有两个极体胚胎的价值:在授精后 18~26 小时再次观察原核和极体的数目有助于发现原核发育不同步的延迟受精卵子。研究证实两个极体的存在可排除二倍体双雌胚胎。若将无原核但是有两个极体的胚胎行囊胚培养,对于鉴别孤雌激活或正常二倍体胚胎有帮助,因为孤雌激活胚胎由于缺乏父源性基因组常不能发育到 8 细胞以上。所以,对于缺乏正常受精的可移植胚胎的 IVF 患者,若有无原核但是有两个极体的胚胎,且发育形态和速度正常,可以在患者充分知情同意的情况下进行移植。若条件允许,可以先行胚胎植入前遗传学诊断,证实为正常二倍体胚胎后再进行移植。

(2) 单原核胚胎的价值:研究表明不同受精方式中的单原核胚胎形成机制及临床价值不同。国外学者通过对 IVF 和 ICSI 周期中单原核受精的胚胎进行荧光原位杂交诊断,结果提示:IVF 和 ICSI 来源的单原核受精胚胎性染色体二倍体率分别为 54% 和 35%;单倍体率为 23% 和 91%;嵌合体率为 21% 和 74%。目前多数学者认为移植单原核受精卵发育来的胚胎无临床意义,一般不建议用于胚胎移植。但是,由于 IVF 周期中单原核受精卵的二倍体率较高,且可以发育到质量较好的正常胚胎,认为 IVF 周期中的单原核胚胎有一定临床移植价值。在胚胎数量少、患者知情同意的前提下,可先行胚胎植入前遗传学诊断进行胚胎非整倍体筛选后再进行胚胎移植,目前已有较多成功妊娠的病例报道。但是 ICSI 周期中单原核受精卵大部分继续培养可能会出现分裂受阻,因此认为 ICSI 周期中单原核不具有临床移植意义。

(3) 多原核胚胎:一般不能正常发育,通常弃去,不可用于移植。与 IVF 相比,ICSI 后 3 原核胚胎的三倍体率显著增高,多余的原核不是来于精子,而很可能来自未排出的第二极体。对于 IVF 的多原核受精卵,由于三倍体异常率显著增高,不建议移植。

(四) 如何减少多精受精

胚胎实验室质量控制的内容之一是确保受精,减少异常受精。只有保证正常受精比例,才能最大限度地实现对卵子的利用。多精受精的出现,毫无疑问减少了可利用胚胎的比例。如何将多精受精率控制在比较理想的水平,这些都是研究者不断探索的问题,目前认为有效的方法有:

1. 提高卵子的成熟度 卵子未成熟或过度成熟均可导致多精受精发生的比例升高。因此,应在促排卵周期减少 Gn 剂量,增加卵泡的发育同步性;在取卵过程中应尽量收集卵泡大小均匀一致的卵子,尽量取出成熟的卵子,降低多精受精率的发生。

2. 避免精子浓度过高 精子聚集或精子浓度过高,多精受精率升高。可能是由于精子数量增多或浓度增加可导致卵子皮质颗粒释放延迟,多精受精发生增加。

3. 减少对卵子的机械刺激 尽量减少对卵子透明带的损伤而导致的多精受精。在收集和处理卵子的过程中,机械损伤会增加透明带出现裂口的机会,也会增加多精受精的发生几率。特别是在短时受精时,有研究者认为在保证病人受精的前提下,可以部分去除颗粒细胞,将剩余的卵子保留颗粒细胞第二天再去除,可以大大降低多精受精的发生。

4. 保持受精培养液 pH 值及温度稳定 受精培养液 pH 值是调节精子获能和顶体反应的一个因素,培养基 pH 值升高有利于提高受精率,但是皮质颗粒中的各种酶活性可能会降低而导致多精受精发生。温度过高时(38.5~39℃)进行体外受精,获能精子的数量增加,但是其与多精受精的相关性尚待深入研究。

5. 改变授精方式 如果 IVF 周期多精受精的发生率较高,可在下次周期时试行 ICSI 授精,可能是减少多精受精的有效手段。有研究者报道,对于 IVF 周期多精受精发生率较高的患者,采用 ICSI 授精后 70% 周期完全没有了 3 原核受精卵,95% 周期的 3 原核受精卵比例显著下降,且 ICSI 周期的 3 原核受精卵率为 5.0%,大大低于之前 IVF 周期的 33.9%。

6. 避免在受精过程未完成时,特别是在原核形成过程中对受精过程及环境的干扰。

（五）显微操作去除多余原核技术在多精受精中的应用

文献报道约 7% 的胚胎是由多原核合子发育而来的。而且发生异常受精后，几乎没有措施拯救异常受精卵。也有研究者认为，对于由于多精受精引起的 3 原核受精卵，可以通过显微操作的方法去除 1 个雄原核，而使 3 原核受精卵成为正常的二倍体，并可发育成正常胚胎。目前已有通过此技术获得成功妊娠的报道。但是，在操作过程中雌雄原核是难以明确判断的，若错误性地去除母源性原核则可能导致双雄原核胚胎的发生，移植后则会出现流产及葡萄胎等风险。此外，去除多余原核的时机以及去除操作对胚胎发育的影响，也需要进一步研究。因此，此项技术目前还只是停留在实验室阶段。

（韩树标　黄国宁）

第四节　卵母细胞激活

卵子激活的概念：哺乳动物的卵子之所以能够顺利发育并停滞于第二次减数分裂的中期，是因为成熟促进因子（metaphase promoting factor，MPF）和能够令其保持稳定的细胞静止因子（cytostatic factor，CSF）起到了关键作用。若是想让停滞发育的卵子重新激活，则需要精子或其他特定理化因素的刺激，才能够使卵子继续发育并完成减数分裂，这一过程称之为卵母细胞激活。这一过程意味着一系列的形态、生化反应事件，按照事件发生的先后次序，可分为早期事件与晚期事件。早期事件指的是，细胞内钙离子浓度短暂性升高，随即发生钙振荡，同时包含皮质反应的发生和减数分裂的恢复。晚期事件包含第二极体释放、精子核的去浓缩、雌雄原核形成过程、DNA 合成的开始以及受精卵的分裂等。第二极体的释放和原核形成被视为卵子成功激活的形态学标志。

一、卵子激活的机制

精子通过诱导卵胞质内钙离子的振荡激活卵子。目前，尚不明确精子诱导 Ca^{2+} 浓度上升的具体机制，现有两种学说，一种是受体控制学说，即精子可以通过卵子细胞膜表面的特异性受体，介导一系列的蛋白级联反应，通过这些级联反应使卵子活化。精卵一旦结合，既可激活卵子细胞膜受体，同时还可激活与之偶联的 G 蛋白酪氨酸激酶，进而使磷脂酶 C 水解 4,5-二磷酸磷脂酰肌醇激活，产生钙动员的第二信使——1,4,5-三磷酸肌醇，诱导细胞内钙离子释放，从而发生钙振荡。另一种学说是可溶性精子因子学说，精子头部会释放某些可溶性蛋白质，如 oscillin，能够诱导产生 1,4,5-三磷酸肌醇，和钙离子一起诱导胞质内的 Ca^{2+} 释放，引起钙振荡，使钙调蛋白依赖的蛋白激酶 II 激活，进而降解 MPF，从而诱导卵子激活。

二、卵子辅助激活

哺乳动物以及人类卵子在受精过程中，卵子受精子及其他因素的刺激而被激活，完成减数分裂和受精，并启动胚胎发育进程。研究表明，采用 ICSI 授精方式的卵子约有 30% 不能正常受精，导致不能正常受精的原因主要是卵子受精后不能够激活或者激活不充分。目前解决的主要方法是在体外人工模拟精子对卵子激活的过程，从而克服激活失败并获得正常发育的胚胎。

（一）卵子辅助激活的机制

卵子辅助激活指的是人工模拟精子对卵子激活的整个过程。所以最接近的辅助激活刺激物，应当是能够激发精子样反应的类似物。目前卵子辅助激活的方法主要分为物理、化学激活两类，其中物理激活包括机械、温度以及电刺激处理；化学激活则包括酶处理、渗透压处理、钙离子载体 A23187 处理、乙醇处理、蛋白质合成抑制剂以及蛋白磷酸化抑制剂等方式。激活途径主要包括两种，第一种是钙离子通路，乙醇、钙离子载体 A23187、电刺激等是通过激发脉冲性钙振荡而实现卵子激活；第二种是 Mos-MAPK 通路，如蛋白质合成抑制剂、蛋白磷酸化抑制剂等是通过调节蛋白激酶或蛋白磷酸酶活性，从而使如丝裂原激活蛋白激酶等发生级联反应，通过降调 MPF、CSF 等诱导卵子的激活。

（二）卵子辅助激活的方法

精子可溶性蛋白质（如 oscillin）是理想的卵子辅助激活物质，但由于自人精子提取的蛋白质有携带病原体的风险，其临床应用并不常见。目前，临床上常用的辅助激活方法是电刺激和化学刺激。电激活多采用持续时间为 40~100 微秒，电场强度为 1.36~1.5kV/cm，脉冲形式为单脉冲或连续 3 脉冲的电压，受精率可显著提高为 70%~100%。连续多脉冲性刺激则有利于胚胎发育潜能的提高。化学激活多采用单独钙离子载体 A23187 或联合应用嘌呤霉素,钙离子载体 A23187 的单独应用虽然不能直接激发钙振荡,但是它可以间接增强精子对钙振荡的诱导激发能力,适用于精子激活能力低下的患者。钙离子载体 A23187 联合嘌呤霉素能有效地激活卵子,使人未成熟卵子释放第二极体,形成单倍体的受精卵。

(三) 卵子辅助激活在 ART 中的应用

卵子激活在受精过程中至关重要,不仅关系到受精的成功,还会影响后续胚胎的发育。卵子激活异常一方面会导致受精失败,另一方面还可能造成胚胎的发育异常等。卵子辅助激活技术可通过增强精子激活卵子的能力,减少由于激活失败引起的周期取消,从而提高辅助生殖技术的受精率以及胚胎发育潜能。

1. 卵子辅助激活技术在 ICSI 注射后未受精卵中的应用 ICSI 授精绕开了正常受精过程中精卵识别、精子穿过透明带进入胞质的过程,没有了卵子皮质反应和顶体反应。直接将精子注射到胞质内,减少了由于精卵结合障碍等引起的受精失败,使受精率显著提高,但目前 ICSI 的受精率仍然徘徊在 70% 左右。有文献报道,约 40% 卵子由于激活不完全或失败而导致 ICSI 授精失败。Zhang 等采用电刺激处理行 ICSI 后未受精的卵子发现,其中 78% 的未受精卵子可以正常受精,11% 的胚胎可发育到囊胚阶段。钙离子载体 A23187 联合嘌呤霉素也能激活 ICSI 后未受精的卵子,可使 30.1% 的未受精卵子正常受精,经染色体核型分析证实,通过激活形成的胚胎大多数具有正常的染色体核型。初步排除了孤雌激活的可能,证实了若是能采用适当措施,能够激活 ICSI 后未受精卵子,并可使其正常发育。

2. 卵子辅助激活技术在反复行 ICSI 授精失败患者中的应用 Javed M 等于 2010 年的研究表明,完全受精失败的周期数约占 ICSI 授精周期的 1% ~ 3%,主要原因有卵子成熟度低、无合适精子进行注射以及卵子激活失败等。2000 年,Rawe VY 等研究表明,在 ICSI 授精完全失败的周期中,约占 39.9% 的比率是由于卵子激活失败导致,Yanagida K 于 2004 年的研究表明,卵子激活失败约占 ICSI 授精失败患者的 32.5%。目前,卵子辅助激活技术应用于 ICSI 完全受精失败的患者,已经有获得健康新生儿的病例报道。卵子辅助激活技术,有望成为 ICSI 授精反复失败患者有效的治疗措施之一。

3. 卵子辅助激活技术在圆形精子中的应用 由于圆形精子缺乏顶体帽的结构,在受精过程中无法穿过透明带,在采用 ICSI 技术后,虽然有成功妊娠的报道,受精率依然很低,大约在 0 ~ 10% 左右。Rybouchkin 等通过小鼠卵子激活实验证实,圆形精子受精失败的主要原因是缺少激活卵子的因子,导致激活人或小鼠卵子的能力缺如或下降。应用卵子激活技术后,可显著提高圆形精子的受精率。目前,卵子辅助激活技术如采用钙离子载体 A23187 已经成为圆形精子受精失败的常用治疗措施。

(四) 卵子辅助激活的时机

卵子辅助激活应该有一个最适的时机。哺乳动物自然受精过程中,通常在精卵相互作用后几分钟到十几分钟内发生钙离子振荡,继而完成卵子激活。因此,从理论上讲,ICSI 授精后的钙振荡发生的时间应为最佳辅助激活时机,但是发生钙振荡的具体时间尚不十分明确。近期相关研究表明,钙振荡最早发生于 ICSI 操作后(14±6)分钟,最迟发生于 ICSI 后(43±20)分钟。多数研究者认为,辅助激活应该实施于 ICSI 操作后,此时实施辅助激活操作与卵子自然受精后的激活最接近,有利于有效地激活卵子。目前,在进行辅助激活的时间中,大多为行 ICSI 后 0 ~ 1 小时左右,由于实验样本的原因,尚无法进行统计学分析。陈子江等研究表明,行 ICSI 后 22 小时内卵子仍可以被激活,并且可以发育至囊胚。我们于 2014 年研究表明(数据未发表),ICSI 授精后观察原核时,给予未受精卵子 5μmol/L 离子霉素作用 20 分钟,获得的可移植胚胎进行移植,也可以得到临床妊娠。但是,卵子辅助激活的最佳时机,尚有待于进一步深入研究。

(五) 卵子辅助激活的安全性

目前尚无确切的科学证据表明,卵子辅助激活是安全的。采用人工诱导钙离子浓度升高,并不能完全模拟生理状态下由精子诱导而产生的钙离子振荡,外源钙离子对后期胚胎发育的影响尚无太多研究。2008 年,Heytens E 等采用小鼠合子为材料研究钙离子载体对小鼠卵子受精、囊胚发育以及出生小鼠的影响,结果表明,钙离子载体不影响小鼠胚胎的囊胚形成率以及内细胞团质量,进一步通过对出生后小鼠的身长、体重和形态等的研究也未发现钙离子载体会增加小鼠子代的安全风险。虽然目前尚无研究表明,目前常用的电激活、钙离子载体以及嘌呤霉素会对人胚胎造成毒性伤害,但是他们对胚胎的致畸性以及是否会导致胚胎基因组突变等,尚需大样本的数据支持。

第五节 胚胎体外培养

一、胚胎培养液

胚胎培养液是胚胎体外培养的载体,一方面为胚胎提供稳定的体外环境,如 pH 值、渗透压以及温度等;另一方面提供胚胎体外发育所需的各种能量底物、维生素、激素、生长因子以及蛋白质等物质,以利于胚胎体外正常的发育。

目前人类胚胎培养液的组成都是模拟体内输卵管内液体的组成而设计的,胚胎培养液可依据培养过程中是否需要更换新的培养液分为两种:序贯培养液 (sequential culture medium) 和单一培养液 (single step culture medium)。序贯培养液的配制理念是根据胚胎发育时期以及生长条件的不同,对所需的能量底物等各种因子的不同,而分别在培养液中添加相应的物质,也被称为"回归自然"的原则;单一培养液则是在保证胚胎培养液渗透压及 pH 值的前提下,在培养液中添加胚胎发育所需的各种营养物质及其他因子,让胚胎根据自身需要选择所需的物质。序贯培养液在培养过程中需要为胚胎更换新的培养液,其优点是可以避免胚胎发育过程中释放的有害物质损伤胚胎的发育潜能,但是更换培养液的过程也会导致胚胎自分泌或者旁分泌的一些用于调控胚胎发育的因子也会被去除,而不利于胚胎的发育。而单一培养液则存在一个相反的影响,但目前两种培养系统的临床应用方面并未见明显的差别。

(一) 胚胎培养液的主要成分

胚胎培养液的主要成分包括作为各成分载体的水,用于维持溶液渗透压和 pH 值以及细胞调节的无机离子,为胚胎生长发育提供营养和能力的各种能量底物、氨基酸和各种蛋白以及用于调控胚胎发育的细胞和生长因子等。

1. 培养液的水 水占培养液总体成分的 99%。培养液配制过程中对水的质量要求非常苛刻,不仅要去除其中的有机物、微粒和细菌、真菌等微生物,还需要经过离子交换等步骤除去其中的无机离子。因为这些物质如微生物会造成胚胎污染、无机离子如重金属离子等会造成胚胎的损伤,进而影响胚胎的发育潜能。

2. 培养液的离子组成 目前用于胚胎培养以及各种操作所用的液体离子组成主要有 Na^+、K^+、Cl^-、Ca^{2+}、Mg^{2+}、SO_4^{2-}、HCO_3^- 和 PO_4^{2-}。

培养液中的无机离子除了维持培养液的 pH 值、渗透压外,还参与了胚胎的多种生理活动,如钠、钾离子的主要功能是维持胚胎细胞离子泵的正常工作,进而调控胚胎细胞的 pH。钙离子是所有细胞的信号分子,主要功能是协调胚胎细胞内的各种细胞活动,若钙离子的浓度异常,则会导致胚胎细胞内蛋白质合成、DNA 复制、线粒体功能等发生异常,严重的还会导致胚胎细胞功能紊乱。

3. 培养液的能量底物 人类胚胎培养液中的能量底物主要有丙酮酸、乳酸以及葡萄糖等,这些能量底物的添加主要是模拟女性生殖道内液体中的能量底物成分所设计的,同时也是根据胚胎发育的不同阶段对能量底物的要求不同而进行相应变化。目前的研究表明,女性生殖道液体中的能量底物成分会随着生殖道部位的变化而变化,并不是恒定不变的,如输卵管液中乳酸浓度要显著高于宫腔液,而输卵管液葡萄糖浓度显著低于宫腔液葡萄糖的浓度。但无论是输卵管液还是宫腔液,其丙酮酸的浓度都是无显著差异的,这种变化可能是胚胎发育阶段不同对能量底物的代谢能力也不同所致。

(1) 丙酮酸和乳酸:丙酮酸是生物体基本代谢的中间产物之一,可以通过乙酰辅酶和三羧酸循环实现体内糖、脂肪和氨基酸之间的互相转化,在卵裂期胚胎中,丙酮酸是早期胚胎尤其是卵裂期胚胎发育的最关键的能量来源。人类胚胎 8 细胞阻滞的重要原因之一就是由于培养液中缺乏丙酮酸。在小鼠胚胎 2 细胞期以前的能量来源主要是丙酮酸,而乳酸则可作为 2 细胞后胚胎能量来源。乳酸作为能量物质,与丙酮酸有着协同的作用。适当的细胞内乳酸/丙酮酸比例可平衡胞质内 NAD^+/NADH 比例。

(2) 葡萄糖:葡萄糖是细胞的能量来源和新陈代谢中间产物,葡萄糖参与不同的细胞生物代谢、合成及调节。也是糖蛋白的组成成分,以及磷脂和甘油合成的重要前体。人类胚胎只有发育致密化之后,糖酵解才成为其重要的能量底物。发生致密化的胚胎对葡萄糖的依赖性很高。曾有研究结果提示,培养液中葡萄糖的消耗量可以用来作为评估囊胚发育潜能的指标。

4. 氨基酸 氨基酸在早期胚胎发育中的作用是多方面的,包括作为合成蛋白质和多肽的前体物质,提供能量来源,调节渗透压和细胞内 pH,作为金属离子的螯合剂以及抗氧化剂等,此外,在胚胎发育后期氨基酸还要担负调节细胞分化的功能。早期人类胚胎培养液中并不会添加氨基酸,直到 20 世纪 90 年代的研究结果探明氨基酸在早期胚胎发育中的重要作用,人们才将氨基酸添加到胚胎培养液中。

但是关于培养液中添加的氨基酸浓度以及种类仍然存在争议。目前的研究表明,输卵管内的非必需氨基酸浓度高于必需氨基酸。非必需氨基酸的主要功能是刺激早期胚胎分裂、提高滋养外胚层细胞有丝分裂率以及囊胚腔形成。在胚胎致密化之前必需氨基酸对早期胚胎有抑制作用,但在致密化之后,必需氨基酸的主要功能就是刺激细胞的分裂率和内细胞团的形成。

5. 维生素 维生素是调节细胞代谢过程的生物活性物质,维生素与氨基酸有协同作用,可阻止代谢干扰和不良培养条件对胚胎发育潜能的影响。动物实验证实维生素可以刺激或维持胚胎的正常发育。

6. 激素和生长因子

（1）激素:主要用于未成熟卵子的体外成熟培养,常用的激素有促卵泡素、黄体生成素、人绒毛膜促性腺激素和胰岛素等,主要功能是提高卵子体外成熟的效率以及发育潜能。

（2）生长因子:人类输卵管液体中的生长因子主要是肽类生长因子,胚胎在发育过程中也会形成很多生长因子的受体。目前已经证实可以改善临床结局的生长因子有粒细胞-巨噬细胞集落刺激因子（granulocyte macrophage colony stimulating factor,GM-CSF）,它可以提高临床妊娠率,并且不会增加流产率和新生儿安全风险。2012 年,Kawamura 等在无血清培养液中添加生长因子如脑源性神经营养因子（brain-derived neurotrophic factor,BDNF）、集落刺激因子（colony-stimulating factor,CSF）、表皮生长因子（epidermal growth factor,EGF）、胰岛素生长因子-1（insulin-like growth factor-1,IGF-1）以及胶质细胞源性神经营养因子（glial cell-line derived neurotrophic factor,GDNF）等培养人类胚胎,结果发现人类三原核合子的囊胚率增加 2.5 倍,正常受精 6~8 细胞期胚胎的囊胚率增加超过 3 倍,优质囊胚率增加超过 7 倍。此外,也有研究表明生长因子可能主要作用于囊胚形成阶段。

7. 蛋白 培养液中添加蛋白的作用主要有:蛋白通过结合脂肪酸抑制脂肪的过氧化反应,从而稳定和保护细胞膜结构;蛋白可以结合各种抗体、重金属、脂蛋白以及一些不明确的毒性物质,减少它们对胚胎的毒性影响;蛋白可以维持胶体渗透压的稳定;蛋白还可以作为囊胚发育的营养物质。体外操作液中添加蛋白可以防止胚胎互相黏附或黏在培养皿的表面,胚胎活检时添加蛋白可以减低活检细胞的膜破裂溶解几率。

目前人类胚胎培养液中最多添加的蛋白是人类血清白蛋白（human serum albumin,HSA）,其次是各种球蛋白制品包括合成血清替代品。添加蛋白的缺点是成分不稳定和可能含有内毒素。

培养液中添加的蛋白仍存在批次间的差异,同一生产商生产的每一批次的蛋白都是唯一性的,可能含有批次特异的、有潜在毒性的激素和蛋白污染物。同时,为了保持白蛋白在灭菌后的结构稳定和可溶性,经美国 FDA 许可,所有的 HSA 均会添加蛋白稳定剂,如辛酸钠和乙酰色氨酸酯钠。另外,还会添加马来酸作为防腐剂。这些蛋白稳定剂进入培养体系也可能会影响胚胎的发育。

添加蛋白时常见的另一个问题是内毒素。内毒素又称为脂多糖,是革兰阴性菌细胞壁中的一种有效成分,具有热稳定性,常规灭菌和过滤均不能去除。内毒素漂浮在培养液中,或者结合到添加的蛋白上会影响胚胎发育。研究表明,内毒素浓度高于 0.1EU/ml 可以影响胚胎体外发育,增加胚胎碎片量;内毒素浓度小于 0.02EU/ml 时,虽然不会明显影响胚胎体外发育,但可能导致活产率下降。

8. 抗生素 培养液中常规添加抗生素以减少污染的几率。青霉素和庆大霉素是培养液中添加的常用抗生素,但也有培养液添加青霉素和链霉素。青霉素是 β-内酰胺类中一大类抗生素的总称。β-内酰胺类作用于细菌的细胞壁,干扰细胞壁中糖蛋白的合成而抑制细菌细胞壁的形成。由于人类卵子及胚胎只有细胞膜无细胞壁,故毒性较小。庆大霉素是一种氨基糖苷类抗生素,能与细菌核糖体 30s 亚基结合,阻断细菌蛋白质合成,主要用于治疗革兰阴性菌引起的感染。庆大霉素比青霉素更能有效杀死和抑制精液中的细菌,而且庆大霉素也是为数不多的具有热稳定性的抗生素,因而在培养基的配制过程中得到广泛运用。

（二）培养液的 pH 值

人类胚胎培养液的 pH 值在胚胎不同发育阶段略有差异。人类卵裂期胚胎的 pH 大约在 7.1。胚胎的 pH 不仅可调节氧化代谢和糖酵解过程的许多酶通路和反应,也调节细胞分裂、分化和细胞骨架的运动。卵裂期胚胎有特殊 H^+ 和 HCO_3^- 离子膜转运系统,使胚胎可在一定范围内耐受 pH 的改变。在卵裂液中,pH 值应在 7.20～7.25 以避免胚胎应激。胚胎致密化后,胚胎外层的卵裂球扁平和紧密连接,随后发育为囊胚的滋养外胚层(TE),形成囊胚腔液体的转运上皮细胞。TE 不仅防止囊腔液体的渗漏,还可调节各种分子进出囊腔,因而使得囊胚调节自身 pH 稳定性的能力增强。囊胚发育过程中 pH 值约 7.3～7.35。

目前胚胎培养所使用的缓冲体系主要是碳酸盐/碳酸氢盐缓冲系统。培养液的 pH 值主要靠碳酸氢钠和 CO_2 的调节。该系统的 pH 值随培养环境中 CO_2 浓度的波动。测量培养液的 pH 值意义远大于测量培养箱的 CO_2 浓度。培养液的 pH 值还受海拔、温度、通气时间长短以及培养箱是否经常开关等因素影响。如果培养液通气平衡时间不足,pH 超过7.4,胚胎的形态和妊娠率都将受影响。另外,应尽量缩短胚胎不在培养箱内的时间,避免 pH 值波动对胚胎的影响。

含有磷酸盐缓冲系统(phosphate-buffered-saline,PBS)的培养液受 CO_2 浓度的影响小,曾被用于取卵和配制冷冻和解冻液,但磷酸盐的缓冲能力有限,且可能对胚胎发育产生毒性。目前在大气环境中可以维持 pH 值,常被用于配子和胚胎体外操作的缓冲液有 HEPES 和 MOPS(3-morpholinoprpanesulfonic acid)两种。

(三) 培养液的渗透压

培养液的渗透压主要是依据卵子或者胚胎发育所需的渗透压和它们对渗透压的调控能力而设计的。

1. 卵子和胚胎渗透压调节能力 排卵前,卵子和透明带内层之间有紧密连接。卵子的体积受其外周紧密围绕的透明带控制,不能独立调节自身体积,因此,对渗透压的调节能力较弱。卵子在减数分裂恢复后,卵膜微绒毛和透明带之间连接逐步消失,出现透明带间隙,而卵子的体积逐步减少。在排卵启动后大约 4 小时卵子体积减少20%。第一极体排出前卵子体积达最小值,此时,早期胚胎独有的细胞体积调节机制被激活,如卵子到胚胎致密化之前通过 GLYT1 上调甘氨酸(有机渗透压调节物质)的浓度维持细胞体积。另外,betaine 依赖的系统在受精到2 细胞期胚胎中也同时发挥作用。随着胚胎卵裂球的体积开始接近典型的体细胞时,胚胎体积调节系

统转为更经典的细胞稳态调节模式,此时胚胎对渗透压具有较强的调节能力。

2. 培养液的渗透压改变 早期研究发现,各个种属的胚胎在体外培养的过程中均存在发育阻滞问题,如鼠胚2 细胞阻滞、人类胚胎8 细胞阻滞等。除此以外研究者还发现,能够引起细胞体积缩小的刺激和干扰对早期胚胎的影响特别大,高离子浓度可能会干扰重要的酶活性,因而降低渗透压对鼠胚克服2 细胞阻滞非常关键。如 CZB 和 KSOM 两种培养液均含有 M16 培养液类似的成分,但 M16 的渗透压是 290mOsm,而 KSOM 和 CZB 分别降为 250 和 275mOsm。

事实上,输卵管液体的渗透压高于这两种培养液,说明体外胚胎培养中可能缺乏某些成分,必须通过降低无机离子浓度来补偿,而无机离子浓度过高在细胞内储积会迅速影响细胞的重要生理功能。随后的研究证实在培养液中添加无机渗透压调节物如氨基酸后可提高培养液的渗透压的同时,也可以克服2 细胞阻滞的现象。如 CZB 中添加了单个氨基酸谷氨酸和二价金属螯合剂 EDTA 可帮助克服胚胎发育2 细胞期阻滞。谷氨酸主要作为有机渗透压调节因子储存于卵子和早期胚胎,在不影响细胞正常功能的前提下调节细胞内的渗透压,避免细胞体积的迅速变化。而 EDTA 通过螯合细胞间镁离子来抑制糖酵解通路的酶。

二、胚胎培养方式

(一) 序贯培养和单一培养

1. 序贯培养 序贯培养的设计理念是"回归自然原理",根据胚胎发育的不同时期,对培养液的成分的不同要求,按照不同发育时期,体外培养胚胎相应的代谢需求配制含有不同组分的培养液,进行相应的更换。序贯培养一方面可以延长胚胎体外培养的时间,有利于胚胎的体外筛选;另一方面可以减少胚胎分泌至培养液中的有害物质对胚胎发育的影响。

2. 单一培养 单一培养是指在胚胎培养过程中不进行培养液的更换,其设计理念是一次性在培养液中添加足够的营养成分及各种细胞因子、氨基酸等,让胚胎根据自己的代谢需求选择所需的物质。一方面减少由于培养液更换对胚胎发育的影响,另一方面为胚胎发育创造一个稳定的微环境,以提高胚胎发育潜能,进而改善临床妊娠结局。

（二）序贯培养液和单一培养液

目前商业化供应的胚胎培养液主要有两种：序贯培养液（sequential culture medium）和单一培养液（single step culture medium）。虽然两种培养液的临床使用上未见明显差别，但序贯培养液的使用占主导。值得注意的是，培养液中有些成分并不是输卵管液特有的，如白蛋白和透明质酸；培养液中并非所有的成分都是必需的，如氨基酸；还有些成分如EDTA并非输卵管液成分。

1. 序贯培养液　如前所述，序贯培养液的设计基于以下几点：①着床前胚胎能量需求有改变，葡萄糖抑制卵裂期胚胎的发育；②EDTA通过影响3-磷酸甘油酸酯激酶活性抑制糖酵解，对囊胚和内细胞发育产生抑制作用；③L-谷氨酸经化学裂解产生铵，而铵的积累对胚胎发育有影响；④早期胚胎发育过程中氨基酸的作用有变化，卵裂期胚胎需要非必需氨基酸，而囊胚则需要所有氨基酸，包括非必需和必需氨基酸。

2. 单一培养液　单一培养液在IVF的全过程中使用含有一种配伍的培养液。可选择全程不换液，使胚胎避免渗透压波动或其他应激的影响，一直不受干扰，并可保留胚胎自分泌和旁分泌的营养因子的作用，或者选择在受精后D3更换一次培养液。

针对序贯培养液的设计理念，单一培养液认为：①人类输卵管液中葡萄糖浓度 $0.5 \sim 3.15mmol/L$，应在培养液中添加葡萄糖至 $1.0 \sim 2.0mmol/L$，而葡萄糖的抑制作用主要是与培养液中其他成分的相互作用导致的；②EDTA的浓度可以降低至 $0.01mmol/L$，在不影响胚胎发育的同时，具有克服2细胞阻滞的作用；③使用更稳定的双肽谷氨酸代替谷氨酸，减少铵的产生；④在氨基酸转换的研究中认为卵裂期胚胎净消耗的氨基酸均为必需氨基酸，而不是非必需氨基酸，而且目前对培养液中各个氨基酸的具体浓度缺乏数据支持。

（三）单胚胎培养和集合培养

根据胚胎培养过程中胚胎培养数目的多少，可将胚胎培养分为单独培养和集合培养。

1. 单独培养　单独培养是指每个培养微滴中只培养一枚胚胎。特定条件下，单个胚胎在体外培养系统中也能正常生存并良好发育，有较好的独立性。采用单胚胎培养一方面可以更方便地进行胚胎形态学观察，评估胚胎发育潜能；另一方面也可以避免其他胚胎在发育过程中代谢的有害物质影响胚胎的发育潜能。但胚胎培养的缺点是，可能会接受不

到其他胚胎释放的旁分泌信号，而降低其发育潜能。

2. 集合培养　集合培养是指在培养基内将多个胚胎一起培养，培养液的量也相对于单胚胎培养多，这种方式培养胚胎可以充分利用胚胎间相互的旁分泌影响，有利于胚胎的发育。小鼠胚胎实验表明，10余个胚胎一起培养时，可提高卵裂率和囊胚形成率。研究者进行了一项由72名获得9枚及以上受精卵的患者参加的前瞻性研究，将上述患者共936枚受精卵分为三组（单独培养、相邻很近的单独培养和集合培养），均置于 $30\mu l$ 的培养微滴内，培养至第五天，结果表明，与单胚胎培养组相比，集合培养组胚胎致密化率和囊胚形成率均显著提高，结合培养组行囊胚移植，可以获得较高的活产率。但是集合培养也有其相应的缺点：一是，由于每个微滴有数个胚胎，不利于进行胚胎形态学评估；二是，虽然集合培养过程中胚胎可以利用相互的旁分泌促进发育，但是培养液中也会由于胚胎的发育代谢，存在很多有害物质，影响胚胎发育潜能。此外，每个培养微滴的体积以及放置多少枚胚胎更有利于胚胎体外发育也是需要研究的课题。

（四）气体环境对胚胎发育的影响

人类胚胎培养体系是建立在体细胞培养体系的基础上的。早年体细胞培养的氧分压均为20%的大气氧分压，因此人类胚胎也多数在大气氧分压下培养。近年来，随着5%低氧环境的三气培养箱质量的逐步使用以及囊胚培养的增多，减低氧浓度从而模拟宫腔内低氧环境的培养体系成为趋势。

1. 输卵管和子宫的氧浓度　胚胎在体内是暴露于低氧环境中的。现已证实兔、恒河猴和仓鼠输卵管的氧分压是2%～6%，而宫腔内的氧分压更低，如兔和仓鼠约5%，而恒河猴宫腔氧分压仅1.5%。人类输卵管和宫腔内氧分压的研究较少，但宫腔内氧浓度约2%，也较输卵管的2%～8%进一步降低。

随着胚胎的发育，氧分压梯度降低的现象与胚胎的代谢通路的改变相符。在致密化发生前，早期胚胎主要通过氧化磷酸化产生能量，而致密化后胚胎依赖糖酵解增加ATP的产生。

2. 高氧培养环境对胚胎的可能影响　高氧培养体系并不符合胚胎在生理状态的需求。高氧浓度可增加活性氧和氧自由基的产生，而高活性的氧自由基启动细胞内级联反应，导致胚胎各种程度的损伤和老化加速，如DNA碎片增加、基因表达的改变以及细胞器和细胞膜功能受损，导致胚胎发育迟缓、

胚胎碎片增加以及凋亡或流产等。

在猪卵子的实验中,卵子暴露于活性氧后会产生不可逆的 DNA 损伤。氧自由基的清道夫如过氧化物歧化酶可对抗活性氧的作用,将其加入冷冻和解冻液中从而改善解冻卵子的存活率和受精率。活性氧是可能造成早期鼠胚 2 细胞阻滞的原因之一,并与卵裂异常和囊胚发育异常相关。

另一方面,在低氧培养环境下,低氧可能激活胚胎细胞的低氧诱导因子转录家族,从而改善胚胎的发育和胚胎质量。

然而,由于材料非常局限,与人类胚胎相关的基础研究较少。1988 年,有研究检测了受精后 2 ~ 3 天人类胚胎的耗氧量,有能量供应时为(19.6±2.4)pmol/(胚胎·小时),而在去除外源性能量供应如丙酮酸时,耗氧量(16.85±4.3)pmol/(胚胎·小时),两者之间无显著差异。该研究结果显示人类胚胎的耗氧量较牛胚高 2 倍,较鼠胚高 6 倍,因此最理想的氧分压状态可能与种属也相关,动物实验的结果未必能完全反映人类胚胎的需求。

3. 低氧培养环境对人类胚胎发育的影响 尽管动物实验证实低氧环境有利于卵子的体外成熟、受精卵的分裂以及囊胚形成、细胞数增加和囊胚孵出,但在人类胚胎的临床观察性研究中,不同氧浓度下胚胎发育及临床结局的结论不尽一致。多数研究表明,低氧培养环境对于提高囊胚发育率和临床妊娠率是非常有利的。尤其是与第 5 天囊胚移植相比较而言,在卵裂期胚胎移植培养环境的研究中,不同氧浓度对于胚胎发育和临床结局的影响更加不一致,如有文献发现低氧条件相对于高氧条件而言,对胚胎发育和临床结局并没有优势。

2011 年,对 1980 ~ 2011 年的 7 篇研究低氧浓度对人类胚胎影响的荟萃分析显示,低氧培养不改变受精率,以及受精后 2 ~ 3 天胚胎移植周期的胚胎植入率和继续妊娠率,但低氧培养显著提高了囊胚期移植周期的胚胎植入率。作者认为尽管低氧的结果更可观一些,但目前下结论低氧培养可以改善人类 IVF 结局还为时过早。但 2012 年对来自 7 个研究共 2422 个周期进行的系统回顾,并对其中 4 个研究 1382 个周期进行荟萃分析显示,低氧培养可显著提高出生率,如大气氧培养可获得 30% 的出生率的话,低氧培养的出生率在 32% ~ 43% 之间。因此作者认为低氧培养改善 IVF 的妊娠结局,尤其是提高出生率。

三、体外培养体系新进展

培养液成分的调整和生长因子的添加等一直是培养体系研究的重点,而培养液仅提供胚胎培养的化学环境,一般胚胎置于培养液中的培养也基本是静态培养。但体内输卵管的蠕动使得胚胎处于动态环境,因此目前的培养体系还不是最模拟体内生理环境的体系。近年来对胚胎培养的生理需求和物理环境的研究日益增多,但各种新的培养平台尚未在临床广泛使用。

(一) 特殊微滴培养皿

在各种动物模型中,增加胚胎的密度可能通过增加旁分泌和自分泌营养因子的作用而提高胚胎的发育潜能。因此,在特定的表面积下,减小培养液的体积更有利于胚胎的发育。传统微滴培养的体积约为 20μl,文献报道微滴最小的体积可仅为 1.5 ~ 2.0μl,供给 7 ~ 9 个胚胎连续共培养 2 ~ 3 天。但培养液滴的体积过小可能影响培养液的 pH 和渗透压,多个胚胎同时培养也难以观察每个胚胎的发育情况。近年来,人们在传统的 Petri 皿上进行多种改良,如在皿中增加一个圆形凹槽,并在凹槽内再分小凹槽,达到多个胚胎在同一个大液滴中共培养,又可独立观察各个胚胎发育情况的目的。有研究报道在实时动态观察下,这种槽中槽培养体系培养的囊胚凋亡细胞和耗氧量低于传统微滴培养的对照,并与体内发育的胚胎接近,移植后妊娠率显著高于对照组。

(二) 动态培养平台

胚胎在人类输卵管内处于动态环境中。胚胎体外动态培养即指对胚胎培养液进行机械刺激促进其流动,模拟体内的动态环境。尽管动态培养更符合生理改变,但动态培养中需要考虑多方面因素,包括液体的流动速率和方式、旁分泌和自分泌因子的稀释等。液体的流动速率和方式会影响剪切应力,而胚胎会对剪切应力有反应,剪切应力在 12 小时内超过 1.2dyn/cm² 时会导致胚胎退化。

目前文献报道的胚胎动态培养模式有旋转模式、倾斜模式和震动模式。另外,还有一些特殊装置用于控制液体的流动速率。无论哪种动态培养的方式,都可能存在有效性和安全性问题以及复杂的操作可能带来的负面影响。在大规模临床应用前,还需要对动态培养系统进行更深入的基础和临床科研。

（三）三维立体培养

与体内胚胎类似,三维立体培养时胚胎可以与周围环境更多的接触,并利于糖蛋白和其他大分子的定向和包埋。目前三维立体培养的研究主要集中在卵泡和卵子的体外培养上,采用的材料包括胶原、海藻酸盐、骨基质和特殊琼脂糖。在胚胎中采用三维立体培养仍需要进一步研究。

随着人类胚胎体外培养体系的不断完善,人类IVF的妊娠率和胚胎植入率也相应提高。然而,在着重提高体外培养的有效性同时,还必须注意体外培养的安全性。在体外培养的过程中,早期胚胎处于表观遗传重排的动态阶段。动物实验表明单单体外培养本身已经可能会造成胚胎印迹基因表达的紊乱。因此,加强人类胚胎体外培养的安全性研究,将胚胎的应激反应减至最低,从而更好地度过在体外正常生存的时期至关重要。

（韩树标　黄国宁）

第六节　胚胎质量评估

严格来讲,卵母细胞受精后即形成胚胎,因此胚胎质量的评估过程从受精后开始,直到发育到囊胚期,贯穿人类胚胎体外培养的全过程。

一、原核期胚胎形态学评估

1998 年,Scott 等首次提出原核的评估系统,原核期的观察从原核、核仁及胞质三方面进行形态评分,另外还包括了核膜的破裂和早期卵裂现象的观察。在授精后 16 ~ 17 小时进行原核的评估,对双原核胚胎两原核相邻,核仁在原核交界处成线状排列评为 5 分;如原核相离或大小非常不一致则评为 1 分且不用于胚胎移植。核仁的分级依据是在原核交界处核仁排列成线性评 5 分;开始排列成线性评 4 分;散在分布评 3 分。胞质评价侧重晕的形成和颗粒状况,胞质周围有透明晕,偶尔在核周有清楚区域或卵中央有黑色的环状物质评为 5 分;如胞质均匀或呈凹陷状和(或)胞质色黑评 3 分。授精后 24 ~ 26 小时观察到核膜破裂或卵裂为 2 细胞则再加 10 分。

2000 年,Scott 等提出 Z 分级,根据原核及核仁的大小、数目和分布情况,原核分为 Z1 ~ 4 级。

Z1 级:核仁在原核交界处线性排列,每个原核中的核仁数目不少于 3 个,且两原核之间的核仁数目相差不超过 3 个。

Z2 级:核仁的数目相等,均不少于 3 个,但核仁均匀分散于原核中。

Z3 级:两原核形态不同,核仁的数目不同或核仁的分布不同,核仁只在一个原核中排列成行,在另一原核中核仁分散排列。

Z4 级:两原核大小不等且分离或不分布于合子的中央。

通常我们进行胚胎质量的评估从原核期胚胎开始。一般依据原核大小、原核排列、核仁数目、核仁排列和分布位置等进行评估,观察要点是原核数量、排列与对称性。原核期质量最好的胚胎通常两原核紧邻接近,原核对称,核仁数量相同,5 ~ 7 个,在 2 个原核的交界处排列成行或在 2 个原核中对称地分散分布,原核周围有清晰的细胞质晕。雌、雄原核的大小有着轻微的差别。两个原核的大小、发育速度及对称性跟胚胎的发育潜能息息相关的。差别非常明显的原核,往往提示受精卵存在非整倍体等异常。雌、雄原核形成时,原核中出现核仁。受精卵中核仁的具体数目与胚胎卵裂、可移植胚胎和优质胚胎率间存在一定的相关性。有研究显示核仁数量相等、分布对称及发育同步的受精卵,有着较高的发育潜能,同时具有较好的形态,其染色体异常率较核仁发育不同步的受精卵显著降低,并能得到较高的囊胚形成率和高质量的囊胚。雄雌原核大小差别明显的胚胎染色体异常可能性大,往往不能正常发育,胚胎发育停滞的比例升高。

但后续时差技术的研究发现,在原核发育的过程中,核仁的分布和排列并不是固定的,随着时间的推移,同一胚胎的原核评分可能出现明显的变化。同时,原核期的形态仅代表受精卵的状态,反映的是配子的质量,在体外培养过程中任何影响胚胎发育的因素均可导致胚胎质量的下降。关于原核评分对于胚胎发育的预测价值,一直有争议。

二、卵裂期胚胎的形态学评估

目前移植胚胎的最常用的评价方法是分裂期胚胎的形态学评估,指标主要包括:胚胎中卵裂球数目、卵裂球的均一度、胚胎碎片数量与分布、胚胎的色泽与胞质形态、透明带与卵周隙状态等。细胞分裂时速度正常同时质量较好的胚胎常常显现出阶段特异性的细胞分裂,卵裂球大小均等,无胞质碎片。通常第二天的胚胎(受精后 43～45 小时)应有 4 个大小相等的卵裂球,并呈四面体排列,碎片小于 10%。第三天的胚胎(受精后 67～69 小时)应有 8 个大小相等的卵裂球,碎片小于 10%。胚胎的胞质形态很重要,胞质中出现的特征性表现如细胞颗粒粗或粗颗粒区域集聚、滑面内质网集聚、空泡等对胚胎的发育潜能有非常明显的影响。

　　细胞分裂速度对胚胎活力而言是最重要的指标之一。过快或者过慢的胚胎卵裂速度都不利于胚胎种植。发育速度正常的胚胎在第三天达到 7～9 细胞,并且在过去 24 小时内分裂过。发育停滞胚胎是指在 24 小时内没有分裂的胚胎。发育迟缓胚胎是指在第三天时不足 6 个细胞,但是在过去的 24 小时内分裂的胚胎。发育过快的胚胎在第三天时卵裂球数目超过 9 细胞。两个分别超过 4000 个胚胎的研究证实染色体异常的发生率在停滞胚胎、生长迟缓或过快胚胎中的发生几率较正常胚胎显著升高。

　　胚胎碎片是胚胎体外培养过程非常普遍的现象,指的是细胞外膜包裹的胞质结构。碎片表面不同于卵裂球,Johansson 等将碎片与卵裂球在直径上做了区分,将碎片定义为在第二天胚胎中直径小于 45μm,第三天胚胎中直径小于 40μm 的细胞质结构。Chi 等在人类胚胎的碎片中观察到各种类型的坏死特征。细胞碎片产生的确切机制尚不明确,是否与卵巢药物刺激和体外培养环境有关尚待验证。授精密度过高导致培养液中氧自由基含量上升、胚胎体外培养过程温度或 pH 的改变、胚胎技术人员的操作因素都有可能产生碎片,目前尚无碎片产生原因的确切报道。碎片的程度从 5% 的少量碎片到 100% 不等。碎片评级的百分比是根据碎片大小与胚胎的比较。对于 4 细胞的胚胎,25% 的碎片与一个卵裂球的体积相等。Rijnders 等依据碎片的数量将胚胎评为 4 级。1 级胚胎无碎片,2 级胚胎碎片少于 20%,碎片在 20%～50% 的定为 3 级,碎片超过 50% 为 4 级胚胎。碎片可以集聚或散在分布。现在没有对碎片位置进行评估,因为碎片是动态发生的。分析细胞碎片的类型以及细胞碎片与胚胎发育潜能的关系可发现,不仅仅是碎片的程度,碎片的类型也决定了胚胎发育能力。Alikani 等将 D3 分裂期胚胎的碎片分类为 5 种类型。1 型的碎片少于 5%,位置局限;2 型碎片大于 5%,伴有 5 个或 5 个以上形态均匀的卵裂球,大多局限在某一位置;3 型碎片散在分布,体积相近;4 型碎片面积大而分散,大小不均,

而卵裂球数目少;5 型碎片分散,细胞边界不清,常伴胞质收缩和颗粒化。种植潜能最好的是 1 型和 2 型碎片,3 型、4 型胚胎种植潜能减少。显微操作可将胚胎碎片吸出,但侵入性操作的临床效果有待考证。Van Royen 等发现胚胎期 10% 碎片对着床率的影响可以忽略不计。碎片不能作为用来判断胚胎质量的唯一形态标准。

　　所谓多核现象指的是在一个卵裂球中不止一个细胞核出现。有良好发育潜能的胚胎不应该出现多核现象。受精后第二天,只要在一个细胞中发现多核即可鉴定此胚胎出现了多核现象。实验室需要标记多核的胚胎,如果能在第二天标记卵裂球更为理想。还可以在第三天评估多核现象,但是这时因核较小不易观察。产生卵裂球多核的因素很多,可能的影响因素包括培养皿和取卵过程中不适当的温度控制。Staessen 等提出多种可能导致多核卵裂球出现的机制,包括有丝分裂无胞质、部分碎裂、有缺陷的染色体在有丝分裂后期的迁移。多核也与卵裂球大小不均有关。卵裂球多核胚胎出现异常染色体几率较大,被证实会导致种植能力较低,影响妊娠与分娩结局。

　　随着胚胎评估方法的发展,新的评分系统结合了细胞数与胚胎碎片、卵裂球均一度等诸多特征以改善较单一的评价选择方法的缺陷。考虑到细胞数是胚胎发育的重要指标,Desai 等的胚胎评估方法将细胞数纳入分裂期胚胎的评分系统,并将观察指标量化。胚胎依据卵裂球数目,1 个计为 1 分;有碎片(碎片小,局限在卵周隙)时减 2 分;细胞大小均匀,卵裂球扩张良好(卵周隙小),胞质没有空泡,细胞出现斑点,致密化征象,上述 5 项每项 0.4 分。Racowsky 等将细胞数、碎片、卵裂球均一度三个指标整合在一个胚胎的评分中。细胞数依据卵裂球数目标记为 1～14;碎片分为 5 个标记;卵裂球均一度分为 3 个标记。如胚胎标为"801"可知胚胎形态为 8 细胞、无碎片、部分不均。

三、囊胚的形态学评估

　　囊胚的形态与妊娠率和种植率有关,通过对囊胚的发育速度和形态质量进行评价,为选择移植胚胎及评估胚胎着床率及妊娠率提供依据。虽然胚胎发育为囊胚的胚胎,非整倍体的比例有一定程度的下降,但是仍存在一定比例的非整倍体胚胎,因而单纯依靠囊胚的形态学评分并不能可靠地估计非整倍体的存在。

卵母细胞在受精后 106～108 小时(取卵后的第 5 天)有可能发育到囊胚,细胞之间开始形成囊腔,内充满液体。胚胎形成囊胚后,细胞功能首次出现分化,形成滋养细胞和内细胞团细胞两种细胞成分。滋养细胞排列形成连续的一层,围成一个球面,衬于透明带内侧。在滋养细胞层内侧,可以看到明显的内细胞团,形态良好的内细胞团是个由许多细胞形成的致密细胞团,细胞总数可达 60 个以上。由于胚胎的内在发育速度不一致以及不同的培养条件下胚胎发育速度可能存在差别,部分中心可能在受精后第 6 天、第 7 天甚至更晚观察到囊胚形成。已经有大量的文献证实,较早形成的囊胚发育潜能可能较佳,移植后可以获得更好的妊娠率,第 7 天及以后形成的囊胚,染色体异常的几率可能增加。

但是也有一些文献结论认为第 5 天和第 6 天形成的囊胚,如果质量接近,则可以获得类似的妊娠结局。第 7 天及更晚形成的囊胚依然有少数获得妊娠并分娩正常新生儿的病例报告。

目前国内外的多数胚胎学家认为囊胚的观察时间通常应该在受精后第 5～6 天。

囊胚形成后,随着囊胚腔的扩张,囊胚的直径会逐渐增大,从受精卵的 160μm 左右增加到 180～230μm 左右。透明带明显变薄。使用倒置显微镜观察囊胚时,由于 ×40 物镜的景深有限,仅能看清少数几层细胞(20μm 左右)厚度内的细胞结构,为了清楚而全面地观察囊胚的内细胞团和滋养细胞层的质量,需要调整物镜的焦距,从囊胚的顶部一直观察到底部,便于对囊胚质量进行全面的评估。

物镜聚焦在到囊胚中部的赤道面时,可以看清滋养细胞的侧面,呈镰刀状、新月形或梭形,质量好的滋养细胞层,其细胞大小较为一致,沿透明带内侧均匀规则排列。可以对这一"赤道面"上的滋养细胞进行大小的测量和计数。

然后将物镜聚焦在囊胚顶部或底部,可以清楚地观察到滋养细胞的正面,呈近似的圆形或多边形,能够很容易观察到滋养细胞的细胞核以及细胞核内的核仁。质量良好的滋养细胞层,滋养细胞大小一致,近似六边形或其他多边形,互相镶嵌呈铺路石样。通常可以仅观察囊胚底部。

由于重心的原因,内细胞团往往位于囊胚的底部,将物镜聚焦到此高度,可以清楚观察到内细胞团的大小、细胞组成情况和折光情况,对内细胞团大小进行测量也比较容易。

对于囊胚的形态学质量,Dokras 提出一种较为简便的分级方法,将囊胚分为 3 级。

1 级:第 5 或第 6 天形成具有清晰的滋养层细胞和内细胞团的扩展囊胚。

2 级:比 1 级囊胚发育延迟 24～48 小时,第 6 或第 7 天形成与 1 级形态相似的囊胚。

3 级:体外培养 5～7 天形成的内细胞团与滋养层细胞内有一些退化区域并且囊腔发育差的囊胚。

该方法评价指标较为简易而主观,因此应用的中心较少。

目前应用较为广泛的是 Gardner 提出的方法,从囊胚的扩张状态、内细胞团(ICM)和滋养外胚层的发育对囊胚进行评估。这一观察方法被称为人类囊胚分级系统(scoring system for human blastocysts)或数字字母评分法,在国际 IVF 领域应用多年。该方法的主要的观察指标更为丰富,包括:囊胚腔扩张的程度、内细胞团分级和滋养层细胞的分级。

(一) 囊胚腔扩张的程度

有学者认为第 5 天形成的囊胚,其扩张程度与种植率关系不密切。但也有人认为并非如此。存在这种分歧的一个重要原因是,当胚胎发育处于囊胚的早期时,囊腔较小,难以细致观察内细胞团和滋养细胞的质量。而不同扩张程度的囊胚,不仅大小不一致,而且对于机械损伤以及冷冻损伤的耐受性也存在明显的差别,完全孵出的囊胚非常脆弱,即使很轻柔的操作也很容易损伤滋养细胞。所以囊胚腔扩张程度的判断,对于下一步评价滋养细胞层和内细胞团的质量以及决定对囊胚的操作都非常重要。

根据囊胚腔的大小和是否孵化将囊胚的发育分为六个时期。

1 期:早期有腔室囊胚,囊胚腔小于胚胎总体积的 1/2。

2 期:囊胚腔体积大于或等于胚胎总体积的 1/2。

3 期:完全扩张囊胚,囊胚腔完全占据了胚胎的总体积。

4 期:扩张囊胚,囊胚腔完全充满胚胎,胚胎总体积变大,透明带变薄。

5 期:正在孵出的囊胚,囊胚的一部分从透明带中逸出。

6 期:孵出的囊胚,囊胚全部从透明带中逸出。

(二) 内细胞团分级

内细胞团的大小与质量,与种植率存在密切关系。

内细胞团微呈卵圆形,内细胞团细胞的分裂速度较慢,滋养细胞层细胞的分裂速度为其 1.5 倍。因此,在囊胚发育到 3 期以后,内细胞团的大小变化不明显。1 期、2 期的早期囊胚,由于囊腔较小,滋养细胞数目少,内细胞团的界限不明确。质量良好的内细胞团,在第 5 天可以达到 60 个细胞,第 6 天甚至超过 120 个细胞,但不同质量的囊胚,其细胞数量可以有极大的差异。质量良好的内细胞团直径通常在 $60 \sim 80 \mu m$ 左右。有研究认为,较好质量的内细胞团面积应该超过 $4500 \mu m^2$,如果内细胞团大小较小、细胞连接松散或能见到退化坏死的细胞,则质量不理想,种植率降低或染色体异常的可能性更大。

因此,处于 3~6 期的囊胚,应对其内细胞团进行质量分级。

内细胞团分级:

A 级:细胞数目多,排列紧密。

B 级:细胞数目少,排列松散。

C 级:细胞数目很少。

（三）滋养层细胞的分级

由于滋养细胞未来形成的并非胎儿本身,而且细胞的分裂速度比较快,因此曾有人认为囊胚内滋养细胞的数量对于种植影响不大,但是最近几年的研究发现,囊胚滋养细胞层的质量,对种植率有重要影响,甚至多篇文献认为其质量的好坏对种植率的影响大于内细胞团质量的作用。

3~6 期的囊胚的滋养层细胞分级:

A 级:上皮细胞层由较多的细胞组成,结构致密。

B 级:上皮细胞层由不多的细胞组成,结构松散。

C 级:上皮细胞层由稀疏的细胞组成。

根据这个分级方法,第 5 天最好的囊胚评分应该是 4AA,根据国外文献报道,这种质量的囊胚,进行单囊胚移植的种植率超过 50%。

（四）其他评价内容

Gardner 的人类囊胚分级系统与 Dokras 的分级标准相比,观察指标较细致,根据囊胚发育阶段、内细胞团和滋养层细胞的综合情况来对囊胚质量进行评定,评定更全面,与临床结局的关系也更密切。但囊胚形态学评定的主观性仍较强,迫切需要一个统一的量化指标对囊胚质量进行分级界定。另外,在观察囊胚时,还会发现存在一些其他情况,人类囊胚分级系统的描述中并未指出其意义。

1. 皱缩的囊腔　有时在观察囊胚时会发现有一部分囊胚的囊腔塌陷,或称为皱缩。此时滋养细胞层和内细胞团皱缩在一起,难以进行准确的质量评估。对囊胚发育的 timelapse 观察发现,多数囊胚从形成早期发育到完全孵出的过程中,会发生多次囊胚的自然皱缩和恢复扩张,这其中皱缩状态持续的时间很短,通常不超过 1 小时,因此单次观察时发现皱缩状态的机会较少。对于这种囊胚,可以等待 1 小时,待囊腔扩张后进行重新评分。如能够重新扩张,则对种植率几乎无影响,但如果大多数被观察到的囊胚均处于皱缩状态,或者等待足够长的时间囊腔仍不能恢复扩张,则说明培养体系出现了严重问题。

2. 碎片　在卵裂期阶段胚胎内的碎片,可能有一部分在发育过程中被细胞吸收,但多数在随后的胚胎致密化过程中,被致密化的细胞团排除在外,随着囊腔的形成,被挤压在滋养细胞层和透明带之间。如果对囊胚进行人工皱缩,囊胚腔塌陷,则更容易分辨这些碎片,碎片常附着于透明带,而滋养细胞层与之连接不紧密。囊胚孵出后,这些碎片常残留在透明带内,不再参与后续的胚胎发育与着床。但是,因为胚胎从受精后发育到囊胚的阶段,来自卵母细胞提供的原生质总量没有增加,因此大量碎片的存在,往往会导致滋养细胞和内细胞团细胞数量与形态评分的下降。

3. 大细胞　少数胚胎在致密化过程中,还有可能将某个细胞排斥在外,或者包裹在其内部,囊腔形成后,这些大细胞没有分裂,继续存在于囊胚内或囊腔外。与碎片类似,这种情况,通常对种植率没有明显影响,但是大细胞的存在,往往同样伴随着囊胚滋养细胞层或内细胞团评分的下降。

四、非侵入性胚胎评估

形态学评估技术是辅助生殖实验室最常用的评价着床前胚胎发育潜能的方法。但是胚胎形态与胚胎活力之间没有绝对的相关性,形态学评估指标的精准性仍不够满意,技术上存在局限性。形态学评价也受到临床胚胎学家的主观因素的影响,影响了胚胎质量评估的可重复性。探索既能够客观准确评价胚胎发育潜能,并且又是非侵入性、对胚胎无损伤的检测手段以及观察指标,一直是胚胎学家的追求目标。

Mains 等发现在形态评分高的囊胚,其培养液中载脂蛋白 A1 水平较高,说明脂蛋白在早期胚胎发育中可能存在作用。在胚胎发育的早期代谢中,主要消耗的是葡萄糖、丙酮酸盐和乳酸盐这三种能量物质。Jones 等使用非侵入性技术研究了 189 枚人类桑葚胚与囊胚期胚胎的糖代谢,发现可以将其用于胚胎发育能力的预测。从桑葚胚到正在孵出或已孵出囊胚的发育阶段,葡萄糖的摄取有线性增加的趋势,而糖酵解的情况则没有差异。因此可能通过测定葡萄糖的消耗量来推测胚胎的代谢状态,进而评判胚胎质量。在胚胎培养液中,氨基酸是重要的添加成分。根据胚胎不同发育阶段对培养液成分的需求,培养基中添加了不同类型氨基酸。氨基酸在培养液中的消耗状态,也可作为胚胎发育潜能的一项评价指标。活性氧是正常有氧代谢的产物,过高水平的活性氧对 DNA、蛋白和脂质都会造成氧化损伤,因此胚胎培养基中的总抗氧化能力与胚胎发育能力是密切相关的。抗氧化能力强的,分裂期胚胎细胞数适宜且胚胎碎片少,至囊胚期的胚胎发育情况也较好。

人类白细胞抗原 G(human leukocyte antigen G,HLA-G)是人类的主要组织相容性复合物,在早期胚胎发育和种植等方面发挥重要作用。在种植前胚胎发育及其代谢过程调控中,存在一种可溶性的人类白细胞抗原 G(soluble HLA-G,sHLA-G),在人类 4~8 细胞阶段胚胎均有分泌,随着胚胎的发育 sHLA-G 含量上升。Rebmann 等在德国进行了多中心研究,随机收集了来自 29 个德国生殖中心的 2364 个周期 4212 个胚胎培养液,以评价 sHLA-G 在胚胎培养中的检测参数以及与临床预后的相关性。结果显示,只有分裂期胚胎是 sHLA-G 检测鉴定的独立因素。sHLA-G 的测试可能将妊娠率从 30% 提高到 40%,与辅助生殖技术的临床妊娠结局显著相关,对于单胚胎移植技术而言 sHLA-G 的水平更为重要。患者年龄、移植胚胎数量、胚胎形态学分级与 sHLA-G 的水平均是预测妊娠的独立因素,其中后两者最有临床价值。胚胎形态学评分系统仍是胚胎选择的最好策略,但在形态同等质量的胚胎之间作出选择时,sHLA-G 作为非侵入性胚胎选择的标志物,可以被考虑。

发展客观、精确、快速并且经济实惠的检测方法帮助胚胎发育能力评估,是生殖医学的重大研究目标。最近,在辅助生殖领域,关于基因组学、转录组学、蛋白质组学和代谢分析方法的全局评估策略已展开深入探讨。这些技术应用于胚胎发育的不同阶段,具有独特的优势,导致相关的生物标志物的发现成为可能,其中一些方法的临床预测价值已被盲法试验验证。虽然仍缺少这些新型检测方法单独使用或(和)形态评估联合使用,在与传统的形态学评估方法的随机前瞻性研究结论,但最新的研究结果已相当令人鼓舞。一个或多个测定指标组合起来的快速、廉价、使用方便和非侵入性的评价方法有可能应用于临床实践,有助于准确评估胚胎的内在发育潜能,指导调整临床方案,挑选发育潜能优良的胚胎进行移植,最终有效改善试管婴儿的临床结局并同时减少多胎妊娠。

(孙正怡)

第七节　透明带异常与胚胎辅助孵出

哺乳动物卵母细胞和早期胚胎外包绕着一层细胞外基质,厚约 3~15μm,称为透明带(zona pellucida,ZP)。透明带形成于早卵泡期,由卵母细胞及颗粒细胞分泌而成。透明带主要包含糖蛋白、碳水化合物以及透明带特异性蛋白。透明带在精卵结合中充当"守门员"的角色,并且具有识别同种属精子、排斥异种属精子的功能;精子与透明带结合后,发生顶体反应,顶体外膜与精子细胞膜融合,释放顶体酶;发生顶体反应的精子穿过透明带,到达卵周间隙,精子细胞膜与卵母细胞膜相融合,精原核进入卵母细胞质内完成受精,此过程可诱发透明带反应,卵母细胞内皮质颗粒释放,透明带不再与其他精子结合,也不允许其他精子穿过,避免多精受精。由此可见,透明带在精子黏附、介导顶体反应、促进精卵融合、防止多精受精中起到了重要作用。另外,透明带还是卵母细胞和早期胚胎的保护屏障,可保护胚胎的完整性,以利于其在输卵管中的运输,保护其不受微生物和免疫细胞的攻击。在囊胚阶段,透明带自然变薄溶解,以利胚胎孵出。可见,透明带是卵母细胞的重要结构之一。

一、透明带结构

透明带指的是包裹在卵母细胞外的一层透明的非细胞基质,主要由硫酸化糖蛋白构成。透明带的厚度(1~27μm)、蛋白含量(1~30ng)因物种而异。透明带为双层结构,外层较厚,内层较薄且富有弹性。在电镜下,透明带是由互相连接的细丝按照一定的顺序排列而成的海绵状结构,网孔是由细丝围成较大的网格形成的,孔周围的紧密部分由细丝相互连接成紧密网格形成,外层网孔比内层网孔大,其作用可能是便于精子穿透,因为研究发现致密光滑的外层透明带,精子穿透较困难。

透明带蛋白:透明带结构与组成的知识多来源于鼠的研究。鼠卵母细胞透明带厚度约 6.2μm,含蛋白质约 3.5ng。这些蛋白为糖蛋白,分为 mZP1(200kDa,含 623 个氨基酸)、mZP2(120kDa,含 713 个氨基酸)、mZP3(83kDa,含 424 个氨基酸)三种。mZP2 与 mZP3 异二聚体构成的多聚物形成细丝,而细丝之间的相互连接主要由 mZP1 构成。在精卵结合时,mZP3 是精子的初级受体,与获能后的精子相结合(具有种属特异性),同时 O 链端糖基可介导顶体反应;mZP2 是精子的次级受体,与发生顶体反应后进入透明带的精子结合,防止多精受精;mZP1 主要作用是保持透明带的完整与结构稳定。研究发现,mZP1 基因缺失的雌鼠胚胎过早孵化的发生率增加,生育力下降;mZP2 基因缺失的雌鼠早卵泡期透明带较薄,与正常雄鼠交配后无法形成两细胞胚胎;mZP3 基因缺失(mZP3⁻/⁻)的雌鼠无透明带形成,mZP3 基因部分缺失的雌鼠形成的透明带较薄。同时,mZP3 基因敲除的雌鼠与野生型雌鼠相比,卵巢体积减小,卵巢内所含成熟卵泡也较少。

与鼠不同的是,人卵母细胞透明带含有四种糖蛋白,分别为 ZP1、ZP2、ZP3、ZP4。ZP1 基因位于 11 号染色体上,含 638 个氨基酸,与 mZP1 有 67% 的氨基酸序列相似;ZP2 基因位于 16 号染色体上,含 745 个氨基酸,与 mZP2 有 57% 的氨基酸序列相似;ZP3 基因位于 7 号染色体上,含 424 个氨基酸,与 mZP3 有 67% 的氨基酸序列相似;ZP4 基因位于 1 号染色体上(此基因在鼠中是假基因),含 540 个氨基酸。四种 ZP 蛋白均含有 N 端疏水性氨基酸残基信号肽序列,均含有被称为"ZP 结构域"(ZP-domain)的模体,共含 260 个氨基酸残基,特征是 8 个保守的半胱氨酸残基和 β 链含量高。这一结构域在转化生长因子-β 受体Ⅲ、尿调节素、胰腺分泌颗粒蛋白中也存在。ZP 结构域可能在 ZP 蛋白聚合形成透明带时起重要作用。

人 ZP 蛋白的功能与鼠 ZP 蛋白大体相同。人 ZP1 可与已获能、顶体完整的精子头部相结合,对已发生顶体反应的精子则无反应。将由大肠埃希菌表达的重组人 ZP1 与获能的精子共同孵育,无法诱发顶体反应,但是由杆状病毒表达的重组人 ZP1 与获能的精子共同孵育后却以剂量依赖性的方式成功诱发顶体反应。ZP1 在精卵结合中的作用究竟如何,还需进一步研究。

人 ZP2 与 mZP2 作用类似,都是精子的次级受体。经免疫亲和纯化的人 ZP2 不能与获能的精子结合,但可与发生顶体反应的精子顶体部位结合。由大肠埃希菌和杆状病毒表达的重组人 ZP2 均可与发生顶体反应的精子顶体部位或赤道部位结合。但是,无论是纯化人 ZP2 还是重组人 ZP2 与获能的精子共同孵育后,均无法诱发顶体反应。在鼠模型中,精卵细胞膜融合、皮质颗粒释放后,ZP2 水解,不再与精子结合。如果 ZP2 不水解,那么精子仍可识别 ZP2,与受精卵相结合,由此推断 ZP2 水解是避免多精受精的重要机制。但人 ZP2 水解是否有同样的作用还需进一步研究。

纯化或重组人 ZP3 均可以剂量依赖的方式诱发顶体反应。杆状病毒表达的重组人 ZP3 含有 N 端糖基(甘露糖 α-1-3 或甘露糖 α-1-6 残基)和 O 端糖基(α-O 半乳糖苷或半乳糖胺)。如果去除重组人 ZP3 的 N 端糖基,其介导顶体反应的能力大大下降,但去除 O 端糖基则对介导顶体反应无影响,提示人 ZP3 介导顶体反应的主要是 N 链端糖基。ZP3 与精子细胞膜上的受体——透明带受体激酶(zona receptor kinase,ZRK)结合,激活 Gi 蛋白和酪氨酸激酶,进而激活腺苷酸环化酶,细胞内 cAMP 迅速上升,导致膜电位去极化,Na^+/H^+ 交换增加使细胞内 pH 值上升,另外电压依赖的钙通道激活使细胞内钙离子迅速上升。除此之外,ZP3 介导顶体反应还可通过激活烟碱样乙酰胆碱受体、γ-氨基丁酸氯通道和甘氨酸受体完成。人精子顶体酶释放的一个标志是细胞内 Ca^{2+} 增加。细胞外 Ca^{2+} 在透明带蛋白的作用下,由细胞外转移至细胞内,对于初始阶段细胞内 Ca^{2+} 增加具有重要作用,之后又可促发细胞内储存的 Ca^{2+} 释放。另外,研究发现杆状病毒表达的重组人 ZP4 也可介导顶体反应,主要信号通路包括酪氨酸激-蛋白激酶 C 等。ZP3、ZP4 都可与顶体完整的获能精子结合并介导顶体反应。

有研究发现,ZP1 基因突变的人卵母细胞缺乏透明带,表现为原发性不孕。还有学者报道透明带呈锯齿状的卵母细胞通常缺乏卵周间隙,或是卵周间隙很小,卵母细胞的成熟度、临床妊娠率都降低。

二、透明带与孵化

卵母细胞受精之后,随着胚胎的发育,透明带会逐渐变薄,直至破裂,胚胎从破裂的透明带中出来,称为孵化。一方面,胚胎发育到 5~7 天时,细胞数不断增加,囊胚腔形成,透明带受到囊胚扩张的压力作用逐渐变薄；另一方面，胚胎可能产生溶解酶，溶解透明带使之破裂。同时，子宫内膜也可能分泌溶解酶消化透明带。从体外培养的胚胎也可发生孵化这一点来看，前两种机制可能起更重要的作用，但何者为主还不清楚。胚胎孵出后，滋养细胞与内膜的接触面积增加，有利于着床。

1991 年，Cohen 等发现与透明带完整的胚胎相比，切割透明带形成小口后的胚胎着床率显著提高；同时发现，着床潜能高的胚胎其透明带较薄。Wright 等人报道在受精卵发育到卵裂期胚胎的过程中，透明带厚度变化较大，27% 的合胞体透明带厚度发生变化，而随着培养时间延长，51% 的卵裂期胚胎存在这一现象，说明透明带变薄是一个主动过程，受体外培养时间影响；相反，未卵裂的受精卵其透明带的厚度不发生变化。Cohen 等还发现，透明带变化程度为 25% 时，着床几率为 40%；当透明带变化程度为 10% ~25% 时，着床几率下降至 25%。由此推测透明带过厚的胚胎可能孵化能力受损，着床率下降。

但是，也有一些研究认为透明带厚度与着床率无明显关系。Balakier 等的研究中，在接受 IVF/ICSI 治疗的 744 名病人中，共 5184 枚胚胎，发现其透明带厚度平均为（16.18±20.00）μm，透明带厚度与女方年龄、hCG 日 E_2 值、基础 FSH 值、超促排卵方案、不孕原因、着床率和妊娠率等均无明显相关，但与胚胎质量显著相关，即形态学评分高的胚胎与评分低的胚胎相比，透明带较薄；透明带厚度不影响着床率和妊娠率。还有报道称已怀孕与未怀孕的妇女平均透明带厚度相似，分别为 18.5μm 和 17.8μm，提示胚胎孵化除了与透明带厚度有关外，还可能与透明带内层的弹性有关。

除此之外，胚胎难以孵化还可能与产生的溶解酶不足有关。体外培养条件不佳可能会影响溶解酶的分泌，进而影响胚胎孵化。还有一些胚胎存在溶解酶自身分泌不足，孵化能力受损。这种情况下，就需要人工方法辅助胚胎孵化。

三、辅助孵化的原理

辅助孵化与胚胎着床之间的关系目前仍不清楚。只有发展到一定阶段的胚胎到达正处于着床窗的内膜时，才有可能着床。有研究发现，较早着床妊娠结局好，而晚着床与流产率高相关。透明带削薄的胚胎较透明带完整的胚胎孵出早。可推测辅助孵化可促使胚胎与内膜较早接触，进而完成着床。另

外，尽管透明带通透性强，其厚度却可影响物质的穿透率。辅助孵化可加快胚胎内外代谢产物和生长因子的相互交换，有利于培养液中营养物质的运输，从而增加胚胎的发育潜能。另外，促排周期的女性着床窗要比自然周期的女性早 1 ~2 天，人工削薄透明带可使胚胎提前孵化，从而弥补胚胎发育潜能在体外下降这一缺陷。

四、辅助孵化的方法

（一）机械法

Cohen 最初采取的是透明带部分切割法（partial zona dissection，PZD），方法是用固定针固定好胚胎，穿刺针从 1 点方向刺入透明带，11 点方向出针，进针点为透明带下两卵裂球的间隙处，不断移动穿刺针，使其上部分透明带与固定针摩擦，直到透明带上产生一个切口。PZD 操作迅速，但开口的大小有时可能并不合适，囊胚孵出经过狭窄的裂隙时可能发生挤压或嵌顿，造成单卵双胎或孵化困难。改良 PZD 采用二次切割法，在透明带上做十字切口，这种方法形成的透明带开口更大，有利于胚胎完全孵出。Nijs 等使用细针轻微摩擦透明带使之变薄，这样透明带上不会形成开口，囊胚丢失或微生物、免疫细胞侵入的风险随之降低。还有一种机械扩张法。该方法是受囊胚对透明带的扩张作用的启发而来。它既不会使透明带变薄，也不会使透明带破裂，而是在透明带内的卵周间隙注射液体，以期通过流体静压使透明带扩张，进而使胚胎孵化。这种方法对于胚胎来说也是相对安全的一种方法。

（二）酸化法

这种方法也是 Cohen 提出的。与 PZD 类似，用固定针固定好胚胎，充满台式酸（Tyrode's acid）的穿刺针从卵周间隙进针，喷出台式液，使透明带部分溶解形成缺口，之后迅速吸走多余的台式液，并将胚胎移走漂洗。这种方法要求操作迅速，以避免胚胎暴露于过多的台式酸中。

（三）酶解法

酶解法采用链酶蛋白酶进行辅助孵化。将卵裂期胚胎完全进入含 0.5% 链酶蛋白酶的培养液中消化 25 ~30 秒，当在镜下观察到透明带变薄、变模糊，卵周间隙增大时，迅速将胚胎转到体外培养液中冲洗 4 ~5 遍，放置 1 ~2 小时后再行移植。如果透明带无明显变化，则将胚胎放在含酶培养液中再消化 30 ~60 秒直至透明带变化。

（四）电压法用固定针固定好胚胎后，电压脉冲控制器使胚胎震动，在透明带上形成圆锥形小口，数个小口形成大孔，便于胚胎的完全孵化。

（五）激光法

这一方法由 Tadir 和 Palankar 于 1991 年报道。激光能准确聚焦在靶点部位，操作渐变，是显微操作的理想工具。激光束可通过透镜以非接触的方式作用于透明带，或通过光导纤维直接接触透明带。最初，配子的显微操作多选用非接触的方式，激光的波长也各有不同。后来，直接接触的方式多选用紫外线和红外线。直接接触的方式和紫外线可能造成胚胎畸变，因此目前多倾向于使用红外线二极管激光器以非接触的方式操作。

起初，激光辅助孵化的操作方法是在透明带上钻孔。近年来，有学者认为削薄透明带也可起到辅助孵化的作用。电镜下发现激光打孔后透明带并无其他结构上的损伤，由此出生的婴儿随访也并无不良结局。激光辅助孵化容易操作，耗时少，操作稳定性好，是目前应用最广泛的方法。

Balabam 等回顾性分析了采用透明带部分切割、酸性台式液溶解、激光打孔、蛋白酶解等四种辅助孵化方法的 794 个 IVF-ET 周期，发现四种方法在着床率和临床妊娠率上相似。但一项 Cochrane 综述显示化学方法的辅助孵化（包括酸化法和酶解法）可显著提高妊娠率（11 篇 RCT 研究，$OR = 1.33$；$95\% \ CI：1.08 \sim 1.71$），激光法和机械切割法对提高妊娠率无益。

五、辅助孵化的争议

辅助孵化是否对所有患者都有效？一项 Cochrane 综述纳入了 31 个 RCT 研究，共有 5728 名妇女接受 IVF/ICSI 治疗，其中 2933 名妇女为辅助孵化组，另外 2795 名妇女为对照组，两组临床妊娠率的 OR 值为 1.13（$95\% \ CI：1.01 \sim 1.27$），辅助孵化组临床妊娠率略高于对照组，但有显著性差异。虽然辅助孵化的应用已有 20 余年，但关注辅助孵化与活产率的研究却比较少。在这篇 Cochrane 综述中，共有 9 篇文章研究了辅助孵化与活产率的关系，综合来看，共有 255 例活产婴儿，但辅助孵化与未辅助孵化两组活产率无显著差异（$OR = 1.03$；$95\% \ CI：0.85 \sim 1.25$）。因此，辅助孵化是否能改善活产率，还有待进一步的研究。这篇综述的异质性较高，因此综合数据所得的结论可能不适合于临床，意味着辅助孵化可能并不适用于所有人群。

另一些研究认为，辅助孵化可能对一些特定的人群有效。在前述 Cochrane 综述的一项亚组分析显示，综合 9 篇 RCT 研究结果，辅助孵化对既往 IVF 失败的患者有益（$OR = 1.34$；$95\% \ CI：1.04 \sim 1.73$），但对活产率无效（1 篇研究，$OR = 1.4$；$95\% \ CI：0.62 \sim 3.13$）。在预后不好（包括女方年龄大、胚胎质量差等）的患者中，辅助孵化也是有益的（12 篇研究，$OR = 1.49$；$95\% \ CI：1.19 \sim 1.85$），但对预后较好的患者无明显益处（4 篇研究，$OR = 0.94$；$95\% \ CI：0.74 \sim 1.19$）。

六、辅助孵化的风险

辅助孵化可能会有一些并发症，包括对胚胎造成致死性损伤，降低胚胎发育潜能，以及增加单卵双胎的发生率。透明带可保护胚胎免于遭受毒性物质、微生物和免疫细胞的侵袭，对透明带的显微操作无疑破坏了这一保护机制。另外，如果透明带开口过小，囊胚孵出过程中可能受到阻碍，导致孵出困难，或者透明带上形成的浅沟可能卡住孵出的胚胎，使之呈"8"字形改变，之后囊胚一部分脱落，形成单卵双胎。如果透明带开口过大，囊胚可能在紧密连接形成前通过缺口丢失，造成单卵双胎，胚胎死亡或者空泡化。

接受辅助孵化的患者多胎妊娠率可能增加。一项综合了 14 篇研究结果的 meta 分析显示，辅助孵化后多胎妊娠率的风险显著增加（$OR = 1.39$；$95\% \ CI：1.09 \sim 1.77$）。其中，一篇 RCT 使用完整剥离透明带的方法进行辅助孵化，对多胎妊娠率无明显影响（$OR = 0.62$；$95\% \ CI：0.07 \sim 5.28$）；另外 7 篇 RCT 使用透明带破裂的方法进行辅助孵化，综合其结果发现多胎率无明显增加（$OR = 1.51$；$95\% \ CI：1.05 \sim 2.17$；$P = 0.06$）。但综合另外 4 篇使用透明带削薄辅助孵化的 RCT 研究发现，多胎率显著增加（$OR = 1.39$；$95\% \ CI：1.05 \sim 1.84$；$P = 0.003$）。

在一项纳入 2163 个周期的回顾性研究中，共发生 6 例单卵双胎，其中 3 例用酸化法进行辅助孵化，2 例曾行透明带下授精。在另外一项研究中，曾用 PZD 行辅助孵化的 674 个胚胎中，共有 8 例单卵双胎（占 1.2%），而没有进行辅助孵化的 559 个胚胎中，无一例单卵双胎。另外一项病例对照研究回顾性纳入了 35 503 个移植周期，病例组为单卵双胎组，对照组分为两组——非单卵双胎的多胎组和单胎组，结果发现，与对照组相比，病例组的胚胎接受过辅助孵化的比例更高，在对患者年龄、移植胚胎数、既往周期数等进行校正后,单卵双胎组接受过辅助孵化的比例是多胎组(OR = 3.2;95% CI:1.2 ~ 8.0)和单胎组(OR = 3.8;95% CI:1.8 ~ 9.8)的3倍。

但是,也有一些研究认为辅助孵化与单卵双胎发生率无明显关系。在一项纳入了6项研究的Cochrane综述中,综合数据显示,辅助孵化组单卵双胎的发生率为0.8%,对照组发生率为0%,两组无显著差异(OR = 3.23;95% CI:0.34 ~ 31.03)。还有一项研究回顾了8年的数据,移植第三天卵裂球未行辅助孵化的单卵双胎发生率为1.3%,曾行辅助孵化的单卵双胎发生率为1.1%,无显著差异,且ICSI(破坏透明带完整性)对单卵双胎的发生率也无影响。

由此可见,辅助孵化后单卵双胎发生率不到1%,目前还没有充分的证据证明辅助孵化可引起单卵双胎发生率升高,还需进一步研究。

辅助孵化对胚胎而言是一种有创性操作,是否会增加流产率?综合14篇RCT的研究结果显示,辅助孵化后流产率并无显著上升(OR = 1.03;95% CI:0.69 ~ 1.54)。

综上所述,根据2014年ASRM对辅助孵化的指南,尽管辅助孵化应用广泛,历史悠久,但辅助孵化是否会提高活产率的研究仍然有限,没有充足的证据表明辅助孵化可改善活产率;辅助孵化可改善既往IVF失败或预后不良的患者的妊娠率(A级证据);辅助孵化可能与多胎妊娠有关,但缺乏充足的证据证明与单卵双胎的发生率有关;在明确辅助孵化能改善活产率前,鉴于其与多胎率风险增加相关,还不建议将辅助孵化应用于所有预后不良的患者。因此,总的建议是,不应将辅助孵化作为常规处理。

（姬萌霞 孙正怡）

第八节 胚胎冷冻保存

一、前言

提到胚胎和配子冷冻技术的发展,不仅仅要归功于医学工作者,还要回顾数百年来无数物理学家、生物学家的大量工作。我们现在的工作,均是站在这些巨人的肩膀上进行的。

1866年,意大利医师Mantegazza发现人类的精子在冬季室外的低温下失去运动能力,但是复温后能够部分地恢复运动能力,并能使妇女怀孕。但是并未发现更有效的手段提高冷冻精子的成功率。直到20世纪30年代,人们的兴趣主要在动物精液的低温保存,而且是在0℃以上的保存条件,并非冷冻保存。

此后数十年中,生物学家们发现部分能够耐受0℃以下冷冻的无脊椎和两栖类动物体内含有特定的物质,可能起到低温冷冻保护剂的作用。

1949年,Polge发表在Nature杂志上的文章开启了冷冻活细胞的新纪元,文章指出甘油可以作为冷冻保护剂,使精子经过冷冻后复苏仍具备活动能力。正因为Polge的工作,使得人们认识到了"冷冻保护剂"的存在,为畜牧业和医学开辟了一片新的天地。

20世纪60 ~ 70年代,物理和生物学界对活组织冷冻进行了大量的理论上的研究,Mazur在1963年观察了细胞在冷冻过程,尤其是零度以下细胞内发生的变化以及冰晶形成的过程,正是我们现在进行配子和胚胎冷冻的理论依据。Mazur后来还在90年代提出了胚胎的平衡冷冻法、非平衡冷冻法的分类,也就是我们通常所说的程序冷冻和玻璃化冷冻方法。

1972年,Mazur、Leibo和Whittingham合作,使用1.5M的二甲亚砜作为冷冻保护剂,采用每分钟降低-0.3℃缓慢降温到-80℃的方法冷冻小鼠胚胎,放入液氮中保存,复苏后移植获得了存活的小鼠,这正是首次哺乳动物胚胎冷冻后获得存活的后代。Mazur等人也由此发现缓慢降温能够改善胚胎的脱水过程,减少冰晶的形成,复苏时逐步去除冷冻保护剂可以减少发生渗透性损伤的机会,事实上,程序冷冻技术此时已经初步确立。

人类的体外受精-胚胎移植技术是建立在生物学家的相关动物研究基础之上的,胚胎冷冻复苏技术也不例外。1983年,Trounson和Mohry采用二甲基亚砜作为冷冻保护剂成功冷冻复苏了一枚8细胞的人类胚胎,并移植后获得妊娠。1985年,甘油用于人类囊胚的冷冻复苏后妊娠;1986年,Testart将1,2-PROH应用于人原核期胚胎的冷冻,获得了更满意的妊娠率。

玻璃化冷冻方法用于细胞冷冻保存的最早报道见于Luyet在1937年的文献,1949年,Polge在精子的冷冻保存中就使用玻璃化冷冻的方法。在程序冷冻中,随着细胞外温度的逐渐降低和细胞外冰晶的形成,细胞以一种平衡的方式逐步脱水,因此也被称为平衡冷冻法,在冰晶内和非冰晶内,分子和离子的浓度不同。而玻璃化冷冻则使用较高浓度的冷冻保护剂,快速降温,使全部液体固化而不形成冰晶。玻璃化一词的英文 vitrification 来自拉丁语 vitreous,意思是“玻璃样的”。玻璃化后的固态物质内分子和离子的分布情况与原始的液体相同,因此也可以把这种固态物质看作是高度黏稠和低温的液体。相对于平衡冷冻法,玻璃化也被称为非平衡冷冻法。

1985 年,Rall 和 Fahy 使用玻璃化冷冻法成功地冷冻了小鼠的胚胎,文献发表于当年的 *Nature* 杂志。随后 Rall 又对玻璃化冷冻胚胎的若干因素进行了较为细致的研究,提出了许多改进的建议。在此基础上,人们采用玻璃化冷冻技术保存了许多种动物的胚胎,包括牛、大鼠、小鼠、山羊、绵羊、兔以及人的胚胎都成功地进行了玻璃化冷冻保存。

1999~2005 年间,Kuwayama、Isachenko、El-Danasouri、Lane 等人分别对人类卵母细胞、原核期胚胎、卵裂期胚胎和囊胚的玻璃化冷冻方法进行了成功的尝试,为我们目前所采用的各期别配子和胚胎玻璃化冷冻方法打下了基础。

二、冷冻复苏过程中的损伤

储存温度过低本身并不会导致胚胎细胞发生损伤,但是,由于活体细胞内存在众多细胞器,在冷冻和复苏过程中,由于细胞内的冰晶形成、渗透性损伤、渗透性休克以及在降温复温过程中出现的从生理温度降至非生理状况的超低温,又从超低温复温至生理温度,这种大幅度温度变化或波动,可能会严重影响到胚胎的存活以及生物活性,甚至导致胚胎死亡,这些损伤统称为冷冻损伤。

冷冻损伤目前从形成机制上可以分为:

1. 冰晶　随着温度逐渐下降,细胞内的水会在温度降至冰点以下而结冰,从而形成细胞内冰晶。微小的细胞冰晶对细胞本身没有明显的损伤作用,但如果形成大的细胞内冰晶,冰晶越大,造成的损伤也越大。这些大冰晶由于机械作用损伤细胞膜以及其他的细胞器的膜性结构,并挤压细胞内部的各种细胞器和细胞骨架。这些机械性损伤对细胞造成的伤害是致命性的,严重者甚至会导致细胞死亡。由于细胞内外溶液中含有离子或溶质,那么溶液的冰点(开始出现冰晶的温度)将低于0℃。冰点取决于溶质的浓度。当含有溶解质的水溶液开始降温时,将在细胞外形成结晶,冰晶内为纯水,剩余的溶液中水分减少增加了电解质的浓度,这样更进一步降低了剩余水溶液的冰点。所以,在培养液中和细胞内部,冰晶的形成是随着温度的下降逐步出现的,而不是整体同时结冰。

如果不采用适当的冷冻方法,随着温度下降,细胞的死亡通常发生在温度下降到 -60~-15℃ 的温度段内,而这正是冰晶开始形成的温度。无论在冷冻或复苏过程中,当细胞经过这一阶段时都是非常危险的。

细胞内含水量降低,可以有效减少冰晶的形成。因此各种冷冻方案中都努力降低细胞内的水含量,但细胞内过度脱水对细胞是有害的。由于过度脱水会导致细胞内结构的异常,而且蛋白质、核酸等大分子物质均含有大量的结合水,这些结合水如果也从分子上脱离,会导致大分子功能异常。

2. 冷休克　温度降低对哺乳动物的细胞也存在一定的直接效应,叫做冷休克损伤,或者叫“寒冷损伤”。冷休克是温度下降对细胞结构和功能造成的损伤。冷休克的发生与细胞膜蛋白质和细胞骨架在低温下发生的改变可能有关。这种损伤有细胞和种属特异性,在人类精子和胚胎的冷冻过程中,这种损伤并不突出。而在许多其他哺乳动物的精子冷冻或在人卵母细胞冷冻、卵巢或睾丸组织冷冻中,这种损伤造成的影响比较突出。

3. 溶质效应　细胞膜是一种生物半透膜。如果细胞膜内外存在渗透压差,水将穿过细胞膜,从渗透压低的一侧流向渗透压高的一侧,最终使膜内外渗透压一致。细胞外水溶液渗透压的过度提高,会对细胞造成一定的损伤,即所谓的“溶质效应”。为了减少溶质效应,在减少冰晶形成的基础上,尽量降低细胞外溶质的渗透压,并减少胚胎在高浓度液体中的暴露时间,冷冻复苏胚胎细胞才会得到更高的复苏率。

4. 破碎损害　水形成冰晶后体积增加,因此在水溶液中,随着温度下降到冰点以下,伴随着冰晶的出现,会使冰水混合物的总体积增加,而大多数冷冻容器在温度降低的过程中容积会有微弱的减小,因而在容器内的细胞可能受到增加的压力的作用,导致结构受到机械性的损害,主要在-130℃时发生。采用较软质地的容器可能会减少破碎损害。由于玻璃化冷冻的过程中溶液没有冰晶形成,因而体积变化很小,破碎损害不明显。

5. 重结晶 当细胞非常快速降温冷冻时,细胞内的水如果来不及渗出到细胞外,就会在细胞内形成冰晶。当冷冻的速度增快时,生成的冰晶反而更小。细胞内生成非常小的冰晶不会危害细胞的功能。但是,在冰点下的一定温度范围内,水的结晶状态和液体状态之间存在动态平衡,当细胞的温度上升至一定的温度段时(通常复温至-100℃以上),如果复温速度过缓,细胞内原来存在的细小冰晶可以重新将周围的液态水吸附至其表面,导致结晶体积增大,也就是说冰晶在这种情况下会不断生长。细小冰晶增大为大冰晶的过程往往与复温速度密切相关。重结晶的速度在-100℃时较慢,但在-50℃以上时较快。因此,在复温过程中,缓慢解冻时常常会由于重结晶而使细胞死亡。目前几乎所有冷冻复苏方案中,复苏均采用快速复温的方法。

6. 渗透性休克 渗透性休克发生在冷冻胚胎复温时。细胞在冷冻前经过了高浓度溶液的脱水阶段,经过这样的处理后进行降温,降温过程中,由于细胞外液冰晶形成,使细胞内渗透压更高,可达2000～3000mOsm/L。如果将胚胎直接置于相当于人体组织液渗透压的等渗培养液中,必然导致细胞外的水分快速进入细胞,而细胞内冷冻保护剂渗透速度远比不上水进入的速度,将造成细胞体积急剧增大甚至破裂。在复苏过程中,将细胞内部为高渗透压的胚胎放入含有一定浓度细胞外冷冻保护剂的较高渗透压的培养液中,使细胞内外渗透压的差距减小,细胞体积变化减缓,可以避免细胞体积的剧烈变化。但要注意,延长复苏时间,使胚胎在高浓度的培养液中时间过长,会加剧溶质效应的损害。

三、胚胎冷冻损伤的评价

胚胎的冷冻损伤可以从三个方面来评价:形态学、胚胎发育能力、着床的能力。

(一) 形态学

观察胚胎的形态最直接快速,是目前判断胚胎复苏后存活与否的主要手段。

1. 卵裂期胚胎 对于胚胎内的单个细胞,存活的标准是细胞大小正常,细胞膜清晰,胞质折光性正常,未发生细胞解体、固缩、过度膨胀等情况。而对于整个胚胎来说,有1/2或1/2以上的细胞存活,则可以认为该胚胎存活。根据存活细胞的多少,可以将卵裂期胚胎的存活状态分为完整存活和部分存活。完整存活是指解冻后的卵裂期胚胎内所有的细胞均存活,没有细胞受到冷冻损伤解体,而部分存活

是指复苏后,卵裂期胚胎内有一个或多个细胞因冷冻损伤而死亡解体,卵裂球的数目低于冷冻前的数目,但存活细胞超过半数。

2. 囊胚 囊胚的存活从形态上判断也应该观察囊胚内细胞的细胞膜、折光性以及透明带的完整性,但对囊胚来讲,是否存活更确切的判断要依赖于胚胎功能和发育能力的判断。

(二) 胚胎发育能力

复苏后,继续培养一段时间,观察胚胎的发育能力相较于形态学判断更为确切,但此方法需要一定的时间。

1. 卵裂期胚胎 卵裂期胚胎复苏后,在体外培养一定时间,通常过夜培养(12小时以上)后,胚胎内的细胞数能够增加,或者发生细胞间融合(compact)。

2. 囊胚 囊胚解冻后,存活的囊胚经过较短时间的培养,就能观察到囊胚腔重新扩张。

质量良好的囊胚,复苏后最早在15分钟就可以看到囊胚腔轻微增大,1小时后几乎所有存活囊胚均可以见到囊胚腔明显扩张,2小时后囊胚腔将基本充满透明带内。故囊胚冷冻复苏后比卵裂期胚胎能更快地判断发育能力。

(三) 着床的能力

采用种植的结局来判断冷冻复苏过程中胚胎着床能力是否造成损伤是最有临床意义的,但由于胚胎着床除了受到冷冻复苏的影响外,还受到内膜准备方案、移植技术等多方面的影响,因此采用种植率难以分析冷冻复苏方案的具体步骤,仅供宏观参考。

已经有文献证实,解冻后胚胎丢失的卵裂球数目与胚胎的着床能力成反比,完整性存活胚胎的着床能力明显高于部分性存活的胚胎,完整性存活的冷冻胚胎的着床能力与相同形态学评分的新鲜胚胎的着床能力相近似。

四、冷冻保护剂

冷冻保护剂的定义是能够在冷冻复苏过程中保护胚胎内细胞,预防或减轻冷冻损伤的化学物质。

从生物化学特性上看,冷冻保护剂可以分为渗透性冷冻保护剂、非渗透性冷冻保护剂和其他冷冻保护剂。

(一) 渗透性保护剂

渗透性保护剂,又名细胞内冷冻保护剂。通常为水溶性强的小分子物质,在冷冻过程中可以较快速地进入细胞内,降低细胞内外之间渗透压的差异,

减缓细胞内水分渗出造成的细胞体积皱缩的程度和速度,并且能够减少冰晶的形成,还可以与细胞内生物大分子(蛋白质、DNA、RNA)结合,替代这些分子本来的结合水(水外套),避免这些生物大分子的构型发生变化。这类冷冻保护剂从化学的角度分,可分为二甲基亚砜(DMSO)和醇类(乙二醇、丙二醇和甘油)。这些有机物的共同特性是:①具有良好的水溶性;②相对分子质量小,多在63~97;③能够自由穿越细胞膜,迅速渗透入细胞内;④这些化合物细胞毒性弱。需要警惕的是几乎所有渗透性冷冻保护剂均为易燃液体,在胚胎实验室内保存需要注意防火。

(二) 非渗透性冷冻保护剂

非渗透性冷冻保护剂,又名细胞外冷冻保护剂,指的是在冷冻复苏过程中不能渗透入细胞膜内的化学物质,只起到提高细胞外的渗透压的作用,通常使用的均为小分子糖类如单糖、双糖或三糖等。

蔗糖、棉籽糖、葡萄糖、果糖等都曾作为非渗透性冷冻保护剂,但目前在胚胎冷冻保存中广泛使用的仅有蔗糖。

蔗糖(sucrose)的分子式 $C_{12}H_{22}O_{11}$,分子量342。是由一个葡萄糖和一个果糖分子形成的双糖,外观为白色晶体,被人类作为食物已经数千年。蔗糖具有吸湿性,需要密闭保存。在冷冻复苏中需要注意的是将胚胎长时间地暴露于高浓度的蔗糖溶液中,胚胎的正常生理代谢将受到影响。

(三) 其他冷冻保护剂

除了渗透性、非渗透性两种冷冻保护剂之外,在冷冻复苏的液体中,还可以添加其他一些大分子物质,也能够起到维持溶液胶体渗透压,减轻细胞的物理性损伤的作用,尤其是某些大分子物质能够降低胚胎透明带损伤的机会;而且大分子物质通常能够提高冷冻液的黏滞系数,利于玻璃化状态的形成,抑制冰晶的产生。由于这些大分子物质分子量巨大,摩尔浓度很低,对渗透压没有明显的影响,因此不宜将其与非渗透性冷冻保护剂归为一类。常用的此类冷冻保护剂包括白蛋白、聚蔗糖(ficoll)、聚乙烯吡咯烷酮(PVP)、右旋糖苷、羟乙基淀粉等。

五、冷冻方法

(一) 平衡冷冻法

胚胎冷冻的先驱 Mazur 提出的这一概念,也就是我们俗称的程序冷冻或慢速冷冻法。平衡冷冻法中,将胚胎放入含有一定浓度冷冻保护剂的冷冻液中处理后,慢速降温(0.2~2.0℃/min)至一个较低

的温度(-80~-35℃)。在降温过程中胚胎会继续脱水。平衡冷冻法已经应用多年,技术成熟,效果稳定,广泛地应用于 IVF 中原核期到囊胚期胚胎的冷冻保存,目前的 IVF 临床操作中,有很多中心采用平衡冷冻技术来冷冻保存早期胚胎。IVF 有关的试剂公司能够提供多种冷冻和复苏试剂盒。

平衡冷冻法也用于精子和卵母细胞的冷冻保存。

1. 平衡冷冻法的步骤 多数平衡冷冻法的方案中均包含以下几个关键步骤:

(1) 将胚胎放入含有渗透性冷冻保护剂的溶液中初步脱水,平衡。

(2) 然后将胚胎放入含有渗透性冷冻保护剂和非渗透性冷冻保护剂的溶液中进一步脱水。

(3) 采用一定的降温程序,将胚胎及冷冻液体慢速降温到-80℃左右使胚胎进一步脱水,此过程中脱水原理是细胞外的冰晶形成。

(4) 为了促使细胞外冰晶形成,在降温的适当时期要使用"植冰"的技术。

(5) 降温结束后将胚胎放入液氮中储存。

(6) 复温时将胚胎快速升温到生理温度。

(7) 复温后应用含有非渗透性冷冻保护剂的复苏液使胚胎逐步复水,去除细胞内的渗透性冷冻保护剂。

植冰是指当冷冻溶液的温度下降至其冰点以下的某个温度时(通常为-7~-5℃),采用人工的方法诱发冷冻液内(细胞外)冰晶形成的操作,以终止溶液在降温中发生的过冷状态。

通常我们使用的植冰方法是人工植冰,将棉签、止血钳等物品在液氮中彻底冷却,然后迅速地在冷冻容器壁接触上数秒钟。

植冰部位需远离胚胎,通常我们选择在冷冻液的接近液面的部位。冰晶形成就能够看到溶液部分变为白色不透明。将容器放回冷冻仪后,冰晶会从植冰点处逐渐扩散到整个溶液。

植冰技术是平衡冷冻法中的关键环节,植冰杜绝了过冷状态的危害,是预防细胞内冰晶的主要手段。

植冰后继续降温的过程,是依赖冰晶的逐渐形成而继续脱水的过程。直至细胞脱水到能实现玻璃化状态而被保存在液氮中。

植冰后,冰晶逐渐增多,由于冰晶内为纯水,冰晶的形成能有效地去除溶液中的水分,形成一种冰与非冰组分共存的双相系统。水分的移除使得溶液

中所有组分的浓度增加；细胞内的水分只能由内向外渗，并继续在细胞外形成冰晶。在经过缓慢的降温后，随着温度的下降，越来越多的冰形成，溶液的浓度也不断增加。细胞充分脱水之后，细胞内液呈极其黏稠的状态。这种状态能保持其溶液的离子和分子分布，即玻璃化状态，进入液氮后可以维持该状态不变，避免细胞内发生冰晶损伤。

植冰后适当的降温速率非常重要。速率过快，脱水时间不够，细胞脱水不完全；速率过慢，时间持续太长，细胞过长时间地暴露于高渗浓度中，导致细胞受损。

2. 复苏　冷冻组织的复苏操作实际是由两部分组成：复温、去除冷冻保护剂。

（1）复温：复温通常采用较快的升温速度，升温速度过慢则会导致细胞内小冰晶周围的水分子移向冰晶表面，使小的冰晶的体积增大，导致致命的细胞损伤，也就是所谓的重结晶现象。当温度低于 -120℃时，所有非冰晶的溶液部分仍处于玻璃化状态，不会出现重结晶现象。当温度超过之后，细小的冰晶就有可能发生重结晶。迅速升温的目的就是快速通过 -120℃ ~ -35℃ 的较危险阶段。但将冷冻容器过快复温，也可能由于体积和温度的急剧变化导致透明带发生破坏，所以大多数方案通常将冷冻管从液氮取出后需在空气中停留一定时间。

（2）去除冷冻保护剂（复水）：复温后的胚胎细胞，其细胞内仍含有高浓度的渗透性保护剂，需要尽快去除，用水分替代保护剂渗入细胞内，可称之为"复水"或"水化"。胚胎不能直接放入等渗的复苏液中，因为细胞会因内含大量的渗透性保护剂而吸入大量水分，导致其裂解，因此在复苏液中加入非渗透性保护剂，使细胞内外的溶液渗透压接近，这样胚胎进入高渗的复苏液中，就不会过快吸入水分。渗透性保护剂可以逐步从胞内渗出，水分逐渐渗入细胞内，胚胎恢复正常的生理状态，复水过程中的非渗透性冷冻保护剂通常均采用蔗糖，而浓度和操作时间，各中心方案略有差异。

平衡冷冻法所需的设备除常规 IVF 操作的实验室设备，如 IVF 工作站、体视显微镜、倒置显微镜、CO₂ 培养箱和冰箱等胚胎操作必需的器材外，特殊设备需要程序冷冻仪、液氮容器、植冰工具、水浴箱等。

由于平衡冷冻法所需的缓慢恒定的降温速度对冷冻复苏成功非常重要，难以用手工来实现，因此微电脑控制的程序冷冻仪就成为平衡冷冻法中不可缺

少的核心设备。英国的 Planer 公司在 20 世纪 70 年代生产了第一台可控速的液氮冷冻仪，后来英国约克大学的 David 教授对冷冻仪的工作原理进行了改进，David 教授发现采用逐步降温的方法可以实现胚胎与冷冻液之间渗透压的平衡，并且改进后的设备可以由用户设定冷冻程序，以此适应各种不同类型标本的最有效的降温速率。较早期的冷冻仪采用电磁阀来控制液氮进入冷冻箱的液氮量，目前大部分冷冻仪仍应用这一设计。早期的冷冻仪曾使用机械旋钮控制降温过程，20 世纪 80 年代后出现数字式控制器。目前市场上有数家公司生产各种类型的冷冻仪，如英国的 Planer、澳大利亚的 Cryologic、德国的 MTG 等。

为了防止设备故障带来医疗风险，不具备玻璃化冷冻技术的中心应该有备用程序冷冻仪。

（二）非平衡冷冻法

人工采用非平衡冷冻法（玻璃化冷冻法）冷冻保存细胞的最早报道是 Luyet BJ 在 1937 年的研究，但在自然界，众多在寒带生活的植物、昆虫以及两栖动物能通过自然形成玻璃化的方式，在零度以下的环境中存活。例如，北极蛙在冬季温度开始下降时，肝脏内会合成大量的甘油，因此温度降至冰点下后北极蛙体内的细胞将会处于玻璃化的状态，依然能够生存。

玻璃化冷冻技术并非新技术，从前面对平衡冷冻法的原理中，可以看到，平衡冷冻法的实质是使冷冻标本的细胞外液形成冰晶，细胞内液充分脱水浓缩后达到玻璃化的状态。而我们所说的非平衡冷冻法采用了更高浓度的冷冻保护剂处理细胞，快速降温使细胞内外液体均达到玻璃化状态。因此可以这样说，对于细胞来讲，两种冷冻方法的本质相同。

1998 年，Mukaida 首次报道玻璃化冷冻保存人类卵裂期胚胎获得成功并顺利分娩。随着玻璃化冷冻技术的发展，Mukaida 和 El-Danasouri 临床研究分别得到 79%、49.3% 复苏后存活率和 5.5%、30.5% 的妊娠率。其中 Mukaida 比较了正常发育（第 2 天 4 个细胞，第 3 天 8 个细胞）及延迟发育（第 2 天 2~3 个细胞，第 3 天 2~7 个细胞）的胚胎，冻融后二组胚胎存活率分别为 92% 和 71%；El-Danasouri 比较 8 细胞、7 细胞、6 细胞胚胎冻融后存活率分别为 79.2%、39.7%、21.1%，说明正常发育胚胎冷冻抵抗力强。复苏后以形态学作为评分标准，即有 50% 以上细胞存活，则判定胚胎存活。Mukaida 和 El-Danasouri 临床研究中，正常发育的胚胎所占比率分

别为 29.3% 与 59.6%。用传统的程序冷冻法存活率很低的卵母细胞和囊胚,采用玻璃化冷冻也得到很好的结果。另外,某些程序冷冻难以冷冻成功的动物胚胎,比如猪的胚胎,采用玻璃化法(Dobrinsky等,2000)也成功获得冷冻保存。

玻璃化是液态的物质在一定的降温速率下,由液相直接转变成为一种玻璃状的固体状态的过程,内部没有晶体结构。对于保存胚胎的溶液来说,这种玻璃状态由于内部没有冰晶形成,溶液状态的分子和离子分布未发生变化。由于在玻璃化的过程中没有形成冰晶,因此在冷冻和解冻的过程中不会在液态和晶体形态之间转换,避免了冰晶对细胞的物理化学损伤,可能会获得更好的冷冻效果。但溶液要实现玻璃化状态,和液体黏滞系数、降温速率、总体积有关。要实现玻璃化状态,需要更高的液体黏滞系数、更快的降温速率、更小的液体总体积。

玻璃化的降温要求是越快越好,通常用每分钟降低的温度为衡量标准,降温速率与冷冻载体的类型、液体体积有关。由于相对高温的物体进入液氮后会有微量的液氮气化,在物体表面形成极薄的一层气体膜,起到保温作用,阻碍了温度的快速下降,有人采用"玻璃化冷冻仪"将液氮温度降至超冷状态,形成氮浆(nitrogen mud),温度达到 $-205\,^{\circ}\mathrm{C}$,并消除有保温作用的氮气膜出现,从而使胚胎降温速率提高到接近每分钟 100 000 ℃。

由于不能保证全部冷冻液中无任何冰核存在,因此在玻璃化法冷冻保存的复温过程中,如果升温较慢,和程序冷冻一样,玻璃化保存的液体也会发生重结晶,所以复苏也要采用快速复温的方法。

为了降低高浓度冷冻保护剂对细胞的毒性作用,玻璃化冷冻通常使用两步平衡法,先将胚胎放入含较低浓度冷冻保护剂(通常使用高浓度溶液浓度的 1/2)的平衡溶液中平衡,使渗透性冷冻保护剂能够充分渗入细胞内,并使胚胎细胞逐步脱水,在此过程中,也能看到细胞体积从缩小到重新扩大的变化。然后将胚胎置入含较高浓度冷冻保护剂的玻璃化溶液中,经较短时间平衡后,将胚胎装入冷冻容器,投入液氮。

复苏过程与程序冷冻复苏方法类似,采用较快的升温速度,升温速度过慢会发生重结晶。然后将胚胎放入含一定浓度非渗透性保护剂(蔗糖)的复苏液中,使渗透性保护剂逐步从胞内渗出,水分逐渐渗入细胞内,胚胎恢复正常的生理状态。

(三) 玻璃化法的优势与缺点

1. 优势

(1) 不需要大型设备:玻璃化冷冻不需要专用设备,不必担心设备故障造成的医疗风险。即使一家中心具备程序冷冻仪,玻璃化冷冻技术仍可以作为备用手段,保证在冷冻仪出现故障时不造成冷冻胚胎的损失。

(2) 节省人力、操作时间短:每冷冻一份标本,仅需 10 分钟左右时间,对于周期数不多的中心,会明显低于程序冷冻的工作量。如果冷冻数量较多,由于玻璃化冷冻需要逐份手工操作,该优势减弱,但如果工作人员操作熟练,同样也可以在较短时间内完成。

(3) 应用范围广:从目前发表文献看,玻璃化法冷冻适合所有级别胚胎和卵母细胞的冷冻保存,但是对于精子的玻璃化冷冻保存,支持的文献不多。

(4) 复苏存活率高:对于卵母细胞、分裂期胚胎和囊胚,玻璃化冷冻的复苏存活率均显著优于程序冷冻。对于卵母细胞和囊胚的冷冻保存,早已有很多文献指出玻璃化冷冻的优势,而对于分裂期胚胎,近年来也是有利于玻璃化的文章越来越多。

2. 缺点

(1) 技术要求稍高:相较于程序冷冻而言,玻璃化冷冻对操作时间的限制和对操作技术的要求都更高,故相应的培训和考核是十分必要的,人员必须在熟练掌握了操作技术后才能用于实际的临床工作。

(2) 长期随访数据较少:因为玻璃化冷冻所采用的冷冻保护剂浓度较高,一直以来都有对其安全性的顾虑,并且由于在人类胚胎的实际应用时间较短,随访数据并不多。但由于玻璃化的大量优势,目前在国内逐渐成为了辅助生育技术中广泛使用的冷冻保存方法,出生婴儿数量显著增加,且未见出生缺陷增多的报道。但几乎未见对玻璃化冷冻复苏的新生儿长期随访的文献报道。

(3) 载体问题:如前所述,玻璃化冷冻采用的载体有两种,包括开放载体和封闭载体。开放载体有污染的风险,封闭载体的操作时间较长,由于容器管壁的存在,胚胎的冷冻降温速率降低,因而对操作技术要求更高。目前市场存在的各种冷冻载体,在熟练的胚胎学家临床应用中,均能达到超过 95% 的复苏率。多数载体的价格均较高。目前市场上存在多种载体的原因正是因为仍未发现一种载体能够在操作简便性、安全性、效费比等诸多方面达到最佳，这也限制了玻璃化技术的应用。

（孙正怡）

第九节 植入前遗传学诊断

一、概述

植入前遗传学诊断（preimplantation genetic diagnosis，PGD）是辅助生殖技术与现代分子遗传学诊断技术的有机结合体。该项技术通过在配子或胚胎阶段对遗传信息进行分子遗传学诊断，选择没有疾病表型的胚胎移植入子宫，从而避免了遗传病胎儿妊娠。可以说 PGD 是产前诊断的最早期形式，在妊娠发生之前进行诊断，有效避免了传统中孕期产前诊断因胎儿异常导致的选择性流产以及伴随的伦理道德问题，并缩短了由于选择性流产需要恢复的妊娠间隔时间，具有重要的优生优育价值。

1990 年，Handyside 等报道了世界首例应用单细胞 PCR 技术进行植入前遗传学诊断婴儿的出生。同年，Verlinsky 等成功对卵子的极体进行常染色体隐性遗传性疾病的诊断。随后，PGD 成为辅助生殖技术领域最前沿的技术之一，近年来随着分子诊断技术和胚胎培养及纤维操作技术的发展，PGD 技术得到了突飞猛进的发展。根据欧洲人类生殖与胚胎协会 PGD 分会（ESHRM）的统计，目前全世界实行 PGD 周期总数已将近 40 000 例，成功分娩 7000 多个健康胎儿，为许多患者夫妇带来了希望。

PGD 技术最大的瓶颈问题就是极其有限的 DNA 模板量，例如单卵裂球的 DNA 量仅为 6～7pg。最开始采用单细胞 PCR 技术进行单个病种的 PGD 方法学研究往往需要耗费大量的时间和人力、物力，在一定程度上限制了 PGD 的发展。同时单细胞 PCR 技术也带来了许多相关问题，不同的技术相继用于提高单细胞 PCR 的诊断准确性。与此同时，荧光原位杂交技术（fluorescence *in situ* hybridization，FISH）也被应用于染色体数量或结构异常的 PGD，进一步拓宽了 PGD 的适应证。20 世纪 90 年代中期，FISH 技术进一步被应用于植入前遗传学筛查（preimplantation genetic screening，PGS）。PGS 在没有进行充足临床验证前就被广为使用，并成为 PGD 技术中比重最大的适应证。后来，人们逐渐认识到人类卵裂期胚胎高染色体嵌合型的现象及其对 PGD 诊断准确性的影响。

随着人类基因组计划的完成，人们对各种疾病的遗传基因定位日益清晰，PGD 的适应范围也明显拓宽。现在人类的基因组中已发现几千个短串联重复序列（short tandem repeat，STR）和数百万个寡核苷酸多态点（single nucleotide polymorphism，SNP）。生物信息学的高速发展提高了 PGD 中单基因疾病的诊断准确率，并极大地促进了适用于单细胞的高通量诊断技术的研发。

另一方面，人类辅助生殖技术在近二十年有了很大的进步。囊胚培养体系日益成熟，提高新鲜胚胎活检后的植入率和 PGD 的临床妊娠率，而胚胎玻璃化冷冻技术的高复苏率保证了活检后囊胚的复苏，同时大大延长了可用于 PGD 诊断的时间。

2000 年 4 月，中山大学附属第一医院（中山一院）报道了国内首例对性连锁性疾病进行着床前性别诊断的正常女婴的诞生。同年，该院也成功取得了全球首例 α 地中海贫血患者的植入前遗传学诊断。随后，国内 PGD 技术在研发和临床应用上都有了较大的进步。截止到 2012 年 12 月，国内已有 16 个生殖中心获得 PGD 资质，另有 4 个中心的 PGD 技术处于试运行阶段，每年可进行 PGD 周期数约 2000 个。

二、PGD 的适应证

一般来说，进行 PGD 的适应证主要有以下三大类：①单基因性疾病；②染色体病；③非整倍体筛查。PGD 适应证也可分为疾病和非疾病两大类。疾病 PGD 是指由于遗传性疾病因素进行胚胎的诊断，非疾病 PGD 是指没有明确遗传性疾病基础而对胚胎进行诊断，如对高龄患者 PGS，以及对胚胎进行人类白细胞抗原（human leukocyte antigen，HLA）配型，从而为先证者提供 HLA 配型相符的脐血或骨髓等。另外，PGD 还可对线粒体疾病、迟发性疾病如 Huntington 舞蹈病，或者卵巢癌、乳腺癌等高风险的患者进行胚胎筛查。

（一）单基因疾病

目前文献报道能进行 PGD 的单基因性疾病已超过 200 种，但 80% 的 PGD 集中于 10 种疾病，包括常染色体隐性遗传性疾病如 β-地中海贫血、脊肌萎缩症、纤维囊性变、镰刀细胞病，常染色体显性遗传性疾病如亨廷顿病、腓骨肌萎缩症和强直性肌营养不良症，以及性连锁性疾病如脆性X染色体综合征、血友病和进行性肌营养不良等。国内中山一院、中信湘雅生殖医院和浙江大学医学院附属妇产科医院等先后报道成功对地中海贫血、进行性肌营养不良、X-连锁免疫缺陷综合征、石骨症、X-连锁慢性肉芽肿、多囊肾以及葡萄胎等多种单基因遗传病进行PGD。目前二代测序技术日趋成熟，费用逐渐降低，可以预期二代测序技术将在PGD领域极大地拓宽单基因疾病PGD的疾病谱，只要遗传背景清晰、突变位点明确的单基因疾病都可尝试进行PGD。

（二）染色体病

染色体病主要指染色体相互易位和罗氏易位，还包括染色体倒位和插入等。染色体罗氏易位有15种类型，其中10种非同源染色体的罗氏易位可通过PGD助孕，其胚胎正常率1/6，携带率1/6。平衡的相互易位是目前在需要PGD的夫妇中发现的最常见的染色体重排，断点可发生在任何染色体任何位点。因此，相互易位的种类非常繁多。相互易位携带者胚胎正常率1/18，携带率1/18，但具体易位染色体正常/平衡率还与易位染色体的片段、位置及携带者性别相关，需具体评估。染色体倒位携带者生育染色体病后代的风险远较理论值低，其生育异常后代的风险与倒位类型、倒位片段长度以及携带者性别有关，其中9号染色体内倒转一般考虑为染色体正常多态不进行PGD。在染色体易位的PGD中，PGD可显著降低易位携带者的自然流产率（低于20%）。

（三）植入前遗传学筛查

植入前遗传学筛查（PGS）是指在体外受精-胚胎移植过程中，对胚胎的染色体进行分析，根据分析结果选择整倍体胚胎移植到待孕妇女的子宫中。可应用于高龄、习惯性流产、反复种植失败的妇女，以提高种植率、降低流产率和出生异常核型胎儿的风险，获得可接受的妊娠率。2014年欧洲人类生殖和胚胎学会（ESHRE）报道的6160个PGD取卵周期中PGS共3551例，占57.6%。尽管其已被广泛应用并成为PGD技术中的主要构成部分，但其应用价值仍存在争议。

从1995年，Verlinsky等首次采用FISH技术对胚胎进行非整倍体筛查开始，PGS的应用迅速增加。随着FISH技术的发展，可检测的染色体数由最初的5条（13，18，21，X，Y）增加至12条，然而FISH技术仍然无法全面检测所有染色体异常，也一直缺乏随

机对照临床试验对其有效性进行评估。直至2007年，Mastenbroek等在新英格兰医学杂志上发表多中心双盲随机对照临床试验的结果，证实在卵裂期胚胎应用FISH技术进行PGS并不提高高龄妇女的临床妊娠率，反而会降低临床妊娠率。该文章的发表引发激烈的争议，主要针对文章中病人人群的选择、胚胎活检的经验以及诊断经验等。2008~2009年先后有9篇随机对照临床试验的文章发表，证实Mastenbroek等的结论，即在卵裂期胚胎应用荧光原位杂交（FISH）技术进行PGS弊大于利，进行PGS的活检时机和检测技术都可能存在问题。

目前欧洲生殖医学学会（ESHRE）对PGS的指导意见如下：采用FISH结合卵裂球活检进行PGS，不改善IVF-ET的临床结局，反而对于部分患者将产生不利的影响；采用极体活检或囊胚活检结合全染色体组检测的方法进行PGS，对妊娠结局的影响目前尚无定论，仍需大量的RCT研究结果去支持PGS的应用价值；PGS不应应用于卵巢储备能力下降的患者，如女方年龄>45岁，基础卵泡刺激素>15IU/L，身体质量指数（BMI）>30kg/m²，窦卵泡总数<7个，前1个PGS周期没有获得整倍体的胚胎，或者胚胎质量差。

（四）其他类型的PGD

1. HLA配型的PGD 造血干细胞移植，是指经大剂量化学治疗和（或）放射治疗预处理后，将各种来源的正常造血干细胞通过静脉滴注移植到受者体内，使其重新进行正常的造血和免疫，以达到治疗目的的一种治疗方法。造血干细胞移植的供者选择是根据HLA的配型吻合度，以下是从左到右推荐的顺序：同胞HLA相合，非亲缘关系HLA相合，亲缘关系的HLA不相合，非亲缘关系的HLA不相合。使用同胞HLA相合供体的造血干细胞治疗成功率最高，可达到90%以上。然而仅有20%~30%的患者能找到HLA相合的亲缘供者，在无关人群中找到相合供者的几率是1/10万~1/5万，甚至更低，而且需要消耗很长的时间去骨髓库检索，这在很大程度上耽误了疾病治疗的最佳时间。

在进行胚胎植入前诊断的同时对胚胎进行HLA配型，选择与现存患儿HLA相配的胚胎移植，不但使出生婴儿健康，而且脐血和骨髓可以用于治疗现存患儿。中山大学附属第一医院在2011年已成功开展我国首例β-地贫+HLA配型的PGD，现已有多个与先证者HLA配型相符的正常新生儿诞生，其中4个的脐血和骨髓已用于治疗先症者并获得成功。

2. 线粒体疾病 人类线粒体 DNA(mtDNA)是一个长 16 569bp 的环状双链分子,分为轻链和重链,含 37 个基因,编码呼吸链和能量代谢相关蛋白。若 mtDNA 缺失或者点突变,可使线粒体氧化代谢必需的酶或载体发生障碍,糖原和脂肪酸不能进入线粒体,使产生 ATP 量减少,能量代谢障碍,从而导致复杂的临床症状,即线粒体病。线粒体病包括线粒体肌病、线粒体脑病、线粒体脑肌病等。

线粒体病的遗传方式属于母系遗传,母亲将线粒体传给女儿,并通过女儿将 mtDNA 传递给后代。因每个细胞的 mtDNA 有多重拷贝,线粒体编码基因的表现型与细胞内突变型和野生型 mtDNA 相对比例有关,因此只有突变型达到某一阈值,患者才出现症状。

目前对线粒体疾病进行植入前遗传学诊断仍具有争议。许多研究指出在不同的动物中,同一胚胎的不同卵裂球之间 mtDNA 变异水平是不等的,而且采用不同的分子生物学技术进行 mtDNA 异质性水平的分析,其灵敏度也存在差异。但也有研究指出在人类胚胎中,不同卵裂球之间 mtDNA 变异水平是相当的。目前仅有 4 例成功报道采用 PGD 进行线粒体疾病的诊断,其中有一例是针对由于 mtDNA 出现 m.3243A>G 突变导致的 MELAS 综合征(表现为线粒体脑肌病、乳酸性酸中毒和卒中样发作)。尽管在 PGD 过程中选择了最低突变负载量(12%)的男性胚胎进行移植,但后来该婴儿由于母亲重度子痫前期合并胎盘早剥于 34^{+3} 周早产,出生后出现了复杂的神经系统问题、发育及多器官功能问题,多基因研究并未发现染色体异常。然而,在男孩 6 周及 18 个月大时采用 ARMS-qPCR 对其血液及尿液标本进行检测,发现其 m.3243A>G 的突变负载量在血液中分别为 47% 和 46%,尿中分别为 52% 和 42%,MELAS 的表型表达的界限为 50% 异质性。这种现象表明 mtNDA 可能在围种植期存在表达变异,和出生后水平不相当。

三、PGD 的临床流程

PGD 的临床流程是一个多学科共同支持、配合和参与的过程。需要遗传学家对遗传病的致病基因进行定位,优生遗传专家对患者进行优生遗传咨询,再到辅助生殖技术进行控制性超排卵及体外受精、胚胎培养、活检等操作,只有各个环节紧密结合才能确保 PGD 的成功实施。

(一)遗传病的致病基因

目前已发现人类遗传性疾病有 10 210 种。我国有 2200 万各种遗传病患者,在整个人群中发病率约为 2%~3%。我国常染色体显性遗传病中发病率最高的是 α-地中海贫血,在广东地区基因携带率高达 8.3%,常染色体隐性遗传病中发病率最高的是 β-地中海贫血,在广西地区基因携带率高达 8.67%。其他常见常染色体显性遗传病包括多指(趾)、并指(趾)、多发性家族性结肠息肉、多囊肾(发病率约为 0.1%)、先天性软骨发育不全和先天性成骨发育不全等;常染色体隐性遗传病包括白化病、苯丙酮尿症、半乳糖血症、黏多糖症和先天性肾上腺皮质增生症等;X 连锁显性遗传病包括抗维生素 D 佝偻病和家族性遗传性肾炎等;X 连锁隐性遗传病包括血友病、色盲和进行性肌营养不良。

(二)PGD 的优生遗传咨询

优生遗传咨询是 PGD 必不可少的环节,也是应该首先进行的步骤。产前咨询内容包括以下方面:

1. IVF-ET 过程中的相关风险。

2. 胚胎活检相关显微操作可能存在的近期及远期风险。

3. 各种相关疾病的遗传风险 当为单基因疾病进行遗传咨询时,应为其解释相关病种的遗传风险,如常染色体显性遗传病子代风险是 50%,常染色体隐性遗传病子代正常纯合子率 25%,携带率 50%;HLA 配型相符的几率是 25%,如果在 β-地中海贫血家系中地贫基因正常或携带是 3/4,再乘以 HLA 配型的胚胎 1/4,最后几率是 3/16;当为染色体疾病携带者进行咨询时,应向其解释相关染色体异常的有丝分裂规律及遗传风险,例如染色体易位携带者中罗氏易位携带者正常率 1/6,携带率 1/6,相互易位携带者正常率 1/18,携带率 1/18,但每例患者易位染色体正常/平衡率还与易位染色体的片段、位置及携带者性别相关,需具体评估;染色体倒位携带者生育染色体病的风险远较理论值低,其生育异常后代的风险与倒位类型、倒位片段长度及携带者性别有关,其中 9 号染色体内倒转一般考虑是染色体正常多态不进行 PGD。优生遗传咨询为临床医师解释可移植胚胎率提供指引。在 PGD 中,由于疾病因素,有 25.0%(常染色体隐性单基因性疾病)~88.9%(相互易位)的胚胎不能进行移植。

4. PGD 技术本身的局限性,如嵌合体现象、单细胞等位基因脱扣等可能导致的误诊,因此要求患者在通过 PGD 技术妊娠后仍需进行产前诊断,产前咨询医师需向患者解释产前诊断的方式及时机。

5. 为患者提供 PGD 之外的其他治疗途径的咨询,如供卵、供精、孕早期绒毛产前诊断,以及无创母血胎儿游离 DNA 诊断等。

(三) PGD 周期的控制性促排卵

PGD 的促排卵过程同常规 IVF。以下两点值得临床医师注意:

首先,PGD 中女方携带的疾病可能会影响其卵巢储备,如脆性 X 染色体综合征有卵巢早衰的风险,20%~30% 发生卵巢反应不良,女方性染色体异常如 47,XXX 往往也伴随着卵巢储备功能下降。女方染色体相互易位和强直性肌营养不良等的卵巢反应性是否较差还存在争议。

其次,在卵巢储备正常的患者中如何控制卵巢刺激的程度。如前所述,PGD 中可移植胚胎的比例跨度很大,为 3/4(常染色体隐性遗传性疾病)~2/18(染色体相互易位),当同时合并两种遗传异常时,可用胚胎比例更低。临床医师在进行 PGD 周期的促排卵时,通常会有意识地加大剂量以获得足够数量的卵子和胚胎,但增加促排卵药物剂量的同时也增加了卵巢过度刺激的风险,过高的雌激素水平同时会影响子宫内膜的容受性。因此,在进行卵巢刺激时,临床医师不仅要考虑女方年龄、基础窦卵泡数、基础 FSH 水平、基础 AMH 水平以及有无不孕病因等,还应考虑 PGD 的适应证和可移植胚胎的比例,综合决定药物的启动剂量。在估计卵巢正常反应时,单基因疾病 PGD 周期只需要按正常启动剂量,而染色体相互易位 PGD 周期需要较常规稍高的剂量以获得相对更多一点的卵子。

PGD 中如果获卵数太多,出现 OHSS 高风险时,应取消新鲜胚胎移植。取消新鲜胚胎移植后可选择在本周期活检后冷冻可移植胚胎或将全部胚胎冷冻,待解冻周期再活检,两者各有利弊:前者由于活检后胚胎损伤,进行冷冻时冷冻物质进入胚胎可能降低解冻胚胎存活率以及远期的安全性问题,但可以减少需要冷冻胚胎的数量,而且可用于诊断的时间长,在解冻周期中可以解冻相应数量的基因表型正常胚胎进行移植;而后者避免了活检后胚胎受到冻融物质的影响,但需要冷冻的胚胎数量较多,而且在解冻周期需要结合遗传病的类型考虑解冻胚胎的数量,避免解冻过多胚胎时存在超过 2 个可用胚胎,剩余胚胎需要进行二次冷冻,或者解冻胚胎过少无表型正常可移植胚胎。随着囊胚活检技术和玻璃化冷冻技术的日益成熟,越来越多的 PGD 周期选择囊胚期活检和活检后囊胚的冷冻。

PGD 促排卵过程中最困难的是对卵巢反应不良的处理。PGD 中究竟获卵数以及胚胎数低到多少取消 PGD 的标准也未统一。1998 年,Vandervorst 等建议获卵数少于 6 个时取消取卵,少于 9 个时要告知患者预后不好。2009 年,Verpoest 回顾总结了 1998对 PGD 夫妇的临床资料,结果显示获卵数是预测妊娠结局的独立预测因子,但获卵数少并不代表没有机会妊娠,特别是对于年轻患者,因此作者认为没有必要设定一个取消 PGD 周期的获卵数截断值。Tur-Kaspa 等分析了芝加哥地区 560 个 PGD 周期,同样也是 PGD 的获卵数与可移植胚胎数和妊娠结局相关,但少于 7 个卵的患者仍有相当高的机会有可移植胚胎并妊娠,特别是对于年轻的患者。

PGD 周期的妊娠结局与胚胎的质量以及数量相关。中山一院的数据分析显示当有 4 个高质量胚胎供活检时,其妊娠结局显著高于少于 4 个胚胎组。如果高质量胚胎数少于 4 个时,建议行胚胎冷冻,待下次 PGD 周期中与新鲜胚胎一起行胚胎活检和诊断,减少活检和诊断的费用,增加移植的机会。

(四) PGD 周期的胚胎移植

PGD 周期的胚胎体外培养同常规 IVF 的囊胚培养,详见实验室部分。PGD 周期的胚胎移植也有两点需要注意。

首先,PGD 周期的胚胎移植取消率高于常规 IVF,需向取消移植患者详细解释。取消的原因主要包括无正常胚胎可供移植,或者诊断为可移植的胚胎发育停滞。2012 年,中山一院 PGD 周期数为 325个,取消周期数为 20 个,占 6.2%,其中罗氏易位取消率为 8.5%(4/47),相互易位取消率为 17.0%(16/94),另外 3 个地中海贫血周期因正常胚胎发育停滞而取消移植。

其次,移植胚胎的选择和移植的数目需根据诊断的结果决定。在染色体易位的 PGD 中,目前主要采用的 FISH 或芯片(CGH 或 SNP)技术尚不能分辨正常与平衡胚胎,因此只需按诊断结果选择胚胎进行移植。在单基因性疾病的 PGD 中,诊断结果包括正常、携带者和重型三种,需要结合胚胎的发育情况选择移植胚胎,建议尽量选择诊断为正常纯合子的胚胎进行移植,移植携带者胚胎时需要与患者再次说明。PGD 中移植胚胎的数目建议不超过 2 个,尽量选择单胚胎移植。活检后发育囊胚的玻璃化冷冻技术水平的提高,为单胚胎移植提供了保障。双胎妊娠时不仅会面临减胎的风险,而且增加了产前诊断时的难度。

（五）PGD 妊娠周期的处理

PGD 周期的妊娠率与女方的年龄和进行 PGD 的适应证相关。在单基因性疾病，PGD 周期的妊娠率和正常对照相比，没有显著区别。在染色体易位的 PGD 周期中，罗氏易位携带者的妊娠率高于相互易位携带者，最主要的原因是相互易位携带者的可移植胚胎的比例显著降低。

由于胚胎活检减少了卵裂球的数目，在胚胎移植后 14 天验孕时，PGD 周期的 β-hCG 值会稍低于未进行胚胎活检的周期，但随后 β-hCG 会追赶上来，因此临床医师可动态观察 PGD 周期的 β-hCG 值。如果 β-hCG 值较低，可选用黄体酮进行黄体支持，并在 3 天后再次测定 β-hCG 值决定是否继续进行黄体支持。

必须特别强调的是，胚胎嵌合型的存在和诊断技术的限制使得 PGD 诊断的准确率不可能达到 100%。因此，PGD 后一旦妊娠必须进行产前诊断。

PGD 妊娠周期的其他临床处理同常规 IVF 的病人。

四、PGD 的胚胎活检

（一）活检材料的选择

新鲜周期中，由于胚胎移植入宫腔的时机必须保证在内膜种植窗关闭前，因而 PGD 诊断的时间受到严格限制。此外，进行活检的阶段不同，可用于 PGD 诊断的时间也有所变化。PGD 可活检的遗传物质见表 17-2：

表 17-2 不同活检材料的优缺点

活检材料	优点	缺点	应用情况
极体	①不减少胚胎的遗传物质 ②充足的诊断时间 ③体外培养时间短	①需诊断的胚胎数多，耗费人力物力 ②仅能反映母方的遗传信息	仅少数 PGD 中心使用，主要应用于法律限定不能进行胚胎活检的国家
卵裂球	①80% 可发育至卵裂胚期 ②诊断失败时可再活检第二个卵裂球 ③可反映来自父母双方的遗传规律	①减少胚胎的遗传物质 ②胚胎嵌合体现象比率高 ③胚胎与内膜发育不同步	应用最广，占超过 96% PGD 周期
囊胚滋养层细胞	①活检细胞数多 ②不减少胚胎的遗传物质 ③需检测的胚胎数量少，节省人力物力 ④嵌合体比率较卵裂期低	①体外培养时间长 ②可供诊断时间短，常需冷冻胚胎 ③低于 50% 胚胎可培养至囊胚	应用越来越广泛，尤其是在 PGS 的应用

1. 卵母细胞的极体 活检第一极体和（或）第二极体。极体活检不影响卵细胞以及受精过程，因此不会降低胚胎的发育潜能，而且活检后可用于诊断的时间较为充裕。但极体活检也有其缺点，即仅能分析母源性异常，父源性异常不能分析，也不能诊断受精期间及受精后发生的有丝分裂异常，另外需要检测的卵母细胞数量远比卵裂期胚胎和囊胚多，耗费的人力物力增加。

2. 卵裂期胚胎的单个卵裂球 在取卵后第三天，胚胎发育至 6～10 细胞的卵裂期胚胎，从中活检 1～2 个单卵裂球，该活检方法是目前国际上应用最广泛的。单卵裂球可用于筛选染色体结构异常，染色体非整倍体分析以及单基因病的诊断。但是卵裂球活检，其细胞的丢失率约为 12.5%～33%，在卵裂球时期胚胎发生的重要事件有配子基因组激活、胚胎极性相关蛋白的表达、致密化的发生、黏附分子的表达以及细胞间信号沟通的建立，因此在卵裂球时期进行活检很有可能存在潜在风险，如是否会改变后代的表观遗传。另外，卵裂期胚胎存在胚胎染色体嵌合型的现象。有研究表明，形态正常的胚胎也有 30%～70% 的可能存在染色体嵌合型现象，而在发育异常的胚胎中，嵌合现象则更为普遍。尤其在 PGS 诊断过程中，高嵌合体现象往往会导致误诊。

3. 囊胚滋养层细胞 囊胚活检可从滋养层细胞中取到 5～10 个细胞。囊胚期活检最大优点是可以获得更多的细胞，检测的灵敏性和特异性大大提高，而且内细胞团不受活检的影响。目前囊胚活检的存在问题有：①滋养外胚层细胞具有多核化、合胞化的特点，可能与内细胞团的核型存在不一致性，影响诊断结果的准确性；②囊胚活检后可供诊断的时间短，一般需要行胚胎冷冻；③受到体外培养技术等因素的影响，目前卵裂胚大约只有 1/2 左右可以发展到囊胚，使可供诊断的胚胎数下降，增加无表型正常胚胎移植的可能；④胚胎体外培养时间延长可能对胚胎印迹基因有一定的影响。

目前多数可行 PGD 的生殖中心选择在受精后第 3 天进行卵裂球的活检。近年来，对活检胚胎进行玻璃化冷冻保存可延长诊断时间，并使囊胚活检有可能成为趋势。

（二）活检的操作方法

细胞活检在进行单精子卵胞质内注射的显微注射仪上进行。活检的方法有两种，即透明带打孔后用平口针吸取细胞和直接用斜口针扎入透明带内吸取细胞。具体透明带打孔的方法又可再分为三种，即化学法、机械法以及激光法。极体活检时在透明带打孔后再用内径 20μm 的细针吸取极体，而卵裂期活检用 30 ~ 40μm 细针通过透明带的孔吸取卵裂球。囊胚活检时，用 30 ~ 40μm 细针吸住孵出的滋养外胚层，然后一边向外拉薄滋养外胚层，一边用激光切断拉薄的细胞。

五、PGD 的诊断技术

目前 PGD 的诊断技术主要包括单细胞聚合酶链反应（polymerase chain reaction，PCR）、荧光原位杂交技术（fluorescence *in situ* hybridization，FISH）以及全基因组扩增（whole genome amplification，WGA）基础上衍生的新技术。

（一）单细胞 PCR 技术

聚合酶链反应（PCR），是根据 DNA 碱基互补配对的原理，在体外通过变性、退火、延伸三个阶段的不断循环，将特定的微量 DNA 片段扩增数百万倍以供进一步遗传分析的技术。国际第一例 PGD 是基于 PCR 技术扩增 Y 染色体上的特异序列，以鉴别胚胎的性别。

1. PCR 技术的分类

（1）巢氏 PCR：由于 PGD 中通常仅有单个 DNA 拷贝，单次 PCR 扩增产物量少，难以在琼脂糖电泳显带后分析结果，因此通常采用巢式 PCR，分别用内外两对引物进行靶基因的扩增，从而增加扩增产物量。巢氏 PCR 后的产物可以结合外周血 DNA 诊断过程的常用分析方法进行诊断，例如限制性内切酶酶切（例如脊肌萎缩症）、反向点杂交（例如 β-地中海贫血）等。

（2）荧光 PCR：PCR 引物的 5'端用荧光分子进行标记后，扩增产物可由激光分析系统检测，能对细胞的 DNA 进行定量。荧光 PCR 的敏感性比普通 PCR 高出一千倍以上，可鉴别 1 ~ 2bp 的差异。荧光 PCR 中单次扩增的产物已足以检测，因此无需进行巢式 PCR，可避免两次扩增中污染的可能性。荧光 PCR 已被广泛应用于单基因疾病的 PGD，如检出囊性纤维化 3bp 大小的 ΔF508 的缺失，采用 Gap-PCR 可以检测 α-地中海贫血地中海缺失型等（图 17-7），荧光 PCR 也能与其他的基因突变检测技术［如单链构象多态性（single-strand conformation polymor-phism，SSCP）分析，限制性内切酶酶切等］互为补充。

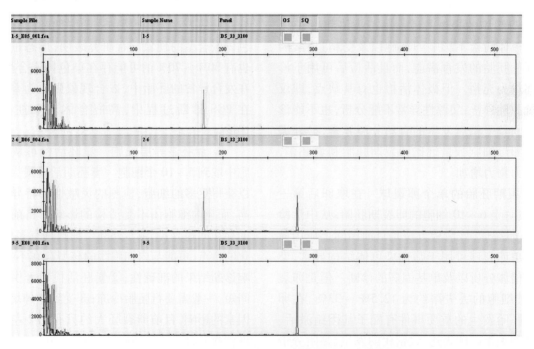

图 17-7 采用 Gap-PCR 检测 α-地中海贫血地中海缺失型
（由上至下分别为纯合缺失、杂合缺失、正常）

（3）荧光定量 PCR（realtime fluorescence quantitative PCR，QF-PCR）：其原理是扩增短串联重复序列（STR）。STR 是高度多态性位点，由许多不同的 2 ~ 5bp 重复单位构成。许多物种的 DNA 包括核苷酸重复序列，重复几次或多次，最终形成不同长度序列。同源染色体同一位点的重复单位拷贝数不同，便形成了杂合子，可用于特异染色体异常的检测，如检测 21-三体与 18-三体。

（4）基于 PCR 技术的全基因组技术在后文 WGA 中将有详细介绍。

2. 适用范围　PCR 是检测单基因病的最常用方法，也是单基因病 PGD 的首选方法。

（1）应用于几乎所有的单基因病，包括线粒体病。在 PCR 基础上衍生了很多技术，具体选择何种 PCR 技术依据实际情况而定。

（2）PCR 技术亦可用于 HLA 分型。

（3）选择特定的 STR 位点，应用荧光 PCR 技术亦可用于染色体异常的 PGD，如染色体结构异常的携带者，或常见染色体数目异常的检测，而且可以克服 FISH 及芯片技术无法区分正常胚胎及携带者胚胎的问题，进行家系分析后可进行鉴别。

（4）PGS：2012 年，Treff 等报道采用 QF-PCR 建立了一种新的全染色体组分析技术，可以在 4 小时内完成分析，2 年时间内完成了近 3000 个 PGS 周期。

3. 优缺点　PCR 技术具有扩增目的片段明确、快速，扩增片段的保真性强，实验方法稳定等优点。

由于只有一套 DNA 模板，单细胞 PCR 必然存在自身特有的一些问题，主要包括污染、扩增效率低和等位基因脱扣（allele drop-out，ADO）三方面。

首先，单细胞 PCR 的扩增效率比常规 PCR 低 5% ~ 10%，其原因可能与单细胞的转移过程、细胞的裂解方法以及核的降解等有关，所以当植入前诊断结果建立在阴性结果上时应增加多态性位点以避免由于扩增失败导致的误诊。

其次，扩增过程中，外源性 DNA 包括颗粒细胞、精子和既往巢式 PCR 的扩增产物等，容易污染而造成误诊。因此，目前对 PGD 的授精大多采用 ICSI 技术避免精子污染，PCR 实验室要求进行严格的分区以避免外源性 DNA 的污染。

单细胞 PCR 面临的另一大问题是 ADO。ADO 是指杂合位点上两个等位基因中的一个随机发生扩增失败或扩增极低以致检测不到。ADO 的发生率约 5% ~ 15%，其原因尚不清楚，可能与 DNA 降解、

细胞裂解不全、胚胎卵裂球非整倍体以及单亲二体性染色体等有关。2015 年，中山一院采用全外显子测序技术将胚胎细胞全基因组扩增产物与羊水基因组对比，发现 53.87% 胚胎基因组发生扩增偏倚，可能导致优势等位基因扩增。胚胎细胞 21% 的杂合 SNP 的单个位点发生 ADO，其中 74% 发生在父源等位基因位点。ADO 率与基因局部区域的 GC 含量相关，低 GC 含量和高 GC 含量均可增加 ADO 发生率。在 PGD 中已有数例由于 ADO 造成误诊的报道。目前一般推荐在单细胞 PCR 中同时检测与致病基因紧密连锁的 STR 标志和（或）SNP，通过分析 STR 位点和（或）SNP 可鉴别是否发生致病基因的 ADO，另外也可帮助判断是否发生污染。

（二）荧光原位杂交

FISH 是 20 世纪 70 年代末 80 年代初发展起来的一种重要的非放射性原位杂交技术，是一种分子细胞遗传学技术，其原理是通过荧光标记的 DNA 探针结合到特定染色体的互补序列上，杂交后可在荧光显微镜下检查荧光信号的数目，可推算探针所在的染色体或者染色体片段数目。应用不同的荧光标记，一次可同时杂交几个探针，目前在一轮 FISH 检查中能检查一个单细胞中 1 ~ 5 条染色体，对一个细胞最多可进行 3 轮 FISH，同时检测 12 条染色体。

1. 发展史　1974 年，Evans 首次将染色体显带技术和放射性标记的染色体原位杂交联合应用，提高了定位的准确性。20 世纪 70 年代后期，人们开始探讨荧光标记的原位杂交，即 FISH 技术。1981 年，Harper 成功地将单拷贝 DNA 序列定位到 G 显带标本上，标志着染色体定位技术取得了重大进展。20 世纪 90 年代，随着人类基因组计划的进行，由于绘制高分辨人类基因组图谱的需要，FISH 技术得到了迅速发展和广泛应用。

FISH 技术主要沿着两条路线发展，一方面是采用不同的探针，从而衍生出许多以 FISH 为基础的新技术，如比较基因组杂交（CGH）、多色 FISH、染色体涂染、反向染色体涂染、RNA-FISH 等；另一方面则是努力提高 FISH 技术的分辨率，将靶目标从中期染色体（1 ~ 3Mb）发展到 DNA 纤维，使其分辨率由 1Mb 发展到 1kb，更进一步拓展了 FISH 技术的应用领域，成为分子细胞遗传学的一项代表技术。

FISH 首次应用于 PGD 领域是 1995 年。

2. 适用范围　FISH 技术是以制备的染色体片段或基因探针为基础的技术（图 17-8），在 PGD 中，FISH 技术适用于以下情况：

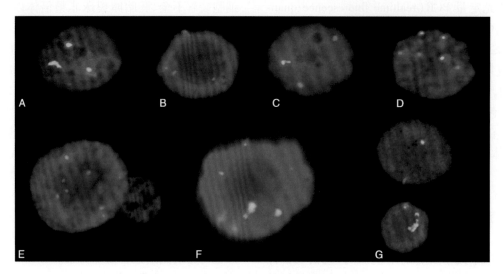

图 17-8　采用 FISH 进行染色体分析的 PGD

A. 正常男性 FISH 图(XY1818),1 红 1 绿和 2 个绿蓝色信号分别为 X、Y 和 18 号染色体;B. 正常女性 FISH 图(XX1818),2 红和 2 个绿蓝色信号分别为 2 个 X 和 2 个 18 号染色体;C. 女性 18 号染色体单倍体(XX18);D. 女性三倍体(XXX181818);E. 女性四倍体(XXXX18181818);F. 男性四倍体(XXYY18181818);G. 双核细胞(X18/Y18),1 个核 X18,另 1 个核 Y18

（1）染色体罗氏易位、相互易位和倒位等染色体结构异常的携带者,对这些高危人群进行染色体异常的检测。

（2）针对高龄、反复植入失败、反复自然流产等女性进行着床前染色体非整倍体筛查（PGS）,但现在证据表明,应用 FISH 技术进行 PGS 不能筛查全部染色体,因此其临床应用价值有限,已渐渐被淘汰。

（3）针对不能进行着床前胚胎基因分析的性连锁遗传病,FISH 也可通过性别鉴定的方式,避免妊娠性连锁遗传病胎儿。

（4）针对大片段缺失的单基因病（如 DMD、SMA）,也可应用 FISH 技术进行单基因病的 PGD。

3. 优缺点　FISH 具有直观、简单、低成本、实验重复性强等诸多优点,不需要长时间的复杂的细胞遗传学技能培训。这个优点尤其适合于 PGD 的检测,特别适用于染色体结构或数目异常的 PGD 检测。但是,FISH 技术所使用的探针有限,不能检测所有的染色体异常。同时,在单细胞水平应用 FISH 技术时,容易受到固定失败、探针质量达不到要求、信号弱或信号重叠、信号弥散、背景信号过高等因素的影响。

（三）微测序技术

微测序技术（mini-sequencing）,又称为单核苷酸引物延伸法（single nucleotide primer extension, SnuPE）,其原理是设计一对针对突变位点的特异性引物,退火后直接结合于突变位点附近,同时加入与野生型及突变型模版互补的一种荧光双脱氧核苷酸,分别用不同的颜色标记 4 种双脱氧核苷酸,经过多轮的延伸与终止过程,产生许多带有荧光标记的核苷酸片段,经毛细管电泳从而实现对模板序列的推导。

微测序技术快速、敏感,结合毛细管电泳技术可以一次对多个突变位点进行检测从而实现高通量分析。微测序技术开始主要用于点突变。2003 年,Fiorentino 等将其应用于 PGD 单基因疾病的诊断,微测序技术具有高度敏感性、自动化并且结果容易分析等优点,适用于限制性酶切或其他一些常规方法分析有困难的情况。并且还可以分析单个碱基的缺失或插入突变等。目前该方法已经被应用于许多单基因疾病的 PGD 如囊性纤维化、镰状细胞贫血、β-地中海贫血、视网膜母细胞瘤、脊髓性肌萎缩等。

该方法可以结合巢氏 PCR,在体系中增加多态性位点以避免污染等导致的误诊。

（四）全基因组扩增

全基因组扩增（whole genome amplification, WGA）,即是以最小的扩增偏倚、非选择性扩增整个基因组序列,从而增加微量 DNA 分析的遗传信息量,为实现微量 DNA 多基因位点分析和重复检测提供可能。WGA 克服了 PGD 中单个细胞 DNA 模版量不足的瓶颈问题,拓宽了 PGD 的适用范围,使得在单细胞同时进行多个致病位点的检测成为可能,也满足了新技术如比较基因组杂交技术、SNP 芯片技术和基因测序技术对模板的要求。评估一种 WGA 方法的优劣，主要就是看该方法对基因组 DNA 的还原能力，包括还原基因组 DNA 序列的能力（保真性）、均衡扩增各个基因组位点的能力（扩增效率一致性）、扩增片段长度及扩增的倍数。通常采用特异基因、位点（如微卫星，STR）或基因座的引物对 WGA 扩增产物和对照基因组 DNA 进行扩增，电泳检测特异条带或荧光信号；或测序鉴定基因扩增的特异性来鉴定。

1. 分类 目前已经应用于 PGD 的 WGA 方法主要分为三类：基于 PCR 扩增的 WGA 技术，包括扩增前引物延伸 PCR（primer extension preamplification，PEP-PCR）及简并寡核苷酸引物 PCR（degenerate oligonucleotideimer PCR，DOP-PCR）；不依赖 PCR 的 WGA 技术-多重置换扩增（multiple displacement amplification，MDA）以及两者的复合方法多次退火环状循环扩增（multiple annealing and looping based amplification cycles，MALBAC）。

（1）基于 PCR 扩增的 WGA 技术：

1）扩增前引物延伸 PCR（PEP-PCR）：是使用 Taq DNA 聚合酶结合由 15 个随机核苷酸组成的引物，对基因组 DNA 随机进行结合并扩增。该方法的特点是使用较低的退火温度（37℃）和延伸温度进行退火及缓慢延伸，使得引物能够尽可能多的与基因组进行结合并尽可能长地进行片段扩增。该方法扩增出来的片段长度为 100～1000bp。扩增获得的 DNA 总量约 400pg/μl。后来其反应体系（如增加 dNTP、随机引物和高保真酶的用量）以及热循环条件被进一步改善，使其 STR 位点检测灵敏度和特异性得到了提高，改良后的 PEP 扩增效果更好，并且产物片段最长可达 23kb。

目前 PEP 已用于多种基因病植入前遗传学诊断中，如家族性腺瘤性结肠息肉病、囊性纤维化疾病、杜氏肌营养不良、家族性淀粉样变性、泰-萨克斯病、β-地中海贫血、甲型血友病等。然而，较低的扩增率、高度多态性微卫星重复序列非平衡扩增等一系列问题限制 PEP 广泛运用。

2）简并寡核苷酸引物 PCR（DOP-PCR）：也是基于 Taq DNA 聚合酶的一种 WGA 技术。其引物序列为 5'-CCGACTCGAGNNNNNNATGTGG-3'，3'端 ATGTGG 序列基因组中出现频率较高，在退火时起引导作用，5'端的 CCGACTCGAG 序列起末端修饰的作用。其原理采用该引物对模板 DNA 进行两步 PCR 扩增，第一步最初 3～5 个循环在 30℃的低退火温度下退火，使引物在模板 DNA 全长范围内随机退火并对模板 DNA 进行低严谨扩增，在第二步进行的 25～35 个 PCR 循环则类似普通 PCR 原理，退火温度升至 62℃，引物特异性连接并延伸，按比例均匀扩增整个基因组 DNA，并能获得较高的扩增效应，扩增产物大小在 300bp～1.7kb，平均 500bp。

DOP-PCR 是一种发展较为完善并被广泛接受的 WGA 方法。该项技术在各种 DNA 分析技术中得到应用，如 SNP 分型、微卫星基因分型、比较基因组杂交（comparative genomic hybridization，CGH）、aCGH、单链构象多态性（SSCP）分析等许多方面。然而一些较小的染色体改变如远端断点易位容易被忽略，应用于微量细胞的全基因组扩增时，还存在扩增的基因组完整性较差的问题。

（2）多重置换扩增（MDA）：1998 年，耶鲁大学 Lizardi 等基于环状滚动扩增（strand displacement amplification，SDA）方法创建了一种链置换扩增技术，称为多重置换扩增。该技术利用噬菌体 Φ29DNA 聚合酶和六聚体随机引物对基因组进行扩增，在 30℃恒温条件下即可反应。该方法采用的噬菌体 Φ29DNA 聚合酶，模板结合力强（每次可加 7 万核苷酸，连续合成 100kb 不解离），且具有 3'-5' 外切酶活性，错误率在 5×10^{-6}～10^{-7} 之间，约比普通 Taq DNA 聚合酶低 100 倍，这种高保真性和强大的向前延伸能力使 MDA 可从极少量的 DNA 样本中复制出大量高质量的 DNA（图 17-9）。

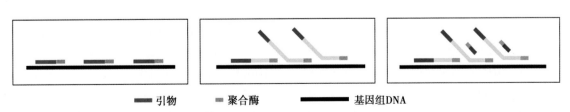

图 17-9 **MDA 全基因组扩增原理**

━━ 引物　　▨▨ 聚合酶　　━━ 基因组DNA

MDA 产量稳定性好。使用 MDA 扩增时，无论起始模板量是多少，每次反应的终产量基本相同。在反应结束后也无需再进行 DNA 定量就可直接用于后续相关实验，非常适合于高通量实验。MDA 扩增产物长度为 2～100kb，平均长度超过 10kb，适用于各种限制性酶切分析和长片段 PCR 反应，也可用于 SNP 芯片、CGH 芯片及新一代测序技术。已有数种 MDA 的商品化试剂盒出售，使该技术更加自动简单，省时省力，便于推广和广泛使用。

1）对 MDA 的评价：MDA 的优势：以 PCR 为基础的 WGA 扩增产物平均长度小于 1kb，全基因组位点覆盖率相对低。以其产物为模板扩增微卫星位点，提示扩增效率低，偏向性高，且非特异性产物较多。相比之下，多重置换扩增效果较佳。①恒温扩增，可以避免 PCR 技术中温度波动导致基因组由于结构不同，在不同温度下对聚合酶的扩增有影响，减少优势扩增。②扩增产量高且稳定。基因组 DNA 在 30℃反应 4～16 小时，MDA 扩增达到高峰后维持在一个稳定水平，使所有反应的 DNA 产量几乎相等。100μl 的反应体系，无论起始模板量差别多大（100fg～10ng），扩增后的 DNA 产量都保持在 20～30μg 左右，非常稳定。扩增产物平均长度 12kb，最长可达 100kb。③强大的持续链置换扩增能力，其受到复杂结构的影响更小，因此不同区域的扩增效率均衡性较一致。④高保真性：这种酶具有 3'-5' 外切酶活性，错误率保持在 10^{-6}～10^{-7} 之间，比 Taq DNA 聚合酶低 100 倍以上。

MDA 的缺陷：①扩增产物不全是有效产物。MDA 是一种滚环扩增方法，引物六聚体随机结合在模板链的任意位置同时开始复制，复制形成的新链随即又成为一条新的模板，在整个复制过程中 MDA 产物如同一个树叶脉络状的立体复制结构，DNA 链彼此交织缠绕，呈现一种絮状立体空间构型。将 MDA 产物进行琼脂糖电泳时，可见加样孔中滞留了大量的产物，只有一部分 DNA 产物游离出来，这些游离的 DNA 产物才是在后续试验中起作用的部分，称之为有效产物。而絮状复合物中的 DNA 链因为受空间构型的限制，增加了变性和结合引物的难度，会影响后续 PCR 反应。当后续实验对模板质量要求高时，建议将 MDA 产物纯化后使用。②单细胞模板量少，易产生扩增偏倚。使用 MDA 技术扩增时，初始模板量的多少直接影响着扩增效率。Ling 等用 SNP 基因分型芯片对 MDA 产物进行研究，发现起始模板量从单细胞提升至 10 细胞，MDA 产物的基因

覆盖率从 86.2% 逐步上升至 98.7%；判读率/信号率也是从 0.88 上升至 0.97（Ling 等，2010）。单细胞含 DNA 量少，常发生扩增失败而导致产物长度变短，在 PGD 时容易误诊。③易发生选择性扩增或等位基因脱扣优势扩增（preferential amplification，PA）和 ADO 是单细胞 PCR 过程常见的问题，也是引起误诊的关键。单细胞扩增时 ADO 的发生率较高，产生的可能原因有：模板的长度不同引起某些序列的选择性扩增；模板的 GC 含量或二级结构不同，导致与引物结合扩增的效率也不同；起始模板数量较少等。Ling 等发现，随着起始模板从单细胞提升至 10 个细胞，MDA 产物的平均 ADO 率从 17.9% 逐渐下降至 0.1%。Hellani 等发现，对单细胞扩增产物进行 β 球蛋白突变分析时，ADO 率为 10.25%。同时对 STR 进行分析时，ADO 率为 5%。而 Hosono 等报道，在对 MDA 产物进行 STR 分析时未发现 ADO。结果的差异主要源于后者扩增了 300 个细胞。对胚胎进行染色体三体筛查时，28% 的 ADO 发生率要求至少使用 7 个已知的遗传标记才能保证诊断的可靠性。④易污染。由于 MDA 敏感性高，模板量少，扩增体系极易污染。Ling 在空白对照中检测到 5.3% 的人源基因组信号。PGD 中污染物可主要来源于精子、颗粒细胞、实验环境及酶本身等。污染物与模板竞争扩增，MDA 产物经 PCR 放大后极大影响了诊断的准确性。⑤细胞 DNA 质量要求高，降解的 DNA 将影响扩增效率。这要求在 PGD 中尽量活检形态完整的细胞。

2）MDA 在 PGD 中的应用：2004 年，Hellani 等首次将 MDA 应用到植入前遗传学诊断中，联合 PCR 及 CGH 技术成功诊断了 β-地中海贫血和 21-三体。多重置换扩增已成功应用于囊性纤维化病、脆性 X 综合征、马凡综合征、杜氏肌营养不良、X 连锁隐性遗传脑白质肾上腺萎缩症等多种基因病和染色体数目异常的 PGD，显示了 MDA 在胚胎着床前遗传学诊断中的广阔应用前景。

（3）多重退火环状循环扩增（MALBAC）：Φ29 是一种高效的 DNA 聚合酶，任何核酸序列都可得到大量扩增，这使得 MDA 扩增反应难以控制，甚至在空白对照中都能得到核酸产物。2012 年，Lu 等在 MDA 基础上引入随机引物，设计出了多次退火环状循环扩增（multiple annealing and looping-based amplification cycles，MALBAC）技术。其反应过程分为两轮（图 17-10 及图 17-11）：第一轮：用 5' 端有 27 个统一序列，而 3' 端是 8 个随机序列的引物，作为扩增

引物,用随机引物可以保证在模板链上随机结合,0℃淬火,再65℃等温扩增,得到第一轮的复制产物,再用有前链移开功能的聚合酶(Φ29 聚合酶)来

进行扩增,模板上的每个点在第一轮反应中,都有机会得到 n 个拷贝,其产物 5′端带有统一引物序列,3′端没有统一引物序列,称为半扩增产物。

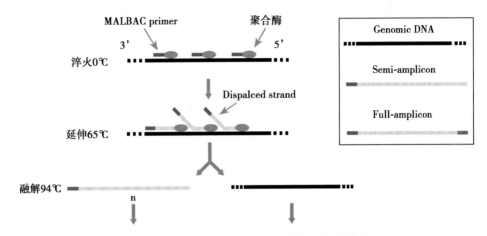

图 17-10　多重退火环状循环扩增的第 1 轮扩增原理

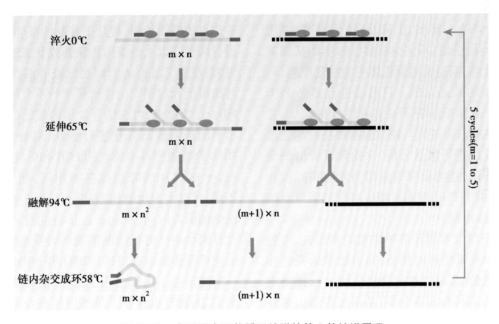

图 17-11　多重退火环状循环扩增的第 2 轮扩增原理

第 2 轮扩增:0℃淬火,再65℃扩增,结合到第 1 轮所产生的扩增产物上的引物,又会产生一轮扩增,其产物 5′端与 3′端带有统一引物序列,称为完全扩增产物。

MALBAC 扩增操作较简便,经过细胞裂解、预扩增和指数式扩增 3 步完成,整个反应时间约 4 小时。Lu 的研究显示,在 65μl 反应体系中,单细胞或等量DNA 通过 MALBAC 扩增反应可获得范围在 300 ~ 2000bp 之间的扩增产物 2 ~ 4μg。扩增成功率达95%以上。基因组覆盖率达 93%,可在 AT-GC 富集区得到准确、高度重复的连续扩增结果,与 MDA 相

比更能真实地反映基因组 DNA。这技术的优点使之已用在研究人类单精子重组和单个卵细胞与单个极体关系的研究中。目前已有应用 MALBAC 进行PGD 的相关研究报道。

2. 依托全基因组扩增技术衍生的分析技术

(1)单体型分析:染色体单体型是指一条染色体上两个或两个以上的多态性座位状态组合,因为各座位紧密连锁,所以在遗传时单体型可作为一个单位传给后代。单体型分析可以将某个单基因遗传疾病家系中的致病基因所在的染色体与正常染色体区分开来,因此单体型分析不仅可以应用于已知致

病基因的遗传性疾病的诊断,而且对某些未能准确定位,但知道其大概区段的病种,以及非常见单基因遗传疾病的突变类型等均能做出诊断。在多态性座位中,短串联重复(STR)序列的等位基因数目较多,在单体型分析中有较高的应用价值。虽然致病基因与多态性座位紧密连锁但仍有可能有一定的距离,减数分裂过程中可能发生基因重组和染色体交换,破坏这种连锁关系,因此为减少因基因重组所引发的误诊,在单体型分析时应尽可能使用更多紧密连锁的多态性位点。但单细胞水平极少的 DNA 量限制了多态性位点的检测数目,而且,同时扩增多个位点需优化 PCR 反应体系,这在单细胞水平技术难度更大。因此采用 WGA 作为植入前遗传学诊断的第一步,增加起始模板量,再进行多个基因位点检测,可以大大增加单细胞分析的准确性和可靠性。

Renwick 等利用 MDA 的优势引入一种新的概念称为植入前单体型分析(preimplantation genetic haplotyping,PGH)。其利用 MDA 技术将单细胞 DNA 在短时间内扩增,不完全依靠已知疾病基因突变位点进行检测,而是检测染色体中的重复序列,筛查染色体携带的缺陷基因。目前已进行多个 PGH 周期用于检测杜氏肌营养不良和囊性纤维化病,并在后者的周期中获得妊娠。该方法需要在检测之前对患病家系成员进行家系分析,并找到有价值的突变基因连锁标记,这为检测带来相当大的实际操作难度。另外,由于 PGH 中未对特定突变基因位点检测,易发生误诊问题。

PGH 由于可以辨别异常单体型的来源,在染色体异常疾病中有其特殊的优势,即当患者的染色体异常为家系遗传时,可以在异常染色体上选择特定区段的 STR 位点进行家系分析,从而可辨别正常胚胎和携带者胚胎,这是常规采用 FISH 或芯片技术所不能完成的。

采用单体型分析要求先进行家系分析,在先证者存活的家系,根据患者各等位基因的片段大小可推断出父母双方携带致病基因的单体型。若先证者已去世,但去世前曾行基因检测,往往可在既往检测机构找到行基因诊断时保存的 DNA 样本进行检测。当为新发突变,无先症者可追寻时,可采用分离单精子或者卵子极体活检进行家系分析。当患者可活检胚胎数较多时,可用的多态性位点较多时,可以在 PGD 诊断过程中,结合致病基因检测的结果对单体型的结果进行反推,在这种情况下,我们可以对没有达到活检标准的胚胎也进行检测分析,以提高单体型分析的推导准确性。当然这种反推的前提是 WGA 扩增系统的稳定,ADO 率处于较低的水平。

在单体型分析中,选择有多态性的 STR 位点的原则为:当疾病为常染色体隐性遗传、HLA 配型或者染色体异常时,要求父母双方在该位点上有 3 或 4 个不同的等位基因;当疾病为常染色体显性遗传时,要求携带致病基因的一方在该位点为杂合子,且与另一方等位基因片段大小不同,另一方在该位点是否为杂合子可以不考虑;当疾病为性染色体连锁遗传时,要求女方在该位点为杂合子,且与男方的等位基因片段大小不同。

国内从 2006 年开始采用 MDA 结合单体型分析的方法建立了多个病种 PGD 体系,包括杜氏肌营养不良、脊肌萎缩症,X 连锁免疫缺陷综合征、石骨症、X 连锁慢性肉芽肿、骨软骨发育不全等。该方法克服了单细胞 DNA 模板量不足的问题,使单细胞的 DNA 模板量由 pg 级扩增到数十 μg,可以满足后续多位点的基因检测,提高了诊断的准确性,也使同时进行两种或以上的遗传性疾病或状态的诊断成为了可能,避免了活检两个卵裂球或者两次活检对胚胎种植潜能和远期安全性所带来的不良影响。单细胞 MDA 产物量大,可以结合常用的或已经用于外周血水平的基因诊断方法进行诊断,对外周血 DNA 和 MDA 产物进行各个位点的 PCR 和后续检测,结果相同,荧光 PCR 的峰型也基本相同,便于进行判别。因此,可以大大地缩短新病种植入前遗传学诊断方法学的研发时间,有利于逐步将此技术推广到更多在外周血中已可行诊断的遗传性疾病,拓宽了植入前遗传学诊断的适应证。2011 年,中山大学附属第一医院报道了国际上首例 α-和 β-双重地中海贫血的 PGD,而且也建立了单基因疾病合并染色体异常的 PGD 体系,已经应用于临床 PGD 的有 α-地中海贫血合并染色体罗氏易位,α-地中海贫血合并性染色体数量异常(47,XXX)。单体型分析也是 HLA 配型的 PGD 的重要方法,2011 年,我国首例 β-地中海贫血结合 HLA 配型的 PGD 婴儿于中山大学附属第一医院成功诞生,目前已有家系成功进行了脐血干细胞移植。MDA 后充足的 DNA 模板量,在进行 PGD 的检测后仍有大量的 DNA 模板量剩余,可以对检测位点反复检测,也可用于后续增加新位点时对新位点进行验证,同时也为将来进行胚胎种植潜能的研究提供了材料,如结合 CGH 或 SNP 芯片技术进行非整倍体筛查等。

(2)芯片技术:目前应用于 PGD 的主要有两种

芯片技术:比较基因组杂交芯片(aCGH)及单核苷酸多态性芯片(SNP-array)。

aCGH 由中期染色体比较基因组杂交(metaphase comparative genomic hybridization,mCGH)发展而来。2001 年,有学者将 mCGH 应用于植入前遗传学筛查,成功出生了健康女婴。mCGH 原理即为不同荧光素标记的待检 DNA 与参照 DNA 竞争杂交于正常男性中期染色体上,软件照相分析染色体颜色,黄色为正常,偏红或偏绿提示重复或缺失。该法的缺陷在于劳动强度大,手工操作繁琐,分析结果受杂交效率的影响,也存在人为分析误差。随后,mCGH 发展为以微阵列的细菌人工染色体(bacterial artificial chromosome,BAC)为杂交载体,提升了分辨率。目前国际广泛应用于 PGS 的 aCGH,其杂交载体为微阵列的寡核苷酸探针。具体而言,经过全基因组扩增之后,待检细胞 DNA 与参照 DNA 得到均匀放大,通过酶学反应将两者分别标记上红色或绿色荧光素,与写有探针的 aCGH 芯片进行杂交,基于人类基因组序列信息,每个探针对应不同染色体特定区域,全染色体组约含 6000 余探针,染色体的缺失或重复通过每个杂交点的颜色显示出来(红色与绿色荧光的比例)通过扫描仪读取芯片上每条探针信号强度,经过后期数据分析,可对染色体重复或缺失做出判断。对比红绿荧光比的分析简单且易于自动化操作。aCGH 分辨率可达到 5Mb 左右。

aCGH 的优势是节约时间,全面的染色体分析可在 48 小时之内完成,控制在鲜胚移植的时限之内,而其缺点是由于基因组的比较性分析,无法区分单倍体或三倍体的整倍性变异,也难以判断嵌合体。

单核苷酸多态性(single nucleotide polymorphism,SNP)芯片含有 30 万个检测位点,分辨率更高,可达 1.5kb 水平,比传统 G 显带核型分析分辨率高 1000 倍,能检测 CGH 不能检测的染色体拷贝数不变的细胞遗传学异常。虽然 SNP 芯片也是运用探针排列进行微阵列,但其并非是待检基因组与参照基因组竞争杂交对比分析,而是由待检基因组与玻片上固有探针进行原位杂交的 array 方式,获得检测数据与标准正常人群参照数据库比对分析。该技术的染色体拷贝数分析通过两种方式计算:一种是将每个 SNP 位点的等位基因与亲本对比,显示哪条亲本染色体被遗传至胚胎,若遗传了三条独立的亲本染色体表示三体,而所有位点的纯合性表示该染色体单体或单亲二体,由此可提供胚胎的 DNA 指纹信息,追踪移植胚胎去向;而另一种的计算方法是对比待检与对照

标本的杂交荧光密度,待检标本的杂交信号相对较强则为三体,相对较弱则为单体。SNP-array 技术的应用优势在于检测片段重复缺失或非整倍体同时还可检测单倍体以及多倍体异常,还可提供胚胎指纹鉴定、亲缘性分析以及单亲二体的检测相关数据。2008 年首次在 PGS 应用中取得成功。

目前国际上报道以 SNP 芯片为基础的核型定位(karyomapping)技术可获得包括 240 多种单基因遗传性疾病信息,还能同时快速获得全部染色体核型分析,诊断染色体数目是否异常,以及染色体结构重排及不平衡染色体畸变。2014 年有文献报道在单基因性疾病的 PGD 中应用 SNP 芯片进行 karyo-mapping,不仅可应用众多 SNP 位点形成的大数据克服个别位点 ADO 造成误诊的影响,同时还可进行单细胞层面的全套染色体核型分析,实现单基因性疾病 PGD 同时进行核型分析的宏伟目标。因此,SNP 芯片基础上的 karyomapping 技术在 PGD 中有着巨大的应用前景。

应用 SNP-array 的不足之处是大多数情况下检测时间约需 3 天左右,需结合胚胎玻璃化冷冻技术进行冻胚周期移植。另外,karyomapping 技术的最大局限是需要有家系才能根据先证者进行准确分析。

(3) 二代测序技术:测序技术的发展起源于 20 世纪 90 年代的人类基因组计划,自从人类基因组被完全破译后,第一代测序技术应运而生,采用的是碱基修饰聚合酶延伸的方法,毛细管电泳逐个读取序列。第一代测序技术应用广泛于单基因病的突变检测,包括单基因病的植入前遗传学诊断。

二代测序(next generation sequencing,NGS)技术始于 2006 年,得以进行全基因组序列测定,近年新一代测序技术引入了普通实验室,测序通量逐步上升,而成本逐步下降。2012 年,通过全外显子深度测序检测单细胞基因获得成功。2013 年,应用大规模平行测序技术对着床前胚胎的活检细胞全基因组扩增产物进行 PGD 检测获得成功应用,当测序的数量约为 200M(测序深度约 0.08×)时,可检出全染色体非整倍体以及大片段重复或缺失。

二代测序包含 DNA 文库的建立、乳液 PCR、微珠分选、测序芯片杂交及扫描、数据分析等操作步骤,随着技术发展逐步简化操作流程、缩短时间以及扩展检测范围,测序在植入前领域的应用将逐步扩大加深。

当测序深度升高,未来有可能区分出平衡易位

和正常胚胎,排除平衡易位携带者的后代延续风险;调整测序的方式,也可能应对于单基因病携带者进行全基因组测序,在排除基因病风险的同时检出染色体非整倍体;还可能在预防医学领域发展个人基因组筛查等,前景广阔。

正如 SNP 芯片一样,NGS 也通过可以产生庞大的 SNP 位点的数据来克服 ADO 导致的误诊,并且可以应用目标捕获技术专门对地贫基因和 HLA 基因进行分析,简化预实验步骤,提高诊断准确率,并且可同时诊断多种其他疾病和进行染色体核型分析。与 SNP 芯片技术相比,二代测序技术还可对新生突变进行 PGD。但单个或数个细胞进行全基因组扩增后会产生一系列 DNA 序列水平的变异,目前在过滤变异和阐释变异方面都存在问题,亟待于进一步的实验研究。

六、PGD 技术的误诊问题

(一)胚胎嵌合型对诊断准确率的影响

PGD 临床应用的逐步深入,也促进了人们对人类早期胚胎的认识。20 世纪 90 年代 FISH 在 PGD 的应用中已证实了人类早期胚胎嵌合型的存在,即胚胎的不同卵裂球中的染色体组成有不一致的现象,其发生率约为 20%～50%,即使形态好的胚胎也可能存在染色体嵌合的现象。FISH 所能同时检测的染色体数目局限在 3～12 条染色体。目前应用 CGH 芯片技术的研究中已提示人类胚胎的嵌合型普遍存在,且可发生在任何一条染色体上。而近年来进行 DNA 指纹分析的 PGD 研究中也进一步证实胚胎染色体重组现象。

胚胎嵌合型的发现使人们意识到单个卵裂球并不能完全代表整个胚胎。但目前在胚胎性别诊断中还未发现在 XY 的男性胚胎中有 XX 卵裂球的嵌合,因此胚胎嵌合型不会对胚胎性别诊断造成影响。在常染色体隐性疾病中,如果夫妇双方突变位点相同,检测的染色体增加一、两个拷贝或缺失一个拷贝不会造成致病基因型的漏诊,因此胚胎嵌合型也不会导致误诊。但在常染色体显性疾病中,缺失一个拷贝即可导致致病基因型的误诊。另外,进行三体或单体的检测时,胚胎嵌合型也会对诊断的准确性造成影响。因此,在常染色体显性疾病的 PGD 中,必须增加与致病基因紧密连锁的遗传标志物来鉴别是否发生 ADO,从而降低误诊的风险。

卵裂期胚胎的染色体嵌合型细胞的发育定向尚不明确,是否特异地走向滋养外胚层,或者通过含有核的碎片与卵裂球的融合发生错误染色体的自我纠正,还是走向凋亡等,需进一步实验证实。

囊胚期胚胎嵌合型的发生率尚不清楚。自然妊娠时,约 2% 正常妊娠有胎盘嵌合型。如果发生胎盘嵌合型,10% 胎儿为染色体嵌合型。有文献报道在诊断为非整倍体的囊胚中分析,滋养外胚层细胞同样存在嵌合型改变,如在 PGS 中 56.6% 囊胚为非整倍体,其中 62.3% 非整倍体囊胚有单条染色体异常,37.7% 有多条染色体异常。

(二)等位基因脱扣(ADO)

详见 PGD 的诊断技术章节。

(三)污染

详见 PGD 的诊断技术章节。

(沈晓婷 徐艳文)

第十节 PGD 技术的安全性

卵裂球胚胎活检的安全性一直备受关注。与产前诊断中的绒毛活检或羊水穿刺一样,胚胎活检为 PGD 提供可检测的遗传物质。然而,PGD 在胚胎活检安全性研究尚缺乏的时候已经被广泛使用了。临床资料中移植胚胎的选择还受是否携带致病基因的限制,导致很多情况下形态学评估提示优质的胚胎不能被移植,这也模糊了胚胎活检对胚胎发育潜能影响的临床观察。

目前临床资料中活检单个卵裂球没有明显影响临床妊娠率,也不增加畸形率的发生。2010 年,比利时布鲁塞尔 Ziekenhuis 大学生殖中心报道了对 1992～2005 年诞生的 581 名经卵裂球活检的子代队列研究,孕周、出生体重与 2889 名经 ICSI 的子代没有显著差异。严重畸形的比例在 PGD 和 ICSI 分别为 2.13% 和 3.38%,也没有显著差异。因此,该研究认为胚胎活检不会增加单胎的风险,但围产期较高的多胎妊娠死亡率更值得关注。

对于 PGD 出生儿童后续的生长发育及智力的发展是否与普通试管婴儿及自然妊娠出生儿童有差异仍无大样本量的队列研究。但在许多动物实验中均发现卵裂球活检对子代的神经精神发育及生育能力存在影响。Yu 等研究发现活检的后代小鼠体重增加和记忆减退,并且可能导致神经退行性疾病,研究提出神经系统的发育可能对卵裂球活检非常敏感以及卵裂球活检小鼠后代患有神经退行性疾病的风险增高。雌性小鼠生育能力下降，卵巢重量下降，总卵泡数及各期卵泡数减少。与生育相关的蛋白表达改变，提示卵裂球活检可能对雌性后代的生育能力也会造成一定的影响。Kirstine等的研究指出卵裂球活检有可能推后细胞致密化时间，从而导致胚胎时期各节点的推后，并且卵裂球活检改变了胚胎孵化的方式。目前全世界最大的PGD出生子代仅有24岁，其远期风险仍无法评估。Nekkebroeck等比较PGD/PGS、ICSI和自然妊娠单胎出生儿童2岁时在心理行为、运动发育方面的状况。结果显示，PGD/PGS出生的儿童与ICSI或NC出生的儿童在上述方面无显著差异。后续研究又比较三者在情感、语言习得以及孩子父母在社会压力、健康状况等方面的情况，三者间也无显著差异。Liebaers等研究了5～6岁的学龄前儿童认知和神经运动发育，发现PGD组与ICSI组及自然妊娠组相仿。但这些研究均为小样本量研究，而且其评价方法采用智力量表，可能存在主观影响因素也与出生后早期教育程度不同相关。

由于胚胎活检的创伤性影响，人们也开始研究其他取代常规活检的方法，S Palini等曾用Real-time PCR对囊胚腔液的*GAPDH*、*TSPY1*、*TBC1D3*基因进行扩增，发现在囊胚冷冻时获得的囊胚液里，90%可检测到DNA的存在，而这些DNA有可能来自死亡胚胎细胞或穿刺损伤细胞所释放的游离DNA。对囊胚液的样本进行MDA全基因组的扩增，发现DNA能被扩增。MDA扩增的产物使用CGH芯片进行染色体分析，并显示了所有染色体的片段，在微阵列芯片的分辨率下(～5Mb)，全基因组没有显著的缺失，暗示了囊胚液里含有DNA的量有可能等价于至少一个细胞所含DNA的量，但这些数据并不够精确。研究者对囊胚液的DNA进行了性别诊断，提示囊胚液有进一步用于基因疾病检测的潜能。另外，Stigliani的研究也提出胚胎向周围释放DNA的现象。

在过去的二十年中，PGD的进展并非一帆风顺，它的难度超过了人们最初的设想。近年来，单细胞的诊断技术有了更新的飞跃。CGH和SNP等芯片新技术已开始应用于PGD；应用计算机辅助突变分析进行碱基对的微测序，可在不清楚特殊突变点和基因型的情况下进行，从而扩大了PGD的应用范围；进行DNA指纹分析也可在不直接检测突变位点的情况下，通过鉴定胚胎是否含有致病基因的染色体来间接判断胚胎是否有致病基因型；对胚胎某些功能基因表达产物的检测也将突破PGD中模板量低的自身限制。此外，活检胚胎玻璃化冷冻技术的日益成熟可无限延长可用于诊断的时间。相信随着技术的飞速发展和对人类胚胎认识的逐步加深，PGD将有更宽更广的应用范围。同时，也必须加强对PGD子代生长发育的观察，选择最佳的胚胎活检时机，以提高子代的安全性。

（沈晓婷　徐艳文）

参 考 文 献

1. Rienzi, F Ubaldi, R Anniballo, et al. Preincubation of human oocytes may improve fertilization and embryo quality after intracytoplasmic sperm injection. Human Reproduction, 1998, 13, (4):1014-1019.
2. Kilani S, Cooke S, Chapman M. Time course of meiotic spindle development in MII oocytes. Zygote, 2011, 19, (1):55-62.
3. Stevenson TL, Lashen H. Empty follicle syndrome: the reality of a controversial syndrome. Fertil Steril, 2008, 90(3):691-698.
4. Coskun S, Madan S, Bukhari I, et al. Poor prognosis in cycles following "genuine" empty follicle syndrome. Eur J Obstet Gynecol Reprod Biol, 2010, 150(2):157-159.
5. Reichman DE, Hornstein MD, Jackson KV, et al. Empty follicle syndrome-does repeat administration of hCG really work? Fertil Steril, 2010, 94(1):375-377.
6. Lasienė K, Vitkus A, Valančiūtė A, et al. Morphological criteria of oocyte quality[J]. Medicina, 2009.
7. Rienzi L, Vajta G, Ubaldi F. Predictive value of oocyte morphology in human IVF: a systematic review of the literature[J]. Human reproduction update, 2011, 17(1):34-45.
8. Wang Q, Sun QY. Evaluation of oocyte quality: morphological, cellular and molecular predictors[J]. Reproduction, Fertility and Development, 2006, 19(1):1-12.
9. Revelli A, Delle Piane L, Casano S, et al. Follicular fluid content and oocyte quality: from single biochemical markers to metabolomics[J]. Reprod Biol Endocrinol, 2009, 7(40):4330-4337.
10. Nel-Themaat L, Nagy ZP. A review of the promises and pitfalls of oocyte and embryo metabolomics[J]. Placenta, 2011, 32:S257-S263.
11. Rattanachaiyanont M, Leader A, Leveille MC. Lack of correlation between oocyte-corona-cumulus complex morphology and nuclear maturity of oocytes collected in stimulated cycles for intracytoplasmic sperm injection. Fertil Steril, 1999, 71:937-940.
12. Ebner T, Moser M, Shebl O, et al. Blood clots in the cumu-

lus-oocyte complex predict poor oocyte quality and post-fertilization development. Reprod Biomed Online,2008,16:801-807.

13. Nagano M, Katagiri S, Takahashi Y. Relationship between bovine oocyte morphology and in vitro developmental potential. Zygote,2006,14:53-61.

14. Loutradis D, Drakakis P, Kallianidis K, et al. Oocyte morphology correlates with embryo quality and pregnancy rate after intracytoplasmic sperm injection. Fertil Steril, 1999, 72:240-244.

15. Ten J, Mendiola J, Vioque J, et al. Donor oocyte dysmorphisms and their influence on fertilization and embryo quality. Reprod Biomed Online,2007,14:40-48.

16. Wilding M, Di ML, D'Andretti S, et al. An oocyte score for use in assisted reproduction. J Assist Reprod Genet,2007, 24:350-358.

17. Setti AS1, Figueira RC, Braga DP, et al. Relationship between oocyte abnormal morphology and intracytoplasmic sperm injection outcomes:a meta-analysis. Eur J Obstet Gynecol Reprod Biol,2011,159(2):364-370.

18. Kahraman S, Yakin K, Donmez E, et al. Relationship between granular cytoplasm of oocytes and pregnancy outcome following intracytoplasmic sperm injection. Hum Reprod, 2000,15:2390-2393.

19. Balaban B, Urman B, Sertac A, et al. Oocyte morphology does not affect fertilization rate, embryo quality and implantation rate after intracytoplasmic sperm injection. Hum Reprod, 1998,13:3431-3433.

20. Otsuki J, Okada A, Morimoto K, et al. The relationship between pregnancy outcome and smooth endoplasmic reticulum clusters in MII human oocytes. Hum Reprod,2004,19:1591-1597.

21. De Sutter P, Dozortsev D, Qian C, et al. Oocyte morphology does not correlate with fertilization rate and embryo quality after intracytoplasmic sperm injection. Hum Reprod, 1996, 11:595-597.

22. Rienzi L, Ubaldi F, Martinez F, et al. Relationship between meiotic spindle location with regard to the polar body position and oocyte developmental potential after ICSI. Hum Reprod,2003,18:1289-1293.

23. Navarro PA, de Araujo MM, de Araujo CM, et al. Relationship between first polar body morphology before intracytoplasmic sperm injection and fertilization rate, cleavage rate, and embryo quality. Int J Gynaecol Obstet,2009,104:226-229.

24. Fancsovits P, Tothne ZG, Murber A, et al. Correlation between first polar body morphology and further embryo development. Acta Biol Hung,2006,57:331-338.

25. Chamayou S, Ragolia C, Alecci C, et al. Meiotic spindle presence and oocyte morphology do not predict clinical ICSI outcomes:a study of 967 transferred embryos. Reprod Biomed Online,2006,13:661-667.

26. Farhi J, Nahum H, Weissman A, et al. Coarse granulation in the perivitelline space and IVF-ICSI outcome. J Assist Reprod Genet,2002,19:545-549.

27. Bertrand E, Van den Bergh M, Englert Y. Does zona pellucida thickness influence the fertilization rate? Hum Reprod, 1995,10:1189-1193.

28. Rama Raju GA, Prakash GJ, Krishna KM, et al. Meiotic spindle and zona pellucida characteristics as predictors of embryonic development:a preliminary study using PolScope imaging. Reprod Biomed Online,2007,14:166-174.

29. Battaglia DE, Goodwin P, Klein NA, et al. Influence of maternal age on meiotic spindle in oocytes from naturally cycling women. Hum Reprod,1996,11:2217-22.

30. Wang WH, Meng L, Hackett RJ, et al. Developmental ability of human oocytes with or without birefringent spindles imaged by Polscope before insemination. Hum Reprod, 2001, 16:1464-8.

31. Moon JH, Hyun CS, Lee SW, et al. Visualization of the metaphase II meiotic spindle in living human oocytes using the Polscope enables the prediction of embryonic developmental competence after ICSI. Hum Reprod,2003,18:817-820.

32. Shen Y, Stalf T, Mehnert C, et al. Light retardance by human oocyte spindle is positively related to pronuclear score after ICSI. Reprod Biomed Online,2006,12(6):737-751.

33. Fang C, Tang M, Li T, et al. Visualization of meiotic spindle and subsequent embryonic development in in vitro and in vivo matured human oocytes. J Assist Reprod Genet,2007,24 (11):495-499.

34. Fried G, Remaeus K, Harlin J, et al. Inhibin B predicts oocyte number and the ratio IGF-I/IGFBP-1 may indicate oocyte quality during ovarian hyperstimulation for in vitro fertilization. J Assist Reprod Genet,2003,20:167-176.

35. Ebner T, Sommergruber M, Moser M, et al. Basal level of anti-Müllerian hormone is associated with oocyte quality in stimulated cycles. Hum Reprod,2006,21:2022-2026.

36. Tamura H, Takasaki A, Miwa I, et al. Oxidative stress impairs oocyte quality and melatonin protects oocytes from free radical damage and improves fertilization rate. J Pineal Res, 2008,44:280-287.

37. Oyawoye O, Abdel Gadir A, Garner A, et al. Antioxidants and reactive oxygen species in follicular fluid of women undergoing IVF:relationship to outcome. Hum Reprod, 2003, 18: 2270-2274.

38. Basuray R, Rawlins RG, Radwanska E, et al. High progester-

one/estradiol ratio in follicular fluid at oocyte aspiration for in vitro fertilization as a predictor of possible pregnancy. Fertil Steril,1988,49:1007-1011.

39. Wang TH,Chang CL,Wu HM,et al. Insulin-like growth factor-Ⅱ(IGF-Ⅱ),IGF-binding protein-3(IGFBP-3),and IGFBP-4 in follicular fluid are associated with oocyte maturation and embryo development. Fertil Steril,2006,86:1392-1401.

40. Wu YT,Tang L,Cai J,et al. High bone morphogenetic protein-15 level in follicular fluid is associated with high quality oocyte and subsequent embryonic development. Hum Reprod,2007,22:1526-1531.

41. Barroso G,Barrionuevo M,Rao P,et al. Vascular endothelial growth factor,nitric oxide,and leptin follicular fluid levels correlate negatively with embryo quality in IVF patients. Fertil Steril,1999,72:1024-1026.

42. Anifandis,G.,Koutselini,E.,Louridas,K.,et al. Estradiol and leptin as conditional prognostic IVF markers. Reproduction 129,531-534.

43. Plonowski A,Kaplinski AP,Radzikowska M,et al. Correlation between 21 amino acid endothelin,intrafollicular steroids and follicle size in stimulated cycles. Hum Reprod,1999,14:2323-2327.

44. Malamitsi-Puchner A,Sarandakou A,Baka SG,et al. Concentrations of angiogenic factors in follicular fluid and oocyte-cumulus complex culture medium from women undergoing in vitro fertilization:association with oocyte maturity and fertilization. Fertil Steril,2001,76:98-101.

45. Barroso G,Barrionuevo M,Rao P,et al. Vascular endothelial growth factor,nitric oxide,and leptin follicular fluid levels correlate negatively with embryo quality in IVF patients. Fertil Steril,1999,72:1024-1026.

46. Alm H,Torner H,Lohrke B,et al. Bovine blastocyst development rate in vitro is influenced by selection of oocytes by brilliant cresyl blue staining before IVM as indicator for glucose-6-phosphate dehydrogenase activity. Theriogenology,2005,63:2194-2205.

47. El Shourbagy SH,Spikings EC,Freitas M,et al. Mitochondria directly influence fertilisation outcome in the pig. Reproduction,2006,Feb,131:233-245.

48. Au HK,Yeh TS,Kao SH,et al. Abnormal mitochondrial structure in human unfertilized oocytes and arrested embryos. Ann N Y Acad Sci,2005,May,1042:177-185.

49. Dolmans MM,Donnez J,Camboni A,et al. IVF outcome in patients with orthotopically transplanted ovarian tissue. Hum Reprod,2009,24(11):2778-2787.

50. 黄国宁,孙海翔. 体外受精-胚胎移植实验室技术[M].北京:人民卫生出版社,2012:95-115,163-175.

51. Y Shen,T Stalf,C Mehnert,et al. Light retardance by human oocyte spindle is positivelyrelated to pronuclear score after ICSI 1[J]. Reprod Biomed Online,2006,12(6):737-751.

52. Shun X,Wei H,Jun XL,et al. Effects of cumulus cells removal after 6h co-incubation of gametes on the outcomes of human IVF. Journal of Assisted Reproduction and Genetics,2011,28:1205-1211.

53. XD Zhang,JX Liu,WW Liu,et al. Time of insemination culture and outcomes of in vitro fertilization:a Systematic review and meta-analysis. Human Reproduction update,2013,0(0):1-11.

54. John F Payne,Douglas J Raburn,Couchman,et al. Relationship between pre-embryo pronuclear morphology (zygote score)and standard day 2 or 3 embryo morphology with regard to assisted reproductive technique outcomes[J]. Fertil Steril,2005,84(4):900-909.

55. Kuczynski W,Dhon M,Grygoruk C,et al. Rescue ICSI of unfertilized oocytes after IVF[J]. Hum Reprod,2002,17(9):2423-2427.

56. Yan J,Huang G,Sun Y,et al. Birth defects after assisted reproductive technologies in China:analysis of 15,405 offspring in seven centers(2004 to 2008). Fertil Steril,2011,95(1):458-460.

57. Gasca S,Reyftmann L,Pellestor F. Total fertilization failure and molecular abnormalities in metaphase Ⅱ oocytes[J]. Reprod Biomed Online,2008,17(6):772-781.

58. Kyono K,Kumagai S. Birth and follow-up of babies born following ICSI using SrCl₂ oocyte activation[J]. Reprod Biomed Online,2008,17(1):53-58.

59. Sugaya S. Pregnancy following calcium ionophore oocyte activation in an oligozoospermia patient with repeated failure of fertilization after ICSI[J]. Clin Exp Obstet Gynecol,2010,37(4):261-262.

60. Heytens E,Soleimani R,Lierman S,et al. Effect of ionomycin on oocyte activation and embryo development in mouse. Reprod Biomed Online,2008,17(6):764-771.

61. Fujimoto VY,Browne RW,Bloom MS,et al. Pathogenesis,developmental consequences,and clinical correlations of human embryo fragmentation. Fertil Steril,2011,95(4):1197.

62. Gardner DK,Rizk B,Falcone T,et al. Human Assisted Reproductive Technology-Future Trends in Laboratory and Clinical Practice. First Published. New York:Cambridge University Press,2011:248-288.

63. Grygoruk C,Ratomski K,Kolodziejczyk M,et al. Fluid dynamics during embryo transfer. Fertil Steril,2011,96(2):324.

64. Grygoruk C,Sieczynski P,Pietrewicz P,et al. Pressure changes during embryo transfer. Fertil Steril,2011,95(2):538.

65. Kirkegaard K,Hindkjaer JJ,Grøndahl ML,et al. A randomized clinical trial comparing embryo culture in a conventional incubator with a time-lapse incubator,J Assist Reprod Genet,2012,29:565.

66. Luengo-Oroz MA,Ledesma-Carbayol MJ,Peyriéras N,et al. Image analysis for understanding embryo development:a bridge from microscopy to biological insights. Curr Opin in Genet Develop,2011,21:630.

67. Wong CC,Loewke KE,Bossert NL,et al. Noninvasive imaging of human embryos before embryonic genome activation predicts development to the blastocyst stage. Nat Biotechnol,2010,28:1115.

68. Alikani M,Cohen J. Patterns of cell fragmentation in the human embryo. J Assist Reprod Genet,1995,12,Suppl:28S.

69. Alikani M,Cohen J,Tomkin G,et al. Human embryo fragmentation in vitro and its implications for pregnancy and implantation. Fertil Steril,1999,71:836-842.

70. Alpha Scientists in Reproductive Medicine and ESHRE Special Interest Group of Embryology. The Istanbul consensus workshop on embryo assessment:proceedings of an expert meeting. Human Reproduction,2011,26(6):1270-1283.

71. Antczak M,Van Blerkom J. Oocyte influences on early development:the regulatory proteins leptin and STAT3 are polarized in mouse and human oocytes and differentially distributed within the cells of the preimplantation stage embryo. Mol Hum Reprod,1997,3:1067-1086.

72. Antczak M,Van Blerkom J. Temporal and spatial aspects of frag- mentation in early human embryos:possible effects on developmental competence and association with the differential elimination of regulatory proteins from polarized domains. Hum Reprod,1999,14:429-447.

73. Assou S,Anahory T,Pantesco V,et al. The human cumulus-oocyte complex gene-expression profile. Human Reproduction,2006,21:1705-1719.

74. Balaban B,Ata B,Isiklar A,et al. Severe cytoplasmic abnormalities of the oocyte decrease cryosurvival and subsequent embryonic development of cryopreserved embryos. Human Reproduction,2008,23:1778-1785.

75. Balaban B,Urman B. Effect of oocyte morphology on embryo development and implantation. Reproductive Bio Medicine Online,2006,12:608-615.

76. Balaban B,Yakin K,Urman B,et al. Pronuclear morphology predicts embryo development and chromosome constitution. Reproductive BioMedicine Online,2004,8:695-700.

77. Balaban B,Yakin K,Urman B. Randomized comparison of two different blastocyst grading systems. Fertil Steril,2006,85(3):559-563.

78. Bertrand E,Van den Bergh M,Englert Y. Does zona pelluci-da thickness influence the fertilization rate? Human Reproduction,1995,10:1189-1193.

79. Beuchat A,Thévenaz P,Unser M,et al. Quantitative morphometrical characterization of human pronuclear zygotes. Human Reproduction,2008,23:1983-1992.

80. Chamayou S,Ragolia C,Alecci C,et al. Meiotic spindle presence and oocyte morphology do not predict clinical ICSI outcomes:a study of 967 transferred embryos. Reproductive BioMedicine,2006,13:661-667.

81. Check JH,Graziano V,Lee G,et al. Neither sildenafil nor vaginal estradiol improves endometrial thickness in women with thin endometria after taking oral estradiol in graduating dosages. Clin Exp Obstet Gynecol,2004,31:99-102.

82. Chi HJ,Koo JJ,Choi SY,et al. Fragmentation of embryos is associated with both necrosis and apoptosis. Fertil Steril,2011,96(1):187-192.

83. Das S,Chattopadhyay R,Ghosh S,et al. Reactive oxygen species level in follicular fluid-embryo quality marker in IVF? Human Reproduction,2006,21:2403-2407.

84. Depa-Martynow M,Jedrzejczak P,Pawelczyk L. Pronuclear scoring as a predictor of embryo quality in in vitro fertilization program. Folia Histochem Cytobiol,2007,45(Supp. 1):87-91.

85. Desai N,Goldstein J,Rowland D,et al. Morphological evaluation of human embryos and derivation of an embryo quality scoring system specific for day 3 embryos:a preliminary study. Hum Reprod,2000,15(10):2190-2196.

86. Dokras A,Sargent IL,Barlow DH. Human blastocyst grading:an indicator of developmental potential? Hum Reprod,1993,8:2119-2127.

87. Ebner T,Moser M,Sommergruber M,et al. Developmental competence of oocytes showing increased cytoplasmic viscosity. Human Reproduction,2003,18:1294-1298.

88. Edwards RG,Beard HK. Oocyte polarity and cell determination in early mammalian embryos. Mol Hum Reprod,1997,3:863-906.

89. Edwards RG,Purdy JM,Steptoe PC,et al. The growth of human preimplantation embryos in vitro. Am J Obstet Gynecol,1981,141:408-416.

90. Eftekhari-Yazdi P,Valojerdi MR,Ashtiani SK,et al. Effect of fragment removal on blastocyst formation and quality of human embryos. Reproductive BioMedicine Online,2006,13:823-832.

91. Esfandiari N,Ryan EA,Gotlieb L,et al. Successful pregnancy following transfer of embryos from oocytes with abnormal zona pellucida and cytoplasm morphology. Reproductive BioMedicine Online,2005,11:620-623.

92. Esfandiari N,Burjaq H,Gotlieb L,et al. Brown oocytes:Im-

plications for assisted reproductive technology. Fertility and Sterility,2006,86:1522-1525.

93. Gilchrist R,Lane M,Thompson JG. Oocyte-secreted factors: regulators of cumulus cell function and oocyte quality. Human Reproduction Update,2008,14:159-177.

94. Giorgetti C,Terriou P,Auquier P,et al. Embryo score to predict implantation after in-vitro fertilization:based on 957 single embryo transfers. Human Reproduction,1995,10:2427-2431.

95. Gardner DK,Stevens J,Sheehan CB,et al. Morphological assessment of the human blastocyst//Elder KT,Cohen J,eds. Analysis of the Human Embryo. London:Informa Healthcare,2007:79-87.

96. Hardarson T,Caisander G,Sjogren A,et al. A morphological and chromosomal study of blastocysts developing from morphologically suboptimal human preembryos compared with control blastocysts. Hum Reprod,2003,18:399-407.

97. Hammadeh M,Fischer-Hammadeh C,Ali K. Assisted hatching in assisted reproduction:a state of the art. J Assist Reprod Genet,2011,28:119-128.

98. Martins WP,Rocha IA,Ferriani RA,et al. Assisted hatching of human embryos:a systematic review and meta-analysis of randomized controlled trials. Hum Reprod Update,2011,17(4):438-453.

99. Cohen J,Alikani M,Malter HE,et al. Partial zona dissection or subzonal sperm insemination:microsurgical fertilization alternatives based on evaluation of sperm and embryo morphology. Fertil Steril,1991,56:696-706.

100. Cohen J,Inge KL,Suzman M,et al. Video cinematography of fresh and cryopreserved embryos:a retrospective analysis of embryonic morphology and implantation. Fertil Steril, 1989,51:820-827.

101. Wright G,Wiker S,Elsner C,et al. Observations on the morphology of human zygotes,pronuclei and nucleoli and implications for cryopreservation. Hum Reprod,1990,5: 109-115.

102. Balakier H,Sojecki A,Motamedi G,et al. Is the zona pellucida thickness of human embryos influenced by women's age and hormonal levels? Fertil Steril,2012,98(1):77-83.

103. De Vos A,Van Steirteghem A. Zona hardening. zona drilling and assisted hatching:new achievements in assisted reproduction. Cells Tissues Organs,2000,166(2):220-227.

104. Cohen J,Alikani M,Trowbridge J,et al. Implantation enhancement by selective assisted hatching using zona drilling of human embryos with poor prognosis. Hum Reprod,1992, 7:685-691.

105. Hershlag A,Feng HL. Effect of prefreeze assisted hatching on post-thaw survival of mouse embryos. Fertil Steril,2005, 84:1752-1754.

106. Das M,Holzer HE. Recurrent implantation failure:gamete and embryo factors. Fertil Steril,2012,97(5):1021-1027.

107. Fang C,Li T,Miao BY,et al. Mechanically expanding the zona pellucida of human frozen thawed embryos:a new method of assisted hatching. Fertil Steril,2010,94(4): 1302-1307.

108. Balaban B,Urman B,Alatas C,et al. A comparison of four different techniques of assisted hatching. Hum Reprod, 2002,17(5):1239-1243.

109. Martins WP,Rocha IA,Ferriani RA,et al. Assisted hatching of human embryos:a systematic review and meta-analysis of randomized controlled trials. Hum Reprod Update, 2011,17(4):438-453.

110. Carney SK,Das S,Blake D,et al. Assisted hatching on assisted conception in vitro fertilisation(IVF)and intracytoplasmic sperm injection(ICSI). Cochrane Database Syst Rev,2012:CD001894.

111. Ge HS,Zhou W,Zhang W,et al. Impact of assisted hatching on fresh and frozen-thawed embryo transfer cycles:a prospective, randomized study. Reprod Biomed Online, 2008,16:589-596.

112. Hershlag A,Paine T,Cooper GW,et al. Monozygotic twinning associated with mechanical assisted hatching. Fertil Steril,1999,71:144-146.

113. Schieve LA,Meikle SF,Peterson HB,et al. Does assisted hatching pose a risk for monozygotic twinning in pregnancies conceived through in vitro fertilization? Fertil Steril, 2000,74:288-294.

114. Alikani M,Noyes N,Cohen J,et al. Monozygotic twinning in the human is associated with the zona pellucida architecture. Hum Reprod,1994,9:1318-1321.

115. Dale B,Gualtieri R,Talevi R,et al,Elder K. Intercellular communication in the early human embryo. Mol Reprod Dev,1991,29:22-28.

116. Tzong S,Su-Ru C,Heng-Kien A,et al. Herniated blastomere following chemically assisted hatching may result in monozygotic twins. Fertil Sterilt,2001,75:442-444.

117. Tadir Y. Ten years of laser-assisted gametes and embryo manipulation. Contemp Ob/Gyn,1998,9:2-10.

118. Palankar D,Ohad S,Lewis A,et al. Technique for cellular microsurgery using the 193 nm excimer laser. Laser Surg Med,1991,11:580-586.

119. Rink K,Delacretaz G,Salathe RP,et al. Non-contact microdrilling of Mouse zona pellucida with an objective-delivered 1.48um Diode laser. Laser Surg Med,1996,18:52-62.

120. Nijs M,Vanderzwalman P,Bertin G,et al. Pregnancies ob-

tained after zona softening of in vitro cultured or frozen-thawed human embryos. Hum Reprod,1992,7:82. Abstract 141,(Abstract Book 2),Abstract of the 8th Annual Meeting of the ESHRE,The Hague,Netherlands.

121. Nijs M,Vanderzwalmen P,Segal-Bertina G,et al. A monozygotic twin pregnancy after application of zona rubbing on a frozen-thawed blastocyst. Hum Reprod,1993,8:127-129.

122. Practice Committee of the American Society for Reproductive Medicine,Practice Committee of the Society for Assisted Reproductive Technology. Role of assisted hatching in in vitro fertilization:a guideline[J]. Fertility and Sterility,2014,102(2):348-351.

123. Gupta SK,Bhandari B,Shrestha A,et al. Mammalian zona pellucida glycoproteins:structure and function during fertilization[J]. Cell and tissue research,2012,349(3):665-678.

124. Gupta SK,Bansal P,Ganguly A,et al. Human zona pellucida glycoproteins:functional relevance during fertilization[J]. Journal of reproductive immunology,2009,83(1):50-55.

125. Wassarman P,Chen J,Cohen N,et al. Structure and function of the mammalian egg zona pellucida[J]. Journal of Experimental Zoology,1999,285(3):251-258.

126. Liu D Y,Garrett C,Baker HW. Clinical application of sperm-oocyte interaction tests in in vitro fertilization-embryo transfer and intracytoplasmic sperm injection programs[J]. Fertility and sterility,2004,82(5):1251-1263.

127. Chen SU,Lee TH,Lien YR,et al. Microsuction of blastocoelic fluid before vitrification increased survival and pregnancy of mouse expanded blastocysts,but pretreatment with the cytoskeletal stabilizer did not increase blastocyst survival. Fertil Steril,2005,84:1156-1162.

128. Dumoulin JC,Bergers-Janssen JM,Pieters MH,et al. The protective effects of polymers in the cryopreservation of human and mouse zona pellucida and embryos. Fertil Steril,1994,62:793-798.

129. El-Danasouri,Selman H. Successful pregnancies and deliveries after a simple vitrification protocol for day 3 human embryos. Fertil Steril,2001,76(2):400-402.

130. Fehilly CB,Cohen J,Simons RF,et al. Cryopreservation of cleaving embryos and expanded blastocysts in the human:a comparative study. Fertil Steril,1985,44(5):638-644.

131. Hu YX,Hoffman D,Waxson W,et al. Clinical application of vitrification on human blastocysts developed from super numeral embryos in vitro. International Congress Series [Z],2004,1271:159-162.

132. Johnson N,Blake D,Farquhar C. Blastocyst or cleavage-stage embryo transfer? Best Pract Res Clin Obstet Gynae-col,2007,21(1):21-40.

133. Kader AA,Choi A,Orief Y,et al. Factors affecting the outcome of human blastocyst vitrification. Reprod Biol Endocrinol,2009,7:99.

134. Kuwayama M,Vajta G,Ieda S,et al. Comparison of open and closed methods for vitrification of human embryos and the elimination of potential contamination. Reprod Biomed Online,2005,11:608-614.

135. Leoni GG,Berlinguer F,Succu S,et al. A new selection criterion to assess good quality ovine blastocysts after vitrification and to predict their transfer into recipients. Mol Reprod Dev,2008,75:373-382.

136. Liebermann J,Tucker MJ. Comparison of bieification and conventional cryopreservation of day 5 and day 6 blastocysts during clinical application. Fertility and Sterility,2006,86(1):20-26.

137. Mukaida T,Nakamura T,Tomiuyama T,et al. Successful birth after transfer of vitrified human blastocysts with use of a cryoloop containerless technique. Fertil Steril,2001,76(3):618-620.

138. Mukaida T,Takahashi K,Kasai M,et al. Blastocyst cryopreservation:ultrarapid vitrification using cryoloop technique. Reprod Biomed Online,2003,6(2):221-225.

139. Mukaida T,Nakamura S,Tomiyama T,et al. Vitrification of human blastocysts using cryoloops:clinical outcome of 223 cycles. Hum Reprod,2003,18(2):384-391.

140. Mukaida T,Oka C,Goto T,et al. Artificial shrinkage of blastocoeles using either a micro-needle or a laser pulse prior to the cooling steps of vitrification improves survival rate and pregnancy outcome of vitrified human blastocysts. Hum Reprod, 2006, 21 (12): 3246-3252. Epub 2006,26.

141. Mukaida T,Wada S,Takahashi K,et al. Vitrification of human embryos based on the assessment of suitable conditions for 8-cell mouse embryos. Human Reproduction,1998,13(10):2847-2849.

142. Prades M,Golmard JL,Schubert B,et al. Embryo cryopreservation:proposal for a new indicator of efficiency. Fertil Steril,2010 Jul.

143. Rall WF,Fahy GM. Ice-free cryopreservation of mouse embryos at -196 by vitrification. Nature,1985,313:573-575.

144. Son WY,Tan SL. Comparison between slow freezing and vitrification for human embryos. Expert Rev Med Devices,2009,6(1):1-7.

145. Takahashi K,Mukaida T,Goto T,et al. Perinatal outcome of blastocyst transfer with vitrification using cryoloop:4-year follow-up study. Fertil Steril,2005,84(1):88-92.

146. Vanderzwalmen P,Bertin G,Debauche Ch,et al. Births af-

ter vitrification at morula and blastocyst stages：effect of artificial reduction of the blastocoelic cavity before vitrification. Hum Reprod,2002,17(3)：744-751.

147. Vanderzwalmen P,Bertin G,Debauche CH,et al. Births after vireification at morula and blastocust stages：effect of artificial reduction of the blastocoelic cavity before vitrification. Hum Reprod,2002,17(3)：744-751.

148. Vanderzwalmen P,Bertin G,Debauche CH,et al. Vitrification of human blastocysts with the Hemi-Straw carrier：application of assisted hatching after thawing. Human Reproduction,2003,18(7)：1504-1511.

149. Zech NH,Lejeune B,Zech H,et al. Vitrification of hatching and hatched human blastocysts：effect of an opening in the zona pellucida before vitrification. Reprod Biomed Online,2005,11：355-361.

150. Handyside AH,Kontogianni EH,Hardy K,et al. Pregnancies from biopsied human preimplantation embryos sexed by Y specific DNA amplification. Nature,1990,344：768-770.

151. C Moutou,V Goossens,E Coonen,et al. ESHRE PGD Consortium data collection XⅡ：cycles from January to December 2009 with pregnancy follow-up to October 2010. Hum Reprod,2014,29(5)：880-903.

152. 徐艳文,庄广伦,李满,等. 荧光原位杂交技术在胚胎植入前性别诊断中的应用[J]. 中华妇产科杂志,2000,8：465-467.

153. Verlinsky Y. Preimplantation HLA Testing. JAMA,2004,291：2079-2085.

154. 沈晓婷,徐艳文,钟依平,等. 采用多重置换扩增结合短串联重复序列建立通用的植入前遗传学诊断平台[J]. 北京大学学报(医学版),2013,18,45(6)：852-858.

155. Munné S,Magli C,Cohen J,et al. Positive outcome after preimplantation diagnosis of aneuploidy in human embryos. Hum Reprod,1999,14：2191-2199.

156. Mastenbroek S,Twisk M,van Echten-Arends J,et al. In vitro fertilization with preimplantation genetic screening. N Engl J Med,2007,5,357(1)：9-17.

157. Checa MA,Alonso-Coello P,Sola I,et al. IVF/ICSI with or without preimplantation genetic screening for aneuploidy in couples without genetic disorder：a systematic review and meta-anaylsis. J Assist Reprod Genet,2009,26：273-283.

158. Northrop LE,NR Treff,B Levy,et al. SNP microarray-based 24 chromosome aneuploidy screening demonstrates that cleavage-stage FISH poorly predicts aneuploidy in embryos that develop to morphologically normal blastocysts. Mol Hum reprod,2010,16：590-600.

159. van Echten-Arends J,S Mastenbroek,B Sikkema-Raddatz, et al. Chromosomal mosaicism in human preimplantation embryos：a systematic review. Hum Reprod Update,2011, 7：620-627.

160. Tur-Kaspa I. Clinical management of in vitro fertilization with preimplantation genetic diagnosis. Semin Reprod Med,2012,30(4)：309-322.

161. Liu Y,Zhou CQ,Xu YW,et al. (2009)Pregnancy outcome in preimplantation genetic diagnosis cycle by blastomere biopsy is related to both quality and quantity of embryos on day 3. Fertil Steril,91(4 Suppl)：1355-1357.

162. Bazrgar M,Gourabi H,Valojerdi MR,et al. Self-correction of chromosomal abnormalities in human preimplantation embryos and embryonic stem cells. Stem Cells dev,2013, 1,22(17)：2449-2456.

163. Findlay I,Quirke P. Fluorescent PCR：Part 1. A new method allowing genetic diagnosis and DNA fingerprinting of single cells. Hum Reprod Update,1996,2(2)：137-152.

164. Xu YW,Zeng Y,Liu Y,et al. Preimplantation genetic diagnosis for α-thalassemia in China. J Assisted Reprod & Genetics,2009,26：399-403.

165. Renwick PJ,Lewis CM,Abbs S,et al. Determination of the genetic status of cleavage-stage human embryos by microsatellite marker analysis following multiple displacement amplification. Prenat Diagn,2007,27(3)：206-215.

166. Ren Z,Zhou CQ,Xu YW,et al. Preimplantation genetic diagnosis for Duchenne muscular dystrophy by multiple displacement amplification. Fertil Steril,2009,91(2)：359-364.

167. Ling J,Zhuang G,Tazon-Vega B,et al. Evaluation of genome coverage and fidelity of multiple displacement amplification from single cells by SNP array. Mol Hum Reprod,2009,15(11)：739-747.

168. Shen X,Xu Y,Zhong Y,et al. Preimplantation genetic diagnosis for α-and β-double thalassemia. J Assist Reprod Genet,2011,28(10)：957-964.

169. Chenghang Zong,Sijia Lu,Alec R,et al. Genome-Wide Detection of Single-Nucleotide and Copy-Number Variations of a Single Human Cell. Science,2012,338(6114)：1622-1626.

170. Rechitsky S,Pomerantseva E,Pakhalchuk T,et al. First systematic experience of preimplantation genetic diagnosis for de-novo mutations. Reprod Biomed Online,2011,22(4)：350-361.

171. Hellani A,Abu-Amero K,Azouri J,et al. Successful pregnancies after application of array-comparative genomic hybridization in PGS-aneuploidy screening. Reprod Biomed Online,2008,17(6)：841-847.

172. Treff N,Levy B,Su J,et al. SNP microarray-based 24 chromosome aneuploidy screening is significantly more consist-

ent than FISH. Mole Hum Reprod,2010,16(8):583-589.

173. Najim A,Daoud S,Stefan D,et al. Diagnosis of fanconi anemia:mutation analysis by next-generation sequencing. Anemia,2012,2012:132856.

174. Martín J,Cervero A,Mir P,et al. The impact of next-generation sequencing technology on preimplantation genetic diagnosis and screening. Fertil Steril,2013,15,99(4):1054-1061.

175. Yu Y,Wu J,Fan Y,et al. Evaluation of Blastomere Biopsy Using a Mouse Model Indicates the Potential High Risk of Neurodegenerative Disorders in the Offspring. Mol Cell Proteomics,2009,8(7):1490-500.

176. Kirstine Kirkegaard,Johnny Juhl Hindkjaer,Hans Jakob Ingerslev. Human embryonic development after blastomere removal:a time-lapse analysis. Hum Reprod,2012,27(1):97-105.

177. Yu Y,Zhao Y,Li R,et al. Assessment of the risk of blastomere biopsy during preimplantation genetic diagnosis in a mouse model:reducing female ovary function with an increase in age by proteomics method. J Proteome Res,2013,12(12):5475-5486.

178. Palini S,Galluzzi L,De Stefani S,et al. Genomic DNA in human blastocoele fluid. Reprod Biomed Online,2013 Mar 13.

179. Liebaers Ⅰ,Desmyttere S,Verpoest W,et al. Report on a consecutive series of 581 children born after blastomere biopsy for preimplantation genetic diagnosis[J]. Hum Reprod,2010,25(1):275-282.

180. Stigliani S,Anserini P,Venturini PL,et al. Mitochondrial DNA content in embryo culturemediumis significantly associated with human embryo fragmentation. Hum Reprod,2013,28(10):2652-2660.

181. Xu XM,Zhou YQ,Luo GX,et al. The prevalence and spectrum of alpha and beta thalassemia in Guangdong Province:implications for the future health burden and population screening. J Clin Pathol,2004,57(5):517-519.

182. Natesan SA,Bladon AJ,Coskun S,et al. Genome-wide karyomapping accurately identifies the inheritance of single-gene defects in human preimplantation embryos in vitro. Genet Med,2014,16(11):838-845.

183. Wells D,Kaur K,Grifo J,et al. Clinical utilisation of a rapid low-pass whole genome sequencing technique for the diagnosis of aneuploidy in human embryos prior to implantation. J Med Genet,2014,51(8):553-562.

第十八章

卵巢保护及利用

第一节 手术中的卵巢功能保护

卵巢为女性生殖腺体,能分泌性激素并产生卵子,是重要的内分泌器官,它能起到维持女性内分泌、女性第二性征与精神特征及繁殖后代等重要作用。因此,保护卵巢功能具有重要意义。近年来,人们逐渐重视对生育年龄妇女的卵巢功能保护,特别是妇科手术中卵巢功能的保护问题逐渐引起妇产科医师的关注。

1. 不同疾病术中卵巢功能保护的要点

（1）卵巢疾病:小的卵巢囊肿一般不影响卵巢功能,但是较大的卵巢囊肿可使卵巢皮质变薄,皮质受压迫影响血供,引起排卵障碍,并影响卵泡对促排卵药物的反应。卵巢子宫内膜异位囊肿是一种激素依赖性疾病,患者多为生育期年龄妇女,具有易复发特点,约50%伴发不孕。由于该病多伴有盆腔的炎性反应,因此除囊肿本身压迫影响卵巢功能外,卵巢表面的炎性粘连亦可影响正常的卵巢功能。在卵巢子宫内膜异位囊肿合并不孕的处理中,首先需要对其生育能力和病变严重程度、是否合并其他不孕因素进行充分评估。

目前关于卵巢囊肿的手术方式主要有以下3种:①卵巢囊肿剥除术;②附件切除术;③卵巢子宫内膜异位囊肿的患者还有囊肿穿刺及囊壁烧灼术。对于有生育要求者,腹腔镜下卵巢囊肿剥除术仍然为首选的手术方式。

手术造成卵巢储备功能下降的主要原因:①术中切除的部分卵巢组织;②术中的止血方法如电刀电凝所致的卵巢功能损伤等。手术对卵巢的损伤程度与囊肿的类型、大小、部位、手术者的操作技术、术后粘连等多个因素有关。腹腔镜下行卵巢囊肿剥除术的关键是:囊壁剥除完整,且囊壁剔除后,既要达到止血目的,又不能损伤卵巢组织。由于卵巢囊肿的囊壁常与正常卵巢组织粘连,尤其是子宫内膜异

位囊肿与周围组织粘连更广泛和紧密,卵巢囊肿剥除术可能切除部分正常卵巢组织,尤其在经验不足者剥离的层次不清时,囊壁剥除会导致部分正常卵巢组织的丢失,进而导致卵巢的储备能力下降,致使激素分泌异常最终影响辅助生殖的结局。有研究报道,从剥除囊肿的病理组织标本上发现,有54%的子宫内膜异位囊肿标本周围有正常卵巢组织,而非内膜异位囊肿标本中,周围有正常卵巢组织标本仅占6%。既往研究结果显示,卵巢子宫内膜异位囊肿剥除术中有功能的卵巢组织丢失多出现在卵巢门部位,如术中损伤大量的卵巢门血管,术后残留的正常卵巢组织少,可致卵巢功能减退甚至卵巢早衰,因此,首先要正确判断囊壁与卵巢的界限,选择合适的位置撕开囊壁,避免剥离囊壁时将正常卵巢组织剥除,特别是卵巢门附近的卵巢组织,应仔细分辨卵巢皮质与囊壁的分界,剥离囊壁并剥除囊肿,同时最大限度地避免损伤正常卵巢组织。

剥除囊肿的切口应选择血管较少的部位,一般来说可选择性顺卵巢长轴(即与输卵管平行)作纵切口(图18-1),先以单极电凝钩切开一个小口后再以剪刀剪开皮质,暴露囊肿,以减少电凝电切对卵巢皮质的破坏。如囊肿体积大,可先切开囊壁后吸净囊液,再行囊壁剥除术。在剥离囊壁时见有活动性出血时应采用灌流冲洗,看清出血部位后钳夹电凝,血止即停,尽量避免盲目电凝损伤过多卵巢组织,电凝后立即冷水冲洗,以尽快使卵巢降温,减少热辐射对周围卵巢组织的损伤。近卵巢门处腹腔镜下多难以暴露,可用吸引管顶住卵巢皮质外层,使卵巢位置固定,以便更好地暴露视野,利于操作。

由于卵巢囊肿剥除术术中可能会损伤部分正常卵巢组织,术后导致盆腔粘连,从而影响卵巢的血供、卵泡发育及排卵。故剥除卵巢囊肿不论何种术

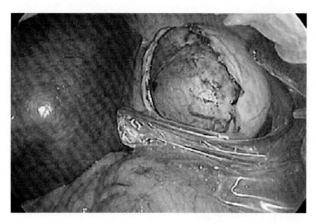

图 18-1　卵巢囊肿剥除行纵切口

式对卵巢基础功能均有影响，导致卵巢储备能力降低，卵巢对促性腺激素的反应性下降。研究发现，卵巢子宫内膜囊肿剥除术即使囊壁与卵巢皮质分离清晰，囊壁仍存有正常卵泡组织，尤其在接近卵巢门的组织中。Busacca 等指出腹腔镜双侧卵巢子宫内膜异位囊肿剥除术后卵巢早衰的发生率约 2.4%，分析卵巢储备功能降低的原因可能是：①卵巢囊肿剥除过程中切除了过多的正常卵巢组织；②电凝止血对卵巢血运产生创伤；③子宫内膜异位症引起的局部炎症，诱发机体自动免疫反应。因此，对卵巢子宫内膜囊肿较大或双侧囊肿需手术的患者，如术前评估认为手术可能会造成较重的卵巢功能的损伤，手术前可进行 3~6 个月的 GnRHa 假绝经治疗，可使异位病灶缩小、软化，有利于缩小手术范围和手术操作，减少术中出血，降低手术难度，减少手术对卵巢功能的影响。对已发生卵巢功能衰退的内膜异位囊肿或复发的卵巢内膜异位囊肿，可采用囊肿穿刺或药物控制来取代剥除手术。

术中应用双极电凝或超声刀止血都会不同程度地导致卵巢储备功能下降，而卵巢储备功能下降是非可逆性的，从而影响到病人的预后。如果用电凝或超声刀止血需要多次烧灼使组织凝结，由此造成的热损伤及对血管的损伤都是不可逆的。在热的作用下，电凝可损伤卵巢原始卵泡和颗粒细胞，使黄体细胞变性，显微镜下可见细胞变性水肿，间质细胞变性，血管闭锁，卵细胞核破裂，染色质固缩。反复过度电灼会破坏残存的卵泡及减少正常卵巢皮质的血供，影响术后卵巢功能。同时还有很多烧灼后的继发性组织反应亦可能影响卵巢功能，如术后发生的粘连及局部瘢痕严重影响卵巢的血液循环，进而影响血供，导致卵巢皮质内的卵泡生长、发育、成熟、排

卵及黄体形成任何一个或多个环节的功能障碍，导致卵巢储备功能下降甚至卵巢早衰。因此术中应尽量避免损伤血管，慎用电凝烧灼方法止血，如确需使用电凝止血，切忌过度电凝卵巢皮质。电流不宜过大，可用双极电凝钳夹出血点，于卵巢皮质边缘做短时间、点状电凝，尽量不使用单极电凝。研究发现，单极电凝导致卵巢正常组织热损伤深度为（1.5±0.91）mm，双极电凝导致卵巢正常组织热损伤深度为（1.42±0.61）mm，卵巢组织损伤的程度与电凝功率、作用时间及术者通过电极给予组织的压力有关。

目前尚有学者认为对卵巢这一特殊盆腔脏器可以首选缝合止血，用 3-0 可吸收线"8"字缝合创面止血，或内翻式缝合加兜底缝合，既成形卵巢，又达到止血目的，良好地保留卵巢皮质的卵泡和血供，从而最大限度地保护卵巢功能。但是这对术者提出较高的要求，需熟练掌握镜下缝合技术。有研究显示，腹腔镜下卵巢囊肿剥除术的创面出血采用传统单纯缝合的方法虽然耗时较多，术中出血略多，但术后对卵巢储备功能的影响较小，是一种安全可靠、并发症少的方法。但是缝合止血法亦有其弊端。囊肿上分离下的包膜可能很薄，有些术者认为这些很薄的包膜片无功能，且包膜过多影响卵巢成形；而对包膜进行修剪，应该认识到这些包膜是被囊肿压迫变薄的卵巢皮质，其仍然是具有功能的，不能轻易去除，任何修剪都会导致正常卵巢组织的丢失，使卵巢功能发生不可逆的损伤。同时若术中缝合过多，特别是剩下的正常卵巢组织量少时，将影响卵巢的血供，进一步加剧卵巢功能的损伤。如果局部因手术损伤引起炎症、粘连等，卵巢功能则会受一定程度的影响。另外，缝合后由于缝线的作用，出现非细菌性炎症反应，引起组织粘连，若卵巢肿瘤复发再次手术，将增加剥除难度。

多囊卵巢综合征（PCOS）是一种病因至今不明，发病机制复杂，临床表现呈多样性的神经-内分泌综合征，主要特征是卵巢多囊样改变、雄激素过多和持续性无排卵，是导致育龄期妇女无排卵性不孕最常见的原因之一。目前的一线治疗方案为氯米芬促排卵治疗，但临床仍有 10%~15% 的 PCOS 患者促排卵治疗无效，对于这部分患者可选择手术治疗。卵巢楔形切除术曾经在治疗 PCOS 上取得了较好疗效，但是由于其对卵巢组织不可逆的破坏作用导致患者卵巢功能减退，以及术后所导致的盆腔粘连可使部分 PCOS 患者由功能性不孕转变为机械性不孕，因而目前此术式已很少被运用。腹腔镜下卵巢

打孔术是目前国内首选的 PCOS 的手术治疗方式。卵巢打孔术所采用的电穿刺及电凝均可损伤卵巢，尤其破坏卵巢门的血管及血液供应，造成卵巢功能的破坏，因此需严格把握该术式的指征。中华医学会推荐对于药物促排卵无效者，或因其他疾病需应用腹腔镜检查盆腔者，或随诊条件差，不能行促性腺激素治疗监测者，且 BMI<34kg/m² 、LH 升高明显、游

离睾酮高者可行腹腔镜下卵巢打孔术。目前较为公认的卵巢打孔术手术原则：①单极电凝针自卵巢系膜对侧的卵巢表面垂直刺入；②打孔位置应远离卵巢门及输卵管；③每侧卵巢打孔以 4~6 孔为佳［图 18-2A，B］；④每孔打孔功率 30W，电凝时间 2~4 秒，时间不宜过长；⑤打孔的同时以生理盐水冲洗使卵巢降温，术后要充分冲洗。

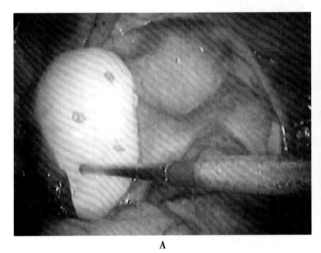

A

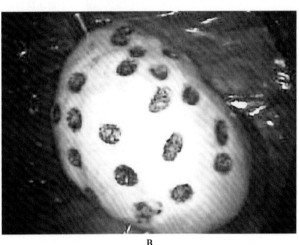

B

图 18-2
A. 正确的卵巢打孔数目；B. 打孔数目过多

因此，对卵巢疾病的处理原则为：①正确判断囊壁与卵巢的界限，注意剥离层次，应最大限度地保留正常卵巢组织；②术中尽量避免损伤血管，对卵巢手术剥离创面的出血应采用灌流冲洗，如确需止血，应尽量采用双极电凝而不使用单极电凝，必要时可采取缝合止血；③对已发生卵巢功能衰退的内膜异位囊肿或复发的卵巢内膜异位囊肿，可采用囊肿穿刺或药物控制来取代剥除手术；④PCOS 打孔术应严格把握手术指征。

（2）输卵管疾病：输卵管积水会导致卵巢储备功能下降，研究发现严重的输卵管积水，可使输卵管与卵巢间系膜被牵连扩展变薄，同时由于输卵管系膜不能随积水的输卵管的伸展而延长，故积水的输卵管向系膜侧弯曲，甚至管壁扭曲重叠折成锐角，导致系膜内血管受压，盆腔脏器的静脉回流受阻，从而改变盆腔的血流动力学，使卵巢血供减少、卵泡发育缓慢、卵巢的储备功能下降。因此，对于严重的输卵管积水患者则应尽早处理，以免损害卵巢的功能。同时，由于输卵管积水中含有多种细胞因子，具有胚胎毒性作用，影响胚胎着床，许多研究发现输卵管积水与 IVF 周期中低着床率及妊娠失败有关，因此对于拟行 IVF 治疗者，亦建议在 IVF 治疗前应对输卵

管积水进行预处理。

由于输卵管血液由子宫动脉子宫体支发出的输卵管支及卵巢动脉在输卵管系膜内分出的若干支共同供应，而卵巢的血液主要由子宫动脉子宫体支发出的卵巢支及卵巢动脉供应，两者血液供应从解剖结构上邻近（图 18-3），理论上输卵管手术极可能损伤输卵管和卵巢系膜内吻合形成的动脉弓，因此，输卵管的手术可能不同程度地影响卵巢血供，导致卵巢储备功能降低。

输卵管积水的处理方式主要有以下 4 种：腹腔镜下输卵管切除、输卵管远端造口+近端离断、介入下输卵管近端栓塞及 B 超下输卵管积水穿刺引流。介入下输卵管栓塞或 B 超下输卵管积水穿刺引流对卵巢功能基本无影响，然而此术式的弊端为输卵管积水易复发。输卵管远端造口+近端离断这种术式对卵巢功能的影响目前尚有争议。有学者认为这种手术本身均不影响卵巢储备，近端离断输卵管，可以松解可能因积水而扭曲的输卵管管壁，降低输卵管系膜内血管阻力，从而改善卵巢血供，进而改善卵巢的储备功能。另有学者认为输卵管手术中即使破坏了卵巢的血管，使卵巢血液供应减少，但随着卵巢水肿的消退和卵巢血管的再生，术后 3 个月卵巢功能

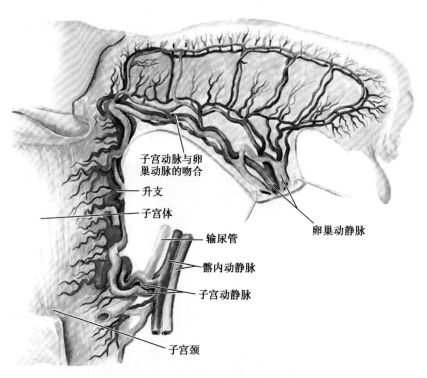

图18-3　卵巢-输卵管血供关系

（图中标注）子宫动脉与卵巢动脉的吻合；升支；子宫体；输尿管；髂内动静脉；子宫动静脉；子宫颈；卵巢动静脉

可基本恢复,因此认为输卵管手术在3个月后对卵巢功能基本没有影响。然而多数研究结果显示输卵管手术后卵巢功能是有所减退的,故在输卵管的手术中即使是行输卵管远端造口+近端离断仍然需要仔细操作,尽量避免副损伤,保护卵巢血供,以减轻对卵巢储备的影响。

目前研究一致认为输卵管切除术会不同程度地降低卵巢的储备功能。有研究指出,腹腔镜下单侧输卵管切除术会影响手术侧卵巢的血流程度,导致手术侧的窦卵泡数、卵巢血流指数均低于非手术侧,因此认为此类手术可减少卵巢血流并影响窦卵泡数。也有研究发现输卵管切除术可使卵巢在控制性超排卵中的反应力降低,认为可能由于手术损伤了子宫动脉自宫角分出的卵巢支和卵巢动脉在输卵管卵巢系膜内吻合组成的动脉弓,导致同侧卵巢的血供减少,从而影响卵巢甾体激素的合成及卵泡的发育。但大规模的多中心临床研究发现,对超声可以发现的输卵管积水而计划行IVF周期的患者行预防性的双侧输卵管切除术可以改善IVF的妊娠结局。因为行输卵管切除术可以消除输卵管积水内有害因子对卵子、胚胎的毒性作用,同时也可去除积水对子宫内膜容受性的损害,从而改善胚胎质量及种植环境,提高IVF-ET的妊娠率。若术中必须行输卵管系膜切除时,操作时应尽量贴近输卵管侧,以免损伤输

卵管中部动脉;若输卵管与卵巢有粘连,宁可留一些输卵管组织,而无需为彻底切除输卵管而损伤卵巢血供。对于以下情况可选择输卵管结扎术:若盆腔存在异常严重的粘连,无法进行输卵管切除;若输卵管的病变较轻(积水直径<3cm),结扎并行造口术后积水复发可能性小;若输卵管病变较严重,且完全丧失功能时,但患者仍拒绝行切除术,强烈要求保留输卵管,结扎双侧输卵管后,可以有效地阻止输卵管积液反流入宫腔内,同时也可完好地保留卵巢的血液供应。有学者对预行IVF周期伴输卵管积水患者进行研究,患者分为腹腔镜下输卵管双侧切除术和腹腔镜下双侧输卵管结扎术,结果显示两种处理方法的患者卵巢反应性及IVF-ET周期的结局无明显差异,但是对于严重盆腔粘连者,可能选用腹腔镜下双侧输卵管结扎术操作更为方便。

随着异位妊娠发生率的升高,因异位妊娠而行输卵管手术的患者亦增多,目前主要的问题是如何保留异位妊娠患者的生育能力。因此,输卵管手术对卵巢功能的影响已引起关注。目前的观点认为,对于输卵管妊娠的患者,尽量争取早期诊断,在未破裂及流产前尽量药物保守治疗。若需手术,如患者年轻要求保留生育功能,应尽量行保守手术以保留输卵管;如出现盆、腹腔大量出血伴休克,则应以抢救患者的生命为主,同时在行输卵管切除术时应紧

贴输卵管侧,尽量多保留输卵管系膜;视术中情况,切除病灶并结扎近端即可,不强调彻底切除输卵管,以不损伤卵巢血供为原则。

因此对输卵管疾病的处理原则为:①输卵管手术时尽量避免损伤输卵管系膜内血管;②输卵管积水行输卵管切除术要谨慎,可适当选择输卵管近端结扎或离端,远端行造口;③输卵管切除时尽量多保留输卵管系膜,不强调彻底切除输卵管,以不损伤卵巢血供为原则。

(3) 子宫疾病:子宫是性激素作用靶器官,也是复杂的内分泌器官。目前已知子宫分泌的激素有前列腺素、泌乳素、胰岛素样生长因子、松弛素及上皮生长因子等,上述激素通过介导雌、孕激素作用对子宫内膜的生长和分泌进行调节。此外,胰岛素样生长因子还具有提高卵巢对垂体促性腺激素的敏感性作用,启动卵泡发育及优势卵泡的选择性作用,是维持月经的重要因素之一。

子宫肌瘤是育龄期妇女的常见多发病,手术方式主要有子宫肌瘤剔除术、子宫次全切除术、子宫全切除术及子宫动脉栓塞术。目前越来越多的学者开始关注子宫肌瘤的不同术式对患者卵巢功能的影响。子宫肌瘤剔除术可以较好地维持下丘脑-垂体-卵巢-子宫轴的功能,剔除肌瘤后的子宫可形成规律的月经周期,对患者造成的心理压力较小,目前认为是对卵巢功能影响最小的术式,但行肌瘤剔除术前应行宫颈刷片检查,以排除宫颈恶性疾病。曾有研究认为全子宫切除术对所保留的卵巢无不良影响,因此将其作为子宫肌瘤的主要治疗手段,但近年研究表明,该术式即使保留卵巢,但仍会对患者体内激素水平及其生理、心理产生一定影响。该术式术后发生卵泡发育障碍、卵巢功能早衰的原因主要有以下两点:卵巢的血供受损、子宫内分泌功能的减弱甚至丧失。子宫切除术可破坏卵巢的子宫动脉供应支,即术中切断了卵巢固有韧带及子宫角附近的卵巢动脉支,使子宫动脉卵巢支血管的完整性会受到较大破坏,阻断了来自子宫动脉上行支对卵巢的血供,造成卵巢血供不足,有研究报道子宫切除术后比子宫切除术前卵巢血供减少 $50\% \sim 89\%$。同时,术后粘连引起卵巢及卵巢悬韧带扭曲、变形,卵巢血供进一步减少,而卵巢激素的产生依赖于丰富的血液供应和血中氧含量,故卵巢静脉回流受阻,卵巢血供减少,卵巢处于缺氧或乏氧状态导致慢性营养不良,从而影响甾体激素的合成及卵泡的发育,导致卵巢功能减退。因此,子宫切除不但影响卵巢血供,还影

响整个下丘脑-垂体-卵巢-子宫系统的内分泌轴的功能。同时,子宫切除术后子宫的内分泌功能消失,与卵巢之间所形成的内分泌平衡被打破,在某种程度上影响卵巢功能的正常调节。研究发现子宫切除的妇女其卵巢衰竭的年龄将比自然绝经者早 4 年,而且约有 34% 的妇女在术后 2 年内出现卵巢衰竭和更年期症状,且重度更年期症状的发生率明显高于正常人群。

近年来,有学者提出改良式子宫切除术,旨在尽量避免子宫切除术对卵巢功能的影响,如保留子宫动脉上行支的筋膜内子宫切除术及保留子宫动脉上行支的次全子宫切除术。其手术方式为,于宫底部距两侧角部 2cm 处始楔形切除宫体,保留两侧浆膜及部分肌壁至子宫峡部,余相应术式按常规切除子宫,将保留的肌壁对合,连续缝合形成一肌性圆柱体。术中不切断卵巢固有韧带、输卵管峡部和圆韧带及子宫动脉,保留了子宫动脉上行支,保持了子宫、输卵管、卵巢之间的血管网的完整性,最大限度地减少了对卵巢血供及解剖位置的影响。残留的"小子宫"保留了子宫的部分内分泌功能,在一定程度上维持了卵巢与子宫之间的内分泌平衡。术中观察保留小子宫及双侧附件色泽均正常,术后随访研究亦发现血液中雌激素、孕激素、FSH、LH 等激素水平均无明显变化,与全子宫切除术组相比差异显著,更年期症状发生率明显下降,发生时间显著延迟。相信随着对该术式的深入研究将极大地避免术后内分泌功能地损害,有关近远期影响尚待深入探索。

子宫动脉栓塞术(UAE)是通过放射介入的手段,直接将动脉导管插至子宫动脉,注入永久性栓塞颗粒,阻断子宫肌瘤血供,从而使肌瘤萎缩甚至消失。子宫动脉也发出供应卵巢动脉分支,理论上 UAE 栓塞肌瘤同时也可能影响卵巢动脉血供,所以 UAE 术后也有可能对子宫和卵巢的功能产生影响。由于卵巢有卵巢支和卵巢动脉双重供血并且两者形成吻合,在一侧卵巢支被阻塞后卵巢动脉会出现代偿供血,卵巢功能不会有明显减退,但双侧卵巢分支栓塞后,40% 的患者术后可出现闭经,性激素出现绝经期的变化,因此 UAE 术要谨慎使用。

综上所述,对生育期子宫肌瘤的患者应尽量选择子宫肌瘤剔除术,如确需切除子宫应选择对卵巢血供影响小的术式如子宫次全切或改良的子宫全切术等,以保护患者的卵巢功能。子宫动脉栓塞术虽能保留子宫,但其影响卵巢功能的风险大,需严格把握适应证。

（4）盆腔炎症：早期的盆腔炎可引起盆腔充血、输卵管肿胀，随着炎症的慢性迁延，输卵管阻塞、积水，输卵管与卵巢、腹膜、网膜、肠管间的广泛粘连逐步形成，逐渐发展为纤维渗出性粘连，最后到致密粘连，甚至使输卵管和卵巢皮质融为一体，形成输卵管-卵巢囊肿或脓肿，难以分辨正常组织间隙。卵巢表面存在一层较厚的白膜，一般不易受到炎症的影响，但若在炎症的急性期，并且卵泡出现排卵时，炎症则沿着破口感染卵巢的内部组织，进而形成卵巢的炎性囊肿，并破坏正常的卵巢组织，使卵巢纤维化，导致卵巢功能的减退。同时粘连所致的卵巢正常解剖位置改变，与其他器官包裹后，严重影响卵巢血供，进而影响卵子成熟发育所需氧供和营养，影响排卵，同时由于卵巢被粘连包裹而影响拾卵。

由于粘连常常使卵巢失去正常解剖结构，输卵管和卵巢融合成团，且常与周围组织粘连包裹，在恢复卵巢及其周围组织正常解剖位置关系时，要注意寻找固定的解剖标记，即骨盆漏斗韧带和卵巢固有韧带，恢复盆腔正常解剖结构后再行手术。盆腔粘连分解术应注意操作技巧，要稳、准、细，充分分离粘连。对粘连带进行锐性分离，减少钝性分离导致的出血，术中对于无或少血管、组织透明的网状粘连，则可直接用剪刀进行锐性分离。但对血运较丰富的粘连组织，则可在剪刀的尾部连接高频电流，使组织凝固和剪切分离同时进行，可有效减少分离创面的出血。术中尽量不用单极电凝，防止电凝的热能辐射损伤卵巢功能而影响术后生育能力，并要确切精准止血，强调点状止血，避免大面积烧烫。

术者需对盆腔粘连的手术范围及目的有充分的评估。美国生育协会（AFS）根据输卵管和卵巢受累的程度和粘连是膜状的或致密的，将盆腔粘连划分为轻度、中度和重度，对于轻、中度粘连可以在腹腔镜下进行粘连松解术、输卵管整形术、输卵管造口术，并于腹腔镜下行输卵管通液，以判断输卵管的通畅度，从而达到治疗输卵管阻塞的目的。对于重度致密粘连者、盆腔结核者、重度子宫内膜异位症者，术前应充分评估手术风险，并行肠道准备等。由于粘连范围广，涉及组织多，分离面积大，电凝止血面积相应大，近期易导致术后吸收热，远期会导致新的粘连形成，目前尚无确切的治疗模式能够预防再次粘连的形成，同时分离过程中可造成新的损伤，并可能损伤卵巢血供，影响卵巢功能，故无需强行分离粘连，仅需分离出卵巢，以方便日后 IVF 时取卵。对于术前考虑盆腔病变复杂、手术难度大的重度子宫内

膜异位症者术前可以应用 GnRH-a 2～3 个月，使病灶萎缩、盆腔盆腔充血减轻后再手术，以减轻术中对卵巢功能的影响。若合并有输卵管积水则视情况考虑行输卵管切除术或近端结扎远端造口术。

2. 不同手术器械对卵巢功能的影响　目前妇科手术大多离不开电外科器械，特别是腹腔镜手术。电外科器械主要包括单极、双极、等离子电切刀（PK刀）、结扎速血管闭合钳（LigaSure）、超声刀等。电凝是利用高频电流导致细胞内温度升高，如果细胞内温度达 60～90℃，细胞内几乎同时出现蛋白变性和脱水的过程。如果细胞内温度迅速达到或超过 100℃，细胞内出现汽化，细胞体积膨大，细胞破裂，通过对细胞的汽化来进行对组织的切割，而利用对组织的坏死、变性、脱水来完成对组织的凝固，但切割和凝固作用对组织和细胞本身也是一种损伤作用，对卵巢也是同样。对卵巢的损伤深度研究提示，当卵巢组织受到电损伤后可出现：①生发上皮消失、剥脱；②始基卵泡核固缩、碎裂，胞质坏死；③窦状卵泡核坏死溶解，颗粒细胞与卵泡膜细胞分离，周围血管网状基底膜消失；④黄体细胞变性、缩小、核溶解、固缩、脂质空泡消失。研究表明，卵巢囊肿剥除后组织在电功率 60W，鼓点式电凝 2～4 秒作用下，单极损伤深度（1.23±0.57）mm，双极损伤深度（0.88±0.61）mm。而上述损伤深度部分反应为目前普遍使用的高输出峰电压发生器的组织损伤特点，低电压的输出所造成的组织热损伤深度相对较浅。因此，掌握电外科器械特点才能提高手术技巧。

在使用电极进行切割时，电极与组织的距离要处于接近但不接触的状态，可产生良好的切开效果。如果术中移动电极速度过快，或电极直接与组织接触，局部功率密度下降，组织发生凝固，结果不但导致切口周围组织发生严重热损伤，而且还影响切开效果。为使组织产生理想的汽化和凝固效果，而又使周围组织损伤达到最小结果，制定恰当的汽化和凝固的能量输出方式亦很重要。功率越大需要的电压越高，组织炭化范围和深度越大，邻近组织的凝固作用也越严重，对正常卵巢组织的功能影响也越大，研究发现双极电凝功率 60W 电凝卵巢内面 2～4 秒所产生的热坏死带深度为（1.04±0.50）mm，范围 0.3～1.5mm。并且高电压输出电流对组织的蛋白凝固作用不均匀，反而不能彻底进行止血；其次高压电流可以导致表浅组织迅速凝固，阻抗增加，限制向深层组织传递，电极周围组织迅速升温，黏附性增加，随着电极移动发生痂脱落，容易再次发生出血，

增加电凝机会。因此,凝固时一定用止血钳钳夹血管,再进行电凝固,避免血流将热量带走,这样可形成较均匀的止血痂。但卵巢创面的凝血以渗血为主,而为保护深部卵巢组织,应采取针对出血点的点状止血和浅表止血。所以,在妇科手术中建议用双极高电压快速浅表止血,以使组织凝层较浅、损伤较小。

单极只有一个主动电极,工作时电流会经过身体,因此电凝范围广,组织损伤大,特别容易引起邻近重要组织的损伤,故不宜于较精细的手术。同时,由于被动式弥散电极的位置距离很远,通常在大腿部位,这种情况下,整个病人将暴露于两个电极之间,所以单极设备引起患者并发症及造成卵巢局部损伤影响的危险要高于双极。双极器械包括两个电极,只有电极间的组织才包括在电流的回路中,工作时电流通过钳子的正极及其之间的组织到钳子负极,由于热效应,两钳之间的组织、血管脱水凝固,达到止血作用。双极电凝时仅有浅表的组织穿透,电凝准确、损伤较小,常用在卵巢囊肿剥出后用于包膜止血。但双极电凝一般只能闭合 3mm 以下的动脉及一般术野的渗血和小的搏动性出血,对于较大的血管止血则需要 PK 刀、LigaSure 等智能双极系统。无论是 PK 刀还是 LigaSure 都是以组织反应发生器作为电流和电压的能量来源。组织反应发生器可感受两钳之间将要熔合的组织密度,并将信息传回控制系统,以自动调整参数释放适当的能量闭合组织。这种高电流低电压的作用方式,使血管周围的蛋白变性并融合形成透明带,所以这类智能双极系统一般都能闭合 7mm 以下的动脉,并且热损伤范围更小。超声刀兼有凝固和切割功能,其原理是将电转换为机械能,带动组织振动,继而使组织水汽化,蛋白氢键断裂、分解、重组,使细胞内蛋白变性,形成凝块,从而形成胶状封闭血管,达到止血效果。超声刀产热少,只损伤周围 1mm 的组织。目前有 5mm 和 10mm 两种型号,5mm 多用于精细分离和小血管止血,10mm 用于一般组织分离和较大血管止血,但是其具有切割的作用,易破坏卵巢皮质,因此在卵巢的止血中较少应用。

综上所述,各种腹腔镜电凝止血均会造成卵巢组织一定的热损伤,故临床上在行腹腔镜卵巢手术时,特别是对于术后有生育要求的患者,应尽量减少电凝止血,必要时可选用缝合止血法。若必须电凝止血时,也应尽量选用热损伤较小的智能双极电凝系统,如 PK 刀等。

(尹太郎 吴庚香 杨菁)

第二节 放疗和化疗中卵巢功能的保护

近年来,肿瘤已成为威胁人类健康和生命的首要原因,且年轻化趋势明显,2010 年我国数据统计显示女性恶性肿瘤发生率已高达 2.08‰。为遏制肿瘤的发生,肿瘤的诊疗技术在不断提升。这使肿瘤患者术后的生存率不断提高、生存期不断延长。但是放化疗药物主要是通过各种方式诱导肿瘤细胞凋亡而发挥其作用,它提高生存率的同时也会影响女性卵巢功能甚至导致卵巢的损伤。并且卵巢功能的破坏会直接导致绝经年龄提前以及生育能力的下降甚至丧失,这将使许多生育年龄的肿瘤患者在重获新生的同时,又陷入另一个痛苦的深渊,严重影响女性患者的身心健康及社会角色。现在对放化疗所导致的医源性伤害已得到了充分重视,现就放化疗对卵巢功能的影响及卵巢功能的保护措施进行如下分析。

1. 放疗及化疗药物导致卵巢功能损害的机制 女胎出生时其卵巢内大约有 100 万～200 万个始基卵泡,从胎儿期的 5 个月直至绝经期,女性每一时期都有一批相应的始基卵泡以固有的速度发展为初级卵泡。在青春期前,持续的卵泡生长的启动导致可用卵母细胞的不断消耗。女性胎儿的卵巢组织中能在出生后能够进一步生长的早期卵泡仅有不到 1%。随着年龄的增长,始基卵泡不断发育成熟排卵或闭锁,数目逐渐减少,当卵巢内的始基卵泡数量降到 1000 个以下时,卵巢里的卵泡就不能支持月经规律来潮,逐步发展至绝经。

放射治疗(radiotherapy,RT)是治疗恶性肿瘤的主要手段之一,放疗是利用放射线如放射性核素所产生的 α、β、γ 射线和各类 X 射线治疗机或加速器产生的 X 射线、质子束、电子线、其他粒子束等来治疗恶性肿瘤的方法。临床上主要分为根治性放疗、姑息性放疗、辅助性放疗以及肿瘤急症放疗。放疗虽然仅仅只有几十年的历史,但发展很快。随着计算机技术的发展,放射治疗设备已经得到了很大的改进,放疗技术也得到很大进步,使放疗范围更精确,周围正常组织放射剂量得到控制,可降低晚期并发症的发生率。但放疗并发症仍然是难以避免的,且并发症的严重程度与放疗剂量呈正相关。放疗并发症主要包括：全身反应，如虚弱、乏力、头晕、头痛、厌食，个别还有恶心、呕吐等反应；皮肤反应，如红斑、有烧灼和刺痒感、高度充血，水肿、水泡形成甚至溃疡形成或坏死；黏膜反应，如口腔炎、食管炎、直肠炎、膀胱炎；放射性肺炎和肺纤维变，如急性放射性肺炎、进行性肺纤维变；放射性脊髓炎，表现为脊髓损伤，上行性感觉减退，四肢运动障碍，反射亢进、痉挛，甚至瘫痪。因卵巢对放射线极为敏感，育龄期妇女放射剂量为单次 4Gy，或 10 天内分次共 15Gy，绝经前 5~10Gy 即可导致卵巢功能衰竭。临床给予放射治疗时虽尽可能用屏障保护卵巢或局限放射野，但卵巢对放射线引起的 DNA 损伤十分敏感，可导致卵巢体积的缩小，皮质萎缩，卵泡数目的减少，卵母细胞核浓缩、染色体凝聚、核膜裂解及细胞质小泡形成，4~8 周内可使患者出现血清 FSH 和 LH 水平升高，E_2 水平下降等表现。大剂量、长时间的放射线照射可引起卵巢功能损伤导致内分泌功能紊乱及生育功能下降，出现月经紊乱、闭经、生殖能力下降或丧失，且不可逆。因此，放疗病人卵巢功能的保护亟待解决。

化学治疗（chemotherapy）是利用化学药物阻止癌细胞的增殖、浸润、转移，直至最终杀灭癌细胞的一种治疗方式。它是一种全身性治疗手段，和手术、放疗一起，并称为癌症的三大治疗手段。目前临床应用的化学治疗有以下四种方式：①全身化疗：是晚期恶性肿瘤的基本治疗；②辅助化疗：是指局部治疗（手术或放疗）后，针对可能存在的微小转移病灶，防止其复发转移而进行的化疗；③新辅助化疗：主要是针对临床上相对较为局限性的肿瘤，但手术切除或放射治疗有一定难度的，可在手术或放射治疗前先使用化疗；④特殊途径化疗：如腔内治疗、椎管内化疗、动脉插管化疗。化疗药物治疗疾病的同时，也在很大程度上影响了卵泡的生长和成熟过程，使卵巢的各级卵泡数减少，尤其对始基卵泡和次级卵泡数量的减少最为明显，甚至导致卵泡池的破坏，从而对卵巢产生不可逆转的影响。化疗对卵巢功能的毒性损害包括：卵巢体积减小，表面纤维化；窦卵泡数目减少；卵泡的颗粒细胞层数明显减少、退化或空泡化；卵巢内血管变细，血流量减少等。其导致卵巢功能损害的临床表现主要为月经紊乱。研究显示，化疗后月经紊乱的总发生率为 40%~73%，主要表现为停经，部分患者出现月经减少，血清卵泡刺激素（FSH）黄体生成素（LH）水平显著升高，而雌二醇（E_2）水平显著下降，但在化疗结束后 5~24 个月内，

超过 90% 的患者能恢复规律的月经周期，其激素水平也恢复正常。40 岁以上的患者接受化疗后其停经的发生率比 40 岁以下患者提高 3 倍，而对尚未初潮前患者的月经周期则无影响，这可能是由于初潮前人体卵巢处于休眠状态，对化疗不敏感从而起到保护卵巢功能的作用。有临床研究显示，虽然部分患者化疗后恢复规律月经周期，但并不代表卵巢卵泡储备功能不损伤，这可能由于年轻女性原始卵泡储备丰富，卵泡被破坏后仍有充足的原始卵泡发育成熟并维持正常生理周期，但以后发生卵巢早衰和不孕不育的危险性增大，这与动物实验中观察的结果是一致的。

2. 放疗及化疗对卵巢功能损害的影响因素 卵巢是女性生殖系统中对辐射较为敏感的区域，而且卵巢功能损害的程度与照射剂量明显正相关。放疗对卵巢的损害程度和持续时间取决于放射剂量、范围和患者的年龄。大剂量、长时间的化疗将会损伤各年龄段患者的卵巢功能，导致闭经、生殖能力下降或丧失。放疗时可导致卵巢功能衰竭的域值约为 300cGy，若<300cGy 则有 11%~13% 的患者出现会卵巢功能的衰竭；若>300cGy 有 60%~63% 的患者出现卵巢功能衰竭；若>800cGy 所有患者出现卵巢功能衰竭。当照射剂量在 250~500cGy，15~40 岁的患者中有 60% 出现卵巢功能衰竭，而>40 岁的患者均出现卵巢功能衰竭。另有研究证明，当卵巢受到的直接照射剂量在 0.6Gy 以下时，卵巢功能几乎无影响，0.6~1.5Gy 时，对 40 岁以上的女性卵巢功能有一定影响，1.5~8.0Gy 时，约 50%~70% 的 15~40 岁女性会出现卵巢功能衰竭，当剂量超过 8.0Gy 时，几乎所有年龄段女性的卵巢均将发生不可逆的功能损害。有研究报道指出，若在出生时卵巢受到放疗照射剂量有 20.3Gy 时可使患者丧失生育能力，若在 10 岁接受 18.4Gy、20 岁接受 16.5Gy、30 岁接受 18.4Gy 的照射剂量，将导致患者不孕。

化疗药物会损伤患者的卵巢功能，并且损伤的程度主要与化疗的药物组成、治疗疗程、药物的剂量、患者的年龄等诸多因素有关。根据化疗药物对卵巢损害的程度分为以下几种：①对卵巢功能损害作用较大的药物，如烷化剂环磷酰胺（CTX）、苯丙氨酸氮芥、氮芥以及白消安、美法仑等；②对卵巢损害作用呈中度危险的药物，如顺铂、卡铂、阿霉素；③对卵巢的损害作用呈低度危险的药物，如抗代谢药甲氨蝶呤（MTX）、放线菌素 D、紫杉醇、博莱霉素、长春新碱、长春碱、6-巯基嘌呤等。

由卵巢损害的程度可将化疗药物危险度分为低、中、高度,见表18-1。

表18-1 化疗药物对卵巢的毒性

高度危险	中度危险	低度危险
环磷酰胺	顺铂	长春新碱
异环磷酰胺	卡铂	甲氨蝶呤
氮芥	阿霉素	放线菌素 D
白消安	博莱霉素	
美法仑	硫嘧啶	
苯丁酸氮芥		长春碱

烷化剂是一种非特异性调控细胞周期的药物,能同时作用于原始卵泡的卵母细胞和前颗粒细胞,干扰卵泡的成熟并耗竭原始卵泡。环磷酰胺作为常用的烷化剂之一,已经明确是卵巢毒性药物,可以诱导产生染色体变异,进而导致细胞在周期、形态、生理方面发生很大改变。环磷酰胺在体外无活性,但在体内则可以经细胞色素 P450 的氧化作用生成中间产物醛磷酰胺,再在肿瘤细胞内分解出磷酰胺氮芥,与细胞的 DNA 发生烷化翻译反应,形成交叉联结,从而抑制细胞的生长及繁殖。环磷酰胺的抗瘤谱很广,对恶性淋巴瘤有显著的疗效,对多发性骨髓瘤、急性淋巴细胞白血病、卵巢癌、乳腺癌等均具有良好疗效。但与此同时具有较严重的毒副作用,由于其干扰 DNA 的正常代谢,故对体内分裂增殖较活跃的组织影响更明显,如卵巢、骨髓等。Meirow 等的研究显示给予环磷酰胺化疗后不久怀孕的小鼠,妊娠率下降,胎儿畸形率上升,环磷酰胺给药后紧接着怀孕的胎鼠畸形率最高,但给药 12 周后畸形率趋于正常。

铂类作为重金属铂的络合物,是临床用于治疗肿瘤的常用药物之一。其作用似烷化剂,主要通过干扰癌细胞 DNA 的复制和转录,导致 DNA 断裂,抑制细胞有丝分裂;或与核蛋白及胞质蛋白结合抑制蛋白质的合成,达到肿瘤治疗效果。但在治疗肿瘤的同时,其副作用也十分明显。研究报道,高浓度的顺铂既可抑制卵巢颗粒细胞生长,也可诱导其凋亡,从而明显抑制卵巢功能,使卵泡发育受阻,进而发展为排卵减少,雌激素水平低下,最终导致卵巢早衰。研究显示,长期使用铂类化疗药物可损伤卵巢功能,致使卵巢萎缩、纤维化以及卵泡储存量减少,影响患者的生存质量及生育功能,其机制是通过氧化损伤

引起细胞凋亡,进而引起卵泡数量减少。动物实验中就是通过顺铂连续腹腔内注射制造卵巢早衰模型,该药所诱导的症状、激素水平及病理变化与临床所见的抗肿瘤化疗所致的卵巢早衰十分相似,均有血清低雌激素、高促性腺激素水平,且卵巢组织病理学等也比较符合临床化疗后出现的卵巢功能早衰。

阿霉素作为抗肿瘤性抗生素,可嵌入 DNA 而抑制核酸的合成,对 RNA 的抑制作用也十分明显,其抗癌谱较广,对多种肿瘤都有一定的治疗作用,属周期非特异性药物,对处于各种生长周期的肿瘤细胞都有杀伤作用,具有强烈的细胞毒性作用。主要适用于急性白血病以及急性淋巴细胞白血病及粒细胞白血病,一般作为第二线药物,即在首选药物耐药时可考虑应用。阿霉素的副作用主要包括抑制骨髓造血功能以及心脏毒性等,其对卵巢功能的影响也不容小觑。Kujjo 等的研究显示阿霉素腹腔注射后小鼠亲代在注射阿霉素后出现精神萎靡,原始卵泡数目锐减,失去生殖能力。并且阿霉素对卵母细胞造成的效果可遗传子代,尤其是第 4 和第 6 代,造成子代死亡率上升、低体重、身体畸形、染色体异常的发生,以及母代分娩并发症高发;但对照组并没有发生相关事件。

紫杉醇是太平洋紫杉树皮中所提取的二萜类化合物,可促进微管聚合,抑制器解聚,保持微管稳定性,从而抑制其有丝分裂,最终诱导细胞凋亡,同时也具有体内免疫调节以及抑制血管生成的功能,是卵巢癌化疗中的一线药物。但关于紫杉醇对人卵巢功能的损害,国内外文献报道较少。李敏等的研究显示:重复小剂量的紫杉醇可以造成小鼠卵巢早衰,但停药后的恢复情况仍需要进一步研究。

依托泊苷是作用于细胞周期的特异性抗肿瘤药物,主要作用位点是 DNA 拓扑异构酶II,可形成药物-酶-DNA 可逆性复合物,阻碍 DNA 修复,是临床上常用的一种抗肿瘤药物。实验发现该复合物可随药物的清除而出现逆转,使损伤的 DNA 得以修复,降低了细胞毒作用,同时对卵巢功能的损伤相对较小。

有些化疗药物如甲氨蝶呤、长春新碱等则几乎无卵巢毒性作用,其主要机制是作用于分化增殖期细胞,卵巢中大量的原始卵泡处于静止期,这类药物较少能引起卵巢毒性。

(1)年龄:年龄与卵巢的功能存在明显的相关性。女性卵巢中的原始卵泡在胚胎时期就已经固定不能再生。女性的年龄越大,其卵巢功能也越容易受到化疗药物的损伤,其原因可能是年轻患者的原

始卵泡细胞储备量比年长患者丰富,有足够的卵泡维持卵巢的正常生理功能,而年长患者卵泡数量少,即使在较低药物剂量下,也会导致卵巢受损伤。其受化疗药物损伤后更容易发生耗竭。有研究发现≤40岁的年轻乳腺癌患者多数在化疗后4~8个月发生闭经,而大于40岁的乳腺癌患者多在化疗后2~4个月即发生闭经。年龄大于40岁的闭经患者中月经恢复正常的占11%,年龄≤40岁的闭经患者有22%~56%月经可恢复正常。研究显示,对于乳腺癌患者给予蒽环联合紫杉类化疗后,年龄是化疗诱导停经的重要影响因素,且40岁以下的患者其月经受化疗药物的影响较小,停经多可逆。

(2)化疗方案:目前联合化疗是最常用的化疗方法,能有效提高患者的生存率。但其对卵巢的毒性作用比单种化疗药物的影响更为严重,且不同的化疗方案对卵巢功能的影响也不相同。有研究显示,采用FEC/EC化疗方案(氟尿嘧啶+阿霉素+环磷酰胺)患者中70.1%发生闭经,含紫杉类方案患者闭经发生率为69.2%,而使用CMF方案患者(环磷酰胺+甲氨蝶呤+氟尿嘧啶)闭经的发生率仅为45.2%。

(3)化疗药物剂量:化疗药物的累积剂量是影响卵巢功能的关键因素。有报道指出,乳腺癌患者用1个疗程的(环磷酰胺+甲氨蝶呤+氟尿嘧啶,卵巢早衰的发生率为10%~33%,6个疗程后则上升为33%~81%(环磷酰胺累积剂量为8400mg/m²),12个疗程后高达61%~95%(环磷酰胺累积剂量为16 800mg/m²)。同时有研究显示,每天小剂量应用环磷酰胺治疗数月所导致的卵巢早衰情况约等同于大剂量应用4天的情况。因此,不同的化疗方案中药物组成、剂量不同,或化疗的疗程不同所使用的累积剂量也不同,对卵巢功能的影响也有差异。

3. 卵巢功能的保护措施 随着肿瘤患者生存率的提高,育龄妇女、青少年甚至女童患者化疗后生育能力的保护和生活质量的提高等问题日益引起关注。大量的科研及临床实验立志于寻找减少卵巢损害、保护卵巢功能的治疗方法。根据美国临床肿瘤协会的指南,主要方法包括卵巢移位、卵巢组织冷冻及移植、卵母细胞以及胚胎的冷冻保存、促性腺激素释放激素激动剂类似物的应用、口服避孕药等,每种方法各有其优点及缺点,因而适用范围也不尽相同。

(1)卵巢移位:育龄期盆腔恶性肿瘤患者进行卵巢移位可有效防止放疗对卵巢的损伤,此手术可在行肿瘤手术同时施行,手术原则是使卵巢尽量远离放射区域,尽量维持卵巢良好的血供。卵巢移位

的位置取决于放疗照射的范围,可移位至乳房下、侧腹部、腹膜外、结肠旁沟外侧等(图18-4、图18-5)。但卵巢移位术可并发血管损伤、术后卵巢转移、术后卵巢囊肿形成及滑回盆腔等。该法可减少放疗引起的损害,但仍有40%~50%的卵巢功能未能得到保留,且不能减少全身化疗引起的损害。

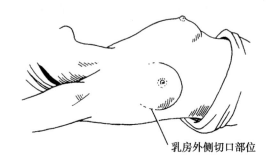

乳房外侧切口部位

图18-4 乳房外侧切口

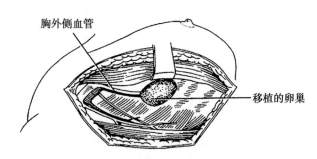

胸外侧血管

移植的卵巢

图18-5 卵巢移位至乳房外侧

(2)卵巢组织冷冻及移植:在进行放化疗之前应将卵巢取出并进行冷冻保存,使卵巢免遭放化疗造成的损伤,待病情缓解后选择适当时机进行卵巢自体移植,以保存和恢复患者的卵巢功能。可将卵巢皮质剪成厚约1mm、表面积为1mm²~1cm²大小的切片或将整个卵巢进行慢冻/速融后进行移植。冷冻方法主要包括慢速冷冻法、快速冷冻法和玻璃化冷冻法。从冷冻后的卵巢组织获取成熟卵子的方法主要包括自体移植、同种异体移植、异种移植以及体外成熟培养。

卵巢组织冷冻理论上适合于各年龄段患者,为需立即进行放化疗的患者提供了一项新的选择,患者可不经过超促排卵治疗。并且卵巢组织的冷冻保存不需要进行卵巢刺激,也不需要性成熟,因此对于患有恶性肿瘤的女童,这可能是保护卵巢功能的唯一可用的方法。放化疗前对卵巢组织进行冷冻为子代的基因安全提供了一定的保障,但仍面临着解冻后的卵巢进行体外培养及卵巢移植的相关技术难题。但卵巢再移植也面临着理论上的质疑,卵巢组

织中可能有潜在的癌细胞,可能导致肿瘤复发。但目前有多个接受放化疗后采取卵巢组织冷冻以及卵母细胞冷冻患者,尚无肿瘤复发,并且成功生育子代。但是目前卵巢移植还有很多问题:①移植术后如何尽快恢复卵巢血供以减少缺血、缺氧状态对卵巢组织的损伤;②如何选择最佳移植时机、移植部位;③异体移植所面临的相关伦理及宗教问题;④后期定期随访是否肿瘤复发等。

(3) 胚胎冷冻:胚胎冷冻保存是一项十分成熟的辅助生殖技术。胚胎冷冻技术需要超促排卵药物来刺激卵巢排卵,超促排卵药物容易导致高雌激素水平,可能会导致雌激素依赖性肿瘤的进一步增殖分化。但芳香化酶抑制剂来曲唑与超促排卵药物联合使用,可以在促排卵同时使雌激素水平接近生理水平,而且获卵数、胚胎质量以及妊娠结局与普通超促排卵周期相近。对于家族性癌症患者,若其染色体突变已被确认,可以通过胚胎植入前遗传学诊断技术来降低子代的患癌风险。因此胚胎冷冻保存可以作为已婚的恶性肿瘤患者的卵巢功能保护措施。

(4) 卵母细胞冷冻:卵母细胞冷冻与胚胎冷冻技术类似,国外该技术主要应用于未婚妇女的卵巢功能保护,但我国未婚妇女尚不能应用辅助生殖技术,可用于男方精液质量不合格的已婚肿瘤患者。

(5) 药物的卵巢抑制作用:

1) 促性腺激素释放激素类似物(GnRH-a):GnRH-a 是人工合成的促性腺激素释放激素的类似物,为多肽物质,能抑制卵巢的功能,使垂体和卵巢达到去势的状态,阻碍原始卵泡的募集、发育和成熟,可减少卵泡被化疗药物的破坏,并且还能减少因化疗导致血小板减少后的不规则阴道出血。临床上通常在使用 GnRH-a 后 1～2 周后进行化疗。在应用 GnRH-a 后垂体-卵巢受抑制前,GnRH-a 可刺激促性腺激素短暂增高(又称"flare-up"效应),长约 1～2 周,该效应可促使始基卵泡发育为成熟卵泡,而化疗药物多作用于分裂期活跃的细胞,这样可能使卵巢对化疗药物的作用更加敏感,根据化疗疗程,应尽可能在化疗前 1～2 周应用 GnRH-a。但 GnRH-a 对卵巢的保护作用仍有争议,有学者通过对进行化疗的同时应用 GnRH-a 的 8 项随机对照临床研究进行了系统回顾和 Meta 分析,结果显示应用 GnRH-a 组较未应用组化疗结束后其卵巢早衰的发生率显著降低,患者恢复正常排卵的比率升高,妊娠率无显著差异。并且化疗同时应用 GnRH-a 并不影响肿瘤的复发。而 Loibl 等的研究显示乳腺癌患者接受化疗药物与

GnRH-a 联合治疗后 6 个月中,其闭经发生率与单纯接受化疗组相比并未降低。并且长期使用 GnRH-a 会导致低雌激素血症、潮热等围绝经期症状以及骨量流失。故使用 GnRH-a 作为化疗时卵巢功能保护药物还需进一步大样本多中心的临床研究,其适用人群也需要谨慎评估。

2) GnRH 拮抗剂:GnRH 拮抗剂则是通过与 GnRH 竞争性结合 GnRH 受体而达到快速抑制内源性 GnRH 对垂体的兴奋作用,其作用数小时内即可出现促性腺激素分泌减少,对女性性腺轴抑制作用较 GnRH-a 更强,而且没有 GnRH-a 的"flare-up"效应。GnRH 拮抗剂通过对性腺轴去敏感化及降调节,来达到保护卵巢的作用。GnRH 拮抗剂对下丘脑-垂体-卵巢轴抑制作用较强,且用药剂量、用药时间及副作用均较少。因此,GnRH 拮抗剂保护卵巢功能的效果可能优于 GnRH-a。动物研究显示:GnRH 拮抗剂可以通过调控大鼠卵巢中 Bcl-2 和 caspases-3 的表达,抑制凋亡来减少化疗后卵巢功能的损伤;并且 GnRH 拮抗剂可以通过抑制依赖线粒体通路的凋亡,来减少化疗后卵巢颗粒细胞的凋亡,从而减轻化疗后卵巢功能的损伤。

3) 口服避孕药:口服避孕药通过抑制下丘脑-垂体-卵巢轴减少 FSH 和 LH 的合成与释放,从而影响卵泡的生长、发育,使卵巢处于功能抑制状态,从而降低卵巢对化疗药物的敏感性,达到保护卵巢的目的。但是口服避孕药可影响肝脏酶的活性,影响化疗药物的代谢,但其是否会影响疗效等问题尚需进一步多中心大样本的临床研究。

4) 芳香化酶抑制剂:对于雌激素依赖性肿瘤(乳腺癌以及妇科恶性肿瘤)患者,冷冻胚胎或卵母细胞,需要使用卵巢刺激或者后续怀孕等都可能增加癌症增殖或复发的风险。但使用芳香化酶抑制剂来曲唑促排卵治疗,可以解决这一问题。

综上所述,对于接受放化疗的育龄女性以及未生育女性应提供该治疗方案对卵巢功能的危害性评估,在不影响治疗效果的前提下应重视生育功能的保护。对于病情较轻的良性肿瘤患者选择保守手术治疗,对恶性肿瘤患者尽可能选择对卵巢功能损害小的药物及化疗方案,并采取相应措施保护卵巢功能。对于放化疗后不能生育患者,需及时进行心理辅导,帮助完善其社会角色,改善生活质量。化疗后卵巢功能保护的具体措施方法还需要进一步的大样本多中心的临床研究。

(李洁　杨菁)

第三节　卵巢及卵巢组织冷冻

近年来,医学技术的进步使儿童期、青少年期和年轻女性癌症患者获得了长期生存,但卵巢对放化疗的作用相当敏感,可能导致女性患者出现卵巢功能衰竭,进而丧失生殖内分泌和生育功能,极大地影响了患者的生育能力和生活质量。因此,如何保存这些患者的生育能力已经成为人们关注的热点。

一、卵巢及卵巢组织冷冻保存的意义

目前,胚胎冷冻、卵子冷冻和卵巢组织冷冻是恢复女性生育能力的主要方法。保护生育能力最佳方案的选择有赖于不同的情况:化疗的类型及持续时间,肿瘤的类型,病人的年龄和伴侣的状态。

目前,唯一符合美国生殖医学规范建立的生育力保护方法是胚胎冷冻,而且此技术较为成熟,但是这种方法要求患者是青春期或生育期,有伴侣或使用供精,还要能耐受一个周期的卵巢刺激,当化疗必须立即开始或肿瘤的类型不允许卵巢刺激的时候此方法就不能使用。

第二种女性生育力保存的方法是卵子冷冻,卵母细胞冷冻适用于生育期女性,也可以应用于能耐受一次刺激周期而不愿意使用供精的单身妇女,但是这种技术尚不成熟。且取卵时间及获得卵母细胞数目有限,在冷冻过程中可能会由于早发皮质脱颗粒,透明带会变硬,并使黏附精子功能下降等缺点。目前国内外已从基础到临床系统地对卵母细胞冷冻进行了研究,虽然这些研究为卵母细胞冷冻提供了一定的实验和理论依据,为临床应用提供了有利的理论和临床依据。但在这些研究中发现了部分不可逾越的问题:卵母细胞的冷冻损伤问题;冷冻卵子的保存时间问题等。超低温冷冻对成熟卵母细胞纺锤体、染色体的损伤会导致胚胎非整倍体等异常。卵母细胞冷冻从理论上说是无限期的,但在低温液氮环境中,卵子内部所有的新陈代谢和分子运动都是停止的,目前常规是保存5年,因此卵子冷冻的临床应用受到限制。而且,卵巢刺激和卵子收集不能用于儿童。

第三种女性生育力保存的方法是卵巢及卵巢组织冷冻,人类卵巢内含有大量的各级卵泡,其中原始卵泡占99%,原始卵泡一旦启动,继续生长、分化、发育成优势卵泡、最终排卵这一系列过程就会按照程序进行,但绝大多数卵泡在腔前卵泡阶段之前已发生退化闭锁,无法得到很好的利用,这无疑是极大的损失和浪费。由于这些原始卵泡缺乏透明带和皮质颗粒,且体积较小,处于相对静止状态,和成熟卵母细胞相比对冷冻解冻过程的耐受性更强。因此,可采用冷冻保存卵巢组织中的原始卵泡来保存女性生育力。而且卵巢组织冷冻还具有无时间耽搁、不需刺激卵巢、不需要配偶、更适合青春期前的儿童患者等优点,在保存女性生育力方面明显优于胚胎和卵子冷冻,已成为首选。因此,卵巢组织冷冻成了国内外生殖生物学、生殖医学的研究热点。

二、卵巢及卵巢组织冷冻保护剂及冷冻原理

(一)冷冻保护剂

冷冻保护剂(cryopreservations,CPA)的安全性问题是制约低温生物学发展的重要因素,因为进行卵巢组织冷冻时需要将卵巢组织长时间暴露于高浓度的冷冻保护剂,因此卵巢组织冷冻的关键是掌握冷冻前平衡时间并在解冻后去除冷冻保护剂及其渗透损伤,即寻找生物安全高、渗透性高并且也不影响其玻璃化状态形成的优质冷冻保护剂。目前,冷冻保护剂分为渗透性和非渗透性冷冻保护剂。渗透性的冷冻保护剂主要有以下几种:丙二醇(propanediol,PROH)、二甲基亚砜(dimethyl sulfoxide,DMSO)、甘油和乙二醇(ethylene glycol,EG)等;非渗透性冷冻保护剂主要有:蔗糖、甘露醇、Ficoll液等。

1. 渗透性冷冻保护剂　EG、PROH、DMSO和甘油等小分子物质,容易通过细胞膜进入细胞质中,又称细胞内冷冻保护剂。冷冻保护剂的浓度主要与其物理性质密切相关。研究认为冷冻保护剂的毒性与其温度及其浓度有关,如DMSO在4℃时,在人卵巢组织中的渗透速度远快于PROH,但当温度上升到37℃时,卵巢组织在这两种试剂中的渗透速度均变慢,但细胞毒性也随之增加。有研究比较了保护剂DMSO和PROH对卵巢组织的毒性,结果显示,随着冷冻保护剂浓度的增加毒性亦随之增加,高浓度的冷冻保护剂不仅具细胞毒性,也同时会造成组织的渗透损伤。国外学者研究指出,虽然DMSO和PROH作为冷冻剂的冷冻效果差别不明显,但DMSO更适用于冷冻富含原始卵泡的卵巢组织,这说明可根据获得的卵巢组织中卵泡的类型来选择不同的冷

冻方案。卵巢组织冷冻后会影响组织中卵泡及其颗粒细胞之间的相互作用，而 TZPs-Act 在其中起着主要的作用。有研究比较通过 DMSO 和甘油的冷冻效果发现，由于 DMSO 的渗透性更好，因此解冻后其组织中的 TZPs-Act 密度也更高。

EG 毒性较小，可作为基本的冷冻保护剂。但渗透能力不如 DMSO 强，EG 与 DMSO 常常联合使用。有动物实验证实，联合使用 EG 和 DMSO 对玻璃化冷冻的卵巢组织进行复苏后可完全恢复其生殖内分泌功能，其原因可能是间质组织的逐渐增殖分化和颗粒细胞数目的逐渐增加。联合使用 40% EG + 0.35M 蔗糖 +10% 蛋黄冷冻人卵巢组织，由于它们毒性低并且可使细胞达到最佳脱水状态，冷冻后发现其组织形态良好。

有学者使用 DAP 213（含有 2M DMSO、1M 乙酰胺和 3M PROH）冷冻小鼠卵巢组织后进行原位移植，虽然保持有生殖能力，但显著低于对照组；国外学者使用 VS1 溶液（含有 2.62M DMSO、2.6M 乙酰胺、1.3M PROH 和 0.0075M 聚乙二醇）冷冻兔卵巢组织后并移植，结果移植后的卵巢组织仍能保持内分泌功能，但大部分原始卵泡受到损伤；2004 年，另有学者进一步研究并使用 VS4 冷冻保护剂（含有 2.75M DMSO、2.76M 甲酰胺和 1.97M PROH），其中甲酰胺代替了 VS1 中的乙酰胺，这不仅提高了冷冻保护剂的渗透速率，还降低了由乙酰胺所造成的致癌性，加入 PROH 能够增加玻璃化状态的形成，聚乙二醇是一种大分子物质，去掉它可更好地控制玻璃化的形成并增加组织的灌注。

2. 非渗透性冷冻保护剂 葡萄糖、蔗糖、聚蔗糖、海藻糖、各种蛋白、血清和聚合物等大分子物质不能穿过细胞膜，它们是通过提高其细胞外液的浓度而产生跨膜渗透压梯度，进而将水分从细胞内吸出，从而引起细胞脱水，进而发挥其非特异性的保护作用，故又称为细胞外冷冻保护剂。蔗糖是常用的冷冻保护剂，在细胞外发挥重要的渗透压调节作用。在冷冻降温过程中，通过提高其细胞外液的浓度而产生跨膜的渗透压梯度，可将水分从细胞内吸出，从而引起细胞脱水。血清中，较常用的是 20% 胎牛血清（fetal bovine serum，FBS），但这是动物源性的保护剂，容易引起感染及改变冷冻液固有的性状。聚合物合成的替代品——聚乙烯吡咯烷酮（polyvinyl pyr-rolidone，PVP）可代替动物血清添加于玻璃化冷冻液中，血清替代物（synthetic serum substitute，SSS）中除了 PVP 外，还有聚乙烯醇（polyvinyl alcohol，PVA）、聚蔗糖和葡聚糖等。聚合物可能会在组织的周围形成黏度较大的膜状结构，阻断冰晶形成，使组织免受复温时结晶造成的损伤。此外，还能使冷冻液的能力增强，减轻在冷冻中的机械性压力所造成的损伤。

（二）冷冻原理及冷冻保护机制

卵巢组织冷冻保存的原理：卵巢组织内细胞冷冻过程中，随着外界温度的不断下降，细胞外液可作为各种电解质溶剂的水可首先形成细小的颗粒状冰晶，导致细胞外液减少，电解质浓度增加，细胞外液渗透压升高，水分将从渗透压较低的细胞内通过细胞膜流向渗透压较高的细胞外，细胞自身脱水皱缩。细胞外液中形成的冰晶是热交换的不良导体，外界冷源不易影响细胞内液，当细胞内水分渗出速度与降温速度平衡时，冰晶在细胞外形成，细胞内不产生或只产生少量的冰晶，从而避免细胞的损伤。

生物体能在低温下保存是因为低温能抑制生物体的生化活动，但却极容易在降温和复温过程中受溶液冻结、融化以及溶液渗透压力变化等因素的作用而受到损害。近年来，学者们越来越多地认识到，凡是成功的低温保存方法，均是细胞内的溶液是以玻璃态的形式被固化，即在细胞内不能出现晶态的冰。

卵巢组织细胞在冷冻过程中容易受到几种损伤：①细胞内冰晶形成造成物理损伤。冷冻速度过快时，细胞内水分来不及通过细胞膜向外渗出，细胞内溶液过冷而结冰，从而造成物理损伤。另外，在复苏过程中，如果复温速率不当也可能引起细胞内重结冰（冰晶再次形成）而损伤。对一定种类的细胞在其冷冻过程中这两种损伤几乎是同时存在的。②溶液效应造成化学损伤。在冷却速度较慢的情况下，胞外溶液中水分大量结冰。细胞外溶液结成的冰中溶质很少，因此造成胞外溶液浓度提高，从而使胞内水分大量渗出，细胞强烈收缩，并使细胞长时间处于高浓度溶液中。③温度降低的直接损伤。温度降低的直接效应就是冷休克损伤，这是温度下降对细胞结构和功能造成的损伤。这种损伤存在种属特异性，其发生与细胞膜渗透性的修饰和细胞骨架的改变有关。④冷冻保护剂的毒性作用。渗透性冷冻保护剂均具有一定的毒性作用，且保护剂的毒性随着温度的升高而升高。

卵巢组织中有多种细胞类型，包括卵泡、卵母细胞、细胞外基质和一套血管、神经系统等，冷冻保护剂在不同的组织细胞中的其扩散速率是不相同的，每个细胞里的冰晶形成也具有特异性。因此卵巢组织冷冻主要是卵泡、卵母细胞以及间质细胞之间的平衡。众所周知,人卵巢组织中的卵泡存在于间质组织中,由血管、神经、间质细胞和细胞外基质构成,其中间质细胞和细胞外基质对卵泡发育起重要作用。卵巢组织冷冻过程中,间质细胞比原始卵泡更易受到冷冻伤害,因此,选择合理的冷冻方案来尽可能避免卵巢组织中各类细胞的损伤。

三、卵巢及卵巢组织冷冻方案

(一) 卵巢及卵巢组织的获取及运送

人类卵巢组织的获得主要有两个来源:一是在手术切除的卵巢组织上直接取材;二是在妇科手术过程中通过活检取得。人整个卵巢及卵巢组织的获取可以通过开腹或腹腔镜手术,将整个卵巢或卵巢组织放入合适的溶液中转移到实验室。有学者选择 G-MOPS(Vitrolife 公司)、HEPES 缓冲液、人输卵管液(human tubal fluid,HTF)及 Leibovitz′s -15 溶液等放置于卵巢组织。也有学者将卵巢组织置于 37℃ 或 4℃ 的环境下运送至实验室。有文献报道,运输时间从几分钟至 3~4 小时不等。结果显示,不同的温度条件及运输时间均不会对卵巢组织产生严重影响。但大多数学者仍然认为尽量缩短运输时间可以最大限度地减少外界环境对卵巢组织的不良影响。

(二) 卵巢组织片的大小

卵巢皮质中含有大量的原始卵泡、初级卵泡及次级卵泡等各种卵泡,在冷冻之前,应去除髓质和脂肪等组织,以减少卵巢组织的厚度,且卵巢髓质部分可能存在的抑制卵泡生长的因子。由于冷冻保护剂完全的渗透对组织能经受冷冻损伤是至关重要的,组织块太厚会影响冷冻保护剂的渗透,从而减弱在冷冻过程中的保护作用,影响到卵泡的存活率。因此,理论上缩小卵巢组织厚度应得到更好冷冻效果。但也不宜太小,有研究认为,卵巢皮质最好为 $1mm^3$ 的小块,但其在切片时会造成卵巢内卵泡机械损伤过多,以致产生无用的卵巢组织块。目前,对卵巢组织切片的处理大部分是剪成厚约 1mm,表面积约 $5mm^2 \sim 1cm^2$ 的大小。卵巢组织切片厚度应当不要超过 2mm,若超过此厚度冷冻保护剂就不能很好地渗透入组织中心,保护卵泡不受冷冻损害。组织冷冻后约有 7% 的卵泡丢失,移植后约有 65% 的卵泡在血管再生过程中丢失。而大块的卵巢组织冷冻能保存更多的卵泡,并且组织内有较完整的结构能支持卵泡更好的生长。有学者将卵巢组织处理成约 $2mm×2mm \sim 5mm×5mm$ 的组织小块,这不仅缩短了

操作所需的时间,同时减少了机械操作对卵泡的破坏,结果也显示此方法对冷冻过程无明显不良影响。

还有半个卵巢甚至整个卵巢的冷冻,文献报道冷冻羊的半个卵巢,冻融移植后,母羊成功生出 4 只小羊。有学者将人的完整卵巢进行冷冻,解冻后发现约有 75.1% 的卵泡存活。但是冷冻半个及整个卵巢也面临许多问题。由于整个卵巢体积较大,为了使 CPA 全部渗入组织的各个部分,就需要高浓度 CPA 及较长的渗透平衡时间,即便如此,组织内部也会有冰晶形成,无法达到完全的玻璃化状态,从而出现卵泡的存活率低且移植后的血栓发生率高。

总之,卵巢组织的切片厚度要达到冷冻保护剂平衡作用时所能达到的最佳状态,太小容易造成不必要的机械损伤,过大则不利于 CPA 的渗透。

(三) 渗透平衡时间、温度

卵巢组织冷冻前需在冷冻保护剂中平衡,而冷冻前平衡的目的是使一定浓度冷冻保护剂渗透到组织中,使组织各部分中的冷冻保护剂浓度达到相同,避免细胞出现一过性的脱水导致结构损伤,使卵巢组织在体外的损伤降低到最小。渗透平衡时间和温度会影响到渗透性冷冻保护剂的渗透能力和毒性作用。温度高,冷冻保护剂的渗透能力增强,所需要的渗透平衡时间就会缩短,但冷冻保护剂的毒性也会随之增大。国内学者采用乙二醇和蔗糖两步法对小鼠卵巢组织进行玻璃化冷冻,分别经 5 分钟、10 分钟、15 分钟 3 种不同的预平衡时间处理,研究结果显示预平衡 10 分钟组小鼠卵巢组织中的卵泡保持了较好的形态结构,未造成细胞 DNA 的损伤。2011年,韩国学者用人卵巢皮质组织进行玻璃化冷冻,采用 5、10、20 分钟 3 种不同的平衡时间进行预平衡,结果显示预平衡时间 10 分钟后其保存效果最佳。有学者比较了卵巢组织冷冻保存前不同预处理温度对其的影响,分别采用 4℃、25℃(室温)、37℃ 处理卵巢组织,发现在室温下渗透平衡效果最好,其次是 4℃,37℃ 效果最差,因为温度太低,冷冻保护剂的渗透能力下降,相应增加渗透平衡时间,增加了冷冻保护剂的化学毒性;而太高的温度虽能加快冷冻保护剂的渗透,缩短渗透平衡的时间,但也增加冷冻保护剂的毒性。因此,在室温是最适宜的。

(四) 卵巢组织冷冻方案

虽然关于卵巢组织玻璃化冷冻保存的文献报道有很多,但迄今为止尚无公认的适合卵巢组织冷冻的最佳方案。目前常用于卵巢组织冷冻的方法主要有程序化慢速冷冻及玻璃化冷冻两种。

1. 程序化慢速冷冻

（1）程序化慢速冷冻的基本原理：程序化慢速冷冻是一种传统的冷冻方法，又称为"部分玻璃化法"，采用较低浓度 CPA 在程序化冷冻仪的控制下缓慢降温使细胞充分脱水，使细胞内溶液的浓度逐渐升高，然后以较快速率降温，实现细胞内的玻璃化冷冻，达到保护细胞的作用，尤其适合保存代谢率低、体积小、缺乏皮质颗粒以及细胞器的原始卵泡。若降温速度快于脱水速度，细胞脱水不完全，就会产生胞内外冰，复苏时细胞内外冰都会产生再结晶，对细胞造成损伤，即"冰晶损伤"；但若细胞脱水的速度快于外界降温的速度，细胞会因严重脱水而皱缩，同时细胞长时间暴露在高浓度的溶质下，则会造成细胞的"溶质损伤"。

（2）经典的程序化慢速冷冻方法：目前大多数中心都沿用学者 Oktay 所提出的经典方案：①将卵巢组织切片放入冰冷的缓冲培养液中渗透平衡 30 分钟。该缓冲培养液中含冷冻保护剂（1.5mol/L DMSO），5%～10% 血清，加或不加 0.1mol/L 的蔗糖/甘露醇；②将装有组织片的冷冻管置于程序化冷冻仪内，从 0℃ 开始，以 2℃/min 的速度下降至 −7℃；③−7℃ 平衡 10 分钟；④在 −7℃ 植冰；⑤以 0.3℃/min 的速度降至 −40℃；⑥10℃/min 降至 −140℃；⑦投入液氮罐内保存；⑧需要时，将组织片放于室温下以 100℃/min 的速度融化；⑨组织片用不同浓度的溶液洗涤，以置换出冷冻保护剂。或在此基础上做一定的改进，其技术比较成熟，已在许多领域得到广泛应用。

2002 年，有学者采用程序化慢速冷冻法冷冻绵羊卵巢组织，自体移植后获得成功妊娠，为人类卵巢组织冷冻和移植提供了良好的模型。女性肿瘤患者接受化疗前将卵巢组织取出并使用玻璃化冷冻的方法冷冻保存，至今已有多例将经程序化冷冻保存的人类卵巢组织自体移植后获得成功分娩的报道。但该法需程序降温仪来控制降温速度，不仅费时（全程需要 2.5 小时），而且过程比较繁琐，消耗液氮多，需要专门的程序化冷冻仪，一般的实验室不易实施。鉴于此，很多研究者试图通过掌握卵巢的低温生物学特性，进而摸索出一种简便、有效且最佳的卵巢组织冷冻保存方法以帮助年轻女性保存生育力。

2. 玻璃化冷冻法

（1）玻璃化冷冻法的基本原理：慢速冷冻法技术发展较早、较成熟，并能取得较好的卵泡存活率，但是耗时且仪器昂贵。近年来发展起来的一项新的冷冻保存方法是玻璃化冷冻技术，其基本原理是使液体通过极快的降温速度而使细胞内外均形成玻璃化的过程，并以这种玻璃态在低温下长期保存。在玻璃化冷冻的过程中，通过使用高浓度的冷冻保护剂，可使胞内及胞外在快速降温中（常常会超过 1500℃/min）形成一种玻璃态的固体，使胞质内外的水物质迅速通过 −5～−15℃ 的冷冻敏感区，最大限度地减少细胞内冰晶形成，降低冰晶对细胞的损伤，冷冻效率更高、效果更好。与慢速冷冻技术相比，玻璃化冷冻法的明显的优点是避免冰晶的形成及其所带来的化学和物理损伤；不需要昂贵的程序降温仪设备，消耗液氮少，比较经济；并且不需要充分的脱水，简化了冷冻保存的操作步骤，缩短了冷冻所需的时间。

（2）CPA：玻璃化冷冻需要高浓度的 CPA，但 CPA 的浓度越高其对组织、细胞的毒性作用也越大。目前多通过联合使用不同类型的 CPA 以降低单个保护剂的浓度和毒性，提高冷冻保存效果。有学者提出在冷冻液中添加一定浓度的非渗透性 CPA（蔗糖、海藻糖和 PVP 等），有利于改善渗透性 CPA 的玻璃化性质，降低达到玻璃化效果所需的 CPA 用量，减小玻璃化冷冻液的毒性，提高冻存效果，但对添加非渗透性 CPA 的最适浓度尚无定论。增加降温速度亦可提高冻存效果。传统的玻璃化冷冻是将卵巢组织经冷冻保护剂脱水后，装入麦管或冷冻管中，置于液氮中保存，此法由于不直接与液氮接触，降温速率不理想。

（3）冷冻载体：冷冻载体是组织冷冻的支持物，因此需要选择合适的冷冻载体才能使组织块能迅速、均匀地降温以达到所需的冷冻温度，同时使冷冻保护剂的用量减少以降低其对组织及细胞的毒性。已经应用于卵巢组织冷冻的载体可分为以下两大类：①封闭性系统：组织与液氮不直接接触；②开放性系统：组织与液氮直接接触。采用封闭性载体的冷冻方法有：固体表面法（solid surface vitrification SSV）、直接覆盖法（direct cover vitrification，DCV）、麦管（straw）、冷冻管、冷冻袋（cryobag）、封口式拉长麦管（closed pulled straw，CPS）和开口式拉长麦管（opened pulled straw，OPS）等方法。开放性载体中包括：冷冻载杆（cryotop）、冷冻环（cryoloop）、冷冻叶、电镜铜网、细胞筛网、金属网条（metal strip）、微滴法、塑料微量吸头（plastic micropitette）和尼龙网（nylon mesh）。近年来，学者们为了提高玻璃化冷冻过程中的降温速度尝试了不同的新的冷冻方案。

1）冷冻管：冷冻管具有较大的容量，适用于卵巢组织等大块物质的冷冻，然而，这就相应对冷冻保护剂需要得更多，但高浓度的冷冻保护剂越多，毒性也越大。有学者使用1ml冷冻管玻璃化冷冻小鼠卵巢组织后移植，与新鲜小鼠卵巢移植相比，获得的新生小鼠数目显著降低。直接覆盖玻璃化冷冻法：在小鼠研究中报道一种新型的玻璃化冷冻方法，即将小鼠卵巢组织放入冷冻管中，用少量的液氮直接覆盖组织进行冷冻保存，该法直接将组织与液氮接触，降温速率极快，其冷冻效果明显优于其他传统的冷冻方法，已得到广泛的认可及应用。

2）固体表面法：将人卵巢组织采用直接滴落到在液氮中预冷的金属表面，进行玻璃化冷冻，与传统的程序化慢速冷冻法相比，复苏后卵巢组织的内分泌功能以及形态学变化相似。

3）针灸针玻璃化冷冻（needle immersed vitrification，NIV）：将人卵巢组织片穿于针灸针上，钳夹串有卵巢组织块的针灸针直接浸入装有液氮的容器中。此方法可使冷冻速率达到最大，并且仅需少量的冷冻保护剂。并且这种方法省时、便于操作，能够使所有卵巢组织同时暴露于冷冻保护剂中。

4）细胞筛网：底层为纤细尼龙网，其网眼的直径为$100\mu m$，使卵巢组织片与液氮的接触面积大大地增加；与无载体的微滴直投法相比，将卵巢组织直接投入液氮中，不会出现与液氮面接触时较长时间的"沸腾"现象，大大提高了玻璃化降温速度；可一次性承载较多的卵巢组织，且冻融后卵巢组织不易丢失。因此，更加适合临床上大批量卵巢组织冻存的需要。有研究采用细胞筛网作为玻璃化冷冻的载体，其冷冻效果较慢速程序化冷冻要好，部分指标已接近了新鲜组，说明用细胞筛网作为玻璃化冷冻载体的可行性。

5）微滴法：将人卵巢组织块置于微滴中，采用直接滴入液氮的方法冷冻保存人卵巢组织，保存效果类似或优于传统的程序化慢速冷冻法。

也有研究认为麦管和铜载网的冷冻效果更好，因为它们能够达到更快的冷冻速率。但是它们并不适用于体积较大、数量较多的人卵巢组织冷冻。

玻璃化冷冻技术较传统的慢速冷冻简单、用时少，而且更加安全、有效，具有强大的发展潜力。但是玻璃化冷冻对操作要求高，迄今为止还没有一个通用的冷冻方法和标准的冷冻液配制方案，高浓度的冷冻保护剂对细胞的毒性作用，卵巢组织直接与液氮接触是否会造成污染，这些问题仍然没有得到

很好地解决。

四、卵巢及卵巢组织冷冻的效果评价

卵巢组织冷冻保存后，冷冻效果的评价方法多种多样，包括：组织形态学、组织超微结构、卵巢组织及卵泡体外培养及卵巢组织移植后其中的卵泡增殖发育能力及内分泌改变等多方面。其中组织形态学的评价方法一直被认为是最简单而有效的，并且是不可或缺的，然而仅凭组织形态学这一种方法来评价卵巢组织的冻融效果，是不全面的，还需要多种方法综合评价。

（一）组织形态学、超微结构变化

1. 组织形态学变化　目前光学显微镜下观察组织形态学的方法被大多数的研究者所采用，由于完整的细胞结构是其发挥正常功能的基础，冻融后的卵巢组织经光学显微镜下观察，能直观地观察到冻存及复温对细胞结构、状态所产生的影响。正常的卵巢皮质组织中含有大量各个发育阶段的卵泡，由单层扁平颗粒细胞围绕卵母细胞的原始卵泡数目最多，且这些原始卵泡体积较小、缺乏透明带和皮质颗粒，由于细胞越小，耐受损害的能力越强，因此在冷冻过程中原始卵泡所受到的损害小于其他各级卵泡。评价不同冷冻方案的效果可计数冷冻前后组织切片中的各级卵泡存活率。冻融后卵巢皮质内约有$70\% \sim 90\%$的原始卵泡是可保留的。

光学显微镜下正常、异常卵泡的判断标准如下：①正常卵泡的形态特征：卵母细胞存在完整的胞膜，外观呈圆形或卵圆形，细胞核圆而大并且无皱缩；颗粒细胞无明显的核固缩，在卵母细胞周围排列规则，存在完整的基膜。②异常卵泡的形态特征：若出现下列表现之一者则视为异常的卵母细胞：卵泡无正常的圆形或椭圆形外观，呈核固缩状，胞膜皱缩严重，胞质呈强嗜酸性或胞内空泡面积大于50%，同时伴随颗粒细胞的排列紊乱、缺失，颗粒细胞与卵母细胞或卵泡周围基膜相分离。

2. 超微结构变化　目前，有关卵巢组织的冷冻保存的研究中，选择透射电子显微镜观察细胞器的超微结构已成为卵巢冻融组织冻融效果评价中不可或缺的手段之一，具有高度的特异性和敏感性。透射电镜下可见部分卵母细胞、间质细胞的亚细胞损伤，如：核膜的凹陷、核溶解、线粒体、内质网的肿胀等，这与冻融过程的损伤和细胞缺血缺氧有关，可能是卵巢皮质移植后卵泡丢失的原因之一。

3. 凋亡　采用DNA片段的原位检测方法——

TUNEL 技术对不同的卵巢冷冻方案进行评价,并且该技术被认为是评价卵巢冷冻方案的最有效的方法。这是因为该法可以将凋亡的细胞与坏死的细胞、活细胞区分开来,并且敏感性和特异性均较高,既可定性,又可定量,对组织切片尤为适用,能检测出早期凋亡细胞的 DNA 断裂或缺口。有研究以人卵巢组织为研究对象,从光学显微镜、电子显微镜及 TUNEL(terminal deoxynucleotidyl transferase nick end labeling,末端脱氧核苷酸转移酶介导的 dUTP 原位切口末端标记技术)实验等方面进行评价直接覆盖玻璃化法冷冻方案对人卵巢组织形态学、超微结构及卵泡凋亡的影响,发现凋亡可能是冷冻损伤的机制之一。

4. 卵泡腔的大小变化 在激光共聚焦显微镜下观察卵泡腔的大小变化,比较新鲜的和冷冻复苏后的卵巢组织中有腔卵泡和无腔卵泡的分布比例以及动态生长情况用以评价卵巢组织的冷冻方案。

5. 卵泡增殖活性 增殖细胞核抗原(proliferating cell nuclear antigen,PCNA)又称周期素,是 DNA 聚合酶 δ 的辅助蛋白,与 DNA 合成和细胞增殖有关,可反映细胞所处的周期和增殖程度,有效检验细胞活力。其含量越高,说明细胞增殖状态越好。可通过检测 PCNA,评价移植后人卵巢组织中卵泡的增殖情况。

6. 其他 细胞存活/死亡荧光法染色、羧基荧光素二乙酸盐琥珀酰亚胺酯(carboxyfluorescein diacetate,succinimidyl ester,CFSE)/碘化丙啶(propidium iodide,PI)荧光染色或采用台盼蓝染色法观察卵泡的存活情况来评价冻融前后及不同冷冻方案中细胞的存活率。CFSE 为代谢性酯性荧光染料,可被细胞内的酯酶消化分解使活细胞发出绿色荧光。PI 是与 DNA 结合的红色荧光染料,可穿透细胞膜极性改变而通透性增加的细胞或死细胞,呈现红色荧光。台盼蓝染色的原理是卵泡细胞死亡时台盼蓝能通过变性的卵泡膜与解体的颗粒细胞和卵母细胞 DNA 结合,令其着色,不能透过健康的卵泡膜,从而能鉴别卵泡的死活。此方法花费低,但染色时间不易太长,约一分钟左右。长时间染色,活的卵泡也会被染色。

(二) 卵巢内分泌的变化

对于冷冻复苏后卵巢的功能变化的评价主要是检测其甾体类激素的分泌功能。近年来,主要是收集宿主的外周血或培养液,采用电化学发光法或放射性免疫法测定其中的内分泌激素,如 E_2、P、LH、FSH 等浓度,观察其变化。我中心比较采用 DCV 和

NIV 冻融人卵巢组织前后卵巢组织在短期体外培养期间的生长发育特征以及 E_2 分泌功能,研究显示:DCV 法和 NIH 法均可用于冷冻保存人类卵巢组织。另有文献报道 2 例患者盆腔放疗前行双侧卵巢切除术,将其移植到自身的前臂皮下组织,移植后 10 周,患者恢复正常月经周期,B 超可监测到卵泡发育,外周血中的雌孕激素开始出现周期性的变化,并且 FSH、LH 分别降至 8.6mIU/ml 和 12.8mIU/ml,且无更年期症状,其中 1 例患者直到移植后 10 个月还保持着正常的月经周期和排卵中期正常的孕酮水平。也有文献报道,卵巢组织冷冻后,内分泌激素浓度比新鲜组织移植后的低,一方面可能由于卵巢组织冻融过程中受损严重,会发生许多生物和物理变化,如:损伤细胞膜的完整性,细胞代谢,细胞骨架结构及细胞对损伤的控制修复能力等,及由此导致的细胞内各种酶和分子结构的改变,其内分泌功能的产生可能需要很长的恢复时间方能完成;另一方面,初级、次级卵泡体积较大,比原始卵泡更易受损,卵巢组织中含有各级卵泡的数目不同,而在体外培养或体内发育过程中,从原始卵泡发育到其他类型的卵泡还需要一定的时间,因此其内分泌激素的浓度较低。

(三) 卵泡的生长发育

解冻后卵巢组织内卵泡的生长发育情况是评价该冷冻方案优劣的关键。目前以下方法可用来观察并评价卵泡生长发育的情况。

1. 体外培养 体外培养是一种能较好反映卵巢组织冻融效果的检测手段,世界上首例人卵巢组织经冻融后先在含促性腺激素培养基中体外培养 6 天后,发现雌激素、孕酮升高,说明复苏后的卵巢组织功能较好,然后进行自体移植。目前体外培养有直接将卵巢皮质组织进行培养和分离的卵泡培养两种方法。

卵巢皮质组织的培养无需分离卵泡,且方法简单,可以使卵泡免遭受机械损伤或酶消化损伤而使之存活力下降,并且可以使卵母细胞及其基质细胞之间的间隙联系得到了完整的维持,模拟体内生长环境支持卵泡进一步发育及成熟。所以,如果有合适的培养条件,卵巢组织中的卵泡能够体外生长发育,存活较长时间。有研究已经将此体外培养方法应用于小鼠、牛、羊和人等卵巢组织中,并且发现,经体外培养后卵巢组织中的原始卵泡仍具有生长启动和继续发育的能力。小鼠的原始卵泡可培养至成熟卵母细胞,其具有受精能力,形成的 2 细胞胚胎移植

后妊娠,并有子代出生。绵羊的卵巢组织采用玻璃化冷冻技术,解冻后在体外培养能够发育成为成熟的卵细胞。灵长类的原始卵泡不仅能够在无血清的培养条件下存活,而且能够发育为次级卵泡。在目前的体外培养体系中,人类卵巢组织可由始基卵泡体外培养至次级卵泡,甚至达到窦前卵泡水平。

分离腔前卵泡体外培养是一种直观检测卵泡活性及发育潜能的实验方法,可作为研究早期卵泡体外生长发育及生长调节的重要实验模型。目前,酶消化法、机械分离法和酶消化联合机械分离法是分离卵泡常用的方法。分离后的卵泡培养是在特定的体外培养液中培养一段时间后,倒置显微镜下观察各级卵泡的生长发育情况。卵泡体外培养的困难在于如何保持原始卵泡在培养过程中结构的稳定性,目前,常用的腔前卵泡体外培养体系包括:二维培养体系和三维培养体系。但是在二维培养体系中卵泡的培养必须依附于平的培养表面,这样颗粒细胞会从卵母细胞迁移走,从而改变卵泡的三维结构破坏对卵母细胞生长非常重要的颗粒细胞和卵母细胞间的相互作用。而三维培养体系能够模拟卵巢内部内的生理环境,能够较好地支持卵泡的生长和卵母细胞的成熟,避免周围颗粒细胞的游走。但目前仍缺乏最佳培养体系及对卵泡生长启动机制的更深一步了解,因此需进一步加强该方面的研究。

2. 体内培养 将冻融的卵巢及卵巢组织块移植到体内,监测体内卵巢中卵泡的发育以及排卵情况,可为检测卵巢组织或分离卵泡体外培养后的发育潜能提供重要的体内发育模型。一些学者对冻融卵巢移植作了部分基础性的研究。2004 年,Donnez 等首次报道了 1 名Ⅳ期霍奇金淋巴瘤的患者,化疗前将卵巢组织采用程序冷冻方法保存,经过 6 年治疗后,解冻卵巢组织,原位移植后 5 个月患者的基础体温、月经周期、阴道超声及激素浓度显示恢复正常的排卵周期,10 个月后自然妊娠,分娩了 1 名健康的女婴。

3. 体内-体外培养 体外培养实验发现,外源性的 FSH 对原始卵泡生长到初级卵泡无明显的促进作用,这是由于原始卵泡无 FSH mRNA 的表达,而体内可能存在某些因子来调控原始卵泡发育。我中心采用 DCV 法冷冻保存人卵巢组织,解冻后的卵巢组织块体外培养 6 天,分别移植于裸鼠左、右肾被膜下。发现移植后的卵巢组织与未移植的组织比较,原始卵泡所占百分率明显下降,初级、次级卵泡则明显升高,说明体外培养后的冻融人卵巢组织异种移植后,卵泡可继续生长发育。异种移植 1 周后卵巢组织移植物中均有新生血管形成。也有学者首先将卵巢组织块移植到体内,当卵泡发育到次级卵泡或有腔卵泡后再通过穿刺术获得卵泡,再进一步体外培养直到卵泡发育成熟。此方法已在动物实验中获得成功,但由于人从原始卵泡发育至成熟卵泡需要的时间较长,尚需进一步研究。

五、存在的问题及展望

近十几年来,虽然卵巢组织冷冻及其应用的研究得到了迅速的发展。为许多渴望保留卵巢功能和生育能力的年轻女性癌症患者带来了福音和希望。但是这一技术还不完全成熟,目前仍存在很多亟待解决的问题:①相比程序化冷冻与胚胎的玻璃化冷冻,卵巢组织冷冻技术尚无统一标准的冷冻程序方案;②人类卵巢组织在冷冻保存过程中是否能严格达到无毒无菌的要求,从而保证冻融后卵巢组织临床应用的安全性;③冷冻保存后的卵巢对于子代在遗传上的影响;④卵巢组织复苏后如何进行体外培养以得到健康成熟的卵子等。

寻找理想的卵巢组织冷冻保存方案一直是科研工作者努力研究的最终目的:即在减少冷冻剂毒性损伤和冰晶损伤的同时,尽可能地保存组织活性,避免组织内血管损伤。总之,人们在不断尝试各种新的冷冻方案,冷冻技术也在不断地进步与更新。由于目前该项技术还处在研究阶段,卵巢组织的冷冻保存及其安全性的评估以及其对人类子代的长远影响尚需大量的临床实践的验证。

(姚桂东 孙莹璞)

第四节 卵巢及卵巢组织移植

冷冻保存卵巢及卵巢组织是青春期前的女孩以及面临卵巢功能早衰而不能延迟化疗的妇女保存生育能力的最佳途径。而将冷冻保存的卵巢及卵巢组织复苏后移植既可恢复卵巢的内分泌功能,又可获得成功妊娠分娩。近年来,这不仅在多种动物取得了成功,而且在人冻融卵巢组织临床应用方面也取得很大进展,截止至 2013 年 5 月,文献报道将冻融人卵巢组织自体移植通过自发妊娠或体外受精-胚胎移植(in vitro fertilization and embryo transfer, IVF-ET)分娩的共约 24 例健康婴儿。

一、卵巢及卵巢组织移植的分类

根据供体与受体之间的关系,卵巢移植可分为同种自体移植、同种异体移植及异种异体移植三种。

根据卵巢移植位置的不同,卵巢移植可分为原位移植和异位移植。所谓原位移植就是指将冷冻保存后的卵巢或卵巢组织原位移植至卵巢部位。如果子宫和输卵管的功能正常,同种自体原位移植后可以恢复其生育力。异位移植是指将冷冻保存后或新鲜的卵巢及卵巢组织移植到身体其他部位。临床上主要适用于患有严重的妇科疾病或盆腔恶性肿瘤而并未累及卵巢者。

根据卵巢移植手术方案是否有血管吻合,卵巢移植可分为两种,一种是无血管吻合的卵巢组织移植,其手术创伤小,操作简单,易被患者接受;另一种是有血管吻合的卵巢器官移植,其需要吻合供体卵巢与受体器官间的血管,手术过程复杂,创伤大,时间长,对吻合技术要求高。后者的优点是卵巢组织在手术后有血流供应,容易存活,可较快恢复功能。虽然第一种方法由于未行血管吻合缺乏正常的血供,和卵巢器官移植相比,移植后存活时间稍短,但仍可长期产生内源性激素,是目前多采用的移植方法。

二、卵巢及卵巢组织自体移植

自体移植是将新鲜或冷冻的卵巢组织移植到其自身体内的一种应用途径。自体移植基本不受免疫排斥反应的影响,并且相对于异体移植和异种移植其操作简单,术后并发症少,移植效果优于其他移植方式。自体移植对于因疾病而丧失卵巢功能的女性而言是一种非常有效的生育力保存方法,且能帮助女性恢复其正常月经周期,维持女性正常的性激素水平,迄今为止卵巢自体移植技术已经取得了很大的发展。根据移植部位不同,分为自体原位移植和自体异位移植。

(一) 自体原位移植

卵巢组织自体原位移植术的最大优点是基本保存其自然的组织结构和生殖功能。卵巢组织自体移植不受免疫排斥反应的影响,更适合卵母细胞的发育,使患者更好的恢复生殖内分泌功能,如果子宫、输卵管形态及功能良好,自体原位移植有自然妊娠的可能,是最合适的移植方法。但如果存在盆腔粘连或输卵管功能、结构缺陷等,可通过辅助生殖技术可在一定程度上帮助解决相关问题。

19 世纪初,Robert 首次报道了人卵巢组织移植并成功妊娠,此后学者们开始致力于冻融卵巢组织移植应用的研究。2004 年,Donnez 等首次报道了 1 名IV期霍奇金淋巴瘤的患者,化疗前将卵巢组织采用程序冷冻方法保存,经过 6 年治疗后,解冻卵巢组织,原位移植后 5 个月患者的基础体温、月经周期、阴道超声、激素浓度显示恢复正常的排卵周期,10 个月后自然妊娠,分娩了 1 名健康的女婴。2005 年有学者报道了另一例的成功妊娠,1 名 28 岁非霍奇金淋巴瘤的患者,在接受高剂量化疗前冻存了卵巢组织,2 年后进行原位卵巢组织移植,移植后 8 个月患者恢复正常月经,抗米勒管激素(anti-Müllerian hormone,AMH) 水平增高,B 超可见成熟卵泡发育,移植后 9 个月结合体外受精技术培育出 1 枚 4 细胞胚胎,移植后成功妊娠,并生分娩 1 名健康的女婴。有报道丹麦的 1 例 27 岁尤因肉瘤女性患者在接受化疗前将卵巢组织冻存,将解冻后的卵巢组织自体原位移植后,该患者分别与 2007 年、2008 年各产下 1 名女婴。

对人类和大型哺乳动物来说,移植后卵巢内卵泡数目减少和卵巢皮质损伤导致卵巢储备能力下降。一般在移植后 4 ~ 5 个月卵泡开始生长发育,从窦前卵泡阶段发育成熟大约需 85 天。然而,冻融卵巢组织自体原位移植后只有相对短的寿命,有文献报道腹腔镜下原位移植后卵巢功能可保持数月,最长可达 5 年。卵巢组织中的卵泡可产生低水平的抗米勒管激素,也可促进移植组织的卵泡发育。卵巢储备功能下降影响生殖能力并以促性腺激素的释放反映。虽然部分患者月经周期规律,但仍表现为高水平的 FSH,提示卵巢储备能力下降。而持续的高 FSH 水平可导致卵母细胞成熟障碍以及质量下降。这可能与原位移植的缺陷——移植卵巢组织的数量有限有关。这就需要进行腹腔镜反复的移植,对病人是一种身心及经济负担。

另一种特殊的自体原位移植是移植完整的卵巢组织。进行的完整卵巢移植及其血管吻合术,可以立即恢复血供,有效减少缺血损伤,理论上应该可以减少在缺血再灌注过程中的卵泡丢失。但是它操作复杂,对手术者吻合技术要求较高。已有关于鼠和羊整体卵巢冻融后移植成功的报道,将 6 只母羊的右侧半个卵巢冷冻后行原位移植,移植的卵巢组织结构恢复较好,移植后 4 周行激素水平测定及子宫内膜的组织学检查,发现子宫内膜的组织学切片可见大量的腺体和血管,并有黏液分泌,且孕激素的水平开始上升,其中 4 只母羊自然受孕并产羔。有研究分别移植冻融的羊卵巢皮质块和完整卵巢,在卵泡闭锁、凋亡等方面两者并没有显著差异。目前尚无关于移植冻融人完整卵巢的报道,仅有研究冷冻保存人完整卵巢的报道,解冻后有 75.1 % 的卵泡存活。因其还存在一系列亟待解决的问题:首先,人卵巢体积较大,所需冷冻保护剂的浓度较高,且渗透平衡时间较长,会大大增加冷冻剂的毒性;其次,在卵巢组织冻融过程中,血管内皮细胞损伤,有研究发现冻融完整卵巢移植后发生血管栓塞;第三,虽然卵巢组织对放化疗非常敏感,但化放疗后仍有可能恢复卵巢部分功能,那么,将完整卵巢切除存在很大争议。因此,目前卵巢组织片移植仍是常用的卵巢移植方法。

（二） 自体异位移植

原位移植的优势在于移植后患者有恢复自然妊娠的可能。但原位移植手术复杂,风险较高,移植组织的数量受限制,观察移植物困难,限制其在临床上的应用。异位移植有许多优点:移植组织的数量无限制;操作简单;便于监测卵泡发育和取卵。目前多采用自体异位移植,很多学者们对不同的移植位点进行了深入的探索。理想的移植部位应该安全、简便;有丰富的血运,能快速建立血供,减少移植组织缺血缺氧的时间;可较好地固定移植物;并有足够的空间,以便使移植物尽快地恢复血供使卵泡充分发育,方便卵泡监测和后期进行辅助生殖助孕。选择最佳的移植部位对于保证卵巢的存活起着重要作用。我们可根据移植后卵巢的活力和卵泡的发育潜能来选择移植位点。动物实验常见的移植部位有肾被膜下、卵巢囊内、肌肉内、子宫系膜内、腹膜内以及腹部及颈部皮下,人类常用的移植部位包括前臂皮下、腹直肌筋膜下、腹壁皮下、输卵管浆膜下、乳房组织下和残存卵巢等。

1. 皮下组织 皮下组织(包括腹膜和前臂)部位表浅、创伤小、手术操作简单、便于监测,但不同研究得到的移植效果差别较大。有研究将兔子卵巢组织自体皮下移植后观察移植物可以存活,具有一定的生理功能,并作用于靶器官,产生一定效应,母兔可进入周期性的发情周期,移植物的组织学形态与移植前相似,皮质内可见正常形态的原始卵泡、初级卵泡,部分移植物可见成熟的窦状卵泡。还有研究将小鼠单侧及双侧卵巢进行自体的皮下移植,在移植后的第28天观察到发育至不同阶段的卵泡、黄体及间质腺样组织,说明移植的卵巢组织可以继续发

育并分泌性激素。但也有研究认为皮下组织不是理想的移植部位,小鼠卵巢组织肌内注射移植,血管重建效果好,血管平滑肌细胞及其周围的细胞对于维持血管和组织的完整性具有重要作用。而如果移植入皮下组织,卵泡完整性和血管周围细胞严重受损,而周边细胞的丢失会对内皮细胞造成损伤并与卵泡和卵母细胞完整性破坏有密切联系,推测可能是由于皮下组织部位较浅表,容易受到各种外界物理因素(如外界环境温度、压力)影响,造成卵泡损伤丢失。当移植位点分别在卵巢、皮下以及腹膜下时,发现移植到皮下时卵泡发育迟缓,而移植于卵巢的则可观察到较多直径≥15mm 的卵泡。当只进行皮下移植时,大约需要 10 ~ 15 周恢复卵巢功能且获卵率和受精率均较低,这可能与移植部位局部压力、皮温和内环境有关,并导致卵子质量下降。

有研究冷冻保存了一例 30 岁乳腺癌患者的卵巢组织,6 年后解冻卵巢组织自体异位移植在腹部皮下,3 个月后出现雌激素水平升高,并监测到卵泡发育,共从移植的卵巢组织中取卵 8 次,获得 20 枚卵子,其中 8 个适合进行体外受精,1 个卵子正常受精并发育成 4 细胞胚胎。但移植后并未妊娠,这可能与异位移植后卵母细胞的质量受损有关。有学者将冻融卵巢组织也移植到前臂皮下,排卵和月经周期得到恢复,卵巢功能维持了 7 个月,而将新鲜卵巢组织移植于前臂皮下,卵巢功能可以维持长达 28 个月。有文献报道一例 28 岁霍奇金淋巴瘤患者,在化疗前将卵巢皮质冷冻保存,当完成化疗病情稳定后行卵巢皮质自体异位移植在腹壁下,移植的卵巢皮质中有卵泡生长,内分泌功能恢复,通过辅助生殖技术获得生化妊娠。

2. 肌肉内 卵巢组织移植在肌肉内也具备易于操作和建立血供及有一定的空间供卵泡生长等特点。腹直肌与腹直肌鞘之间的间隙被认为是人类较好的异位移植部位。

有学者将恒河猴的新鲜卵巢组织移植入其身体不同部位,月经周期恢复并超声监测到卵泡发育后,采用卵胞质内单精显微注射(intracytoplasmic sperm injection,ICSI)技术使其成熟卵母细胞受精,形成桑葚胚后移植到代孕母猴体内,最终成功生下了一只健康的小猴。有研究发现肌肉组织血管重建的效果优于皮下组织。对患宫颈癌和卵巢囊肿的两名妇女行卵巢自体移植,移植后 4 个月,患者的月经周期恢复正常,每月月经的时候,她们的手臂肌肉都会发生收缩的现象。而且卵巢能产生正常的卵子,将这些

卵子取出体外培养成熟后供试管婴儿受精之用。另有学者将1例37岁女性患者冻融后的卵巢组织自体异位移植到其胸肌和腹直肌，在移植14周后，患者的内分泌功能得到恢复，但在移植28周后，其卵巢功能又开始衰退。

3. 输卵管浆膜下 将卵巢组织移植在输卵管浆膜下接近于卵巢原位移植，若有卵泡发育成熟，便于采用辅助生殖技术助孕。最近，国外学者经过大量动物实验完成了原始卵泡的体外活化(in vitro activation, IVA)技术上的突破，并成功应用于临床。截止2013年，日本共有27名卵巢功能低下患者进行了卵巢切除，并采用玻璃化冷冻方法保存卵巢组织，解冻后通过IVA技术处理激活卵巢内的休眠卵泡，并自体卵巢组织移植在双侧输卵管浆膜下，其中13名患者卵巢中仍有残余卵泡，有8名患者出现卵泡发育，其中一名患者进行IVF-ET后，成功妊娠并于2012年12月足月分娩1名健康男婴。结果显示：输卵管浆膜下也是一个较好的移植部位。

以上研究结果表明，自体异位移植可以恢复卵巢的生殖内分泌功能，对改善患者的生活质量有积极意义。但它也有缺陷：必须经过辅助生殖技术才有妊娠可能；移植位点的生理环境对卵子质量的影响尚不明了。

三、卵巢及卵巢组织同种异体移植

同种异体移植临床上主要适用于各种原因所致的卵巢功能早衰而未来得及冻存卵巢组织、先天性卵巢发育异常以及因盆腔炎症所导致的难治性不孕等患者。与自体移植相比，同种异体移植主要面临两方面的问题：一是供体卵巢的来源；二是免疫排斥反应。卵巢组织的同种异体移植又可以分为普通异体移植以及胚胎卵巢组织移植。

(一) 普通异体移植

组织器官异体移植的关键问题是移植后的免疫排斥反应。20世纪50年代，有学者用大鼠做了卵巢单侧原位异体移植，移植后卵巢发育迟缓，移植成功率低。随着免疫抑制药物的研发，特别是20世纪80年代以来免疫抑制药物环孢素(cyclosporine A, CSA)问世及广泛应用，免疫排斥反应得到了明显改善。

有研究指出，将成年小鼠的卵巢组织移植到同种系去势雌、雄鼠的肾被膜下，给予外源性激素促进卵泡生长、成熟，进而从受体小鼠内获取卵母细胞，通过IVF技术获得胚胎，后将胚胎移植到代孕鼠子

宫内，均可产下幼鼠。说明卵巢异体移植能保存卵巢组织的生殖及内分泌功能，并且移植年轻鼠的卵巢到老年鼠体内也能提高受体鼠的寿命。还有研究通过将新生大鼠卵巢移植入去势成年雌性大鼠体内的肾被膜后发现，卵巢移植后能继续生长发育并具有分泌功能。

卵巢异体移植的临床应用则主要在同卵双胞胎之间进行。有学者曾经报道了9对同卵双胞胎姐妹间卵巢移植情况，包括8例新鲜卵巢组织和1例带血管蒂的整个卵巢移植。其中1例是单卵双胞胎姐妹其中之一卵巢功能正常，并生育2个孩子，另一个则15岁开始卵巢早衰，闭经23年，FSH 81mIU/ml，将有生育功能的新鲜完整卵巢切除一侧，行原位移植入卵巢早衰患者体内，并进行血管吻合，移植后101天恢复月经，移植后158天FSH降至7.4mIU/ml，移植后427天最终成功妊娠。这些患者共获得了10次临床妊娠，并成功分娩7例健康婴儿，其中包括冻融卵巢组织以及新鲜带血管蒂的整个卵巢移植者。我国首例单卵双胎间部分卵巢组织原位移植术在中山大学第六医院生殖医学中心完成，术后患者月经周期得以恢复，但尚无妊娠情况报道。

(二) 胚胎卵巢组织移植

与成年卵巢相比，胚胎卵巢在各方面均有很强的优越性：并且胚胎的卵巢内始基卵泡数多；胚胎卵巢的组织相容性抗原水平低，能降低移植后的免疫排斥反应；胚胎的卵巢组织具有较强的分化能力，能产生更高水平的血管源性、神经源性因子，移植后易成活。故胚胎卵巢是卵巢异体移植较为理想的供体。

国内有学者将胎鼠的卵巢组织移植至去势雌鼠的肾被膜下，可以收集到原始卵泡和次级卵泡并能在体外培养成熟，获得成熟的卵母细胞，并通过体外受精技术产下健康幼鼠，后代能成功和雌鼠或雄鼠进行交配继续繁衍后代。还有学者将流产的胚胎卵巢移植入4例卵巢功能缺如患者体内，移植的4例卵巢全部存活，卵巢发育良好，FSH、LH水平下降，E_2、P水平上升。有学者通过将胚胎卵巢组织移植给不孕妇女，使该女性成功受孕。因此显示：胚胎卵巢移植有较好的前景。

由于异体移植中供体卵巢来源受限，昂贵的治疗费用、组织相容性白细胞抗原(histocompatibility leukocyte antigen, HLA)配型困难，免疫排斥反应以及社会伦理等问题，限制了人类卵巢组织异体移植技术的应用。但可通过选择免疫原性较低的卵巢组

织及移植部位来改善移植的效果。在不使用免疫抑制剂的情况下,寻找一种有效降低免疫源性的方法,是提高存活率、延长存活期的关键。随着 HLA 基因分型技术的逐步发展以及新型高效、低毒免疫抑制剂的应用,卵巢异体移植将在临床上有着良好的应用前景。

四、异种移植

异种移植是指异种的卵巢组织移植给宿主。异种卵巢移植会引起强烈而迅速的超免疫排斥反应,故目前主要以动物实验为主。随着免疫缺陷啮齿类动物的不断发展,卵巢皮质异种移植常常选择其作为理想的材料,比如:裸鼠(nude mice)、严重联合免疫缺陷(severe combined immunodeficiency, SCID)鼠、非肥胖性糖尿病-严重联合免疫缺陷(NOD-SCID)鼠及性腺功能减退的 SCID 小鼠等,但各有优缺点。异种移植既可消除恶性肿瘤细胞重新移植进入体内而复发的风险,也可作为一种重要的体内发育模型用以检测卵巢组织或者分离卵泡进行体外培养以评价其发育潜能。目前,很多学者已经进行了卵巢组织异种移植的相关研究,并取得了较大进展。

国外学者以双侧卵巢切除的成年雌鼠作为受体,将冻融的孕 16 天胎儿小鼠卵巢进行移植,无论是移植到肾被膜下还是卵巢囊内均可恢复动情周期,而且可在移植的卵巢组织中观察到发育卵泡和黄体,这说明受体鼠经过去势,体内促性腺激素水平增高,有利于移植的卵泡生长发育。还有学者将冻融的人胎儿卵巢组织异种移植入肾被膜下和皮下 4 个月,并给予 FSH 刺激,结果发现经 FSH 刺激后生长卵泡显著增多,而且肾被膜下的移植物中发育卵泡的数目较皮下的移植物多,这可能与肾脏血供丰富,含丰富的内皮生长因子,有利于卵巢组织存活,且肾被膜下被认为是免疫缺损区,说明肾被膜是较好的异种移植位点。有学者研究了将卵巢组织移植到免疫缺陷鼠不同部位后血管的形成速度,结果显示肾被膜下移植物的回收率以及卵泡存活率、发育率均明显高于皮下移植,且移植物血管形成较皮下移植更快。但来自于被膜的压力可能会限制卵泡的生长发育,且并不适合进行大体积的卵巢组织移植,利用辅助生殖技术采集成熟卵泡较困难,限制了肾被膜下作为移植部位的应用。

有学者研究发现:冻融人卵巢组织移植于腹部皮下,3 个月后产生具有受精卵裂能力的成熟卵泡,经体外培养获得 4 细胞胚胎。另一研究发现冻融的

人卵巢组织异种移植,未给予 FSH 刺激,22 周后原始卵泡数目显著下降,而生长卵泡数目显著增加,说明冻融后的卵巢组织经长期异种移植可建立卵巢自主功能和恢复下丘脑-垂体-卵巢轴功能,使卵泡能够存活并继续生长。还有学者将冻融人卵巢组织分别异种移植入 SCID 小鼠的肾被膜下和背部肌肉内,给予 FSH 刺激,在背部肌肉移植组可见椭圆形的窦卵泡,内含 M II 卵母细胞。这些研究都说明卵巢组织经移植后可促进卵泡的生长发育。

五、影响移植卵巢及卵巢组织成活率的因素

(一) 卵巢组织的缺血-再灌注损伤及移植后的血管重建

影响移植成功的重要因素是促进移植部位新生血管快速生长,建立丰富的血供,减少卵巢组织的缺血-再灌注损伤。卵巢组织在经过获取、冷冻保存、解冻复苏和移植后的血管重建前等一系列环节中,不可避免地会发生一定程度的缺血再灌注损伤。目前,冻融后卵巢组织移植是没有血管吻合的组织皮质片移植,移植后卵巢组织的灌注依赖于周围新生血管的形成。有研究表明,小鼠卵巢组织自体移植术后 3 天是组织灌注的最初阶段,其中 48 小时内新生血管形成,1 周内血供增加并产生功能。在移植后的 48 小时内,组织处于一种缺血缺氧的状态,大量的卵泡被破坏、损伤,有文献指出,7% 的卵泡丢失发生在卵巢组织的冻融过程中,而 65% 的卵泡丢失是发生在移植后血管的再形成过程中。有报道称移植后始基卵泡的主要死亡原因是缺血-再灌注,而非冷冻解冻过程中的损伤,移植组织的再灌注时间对后续的卵泡发育以及移植物功能恢复至关重要。那么,如何促进血管生成,减少移植后卵巢组织缺血再灌注损伤成为卵巢移植亟待解决的问题。目前学者们研究的主要措施有生长因子、抗氧化剂、激素支持等。

1. 生长因子　目前关于卵巢组织移植后血管生成的相关机制尚未完全阐明。卵巢组织含有丰富的血管生长基因,调控血管内皮生长因子的基因表达,最显著的就是血管内皮生长因子(vascular endo-thelial growth factor, VEGF),促进毛细血管生长,可减轻缺血损伤。一些研究认为移植后短时间给予外源性促性腺激素在血管重建中起一定的作用,因为在卵巢组织中 VEGF 的基因表达似乎受促性腺激素的调节,而长时间给予会增加原始卵泡的消耗。有

研究在小鼠移植的卵巢组织内直接注射 VEGF，增加了卵巢组织内的血管网，促进了卵泡的发育，减少了细胞凋亡。另有学者将 5 例年轻癌症患者的卵巢组织冷冻解冻后，在异种移植入小鼠体内前，分别在含有不同因子的培养液中培养 2 小时，研究发现培养液中含有 VEGF 组的移植物存活力增强，且凋亡也得到了明显的改善。

2. 抗氧化剂　卵巢组织移植后缺血-再灌注过程中氧自由基显著增加，损伤细胞膜蛋白，造成线粒体肿胀，并产生脂质过氧化反应。可使用外源性的抗氧化剂来减轻组织缺血再灌注损伤。维生素 E 是一种脂溶性维生素，又称生育酚，是主要的抗氧化剂之一，对氧敏感，易被氧化，故可保护其他易被氧化的物质，减少过氧化脂的生成，保护机体细胞免受自由基的毒害。加大剂量可促进毛细血管及小血管增生。褪黑素不仅能够预防自由基损伤，也可以通过减少 Bcl-2 的表达，降低蛋白酶 3 的活性，阻止线粒体途径发生的凋亡。局部给予可降低移植后卵巢坏死。有研究报道指出，应用维生素 E 能改善移植的卵巢组织中卵泡的存活率。进行异种移植前若将人卵巢组织在含有维生素 E 的培养液里浸润、培养 2 小时，可明显提高组织的存活率，细胞增殖现象明显，卵泡丢失率降低，凋亡现象显著减少。研究者发现，给予宿主褪黑素治疗 2 周后进行卵巢组织移植，移植物凋亡现象明显减少。也有研究提示抗坏血酸（维生素 C）可降低因缺血引起的间质细胞凋亡，但对原始卵泡没有保护作用。

3. 激素支持　卵巢组织移植过程中，促性腺激素（gonadotropin-releasing hormone，GnRH）在调节性激素合成并分泌以及卵泡生长发育过程中起着非常重要的作用。有研究报道，在卵巢组织移植前 2 天、移植当天及移植后 2 天分别给予小鼠促性腺激素（FSH 和 LH，3IU/d），连续作用 4 天，结果发现给予促性腺激素可增加移植卵巢组织内生长卵泡的数量。外源性的促性腺激素促进 VEGF 表达增加，对卵巢组织早期阶段血管形成有促进作用。另有学者将卵巢组织冷冻解冻后移植到大鼠皮下，移植后分别每天腹腔注射生理盐水（对照组）和孕马血清（pregnant mare serum gonadotropin，PMSG）10mIU（实验组），在不同时间观察评估卵巢的存活和血管形成情况。结果显示：在移植后第 2 天 VEGF mRNA 表达开始增加，移植物的存活率增高，这可能与促性腺激素引起的 VEGF 表达增加从而促进移植早期的血管的再生。

此外，还有促红细胞生成素、腺苷、鞘氨醇磷酸酯（sphingosine-1-phosphate，S1P）及中药等被应用于卵巢组织移植后血管再生的研究。有研究指出通过促进红系祖细胞的增生及分化，可有效减少细胞的凋亡，利于组织的存活。也有研究发现 S1P 能显著促进移植卵巢组织中间质细胞的增殖，而间质组织完整也是移植后新生血管形成和卵泡存活的基础。S1P 还可以明显降低卵泡的凋亡率，促进卵巢移植物中血管的生成，并减轻移植组织的缺血再灌注损伤。虽然这些措施对于促进卵巢组织移植后血管再生和组织存活起到一定的作用，但是在临床应用方面还有待进一步的探讨和研究。

（二）移植时的温度

对卵巢组织进行移植时其培养基内的温度会显著影响卵泡的存活及发育。与成熟卵泡中卵母细胞一样，卵巢组织中各级卵泡中的卵母细胞对低温刺激很敏感，有研究比较了不同移植温度的移植效果，结果显示卵巢组织在 37℃ 下进行移植的效果明显优于 0℃ 移植。

（三）安全性

卵巢组织自体移植可以恢复癌症患者的生殖和内分泌能力，但卵巢组织自体移植的安全性问题是需要谨慎考虑的。若卵巢组织中携带有活性的恶性肿瘤细胞则会导致移植术后原发肿瘤的复发。不同癌症的种类及分期，其向卵巢转移的几率也不相同，但自体卵巢移植明显存在着使原发癌症复发的风险。有研究根据恶性疾病与卵巢受累风险将其分为三个等级：低危、中危和高危。其中高危组包括：白血病、伯基特淋巴瘤及神经母细胞瘤。中危组包括：非霍奇金淋巴瘤、尤因肉瘤（Ewing 肉瘤）、宫颈腺癌、结肠癌、乳腺癌Ⅳ期、浸润性小叶亚型。低危组包括：霍奇金淋巴瘤、肾母细胞瘤、横纹肌肉瘤、成骨细胞癌、宫颈鳞状细胞癌、乳腺癌Ⅰ～Ⅱ期、浸润性导管亚型。因此，临床应用时，必须谨慎选择病人以降低其复发风险。虽然通过对卵巢组织进行组织学的检查未发现霍奇金淋巴瘤患者的卵巢组织低温冷冻保存后仍然存在癌细胞的转移，但癌症患者自体组织的移植仍存在着较大的致癌风险。故应大力研发筛选的方法以检查卵巢组织中的微残余癌灶（minimal residual disease，MRD），避免造成癌细胞随移植而转移。目前常用的检测方法包括：基因芯片技术、组织学和免疫组织化学检测、FISH 技术及聚合酶链反应（PCR）等。研究证实，使用反转录实时定量聚合酶链反应（RT-PCR）检测慢性髓母细胞白血病患者的卵巢组织,可以检测到传统的 PCR 技术所不能发现的 MRD。若上述难题能够得到解决,则卵巢组织的冷冻复苏移植术的安全性及应用范围将大大提高。

六、存在的问题及展望

综上所述,随着卵巢组织冻存技术、免疫移植学及药物学等的迅速发展,卵巢组织的冻存移植术将为很多女性解决生育力保存的重大难题。但是就目前发展状况来看,卵巢及卵巢组织移植技术还未完全成熟,目前仍存在以下问题:①尚无法确定最佳的移植方法、移植时机和移植部位;②如何进一步减轻移植后缺血再灌注损伤和免疫排斥反应,从而能够促使移植物功能的早期恢复,延长移植卵巢的生存年限及功能维持时间;③异种移植技术尚处于初级研究阶段,目前还不能排除移植术所带来的疾病传播、基因污染等的可能;④恶性肿瘤患者卵巢组织进行愈后自体移植后,仍存在着较大的肿瘤细胞再生风性;⑤卵巢组织的异种移植存在着严重的伦理学的争议,存在着改变人类配偶基因组的危险性;⑥卵巢异种、同种异体移植及胚胎卵巢移植后其受体的后代出生后面临的社会伦理、心理健康等等这些问题的解决需要各国学者的共同努力。但我们相信卵巢组织移植及其相关领域的各种技术都将会获得重大的发展,并能更好地服务于临床工作,为癌症患者生育能力的保存提供了光明的前景。

(姚桂东　孙莹璞)

第五节　卵子线粒体及细胞质移植

近年来,随着现代生活节奏的加快,人们生育观念发生了变化,很多女性将生育年龄后推。研究表明,随着女性年龄的增长,其生育能力明显下降,卵母细胞质量下降,其受精及其胚胎发育潜能大大降低。年龄超过 35 岁的女性,其生殖能力已经出现一定程度的下降,且后代的遗传性疾病的发生几率逐渐增加。尤其年龄大于 40 岁女性有 50% 左右会丧失生育能力。因而,如何改善卵母细胞的质量,提高胚胎发育潜能成为人类生殖医学领域研究的热点之一。随着细胞遗传学及显微操作技术的发展,人们在改善卵母细胞的质量方面取得了一定的进展。综合影响卵母细胞质量的核内及核外因素,研究者们主要运用以下几个生物学技术,如卵细胞质移植和线粒体移植等来消除核内外不利因素的影响,以改善卵母细胞的质量,提高其卵母细胞的受精能力以及早期胚胎的发育潜能。

一、卵子细胞质移植

近年来,随着人类辅助生殖技术(assisted reproductive technology,ART)的发展,IVF-ET/ICSI-ET 的临床妊娠率已高达 40% ~ 60%,但是总有部分高龄患者经过多次胚胎移植失败。新近发展起来的一项辅助生殖技术——卵子细胞质移植(ooplasmic transfer),可有效治疗由于卵子老化造成胚胎质量差或胚胎质量好但多次行 IVF-ET/ICSI-ET 失败的患者。

(一) 卵子细胞质移植的定义

是通过显微操作技术将供体卵母细胞内部分细胞质移植到受体卵母细胞中,并对重构卵进行卵胞质单精子显微注射使其受精的过程。1997 年,Cohen 等首次利用卵子细胞质移植技术将年轻妇女卵母细胞部分细胞质移植入高龄妇女卵母细胞中,并成功获得了受精卵。

供体的卵母细胞质中含有外源性的线粒体 DNA(mtDNA),在卵子细胞质移植中起到了一定的遗传修饰作用,这样后代的遗传物质由父母双方 DNA 和供体线粒体中极少量的 DNA 三部分组成,因此许多学者又把卵子细胞质移植的婴儿叫做"3 亲婴儿"。

(二) 卵子细胞质移植适应证

多次行 IVF-ET/ICSI-ET 失败,尤其是高龄,考虑卵子老化,胚胎发育的质量差或其他原因导致的胚胎种植失败,除其他因素,考虑有卵子缺陷的妇女。

(三) 卵子细胞质供体的来源

1. 冷冻保存的卵母细胞　获得供者的卵母细胞后进行冷冻保存,受者取卵日行冻存卵母细胞解冻复苏,其细胞质作为移植供体。有学者选取 1 例 35 岁既往胚胎质量差的不孕患者,将供者冻融卵母细胞的细胞质移植入其卵母细胞中,此患者成功妊娠双胎。说明冷冻保存的卵母细胞也具有提供可移植卵子细胞质的能力,且卵胞质移植时,只需解冻即可,不需要和受体同步促排卵和取卵,且操作方便。

2. 按照常规促排卵方案,但要求供受两者取卵在同一天,即获得卵母细胞后,体外成熟培养 2 小时。首先以透明质酸酶来消化颗粒细胞,并以成熟卵母细胞的细胞质作为供体。

3. 多原核合子细胞质供体 IVF/ICSI 中发现的多原核合子,即多条精子受精形成的受精卵。由于原核的存在使显微操作下细胞质的获取相对简便,避免了核物质的转移。但多原核合子属于异常受精,其细胞质的安全性引起人们的担忧。

这 3 种卵子细胞质移植的方法从技术和生物学上都是切实可行的,重构的卵子能够受精发育,胚胎的质量、形态方面与未做细胞质移植的胚胎相比有明显改善,妊娠成功率提高。

(四) 卵子细胞质移植的操作流程

1. 卵子细胞质融合法 先在培养液中加入细胞松弛素 B,然后卵母细胞拆除颗粒细胞后放入其中预培养,10 分钟之后进行显微操作,去除受卵的极体。用直径 $30 \sim 40 \mu m$ 的显微注射针在供者卵极体的对面吸取 $5\% \sim 10\%$ 的卵胞质,注射入与受者卵母细胞原极体位置呈 $90°$ 的卵周隙中,电融合,之后的重构卵洗涤后在 HTF 中培养 $40 \sim 90$ 分钟后行 ICSI。

2. 直接卵子细胞质注射法 ICSI 注射针充满 PVP,然后进行精子制动,并吸入 ICSI 注射针。以 holding 针将供卵的极体放置于 2 点或 4 点位置,再用注射针自 3 点方向刺破卵膜,吸取供卵细胞质。然后使用注射针直接刺破受卵的细胞膜,将供卵细胞质以及精子一同注入受卵中。与吸破卵子细胞膜的方法相比,这种方法更轻柔,对卵的损伤更轻,卵的完整性保持较好,可供两次胞质用。每个供卵可分别提供约 $5\% \sim 15\%$ 的卵子细胞质。

比较这两种方法,电融合法用途较广,将来可用于纠正卵子细胞质的缺陷及不平衡,但不如直接注射法好,因其操作程序复杂且刺激性强,可受多种因素影响,受精效果不稳定。直接注射法只能选用已极化的卵子细胞质进行移植,且通过计算注射针里的体积,其注射量限于 $7\% \sim 14\%$,但这与实际的胞质量并不完全一致。由于在 ICSI 之前进行电融合操作,可能导致卵子激活。ICSI 时,卵子内的第二极体都已排出,并且部分卵子已经出现了雌性原核;或许 ICSI 后,会显示较好的电融合效果。因此,最好改进电融合法,使其不激活卵子。文献报道,牛卵已经做到这一点。有学者对比这两种胞质移植方法,发现直接卵子细胞质注射法的受精率明显高于卵子细胞质融合法。目前在进行胞质的注射移植时,同一个供体卵母细胞可以多次抽取卵胞质,注射到多个不同的受体卵母细胞中。经卵子细胞质移植和显微受精后,为了检测供卵的染色体完整性可用荧光

染色标记,一旦检测受卵中疑有供卵染色体转入必须要废掉。

3. 多原核合子细胞质的移植 IVF 受精后,显微镜下观察到多原核后,在培养液内反复冲洗,将吸附在透明带上的精子去除。若受者在此时间取卵,可行卵子细胞质移植,否则冷冻供者卵母细胞,于受者取卵当日进行卵母细胞复苏。操作步骤与卵子细胞质注射法类似:ICSI 注射针充满聚 PVP,然后进行精子制动,并吸入 ICSI 注射针。以 holding 针将三原核合子固定,吸取其细胞质,但应注意避免注射针触及原核,保持原核的完整性,然后注射针直接刺破受卵的细胞膜,将供卵的细胞质及精子一同注入受卵中。

多原核合子细胞质与卵子细胞质的移植相比有 3 个优点:①多原核形成是由于多个精子受精引起的,卵子具有正常的内部物质及其功能,可用其细胞质纠正有此缺陷的老化卵子;②显微镜下多原核合子的原核清晰可辨,显微注射针可避免触及原核,而供卵第一极体的位置是可变的,用显微注射针吸入细胞质有含供者染色体的危险,所以形成重构卵后必须检测其染色体;③多原核是 IVF 中的异常受精,其胚胎需废弃,无法进行移植,避免了伦理方面的争议。

(五) 人卵子细胞质移植的作用机制

卵母细胞质移植可以明显改善老龄妇女卵母细胞的质量及受精能力以及早期胚胎的发育质量,但其中具体的作用机制至今尚不清楚。被移植的卵子的细胞质中含有 mRNA、蛋白质、线粒体及多种细胞因子等,都在卵母细胞和胚胎的发育中发挥着重要的作用,一般认为线粒体在其中起主要作用。推测一定量的三磷酸腺苷(adenosine triphosphate, ATP)是胚胎发育所需要的;如果低于此阈值,无法使胚胎正常发育并完成其生理功能。供体多为年轻女性卵母细胞的细胞质,其线粒体的质量好、活性高,并且移植后可以有效改善受体卵母细胞中线粒体的功能,能有效保障胚胎早期发育过程中的能量供应。

但也有学者认为线粒体并非卵子细胞质移植过程中唯一起着重要作用的因素,或许可能是年轻妇女(供体)卵子细胞质中的一些尚未明确的调控因子补充到了高龄妇女(受体)卵子细胞质所缺乏物质,能防止卵子老化并抑制胚胎发育中产生胚胎碎片,进而抑制胚胎的凋亡,恢复发育阻滞的卵母细胞和胚胎的发育潜能。因此,关于卵胞质移植在改善卵母细胞质量的具体机制尚需进一步实验研究。

（六）卵子细胞质移植存在的问题及展望

细胞质移植虽然在临床取得一定的疗效，并有健康的婴儿出生，但就目前发展状况来看，无论在技术上还是机制上还未完全成熟，目前仍存在以下问题：①异体卵子细胞质移植可能传播线粒体遗传性疾病。有学者认为虽然在人群中线粒体遗传疾病的发生率仅约为1/8000，但供卵妊娠也不能排除线粒体遗传疾病。也有学者认为细胞质移植并非是简单的线粒体嵌合问题；两种细胞质不相容可导致基因的表达缺陷，使个体的发育受到影响，并且这种基因表达缺陷可遗传给下一代。②由于卵子细胞质移植的确切机制尚不清楚，卵子细胞质移植的最佳量尚有待于进一步探讨。③卵子细胞质移植后核浆间的调控机制如何。④除技术问题外，还有一系列伦理问题，如：虽然核DNA决定了子代的各种身体特征，但是我们应该认识到供卵细胞质因为其提供的mtDNA使DNA的复制表达成为可能，仍具有重要作用。对供卵者来说，为了避免承受的来自社会及心理上的压力，不愿捐赠完整的卵母细胞，更愿意捐赠卵子细胞质，因为在重构卵所生的后代中仅有mtDNA联系。

但我们相信，随着科学技术的进步，卵子细胞质移植将会获得重大的发展，并能更好地应用于临床，为高龄不孕患者提供光明的前景。

二、卵子线粒体移植

在卵子的发生过程中，卵子的自身闭锁机制可防止质量差的卵子发育成熟或排卵，从而有助于选择高质量的、含有足够数量线粒体的卵子继续发育，而在促排卵过程中多个卵泡发育，质量差的卵子也能发育和受精。随着年龄的增长，人卵母细胞无论是从质量上还是数量上都会出现不同程度的下降，并降低生育能力。早期研究发现高龄女性的卵巢组织、卵母细胞及颗粒细胞均出现高的线粒体DNA缺失，产生ATP能力的降低，导致功能异常，可能影响卵母细胞的发育潜能，使种植期胚胎细胞的发育异常、停滞或凋亡，而引起不孕。虽然上述卵子细胞质移植可以一定程度上改善卵母细胞的质量，但需要供体卵母细胞或多原核合子来提供细胞质，操作过程繁琐且对材料要求高。线粒体移植这一技术是由卵子细胞质移植发展而来的，但可以避免这些问题。

（一）线粒体移植的定义

线粒体移植是提取细胞中线粒体，借助显微操作技术将一定量的线粒体移植到卵母细胞质中，再进行卵胞质单精子显微注射受精的过程。

（二）线粒体移植的理论基础

线粒体是细胞内的能量工厂，并且它在卵子中的数量明显高于其他细胞，能为卵子的成熟、受精以及胚胎的早期发育过程提供有效的能量供应。在正常的受精过程中，精子会携带少量的线粒体进入卵母细胞中，但精子来源的线粒体很快会被卵母细胞内的一些蛋白酶所降解，在胚胎的早期发育中父源mtDNA会被清除干净，因此子代只保留母源线粒体。所以，胚胎的质量以及子代的健康状况是由卵子线粒体的质量决定的。

线粒体数目在从卵子成熟到胚胎植入的这段时间内不再改变，而卵子受精后至囊胚期细胞数目急剧增多，通过改变线粒体自身结构使ATP的产量急剧提高，满足了不同时期的需要，如：为合成细胞质膜、纺锤体、染色体等分裂相关物质提供能量，使成倍增加的细胞维持它的生长等。除此之外，线粒体还参与到信号转导、氧化应激、脂肪酸氧化、Ca^{2+}平衡、细胞凋亡的调节以及类固醇与血基质的合成等生命过程。

研究发现，虽然在胚胎及胎儿发育的过程中，大部分的外源mtDNA会被降解掉，但有少部分线粒体可以存留下来并进行自我复制和生物合成，能遗传给后代，那么外源性的mtDNA将会在胚胎和胎儿发育中自始至终存在。在部分卵子细胞质移植后出生的婴儿进行mtDNA分析，结果显示：胎盘和脐带血液中同时含有受体和供体母亲的卵母细胞mtDNA，但也有一部分可以在其血液中只检测到受体母亲卵母细胞mtDNA，这就说明了卵子细胞质移植中的线粒体可以在受体卵母细胞中存活很长时间，并与受体细胞核一起编码自身合成所需要的各种蛋白质。对于这一现象，有的学者认为这种少量外源性mtDNA不会对人体的生理功能构成较严重的危害，这是因为正常生物个体内也会存在一定的mtDNA变异性，并会逐渐被机体所清除，且研究显示，移植含有供体mtDNA的卵胞质所出生的婴儿到目前未发现异常。这就为线粒体移植提供了理论基础。

（三）线粒体移植适应证

同卵子细胞质移植适应证。

（四）线粒体的来源

线粒体来源细胞多，可以为颗粒细胞、卵母细胞，也可为体细胞，取材方便。可以为自体细胞，也可为异体细胞。

（五）线粒体移植的操作流程

先提取细胞的线粒体,在卵子体外培养3小时后,开始线粒体移植和显微授精操作。使用显微注射器吸取线粒体溶液长度约1个卵子的直径,和制动后的精子一并注入卵子内。采用这种方法每个卵子内的线粒体约能增加3000个。

（六）线粒体移植的应用

自体颗粒细胞线粒体移植是利用患者卵泡内的颗粒细胞进行移植的,为改善卵子和胚胎质量提供了一条新的途径。颗粒细胞是卵子周围最近的细胞,为卵子发育过程提供各种细胞因子及营养物质,线粒体在功能和形态上与卵母细胞的线粒体相似。而且自体颗粒细胞移植避免了异体线粒体移植的各种危险因素,因此,线粒体移植对质量差的卵母细胞进行正常受精具有巨大的潜力,将作为一种新的技术应用于辅助生殖领域。

有学者研究了线粒体移植的可能性及胚胎的异质性,在GV期、GVBD期和MⅡ期的受体卵母细胞中显微注射从小鼠和人卵母细胞分离出的含线粒体的细胞质,结果表明在卵母细胞间进行线粒体分离、移植是可行的,移植后受体卵母细胞内的ATP含量将明显增大,并且移植后的线粒体也会具有持续的活性。

我国台湾省的曾启瑞教授在2001年的美国生殖医学年会上首次报道了用患者自体的颗粒细胞内的线粒体移植获得临床妊娠的消息,现在已经有健康胎儿出生。我国大陆第一军医大学孔令红等对1例37岁既往胚胎质量差,2次胚胎移植失败的不孕患者,进行自体颗粒细胞线粒体移植,5个成熟卵子有4个受精,胚胎发育正常,形成3枚优质胚胎,移植后,获得妊娠,并分娩双胞胎。这种方法给卵母细胞补充一定量的线粒体,可以部分弥补因mtDNA变异引起的功能不足。为卵母细胞的第二次减数分裂、卵子受精和胚胎发育过程提供足够的能量,明显改善了胚胎的质量,提高了种植率及妊娠率。

动物实验表明,对老龄小鼠进行线粒体移植后,囊胚形成率显著高于未进行线粒体移植组。将异体颗粒细胞线粒体移植入黄牛卵母细胞后,进行孤雌激活,结果发现线粒体移植组的桑葚胚形成率极显著高于未进行线粒体移植组。另外,从小鼠体细胞中提取线粒体显微注射到小鼠胚胎中,发现在囊胚阶段,注射的线粒体仍可以存活。

有学者将猪质量好的卵母细胞线粒体注射到质量差的卵母细胞后,发现其受精率明显提高。此外,也有学者将异常的卵母细胞中注射正常卵的线粒体,发现其代谢能力显著提高。由于卵母细胞来源的线粒体处于相对未分化的状态,容易与内源性线粒体结合并接受分化调节,可以增殖且进入胚胎细胞,甚至持续存在于成体细胞内。

对外源的线粒体染色后进行卵子细胞质移植,发现移植后的10分钟,外源线粒体仅仅局限在注射区的小范围内。24小时后分布于整个卵母细胞胞质。48小时后发现外源线粒体被分配到各个卵裂球和细胞碎片内。说明外源线粒体进入受体卵母细胞后可以保持原来的活性。对妊娠后的羊水、胎盘和脐带血进行mtDNA指纹技术检测,发现在各种组织中供体线粒体的分布是不同的。对异体小鼠的受精卵中注射从小鼠的肝脏组织提取的线粒体,形成的胚胎行移植术,后成功产下含有外源线粒体的小鼠。

因此,卵母细胞对于来源不同的线粒体均具有一定的兼容性,无论是异体还是自体颗粒细胞线粒体移植都有助于改善卵母细胞的质量、卵子受精能力及胚胎的发育潜能都起到了一定的作用。这项技术的深入研究及发展,为辅助生育技术提供了广阔的前景,为高龄不孕妇女的诊疗提供了新的思路。

【专家提示】

1. 冷冻保存卵巢及卵巢组织是青春期前的女孩以及面临卵巢功能早衰而不能延迟化疗的妇女保存生育能力的最佳途径。

2. 将冷冻保存的卵巢及卵巢组织复苏后移植既可恢复卵巢的内分泌功能,又可获得成功妊娠分娩。

3. 卵细胞质移植和线粒体移植可改善卵母细胞质量,提高其受精能力及早期胚胎的发育潜能。

（姚桂东　孙莹璞）

参 考 文 献

1. Legendre G,Catala L,Morinière C,et al. Relationship between ovarian cysts and infertility:what surgery and when? Fertil Steril,2014,101(3):608-614.

2. 中华医学会.临床诊疗指南.北京:人民卫生出版社,2009:108.

3. 李大志,祝亚平.子宫内膜异位症对卵巢功能的影响.国际妇产科学杂志,2008,35(4):262-264.

4. Abu Hashim H. Predictors of success of laparoscopic ovarian drilling in women with polycystic ovary syndrome: an evidence-based approach. Arch Gynecol Obstet,2014 Sep 4.

5. Kondo W,Bourdel N,Zomer MT,et al. Surgery for deep infiltrating endometriosis: technique and rationale. Front Biosci (Elite Ed),2013,5:316-332.

6. Raffi F,Metwally M,Amer S. The impact of excision of ovarian endometrioma on ovarian reserve: a systematic review and meta-analysis. J Clin Endocrinol Metab,2012,97(9): 3146-3154.

7. Coric M,Barisic D,Pavicic D,et al. Electrocoagulation versus suture after laparoscopic stripping of ovarian endometriomas assessed by antral follicle count: preliminary results of randomized clinical trial. Arch Gynecol Obstet,2011,283(2): 373-378.

8. 薛翔. 妇科腹腔镜手术中卵巢功能的保护问题. 中国实用妇科与产科杂志,2010,26(1):19-22.

9. Busacca M,Vignali M. Endometrioma excision and ovarian reserve: a dangerous relation. J Minim Invasive Gynecol,2009, 16(2):142-148.

10. Agdi M,Tulandi T. Endoscopic management of uterine fibroids. Best Pract Res Clin Obstet Gynaecol,2008,22(4): 707-716.

11. Wang HY,Quan S,Zhang RL,et al. Comparison of serum anti-Mullerian hormone levels following hysterectomy and myomectomy for benign gynaecological conditions. Eur J Obstet Gynecol Reprod Biol,2013,171(2):368-371.

12. 祝锦凤. 不同术式对子宫肌瘤患者术后卵巢功能的影响分析. 白求恩军医学院学报,2013,11(5):417-418.

13. 张吉翠,常艳,丰志鹍. 腹腔镜下卵巢巧克力囊肿剥离术中"PK 刀"和"热能刀"分离止血对卵巢功能的影响. 兰州大学学报(医学版),2010,36(1):90-92.

14. 陈万青,张思维,曾红梅,等. 中国 2010 年恶性肿瘤发病与死亡[J]. 中国肿瘤,2014(1):1-10.

15. Mok C. C. , P. T. Chan, C. H. To, Anti-mullerian hormone and ovarian reserve in systemic lupus erythematosus. Arthritis Rheum,2013,65(1):206-210.

16. Berek JS,Hacker NF. Practical gynecologic oncology[M]. 4th ed. Lippincott:Williams&Wilkins,2004:119-162.

17. Meirow D,Nugent D. The effects of radiotherapy and chemotherapy on female reproduction. Human reproduction update, 2001,7:535-543.

18. Zhang H,Zhang X,Yuan Z,et al. Germ cell loss induced by 12C6+ ion irradiation in young female mice. Journal of radiation research,2006,47:131-134.

19. YOO SC,Kim WY,YOON JH,et al. Young girls with malignant ovarian germ cell tumors can undergo normal menarche and menstruation after fertility-preserving surgery and djuvant chemotherapy[J]. Acta obstetricia et gynecologica Scandinavica,2010,89(1):126-130.

20. Tilly JL,Kolesnick RN. Sphingolipids,apoptosis,cancer treatments and the ovary: investigating a crime against female fertility[J]. Biochimica et Biophysica Acta(BBA)- Molecular and Cell Biology of Lipids,2002,1585(2): 135-138.

21. Gershenson DM. Menstrual and reproductive function after treatment with combination chemotherapy for malignant ovarian germ cell tumors[J]. Journal of Clinical Oncology, 1988,6(2):270-275.

22. Nasir J,Walton C,Lindow SW,et al. Spontaneous recovery of chemotherapy-induced primary ovarian failure: implications for management[J]. Clinical endocrinology,1997,46(2): 217-219.

23. Lamb MA. Effects of cancer on the sexuality and fertility of women//Seminars in Oncology Nursing. WB Saunders,1995, 11(2):120-127.

24. Hui SK,Fairchild GR,Kidder LS,et al. The influence of therapeutic radiation on the patterns of bone remodeling in ovary-intact and ovariectomized mice. Calcified tissue international,2013,92:372-84

25. Falcone T,Attaran M,Bedaiwy MA,et al. Ovarian function preservation in the cancer patient. Fertility and sterility, 2004.81:243-257.

26. Buekers TE,Anderson B,Sorosky JI,et al. Ovarian function after surgical treatment for cervical cancer. Gynecologic oncology,2001,80:85-88.

27. Bricaire L,Laroche E,Bourcigaux N,et al. [Premature ovarian failures]. Presse Medicale,2013,42:1500-1507.

28. Lawrenz B,Rothmund R,Neunhoeffer E,et al. Fertility preservation in prepubertal girls prior to chemotherapy and radiotherapy-review of the literature. Journal of pediatric and adolescent gynecology,2012. 25:284-288.

29. Sonmezer M,Oktay K. Fertility preservation in female patients. Human reproduction update,2004,10:251-266.

30. Zou K,Yuan Z,Yang Z,et al. Production of offspring from a germline stem cell line derived from neonatal ovaries[J]. Nature cell biology,2009,11(5):631-636.

31. Meirow D,Lewis H,Nugent D,et al. Subclinical depletion of primordial follicular reserve in mice treated with cyclophosphamide: clinical importance and proposed accurate investigative tool[J]. Human Reproduction,1999,14(7): 1903-1907.

32. Xue SL,Su HF,Hu XQ,et al. Adjuvant combined systemic chemotherapy and intraperitoneal chemotherapy for locally advanced gastric cancer[J]. Oncology letters,2012,4(6): 1309-1314.

33. Ling J, Zhao K, Cui Y G, et al. Heat shock protein 10 regulated apoptosis of mouse ovarian granulosa cells[J]. Gynecological Endocrinology, 2011, 27(1): 63-71.

34. 张春燕, 何援利. 顺铂对人卵巢黄素化颗粒细胞的毒性及凋亡的影响[J]. 中国药理学通报, 2008, 24(6): 796-799.

35. Chirino YI, Pedraza-Chaverri J. Role of oxidative and nitrosative stress in cisplatin-induced nephrotoxicity[J]. Experimental and Toxicologic Pathology, 2009, 61(3): 223-242.

36. Wang Y, Li LZ, Zhang YL, et al. LC, a novel estrone-rhein hybrid compound, promotes proliferation and differentiation and protects against cell death in human osteoblastic MG-63 cells[J]. Molecular and cellular endocrinology, 2011, 344(1): 59-68.

37. Kujjo LL, Chang EA, Pereira RJG, et al. Chemotherapy-induced late transgenerational effects in mice[J]. PloS one, 2011, 6(3): e17877.

38. 李敏, 赵宏伟, 孙立新. 紫杉醇与多烯紫杉醇对小鼠卵巢储备能力的影响[J]. 生殖与避孕, 2014, 5: 349-353.

39. 周际昌, 主编. 实用肿瘤内科治疗. 第2版. 北京: 科学技术出版社, 2003.

40. Sonmezer M, Oktay K. Fertility preservation in young women undergoing breast cancer therapy[J]. The Oncologist, 2006, 11(5): 422-434.

41. 李永峰, 张慧, 吴云飞. 蒽环联合紫杉类化疗方案对乳腺癌患者月经状态的影响[J]. 现代肿瘤医学, 2012, 20(1): 86-88.

42. 李惠平, 马力文, 张淑兰, 等. 绝经前乳腺癌化疗致闭经的观察及临床意义[J]. 中华肿瘤杂志, 2007, 28(11): 848-851.

43. Goldhirsch A, Gelber RD, Castiglione M. The magnitude of endocrine effects of adjuvant chemotherapy for premenopausal breast cancer patients[J]. Annals of Oncology, 1990, 1(3): 183-188.

44. Loren AW, Mangu PB, Beck LN, et al. Fertility preservation for patients with cancer: American Society of Clinical Oncology clinical practice guideline update[J]. Journal of Clinical Oncology, 2013, 31(19): 2500-2510.

45. Donnez J, Squifflet J, Jadoul P, et al. Pregnancy and live birth after autotransplantation of frozen-thawed ovarian tissue in a patient with metastatic disease undergoing chemotherapy and hematopoietic stem cell transplantation[J]. Fertility and sterility, 2011, 95(5): 1787. e1-1787. e4.

46. Kim MK, Lee DR, Han JE, et al. Live birth with vitrified-warmed oocytes of a chronic myeloid leukemia patient nine years after allogenic bone marrow transplantation[J]. Journal of assisted reproduction and genetics, 2011, 28(12): 1167-1170.

47. Isachenko V, Isachenko E, Keck G, et al. First live birth in germany after re-transplantation of cryopreserved ovarian tissue: original device for initiation of ice formation[J]. Clinical laboratory, 2011, 58(9-10): 933-938.

48. Dittrich R, Lotz L, Keck G, et al. Live birth after ovarian tissue autotransplantation following overnight transportation before cryopreservation[J]. Fertility and sterility, 2012, 97(2): 387-390.

49. Meirow D, Levron J, Eldar-Geva T, et al. Pregnancy after transplantation of cryopreserved ovarian tissue in a patient with ovarian failure after chemotherapy[J]. New England Journal of Medicine, 2005, 353(3): 318-321.

50. Bedaiwy MA, Abou-Setta AM, Desai N, et al. Gonadotropin-releasing hormone analog cotreatment for preservation of ovarian function during gonadotoxic chemotherapy: a systematic review and meta-analysis[J]. Fertility and sterility, 2011, 95(3): 906-914.

51. Loibl S, Gerber B. Gonadotropin-releasing hormone analogue for premenopausal women with breast cancer[J]. JAMA, 2011, 306(16): 1760-1761.

52. Huang Y, Zhao X, Zhang Q, et al. The GnRH antagonist reduces chemotherapy-induced ovarian damage in rats by suppressing the apoptosis[J]. Gynecologic oncology, 2009, 112(2): 409-414.

53. Zhao X, Huang Y, Yu Y, et al. GnRH antagonist cetrorelix inhibits mitochondria-dependent apoptosis triggered by chemotherapy in granulosa cells of rats[J]. Gynecologic oncology, 2010, 118(1): 69-75.

54. Wallace WH, Smith AG, Kelsey TW, et al. Fertility preservation for girls and young women with cancer: population-based validation of criteria for ovarian tissue cryopreservation[J]. Lancet Oncol, 2014, 15(10): 1129-1136.

55. Donnez J, Dolmans MM. Fertility preservation in women[J]. Nat Rev Endocrinol, 2013, 9(12): 735-749.

56. Anderson RA, Wallace WH. Fertility preservation in girls and young women[J]. Clin Endocrinol (Oxf), 2011, 75(4): 409-419.

57. Amorim CA, Dolmans MM, David A, et al. Vitrification and xenografting of human ovarian tissue[J]. Fertil Steril, 2012, 98(5): 1291-1298.

58. Santana LN, Van den Hurk R, Oskam IC, et al. Vitrification of ovarian tissue from primates and domestic ruminants: an overview[J]. Biopreserv Biobank, 2012, 10(3): 288-294.

59. Martinez-Madrid B, Dolmans MM, Van Langendonckt A, et al. Freeze-thawing intact human ovary with its vascular pedicle with a passive cooling device[J]. Fertil Steril, 2004, 82(5): 1390-1394.

60. Donnez J,Dolmans MM,Demylle D,et al. Livebirth after orthotopic transplantation of cryopreserved ovarian tissue [J]. Lancet,2004,364(9443):1405-1410.

61. Meirow D, Levron J, Eldar-Geva T, et al. Pregnancy after transplantation of cryopreserved ovarian tissue in a patient with ovarian failure after chemotherapy [J]. N Engl J Med, 2005,353(3):318-321.

62. Demeestere I,Simon P,Emiliani S,et al. Fertility preservation: successful transplantation of cryopreserved ovarian tissue in Chang HJ, Moon JH, Lee JR, et al. Optimal condition of vitrification method for cryopreservation of human ovarian corticaltissues [J]. J Obstet Gynaecol Res, 2011,37(8):1092-1101.

63. Gamzatova Z,Komlichenko E,Kostareva A,et al. Autotransplantation of cryopreserved ovarian tissue-effective method of fertility [J]. Gynecol Endocrinol,2014,30(Suppl 1):43-47.

64. Silber SJ. Fresh ovarian tissue and whole ovary transplantation [J]. Semin Reprod Med,2009,27(6):479-485.

65. Friedman O,et al. Possible improvements in human ovarian grafting by various host and graft treatments[J]. Hum Reprod,2012,27(2):474-482.

66. Kawamura K,Cheng Y,Suzuki N,et al. Hippo signaling disruption and Akt stimulation of ovarian follicles for infertility treatment [J]. Proc Natl Acad Sci U S A,2013,110(43): 17474-17479.

67. Ferreira CR,Burgstaller JP,Perecin F,et al. Pronounced segregation of donor mitochondria introduced by bovine ooplasmic transfer to the female germ-line [J]. Biol Reprod,2010,82(3): 563-571.

68. Chiaratti MR1, Ferreira CR, Perecin F, et al. Ooplast-mediated developmental rescue of bovine oocytes exposed to ethidium bromide [J]. Reprod Biomed Online, 2011, 22 (2):172-183.

69. Kujjo LL, Acton BM, Perkins GA, et al. Ceramide and its transport protein(CERT) contribute to deterioration of mitochondrial structure and function in aging oocytes[J]. Mech Ageing Dev,2013,134(1-2):43-52.

70. Mitalipov S, Wolf DP. Clinical and ethical implications of mitochondrial gene transfer [J]. Trends Endocrinol Metab, 2014,25(1):5-7.

第十九章

人卵母细胞体外成熟及卵泡体外培养

自 1935 年 Pincus 和 Edwards 首次提及卵母细胞体外成熟（*in vitro* maturation，IVM）以来，IVM 已在动物生殖及人类 IVF 领域得到广泛应用。IVM 指在卵泡未成熟时提前将卵母细胞取出体外成熟，因此避免了卵巢过度刺激的风险。首例 IVM 的妊娠诞生于 1991 年，由捐赠者卵巢中获取未成熟卵经体外成熟而获得妊娠。1994 年，首例用自身未成熟卵体外成熟获得妊娠。在过去的二十余年中，IVM 的临床和实验室技术有了很大的进步。据不完全统计，至 2012 年为止，全世界范围内有超过 2500 个

IVM 新生儿诞生。

尽管 IVM 技术在不断的改进与完善，但围绕此技术在临床上的应用仍存在一些争议。首先，拮抗剂方案在近年的广泛使用，以及其联合激动剂扳机的策略明显降低卵巢过度刺激综合征的风险发生，削弱了 IVM 临床应用的必要性；其次，目前 IVM 的效率仍有待提高，其临床妊娠率显著低于常规 IVF；最后，体外培养对卵母细胞及后期的胚胎可能存在基因印迹等安全性方面的影响。因此，近 5 年 IVM 在临床上的应用出现相对减少的趋势。

第一节　卵母细胞的体外成熟培养

一、卵母细胞体外成熟的动态变化

卵母细胞成熟由相互关联和依赖的两部分组成：胞质成熟和核成熟。提前取卵时，卵子一旦脱离卵泡环境就可能发生自发的核成熟。然而，核成熟时卵胞质未必成熟，不完全成熟的胞质对核成熟也有一定的影响。

（一）胞质成熟

胞质成熟主要包括细胞器的重新分布、细胞骨架的动态变化以及微小分子和大分子的改变等。胞质的修饰为核成熟、正常受精与胚胎发育作准备。重新分布的细胞器包括线粒体、内质网和皮质颗粒等。线粒体重新分布是卵母细胞成熟和具有发育潜能的重要指标之一，内质网则在受精过程中卵子的激活起重要作用，而皮质颗粒的重新分布为受精的正常发生作准备。

细胞骨架在卵成熟过程中发生显著变化，主要包括微管和染色体相连形成纺锤体、胞质中暂时性出现微管，以及微丝从胞质迁移到卵母细胞皮质区域和染色体周围。微管参与细胞器的重新分布以及减数分裂纺锤体中染色体的分离。胞质的网状微管

对胞质成熟和卵母细胞发育潜能至关重要。

卵母细胞核成熟开始到胚胎基因组激活之间没有基因转录。因此，核成熟、受精和早期胚胎发育所需的蛋白质均在卵母细胞发育过程中合成，并以无活性的稳定状态储备。卵母细胞成熟过程中，通过微小分子和大分子发生的改变调控减数分裂和早期胚胎发育，如胞质的聚腺苷酸化控制进入减数分裂中期的重要调节子如 cyclin 和 CDK2 等细胞周期蛋白相关的翻译，mRNA 聚腺苷酸化的异常水平与胚胎发育潜能的降低相关。

（二）核成熟

核成熟指染色质由减数分裂I前期进入减数分裂II中期，并排出第一极体。处于减数分裂I前期的卵母细胞对外源性激素不敏感，避免其过早核成熟。核成熟过程中，卵母细胞的染色质结构从弥散状态逐步变成凝集状态，从不围绕核仁到围绕核仁，说明卵母细胞的转录已经关闭，卵母细胞具备了足够的 mRNA。只有充分发育的生殖泡期卵才能发生生发泡破裂（germinal vesicle breakdown，GVBD），完成减数分裂。

事实上，卵母细胞发育过程中，调控卵母细胞质量的网络非常复杂。早期的研究发现 GVBD 是由成

熟促进因子(maturation promoting factor, MPF)的激活导致的。现已证实 MPF 由激酶亚单位细胞周期依赖激酶-1(cyclin-dependent kinase 1, CDK1)和调节亚单位周期蛋白 B 组成。不成熟卵中的 pre-MPF 没有活性。GVBD 前,孕酮作用于卵母细胞受体,引起腺苷酸环化酶迅速被抑制,胞质内 cAMP 水平下降抑制蛋白激酶 A 活性(protein kinase A, PKA),激活 Mos/MAPK 通路,以及 CDK1 调节子的合成。MPF 活性开始出现。在第一次减数分裂后期 MPF 降低,第二次减数分裂开始时再次升高,并在细胞静止因子(cystostatic factor, CSF)作用下维持在高水平直至受精。

最近的研究发现 cGMP 调节磷酸二酯酶-3 对卵母细胞内 cAMP 水平的下降和减数分裂的恢复非常重要。cGMP 由颗粒细胞产生,通过缝隙连接弥散进入卵母细胞内,影响卵母细胞和颗粒细胞。高 cGMP 水平抑制磷酸二酯酶-3 调控的 cAMP 水平下降,维持减数分裂停滞状态。体内成熟过程中,卵母细胞内的排卵期 LH 峰诱发卵泡内 cGMP 的水平下降并维持缝隙连接的关闭。

体外成熟卵母细胞减数分裂恢复的调节通路和体内有所不同。体外成熟过程中,颗粒细胞产生的 cGMP 到卵母细胞的运输被提前中断,卵母细胞内的 cGMP 水平迅速下降,其抑制磷酸二酯酶-3 调控的 cAMP 水平下降的作用被阻止,导致 cAMP 的下降,卵母细胞发生自发核成熟。

二、IVM 适应证

卵泡生长和分化是动态变化的,卵泡的直径大小和分泌的激素每天都有改变,因此 IVM 尚不能完全模拟体内的卵子成熟过程。一旦被提早从窦卵泡中取出,脱离卵泡环境的卵母细胞能自发完成第一次减数分裂,进入第二次减数分裂中期,但可能缺乏最后成熟阶段合成的重要成分,对获得正常受精和发育潜能都可能会有影响。因此,在 IVM 技术未完全成熟前,IVM 并不适用于普遍不孕症患者。

目前 IVM 主要适用于:

1. PCOS 或者有 PCO 样卵巢的高反应人群。目前 IVM 的主要指征是这类高反应人群,以避免由于多卵泡同时发育而导致的 OHSS。非刺激周期的窦卵泡数是预测获得未成熟卵数的重要指标。随着近年拮抗剂的使用,此类人群采用 IVM 治疗的人数逐渐减少。

2. 卵巢储备差或者反复 IVF 失败史。目前尚存在争议。也有观点认为,每侧卵巢窦卵泡数<5 个时,并不建议进行 IVM。

3. 正常月经周期正常卵巢储备人群。目前也存在争议。对男性因素不孕夫妇而言,女方选择 IVM,则无需进行促排卵治疗。

4. 某些不适宜进行超促排卵的病人,如雌激素依赖的肿瘤病人。

三、不成熟卵母细胞体外培养方法

目前报道的 IVM 培养液及 IVM 方案较多,仅以其中一个 IVM 方案为代表进行介绍。

1. IVM 前的预处理 对于 PCOS 及 PCO 样卵巢的病人,行 IVM 前采用 GnRH-a、口服避孕药和二甲双胍等进行预处理,降低血中 LH 和 T 的浓度。

2. 月经第 3～5 天开始使用 4～8 天的重组 FSH(对于月经不规律的病人,则采用药物撤退性出血后第 3～5 天开始用药)。

3. 当超过 50% 的卵泡直径大于 7～8mm,内膜厚度大于 8mm,注射 10 000IU hCG,如果内膜薄可加用 17β-雌二醇。

4. hCG 注射 17 小时后取卵,使用双腔穿刺针,每个卵泡冲洗 2～3 次,穿刺取卵时使用较低的压力,约 7.5kPa。

5. 制备病人血清 取卵当日抽取病人外周血,制备血清。抽取 10ml 外周血静置,待血液分层凝固,用玻璃吸管轻轻按压上层,析出淡黄色血清,小心吸取备用,注意勿混杂下层血细胞。

6. 取卵前一天准备 IVM 成熟液:

(1)自行配制 IVM 成熟液体成分:TCM199+20% 血清+75IU FSH+10IU hCG+0.05mg/ml 青霉素+0.075mg/ml 链霉素。

(2)MediCult IVM 商品化培养基,仍需自行抽取准备病人血清以及添加 FSH 和 LH。

(3)SAGE 商品化的 IVM 培养基,无需添加病人血清,需添加 HMG。

液体配制完毕后,准备 3～4 个 3037 培养皿,中央孔加 1ml,周围加 3ml 液体,勿盖油,防止消耗成熟液中添加的甾体激素。

7. 取卵时将抽取的卵泡液倒入预先湿润的卵母细胞收集杯中(图 19-1),用含 10% HSA 的 PBS 或商品化的卵泡冲洗液清洗抽取的卵泡液,直至液体变透亮为止,即卵泡液中的红细胞、单个或小块的颗粒细胞已被冲洗去除,杯中剩余卵丘卵子复合物(cumulus-oocyte complex, COC)及大块颗粒细胞团块。将杯中剩余的少量液体倒入 10cm 的培养皿中,于解剖镜下捡拾 COCs。

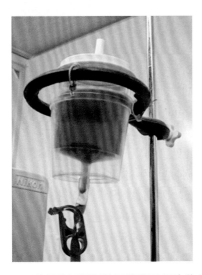

图 19-1 底部为不锈钢筛网的卵母细胞收集杯

8. 将捡拾的 COCs 置于预先平衡过夜的成熟液中,先经 2～3 个 3037 皿中清洗,去除残余的血细胞和冲洗液,最后置于 1～2 个 3037 皿的中央孔培养成熟,每孔放置 6～10 个 COCs。

9. 卵子体外培养成熟 28 小时后剥离颗粒细胞,将成熟卵子行 ICSI 授精。

10. ICSI 后 16～20 小时观察受精,D3 移植 2～3 个胚胎。

使用时先将收集杯固定在滴定架上,倒入少许卵泡冲洗液,夹紧下端的出口,防止液体流出。取卵时将卵泡液倒入杯中,放出大部分的卵泡液,卵母细胞及大块颗粒细胞不能通过筛孔,留在杯中,使用卵泡冲洗液清洗至液体清亮,将杯中少许液体倒入 10cm 的 3003 皿中,体视镜下捡拾未成熟卵母细胞。

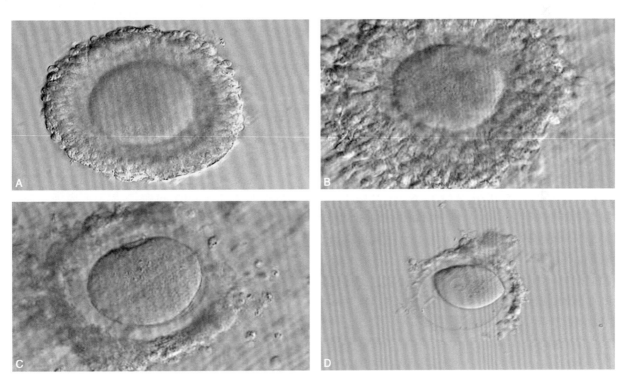

图 19-2 卵母细胞体外培养成熟

A. 体视镜下捡拾的不成熟卵母细胞,置于成熟液中培养(培养 0 小时);B. 不成熟卵母细胞体外培养 20 小时(培养 20 小时),颗粒细胞变得松散;C. 不成熟卵母细胞体外培养 32 小时(培养 30～32 小时),颗粒细胞进一步松散,贴壁生长,迁移,卵子排出第一极体,准备受精;D. 培养 30～32 小时后仍未成熟,拆除颗粒细胞后,仍可见生发泡(GV 期卵母细胞)

四、IVM 周期的内膜准备

IVM 中卵母细胞被提早取出,内膜和胚胎发育不同步。有研究报道 PCOS 患者仅使用 FSH 或者 HMG 预处理,但不给予 hCG,临床妊娠率和胚胎植入率仅为 9.4% 和 6.9%;解冻移植玻璃化冷冻胚胎的临床妊娠率和胚胎植入率分别为 31.8% 和 21.9%。这些数据说明 IVM 周期内膜准备是非常重要的。

常用内膜准备的方案是给予雌二醇和黄体酮。取卵前给予 4～8mg/d 的雌二醇增加内膜的厚度,至少持续 6 天时间,在内膜厚度至少达 6mm 时决定取卵时机。在取卵后给予黄体酮。黄体酮的使用剂量和剂型还需进一步统一。如果妊娠,黄体支持至少维持到孕 9 周。

五、IVM 的妊娠结局和出生婴儿的追踪

与常规 IVF 相比,IVM 的妊娠率低,且流产率高,因此 IVM 一直不是 ART 的主流技术。IVM 高流产率与卵子染色体异常比例高相关。随着体外培养时间的延长,卵子的异常率也增加。另外,IVM 可能增加了卵子表观遗传异常的发生几率。

目前 IVM 子代追踪研究的样本量都较小。2007 年,加拿大麦基尔大学通过对 55 个 IVM 子代、217 个 IVF 子代和 160 个 ICSI 子代发育的追踪研究。研究采用配对分析方案,所有 ART 妊娠均与自然妊娠的对照组配对,包括母亲年龄和产次。ART 组中 IVM、IVF 和 ICSI 三组的多胎率无显著区别,出生体重也无显著差异,但较自然妊娠的对照组低。在仅分析单胎妊娠时,IVM 的体重为 3.48kg,显著高于 IVF(3.21kg)、ICSI(3.16kg)和对照组(3.26kg)。各组之间的先天性畸形的发生率无统计学差异。2012 年,Fadini 等在约 200 个 IVM 子代中未发现先天性畸形率的增加。

由此可见,IVM 子代的安全性问题并未有明确的答案,特别是出生体重可能反映出 IVM 卵子表观遗传的改变。因此,在推广 IVM 技术前亟待有更大规模的流行病学调查来证实其对子代发育的安全性。

第二节 影响卵母细胞体外培养的因素

一、促性腺激素的预处理

理论上,早卵泡期给予轻微的卵巢刺激有利于卵母细胞成熟,增加获卵率和子宫内膜的厚度。因此,近年来在 IVM 中有各种使用促性腺激素进行预处理的文献报道。但在 IVM 中,促性腺激素的使用仍有争议。

(一)促性腺激素的预刺激

FSH 的预处理方法并未统一。一般在月经第 3 天起给予 FSH 75~150IU/d,连续 3~6 天。Mikkelson 等报道使用 FSH 进行刺激的前瞻性随机对照研究,结果显示预刺激组的卵子成熟率显著高于未进行预刺激组,但受精率和卵裂率之间无显著差异。Suikkari 等从黄体期开始使用 FSH 可以提高未成熟卵的获卵率、成熟率和受精率,但在正常月经周期组和 PCOS 组之间无显著差异。

Elizur 等使用 HMG 150IU/d 直到内膜厚度达 8mm 或有主导卵泡发育,结果显示 HMG 预刺激提高取卵时的成熟卵子率和 24 小时后卵子成熟率。2011 年,Shalom-Paz 等报道 PCOS 患者使用 HMG 预刺激和不进行预刺激相比,获卵数、受精率、卵裂率以及移植胚胎数无显著差异,总成熟卵子数和成熟率更低(8.7±0.5 vs 11±2.1 和 60.9%±0.4% vs 68.5%±17.5%),但 HMG 预刺激可能利于内膜生长,使内膜更厚(7.9±1.9mm vs 7.1±0.8mm),相应胚胎植入率和活产率更高(20.1% vs 14.4% 和 40.4% vs 24.6%)。

尽管以上报道提示 FSH 预刺激的益处,然而也有报道认为预刺激并不能提高卵子的发育潜能。

Lin 等对 60 名 PCOS 患者随机分为 FSH 预刺激 6 天组和无 FSH 预刺激组,结果表明两组之间的卵子成熟率、受精率和妊娠率均无显著差异,内膜厚度也无差异。

因此,促性腺激素预刺激在 IVM 的作用以及方案还需进一步的大样本前瞻性研究来证实。

(二)hCG 预刺激

在常规 IVF 中,通常使用 hCG 来诱发卵子成熟。而在 IVM 中,已经证实 hCG 也能诱发小卵泡的卵母细胞发生 GVBD 和卵子进一步成熟。同时,hCG 还能作用于内膜,刺激内膜上皮细胞生长和成熟,以及血管内皮生长因子的分泌,促进内膜上皮血管化和生长,从而提高子宫内膜的接受性。

2009 年,Lim 等报道在月经周期规律的妇女中使用 hCG 可获得 40.4% 的妊娠率和 17.8% 的胚胎植入率。但同年 Fadini 等将月经周期规律的患者随机分为 4 组:无预处理,单用 hCG 预处理,单用 FSH 预处理,以及 hCG 和 FSH 联合使用进行预处理,结果显示单用 hCG 对临床结局并无益处,而 hCG 和 FSH 联合使用可以显著提高卵子成熟率、临床妊娠率和胚胎植入率。

在 PCOS 妇女中,Chian 等报道 10 000IU hCG 显著提高卵子成熟率。但也有报道认为,虽然 hCG 的使用增加卵子成熟率,但对妊娠结局并没有显著促进效果。如 Zheng 等对 PCOS 患者 IVM 处理周期中是否使用 hCG 进行的前瞻性随机对照研究结果显示,仅卵子成熟率在使用 hCG 后显著提高(55.43% vs. 42.29%),但受精率、卵裂率、胚胎植入率和临床妊娠率以及流产率等均无统计学差异。

二、IVM 基础培养液及培养液中的添加成分

早期的 IVM 培养系统借鉴来自牛未成熟卵母细胞体外培养的经验，采用含有超过 200 种成分的 TCM-199 作为基础液，另外添加 10% 胎牛血清、丙酮酸、FSH、雌二醇和抗生素。近年来，IVM 的培养液中血清已逐步被替换，培养液的成分也逐步被减少，以及基础培养液采用改良的 SOF 培养液。目前主要使用商品化的 IVM 培养液。

卵母细胞和颗粒细胞通过缝隙连接实现双向调节。卵母细胞分泌的 GDF9 和 BMP15 调节颗粒细胞增殖、糖酵解和激素生物合成。颗粒细胞的功能包括分泌甾体激素、为卵母细胞提供营养、满足卵母细胞代谢的需求等。因此，IVM 培养液基本成分包括促性腺激素、生长激素、甾体激素、血清等，但它们对卵母细胞成熟及胚胎发育的作用仍存在争议。

FSH 可促进体内排卵前卵泡的发育以及诱导 LH 受体生成，因此在 IVM 液中常规添加 FSH，一些研究报道 IVM 培养液中添加 FSH 和 LH 可促进卵母细胞成熟及胚胎卵裂。Anderiesz 报道卵母细胞在含 FSH 的成熟液中培养 24 小时后，再用添加 1 : 10 的重组 FSH : 重组 LH 的成熟液培养，比单用重组 FSH 更能促进胚胎发育。既往研究认为 IVM 液中添加 hCG 与添加 LH 的效果相似，近期也有研究报道发现 IVM 成熟液中添加 hCG 对卵子成熟及胚胎发育无促进作用。今后的研究需要进一步明确促性腺激素在 IVM 成熟液中的作用，以及成熟液中添加 Gn 的最适浓度。

近年来有文献报道用人类血清白蛋白或其他成分确定的蛋白来代替血清，减少血清中未知成分对标准化 IVM 的影响。

三、IVM 体外培养时间

IVM 取卵时，通过倾斜培养皿，将卵母细胞及其周围的颗粒细胞摊平，可较容易分辨 GV 阶段的卵母细胞，但很难分辨 M I 卵母细胞与已排出极体的 M II 成熟卵子。据报道约 30% 已发生 GVBD 的 M I 卵母细胞于取卵当天可以培养成熟至 M II 阶段，因此应于取卵当天授精。实际操作中，由于发生 GVBD 的卵子数量少，且只能通过剥离颗粒细胞来确认，而剥离颗粒细胞又可能影响卵子胞质成熟，所以大部分的 IVM 方案是体外培养成熟 24 ~ 30 小时，然后统一剥离颗粒细胞，确认成熟状况并授精。此时，卵子的成熟率约为 40 ~ 60%。延长 IVM 培养的时间到 48 ~ 56 小时，虽然成熟率更高，但可能使大部分的 IVM 卵子于 M II 期停留时间太长，而错过了最佳的受精时间。

另外，可采用灵活授精的方案。如体外培养 28 小时剥离颗粒细胞后对成熟卵子进行 ICSI 授精，确认不成熟的卵母细胞继续培养 12 ~ 24 小时。在此期间每隔 4 小时观察，成熟后的卵子及时行 ICSI 授精。由于较晚时间成熟的卵子（培养时间>28 小时）的胚胎质量差，胚胎利用率极低，因此 IVM 的时限一般定为 28 ~ 30 小时，超过此时间范围仍未成熟的卵子可不再继续培养。

第三节　IVM 取卵的方式和时机

一、IVM 取卵的方式

在 IVM 中，经阴道 B 超引导穿刺取卵的技术与常规 IVF 类似，但有所不同。取卵一般使用更小口径穿刺针（19G 或 20G），使用双腔针可增加获卵率。取卵的负压是常规 IVF 的 1/2。压力过高会造成裸卵比例更高。另外，由于未刺激的卵巢活动度大，因此适当进行腹部固定可使操作更容易些。

穿刺吸取的液体被收集在含有肝素的培养液中，然后使用细胞过滤网过滤，最后在解剖显微镜下寻找 COCs。通常未成熟的颗粒细胞紧密包裹，缺乏松散的结构，因此，需要在解剖镜下仔细辨认。所有操作均需在 37℃ 热台上进行。PCOS 患者平均可获得 14 个卵，周期规律患者可获得 4 ~ 9 个卵。对获取的卵还需进一步鉴别卵母细胞的成熟度。根据卵母细胞成熟度，决定体外成熟的时间和授精时间。

二、IVM 取卵时机

IVM 取卵时机也有争议。在月经周期正常的妇女中，每个月经周期仅有 1 个卵泡发生优势化，随后其他卵泡发生凋亡改变。当优势卵泡直径达 10 ~ 12mm 时，卵泡颗粒细胞已有 LH 受体，hCG 34 小时后可获取 1 枚成熟卵用于受精。其余卵泡为未成熟卵可取出后进行体外培养成熟后受精。但当优势卵泡直径>13mm 时，这些卵泡的凋亡程度将会增加，因此即使能获得卵子，卵子质量可能也欠佳。

Son 等比较优势卵泡直径分别为<10mm、10～14mm 和>14mm 的三组进行 IVM 结局,当优势卵泡直径在 10～14mm 组临床妊娠率和胚胎植入率最高。事实上,当优势卵泡达到 12mm 时,90% 病人可从最大卵泡中获得成熟卵子。但对月经周期规律的妇女,IVM 的取卵时机还需进一步前瞻性研究来确定。

与月经规律妇女卵泡不同,由于 PCOS 的卵泡在高雄激素水平作用下处于停滞状态,并发生早期凋亡。PCOS 通常没有优势卵泡发育,因此取卵时机更灵活。当内膜厚度达到 6mm 时,就可进行取卵的安排了。

第四节　卵泡体外培养

近年来,随着肿瘤病人的长期生存,卵巢组织冷冻和移植已成为肿瘤病人保存生育能力的主要选择之一。但是,卵巢组织移植存在肿瘤复发的风险,行卵泡体外培养可分离冻融卵巢组织中的各级卵泡,经体外培养获取成熟卵子行 IVF 治疗,最终将种植前的胚胎移植回宫内获得妊娠,可避免卵巢组织移植而导致肿瘤复发的风险(移植组织中潜伏的肿瘤细胞于移植时可能再次引入患者体内)。

卵泡培养的目的是获得具有发育潜能的成熟卵子,为肿瘤病人提供生育力的保存。此外,与体内研究相比,由于体外环境是可控的,所以体外培养更能够研究各种因素对卵泡、卵巢组织的影响,也为人们进一步认识卵泡生长提供很好的模型。然而卵泡的体外培养研究是相当复杂的,影响因素繁多。目前,此技术仅在小鼠模型中获得成功,即通过卵泡体外培养而得到后代出生。尽管如此,卵泡体外培养的研究近年来进展迅速,尤其是三维(3D)卵泡培养技术的发展,不仅可有效维持卵泡的立体结构,还可促进卵泡颗粒细胞发育及功能分化以及卵母细胞胞质与核成熟。

一、卵泡分离

从新生动物及发情前期的卵巢较易分离卵泡,成年、大型动物及人类卵巢组织纤维化明显,较难分离获得单个卵泡。卵泡分离的方式主要有机械分离、酶消化分离和机械加酶法分离三种。

(一) 机械分离法

使用超细的注射针头或眼科小剪分离卵泡,也可结合筛网使用,增加分离的效率。用机械方法分离的卵泡在培养过程中可以维持其特征性结构。而且,卵泡膜和颗粒细胞的存在有利于窦腔形成和卵母细胞发育。Abir 等首次利用显微分离的方法分离出单个窦前卵泡用于研究。这种方法在啮齿类中得到了较广泛的应用。然而,由于人类卵巢皮质富含胶原纤维,结构致密,用这种方法分离卵泡尤其是早期卵泡非常困难,所得卵泡数量较少,而且可能造成未知的机械损伤;同时耗时过长也导致了卵泡闭锁的可能。

(二) 酶消化分离法

将卵巢组织置于含胶原酶和(或)DNA 酶的消化液中孵育一段时间,软化及消化卵泡间的基质和结缔组织,然后用针尖分离卵泡。Roy 等首次报道了利用胶原酶和脱氧核糖核酸酶分离人类卵巢窦前卵泡,此后研究者们研究了酶的浓度、组成、时间和温度等对分离卵泡的影响。虽然用这种方法可以一次性得到大量卵泡,但这种分离方法会对卵泡造成不同程度的损伤,降低了卵泡在后期培养过程中的发育、成熟以及内分泌能力。酶解方法优点是耗时短,能比较快地得到相对多的窦前卵泡供研究,有学者认为其总体上比用机械方法能获得更多的存活卵泡。

(三) 机械加酶法分离

在前两者的基础上,首先用酶的消化作用下使卵巢皮质的组织变疏松,所含的基质细胞脱落,增强其在显微镜下的透光度,使卵泡轮廓清晰,给显微解剖卵泡创造了条件,然后用机械法在短时间内完成分离,以保持卵泡的活力。这不失为人类和大动物卵泡分离的一种有效方法,值得进一步探索。

二、卵泡体外培养体系

在体内,卵泡生长分化受到循环系统、内分泌系统、神经系统、免疫系统、旁分泌和自分泌等等各种影响,因素相当错综复杂。此中包括了人体各系统和卵巢局部间,卵巢不同深度皮质和髓质间,卵巢间质和卵泡间,各级卵泡与卵泡间以及卵泡内卵子、颗粒细胞、卵泡膜细胞间的相互影响。在卵巢组织的离体培养中,各系统与卵巢之间的联系中断,环境改变巨大。因此,在先前研究的基础上,结合上述建立的体外培养系统模型,研究者常常模拟体内环境,添加各种成分和因子到培养系统中,以探索其对卵泡和卵巢间质生长分化的影响。

（一）基础培养液选择

主要包括：HamF-10、TCM-199、α-MEM、Waymouth 和 Earle 平衡盐溶液（EBSS）等。α-MEM 对卵泡生长较为有利，在卵泡体外培养中目前最常用。在组织、细胞培养中关于是否向培养液中添加血清一直存在争议，血清成分相对复杂且不稳定，可以为卵泡生长提供营养、激素和生长黏附因子，但其含量常常不稳定不利于研究控制；也存在抑制卵泡生长的因素。因此近年来建立了无血清培养体系，如向基础培养液中添加 ITS（insulin transferring selenium）和白蛋白组成的无血清培养体系也能取得与血清相似的效果。

（二）各种营养因子的添加

多种因子在人类卵泡或卵巢组织体外培养中起着重要的作用。体外培养系统的建立也为离体情况下，可控地综合研究这些因子对卵泡的作用提供了很好的模型。体液因素复杂，除了血液中基本的必需物质，如血清成分等以外，最重要的是各种内分泌激素和各种局部分泌的因子。

1. 内分泌激素 最重要的是卵泡刺激素（FSH）和黄体生成素（LH），另外还包括促性腺激素释放激素（GnRH）、甾体类性激素、胰岛素、糖皮质激素、生长激素、甲状腺素等。FSH 在卵泡生长成熟过程中是极其重要的。按照卵泡是否对 FSH 依赖可分为两个时段：FSH 非依赖期和 FSH 依赖期。许多动物实验研究显示，缺少 FSH 作用下，卵泡可以生长到窦前卵泡阶段，但并不会生长至窦卵泡时期。Oktay 等研究表明 FSH 受体在人类初级卵泡开始表达，而在原始卵泡中不表达。然而 FSH 受体不表达并不意味原始卵泡的启动生长不受 FSH 影响。实验研究显示 FSH 可以作用于生长卵泡和卵巢间质，通过旁分泌作用，启动原始卵泡生长，并在此后卵泡成熟的过程中，起着促进卵泡生长分化，抑制卵泡闭锁等重要作用。LH 通过直接和间接的作用，使各级卵泡生长分化。体外研究显示，在培养液中添加 HMG 效果比 rFSH 要好。

雄激素、胰岛素都被证实对促进卵泡的正常生长分化起重要的作用。近期在灵长类动物在体实验和牛卵巢组织体外培养中证实雄激素可以促进早期卵泡的生长，减少卵泡闭锁。2004 年，Otala 等发现最早在原始卵泡阶段就有雄激素受体的表达，并且随着卵泡生长分化，雄激素受体表达量增加；在卵巢组织间质中也有雄激素受体表达；培养液中添加雄激素可以提高 24 小时培养中卵巢组织细胞成分的

存活率，最适浓度是 10^{-7} mol/L。同一实验中，他们还证明雌激素没有上述作用，推测雄激素是通过其受体直接发挥上述作用的。

2. 旁分泌因子 来源于卵泡的因子繁多，分别由卵子、颗粒细胞和卵泡膜细胞分泌，包括：TGF-β 超家族成员、类胰岛素生长因子系统和信号小分子如 cAMP、cGMP 等。它们的作用网络也相当复杂：一些因子促进卵泡的生长和分化，一些则抑制卵泡的生长和分化；有的因子则促进卵泡的生长却又抑制其分化，相反地一些因子却抑制卵泡的生长而促进其分化。GDF-9 是目前发现的特异性地由卵母细胞分泌的最重要物质，它作用于颗粒细胞和膜细胞，启动和调控卵泡的整个生长过程。而相对应地，Kit 配体（KL）和白细胞抑制因子（LIF）是由颗粒细胞表达的重要因子，调控卵母细胞和膜细胞的生长分化。IGF 及其受体系统在各级卵泡中广泛表达，它们成分的增减对于调控各级卵泡的启动、生长、分化及存活起着不可或缺的作用。

（三）细胞外基质的三维培养体系

卵泡体外培养三维体系的目的是维持卵泡生长中的三维立体结构，防止出现在二维培养中的颗粒细胞贴壁迁徙，造成卵母细胞与颗粒细胞之间的连接破坏。在卵巢组织的体外培养中，良好的细胞外基质成分能够维持组织的三维结构，改善其细胞生长。细胞外基质（ECM）还可以调控细胞的生长和分化，并且是许多种类细胞的生长必需的。常用的培养用细胞外基质包括：鼠尾胶原、ECM 胶、多聚左旋赖氨酸、Matrigel、明胶、琼脂糖、琼脂和血浆凝块等等。

文献报道最常用的 ECM 主要是 Becton Dickinson 公司生产的 Matrigel。Matrigel 是由小鼠 Engelbroth-Holm-Swarm 瘤分泌物中提取的一种可溶性胶原成分，为一种动物源性细胞外基质，文献报道其培养效果较好。其主要基质蛋白成分包括层粘连蛋白、胶原酶IV、副层粘蛋白、类肝素硫酸酯蛋白聚糖。除外上述 ECM 蛋白，Matrigel 更含有多种生长因子，可以促进不同类型细胞的生长，如 IGF-1、TGF-β、EGF、bFGF、NGF 等等。其次，Matrigel 有商品化出售，能够简便地胶化用于培养。然而，虽然 Matrigel 广泛用于各种多种类型细胞、组织和器官的体外培养，但是也由于其是由鼠类肿瘤分泌的，成分复杂、批次之间变化会较大，存在一定的安全性问题。部分学者用成分比较固定的多聚赖氨酸、鼠尾胶原进行培养尝试也取得一定的效果。

总而言之,目前人们已经初步建立了人类卵巢卵泡组织长期体外培养系统,阐明了其体外生长的部分规律。尽管如此,仍有一些问题亟待解决,如:培养体系的优化、培养形式选择、序贯培养液的研发和使用时机、培养气体最适分压和培养后卵泡质量的评估等都需要进一步的研究。通过不断完善这一技术体系,可以更深入地观察研究各因素对卵泡生长的影响,为其未来在生殖医学中的临床应用提供重要的理论基础。

(李涛 李宇彬 徐艳文)

参 考 文 献

1. Cha KY, Koo JJ, Ko JJ, et al. Pregnancy after in vitro fertilization of human follicular oocytes collected from nonstimulated cycles, their culture in vitro and their transfer in a donor oocyte program. Fertil Steril, 1991, 55(1):109-113.

2. Trounson A, Wood C, Kausche A. In vitro maturation and the fertilization and developmental competence of oocytes recovered from untreated polycystic ovarian patients. Fertil Steril, 1994, 62(2):353-362.

3. Suikkari AM. In-vitro maturation: its role in fertility treatment. Curr Opin Obstet Gynecol, 2008, 20(3):242-248.

4. Ferreira EM, Vireque AA, Adona RR, et al. Cytoplasmic maturation of bovine oocytes: structural and biochemical modifications and acquisition of development competence. Theriogenology, 2009, 71:836-848.

5. Terasaki M, Runft LL, Hand AR. Changes in organization of the endoplasmic reticulum during Xenopus oocyte maturation and activation. Mol Biol Cell, 2001, 12:1103-1116.

6. Ducibella T, Anderson E, Albertini DF, et al. Quantitative studies of changes in cortical granule number and distribution in the mouse oocyte during meiotic maturation. Dev Biol, 1988, 130:184-197.

7. Sun QY, Schatten H. Regulation of dynamic events by microfilaments during oocyte maturation and fertilization. Reproduction, 2006, 131:193-205.

8. Stebbins-Boaz, Hake LE, Richter JD. CPEB controls the cytoplasmic polyadenylation of cyclin, Cdk2 and c-mos mRNAs and is necessary for oocyte maturation in Xenopus. EMBO, 1996, 15:2582-2592.

9. Dunphy WG, Newport JW. Fission yeast p13 blocks mitotic activation and tyrosine dephosphorylation of the Xenopus cdc2 protein kinase. Cell, 1989, 58:181-191.

10. Karaiskou A, Jessus C, Brassac T, et al. Phosphatase 2A and polo kinase, two antagonistic regulators of cdc25 activation and MPF auto-amplification. J Cell Sci, 1999, 112:3747-3756.

11. Zhang M, Su YQ, Sugiura K, et al. Granulosa cell ligand NPPC and its receptor NPR2 maintain meiotic arrest in mouse oocytes. Science, 2010, 330:366-369.

12. Buckett WM, Chian RC, Holzer H, et al. Obstetric outcomes and congenital abnormalities after in vitro maturation, in vitro fertilization, and intracytoplasmic sperm injection. Obstet Gynecol, 2007, 110(4):885-891.

13. Fadini R, Mignini Renzini M, Guarnieri T, et al. Comparison of the obstetric and perinatal outcomes of children conceived from in vitro or in vivo matured oocytes in in vitro maturation treatments with births from conventional ICSI cycles. Hum Reprod, 2012, 27:3601-3608.

14. Mikkelsen AL, Lindenberg S. Benefit of FSH priming of women with PCOS to the in vitro maturation procedure and the outcome: a randomized prospective study. Reproduction, 2001, 122(4):587-592.

15. Li J, Xu Y, Zhou G, et al. Natural cycle IVF/IVM may be more desirable for poor responder patients after failure of stimulated cycles. J Assist Reprod Genet, 2011, 28(9):791-795.

16. Mikkelsen AL, Smith SD, Lindenberg S. In-vitro maturation of human oocytes from regularly menstruating women may be successful without follicle stimulating hormone priming. Hum Repro, 1999, 14(7):1847-1851.

17. Suikkari AM, Tulppala M, Tuuri T, et al. Luteal phase start of low-dose FSH priming of follicles results in an efficient recovery, maturation and fertilization of immature human oocytes. Hum Reprod, 2000, 15(4):747-751.

18. Elizur SE, Son WY, Yap R, et al. Comparison of low-dose human menopausal gonadotropin and micronized 17beta-estradiol supplementation in in vitro maturation cycles with thin endometrial lining. Fertil Steril, 2009, 92(3):907-912.

19. Shalom-Paz E, Almog B, Wiser A, et al. Priming in vitro maturation cycles with gonadotropins: salvage treatment for non-responding patients. Fertil Steril, 2011, 96(2):340-343.

20. Lin YH, Hwang JL, Huang LW, et al. Combination of FSH priming and hCG priming for in-vitro maturation of human oocytes. Hum Reprod, 2003, 18(8):1632-1636.

21. Lim JH, Yang SH, Xu Y, et al. Selection of patients for natural cycle in vitro fertilization combined with in vitro maturation of immature oocytes. Fertil Steril, 2009, 91(4):1050-1055.

22. Fadini R, Dal Canto MB, Mignini Renzini M, et al. Effect of different gonadotrophin priming on IVM of oocytes from women with normal ovaries: a prospective randomized study. Reprod Biomed Online, 2009, 19(3):343-351.

23. Chian RC, Buckett WM, Tulandi T, et al. Prospective randomized study of human chorionic gonadotrophin priming be-

fore immature oocyte retrieval from unstimulated women with polycystic ovarian syndrome. Hum Reprod, 2000, 15 (1): 165-170.

24. Zheng X, Wang L, Zhen X, et al. Effect of hCG priming on embryonic development of immature oocytes collected from unstimulated women with polycystic ovarian syndrome. Reprod Biol Endocrinol, 2012, 24, 10(1):40.

25. Son WY, Chung JT, Dahan M, et al. Comparison of fertilization and embryonic development in sibling in vivo matured oocytes retrieved from different sizes follicles from in vitro maturation cycles. J Assist Reprod Genet, 2011, 28 (6):539-544.

26. Assou S, Haouzi D, De Vos J, et al. Human cumulus cells as biomarkers for embryo and pregnancy outcomes. Mol Hum Reprod, 2010, 16(8):531-538.

27. De Vos M, Ortega-Hrepich C, Albuz FK, et al. Clinical outcome of non-hCG-primed oocyte in vitro maturation treatment in patients with polycystic ovaries and polycystic ovary syndrome. Fertil Steril, 2011, 96(4):860-864.

28. Eppig JJ, O'Brien MJ. Development in vitro of mouse oocytes from primordial follicles. Biol Reprod, 1996, 54:197-207.

29. O'Brien MJ, Pendola JK, Eppig JJ. A revised protocol for in vitro development of mouse oocytes from primordial follicles dramatically improves their developmental competence. Biol Reprod, 2003, 68:1682-1686.

30. Dolmans MM, Luyckx V, Donnez J, et al. Risk of transferring malignant cells with transplanted frozen-thawed ovarian tissue. Fertil Steril, 2013, 99(6):1514-1522.

31. Hovatta O, Silye R, Abir R, et al. Extracellular matrix improves survival of both stored and fresh human primordial and primary ovarian follicles in long-term culture. Hum Reprod, 1997, 12:1032-1036.

32. Demeestere I, Centner J, Gervy C, et al. Impact of various endocrine and paracrine factors on in vitro culture of preantral follicles in rodents. Reproduction, 2005, 130(2): 147-156.

33. Gougeon A. Regulation of ovarian follicular development in primate:fact and hypotheses. Endocrine Review, 1996, 17: 121-155.

34. Otala M, Makinen S, Tuuri T, et al. Effects of testosterone, dihydrotestosterone, and 17beta-estradiol on human ovarian tissue survival in culture. Fertil Steril, 2004, 82 (Suppl 3): 1077-1085.

35. Scott JE, Carlsson IB, Bavister BD, et al. Human ovarian tissue cultures:extracellular matrix composition, coating density and tissue dimensions. Reprod Biomed Online, 2004, 9 (3):287-293.

36. Thomas FH, Walters KA, Telfer EE. How to make a good oo-

cyte: an update on in-vitro models to study follicle regulation. Hum Reprod Update, 2003, 9(6):541-555.

37. Abir R, Fisch B, Nitke S, et al. Morphological study of fully and partially isolated early human follicles. Fert Steril, 2001, 75(1):141-146.

38. Roy SK, Treacy BJ. Isolation and long-term culture of human preantral follicles. Fertil Steril, 1993, 59(4):783-790.

39. Park KS, Lee TH, Park YK, et al. Effects of isolating methods (mechanical or enzymatical) on structure of pre-antral follicles in mouse. Assist Reprod Genet, 2005, 22 (9-10): 355-359.

40. Hovatta O, Wright C, Krausz T, et al. Human primordial, primary and secondary ovarian follicles in long-term culture: effect of partial isolation. Hum Reprod, 1999, 14: 2519-2524.

41. Krotz SP, Robins JC, Ferruccio TM, et al. In vitro maturation of oocytes via the pre-fabricated self-assembled artificial human ovary [J]. J Assist Reprod Genet, 2010, 27 (12): 743-750.

42. van den Hurk R, Zhao J. Formation of mammalian oocytes and their growth, differentiation and maturation within ovarian follicles. Theriogenology, 2005, 63(6):1717-1751.

43. Gupta PS, Nandi S, Ravindranatha BM, et al. In vitro culture of buffalo (Bubalus bubalis) preantral follicles. Theriogenology, 2002, 57(7):1839-1854.

44. Demeestere I, Centner J, Gervy C, et al. Impact of various endocrine and paracrine factors on in vitro culture of preantral follicles in rodents. Reproduction, 2005, 130(2):147-156.

45. Oktay K, Briggs D, Gosden RG. Ontogeny of follicle-stimulating hormone receptor gene expression in isolated human ovarian follicles. J Clin Endocrinol Metab, 1997, 82 (11): 3748-3751.

46. Thomas FH, Walters KA, Telfer EE. How to make a good oocyte: an update on in-vitro models to study follicle regulation. Hum Reprod Update, 2003, 9(6):541-555.

47. Liu X, Andoh K, Mizunuma H, et al. Effects of recombinant human FSH (rhFSH), urinary purified FSH (uFSH), and hMG on small preantral follicles and tertiary follicles from normal adult and androgen-sterilized female mice. Fertility and Sterility, 2000, 73:372-380.

48. Ke FC, Chuang LC, Lee MT, et al. The modulatory role of transforming growth factor beta1 and androstenedione on follicle-stimulating hormone-induced gelatin ase secretion and steroidogenesis in rat granulosa cells. Biol Reprod, 2004, 70 (5):1292-1298.

49. Louhio H, Hovatta O, Sjöberg J, et al. The effects of insulin, and insulin-like growth factors I and II on human ovarian follicles in long-term culture. Mol Hum Reprod, 2000, 6:

694-698.

50. Hillier SG, GT Ross. Effects of exogenous testosterone on ovarian weight, follicular morphology and intraovarian progesterone concentration in estrogen-primed hypophysectomized immature female rats. Biol Reprod, 1979, 20:261-268.

51. Vendola KA, Zhou J, Adesanya OO, et al. Androgens stimulate early stages of follicular growth in the primate ovary. J Clin Invest, 1998, 101:2622-2629.

52. Vendola K, Zhou J, Wang J, et al. Androgens promote oocyte insulin-like growth factor I expression and initiation of follicle development in the primate ovary. Biol Reprod, 1999, 61:353-357.

53. Yang MY, Fortune JE. Testosterone stimulates the primary to secondary follicle transition in bovine follicles in vitro. Bio Reprod, 2006, 75:924-932.

54. Gleicher N, Kim A, Weghofer A, et al. Hypoandrogenism in association with diminished functional ovarian reserve. Hum Reprod, 2013, 28(4):1084-1091.

55. Barad D, Gleicher N. Effect of dehydroepiandrosterone on oocyte and embryoyields, embryo grade and cell number in IVF. Hum Reprod, 2006, 21(11):2845-2849.

56. Cecconi S, Rossi G, Coticchio G, et al. Influence of thyroid hormone on mouse preantral follicle development in vitro. Fertility and Sterility, 2004, 81:919-924.

57. Zhang P, LouhioH, Tuuri T, et al. In vitro effect of cyclic adenosine 3′,5′-monophosphate(cAMP) on early human ovarian follicles. Journal of Assisted Reproduction and Genetics, 2004, 21(8):301-306.

58. Scott JE, Zhang P, Hovatta O. Benefits of 8-bromo-guanosine 3′,5′-cyclic monophosphate(8-br-cGMP) in human ovarian cortical tissue culture. Reprod Biomed Online, 2004, 8(3):319-324.

59. Thomas FH, Walters KA, Telfer EE. How to make a good oocyte: an update on in-vitro models to study follicle regulation. Hum Reprod Update, 2003, 9(6):541-555.

60. Rodgers RJ, Irving Rodgers HF. Extracellular matrix of the bovine ovarian membrana granulosa. Mol Cell Endocrinol, 2002, 191:57-64.

61. McCaffery FH, Leask R, Riley SC, et al. Culture of bovine preantral follicles in a serum-free system: markers for assessment of growth and development. Biol Reprod, 2000, 63:267-273.

62. Li YB, Zhou CQ, Yang GF, et al. Modified vitrification method for cryopreservation of human ovarian tissues. Chin Med J(Engl), 2007, 120(2):110-114.

63. Hadassa Roness, Zohar Gavish, Yoram Cohen, et al. Ovarian follicle burnout A universal phenomenon? Cell Cycle, 2013, 12(20):3245-3246.

64. Greve T, Schmidt KT, Kristensen SG, et al. Evaluation of the ovarian reserve in women transplanted with frozen and thawed ovarian cortical tissue. Fertil Steril, 2012, 97(6):1394-1398.

65. Otala M, Erkkila K, Tuuri T, et al. Cell death and its suppression in human ovarian tissue culture. Mol. Hum Reprod, 2002, 8(3):228-236.

66. Kerjean A, Couvert P, Heams T, et al. In vitro follicular growth affects oocyte imprinting establishment in mice. European Journal of Human Genetic, 2003, 11(7):493-496.

第二十章

人类卵母细胞冷冻保存

人类卵母细胞冷冻保存是一项极具价值和吸引力的技术。经过20多年的不断探索,在冷冻技术和临床应用方面都取得了稳步发展。但是,由于卵母细胞自身的生理特点又决定此项技术是生殖领域的一项技术难关,对冷冻-解冻过程中卵母细胞的变化缺乏全面了解,更为有效且稳定的冷冻保存技术是人们期待和追求的目标。而且,由于样本量小且对出生婴儿缺乏终生追踪资料,其临床有效性及安全性仍是备受关注的焦点。人类卵母细胞冷冻保存后为需要卵母细胞妇女进行卵母细胞捐赠,同样会带来不同层次的法律和伦理问题。目前人类卵母细胞冷冻保存尚有许多问题还未解决,仍然处于探索阶段。本章的主要内容将集中详细阐述低温冷冻的生物物理学原理,人类卵母细胞的低温生物学特点及不同冷冻方法的基本原理;不同冷冻方法及影响卵母细胞存活因素;冷冻对人类卵母细胞功能和超微结构的影响;卵母细胞捐赠及相关伦理和法律问题。

第一节 卵母细胞冷冻的基本原理

人类卵母细胞冷冻的目的是使卵母细胞在低温状态下得以长久保存并保持细胞内细胞器的功能。冷冻原理与胚胎基本相同,但是其面临的问题远远多于胚胎。

一、低温冷冻的生物物理学原理

(一) 冷冻保护剂

低温冷冻保存的过程中要添加冷冻保护剂(cryoprotectants,CPA),使细胞充分脱水,就可以避免冰晶的形成,减少冷冻损伤。主要有:渗透性冷冻保护剂和非渗透性冷冻保护剂。

1. 渗透性冷冻保护剂 低分子量,既是水溶性又具有一定脂溶性;可以自由通过细胞膜,降低溶液的冰点,增加溶液的黏性,稀释溶液中的溶质浓度,也称为细胞内冷冻保护剂。另外,在冷冻过程中细胞膜变硬,渗透性冷冻保护剂能与细胞膜相互作用,起到一定保护作用。常见的有:乙二醇(ethylene glycol,EG)、二甲基亚砜(dimethyl sulfoxide,DMSO)、丙二醇(1,2-propandiol,PROH)和甘油。

(1) 乙二醇(EG):分子式 $C_2H_6O_2$,分子量62.07,常温下为无色无臭、有甜味液体。细胞对EG的耐受性好;渗透速率:EG>PROH>DMSO,卵母细胞对其渗透速率最快,可以降低渗透性损伤,缩短解冻过程清除时间,提高玻璃化冷冻效果。

EG是目前公认的较理想玻璃化冷冻保护剂。但是玻璃化形成作用差是其主要缺点;高浓度的EG对细胞也有毒性,故需联合其他保护剂形成稳定玻璃化。探讨有理想的玻璃化效果及最低浓度的EG也是研究者追寻的理想目标。

(2) 二甲基亚砜(DMSO):分子式 $(CH_3)_2SO$,分子量为78.13,常温下为无色无味的透明液体。DMSO是一种含硫有机化合物,是发现比较早的冷冻保护剂,也是第一个用于人类胚胎的冷冻保护剂。

DMSO用于卵母细胞冷冻的结果尚存争议。有研究认为其对成熟卵母细胞纺锤体损伤较大,导致胚胎非整倍体出现率增加;也有研究报道人类卵母细胞对DMSO渗透速率快于鼠卵母细胞,认为卵母细胞在DMSO中暴露时间短是其优点。

(3) 丙二醇(PROH):分子式 $C_3H_8O_2$,分子量为76.09。研究证实人类卵母细胞对PROH渗透速率快于DMSO,PROH在卵母细胞冷冻过程中平衡时间较短,对细胞的毒性较小。有文献报道程序化慢速冷冻人类成熟卵母细胞 PROH+0.2mol/L 蔗糖联合可以改善纺锤体损伤。但是有争议的是PROH可能增加成熟卵母细胞病理激活。

（4）丙三醇（甘油）：分子式 $C_3H_8O_3$，分子量为92.09。黏稠，在工业和医学方面应用广泛。也是用于人类最早的冷冻保护剂。研究证实甘油用于人类胚胎及卵母细胞冷冻的效果差，主要用于人类精子的冷冻保存。

2. 非渗透性冷冻保护剂　多为低分子量，水溶性；细胞膜功能完整时不能自由通过细胞膜，但能增加细胞外溶质浓度，吸引细胞内水分外流，使细胞脱水，也称为细胞外冷冻保护剂。常见的有：蔗糖、聚蔗糖（Ficoll）等。

蔗糖：分子式 $C_{12}H_{22}O_{11}$，分子量是342。外观为白色晶体，其用途主要作为人类的食物。而作为非渗透性冷冻保护剂，蔗糖提高卵母细胞外液渗透压作用，在冷冻过程中使卵母细胞脱水，同时使渗透性抗冻保护剂渗透到卵母细胞内；而解冻时蔗糖的渗透作用又能脱出细胞内部的抗冻剂，解除其对卵母细胞的化学毒性作用。但是研究证实在高温下，蔗糖会从非渗透性变为渗透性，进入卵母细胞从而增加细胞毒性。

3. 其他冷冻保护剂　还有正处于研究阶段的聚合物，如 Ficoll、聚丙烯吡咯酮（polyvinylpyrrolidone，PVP）等，它们可以降低透明带（zona pellucida，ZP）受到的物理性损伤。

聚蔗糖（Ficoll）：常采用的 Ficoll-400 分子量约为 $4×10^5$。Ficoll 是蔗糖的多聚物，为白色结晶性粉末，易溶于水且无毒，需要在干燥密封条件下保存。Ficoll 水溶液黏度高，主要用于梯度密度离心来分离各种细胞等。目前 Ficoll 常用于人类胚胎的玻璃化冷冻。

（二）冰晶形成和重结晶

程序化慢速冷冻过程中随着温度下降，卵母细胞内的水会在温度降至冰点以下而结冰，形成细胞内冰晶。微小的细胞冰晶对卵母细胞没有明显的损伤作用，但是如果形成大的细胞内冰晶，会对卵母细胞造成损伤。原理是这些大冰晶在机械作用下损伤细胞膜及细胞器的膜性结构，同时挤压细胞内部各种细胞器和细胞骨架，造成致命性损伤。

为了减少细胞内冰晶的形成，可以增加细胞外CPA 的浓度，降低细胞内含水量。另外，适当的控制降温速度，使细胞内的水有充足的时间透过细胞膜渗透到细胞外，将使细胞内进一步脱水。原因是：如果降温速度快，超过了水渗透出细胞膜的渗透速度，细胞内的水不能及时渗出而在细胞内形成冰晶。因

此，目前各种程序化慢速冷冻方案都努力降低细胞内的水含量，但是细胞过度脱水对细胞也是有害的。

在解冻复苏过程中仍然会有重结晶的危害发生。原因是卵母细胞在冷冻过程中在细胞内生成非常小的冰晶，其不会危害细胞的功能。但是，在解冻复苏过程中当细胞的温度上升至一定温度段，如果复温速度过缓，细胞内原来存在的细小冰晶可以重新将周围的液态水吸附至其表面，导致结晶体积不断增大。细小冰晶增大为大冰晶的过程常常与复温速度有关，复温速度过慢时往往会因重结晶而造成细胞死亡。目前各种解冻复苏方案通常采用的是快速复温法。

（三）破碎损害

程序化慢速冷冻过程中由于冰的密度小于水，随着温度下降到冰点以下，冰晶的出现会使冰水混合物的总体积增加，而大多数冷冻容器在温度降低的过程中容积会有微弱的减小。因而在冷冻容器内的细胞可能受到增加的压力作用，出现细胞结构受到机械性的破碎损害，主要发生在 -130℃ 左右。而玻璃化冷冻过程中因为没有冰晶形成，破碎损害不明显。

（四）冷休克

温度降低对哺乳动物的细胞也存在一定直接效应，称为冷休克损伤，又叫"寒冷损伤"。冷休克时温度下降对细胞结构和功能造成的损伤，主要与细胞膜蛋白质和细胞骨架在低温下发生的改变有关。这种损伤有细胞和种属特异性，在人类胚胎和的精子冷冻过程中，这种损伤并不明显。而在许多其他哺乳动物的精子冷冻、人类卵母细胞冷冻、卵巢或睾丸组织冷冻中，这种冷休克损伤造成的影响比较明显。

（五）溶液效应（solution effect）

程序化慢速冷冻在温度休克期以 -2℃/min 的速率下降可获得很好的效果。一般植冰后的降温速率为 -0.3℃/min。过快，细胞来不及脱水，细胞内形成冰晶；过慢，细胞与胞外溶液中的水珠结冰，导致溶质浓度越来越高。这种卵母细胞长时间地处于剧烈变化的外界 pH 和高渗透压中，导致其脂蛋白变性而引起细胞质膜的僵硬、收缩和受损，这称为溶液效应。为了减少溶液效应，在减少冰晶形成的基础上，尽量降低细胞外溶质的渗透压，并减少卵母细胞在高浓度液体中的暴露时间，解冻复苏卵母细胞才会提高复苏率。

（六）渗透性休克

渗透性休克常发生在卵母细胞解冻复苏时。卵

母细胞在冷冻前经过了高浓度溶液的脱水阶段,然后进行降温。降温过程中由于细胞外液冰晶形成,导致细胞内渗透压更高,可达 $2000\sim3000mOsm/L$。解冻复苏时如果将卵母细胞直接放入等渗培养液中,细胞外的水分则快速进入细胞内,而细胞内冷冻保护剂渗出速度远比不上水进入的速度,最终将造成细胞体积急剧增大甚至破裂,这种损伤称为渗透性休克。

因此,在解冻复苏过程中将细胞内部为高渗透压的卵母细胞放入含有一定浓度细胞外冷冻保护剂的较高渗透压的培养液中,使细胞内外渗透压的差距减小,细胞体积变化减缓,可以避免细胞体积的剧烈变化而发生渗透性休克。但是要注意,延长复苏时间会使卵母细胞在高浓度的培养液中时间过长,又会加剧溶液效应的损害。

二、卵母细胞的低温生物学特点

(一) 卵母细胞体积较大

和胚胎相比,卵母细胞体积表面积/体积比很小,细胞内与细胞外保护液达到渗透压动态平衡的时间长,造成其对水和 CPA 的渗透性较差,在非等渗溶液中所承受的渗透压相对较大。细胞内水的存在形式、冻结状态直接影响到冷冻的效果。卵母细胞中含有大量的水分(约90%),有游离水和结合水之分,其中游离水约占90%,一般在$-25℃$就完全冻结;而结合水在$-100℃$下仍处于非冻结状态。卵母细胞在冷冻过程中必须将大量细胞内游离水移出或大量的 CPA 进入细胞内代替游离水,这样对卵母细胞的细胞膜、细胞器及发育潜能都会有一定影响。同时,由于卵母细胞中含有大量水分,其在冷冻过程中水分不易渗出而容易形成冰晶,也易导致冷冻损伤。

(二) 卵母细胞和胚胎质膜有差异

卵母细胞和胚胎的质膜有一定差异,这也是冷冻效果不同的原因之一。胚胎冷冻后复苏率较高的一个关键原因是:受精后,由于细胞内钙离子一过性升高改变了离子强度和质膜电位。而质膜下的聚合丝状肌动蛋白浓度升高和构象的改变,这些都有利于胚胎冷冻过程中 CPA 和水的渗透,提高了脱水速率并减少了冰晶形成,提高了复苏率。而卵母细胞冷冻过程中细胞质膜随着温度的降低,其对水和 CPA 的渗透性随之降低;而在解冻复苏过程中卵母细胞质膜也可能降低水和 CPA 的渗透性,导致卵母细胞的冷冻损伤增加。

(三) 卵母细胞承受渗透压和细胞体积变化的范围有限

卵母细胞冷冻的关键因素有其细胞体积变化的适应范围和对渗透压的承受能力有限,其在不同冷冻 CPA 中的变化不同。

1. 在渗透性 CPA 中 卵母细胞体积变化和对渗透压的变化是动态的。开始阶段,细胞首先收缩体积变小(细胞膜对水的渗透性远远高于渗透性 CPA);到达一个相对平衡点后停止收缩(细胞内外渗透压暂时平衡);然后细胞又重新复张(渗透性 CPA 和水逐渐进入细胞)。

研究还证实这些变化与温度和渗透性 CPA 浓度有相关。温度越高,细胞体积变化相对减少,轻微收缩后马上重新复张(水和 CPA 的渗透性都增加);而渗透性 CPA 的浓度越高,细胞体积变化则较大,细胞收缩到最小体积后缓慢复张。因此,温度越高,CPA 浓度越低可以避免细胞体积过度变化。但是温度高则 CPA 毒性会增加,而 CPA 浓度降低则降低冷冻效果。

2. 在非渗透性 CPA 中 其浓度决定着细胞内外渗透压差,从而决定细胞体积的变化程度。研究证明卵母细胞的体积不会因为溶液渗透压大小而无限制变化,超过一定极限,则不再变化。当卵母细胞的最小体积达到约是原体积的 0.19 倍后,增加渗透压细胞体积不再缩小,而此时也会使细胞膜的渗透性产生不可逆损伤,非渗透性 CPA 也可变成渗透性,造成细胞死亡。卵母细胞的最大体积则仅能是原体积的 1.54 倍。因此,在冷冻和解冻复苏过程中要考虑到细胞体积的变化范围。选择适当的温度、时间和 CPA 浓度非常重要。

(四) 卵母细胞骨架蛋白对冷冻非常敏感

卵母细胞的微丝分布紊乱和微管去极化都会损伤纺锤体的功能。尤其是处于第二次减数分裂中期(metaphase Ⅱ, M Ⅱ)的成熟卵母细胞是一个对理化因素非常敏感的阶段。纺锤体已经形成,核膜融解,染色体紧凑地排列于赤道板上,皮质颗粒集中于细胞膜下。而冷冻过程中温度降低、渗透压变化、CPA 毒性、水和渗透性 CPA 大量进出细胞都会对这些处于特定状态的细胞器结构和功能造成冲击,使其在冷冻解冻过程中极易受到损伤。生发泡期(germinal vesicle,GV)未成熟卵母细胞处于减数分裂的双线期,纺锤体尚未形成,理论上染色体损伤的可能性较小,但是目前仅有个案成功的报道。

三、不同冷冻方法的基本原理

关于冷冻人类卵母细胞的方法,目前主要有两种:程序化慢速冷冻和玻璃化冷冻(vitrification)。

(一) 程序化慢速冷冻

室温下,卵母细胞在低浓度的冷冻保护剂中预平衡,然后放入较高浓度的冷冻液中,在电脑控制的冷冻程序下降温的冷冻方法(目前已有商品化的冷冻仪)。是卵母细胞冷冻早期最常用的方法。

1. 原理　实际上就是一个细胞脱水的过程,即随着温度的不断下降,细胞外冰晶形成产生的渗透压梯度,吸引细胞内的水分不断外移,导致细胞脱水、皱缩,以防止或减少冷冻损伤。

2. 生物物理过程　在冷冻过程中,最重要的是减少细胞内水分的含量,去除大量的水分。随着溶质浓度的升高其渗透压也加大,液体中溶质渗透压过高会在冷冻过程中损伤细胞。因此,既要在冷冻过程中从细胞内移去足够的水分,尽可能减少胞内冰晶形成,又要调整溶质的渗透压使其造成的有害影响最小,在略低于水溶液的正常冰点的温度下诱导冰晶形成即植冰(-7℃)非常重要。

(二) 玻璃化冷冻

是通过高浓度的冷冻保护剂,结合快速的冷冻速率导致细胞凝固而无冰晶形成达到玻璃化的效果。玻璃化冷冻法不产生细胞冰晶,跨膜物质浓度与渗透压差不大,不易产生不可逆的细胞膜损伤;无需昂贵的冷冻仪,不需要充分脱水,大大简化冷冻过程;有较理想的存活率等显著优点而成为目前低温冷冻保存领域的焦点。

1. 原理　它是根据物理学原理,将高浓度的冷冻保护剂在超低温环境下凝固,形成不规则的玻璃化样固体,保持了液态时的正常分子与离子分布,因而在细胞内发生玻璃化时能起到保护作用。卵母细胞在这种冷冻液中脱水到一定程度后,可引起内源性胞质大分子如蛋白质及已渗透到胞内的冷冻保护剂浓缩,从而使细胞在急剧降温过程中得到保护。

2. 生物物理过程　早期的玻璃化冷冻是采用麦管作为冷冻卵母细胞的载体。用此方法冻存鼠的未成熟卵母细胞已有报道,但其受精率和胚胎发育率低。而且2~8细胞胚胎存活率大于囊胚和卵母细胞。近年来使用微型工具(如冷冻环等)的玻璃化冷冻是使细胞在少量玻璃化溶液中成为玻璃状物质。这种方法以<1μl的体积可以提高冷冻和复苏率;通过减少玻璃化溶液的体积和暴露时间,以降低高浓度冷冻保护剂的毒性。但是高浓度的玻璃化冷冻剂对细胞有毒性损害作用,所以冷冻保护剂必须严格筛选和配制,缩短平衡时间和降低平衡时的温度以减少其毒性作用。

总之,人类卵母细胞冷冻技术的发展对于辅助生殖技术是一项开拓性的发展与补充,但更合理的方法还有待于进一步研究和探索。

第二节　卵母细胞冷冻方法

人类卵母细胞冷冻保存迄今还没有一个有效和安全的冷冻方法。早期人类卵母细胞冷冻保存的方法以程序化慢速冷冻为主。近年来,随着玻璃化冷冻有渗透性高而毒性小的冷冻方案,并获得较好的妊娠率而可能成为今后人类卵母细胞冷冻保存的主要方法。目前人类卵母细胞冷冻尚没有统一标准的冷冻方法,以下是冷冻人类成熟卵母细胞获得妊娠的程序化慢速冷冻(改良 N. Fosas,2003 年)和玻璃化冷冻(改良 Chian RC,2005 年)方案仅供参考。

一、实验室基本设备、试剂及耗材

(一) 基本设备

1. 冷冻仪器　程序冷冻仪;液氮罐。

2. IVF 仪器　超净工作台;CO_2 培养箱或三气培养箱;实体解剖显微镜和恒温热板;倒置显微镜和显微操作系统;离心机;二氧化碳浓度监测仪等。

3. 其他设备　生物显微镜、恒温试管架、温箱、抗干扰稳压电源、移液器等。

(二) 试剂

1. 冷冻-解冻试剂　EG;PROH;DMSO;蔗糖。

2. 培养试剂　受精液、卵裂期胚胎培养液及精子洗涤液等。目前已有商品化的序贯培养液:如 Vitrolife 公司的 G-系列序贯培养液,受精液(G-IVF),含 Mops 的缓冲培养液,卵裂期胚胎培养液(G-1),囊胚培养液(G-2),精子洗涤液(Sperm-Grad)。

3. 体外成熟试剂　TCM199,促卵泡生成素(follicle stimulation hormone,FSH),17β-雌二醇(17-beta estradiol,17β-E_2),丙酮酸、链霉素、青霉素、特级胎牛血清,表皮生长因子(epidermal growth factor,EGF)。

4. 其他试剂 透明质酸酶,培养用矿物油,人血清白蛋白(human serum albumin,HSA)。

(三)耗材

1. 气体 高纯 CO_2 气体(≥99.999%)或三气混和气(6% CO_2,5% O_2,89% N_2)。

2. 培养皿和试管 100mm、60mm、35mm 培养皿,60mm 中心池培养皿,10ml、5mm 试管,14mm 锥形离心管等(无胚胎毒)。

3. 其他 冷冻载杆 Cryoleaf,麦管 1ml 移液管、5ml 移液管、10ml 移液管;巴斯德吸管、显微注射针等(无胚胎毒性)。

二、卵母细胞的准备

(一)去除卵丘颗粒细胞

卵母细胞冷冻前主要是去除颗粒细胞。具体步骤如下:将已取出的卵丘复合物吸入已预热的透明质酸酶皿中,巴斯德吸管轻柔地反复吹打,以去除卵母细胞外围较多的卵丘和放射冠细胞,时间不超过 30 秒。将卵母细胞移入清洗皿中清洗后放入孵育皿中,置于 37℃、6% CO_2 培养箱中培养。

(二)卵母细胞的成熟度观察

倒置显微镜下判断卵母细胞的成熟度。M Ⅱ 期卵母细胞:有第一极体,胞质色浅及颗粒匀称。M Ⅰ 期卵母细胞:没有第一极体也无生发泡,胞质色浅。GV 期卵母细胞:有生发泡,胞核大有一个含有核膜和折光的核仁,胞质轻度不规则,中心稍许变黑并呈颗粒状。退化或闭锁卵母细胞:可有任何形式的细胞核;胞质形状不规则呈棕色至黑色。

三、冷冻方法

(一)程序化慢速冷冻

程序化慢速冷冻是人类卵母细胞冷冻保存早期的主要方法。此方法冷冻人类胚胎可以使其脱水完全,防止解冻时细胞内发生重结晶现象,有较稳定的存活率。但是此方法冷冻人类卵母细胞时,由于解冻时渗透压急剧变化容易引起卵母细胞死亡;而且需价格昂贵的程序降温仪来控制降温速度,费时(全程需要 2.5 小时)且过程比较繁琐。

1. 冷冻效果 Son 等报道程序化慢速冷冻人类未成熟卵母细胞存活率 55.1%,成熟率 59.3%,受精率 42.9%,卵裂率 16.7%;而 Tucker 等报道存活率 39.0%,成熟率 66.7%,受精率 100%,并获得一例妊娠。Borini 等报道程序化慢速冷冻人类成熟母细胞存活率 37%,受精率 45.5%,卵裂率 86.3%,

妊娠率 25.4%;Chen 等报道存活率 75%,受精率 67%,妊娠率 33.3%。大多数文献结果显示程序化慢速人类卵母细胞的存活率和妊娠率低,可能不是冷冻人类卵母细胞的最佳方法。

2. 影响因素

(1)冷冻保护剂:用于程序化慢速冷冻的渗透性冷冻保护剂主要有:PROH、甘油等。非渗透性冷冻保护剂主要有:蔗糖、葡萄糖和脂蛋白等。程序化慢速冷冻卵母细胞的临床结果显示复苏率低和胚胎发育潜能差。随后研究者希望改进这种低效的冷冻方法,以提高卵母细胞复苏后的存活率。研究方向主要集中在提高非渗透性冷冻保护剂蔗糖的浓度方面,文献通过对比不同蔗糖浓度的妊娠结果显示:慢速冷冻降温前的初步脱水,蔗糖的浓度应在 0.1 ~ 0.3M,才能显著提高卵母细胞复苏后的存活率。

(2)冷冻前的平衡:细胞冷冻前的平衡直接关系到细胞的脱水情况,包括平衡时间和温度。平衡时间过短,脱水不充分,容易形成细胞内冰晶。通常平衡时间为:5 ~ 30 分钟(取决于不同的试剂)。

(3)冰晶形成:温度下降到一定数值,液体将开始形成冰晶,这个温度数值称为冰点(freezing point)。冰晶形成后释放出大量热量而引起温度的波动,影响卵母细胞的存活。在 -15℃ ~ -5℃,温度已降至冰点以下,而细胞外溶液仍未结冰的现象称超冷现象,此时细胞外渗透压不能随之升高,细胞不能脱水。为防止这种现象发生需要诱导冰晶形成:①向液体中加入微量冰晶,较少采用;②较常用的植冰(seeding):自动或人工用预冷的金属棒在标本溶液冰点以下 2 ~ 3℃时,瞬间地接触标本,可以激发溶液中许多小冰晶形成,随着冰晶的蔓延,热量得以缓慢释放,保证了冷冻时温度的线性下降,细胞也进入脱水阶段。常用的植冰温度为:-8 ~ -6℃,主要采用人工植冰。

(4)降温速率:是最常见的引起细胞损伤的因素,它决定了细胞受损的程度及方式。细胞内冰晶形成主要是降温速率过快或复温速率过慢引起的;溶质效应主要也是过慢降温产生的。

3. 冷冻步骤 选择形态良好的卵母细胞进行冷冻。

(1)将卵母细胞移入基础液中 5 分钟。

(2)移入 1.5M PROH 中 10 分钟。

(3)移入 1.5M PROH+0.1M 蔗糖中 5 分钟。

(4)麦管装卵母细胞、封口胶封口,每个麦管装 2 ~ 3 个卵母细胞(装管顺序见图 20-1)。

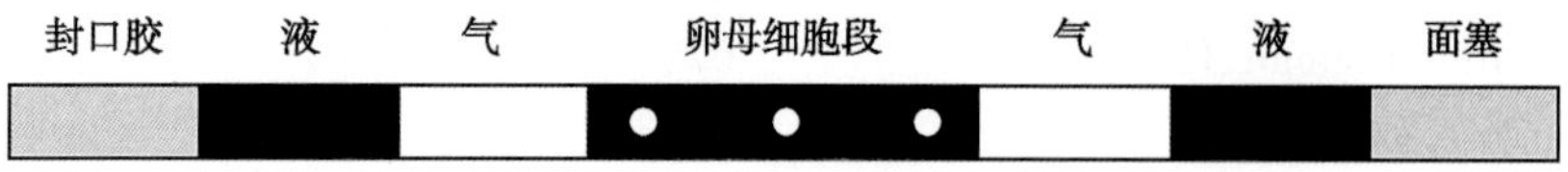

封口胶	液	气	卵母细胞段	气	液	面塞

图 20-1 装管图

将麦管放入冷冻仪中冷冻程序:①以-2℃/min 从20℃降至-7℃;②在-7℃下植冰并停留10分钟;③然后以-0.3℃/min 从-7℃降至-30℃;④以-10℃/min 从-30℃降至-110℃。

冷冻结束后将麦管迅速投入液氮罐中,-196℃下保存。

4. 解冻步骤

(1) 将麦管从液氮罐中拿出,室温下30秒。

(2) 30℃水浴中30秒,用消毒剪剪去一端,接上1ml注射器,然后剪去另一端,将卵母细胞吹入1.0M PROH+0.2M 蔗糖中5分钟。

(3) 移入0.5M PROH+0.2M 蔗糖中5分钟。

(4) 移入0.2M 蔗糖中5分钟。

(5) 移入基础液中10分钟,然后逐渐升温至37℃。

注:基础液为:20%人血清白蛋白+HEPES 缓冲液;M=mol/L。

(二) 玻璃化冷冻

玻璃化冷冻技术已被广泛地用于各种卵母细胞的低温冷冻保存。虽然其冷冻人类卵母细胞的妊娠结局较好,但是要成为生殖临床一项常规技术为更多不孕症患者服务,尚需大量基础研究和临床验证。

1. 玻璃化冷冻的优点 ①无需昂贵的冷冻仪,又简便易行,不需要充分脱水,大大简化冷冻过程,提高工作效率;②细胞内无冰晶形成,渗透压差与跨膜物质浓度不大,对细胞膜损伤小;③冷冻复苏后的存活率高有较理想的临床妊娠率等。

2. 冷冻效果 玻璃化冷冻作为一种发展迅速的冷冻技术,正逐渐取代程序化慢速冷冻。1999年,Kuleshoval 等用玻璃化法冻存人类成熟卵母细胞存活率64.7%,受精率45.4%,卵裂率60%,获得新生儿1例;Yoon 等报道 MⅡ期卵存活率68.6%,受精率71.7%,卵裂率高达95%,出生7例婴儿。Wu J 等冷冻保存人未成熟卵母细胞,存活率59.0%,成熟率65%,受精率70%,卵裂率71%,虽然未获得妊娠,但是目前许多学者都在尝试将其应用于临床,并期望获得妊娠。大多数文献结果显示玻璃化冷冻方法可以长期保存人类成熟和未成熟卵母细胞,然而玻璃化冷冻方法是否是保存人类卵母细胞的最佳方法,还需更多研究证实。

3. 玻璃化冷冻方法的改进

(1) 降低冷冻保护剂的浓度:玻璃化冷冻保护剂的浓度很重要,决定细胞脱水的速率,同时高浓度的冷冻保护剂对细胞有毒性,所以必须严格筛选和配制以减少其毒性作用。从20世纪90年代初开始,玻璃化冷冻保护剂大多仅用一种冷冻保护剂,但是浓度非常高(40%~60%)。1991年,Li 和 Trounson 等发现采用 EG、PROH 及 DMSO 联合获得的囊胚复苏率高于单一浓度的复苏率。此后学者们关于不同冷冻保护剂的联合与组合进行了大量的研究和探索,但是研究进展缓慢,报道结果也不尽相同。

近年来,玻璃化冷冻人类卵母细胞获得了较理想的妊娠率,目前报道效果较好的冷冻剂组合是:7.5% EG+7.5% DMSO 或 PROH 的平衡液;15% EG+15% DMSO 或 PROH+0.5M 蔗糖的玻璃化液。但是有文献报道采用此方法获得的临床妊娠率高,而新生儿出生率低,流产率高。也有研究报道二甲基亚砜对成熟卵母细胞毒性较大,PROH 有增加卵母细胞病理性激活的风险。探讨最低毒性的玻璃化冷冻保护剂仍是今后研究的重点。

(2) 冷冻前的预平衡:研究者认为一步法玻璃化冷冻由于冷冻保护剂的浓度高,常导致冷冻性休克,此外还因为一步法常导致冷冻保护剂渗透不充分,降低了玻璃化效果。近年来玻璃化冷冻最大的改进之一就是采用两步法,即卵母细胞首先在低浓度玻璃化冷冻液中预平衡:可以使低浓度的渗透性冷冻保护剂移入细胞内,从而缩短在高浓度玻璃化冷冻剂中的暴露时间,减少毒性损伤。研究证实37℃时玻璃化冷冻液的毒性增加,室温下预平衡5分钟效果最佳。

(3) 增加降温速度:玻璃化冷冻过程虽然无冰晶形成,但是需要急剧降温。近年来研究者增加玻璃化冷冻降温速度的主要措施有:①采用超微冷冻载体:早期的玻璃化冷冻采用普通麦管做载体,但是由于麦管管壁厚,传导温度慢,导致冷冻效果差。随后采用各种不同的超微冷冻载体后,明显增加了冷冻速率,改善了复苏结果。主要有冷冻环(cryoloop),降温速率高达-20 000℃/min。开放式拉长麦管

（open-pulled plastic straw，OPS）、电镜光栅（electromicroscopy grids）、cryoleaf 及 cryotop 等降温速率高达 -23 000℃/min，但是它们的缺点是细胞直接暴露于液氮中有被污染的危险。目前认为闭合式拉长麦管（close-pulled plastic straw，CPS）或采用消毒的液氮能避免细胞被液氮污染的危险。②减少冷冻剂的体积：研究证实玻璃化冷冻的液滴越大，将降低冷冻速率，因而玻璃化冷冻时的液滴越小越好。研究认为 0.1μl 液滴效果最好，而采用以上的超微冷冻载体，也可以限制液滴的体积。③降低液氮的温度：有报道用真空泵抽吸后得到 -210℃的液氮，降温速度高达 -135 000℃/min，玻璃化冷冻效果更加。

（4）增加解冻速率：解冻速率过慢，细胞内仍会再次出现冰晶，导致再损伤。目前大多数研究认为第一个解冻液的温度 37℃能明显增加解冻速率，减少再损伤。但是对于稀释液的温度及时间尚有争议：有的认为 37℃不会对结果有改变，但也有学者认为室温效果更加，因为高温下能导致冷冻保护剂毒性增加对细胞的损伤。

4. 冷冻步骤

（1）室温下，将卵母细胞移入 7.5% EG+7.5% PROH 中 5 分钟，观察卵母细胞形态：圆形→皱缩→恢复原来形态（图 20-2、图 20-3）。

（2）再移入 15% EG+15% PROH+0.5M 蔗糖中，并快速将卵母细胞放到 Cryoleaf 上，直接投入液氮中保存。

5. 解冻步骤

（1）将 Cryoleaf 放入 1.0M 蔗糖中（37℃）放置 1 分钟。

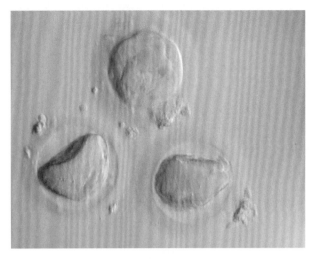

图 20-3 放入冷冻平衡液 5min（×200）

（2）快速将卵母细胞移入 0.5M 蔗糖、0.25M 蔗糖及基础液中各 3 分钟（室温），再移入基础液 3 分钟（37℃）（图 20-4 ~ 20-7）。

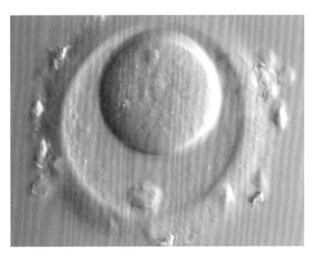

图 20-4 解冻液 1M 蔗糖（×300）

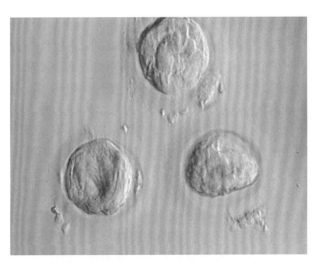

图 20-2 放入冷冻平衡液（×200）

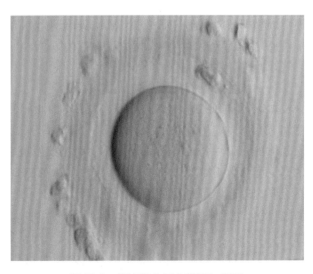

图 20-5 解冻液 0.5M 蔗糖（×300）

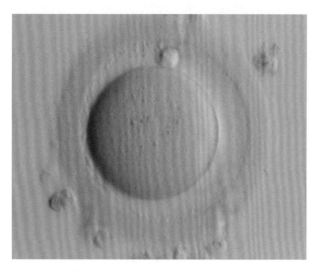

图 20-6　解冻液 0.25M 蔗糖（×300）

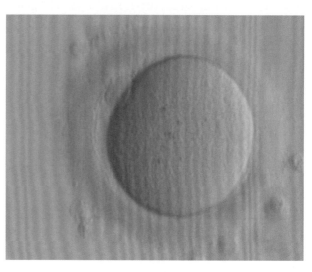

图 20-7　解冻液基础液（×300）

6. 研究新进展　近期也有研究报道在玻璃化冷冻保护剂中添加纳米颗粒（羟基磷灰石）可提高卵母细胞玻璃化冷冻保存效果。原因可能是：①纳米颗粒减少了复温过程中的再结晶；②纳米颗粒还可能减少溶液的结晶总量，提高溶液的导热系数。以上结果都有可能减少细胞损伤，从而提高存活率。但是，纳米低温保存的研究和机制还有待更深入探讨。

一种新的玻璃化冷冻卵母细胞的方法被提出——微通道法。该方法是以微通道作为冷冻载体，而微通道的直径明显小于常规通道。主要优势为：①可大大提高冷冻速率降低对卵母细胞的损伤；②避免了卵母细胞和液氮的直接接触；③液氮在开放的通道内流动，提高安全性和可操作性。研究认为微通道法可能是未来卵母细胞玻璃化冷冻的重要方向。

第三节　冷冻对人类卵母细胞功能和超微结构的影响

冷冻对人类卵母细胞功能和超微结构的影响是评估冻融卵母细胞安全性的关键，直接影响到胚胎以后的发育结局。

一、冷冻对人类卵母细胞功能的影响

冷冻对人类卵母细胞功能的影响主要有：①冷冻对卵母细胞形态结构的影响（颗粒细胞、透明带、纺锤体、染色体等）；②冷冻对卵母细胞发育潜能的影响；③对出生婴儿健康状况的影响。

（一）冷冻对卵母细胞形态结构的影响

1. 对颗粒细胞的影响　颗粒细胞和卵母细胞之间有着直接的生理联系，颗粒细胞对卵母细胞成熟和增加胚胎发育潜能都起着重要作用。颗粒细胞的多少可能影响卵母细胞冷冻的结果。颗粒细胞过多会影响冷冻卵母细胞的总体积以及影响 CPA 的渗透作用，也会在冻融过程中影响 CPA 浓度的准确性。

对于颗粒细胞的去留，近年来的研究结果也有争议。Fabbri 等认为保留人类卵母细胞部分颗粒细胞较完全去除颗粒细胞的卵母细胞存活率高。Ruppert-Lingham 等实验证明冷冻过程会使颗粒细胞丢失，影响颗粒细胞和卵母细胞之间的联系。也有学者认为与完全去除颗粒细胞的未成熟卵母细胞，解冻复苏后有很高的存活率和成熟率，但是其发育潜能较低。可能原因是缺失颗粒细胞，影响了其与卵母细胞之间的正常联系。

2. 对透明带的影响　卵母细胞成熟过程中透明带的缝隙连接是卵母细胞和内环境之间物质交换的通道，其对精卵结合和胚胎发育起重要作用。透明带不仅为胚胎发育提供了保护屏障，还为卵母细胞内环境之间物质交换提供通道。有研究发现透明带在体外培养过程中逐渐变脆和失去弹性，影响囊胚孵出而导致妊娠率下降。

关于冷冻对透明带的影响，早期的研究采用电子显微镜观察显示：冷冻使卵母细胞皮质颗粒提前成熟、透明带变硬等，导致常规 IVF 受精能力下降、多精受精和孤雌生殖的发生比率增加。近年来，研究者采用 Polscope 成像系统对人类活体卵母细胞和胚胎的透明带进行非损伤性的研究,发现透明带内层的透明带的厚度(zona pellucida thickness,ZPT)和密度(zona pellucida density,ZPD)是选择移植胚胎的一项重要指标。冷冻卵母细胞解冻后透明带内层的变化及其对临床的指导意义,还有待深入研究。

3. 对纺锤体的影响 纺锤体对温度变化、渗透压变化及冷冻保护剂暴露等高度敏感,可造成微管蛋白的解聚和分解。许多研究采用共聚焦显微镜观察,显示玻璃化冷冻不管是体内成熟还是体外成熟的卵母细胞都易引起冷冻损伤。而理论上认为冷冻尚未形成纺锤体的未成熟卵母细胞似乎是更好的选择。但是研究结果不一致,有研究报道冷冻未成熟卵母细胞冻融后纺锤体的异常率明显增高;也有相反的报道。以上结果是否与未成熟卵母细胞质量、冷冻方法及体外成熟培养体系不同有关,还有待进一步探讨。

Polscope 偏振光显微成像系统可以观测到具有双折性特征的纺锤体等,能动态评估活体卵母细胞质量与纺锤体等的相关性,而开始应用于 IVF 的临床与基础研究。早期对双折性纺锤体的研究,仅限于对信号的有或无进行定性分析,但是信号有强、弱之分,其临床意义受到很大限制。随着 Polscope 成像系统软件技术的不断提升,已经证实测量图像灰度值(即 Retardance 值)可以代表密度值,两者呈正相关。虽然其在观察活体冻融人类卵母细胞的文献很少,但是已经证实解冻后卵母细胞的纺锤体部分可以重建;而且玻璃化冷冻纺锤体重建的时间(2 小时)要短于慢速冷冻(3 小时)。

4. 对染色体的影响 减数分裂的纺锤体在低温时解聚,尽管过程可逆且纺锤体能够重建,仍可能出现同源染色体移位而导致非整倍体等异常。但是目前的研究结果尚不能证实冷冻增加卵母细胞的染色体异常率而导致非整倍体胚胎发生率增加的危险。早期研究认为:冷冻损伤使成熟卵母细胞纺锤体的微管蛋白发生解聚,增加非整倍体的发生。但是,近年来文献报道玻璃化冷冻成熟卵母细胞的非整倍体率与新鲜卵母细胞相近。以上研究结果不同可能与冷冻方法及染色体的筛查不同有关,深入探讨冷冻对染色体非整倍体的影响,将为卵母细胞冷冻发展提供遗传学的支持。

5. 对染色质 DNA 完整性的影响 染色质 DNA 完整性对于正常受精及胚胎发育有重要意义。研究显示 DNA 在卵母细胞的冷冻保存中,因为自由基、姐妹染色体交换频率增加,更易引起 DNA 损伤。因此,检测冻融卵母细胞 DNA 损伤也是评价玻璃化冷冻结局安全性的重要指标。也有动物研究报道体外成熟卵母细胞的 DNA 损伤显著高于体内成熟卵母细胞,而评价冷冻对人类不同状态卵母细胞的 DNA 损伤,将有助选择冻融质量最高的卵母细胞,为临床应用提供理论依据,目前国内外尚未见报道。

(二) 对卵母细胞发育潜能的影响

1. 存活率 根据不同冷冻方法差异较大,在 30.0% ~94.4% 不等,多数 60% ~70%。

2. 受精率 差异也较大 45.4% ~92.9%,多数 60% ~70%,低于新鲜卵母细胞;多精受精、孤雌生殖及双雌受精增加。

3. 卵裂率 19.2% ~100% 之间,多数 60% ~70%;低于新鲜卵母细胞。

4. 妊娠率 差异也较大 7% ~32.5%,多数 30%。近年来,采用改进的玻璃化冷冻方法后复苏率高 80% 以上,妊娠率也从 33% 提高到 57%,且有逐年增高趋势。

(三) 对出生婴儿健康状况的影响

资料显示冷冻人类卵母细胞的临床妊娠流产率(0 ~20%)及出生婴儿染色体的非整倍体率(0 ~28%)均与新鲜卵母细胞相近(0 ~20%;0 ~26%)。自 1986 年澳大利亚 Chen 等报告第 1 例冷冻人类卵母细胞妊娠至今已经有千余名冷冻成熟卵母细胞及 1 例未成熟卵母细胞的健康婴儿出生,但是出生后的远期随访报道极少。在卵母细胞冷冻技术开展相对较多的意大利,Porcu 等曾报告对冷冻卵母细胞出生胎儿所进行的产前遗传学检查和产后评估都是健康的。这些胎儿的远期安全性问题目前还在观察之中。目前我国冷冻卵母细胞出生的婴儿也尚无出生缺陷的报道。

二、冷冻对人类卵母细胞超微结构的影响

随着电子显微形态学日新月异的快速发展,人们已经可以观察到小于显微结构(0.1 ~0.2mm)更细微的超微结构,许多研究证实不同冷冻方法对卵母细胞均存在不同程度的亚细胞结构的损伤。冻融后的卵母细胞发育潜力下降与冷冻损害和冷冻保护剂毒性等对卵母细胞超微结构的损伤密切相关。

(一) 冷冻对质膜的影响

质膜是卵母细胞的重要组成部分,卵母细胞与环境发生的一切联系和反应都必须通过质膜来实现;同时其还参与受精时精卵质膜的融合等。因此,卵母细胞膜受损,对胚胎发育潜能是致命的。Shaw

等证实程序化慢速冷冻过程中冷冻保护剂与细胞膜直接作用、水及冷冻保护剂快速通过质膜、细胞内冰晶形成及解冻过程中细胞过度膨胀等都可能导致细胞膜破坏。Fujikawa 等也证实玻璃化冷冻保护剂的化学毒性也可引起卵母细胞质膜超微结构的破坏。电镜下的主要表现是质膜内陷、模糊，甚至破裂等。

（二）冷冻对微管和微丝的影响

微管蛋白对温度变化、渗透压变化、冷冻保护剂暴露等高度敏感，可造成微管蛋白的解聚和分解。而细胞分裂期的纺锤体主要由微管组成，因此冷冻对卵母细胞的微管结构造成的破坏，主要的表现是纺锤丝变短，染色体分散；纺锤丝散乱与染色体不连续等。近期的研究显示纺锤体的解聚经过复温，部分可以重建，其重建过程具有时间依赖性。

微丝活性与纺锤体旋转、极体排出、原核迁移和胞质分裂密切相关，直接影响到卵母细胞成熟、受精和卵裂。研究显示低温冷冻过程对微丝本身影响较小，但是冷冻时纺锤体和微管解聚可引起邻近微丝骨架局部变化。

（三）冷冻对微绒毛及内容物的影响

正常受精时精子质膜常与有微绒毛区域的卵质膜融合，因此微绒毛被破坏缺失可能会影响正常受精。有研究认为未成熟卵母细胞膜表面有微绒毛伸入透明带中，其与透明带联系较紧密。因此，在冷冻解冻过程中卵母细胞的收缩，更容易造成质膜和微绒毛破坏。文献报道电镜观察冷冻对卵母细胞微绒毛及内容物影响的主要表现有：多部位微绒毛消失；胞基质出现空白区，微绒毛结构不完整等；有的内含小泡内质网囊池扩张；高尔基复合体消失等。

（四）冷冻对皮质颗粒的影响

皮质颗粒出现在成熟未受精卵母细胞的皮质层，是卵母细胞生长和成熟早期由高尔基复合体衍生的有膜包被的椭球形细胞器。皮质颗粒在卵母细胞成熟过程中的密度和分布都会发生变化。研究证实皮质颗粒有阻止多精受精的作用，进一步研究冷冻对卵母细胞皮质颗粒的影响尤为重要。Yehudith Ghetler 等通过共聚焦显微镜和透射电子显微镜观察人类未成熟和成熟卵母细胞冻融前后皮质颗粒的变化，结果显示各种卵母细胞冻融后都存在不同程度皮质颗粒提前释放，认为也是冷冻损伤的结果。

（五）冷冻对线粒体的影响

正常成熟卵母细胞的线粒体均匀分布在胞质中，由弓形嵴环绕和致密的基质。冷冻对卵细胞线粒体的影响通过电镜观察的主要特征是：线粒体嵴不清、扩张或空泡，形成线粒体-空泡复合体。Vladimir 等电镜发现新鲜卵母细胞的滑面内质网（smooth endoplasmic reticulum，SER）与线粒体相连，而冻融卵母细胞的 SER 小囊泡数目增加且分散不与线粒体相连，同时内质网也发生扩张。原因可能是冷冻解冻过程中水分快速渗透进出细胞造成线粒体损伤。Amy Jones 等通过免疫荧光法对比新鲜成熟卵母细胞与冻融成熟卵母细胞线粒体极性的变化，结果显示冻融卵母细胞近皮质区线粒体极性消失，认为这种线粒体极性破坏将会影响线粒体对卵母细胞受精及胚胎卵裂提供能量。

（六）冷冻对钙离子的影响

研究者认为冷冻对卵母细胞钙离子的影响也是冷冻损伤的一种表现。Amy Jones 等通过荧光显微镜对比新鲜卵母细胞与冻融卵母细胞自由钙离子浓度，结果显示冻融卵母细胞自由钙离子浓度升高，认为这种解冻后卵母细胞对钙离子刺激的上调钙离子水平的能力降低，伴持续性细胞内自由钙离子水平增高，可能是细胞走向凋亡的征象。

三、研究新进展

（一）液晶偏振光显微镜（Polscope）成像系统在观察活体冻融卵母细胞中的应用

人类辅助生殖技术中需要对活体细胞进行无毒、无害的观测技术。Polscope 成像系统是一种将液晶可变减速器、电子成像及数码成像技术结合起来可以观测到具有双折性特征（纺锤体、透明带，分析极体与纺锤体角度）的技术（图 20-8）。因观测前不需要对细胞进行固定和染色，所以能评估活体卵母细胞质量与纺锤体、透明带等的相关性。目前国

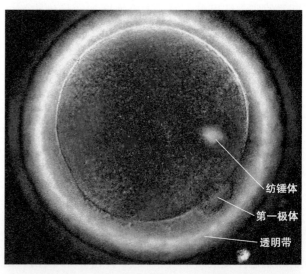

纺锤体

第一极体

透明带

图 20-8 冻融卵母细胞 Polcope 成像（×300）

内外已有许多生殖中心认为 Polscope 是一种比较安全的观察活体卵母细胞的技术。近年来，已经证实可以对纺锤体、透明带及极体与纺锤体的角度进行定量分析。因此 Polscope 成像系统在观察活体冻融卵母细胞的研究中也有重要应用价值。

（二）冻融卵母细胞纺锤体、透明带、极体与纺锤体角度的变化与胚胎发育的关系

目前通过 Polscope 成像系统观察卵母细胞的纺锤体、透明带、纺锤体与极体角度的变化等研究主要是以新鲜卵母细胞为研究对象。已证实纺锤体对胚胎发育潜能有预测价值，认为有纺锤体的卵母细胞有更高发育潜能。也有学者报道妊娠组患者移植胚胎的透明带内层厚度及密度明显高于非妊娠组，认为透明带内层厚度及密度也是预测胚胎质量高低的重要指标。近年来有学者报道卵母细胞纺锤体的 Retardance 值>3nm 与 2～3nm 或<2nm 比较，前者囊胚形成率显著高于其他两组；透明带内层厚度 10～12μm 组与 8～10μm 或<8μm 比较，前者卵母细胞有更高发育潜能，认为联合分析纺锤体与透明带内层的厚度与密度是预测胚胎发育潜能的有效指标。

但是，对于活体冻融卵母细胞的观察研究报道较少，许多变化和机制尚不清楚。尤其是通过 Polscope 观察冷冻前后不同状态卵母细胞纺锤体、透明带的变化与胚胎发育潜能的相关性，可以动态观察各项指标的变化，综合评价冷冻卵母细胞的安全性，目前尚未见报道。郑州大学第一附属医院的研究结果显示：玻璃化冷冻不同状态卵母细胞解冻后纺锤体的密度值与胚胎发育潜能呈正相关，与新鲜卵母细胞结果一致；透明带内层的厚度在冷冻前后均无明显差异，虽然解冻后透明带内层的密度值均有增

加趋势，但是与胚胎发育潜能无明显相关性，也提示冻融卵母细胞纺锤体的密度值比透明带内层的厚度和密度值更具有预测胚胎发育潜能的价值。另外，体外培养时间延长及冷冻都增加透明带内层的密度，与文献报道一致，提示冻融卵母细胞透明带变硬。因此，对于冻融卵母细胞胚胎移植前行辅助孵出治疗，更有利于囊胚孵出提高妊娠率。

关于极体与纺锤体角度的临床意义，目前报道尚有争议。有研究认为胚胎发育潜能不受极体与纺锤体角度的影响，但也有研究报道小鼠体内成熟与体外成熟卵母细胞极体与纺锤体角度为 0 的分别有 89.1%、6.5%，此时卵母细胞的发育潜能高，认为极体与纺锤体角度不同可能是反映胞质成熟度不同的指标。而关于冷冻解冻后极体与纺锤体角度的变化及对临床的指导意义，尚未见文献报道。郑州大学第一附属医院的研究结果显示：解冻后不同状态的卵母细胞极体与纺锤体角度有增大的趋势，与胚胎发育潜能无明显相关性。而且解冻后不同状态的卵母细胞极体与纺锤体角度有增大的趋势也是冷冻损伤的一种表现，即卵母细胞极体与纺锤体角度为 0 的比率降低，可能也是冻融卵母细胞胚胎发育低于新鲜卵母细胞的原因之一。

综上所述，目前的卵母细胞冷冻方法还不能完全避免对卵母细胞超微结构的损害以及由此带来的后期发育潜能降低。对经卵母细胞冷冻技术出生的子代必须进行长期细致的多指标观察，相关基础研究十分必要且十分迫切。进一步探究冷冻人类卵母细胞及子代分子水平的改变及其根源将有助于进一步改进和完善这项技术。

第四节　影响卵母细胞冷冻存活的因素

人类卵母细胞的发育是一个多阶段复杂的生理过程，它所经历的一系列形态学、生物化学及生理学变化都需要多种基因的精确表达调控。以往，由于伦理约束和来源有限再加上体外培养体系不成熟，有关卵母细胞冷冻的大量研究只能在动物模型上进行，导致人类卵母细胞冷冻的研究进展相对缓慢。近年来，随着玻璃化冷冻技术、分子生物学及体外成熟技术的快速发展，用于科研的卵母细胞数量来源逐渐增多：有体内成熟卵母细胞、体外成熟卵母细胞及未成熟卵母细胞。至今不同方法冷冻以上不同状态卵母细胞出生的婴儿都有报道，临床应用最多的

是冷冻体内成熟卵母细胞，而冷冻体外成熟卵母细胞成功的报道也在逐年增加。虽然冷冻未成熟卵母细胞成功几率极其有限，但是学者们仍尝试将其应用于临床。影响卵母细胞冷冻存活的因素很多，主要有以下方面：

一、年龄

随着年龄的增加，卵母细胞在体内受氧自由基的不利影响越久，其染色体发生异常或结构变化的可能性越大，从而增加胚胎非整倍体的发生率。21～30 岁妇女的卵母细胞质量和体外成熟率最高，41～50 岁妇

女的卵母细胞质量和体外成熟率最低,提示冷冻年轻患者的卵母细胞也是提高卵母细胞存活的关键。临床一般冷冻卵母细胞女性的年龄<35岁。

二、卵母细胞生物形态

冷冻人类卵母细胞有三种状态:体内成熟卵母细胞、体外成熟卵母细胞及未成熟卵母细胞。早期的研究者认为冻存处于第一次减数分裂期,染色体被保护在生发泡内,微管结构尚未形成的GV及MⅠ期卵母细胞似乎是更好的选择。但是也有相反的报道。而且冻存未成熟卵母细胞进展缓慢,迄今为止仅有极少数成功的报道,其临床应用面临许多困难。近年来,随着首例冷冻体外成熟卵母细胞获得成功以来,其出生婴儿在逐年增加,大量学者也对其进行了研究。虽然许多研究显示玻璃化冷冻不管是体内成熟还是体外成熟的卵母细胞都易引起冷冻损伤;但是对于其冷冻未成熟卵母细胞的报道结果尚有差别。而且,对于体内成熟、体外成熟及未成熟卵母细胞,究竟冷冻哪种状态的卵母细胞的安全性最高的问题,尚缺乏全面的评价资料。

(一)体内成熟卵母细胞

研究者曾认为体内成熟卵母细胞的纺锤体已经形成,核膜融解,染色体紧凑的排列于赤道板上,皮质颗粒集中于细胞膜下。冷冻更容易使成熟卵母细胞的微丝分布紊乱和微管去极化,这些都会损伤纺锤体的功能。冷冻体内成熟卵母细胞可能不是最佳的冷冻时期。但是,随后通过实时活体观测系统发现损伤的纺锤体是可以修复和重建的;同时,随着冷冻体内成熟卵母细胞出生健康婴儿数量的不断增加。目前,冷冻体内成熟卵母细胞是临床的主要选择。但是,由于人类体内成熟卵母细胞难获得,妇女将承受超促排卵带来的巨大身体痛苦和经济负担,选择数量较多的人类体内成熟卵母细胞为研究对象将涉及较多的伦理道德问题。因此,对人类成熟卵母细胞深入的基础研究较少。

成熟卵母细胞发育有其自身成熟周期,体外受精时间受严格限制。同样冻融卵母细胞在最佳时间进行胞质内单精子注射(intracytoplasmic sperm injection,ICSI)受精,受四个时间限制:注射hCG后的取卵时间、取卵后冷冻时间、冷冻程序时间及解冻后孵育时间。研究已证实注射hCG后37~41小时是卵母细胞ICSI的最佳时间。研究已证实冷冻成熟卵母细胞解冻后纺锤体的完全重建需要2~3小时,因此解冻后孵育时间为2~3小时。大多数研究认

为玻璃化冷冻程序时间10分钟可以忽略不计,所以取卵后冷冻时机的选择十分关键。郑州大学第一附属医院生殖中心的研究结果发现取卵后2小时是玻璃化冷冻人类体内成熟卵母细胞的最佳冷冻时间。原因可能是取卵后2小时内卵母细胞的纺锤体、细胞器及细胞膜均未处于最佳状态,此时冷冻损伤较小;此外冻融卵母细胞的受精时间为注射hCG后40小时(36小时+2小时+2小时)是ICSI的最佳时间,可以获得高质量的卵母细胞。与ParmegianiL等程序化慢速冷冻人类体内成熟卵母细胞的结果相同。

(二)未成熟卵母细胞

1. 人类未成熟卵母细胞的基础研究较多的原因

(1)人类未成熟卵母细胞来源较多:来自月经周期不规则的PCOS病人的未成熟卵母细胞;取自接受超排卵行ICSI患者的未成熟卵母细胞;穿刺获取剖宫产手术时患者卵巢内直径≤10mm卵泡的未成熟卵母细胞;良性妇科疾病(如子宫肌瘤、子宫内膜异位症、纤维瘤、宫外孕)而切除的卵巢组织中的未成熟卵母细胞;行IVM得到的未成熟卵母细胞;IVF刺激周期卵巢反应不良改行IVM得到的未成熟卵母细胞。

(2)IVM技术的不断成熟:为冷冻体外成熟卵母细胞和未成熟卵母细胞提供了研究基础。自20世纪90年代以来,学者们通过在培养基中添加各种成分来提高IVM卵母细胞的发育潜能。虽然取得了一定成绩,但是,由于对人类卵母细胞体外成熟的调节机制尚不完全清楚,导致冷冻保存未成熟卵母细胞及体外成熟卵母细胞中还存在许多问题。

2. 冷冻体外成熟卵母细胞 IVM技术是冻融未成熟卵母细胞及体外成熟卵母细胞的前提,随着体外培养及冷冻技术的不断成熟,目前冷冻体外成熟卵母细胞出生的婴儿也在逐年增加,其安全性研究也是研究者备受关注的问题。例如:体外培养时间对冻融体外成熟卵母细胞可能有影响。因为新鲜未成熟卵母细胞体外培养时间过短,第一极体已经排出,但是胞质可能并未成熟,导致胞质与胞核成熟不同步;相反,培养时间越长,引起质颗粒过早释放,卵母细胞反而失去最佳受精时机。研究证实人类新鲜未成熟卵母细胞的最佳体外培养时间是24~36小时,而且大部分文献中是冷冻24小时体外成熟的卵母细胞。但是未成熟卵母细胞发育速度不同,体外培养不同时间都有成熟的卵母细胞,有研究报道小鼠体外培养22~24小时卵母细胞纺锤体的Retardance值明显衰退。因此,冷冻哪个时间体外成熟卵母细胞的质量更高,也

是临床上面临的重要难题,目前尚无定论。

3. 冷冻未成熟卵母细胞　理论上冷冻未成熟卵母细胞有更大的优势,但是卵裂率及种植率低导致其临床应用面临许多困难。

(1) 形态学因素:处于第一次减数分裂前期,有一个完整的球形核(GV)卵母细胞,染色体被保护在生发泡内,微管结构尚未形成;卵母细胞小,分化程度低,细胞器少;透明带和皮质颗粒少;细胞器分布和排列均匀,细胞膜对水的通透性变化小,这些特点都有利于冷冻保存,减少卵母细胞染色体异常和冷冻损伤。但是目前的报道却不一致,有的研究结果显示,冷冻人类未成熟卵母细胞引起超微结构的改变明显低于成熟卵母细胞,提示冻存尚未形成纺锤体的未成熟卵母细胞似乎是更好的选择。但是也有研究报道显示人类的 GV 期或 MⅠ期卵母细胞冻融后染色体和纺锤体的异常率明显增高。以上研究结果不一致,是否与未成熟卵母细胞质量不同、冷冻方法不同及体外成熟培养体系不同有关,还有待进一步探讨。

(2) 冻融人类未成熟卵母细胞的研究进展缓慢:至今仅有一例获得妊娠的报道,原因之一就是对其冷冻后再成熟的机制尚不清楚。未成熟卵母细胞根据胞核成熟度又分为 MⅠ期和 GV 期,也是影响冻融结果的因素之一。而且卵母细胞卵丘复合物带有包裹紧密的卵丘细胞,不脱卵丘细胞的情况下,在倒置显微镜下很难分清是何时期,有文献报道去除颗粒细胞来区分 MⅠ期和 GV 期,但是关于它们的冻融结局有何差异,文献报道较少。

郑州大学第一附属医院生殖中心的研究结果显示:冻融 GV 期的存活率显著高于冻融 MⅠ期($P<0.05$),其原因可能是处于 GV 期卵母细胞体积小于MⅠ期卵母细胞,减少了冷冻损伤。虽然其体外成熟率明显低于冻融 MⅠ期($P<0.05$),但是两组的纺锤体密度及发育潜能无显著差异,但均低于对照新鲜卵母细胞组。提示冷冻 MⅠ期与 GV 期卵母细胞的发育潜能无明显差异,说明仅从胞核成熟度来看GV 期卵母细胞都处于第一次减数分裂前期,并不能区别其将要发育成优势卵母细胞还是将闭锁退化,而且从不同大小的卵泡内获得的未成熟卵母细胞的发育能力也不同,这可能是冻融 GV 期卵母细胞成熟率低的原因。但是其一旦成熟,纺锤体形成及发育潜能与冻融 MⅠ期无差异,这也与新鲜体外成熟卵母细胞的结果一致。

4. 影响冻融体外成熟和未成熟卵母细胞的体外成熟因素　卵母细胞体外成熟培养技术是冷冻保存体外成熟和未成熟卵母细胞的前提。同时未成熟卵母细胞体外成熟对人类也是一种挑战,因为卵母细胞发育是一个多阶段的复杂的生理过程。影响因素主要有:

(1) 卵母细胞的形态质量及大小:未成熟卵质量也影响其体外成熟率及受精率。Wood 等发现质量优良、形态良好的卵母细胞成熟率和受精率均高于质量欠佳的卵母细胞。研究发现直径≤105μm 的卵母细胞只有 1/3 恢复减数分裂,而直径>105μm的卵母细胞有 2/3 恢复和完成减数分裂,并且,随着卵母细胞直径的增大,卵母细胞恢复和完成减数分裂的能力逐步提高,提示获取较大卵泡中的未成熟卵母细胞,更易成熟。

(2) 解冻复苏后体外培养成熟时间的选择:体外培养的时间越长,达到 MⅡ期卵母细胞越多,但体外培养时间越长,反而使卵母细胞失去最佳的受精时机,出现皮质颗粒过早释放及透明带硬化,卵母细胞受精和囊胚孵出障碍。Smith 发现在体外成熟 28小时和 36 小时的卵母细胞成熟率(73% vs. 77%)、受精率(72% vs. 78%)、分裂率(64% vs. 75%)和妊娠率没有显著差异,表明较早时间的受精同样有效,能防止卵在受精前老化。提示未成熟卵母细胞的最佳体外培养时间域为 24~36 小时。关于冷冻是否会延长其成熟时间,目前尚无定论。

(3) 颗粒细胞共培养:颗粒细胞共培养能提高卵母细胞体外成熟、受精及胚胎发育潜能。Goud 等发现有卵丘的 GV 期卵母细胞成熟率高于裸卵(81.8% vs. 64.3%)。但 Ruppert 等通过程序化慢速冷冻小鼠未成熟卵母细胞带颗粒细胞的复合物结果显示:解冻后颗粒细胞大量丢失,从而影响其发育潜能。但是如果冷冻过程中颗粒细胞未丢失,可能结果比冷冻裸卵更有优势。

(4) 培养介质成分:自 20 世纪 90 年代以来,大量学者通过研究培养基中添加各种成分来改善微环境以促进胞质发育成熟,提高 IVM 卵母细胞的进一步发育能力。目前最通用的是 TCM199+胎牛血清+FSH+hCG+青霉素+链霉素作为基础液,再添加不同的介质成分。而且用不同的体外培养液培养的卵母细胞体外成熟率亦不同,培养介质的成分和培养条件都会影响甚至改变哺乳动物卵母细胞减数分裂的调节。有研究报道体外培养液中加入一种减数分裂酮(MAS),能明显增加来自刺激和非刺激周期的人未成熟卵母细胞的成熟率。但是,随后的研究发现体外培养液中加入 MAS 不仅能增加非整倍体的出现率,还能明显降低卵裂率和胚胎质量,提示体外培养液中不宜加入 MAS。

(5)是否用刺激周期:刺激周期中获得的卵母细胞的颗粒细胞闭锁发生率低,有更高的体外成熟率,达到 MⅡ 阶段百分比大大增加,并在 PCOS 病人中亦发现用 FSH 刺激可提高卵母细胞成熟率,妊娠率也提高。但有人通过随机对照研究后提出了相反的结论,认为虽然从刺激与非刺激卵巢中取得的卵母细胞在形态及分子上有区别,但它们的生殖泡破裂时间及成熟率并没有显著差异,早卵泡期 FSH 启动并不能改善卵母细胞体外成熟。而且有报道 IVF 刺激周期大量促性腺激素(gonadotropin,Gn)会降低体内及体外成熟卵母细胞质量。

三、不同冷冻方法

如前所述,不同冷冻方法中都有不同的影响因素,最终影响卵母细胞的复苏结局。

四、技术因素

技术因素同样是影响卵母细胞冷冻存活的重要因素之一。不同冷冻方法的技术要求也不相同:玻璃化冷冻的技术要求比较高,需要更短的操作时间和更熟练的操作技术。人员必须经过相应的培训和考核,才能进行临床工作,否则必将降低存活率。而程序化慢速冷冻过程中也有许多重要的技术要求,比如:植冰过大,卵母细胞温度降低快来不及脱水而死亡;植冰过短,则达不到植冰效果。此外麦管的存取也要小心谨慎。因此,熟练的操作技术才是提高卵母细胞存活的基础。

此外,影响卵母细胞冷冻存活的因素还有高质量的质量控制、不同的促排卵方案、不同的冷冻载体和不同的培养体系等。

第五节 卵母细胞的复苏

卵母细胞的复苏过程与胚胎的相似,是整个冷冻操作过程的逆转,主要目的是细胞再水合及移去渗透到细胞内的冷冻保护剂。目前主要有:逐步稀释法、蔗糖稀释法。

同时评价冻融成熟卵母细胞质量的指标不仅在于它的存活率,更在于它的种植能力和健康婴儿出生情况。卵母细胞解冻过程中强烈的温度、渗透压变化及细胞毒性等使其极易再次受到损伤,因此解冻过程中温度及时间的选择尤其重要,目前尚有争议。

一、程序慢速冷冻的复苏方法

一般采用与冷冻保护剂成分一致的逐步稀释法。卵母细胞复苏时需要将细胞内的冷冻保护剂用水分子重新置换出来,称为再水化(rehydration)。再水化过程必须逐步进行,以避免细胞内渗透压过高,水分子迅速进入而肿胀、崩解。经过一定时间达到平衡后,再把卵母细胞移入浓度更低的液体中,能使细胞每一次所处的环境变化和受到的应激足够小,从而保持细胞的结构和功能。

影响因素如下:

1. 冰晶重新形成 复温过程中,细胞内可能会再冰晶化而造成损伤。太快容易发生透明带破坏,过慢就会形成细胞内冰晶。快慢之间的界限很窄,细胞内冰晶重新形成开始于 $-85 \sim -70℃$,所以把麦管在空气中气化一定时间,当其温度接近 $-80℃$ 时,就要立即换成快速复温法:通常将冷冻样本直接放到 $30 \sim 31℃$ 水浴中,速率约为 $275℃/min$。快速复温可使细胞很快通过再结晶阶段,从而减少冷冻损伤。

2. 复温速率 卵母细胞投入液氮前的温度对复温后的卵母细胞存活影响极大。采用 PROH 方案时,在相对较高的温度($-30℃$)结束程序冷冻后投入液氮,细胞内冰晶的数量要多于相对于较低的温度($-80 \sim -150℃$)。前者复温速度应较快,冰晶融化同时防止再次形成;后者脱水程度较高,复温速率应较慢,使水分重新进入细胞。

二、玻璃化冷冻的复苏方法

一般采用蔗糖稀释法。解冻时,将卵母细胞放入浓度递减的只含等渗甚至是高渗蔗糖中,蔗糖在吸水时也能有效地避免细胞过度膨胀及渗透性休克死亡。通常采用快速复温法:室温下,复温速率在 $300℃/min$ 以上。因为 $>30℃$ 时,蔗糖也从室温下的非渗透性变成能通过细胞膜而造成细胞肿胀死亡。

三、解冻卵母细胞的受精和培养

(一)观察存活情况

以有完整透明带、正常细胞质结构及卵周间隙小为卵母细胞存活标志(图21-9)。MⅡ期卵母细胞放入受精 G-IVF 培养液中培养,GV 期卵母细胞放入 EGF+17β-E₂+丙酮酸的 IVM 液中体外成熟。

（二）未成熟卵母细胞体外成熟

将 MⅠ期及 GV 期未成熟卵母细胞放入 TCM199+10%胎牛血清+75IU/L FSH+0.5IU/ml hCG+0.05mg/ml 青霉素+0.075mg/ml 链霉素+10ng/ml EGF+1μg/ml 17β-E₂+0.3mmol/L 丙酮酸的体外培养液中,培养 18 小时、24 小时及 48 小时观察第一极体排出为成熟标志。

（三）受精及胚胎分级

选择存活的成熟卵母细胞行 ICSI 授精。注射后放入受精培养液微滴内 37℃、6% CO₂ 培养箱内培养,4～5 小时后观察受精情况,以出现雌雄原核或两极体为受精标志。受精胚胎移入卵裂培养液(G-1)中,再移入囊胚培养液(G-2)中培养 48～90 小时,记录各组胚胎发育情况。所有实验过程要求避光、保温、无菌(图 20-10～20-13)。

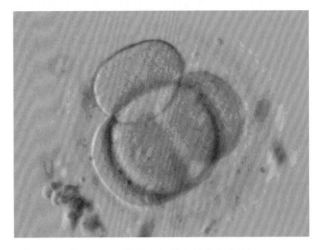

图 20-11 培养 48h 的 4-细胞(×300)

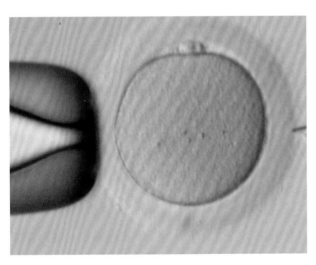

图 20-9 ICSI 授精(×300)

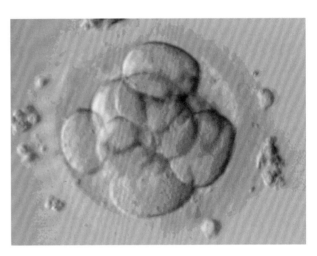

图 20-12 培养 72h 的 8-细胞(×300)

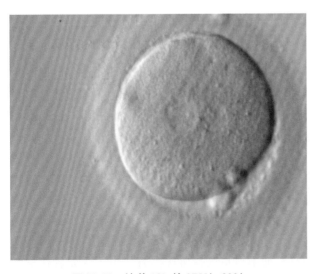

图 20-10 培养 18h 的 2PN(×300)

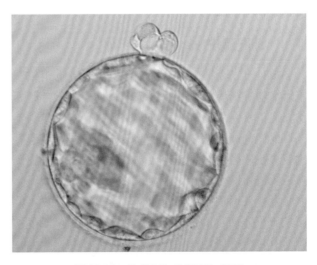

图 20-13 培养 90h 的囊胚(×300)

卵裂期胚胎分级标准(Peter,1990):受精卵在发育到 4～8 细胞阶段时进行评分。Ⅰ级胚胎:卵裂球形状规则、大小均匀且折光性好。Ⅱ级胚胎：卵裂球轻度不规则，折光度稍有变化，胚胎内碎片＜10％。Ⅲ级胚胎：卵裂球轻度不规则，折光性较差，胚胎内碎片＜50％。Ⅳ级胚胎：卵裂球有活力但胚胎内碎片＞50％。Ⅴ级胚胎：受精后48小时未卵裂或迟受精。Ⅵ级胚胎：卵裂球溶解或变暗，胚胎无活力。Ⅰ和Ⅱ级胚胎为优质胚胎。

（四）辅助孵出

是指在胚胎透明带上人工产生一个小孔或将透明带削薄，有助于囊胚克服孵化前的机械性阻力，使囊胚及时充分孵出；有助于增加胚胎移植后的胚胎着床率，尤其对于高龄妇女以及有辅助受孕失败史的妇女。辅助孵化包括激光、机械、酸或酶消化等，采用较多的是激光辅助孵化。但是辅助孵化对胚胎是否有负面影响还存有争议，今后如何优化此项技术，使之更符合生理的孵化机制尚待探讨。

研究证实卵母细胞冷冻复苏后透明带变硬，建议移植前所有胚胎行激光透明带薄化（OCTAX，能量在5~10毫秒）。

（五）内膜准备及随访

采用激素替代周期（hormone replacement therapy，HRT）：从月经周期或撤退性出血的第2~3天起，戊酸雌二醇2mg/d×3天，4mg/d×3天，10~14天后B超监测子宫内膜厚度＞8mm时解冻卵母细胞，当天加用黄体酮60mg/d，直至移植后14天测血β-hCG，＞5U/L时为生化妊娠；移植后第35天B超见到妊娠囊为临床妊娠。黄体支持直至妊娠12周。

第六节　卵母细胞捐赠

卵母细胞捐赠是指有正常生育能力的女性将自身卵母细胞无偿赠送给不孕夫妇，帮助其怀孕的一项辅助生育技术。在医疗实践中，卵母细胞捐赠是治疗卵巢早衰及无卵母细胞等妇女不孕最为常见的医疗模式。

自1984年世界第一例卵母细胞捐赠助孕成功，此项技术在各个国家和地区都取得了一定进展。但是由于文化差异及国情不同，同时卵母细胞捐赠又涉及第三者参与，此项技术也带来了社会、家庭及个人等各个层面的伦理和法律问题，也是生殖领域备受关注的焦点。目前世界各国对于卵母细胞捐赠技术尚无统一实施标准。

一、发展史

1984年，Lutjen等获得了世界第一例使用捐赠卵母细胞进行体外受精，使一名卵巢早衰患者妊娠并分娩正常新生儿，此后卵母细胞捐赠技术成为治疗不孕症的新手段。1987年，Serhal等采用激素替代疗法使一名受卵者获得成功妊娠。1992年，我国第一例赠卵试管婴儿诞生。1994年，我国首例卵巢早衰患者采用捐赠的卵母细胞通过IVF-ET技术妊娠成功并分娩。迄今为止，这项技术已在各国生殖医学中心广泛应用。2010年，国际生育联合会（International federation of fertility societies，IFFS）一项数据也显示：在参与调查的120个国家或地区中，有80%采用卵母细胞捐赠这种治疗模式。接受卵母细胞捐赠的受卵者主要有：卵巢早衰、卵巢抵抗综合征、遗传性疾病基因携带者或染色体异常、绝经和围绝经期及反复体外受精失败的不孕妇女。文献报道其妊娠率为20%~39%，最高为56%~67%。与自然受孕或通过IVF-ET助孕的妇女妊娠率相似。

二、卵母细胞捐赠的价值

卵母细胞捐赠助孕对于家庭、社会以及医学科学研究都有重要价值。对家庭而言：卵母细胞捐赠助孕给卵巢早衰、卵巢抵抗综合征等不孕妇女带来了做母亲的希望。不仅维护了她们的生育权，而且有利于建立完整家庭和使整个家庭幸福。对社会而言：家庭的完整和幸福有利于社会稳定，符合公众利益。对医学科学研究而言：促进了优生学发展和医学临床研究的进步。

三、卵母细胞供需严重失衡的现状

卵母细胞捐赠的可行性已被逐渐认可，但是世界范围内卵母细胞资源短缺已成为全球性问题，目前的现状是卵母细胞供需严重失衡。主要原因如下：

（一）受卵者数量增加

高龄妇女（尤其＞40岁）在等待受卵的妇女中比例呈上升趋势。一部分是由于工作、生活或个人原因而推迟生育年龄；另一部分是由于自然灾害或其他原因丧失孩子，在我国尤其是独生子女（简称"失独"），而不得不选择再次生育。由于受卵者数量增加，世界各国均存在卵母细胞资源短缺的现象，病人需要等待数月甚至数年。由此产生了生殖旅行和跨国卵母细胞非法交易等一系列问题。

（二）世界各地对于卵母细胞捐赠行为的应允程度不同

澳大利亚、德国、瑞典和挪威等国家严禁卵母细胞捐赠行为。而西班牙、丹麦、法国和英国等国家卵母细胞捐赠行为被允许，可以用于不孕治疗和防止遗传性疾病发生。在中国大陆，卵母细胞捐赠者仅限于接受人类辅助生殖治疗周期中取卵妇女的过多的卵母细胞。

不同国家往往对捐赠者年龄、健康状况和捐赠次数等要求也不同。例如：保加利亚要求捐赠者在34岁以下，身体健康且拥有一个健康的孩子，每个捐赠者可以帮助5个孩子出生。克罗地亚规定卵母细胞捐赠者必须要得到心理学家和律师的书面许可。香港禁止有关卵母细胞捐赠的商业性广告。大多数国家都要求是无偿捐赠，禁止从中谋利或请求补偿。

（三）卵母细胞买卖

世界范围内卵母细胞供需矛盾使很多患者不得不前往政策宽松的国家获得赠卵，这种跨国医疗不能从根本上解决卵母细胞资源匮乏的问题，反而刺激一些利欲熏心者为追求经济利益最大化进行卵母细胞买卖交易。影响较大的案例，如英国时装模特摄影师哈里斯通过网络出售名模卵母细胞，吸引富翁出高价购买，从中赚取高额佣金。在生命科学界引起重大震惊和反思的有韩国"黄禹锡事件"，黄本人因侵吞研究经费和非法买卖卵母细胞罪被判处有期徒刑两年，缓期三年执行。此外，各国也不断出现卵母细胞买卖的新闻。

卵母细胞买卖潜藏着巨大的风险：①受金钱利益驱使，为获得更多数量的卵母细胞，过度促排卵对女性存在卵巢过度刺激综合征风险。②作为卖方的女性，往往社会地位较低，求偿能力不足，当她们的合法权利受到损害时只能忍气吞声。③不具有合法性，没有相应的维权机构可供卖方进行追偿。④大都是"地下交易"，缺乏有效监控，安全得不到保障。有危害买、卖双方女性身体健康的风险，卖方还有导致不孕不育的危险。⑤被社会视为一种将生育商业化的行为，不符合社会伦理道德要求。

四、捐赠卵母细胞的来源

卵母细胞捐赠的来源根据不同国家的法律，来源也可能不同。

（一）健康年轻女性

是欧美大多数国家采用的赠卵来源。包括：自愿供卵者；相识供卵者；商业性匿名供卵者。她们通常有以下目的：①无私助人：芬兰调查结果显示卵母细胞赠卵者主要是健康的育龄妇女，她们捐赠的原因仅是无私助人的心理，是无偿的。②经济驱使：在美国，许多18～30岁的女性是通过互联网或校园网得知关于卵母细胞捐赠的信息。她们没有遵循美国生殖医学会和辅助生殖技术协会提供的指导方针，捐赠卵母细胞的目的是可以获得最多100 000美元的报酬。③实现亲子关系的另一种形式：有些赠卵者愿意生活在一个非传统的家庭环境中，她们不愿意抚养照料孩子。但是通过捐赠卵母细胞这种方式，她们可以成为母亲，从而实现亲子关系的另一种形式。

而受卵者对于匿名赠卵和相识赠卵也有不同的选择。很多受卵者想得知更多关于赠卵者的遗传及医疗方面的信息，所以不愿接受匿名赠卵者的捐赠。也有的选择姊妹作为赠卵者，被看做是另一种形式的对母亲遗传信息的分享。但是在英国和北美的大多数受卵者，更愿意选择匿名赠卵者。因为她们把赠卵者看做家庭关系的第三方，有破坏家庭关系的风险。

（二）IVF周期中过多的卵母细胞

是中国和英国等地区积极采用的赠卵来源。随着的卵母细胞冷冻技术的不断成熟，冷冻IVF周期获卵数多的卵母细胞用于赠卵的将显示出更大优越性：冻存数量较多或特殊原因取卵日不能受精的卵母细胞，日后用于自体移植，增加累计妊娠率；妊娠后捐赠给无卵患者，既可以避免伦理或法律限制，又可以解决卵母细胞供不应求的难题。冷冻卵母细胞赠卵的优点：保证赠卵者在赠卵前复查各种传染疾病；更容易保持胚胎发育与受卵者内膜的一致性；减少冻存胚胎期间出现的意外问题；充分保证赠卵患者的利益，待其产下健康婴儿后再将多余的冻卵捐赠，符合伦理和人道主义。同时也减轻了社会对非患者卵母细胞捐赠者的依赖。

英国人类受精和胚胎管理局（Human Fertilisation and Embryology Authority，HFEA）摸索出一套行之有效的IVF周期中过多的卵母细胞捐赠制度：①遵循两个总原则：一是要求生殖医学中心除依据法律规定外，还需与捐、受双方各签订一份明确的书面协议；二是当赠卵者获取的卵母细胞数量不足时，可先选择保留卵母细胞供自己治疗使用。②一个IVF治疗周期,一个赠卵者提供的卵母细胞不能超过两个受卵者,同时捐赠的卵母细胞数量和分配方式也有具体规定。③捐卵者有权设定卵母细胞的使用限制(如:储存期等)。④HFEA要求生殖医学中心向捐、受双方提供定向咨询和心理指导,不仅提高操作透明度,还要定期接受检查和评估。

(三) IVM为卵母细胞捐赠提供新途径

IVM技术的发展使未成熟卵母细胞可经体外培养成熟,为卵母细胞捐赠的来源提供了更多选择。目前已有获得成功的报道。

(四) 不同发育阶段的卵泡以及卵巢组织冷冻技术

卵巢组织冷冻可以保存大量结构完整,具有活力及发育能力的原始卵泡,已经应用于临床获得妊娠,具有广阔应用前景。可以为卵母细胞捐赠提供方便,为卵巢早衰及恶性肿瘤等患者的治疗开辟一条新途径,也为生物多样化和种质资源保护提供了一个有效方法。但是,目前人类卵巢组织冷冻的研究还处于初级阶段,冷冻方案、移植技术和体外培养系统均不完善,临床应用面临巨大困难。

五、卵母细胞捐赠的实施程序

卵母细胞捐赠实施的主要程序有:首先进行伦理审批;赠卵者与受卵者的咨询;赠卵者与受卵者的募集与筛选。其次捐、受双方签署知情同意及法律文书。最后是捐、受双方卵母细胞捐赠的临床治疗方案。

(一) 赠卵者的准备

向赠卵者提供相应的心理咨询,确保卵母细胞捐赠行为是完全自愿的。赠卵者需排除患有传染性和遗传性疾病。如果一切正常,赠卵者需在促性腺激素的作用下募集较多卵母细胞。

(二) 受卵者的准备

受卵者在胚胎移植周期需口服雌孕激素调整

子宫内膜,使其适于胚胎种植。另外,由于高龄女性更容易患心血管疾病、糖尿病以及乳腺癌等,并在妊娠晚期加重和产生严重并发症。因此,对于高龄女性受卵者来说,产前咨询与评估很重要。

(三) 捐、受双方年龄因素

因为高龄女性的卵母细胞质量和子宫接受能力下降,都会降低妊娠率。因此赠卵者通常选择年轻女性,一般选择<35岁的女性。而关于受卵者年龄对IVF受孕的影响,目前尚存争议。有学者对比结果表明不同年龄阶段的受卵者妊娠率无差异。但也有研究表明:>45岁以上的受卵者妊娠率降低,而流产率增高。

六、卵母细胞捐赠技术的展望

严重供需失衡的状况给唯利是图者提供了巨大的利润市场,卵母细胞黑市和代孕等应运而生。利益的驱动使操纵者降低了卵母细胞捐赠要求,隐瞒医疗及伦理风险。另外,由于缺乏操作技术及伦理监管,后代近亲婚配的几率增加,对人类生命伦理秩序乃至整个社会秩序的稳定都可能带来巨大冲击,应引起充分重视。

因此,卵母细胞捐赠技术将面临的最大问题是解决供需失衡的现状和建立合理的卵母细胞捐赠模式。应对策略有:医疗策略是建立"人类卵母细胞库",其中有冻存卵母细胞且受孕的女性是卵母细胞捐赠的潜在人群。生殖医学专家对此进行了大量探索,已使部分患者受益。政策支持是相关部门应加大力度宣传,使更多人了解、接受并支持捐赠卵母细胞行为,使潜在的卵母细胞捐赠人群加入到捐赠队伍中,并提供相应政策支持。卵母细胞捐赠技术尚处于发展和探索阶段,实施机构都应该严格遵守相关政策法规及临床指征,不得滥用,最终使其真正造福于人类。

第七节 卵母细胞捐赠的伦理、法律和宗教问题

卵母细胞捐赠是涉及第三者参与的辅助生殖技术,将产生社会、家庭及个人等各个层面的伦理问题。充分告知捐、受双方可能的医疗风险及伦理问题,是其捐赠卵母细胞助孕实施的前提,同时相关法律法规的出台将是捐赠者、受赠者、后代及家庭等权益的保障。

一、卵母细胞捐赠的伦理问题

自从卵母细胞捐赠技术出现以来,研究者们对其伦理问题一直争论不休。

(一) 子代近亲结婚

我国《婚姻法》规定,直系以及三代以内旁系血

亲均属于近亲范畴。赠、受卵双方后三代主动配合随访是避免子代近亲结婚的前提,问题的焦点是接受卵母细胞的夫妇是否告知子代基因来源。此外,随着卵母细胞买卖的出现,黑中介不会对卵母细胞的去向进行跟踪随访,也增加了子代近亲结婚的潜在风险。

(二) 亲子关系及其权利的界定

通过卵母细胞捐赠出生的孩子,在养育母亲和遗传学母亲中,哪一个是对其具有道德上和法律上的权利和义务的母亲? 各国规定也不尽相同:英国认可孩子为避免近亲结婚而查询遗传学母亲的权利;瑞士规定可以获得特定遗传学母亲的信息;德国规定经医师会批准可以了解遗传学母亲的信息;有国家(如法国)规定孩子没有出生知情权。我国现有法律规定,养育母亲对所生孩子具有相应法律上的权利和义务,遗传学母亲对孩子不享有和履行法律上的权利和义务。

(三) 捐赠卵母细胞是免费、补偿、还是付费?

关于捐赠卵母细胞是免费、补偿、还是付费的问题,尚存在于许多争议。美国国家科学院和加州理工学院再生医学机构指出,为了避免利益冲突和不良影响,认为捐赠卵母细胞的妇女不应该获得任何经济补偿。我国只允许无偿捐赠卵母细胞。有的国家和地区规定捐赠卵母细胞获得一定的经济补偿是合法的。

(四) 赠、受卵双方是全盲、半盲还是相互了解

同样关于赠、受卵双方是全盲、半盲还是相互了解的问题,各国根据自己具体的伦理及宗教的不同,实施的规定也不同。西方不少国家,如美国生育医学协会伦理委员会支持公开披露捐赠者的身份。2005 年起英国卫生部规定赠、受卵双方享有知情的权利,孩子 18 岁时有权知道他们的卵母细胞捐赠者的身份。但是仍然存在对于一些复杂的问题(如:由谁来告知子女、何时告知、告知后子女的各项费用应该由谁承担及赠卵者自己的子女是否应该知情等)尚无统一结论。

目前,我国对于卵母细胞捐赠采取双盲原则,即赠、受双方对于卵母细胞的来源和去向均不知晓。并且,根据《人类辅助生殖技术和人类精子库伦理原则》规定,实施机构和医务人员对卵母细胞捐赠者和受卵者有实行匿名和保密的义务。

(五) 特殊人群的卵母细胞捐赠的伦理问题

HIV/AIDS 在全球的迅速蔓延已成为严重的公共卫生问题和社会问题。针对这一日益扩大的弱势群体,国际公约和人权文件规定 AIDS 病人应享有基本的人权保护,包括缔结婚姻和生育权。还有同性恋者和残疾夫妇等特殊人群要求卵母细胞捐赠,如果把卵母细胞捐赠给他们,应该考虑到捐赠者的意愿和孩子的生存权。这无疑也是对各国卵母细胞捐赠技术提出的伦理挑战。

二、卵母细胞捐赠的法律和宗教问题

大多数国家对于卵母细胞捐赠都有明确的法律规定,但是由于每个国家、地区的民族制度、法律、宗教与习俗不同,在制定有关法律和伦理规定方面,既有共同原则,也有不同条例。

(一) 中国的法规和伦理规定

目前,我国"两岸三地"就卵母细胞捐赠问题制定了详略不等、层级不一的法律和伦理规定。

1. 中国内地的法规和伦理规定 在中国内地,根据国家卫生和计划生育委员会《技术规范》、《基本标准》和《伦理原则》等相关规定。受卵者的适应证为:女方是严重的遗传性疾病携带者或患者;丧失产生卵母细胞的能力;具有明显的影响卵母细胞数量和质量的因素。赠卵者适应证为:①仅限于接受人类辅助生殖治疗周期中取卵的妇女;②为保证赠卵者的切身利益,应当在其每周期取成熟卵母细胞 20 个以上,并保留 15 个以上的基础上进行赠卵;③应当在赠卵者对所赠卵母细胞的用途、自身权利和义务完全知情同意的基础上进行;④对赠卵者应参照供精者筛选的程序和标准进行相关的健康检查及管理;⑤对实施赠卵技术获得的胚胎必须进行冷冻,对赠卵者应在 6 个月后进行艾滋病抗体和其他相关疾病的检查,获得确定安全的结果后方可解冻相关胚胎;⑥对接受赠卵的患者要依据情况和就诊时间进行排队;⑦严禁任何形式的商业化赠卵和供卵行为;⑧赠卵的临床随访率必须达 100%;⑨为防止后代近亲通婚,赠卵者有义务接受该中心对妊娠情况及出生后代的随访;⑩同意遵守赠者和受者、赠者和后代互盲的原则。已经审批开展人类辅助生殖技术的各机构应严格控制卵母细胞捐赠技术的实施,严格掌握适应证。未经审批,禁止任何机构实施卵母细胞捐赠技术。

2. 中国香港的法规和伦理规定 中国香港《生殖技术及胚胎研究事务守则》对卵母细胞捐赠者规定:捐赠者年龄<35 岁;须接受遗传病家族史和传染病检查,捐赠 6 个月后复查 HIV;匿名捐赠卵母细胞的储存期最长 10 年;成功助孕 3 次妊娠为止;捐赠

者须签定知情同意书,并指明卵母细胞用途;捐赠是无偿的。

3. 中国台湾省的法规和伦理规定 中国台湾省卫生署通过《人工协助生殖技术管理办法》也对卵母细胞捐赠者的资格作了限制:①捐赠者须具备一定的民事行为能力,应以成年人为宜;②为避免生殖细胞沦为商品,捐赠是无偿的,不能成为交易行为;③为避免捐赠者在多处重复捐赠,造成血缘混乱,已经在他处捐赠卵母细胞的不得再有捐献行为。

(二)国外相关的法规和伦理规定

1. 2009 年国际妇产联盟人类生殖健康伦理委员会建议 卵母细胞捐献者应接受相关疾病的检查并充分知情同意;捐献是无偿的,应防止商业化;应由国家专业机构监管;应用赠送的卵母细胞延长女性自然生育年龄时,必须要考虑高龄带来的风险和对子代的潜在影响。

2. 美国 美国不孕诊所不需要法律审批许可,关于卵母细胞捐赠的募集和管理也无统一标准。2007 年美国生殖医学协会(ASRM)规定可对赠卵者给予一定的经济补偿,但补偿总和不能超过 10 000 美元。2008 年又颁布了《配子和胚胎捐赠指南》规定:捐赠者必须年满 21 岁,18~20 岁的捐卵者必须先接受精神科医师的评估。2013 年又提出:年龄>50 岁的不孕患者进行赠胚移植之前要进行的医疗评估,对于存在产科并发症风险或者年龄>55 岁的患者禁止进行赠卵移植。目前美国越来越多的人支持与国际社会接轨,制定相关法规和严格监督以确保卵母细胞捐赠的安全性。

3. 英国 1990 年制定了《人类受精和胚胎学法案》,禁止为卵母细胞捐赠支付任何报酬,仅可象征性给予 15 英镑报销路费。2006 年规定补偿不能超过 250 英镑。

4. 加拿大 根据政府托管服务规定:卵母细胞捐赠者年龄≤35 岁;可为受卵者的亲属(如姐妹、侄女或朋友);需进行捐赠者和其性伴侣的 HIV1、HIV2、梅毒、HBV、HCV 等传染病;为赠卵者和受卵者提供心理咨询;禁止为卵母细胞捐赠者支付任何报酬。

5. 欧盟 欧洲人类生殖与胚胎学协会(ESHRE)规定:卵母细胞捐赠者年龄为 18~36 岁;应得到充分告知并在任何时间捐赠者有权知道其卵母细胞使用情况;进行健康筛查传染性疾病及遗传性疾病;鼓励匿名赠卵者;不支持补偿,但可报销路费并限制数额;最多捐赠次数各国有相应规定。

6. 其他国家 卵母细胞捐赠被禁止的国家有:葡萄牙、沙特阿拉伯、奥地利、日本、约旦、孟加拉国、埃及、德国、摩洛哥、挪威、瑞士、突尼斯和土耳其。在法国允许生育过的女性捐赠,但禁止卵母细胞交易;在韩国允许捐赠可支付部分费用,同样禁止卵母细胞交易。

三、对我国卵母细胞捐赠模式的思考

为安全合理地实施人类辅助生殖技术,保障个人、家庭及后代的健康和利益,维护社会公共利益,我国医疗实践中禁止商业化赠卵,而且赠卵者仅限于接受人类辅助生殖治疗周期中取卵的妇女。以上规定虽然在一定程度上保证了卵母细胞捐赠的安全性,但是也限制了卵母细胞的来源。同时在临床应用过程中还存在以下问题:大多数接受体外受精治疗的不孕夫妇担心自己的助孕结局受到影响,往往拒绝捐赠卵母细胞;在获卵数超过 20 个的妇女中,PCOS 患者占了相当大的比例,而 PCOS 存在遗传风险,能否供卵存在争议;对于一些收入较高的受卵者担心卵母细胞质量不佳,影响后代遗传基因和妊娠成功率。这些原因都可能促使受卵者倾向于选择非法的商业化赠卵。

目前,我国国家卫生和计划生育委员会和总后勤部卫生部联合启动的人类辅助生殖技术管理专项整治行动,就把非法买卖卵母细胞以及随意销售和滥用促排卵药物作为重点打击对象。我国目前缺乏的是一套合理的卵母细胞捐赠模式和监管体系,以构建科学合理的卵母细胞补偿捐献制度。

我国须建立一套合理的赠卵管理体系及审查制度,有专家建议可以借鉴国外经验,从以下方面努力:①制订我国伦理委员会操作指南和相应的规范,对卵母细胞捐赠者进行合理补偿和有效管理;②详细制定我国关于赠卵者与受卵者年龄的限制标准,必要时参照国际惯例;③进行伦理调控,做好监督与审查;④加强法律控制,科学规避潜在的风险;⑤加强相关医学伦理知识的宣传普及,为广大患者、家属、医务人员提供必要的咨询服务,正确处理医疗实践中遇到的伦理和宗教问题。

综上所述,随着卵母细胞捐赠助孕技术的发展,可能产生配子供求失衡、配子商业化及后代近亲婚配、配子及后代的法律地位等一系列医学、伦理及法律问题,并可能遭遇特殊受赠者的伦理困惑。因此,严格的伦理监管及相关法律的出台才能引导世界卵母细胞捐赠助孕技术走向良性发展之路。

【专家提示】

1. 充分了解低温冷冻的生物物理学原理及人类卵母细胞的低温生物学特点,最大限度减少冷冻损伤。

2. 玻璃化冷冻是目前人类卵母细胞冷冻保存的主要方法,但是要选择渗透性高而毒性小的冷冻方案。

3. 不同冷冻方法还不能完全避免对人类卵母细胞的功能和超微结构方面的影响,对其出生的子代必须进行长期细致的多指标观察及相关基础研究。

4. 冷冻人类体内成熟卵母细胞要考虑到注射 hCG 后的取卵时间、取卵后冷冻时间、冷冻程序时间及解冻后孵育时间。

5. 冷冻人类体外成熟和未成熟卵母细胞时,要考虑到提高卵母细胞体外成熟培养技术。

6. 卵母细胞捐赠技术将面临的最大问题是解决供需失衡的现状和建立合理的卵母细胞捐赠模式。

7. 在卵母细胞捐赠时要充分告知赠、受双方可能的医疗风险及伦理问题,同时相关法律法规的出台将是捐赠者、受赠者、后代及家庭等权益的保障。

(宋文妍 孙莹璞)

参 考 文 献

1. 中华人民共和国卫生部.《人类辅助生殖技术管理办法》(2001 年卫生部第 14 号令).

2. 中华人民共和国卫生部.《人类辅助生殖技术规范》(卫科教发[2003]176 号).

3. 中华人民共和国卫生部.《人类精子库管理办法》(2001 年卫生部第 15 号令).

4. 中华医学会.临床指南-辅助生殖技术与精子库分册[M].北京:人民卫生出版社,2009:64-80.

5. 卢惠霖,卢光琇.人类生殖与生殖工程[M].郑州:河南科学技术出版社,2001.

6. 庄广伦.现代辅助生育技术[M].北京:人民卫生出版社,2005:123,238-241.

7. 黄国宁,孙海翔.体外受精-胚胎移植实验室技术[M].北京:人民卫生出版社,2012:95-115,163-175.

8. 乔杰.生殖工程学[M].北京:人民卫生出版社,2007:88-133.

9. 李媛.人类辅助生殖实验技术[M].北京:科学出版社,2008:80-100.

10. Bagis H,Sagirkaya H,Mercan HO,et al. Vitrification of pronuclear stage mouse embryos on solid surface(SSV)versus in cryotube:comparison of the effect of equilibration time and different sugars in the vitrification solution[J]. Mol Reprod,2004,67(2):186-192.

11. Noyes N,Porcu E,Borini A. Over 900 oocyte cryopreservation babies born with no apparent increase in congenital anomalies[J]. Reprod Biomed Online,2009,18(6):769-776.

12. Nagy ZP,Chang CC,Shapiro DB,et al. The efficacy and safety of human oocyte vitrification[J]. Semin Reprod Med,2009,27(6):450-455.

13. Cavilla JL,Kennedy CR,Baltsen M,et al. The effects of meiosis activating sterol on in-vitro maturation and fertilization of human oocytes from stimulated and unstimulated ovaries[J]. Hum Reprod,2001,16(3):547-555.

14. Smith SD,Mikkelsen A,Lindenberg S. Development of human oocytes matured in vitro for 28 or 36 hours[J]. Fertil Steril,2000,73(3):541-544.

15. Toth TL,Lanzendorf SE,Sandow BA,et al. Cryopreservation of human prophase I oocytes collected from unstimulated follicles[J]. Fertil Steril,1994,61(6):1077-1082.

16. Chung HM,Hong SW,Lim JM,et al. In vitro blastocyst formation of human oocytes obtained from unstimulated and stimulated cycles after vitrification at various maturational stages[J]. Fertil Steril,2000,73(3):545-551.

17. Chen ZJ,Li M,Li Y,et al. Effects of sucrose concentration on the developmental potential of human frozen-thawed oocytes at different stages of maturity[J]. Hum Reprod,2004,19(10):2345-2349.

18. Smorag Z,Katska L. Reversible changes in dissolution of the zona pellucida of immature bovineoocytes[J]. Theriogenology,1988,30(1):13-22.

19. Pelletier C,Keefe DL,Trimarchi JR. Noninvasive polarized light microscopy quantitatively distinguishes the multilaminar structure of the zona pellucida of living human eggs and embryos[J]. Fertil Steril,2004,81(1):850-856.

20. Shen Y,Stalf T,MehnertC,et al. High magnitude of light retardation by the zona pellucida isassociated with conception-cycles[J]. Hum Reprod,2005,20(6):1596-1606.

21. Montag M,SchimmingT,Köster M,et al. Oocyte zone birefringence intensity is associated with embryonic implantation potential in ICSI cycles[J]. Reprod Biomed Online,2008,16(2):239-244.

22. Cobo A,Rubio C,Gerli S,et al. Use of fluorescence in situ hybridization to assess the chromosomal status of embryos obtained from cryopreserved oocytes[J]. Fertil Steril,2001,(75):354-360.

23. Li XH, Chen SU, Zhang X, et al. Cryopreserved oocytes of infertile couples undergoing assisted reproductive technology could be an important source of oocyte donation: a clinical report of successful pregnancies[J]. Hum Reprod, 2005, 20 (12): 3390-3394.

24. Chian RC, Son WY, Huang JY, et al. High survival rates and pregnancies of human oocytes following vitrification: preliminary report[J]. Fertil Steril, 2005, 84(1): 36.

25. Nagy ZP, Chang CC, ShapiroDB, et al. The efficacy and safety of human oocyte vitrification[J]. Semin Reprod Med, 2009, 27(6): 450-455.

26. Dozortsev D, Nagy P, Abdelmassih S, et al. The optimal time for intracytoplasmic sperm injection in the human is from 37 to 41 hours after administration of human chorionic gonadotropin[J]. Fertil Steril, 2004, 82(6): 1492-1496.

27. Hong SW, Chung HM, Lim JM, et al. Improved human oocyte development after vitrification: a comparison of thawing methods[J]. Fertil Steril, 1999, 72(1): 142-146.

28. Seo JT, Ko WJ. Predictive factors of successful testicular sperm recovery in non-obstructive azoospermia patients[J]. Int J Androl, 2001, 24(5): 306-310.

29. Ermanno Greco, Marcello Iacobelli, Laura Rienzi. Birth of a healthy boy after fertilization of cryopreserved oocytes with cryopreserved testicular spermatozoa from a man with non-mosaic Klinefelter syndrome[J]. Fertil Steril, 2008, 89(4): 105-107.

30. Gook DA, Hale L, Edgar DH. Live birth following transfer of a cryopreserved embryo generated from a cryopreserved oocyte and a cryopreserved sperm: Case report[J]. J Assist Reprod Genet, 2007, 24(1): 43-45.

31. Grace Ching Ching Tjer, Tony Tak Yu Chiu, Lai Ping Cheung, et al. Birth of a healthy baby after transfer of blastocysts derived from cryopreserved human oocytes fertilized with frozen spermatozoa[J]. Fertil Steril, 2005, 83(5): 15471-15473.

实验室篇

第四篇

第二十一章

卵巢功能的检查

卵巢正常功能的形成及维持依赖 H-P-O 生殖轴以及体内自分泌/旁分泌等调节机制的网络调控,而体内外不良因素的干扰(如遗传、环境、感染、疾病、手术和营养等)均可影响卵巢的正常功能。目前,临床上并没有准确的检测方法用来预测卵巢功能,仅能通过对患者年龄、生育状态及临床/实验室评估来预测卵巢功能。卵巢功能检测主要包括排卵的监测、黄体功能的检查以及卵巢储备功能的评估三大方面,其中排卵监测包括基础体温测量、宫颈黏液或阴道细胞涂片观察、子宫内膜组织学检查、血清雌二醇/黄体酮检测或血/尿 LH 峰监测、B 超监测卵泡发育等;黄体功能检查主要有基础体温测量、子宫内膜组织学检查以及黄体中期雌二醇/黄体酮检查;卵巢储备功能状况可通过年龄、激素测定如基础血清促卵泡素、雌二醇及抑制素等、克罗米芬等刺激试验、超声多普勒测定卵巢血流、卵巢体积及窦卵泡数目等解剖学特点进行观察予以评价,大于 40 岁的女性被公认为卵巢低反应对象,基础性激素及抗米勒管激素(AMH)水平是目前临床上常用的评估卵巢储备功能的指标。

第一节　基础体温测量法

自 1904 年 Van de Velde 发现基础体温(basal body temperature,BBT)与卵巢功能的关系后,多项检测证实 BBT 受卵巢雌、孕激素的周期性变化影响。在正常月经周期中,BBT 呈特征性变化,卵泡期 BBT 处于低体温期(36.6℃以下),排卵后黄体形成产生高孕酮水平作用于体温调节中枢,体温可上升 0.3～0.5℃达到高体温期,该种正常的曲线形式称为双相体温;若月经周期中无排卵,黄体形成受阻,体温将持续在相对低的水平,此时称为单相体温。BBT 测量法是一种简单且廉价的检测手段,仅需一支体温表(口表)及一张基础体温单,因患者可长期并自行进行,故已成为女性生殖内分泌检查(尤其是女性不孕症诊治)不可或缺的检测手段之一,已被广泛应用于临床。

(一) BBT 测量及记录方法

体内外多种因素均可造成体温波动,因此经 6～8 小时睡眠后静息状态下所测得的体温即基础体温,它是机体处于最基本生理活动下的体温,是机体在静息状态下能量代谢水平的反映。

从月经周期的第一天开始,体温计(将水银柱甩至 36℃以下)于临睡前放置于伸手可取的地方,次日清晨睡醒后禁止起床、大小便、吸烟、进食、谈话等,立即将体温表放于舌下,测量口腔体温 5 分钟,将每日测得体温记录在基础体温单上,逐日记录测得的结果并绘成曲线。BBT 测量时间最好固定(5～7 点测量最佳),并应坚持测量至少 3 个月经周期,熟睡时间不应<4 小时,夜班工作者也应保证 6～8 小时的睡眠时间。如有不适或其他可能影响体温的因素,如失眠、熬夜、感冒、月经周期下腹隐痛、阴道点滴出血、白带增多等症状,以及因不适所进行的检查、所用治疗(即服药开始和停止的具体时间)等,均应在体温单上注明,以作参考,并标出月经期(在

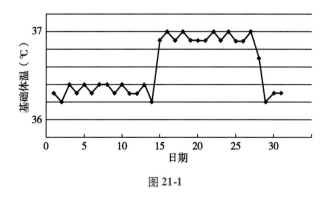

图 21-1

455

体温点处以"×"表示)和性交日(在体温点外画圈"○"表示)。

(二) BBT 的临床应用及意义

1. 排卵期监测 一般卵泡期基础体温为36.5℃上下浮动,体温曲线呈锯齿状;黄体期体温上升0.3~0.5℃并持续至经前一日或月经期第一日。若出现双相体温仅能表示有卵泡成熟及孕酮分泌,但不能确定卵泡是否破裂而发生排卵,如黄素化未破裂卵泡综合征(LUFS);而若呈现单相体温,则提示一定无排卵。排卵发生于 BBT 上升前1~2天。

2. 黄体功能观察 正常月经周期女性,黄体期长短亦不完全相同,约12~16天,排卵后 BBT 上升,且体温升高持续≥12天,超过18天应警惕早孕的可能。若 BBT 上升<12天,说明黄体功能不足;若黄体期体温上升幅度不足0.3~0.5℃,亦属于黄体功能不足表现。

3. 指导安全期避孕 月经周期第一天到体温连续升高3天之间不应性生活,排卵前任何时候不宜性生活,因为无法预测何时能排卵。BBT 持续升高约3天后,在下次月经来临前约10天则是性生活的不易受孕期。

4. 指导不孕夫妇受孕 精子在女性生殖道内可存活约2~3天,而卵子排出24小时后开始老化,逐渐失去受精能力。应按精子等待卵子的原则,指导不孕夫妇在排卵前而不是在排卵后1~2天同房,可提高怀孕概率。

5. 其他 因内异位症病灶出血后可产生吸收热,故月经期间 BBT 双相体温仍不降低且伴痛经者,应高度怀疑子宫内膜异位症可能;针对月经周期不规律患者,可根据 BBT 记录估计下次月经来潮前2~3天行子宫内膜活检,了解子宫内膜有无分泌反应及黄体功能等。

第二节 B超在卵巢功能评估中的应用

B超检查可根据需要选择经腹及经阴道超声两种,监测卵泡发育及成熟直观准确,可连续观察,目前是临床上卵泡监测的首选。我们知道,卵巢储备功能即指卵巢皮质区残存的卵泡数发育成熟至获得受精的能力,其体现在卵巢基础状态卵泡数及卵子质量两方面,其中生长卵泡(窦卵泡)数目反映了卵巢的基础状态及储备能力,直接影响最终的获卵数及 ART 结局。经阴道超声进行卵巢大小及卵巢基质血流测定、卵巢窦卵泡计数(antral follicle count,AFC)以及排卵监测,并联合分析其他检测指标,可评估并预测卵巢功能。

(一) 临床应用

月经周期第2~3天行阴道超声检查。经阴道超声记录双侧卵巢的大小、形态,计数双侧卵巢内直径介于2~9mm 的卵泡数(AFC),测量卵巢髓质部位基质动脉血流频谱收缩期峰值(PSV)、搏动指数(PI)及阻力指数(RI)。根据卵泡的大小决定再次监测卵泡的时间,卵泡的增长速度一般为1~3mm/天,临近排卵时增长快,可达3~4mm/天,排卵前5小时可增长7mm。卵泡直径12mm 时每3天监测一次;直径14mm 时每2天监测一次;直径16mm 时每天监测,当优势卵泡直径达18mm 或以上,给予 Hcg10 000IU 促排。若排卵异常,可连续监测2~3个周期。

1. 正常周期卵泡发育的超声观察

正常的成熟卵泡声像图具有以下特征:①卵泡最大直径≥20mm,范围18~24mm,直径小于18mm者为未成熟卵泡,多不能排卵;②卵泡外观饱满,壁薄而清晰;③卵泡位置移向卵巢表面,向外突出,一侧无卵巢组织覆盖。

已排卵的超声征象:①卵泡消失或缩小,同时伴有内壁塌陷;②在缩小的卵泡腔内出现中低回声,随后卵泡腔增大,其内回声增强,提示已有早期黄体形成;③子宫直肠陷凹有少量积液。

2. 异常周期卵泡发育的超声观察 B超下卵泡发育监测过程中,发现月经规律的育龄女性中,仍有少数出现异常周期,伴偶然或持续发生,如连续超声监测无优势卵泡发育、排卵前卵泡直径不足18mm、卵泡发育过度并排卵前卵泡直径超过32mm、LUFS以及 PCOS 等,持续发生周期异常可影响卵巢功能并直接导致不育。

(二) 临床意义

B超下行窦卵泡计数,在图像上可见直径为2~10mm 的无回声,内充满卵泡液。AFC 可作为单个预测卵巢反应性的指标,是目前临床上敏感性及特异性均较高的预测方法。卵巢基础状态下的窦卵泡数与卵巢储备相关,2011年欧洲人类生殖及胚胎学会(ES-HRE)年会上制定的博洛尼亚标准提出,AFC<5~7个时,卵巢储备功能下降,促性腺激素起始用量增加有助于降低临床周期取消率;当 AFC 为5~10个时,可预测卵巢反应正常;而 AFC>12个时可作为预警,提示卵巢过度刺激综合征的发生的风险,文献报道标准显示,总卵泡数≥14个或单侧卵巢卵泡数>10个或获卵数>15个可预测卵巢高反应性的风险。

有研究表明,卵巢功能降低可导致卵巢体积缩小,且卵巢体积越大,获卵数越多,认为卵巢体积一定程度上可以反映卵巢储备功能。随着三维超声的发展,目前临床上卵巢血流测定也逐渐被普及,认为卵巢储备功能与卵巢血供密切相关,由于始基卵泡由基质血管直接传输营养,故对卵巢基质血流的测量也能够较准确地反映卵巢功能。

第三节　内分泌学检测

女性生殖系统受 H-P-O 轴调控,卵巢分泌的甾体激素及下丘脑-垂体分泌的促性腺激素彼此调节又相互制约,并共同调控卵巢功能。因此,检测相关内分泌指标,是目前临床上评估及预测卵巢功能的常见手段之一。在女性不孕症诊治过程中,内分泌学检测主要包括激素水平测定及相关细胞因子检测。通常于月经周期第2~3天采患者外周血检测基础值,且于月经周期第22天采血测定雌孕激素以了解排卵及黄体功能,常用检测方法有免疫化学发光法、放射免疫检测法(RIA)、酶联免疫吸附试验测定法(ELISA),近年来,使用无放射性核素免疫分析系统,免疫化学发光法正逐步广泛应用于临床。

(一) 垂体促性腺激素测定

FSH、LH 是垂体分泌的促性腺激素,两种激素的分泌受下丘脑 GnRH 和雌、孕激素的调控,且随月经周期出现周期性变化,临床上常用月经周期第2~3天的血清 FSH、LH 水平作为 FSH、LH 基础水平。FSH 的生理功能主要是促进卵泡成熟及分泌雌激素;而 LH 的生理功能主要是促进女性排卵及黄体生成,且促进黄体分泌孕激素及雌激素。

基础 FSH 水平对 ART 结局有重要的预测价值。卵巢储备功能与获卵数密切相关,获卵数及可供移植的优良胚胎数严重影响妊娠率。早期研究就表明,基础 FSH(bFSH)水平随卵巢功能的降低而升高,其分泌水平与抑制素 B(INHB)和雌二醇(E_2)的负反馈调控强度密切相关,进而反映卵巢储备功能,是目前临床上重要的评估指标。bFSH 正常值范围为 5~15IU/L,bLH 为 5~15IU/L,数据显示排卵前峰值均可达 2 倍以上。bFSH>15IU/L 时,提示卵巢储备功能及受孕能力下降,也即卵巢功能下降;bFSH>40IU/L 时可提示卵巢功能衰竭;研究显示基础 FSH/LH 比值预测卵巢功能优于年龄及 bFSH,其比值升高,可提示卵巢储备功能下降,但其比值阈值尚无统一标准,有文献报道 bFSH/bLH>2~3.5,可提示卵巢储备功能不良,此时患者卵巢反应性欠佳。

(二) 雌激素测定

血清雌激素主要由生长卵泡的颗粒细胞产生,随卵泡的生长,其分泌水平逐渐升高,可作为监测卵泡生长发育及卵巢功能评估的一个重要指标,包括雌酮(estrone,E_1)、雌二醇(estradiol,E_2)、雌三醇(estriol,E_3),其中 E_2 活性最强。E_2 主要作用是维持女性生殖功能及第二性征,它在正常月经周期中随卵巢内分泌的周期性变化而变化:卵泡早期处于低水平,排卵前1~2天达到第一次高峰,排卵后则迅速下降,黄体形成后再次升高形成第二次高峰,黄体萎缩后又逐渐下降至卵泡早期水平。

通过检测血 E_2 水平,能比较准确的评估卵巢功能,明确是否排卵,同时判断不育的原因:

1. 评估卵巢功能　月经周期第2~3天血基础雌二醇(bE_2)水平低下,此时 E_2<184pmol/L(50pg/ml)。有文献报道,在卵巢功能下降早期,基础 E_2 水平为 50~80pg/ml,此时妊娠率降低;当基础 E_2>100pg/ml 时,卵巢反应差。然而,bE_2 容易受到其他因素,如卵巢囊肿、使用激素类药物等,bE_2 单独评估卵巢功能准确率较低,需结合年龄及 bFSH 等其他指标综合评估。

2. 判断闭经原因　若 E_2 水平伴随正常月经周期变化,表明卵巢功能正常,可能为子宫性闭经;若 E_2 水平低下,表明卵巢功能低下或下丘脑、垂体功能失调等。

3. 明确有无排卵　若 E_2 水平无周期性变化,可能为无排卵型功能失调性子宫出血或多囊卵巢综合征。

(三) 孕激素测定

非孕期,孕激素主要由卵巢颗粒细胞产生,少量由肾上腺皮质产生;孕期,则由胎盘产生,主要为孕酮(progesterone,P)。孕激素的测定有助于预测排卵以及了解卵巢功能:

1. 了解卵巢有无排卵　血孕激素水平随正常月经周期呈周期性变化,卵泡期最低,排卵前1~2

天开始上升并与排卵前 LH 的上升同步，至排卵前可达 6.36nmol/L（2ng/ml），其起始上升为临近排卵的重要标志；排卵后黄体的形成，使其分泌量迅速增加，于排卵后 7 天左右达到高峰，以后又迅速下降，范围为 15.6～95nmol/L（5～30ng/ml）。月经周期第 22 天（卵泡晚期）血孕酮的上升可作为预测排卵的指标之一，若 P>15.6nmol/L（5ng/ml），可提示有排卵发生。若孕酮提示有排卵而无其他原因的不孕患者，需联合 B 型超声观察卵泡发育及排卵过程，以排除黄素化未破裂卵泡综合征（LUFS）。若为原发或继发性闭经、无排卵性月经或无排卵型功能失调性子宫出血、多囊卵巢综合征，血孕酮水平则下降。

2. 了解黄体功能 黄体期孕激素>15.6nmol/L（5ng/ml），提示有黄体形成；黄体中期即排卵后 7 天左右孕激素>32nmol/L（10ng/ml），提示有功能性黄体存在；若孕激素<32nmol/L（10ng/ml），提示黄体功能不全；孕酮在月经来潮 4～5 天仍高于生理水平，提示黄体萎缩不全。

（四）睾酮测定

肾上腺皮质是女性体内雄激素的主要来源，其次是卵巢，其种类包括雄烯二酮、脱氢表雄酮、硫酸脱氢表雄酮、睾酮及双氢睾酮。多囊卵巢综合征、分泌雄激素的卵巢肿瘤或肾上腺疾病，血睾酮水平均会升高。睾酮正常值为 20～80ng/dl，分泌过多可产生多毛、出现男性化表现、卵泡不发育、闭经、月经稀发以及多囊卵巢等。

（五）催乳素测定

催乳素（PRL）由垂体催乳素细胞分泌，属多肽激素，由 198 个氨基酸组成。PRL 主要功能是促进乳房发育及泌乳；另外，还参与调节机体的生殖功能，PRL 升高可影响 FSH 水平而引起低雌激素性闭经，且轻度升高可抑制孕激素而导致黄体功能欠佳并最终引起不育和流产。下丘脑释放入门脉循环的多巴胺（PRL 抑制因子）抑制性调节 PRL 的分泌。促甲状腺激素释放激素（TRH）、雌激素及 5-羟色胺等则刺激 PRL 的分泌。由于多巴胺与 GnRH 常同时对同一刺激或抑制作用发生效应，因此，当 GnRH 的分泌受到抑制时，多巴胺的水平下降，PRL 的水平上升，临床表现为闭经泌乳综合征。TRH 升高，则刺激 PRL 分泌，因此一些甲状腺功能减退的妇女会出现泌乳现象。

PRL 且随月经周期有较小的波动，泌乳素的分泌不稳定，情绪、运动、性交、饥饿及进食均可影响

其分泌状态，具有与睡眠有关的节律性；入睡后短期内 PRL 分泌增加，下午较上午升高。因此，根据这种节律分泌特点，应在上午 9～10 时空腹抽血。PRL 显著升高者，一次检查即可确定；PRL 轻度升高者，应进行第二次检查。非妊娠期其正常水平在 444～1110pmol/L（10～25ng/ml）。若 PRL>4440pmol/L（100ng/ml），需排出垂体肿瘤；而对于垂体肿瘤患者，若 PRL 水平异常升高，应考虑垂体催乳素肿瘤的可能；针对闭经、不育以及月经失调等患者，均应检测 PRL 水平，以排除高泌乳素血症。

（六）抗米勒管激素检测

抗米勒管激素（anti-Müllerian hormone，AMH）属于转化生长因子-β 家族，主要由窦前卵泡及小窦卵泡的颗粒细胞分泌，抑制卵泡生长，防止卵泡过快、过早消耗，保存卵巢储备，独立于 H-P-O 轴，其水平反映卵泡池储备情况，是评估卵巢功能衰退最好的内分泌指标，可用于评估卵巢的储备功能、预测绝经年龄、为多囊卵巢综合征（PCOS）的诊断提供参考指标，并且可以准确预测辅助生殖技术前的卵巢反应，有助于个体化刺激方案的制订，进而降低并发症风险和提高妊娠率。AMH 的测定不受月经期、怀孕、服用药物等因素的影响，可在任何情况下测定，均会保持稳定的浓度。AMH 的正常值介于 2～6.8ng/ml 之间，AMH 数值越高，代表卵子存量越丰沛，AMH 值越低则卵巢功能越差，35岁过后 AMH 值会开始急剧下降，当 AMH 值低于 0.7ng/ml 时，表示卵子库存量已严重不足。若 AMH 值大于 6.8ng/ml 时，可考虑有多囊性卵巢综合征的体质。

（七）抑制素检测

抑制素 B（inhibin B，INHB）在女性月经周期的卵泡早期主要由 FSH 刺激卵巢颗粒细胞合成分泌，并具有经典的内分泌、自分泌和旁分泌作用，参与卵泡生长发育的调节，且不受促性腺激素释放激素（GnRH）、雌激素（E_2）、雄激素等诸多因素影响，能直接反映窦卵泡的发育情况，是反映卵巢储备功能的直接指标，因而在评价卵巢储备功能及反应性时具有很高的临床诊断价值，当 INH-B≤45ng/L 时，即提示卵巢储备的下降。卵巢反应低下、可发育卵泡数减少的主要原因之一即是颗粒细胞的功能减退。INHB 可用于实施人类辅助生育技术（ART）的预后评估，对医师采取最佳超促排卵方案有指导作用，从而提高妊娠率。

第四节 卵巢刺激试验

（一）克罗米芬（CC）刺激试验

自月经周期第 3 天获取血清 bFSH 水平，在月经周期第 5～9 天连续口服 CC100mg/天，并于月经周期第 10 天检测血清 FSH 水平。目前认为，生长卵泡所释放的 AMH 和抑制素可对抗 CC 对 H-P-O 轴的影响，并于月经周期第 10 天可使 FSH 水平降至正常水平，若刺激后血清 FSH 水平>10IU/L 或给药前后 2 次血清 FSH 水平之和>26IU/L，则可提示卵巢储备功能下降，因此 CC 刺激试验比单独 bFSH 检测评估卵巢功能更准确，目前也认为 CC 刺激试验是预测卵巢反应性的最好指标。

（二）促性腺激素释放激素刺激试验（GAST）

GnRH-a 刺激试验即指月经周期第 2～3 天皮下注射达必佳 1mg，刺激垂体 FSH、LH 一过性大量合成并分泌，并于给药前后 24 小时检测血 E_2 水平，若卵巢储备功能正常，可刺激卵泡发育，血清中 E_2 水平也可升高；反之，若 E_2 水平增加小于 1 倍或给药前后 FSH 水平之和>26IU/L，则提示卵巢功能下降。因此，GnRH-a 刺激试验可预测卵巢储备功能，但由于此项试验费用昂贵，仅限于接受体外受精患者，尚不能作为常规检测方法。

（三）促性腺激素刺激试验

促性腺激素试验是指应用外源性促性腺激素刺激卵巢并对卵巢反应性进行评价，如 AFC、E_2 及 INHB 水平、获卵个数等，其与卵巢储备功能密切相关。自月经周期第 2～3 天开始肌注 hMG 150U/天，连续肌注 5 天，并测定 E_2 的反应水平；或月经周期第 3 天给予外源性 FSH 300U，并检测给药前后 24 小时血清 E_2 及 INHB 水平，若 E_2 增加值<100pmol/L 或 INHB 水平增加值<100ng/L，则提示卵巢功能异常。研究显示，hMG 试验对卵巢反应性比基础 FSH 和 INHB 的预测价值大，但因其存在操作困难、花费高，甚至可能出现严重的副作用（如 PCOS 等），因此并不是预测卵巢储备功能最佳的方法。

第五节 宫颈黏液检查

宫颈黏液是含有糖蛋白、血浆蛋白、氯化钠及水分等呈周期性变化的水凝胶，由宫颈腺体分泌。黏液量于月经前及增殖早期分泌较少，其分泌随卵泡发育及雌激素分泌水平增加而增加，伴随延展性及水分增加且变得稀薄透明，于排卵期黏液量可增至 10 倍，水分含量最高，此时黏液稀薄、透明，且拉丝度达到 10cm 以上，显微镜下其无机盐及黏蛋白所形成结晶呈现典型的羊齿植物叶状；排卵后孕激素水平升高，宫颈黏液量逐渐减少，质地黏稠而浑浊，拉丝度可降至 1～2cm，此时涂片观察可见结晶断裂呈排列成行的椭圆体。常见的结晶有 4 型：①Ⅰ型：典型的羊齿植物叶状结晶，主梗粗直，分支长密（图 21-2）；②Ⅱ型：较典型结晶，主梗弯曲而软，分支少且短（图 21-3）；③Ⅲ型：不典型结晶，树枝模糊，分支少而稀疏，呈离散状（图 21-4）；④Ⅳ型：羊齿植物结晶消失，变为椭圆体或梭形体，顺同一方向排列成行，透光度大（图 21-5）。

以下为四种结晶：

Ⅰ型为典型的羊齿植物叶状结晶，主梗粗直，分支长密（图 21-2）。

Ⅱ型为较典型结晶，主梗弯曲而软，分支少且短（图 21-3）。

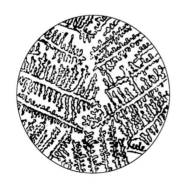

图 21-2 Ⅰ型结晶

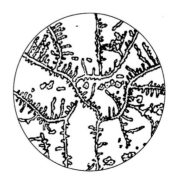

图 21-3 Ⅱ型结晶

Ⅲ型为不典型结晶,树枝模糊,分支少而稀疏,呈离散状(图21-4)。

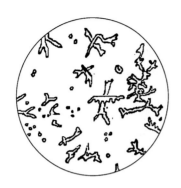

图21-4　Ⅲ型结晶

Ⅳ型羊齿植物结晶消失,变为椭圆体或梭形体,顺同一方向排列成行,透光度大(图21-5)。

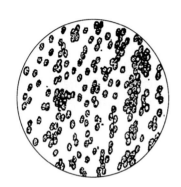

图21-5　Ⅳ型结晶

（一）宫颈黏液的检查方法

嘱患者取膀胱截石位(图21-6),用阴道窥器暴露其宫颈,先以棉球将宫颈外口及阴道穹隆的分泌物拭净,再将干燥长钳伸入宫颈管内约1cm取黏液,缓慢分开钳柄,观察其拉丝度,再将其涂于玻片上,干燥后在低倍光镜下观察。注意应结合月经周期检查宫颈黏液结晶,多次取材以观察其动态变化。

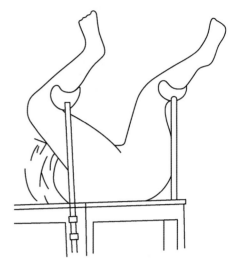

图21-6　膀胱截石位

（二）临床意义

宫颈黏液一般在正常月经周期第8～10天出现Ⅲ型结晶体,体内雌激素水平的升高使Ⅲ型结晶转变为Ⅱ型,排卵期则为Ⅰ型,排卵后又逐渐转变为Ⅱ型、Ⅲ型,约在月经周期第22天左右转变为Ⅳ型。若在排卵期见不到典型羊齿状结晶,一般提示无排卵。

另外,宫颈黏液的物理性状及化学组分均与卵巢激素分泌水平相关,呈周期性变化。临床常用宫颈黏液改良 Insler 评分表(见表21-1)以预测体内雌孕激素水平及排卵情况,可间接评估卵巢功能。

表21-1　宫颈黏液改良 Insler 评分表

评分	量(ml)	拉丝度(cm)	结晶	黏稠度	白细胞数
0	无	无	无	极黏稠	≥11 个/HP
1	0.1	1～4	不典型	中间型	6～10 个/HP
2	0.2	5～8	主干+分枝	轻度	1～5 个/HP
3	0.3	≥9	主干+二级分枝	稀薄	偶有

注:满分为15分,总分>10分为雌激素水平反应佳;总分<5分为雌激素水平反应差。LH峰与最高的宫颈黏液评分值相同步,故9分以上时可作为排卵的信号

第六节　其他检查

其他卵巢功能检查还有阴道细胞学检查和子宫内膜检查。

（一）阴道细胞学检查

受体内雌孕激素的影响,阴道上皮细胞可呈现

周期性变化,雌激素水平越高,阴道上皮细胞越成熟。正常月经周期中,排卵前受高雌激素水平影响,阴道涂片上可出现大量核致密固缩而胞质嗜酸的上皮细胞,细胞平铺、排列均匀、背景清洁;排卵后受孕激素的影响,阴道涂片上出现大量核呈网状而胞质嗜碱性的中层细胞,细胞呈梭形成堆排列、背景不清洁。连续的阴道涂片检查将有助于了解卵巢功能以及体内雌激素水平情况,但此种检测手段耗时,且患者不能独立完成,故目前临床上较少应用于卵巢功能评估。

(二) 子宫内膜检查

子宫内膜活检是最经典的检测排卵的手段之一。一般选取月经前 1~2 天至月经来潮 6 小时内的内膜组织活检。若为分泌晚期或月经期内膜改变,提示卵巢在孕激素影响下已经开始排卵且黄体功能正常;若分泌相较正常周期推迟 1~2 天,提示排卵后卵巢孕激素分泌减少,黄体功能可能不足;若子宫内膜仍处于增殖期改变,则提示此为无排卵月经周期。该检查手段有一定的创伤及风险,给患者带来极大痛苦,目前多用于高度怀疑或需要排除子宫内膜病变的患者,很少应用于卵巢功能的评估。

(温子娜　相文佩)

参 考 文 献

1. 丰有吉,沈铿. 妇产科学. 北京:人民卫生出版社,2005:4-9,438-442,444-448.
2. 乔杰,主编. 生殖工程学. 北京:人民卫生出版社,2007:32-40.
3. Burger HG,Hale GE,Dennerstein L,et al. Cycle and hormone changes during perimenopause:the key role of ovarian function. Menopause,2008,15(4 Pt1):603-612.
4. Dunlop CE,Anderson RA. The regulation and assessment of follicular growth. Scand J Clin Lab Invest Suppl,2014,74(244):13-17.
5. TW,La Marca A,Lambalk C,et al. The physiology and clinical utility of anti-Mullerian hormone in women. Hum Reprod Update,2014,20(3):370-385.
6. Broer SL,Broekmans FJ,Laven JS,et al. Anti-Müllerian hormone:ovarian reserve testing and its potential clinical implications. Hum Reprod Update,2014,20(5):688-701.
7. Zec I,Tislaric-Medenjak D,Megla ZB,et al. Anti-Müllerian hormone:a unique biochemical marker of gonadal development and fertility in humans. Biochem Med(Zagreb),2011,21(3):219-230.
8. Grynnerup AG,Lindhard A,Sørensen S. The role of anti-Müllerian hormone in female fertility and infertility-an over-view. Acta Obstet Gynecol Scand,2012,91(11):1252-1260.
9. Grynnerup AG,Lindhard A,Sørensen S. Recent progress in the utility of anti-Müllerian hormone in female infertility. Curr Opin Obstet Gynecol,2014,26(3):162-167.
10. Skałba P,Cygal A,Dabkowska-Huć A. The influence of anti-Mullerian hormone on folliculogenesis. Ginekol Pol,2008,79(2):137-140.
11. van Houten EL,Themmen AP,Visser JA. Anti-Müllerian hormone(AMH):regulator and marker of ovarian function. Ann Endocrinol(Paris),2010,71(3):191-197.
12. Myers M,Pangas SA. Regulatory roles of transforming growth factor beta family members in folliculogenesis. Wiley Interdiscip Rev Syst Biol Med,2010,2(1):117-125.
13. Nilsson EE,Schindler R,Savenkova MI,et al. Inhibitory actions of Anti-Müllerian Hormone(AMH)on ovarian primordial follicle assembly. PLoS One,2011,6(5):e20087.
14. La Marca A,Broekmans FJ,Volpe A,et al. Anti-Mullerian Hormone(AMH):what do we still need to know? Hum Reprod,2009,24(9):2264-2275.
15. Anderson RA,Nelson SM,Wallace WH. Measuring anti-Müllerian hormone for the assessment of ovarian reserve:when and for whom is it indicated? Maturitas,2012,71(1):28-33.
16. Alshiek JA1,Lessing JB,Amit A,et al. Anti mullerian hormone(AMH)—is it a new reliable marker of the ovarian reserve? Its role in predicting the ovarian response in assisted reproductive technology(ART). Harefuah,2012,151(7):416-420,435.
17. La Marca A,Sighinolfi G,Radi D,et al. Anti-Mullerian hormone(AMH)as a predictive marker in assisted reproductive technology(ART). Hum Reprod Update,2010,16(2):113-130.
18. Robertson DM,Hale GE,Fraser IS,et al. Changes in serum antimüllerian hormone levels across the ovulatory menstrual cycle in late reproductive age. Menopause,2011,18(5):521-524.
19. Jayaprakasan K,Campbell B,Hopkisson J,et al. A prospective,comparative analysis of anti-Müllerian hormone,inhibin-B,and three-dimensional ultrasound determinants of ovarian reserve in the prediction of poor response to controlled ovarian stimulation. Fertil Steril,2010,93(3):855-864.
20. Yilmaz N,Uygur D,Inal H,et al. Dehydroepiandrosterone supplementation improves predictive markers for diminished ovarian reserve:serum AMH,inhibin B and antral follicle count. Eur J Obstet Gynecol Reprod Biol,2013,169(2):257-260.
21. Randolph JF Jr,Harlow SD,Helmuth ME,et al. Updated assays for inhibin B and AMH provide evidence for regular ep-

isodic secretion of inhibin B but not AMH in the follicular phase of the normal menstrual cycle. Hum Reprod,2014,29 (3):592-600.

22. Sowers M,McConnell D,Gast K,et al. Anti-Müllerian hormone and inhibin B variability during normal menstrual cycles. Fertil Steril,2010,94(4):1482-1486.

23. Freundl G,Frank-Herrmann P,Brown S,et al. A new method to detect significant basal body temperature changes during a woman's menstrual cycle. Eur J Contracept Reprod Health Care,2014,27:1-9.

24. Martyn F,McAuliffe FM,Wingfield M. The role of the cervix in fertility:is it time for a reappraisal? Hum Reprod. 2014. pii:deu195.

25. Bastholm SK,Becher N,Stubbe PR,et al. The viscoelastic properties of the cervical mucus plug. Acta Obstet Gynecol Scand,2014,93(2):201-208.

26. Becher N,Adams Waldorf K,Hein M,et al. The cervical mucus plug:structured review of the literature. Acta Obstet Gynecol Scand,2009,88(5):502-513.

27. Becher N,Hein M,Danielsen CC,et al. Matrix metalloproteinases in the cervical mucus plug in relation to gestational age,plug compartment,and preterm labor. Reprod Biol Endocrinol,2010,8:113.

28. Wang YY,Lai SK,Ensign LM,et al. The microstructure and bulk rheology of human cervicovaginal mucus are remarkably resistant to changes in pH. Biomacromolecules, 2013, 14 (12):4429-4435.

29. Gellersen B,Brosens JJ. Cyclic Decidualization of the Human Endometrium in Reproductive Health and Failure. Endocr Rev,2014:er20141045.

30. Majumder K,Gelbaya T A,Laing I,et al. The use of anti-Müllerian hormone and antral follicle count to predict the potential of oocytes and embryos. Eur J Obstet Gynecol Reprod Biol,2010,150(2):166-170.

31. Gibreel A,Maheshwari A,Bhattacharya S,et al. Ultrasound tests of ovarian reserve:a systematic review of accuracy in predicting fertility outcomes. Hum Fertil(Camb),2009,12 (2):95-106.

32. 罗萍,黄毅华,周穗华,等. 三维多普勒超声在评估卵巢功能中的临床价值[J]. 临床超声医学杂志,2014,6(2): 49-51.

33. Jokubkiene L,Sladkevicius P,Rovas L,et al. Assessment of changes in volume and vascularity of the ovaries during the normal menstrual cycle using three-dimensional power Doppler ultrasound[J]. Hum Reprod,2006,21(10):2661-2668.

34. 杨思,史铁梅,张浩,等. 经阴道三维能量多普勒超声评价卵巢储备功能[J]. 中国介入影像与治疗学,2013,10 (8):486-489.

35. Ferraretti AP,La Marca A,Fauser BC,et al. ESHRE consensus on the definition of 'poor response' to ovarian stimulation for in vitro fertilization:the Bologna criteria[J]. Hum Reprod,2011,26(7):1616-162.

第二十二章

免疫学检查

卵母细胞及其相关结构具有抗原性,它们既可以作为研究卵巢功能的指示分子,也可以作为卵巢病理免疫过程中的靶分子。分析卵母细胞抗原,检测机体对卵母细胞或相关结构产生的抗体是研究卵母细胞的功能和卵巢病理的重要手段。这里介绍主要的卵母细胞抗原和相关抗体的研究和检测。目前尚不能建立针对卵巢的特异细胞免疫检测,这里不做讨论。

第一节 概 述

卵巢是一个特殊器官。其特殊之处在于从发生开始,到卵子排出,卵原细胞和卵母细胞一直在发生着改变,支持卵母细胞和维持生殖命运的卵泡结构也一直在发生着改变。任何对这种改变的干扰,其结局就是卵母细胞成熟和卵泡成熟障碍,以及生殖内分泌激素分泌障碍。其中免疫是一个不可忽略的因素。

1. 用免疫学方法对卵母细胞特定蛋白的示踪是研究卵母细胞的发育和病理的重要手段。

生命是蛋白质运动现象。从卵原细胞开始,卵母细胞在执行生殖功能前处于不断的成熟过程中,这不但是一个外观形态和外围组织结构的变化过程,同时也是体内功能蛋白改变的动态过程。探索这些蛋白的动态演变,把它当成抗原进行特异性跟踪是不可缺少的方法之一。

2. 卵巢是自身免疫的靶器官。

像所有器官一样,卵巢也可能成为免疫系统的靶器官,产生自身免疫。卵巢自身免疫对卵巢功能产生严重的影响,使卵母细胞、卵泡的储备受损,成熟受制。在许多内分泌自身免疫疾病中,激素水平异常常常作为诊断的基本证据,测定特异的自身抗体则作为确诊的元素。探测特异的自身抗体是临床和研究的重要手段。临床上,除了导致卵巢早衰问题外,其他的疾病如原因不明不孕、多囊卵巢综合征(polycystic ovary syndrome,PCOS)、子宫内膜异位症都与卵巢自身免疫相关。

(1)生殖细胞是卵母细胞自身免疫的靶细胞。早在1966年,Vallotton MB发现了针对兔卵母细胞细胞核的抗体,并通过免疫荧光方法发现了它与卵母细胞核特异性结合。在卵巢功能早衰和卵巢功能低下的病人中,大约4%的病人血清存在抗卵巢抗体(anti ovary antibody,AOA),其中的部分成分特异性地结合卵母细胞胞质。卵巢功能早衰的病人AOA阳性率更高。针对卵母细胞的抗体可以存在于卵泡发育的各个阶段。目前透明带作为自身免疫的抗原已为公认。其他抗原是否是卵母细胞自身抗体的靶分子还有待确定。应用卵巢炎动物模型,发现免疫识别胚胎需要的母体抗原(maternal antigen that embryos require,MATER),胞质中的热休克蛋白90β(heat shock protein 90-beta,HSP90β)也是AOA的靶分子之一。

(2)卵巢的非生殖细胞是自身免疫的靶细胞。较多的独立研究都表明卵巢的颗粒细胞、卵泡膜细胞和黄体细胞是类固醇细胞抗体(steroid cell antibody,SCA)的靶细胞,其靶分子可能是甾体激素的酶系统。卵巢类固醇细胞的促性腺激素受体也是自身抗体的靶分子,产生的抗体包含有抗FSH受体抗体和抗LH受体抗体。卵巢抵抗综合征的发病可能源于此,AOA对卵巢功能的影响部分可能与抗促性腺激素抗体有关。还有一些其他抗原与自身免疫有关,可能是自身抗体的靶分子,如α-enolase,还有待进一步研究。

第二节 卵母细胞的抗原检查

卵巢内具有免疫原性的大分子物质都是抗原，它们是组织细胞执行正常功能的基础。在研究和工作中，将卵母细胞抗原分为标记抗原、组织相容性抗原、导致自身免疫的抗原和各种功能分子。卵母细胞标记抗原的功能涉及卵母细胞的发生、迁移、卵泡的生长成熟和受精，是卵母细胞和早期胚胎研究的重要工具；在病理免疫中，一些分子作为自身免疫抗原，刺激免疫系统产生自身抗体，影响卵巢相关功能，临床意义重要。由于卵母细胞及其相关抗原的量少，其研究多采用免疫组化的方法进行定性、定位和定量。

一、卵母细胞标记抗原和分子

细胞分化和功能特化源于细胞基因的差异性表达。细胞基因差异性表达产生细胞的蛋白质的类型和量的差异，最终细胞质和细胞核内蛋白环境出现差异，细胞功能出现差异和特化，形成不同类型的细胞，并建立起相应的细胞外环境。从另一方面说，不同的细胞外环境、细胞膜蛋白的差异使细胞对周围环境反应产生差异，细胞质和核质内的环境强化和固定了基因差异性表达。因此，细胞外分子分泌和

细胞内蛋白分子的表达不但预示着该细胞的类型、功能状态，同时也预示着该细胞的分化命运。那些在细胞分化不同阶段出现的特定分子不但可以作为细胞发育阶段的标志，也可以作为细胞进一步分化的信号。这些分子称为细胞标记。细胞标记分子常常具备特定的功能。

生殖细胞的发生和发育也是如此。卵母细胞的分化和形成，正是一系列基因开启和关闭、细胞内不同蛋白按细胞命运程序表达的结果。卵母细胞发生过程中标记抗原的改变在第八章中已经详细介绍。图 22-1 示原始卵泡发生及成熟前部分分子及其作用。

各种标记分子都具有抗原特异性，用免疫反应的原理，通过抗原抗体特异结合的特性，跟踪不同阶段生殖细胞的标记分子表达，是研究卵母细胞发生、迁移、生长、成熟的重要手段，并能对其功能进行研究和判断。最常用的方法是免疫组织化学方法。

二、卵巢自身免疫中常见抗原

一些抗原与自身免疫密切相关，产生自身抗体。目前对于产生自身抗体的抗原了解不多，包括透明

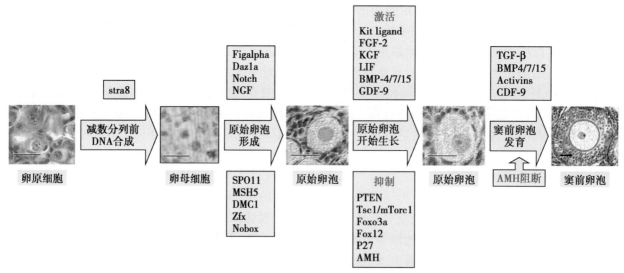

图 22-1　原始卵泡发育的细胞因子与细胞标记

原始卵泡转变为前生殖细胞开始减数分裂标志着卵原细胞向卵母细胞转化。经历细线期、偶线期和粗线期后，停滞于双线期。排卵时，减数分裂 I 恢复。此时虽然染色体为单倍体，但拥有 2 倍的 DNA 含量。此后卵子进入减数分裂 II 并停滞于中期。减数分裂 II 在受精子的刺激下恢复并完成。原始卵泡初见于妊娠 16 周，到出生后 6 个月完全形成。现在的研究表明，从原始卵泡生长到窦前卵泡形成是由不同信号路径的旁分泌和自分泌配体与受体控制的，如 TGF-β 超家族分子（标尺：25μm）BMP，bone morphogenetic protein；PTEN，phosphatase and tensin homolog deleted on chromosome 10；LIF，leukemia inhibitory factor；GDF-9，growth differentiation factor-9；NGF；nerve growth factor；KGF，keratinocyte-growth factor；AMH，anti-Mullerian hormone；FGF-2，basic fibroblast growth factor

带糖蛋白、甾体激素代谢酶、激素受体等。有关内容详见第三节,卵巢相关的自身抗体检查。

三、卵母细胞抗原研究方法——免疫组织化学

免疫组织化学(immunohistochemistry,简称免疫组化),又称为免疫细胞化学(immunocytoochemistry),是应用抗原与抗体特异性结合的原理,通过化学反应使标记抗体的显色剂显色而确定组织细胞抗原,对其进行定位、定性及定量的研究的技术。通常使用的显色剂有荧光素(免疫荧光)、酶(免疫酶细胞化学)、金属离子(免疫胶体金)、放射性核素(免疫放射自显影)。这里介绍荧光素与酶标记。

在免疫组化中,标本可以是组织切片或细胞标本,要探测的组织抗原通常是组织细胞及其间质的大分子如蛋白、多糖。实验中主要采用间接标记的实验方法(图22-2):先用特异抗体(又称一抗)与标本抗原结合,再用标记有示踪剂的第二抗体(又称二抗)与一抗特异结合,显示一抗结合的部位。

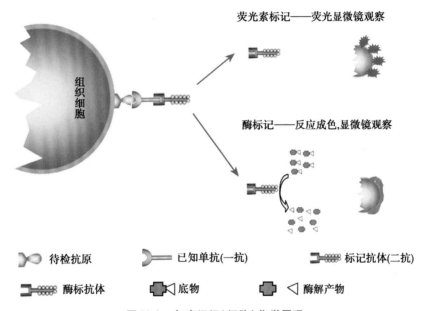

图 22-2 免疫组织(细胞)化学原理

一抗是决定抗原特异性的基础,其质量和特异性直接影响到抗原检查的特异性和质量。在研究已知的抗原分子时,一抗通常是采用单克隆 IgG 抗体,如小鼠单克隆抗体,可以提高检测的特异性。二抗是标记抗体,以一抗为抗原。为了保障与一抗的特异结合,提高显示效率和特异性,二抗针对的是免疫球蛋白的物种特异性抗原表位。二抗通常来源于不同的物种。例如,一抗来源于小鼠 IgG 单克隆抗体,二抗则用山羊抗小鼠免疫球蛋白抗体。

应用不同的一抗分子,可以研究卵巢组织特别是卵母细胞在发生、发育过程中的分子变化,探索其机制;将一抗更换为卵巢自身免疫疾病病人血清,对卵巢组织进行检测,可以检测血清中是否存在针对卵巢的抗体,并具有定位作用。

【小鼠内细胞团细胞 Oct-4 测定】

Oct-4 是一种转录因子,与细胞的全能性密切相关。Oct-4 表达于卵母细胞、受精卵、胚胎干细胞、生殖干细胞,控制许多与胚胎发育相关的基因表达。由于抗原位于细胞核内,其免疫检测不但需要克服细胞膜屏障,在胚胎孵出前的表达阶段,还受到透明带的限制。因此,对卵母细胞和孵出前胚胎的 Oct-4 的检测在卵母细胞抗原研究方法中具有代表意义。这里以小鼠孵出前囊胚为例,介绍抗原研究方法。

1. 小鼠胚胎制备

(1)超排卵与合笼:取 20～25 天龄雌鼠,于 14:00 腹腔注射孕马血清(PMSG)10IU/只,48 小时后注射人绒毛膜促性腺激素(hCG)10IU/只。hCG 给药后与雄鼠(90～150 天龄)1:1 合笼。次日8:00 AM 检查外阴,出现阴道精液栓者记为交配后 1 天(Day 1 post coeuntibus,1dpc)(图22-3)。

(2)胚胎回收:于 4dpc 8:00AM 颈椎脱臼处死受孕小鼠,无菌条件下剖开腹部,剪取出子宫,清理多余组织后冲洗出囊胚,用囊胚培养液在 37℃、5% CO_2、95%湿度下培养待检。

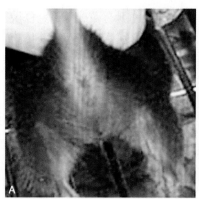
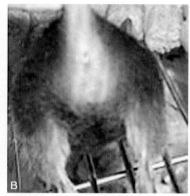

图 22-3 小鼠阴道精液栓
21d C57 雌性小鼠,14:00 注射 PMSG 10IU,48 小时注射 hCG 10IU 后合笼,
次日 8:00 检查阴道精液栓。A. 为合笼前,B. 为合笼后阴道精液栓

2. 免疫荧光法 Oct-4 检测 实验按以下步骤进行:

(1) 鼠胚从培养液中转移至 PBS 溶液中洗涤 3 次。

(2) 免疫固定液室温固定 10 分钟,PBS 溶液洗涤 3 次。

(3) 转移至 Tyrode 溶液中,溶解透明带,解剖镜下观察至透明带溶解(约 1~3 分钟)。PBS 溶液中洗涤 3 次,每次 5 分钟。

(4) 免疫洗涤液(含 triton X-100)室温孵育 30 分钟,使细胞膜通透。PBS 溶液洗涤 3 次,每次 5 分钟。

(5) 转移至封闭液(含胎牛白蛋白,BSA)中,室温封闭 30 分钟,饱和非特异性结合。

(6) 将鼠胚转移至 1:100 兔抗鼠 Oct4 单克隆抗体(一抗,封闭液稀释)中,室温 1 小时,洗涤 3 次,每次 5 分钟。

(7) 将鼠胚于 1:500 稀释的 Alexa Fluor 488 山羊抗兔 IgG 抗体(二抗,封闭液稀释)室温孵育 1 小时,洗涤 3 次,每次 5 分钟。

(8) 将鼠胚转移至 DAPI(10μg/ml)中,室温孵育 20'。洗涤 3 次,每次 5 分钟。

(9) 将鼠胚转移至玻片上,滴加抗荧光淬灭封片液,覆盖盖玻片在荧光显微镜下观测。蓝色信号(DAPI)为全胚细胞核,绿色信号(Alex flour 488)为 Oct-4 信号,位于内细胞团的细胞核(图 22-4)。

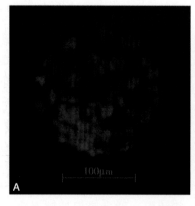
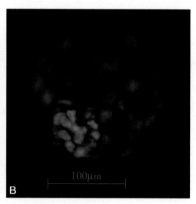

图 22-4 小鼠囊胚内细胞团 Oct-4 表达
A. DAPI 全胚细胞核染色;B. 内细胞团 Oct-4 染色

第三节 卵巢的自身抗体检查

一、卵巢的自身抗体

卵巢组织及其卵泡受到免疫系统的监视。免疫系统针对这些组织细胞的自身抗体,将对卵巢的功能和卵泡产生重大的影响。从理论上讲,凡是针对卵巢,特别是卵母细胞、颗粒细胞、卵泡内膜细胞和

透明带的抗体都有可能对其功能产生巨大的影响，包括卵泡的消失和生殖功能、胚胎功能的异常。其中，抗透明带抗体和抗类固醇细胞抗体尤为引人关注。前者与卵巢功能减退和受精功能障碍有关，后者与卵巢早衰有关，并常伴有肾上腺皮质功能低下等多内分泌器官功能低下。自身抗体多用酶联免疫吸附测定（enzyme-linked immunosorbent assay, ELISA）。由于卵巢相关自身抗体所针对的抗原多为大分子，有多个抗原决定族，常用双抗体夹心法检测。

二、人抗透明带抗体

哺乳动物透明带由糖蛋白 ZP1、ZP2 和 ZP3 构成，人还有 ZP4，但其功能不明。透明带具有以下功能：①受精前识别和允许精子穿透；②精子穿入后，卵母细胞的皮质颗粒反应使透明带的超微结构阻止精子穿过；③为早期胚胎发育提供空间，在早期细胞分化和囊胚形成中起着重要作用。

透明带的抗原性是较强的。人工免疫产生透明带抗体可以用于避孕，目前尚在研究中。自然状态下反复排卵，可激发自身免疫反应产生抗透明带抗体。透明带抗体在以下几个方面影响生育：干扰卵母细胞与颗粒细胞的信号传递，卵泡闭锁增加，卵巢储备降低；干扰受精；引起透明带硬化，影响胚胎着床。

理论上抗透明带抗体与不孕症存在关联，但临床实践中其价值存疑。用人透明带为抗原测定抗体时，阳性率为 2.4%。在 IVF-ET 中，抗透明带抗体与低受精率有关。

正常机体的抗透明带抗体为阴性。但由于检测体系中抗原制备和性质的原因，正常值应参考检验试剂盒的说明。

三、类固醇细胞抗体

类固醇细胞主要分布于肾上腺、卵泡、黄体和胎盘。卵泡颗粒细胞和卵泡内膜细胞参与卵母细胞的发育与成熟，其自身免疫可能给卵巢功能带来巨大影响。机体产生的识别类固醇产生细胞的抗体称为类固醇细胞抗体（steroid cell antibody, SCA），卵巢的靶细胞是卵泡颗粒细胞、卵泡内膜细胞和黄体细胞。与卵泡内膜细胞结合的能力更强。SCA 的靶分子多是类固醇激素的合成酶类。如 P450-17α-羟化酶（P450-17a-hydroxylase, 17OH）、P450-侧链裂解酶（P450-side chain cleavage, SCC）、抗 3β-羟基类固醇

脱氢酶（3b-hydroxysteroid dehydrogenase, 3-HSD）等。产生抗 3-HSD 抗体的病人与 HLA-DQB1 基因型有关。

SCA 与卵巢功能早衰和肾上腺功能低下关联性大。大约 70% ~ 90% 的艾迪生病同时合并 POF 的患者血清 SCA 阳性，在其他自身免疫疾病合并 POF 的病人和特发性 POF 的病人中阳性率不超过 10%。

SCA 正常为阴性。因检测体系中抗原制备和性质的原因，正常值应参考检验试剂盒的说明。

四、抗卵巢抗体

在卵巢自身免疫疾病、功能异常的病人，应用免疫组化的方法，发现病人血清中存在一种可以与卵巢组织（如颗粒细胞、卵泡内膜细胞）结合的抗体。这种以卵巢组织为抗原的抗体称为抗卵巢抗体（anti ovary antibody, AOA）。由于卵巢组织的抗原具有多样性，其抗体也非针对特定的单一抗原或抗原表位。抗原成分是否与 SCA 有交叉，尚无明确结论。

AOA 在卵巢早衰病人中不少见，被当作为免疫性卵巢功能衰竭的机制之一。其实，衰竭只是最终的结局。在临床中，病人常常经历了卵巢功能低下这个过程。在不孕症病人治疗中，以及采用 IVF-ET 治疗的患者中，AOA 预示着治疗效果不良：受精率下降，卵巢对促性腺激素反应下降，妊娠率下降，卵母细胞和胚胎发育受影响，胚胎着床失败。

AOA 除了判断内分泌功能外，一般认为，不孕症病人检查 AOA 具有一定的现实意义。

五、其他自身抗体

免疫异常是一个功能紊乱状态，自身抗体产生可能是针对多器官的。其他器官的免疫损伤也可能导致卵巢功能的障碍。抗原的多样性超出人们的想象。在实际工作中，试图检查卵巢全部的自身抗体是一个难以实现的目标。测定已知自身抗体，有利于对卵巢自身免疫情况的推测。虽然没有发现这些自身抗体与卵巢功能有直接的关系，但是，在有卵巢功能障碍的病人中，自身抗体种类越多的病人，卵巢存在免疫异常的风险也就越大。目前可以检查自身抗体很多，如抗甲状腺球蛋白抗体、抗肾上腺皮质抗体、抗肾小球基底膜抗体、胰岛细胞抗体、抗心磷脂抗体等。

例如：**【抗透明带抗体检测】**
1. 方法的基本原理 酶联免疫吸附测定

(enzyme-linked immunosorbent assay, ELISA) 是基于免疫酶技术 (immunoenzymatic techniques) 而发展起来的免疫检测技术,是用于液体标本中微量物质的检测方法。抗透明带抗体等自身抗体由于分子量大,抗原表位多,多用 ELISA 双抗体夹心法测定(图22-5)。其基本原理是:

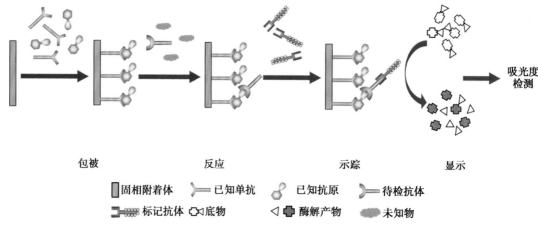

图 22-5　间接 ELISA 工作原理图

（1）包被:将已知抗体(抗透明带抗体)包被在固相载体表面,加入对应的已知抗原(透明带抗原),使之形成抗原抗体复合物。固相抗体多用单克隆抗体。已知抗体的来源须与标本不同物种。

（2）结合:加入待检标本,使标本内的待检抗体(抗透明带抗体)与已知抗原结合。

（3）示踪:清洗未结合的成分后,加入标记抗体。标记抗体的靶分子(抗原)是待检抗体。其结合的抗原表位可以是 Ig 特异性的(检测自身抗体总量),也可以是 Ig 类特异性的(检测不同类 Ig 量)。在 ELISA 中,标记抗体通常用辣根过氧化物酶 (horseradish peroxidase, HRP) 标记,或先用生物素标记后再用连接酶标记。标记抗体与标本须源于不同物种。如检测人 IgG,可采用山羊抗人 IgG 抗体作为标记抗体。

（4）显示:清洗多余标记抗体后,加入酶底物,反应成色,将液体并分光光度计分析,依据标准曲线定量。

2. 测定方法　这里介绍通用方法,具体操作应参考试剂盒的说明。

（1）用前将试剂充分混匀。

（2）按照待测样品数目、标准品的数目确定反应板条数。实验要设置空白孔和标准品孔。采用复孔或 3 孔测量,保障准确。标本加入前用标本稀释液 1:1 稀释。

（3）每孔加入稀释好的标准品、待检样品和空白稀释液 50μl 后,立刻加入 50μl 的标记生物素的抗体。盖上膜板,轻轻振荡混匀,37℃温育 1 小时。

（4）甩去孔内液体,每孔加满洗涤液清洗,振荡 30 秒,甩去洗涤液,重复 5 次。

（5）每孔加入 80μl 的亲和链酶素-HRP,轻轻振荡混匀,37℃温育 30 分钟。

（6）甩去孔内液体,重复步骤4。

（7）每孔加入底物 A、B 各 50μl,轻轻振荡混匀,37℃温育 10 分钟。避免光照(依据不同试剂盒的要求调整)。

（8）取出酶标板,加入 50μl 终止液终止反应。

（9）加入终止液后应立刻测定结果。在 450nm 波长处测定各孔的 OD 值(依据不同试剂盒的要求调整)。

（黄元华）

参 考 文 献

1. 常雅萍,李慧. 免疫酶技术//现代临床试验研究技术. 刘明培,主编. 北京:清华大学出版社,2008:244-246.

2. 杨军,党双锁. 免疫组织化学实用技术//医学常用试验技术精编. 党双锁,主编. 上海:世界图书出版社,2004:32-59.

3. Pires ES. Multiplicity of molecular and cellular targets in human ovarian autoimmunity:an update. J Assist Reprod Genet, 2010,27(9-10):519-524.

4. Luborsky J. Ovarian autoimmune disease and ovarian autoantibodies. J Women's Health Gend Based Med,2002,11:585-599.

5. Betterle C,Rossi A,Dalla Pria S,et al. Premature ovarian failure:autoimmunity and natural history. Clin Endocrinol,1993,39:35-43.

6. Vallotton MB, Forbes AP. Antibodies to cytoplasm of ova. Lancet, 1996, 2: 264-265.

7. Damewood MD, Zacur HA, Hoffman GJ, et al. Circulating antiovarian antibodies in premature ovarian failure. Obstet Gynecol, 1986, 68: 850-854.

8. Tong ZB, Nelson LM. A mouse gene encoding an oocyte antigen associated with autoimmune premature ovarian failure. Endocrinology, 1999, 140: 3720-3726.

9. Pires ES, Khole VV. A block in the road to fertility: autoantibodies to heat-shock protein 90-beta in human ovarian autoimmunity. Fertil Steril, 2009, 92(4): 1395-1409.

10. Platia MP, Bloomquist G, Williams RF, et al. Refractoriness to gonadotropin therapy: how to distinguish ovarian failure versus pseudoovarian resistance caused by neutralizing antibodies. Fertil Steril, 1984, 42: 779-784.

11. Meyer WR, Lavy G, DeCherney AH, et al. Evidence of gonadal and gonadotropin antibodies in women with a suboptimal ovarian response to exogenous gonadotropin. Obstet Gynecol, 1990, 75: 795-799.

12. Sundblad V, Bussmann L, Chiauzzi VA, et al. α-enolase: a novel autoantigen in patients with premature ovarian failure. Clin Endocrinol, 2006, 65: 745-751.

13. Luborsky JL, Visintin I, Boyers S, et al. Ovarian antibodies detected by immobilized antigen immunoassay in patients with premature ovarian failure. J Clin Endocrinol Metab, 1990, 70: 69-75.

14. Wheatcroft NJ, Toogood AA, Li TC, et al. Detection of antibodies to ovarian antigens in women with premature ovarian failure. Clin Exp Immunol, 1994, 96: 122-128.

15. Fenichel P, Sosset C, Barbarino-Monnier P, et al. Prevalence, specificity and significance of ovarian antibodies during spontaneous premature ovarian failure. Hum Reprod, 1997, 12: 2623-2628.

16. Pires ES, Parte PP, Meherji PK, et al. Naturally occurring anti-albumin antibodies are responsible for false positivity in diagnosis of autoimmune premature ovarian failure. J Histochem Cytochem, 2006, 54(4): 397-405.

17. Gobert B, Barbarino-Monnier P, Guillet-May F, et al. Antiovary antibodies after attempts at human in-vitro fertilization induced by follicular puncture rather than hormonal stimulation. J Reprod Fertil, 1992, 96: 213-218.

18. Barbarino-Monnier P, Jouan C, Dubois M, et al. Antiovarian antibodies and in vitro fertilization: cause or consequence? Gynécol Obstét Fertil, 2003, 31: 770-773.

19. Pires ES, Meherji PK, Vaidya RR, et al. Specific and sensitive immunoassays detect multiple anti-ovarian antibodies in women with infertility. J Histochem Cytochem, 2007, 55(12): 1181-1190.

20. Pires ES, Khole VV. Anti-ovarian antibodies: Specificity, prevalence, multiple antigenicity and significance in human ovarian autoimmunity. Current Paradigm of Reproductive Immunology: ISBN: 978-81-308-0373-9. Research signpost, Trivandrum, India, 2009 *: 159-190.

21. Shivers CA, Dunbar BS. Autoantibodies to zona pellucida: a possible cause for infertility in women. Science, 1977, 197: 1082-1084.

22. Mori T, Nishimoto T, Kitagawa M, et al. Possible presence of autoantibodies to zona pellucida in infertile women. Experientia, 1978, 34: 797-799.

23. Sacco AG, Moghissi KS. Anti-zona pellucida activity in human sera. Fertil Steril, 1979, 31: 503-506.

24. Kamada M, Daitoh T, Mori K, et al. Etiological implication of autoantibodies to zona pellucida in human female infertility. Am J Reprod Immunol, 1992, 28: 104-109.

25. Mantzavinos T, Dalamanga N, Hassiakos D, et al. Assessment of autoantibodies to the zona pellucida in serum and follicular fluid in in-vitro fertilization patients. Clin Exp Obstet Gynecol, 1993, 20: 111-115.

26. Papale ML, Grillo A, Leonardi E, et al. Assessment of the relevance of zona pellucida antibodies in follicular fluid of in-vitro fertilization (IVF) patients. Hum Reprod, 1994, 9: 1827-1831.

27. Gan SD, Patel KR. Enzyme immunoassay and enzyme-linked immunosorbent assay. J Invest Dermatol, 2013, 133(9): e12.

第二十三章

卵子的遗传学检查

人类卵母细胞是通过减数分裂形成的。减数分裂在胎儿发育阶段就已经开始，在出生前，卵母细胞进入第一次减数分裂的前期即生发泡（germinal vesicle，GV）期。在青春期，受到性激素的刺激，卵母细胞重新恢复并完成第一次减数分裂。第一次减数分裂过程中同源染色体分离，同时胞质发生不对称分裂，排出一个明显比母细胞小并且无功能的细胞称为第一极体。卵母细胞随后停滞在第二次减数分裂中期（metaphase of second meiosis，M II），直到精子进入使 M II 期的卵母细胞受精，卵母细胞才能完成第二次减数分裂，姐妹染色单体分离，并排出第二极体。这样，从开始的一个双倍体生殖细胞经过减数分裂产生了一个单倍体卵子。

第一节　卵子染色体标本的制备和卵子染色体的检查

卵母细胞的染色体研究是通过超排卵技术获取细胞后，经秋水仙素作用及醇酸固定等方法得到第二次减数分裂中期的卵母细胞，然后使用 Giemsa 染料染色后使其显出带纹，并于显微镜下观察卵母细胞染色体数目、结构。核型分析可对全套染色体进行数目及结构异常等方面的检查，是卵母细胞染色体研究的经典方法。但该方法只能分析分裂中期细胞；由于卵母细胞染色体形态特殊，结构异常的检测非常困难。除了少数的几个报道，核型分析目前尚未运用于常规卵母细胞染色体研究。

一、核型分析主要试剂及器材

1. 核型分析主要仪器　超净工作台、烤箱、恒温培养箱、CO_2 培养箱、冰箱、普通显微镜、倒置显微镜、分析天平等。

2. 主要耗材　培养皿、微吸管、凹玻片、微量移液器、平皿等。

3. 主要试剂及配制　秋水仙素、G-GAMETE 培养液、0.06mol/L KCl 溶液，固定液 I、固定液 II、固定液 III、Giemsa 原液、Giemsa 稀释液、生理盐水、蒸馏水等。

固定液的配制：

（1）固定液 I：甲醇、冰醋酸、蒸馏水的体积比例分别为 5∶1∶2.5。

（2）固定液 II：甲醇、冰醋酸、蒸馏水的体积比例分别为 3∶1∶0。

（3）固定液 III：甲醇、冰醋酸、蒸馏水的体积比例分别为 3∶3∶1。

二、卵母细胞染色体核型分析

1. 低渗　使用第一极体已经游离的卵母细胞作染色体分析材料，首先将卵母细胞置于秋水仙素终浓度为 10^{-3} mol/L 的 G-GAMETE 培养液中，于含 5% CO_2 的 37℃ 培养箱中培养 2 小时后，将卵移入预温 37℃ 的 0.06mol/L KCl 溶液中低渗处理 30 分钟，随时观察其变化，防止细胞膜膨胀破裂。

2. 固定　将低渗后的卵移至固定液 A（甲醇∶冰醋酸∶蒸馏水 =5∶1∶2.5），马上覆盖少许低渗液，约 4~6 分钟，卵体积增大，颜色由棕褐色变白，开始浮动，立即用吸管吸出，在载玻片上铺开，吸取固定液 B（3∶1）少许，吸管端部接近卵，使固定液 B 的挥发气体作用于卵 30 秒，将固定液 B 轻轻吸出。5 分钟后，将玻片轻轻放入固定液 C，1 分钟后缓慢取出，用温湿风吹干。

3. 染色　4% Giemsa 液染色 30 分钟，将玻片放入自来水中漂洗 10 分钟，晾干后在显微镜下观察核型。

4. 判断标准　正常卵子镜下可见染色体数目为 23 条，每条染色体具有 2 条完整的、在着丝粒处相连的染色单体。异常卵子分为染色单体型异常和

470

染色体型异常两种。前者指核型中至少有1条染色体或2条染色单体在着丝粒处分离,是二价体成熟前分离的结果;后者指核型中可见整条染色体的增多或缺少。

三、免疫荧光染色

免疫荧光染色就是将荧光色素标记在抗体上,与组织或细胞表面或内部相应的抗原结合后,在荧光显微镜下通过一定的光源激发,是荧光素呈现一种特异性荧光反应,从而显示组织或细胞的抗原是否正常的检测方法。卵母细胞的免疫荧光染色可有效分析纺锤体、染色体的立体排列,进一步明确卵母细胞染色体是否存在超微结构的改变。

1. 主要仪器　共聚焦成像系统、多聚赖氨酸包被的防脱载玻片等。

2. 主要试剂及配制　磷酸盐缓冲液(PBS液)、TritonX-100、多聚甲醛、鼠抗α-微管蛋白单克隆抗体(小鼠抗α-tubulin一抗)、异硫氰酸荧光素共轭的山羊抗鼠IgG、人血清白蛋白(HSA)、15μg/ml碘化丙啶(PI)、防荧光猝灭剂(DABCO)、牛血清白蛋白(BSA)、正常羊血清、脱脂奶粉、甘氨酸、叠氮钠、甘油等。

(1) PBS液(1000ml):分别称量NaCl 8g、KCl 0.2g、Na_2HPO_4 1.42g、KH_2PO_4 0.24g。上述配方定容至1000ml,高压或过滤,得到1倍的PBS。

(2) 4%多聚甲醛:水瓶中加入10ml PBS,放入磁力搅拌器,加热至温度达60~70℃,放入4g多聚甲醛,继续搅拌10分钟,加入4μl NaOH(10mol/L),继续搅拌至瓶底颗粒溶解。放入冰箱中冷却,加入PBS定容至100ml,并调pH值至7.2~7.4,-20℃保存。

(3) 卵母细胞荧光染色液固定液和透化液:4%多聚甲醛与0.1% TritonX-100的混合液。

封闭液:PBS、2%(体积分数)BSA、2%(体积分数)正常羊血清、2%(质量分数)脱脂奶粉、0.01% TritonX-100、0.02%(质量分数)叠氮钠以及0.1mol/L甘氨酸的混合液。

(4) 一抗用封闭液稀释至1:500,二抗用PBS 1:60稀释(避光操作)(配制好的固定液与封闭液放入4℃冰箱保存;一抗与二抗先分装,一抗需在-20℃保存,二抗在4℃冰箱避光保存)。

3. 染色体免疫荧光染色

(1) 卵母细胞的固定及免疫荧光染色:将卵子置入24孔板中的玻片上,加入100μl的PBS,将板子放置在离心机中,2000r/min,离心20分钟,然后加入4%多聚甲醛固定透化液中固定30分钟,用含有5% HSA的PBS轻轻洗涤2次,然后滴加100μl封闭液室温30分钟。封闭后的卵母细胞在稀释好一抗中37℃、5% CO_2培养箱中孵育1小时,5% HSA的PBS轻轻洗涤3次,每次5分钟,再将卵母细胞移入1:60稀释的荧光素共轭的IgG二抗中37℃孵育40分钟,PBS洗涤3次后入15μg/ml PI液中孵育20分钟,最后洗涤3次每次5分钟。染色好后小心将玻片用镊子夹出,倒扣在载玻片上,滴一滴防荧光猝灭剂(DABCO),再加滴一滴90%甘油,最后用指甲油封片后放入4℃冰箱避光保存。

(2) 共聚焦显微镜成像及制图:激光扫描共聚焦显微镜使用激光作为光源,可以对组织和细胞进行断层扫描,从而获得细胞和组织内部细微结构的荧光图像,观察卵子的纺锤体及染色体形态结构。本试验中激光共聚焦显微镜可以对每个卵母细胞进行连续的光学扫描,并将图像直接储存在电脑中,然后对储存的图像进行三维重组。试验中采用异硫氰酸荧光素和碘化丙啶双重标记方法成像。异硫氰酸荧光素标记纺锤丝的微管成分呈现绿色荧光,激发波长为488nm;碘化丙啶标记染色质成分使染色体呈现红色荧光,激发波长为543nm。

(3) 正常纺锤体和染色体形态标准:正常纺锤体的形态结构呈中间隆起、两端渐尖的梭形,染色体呈带状整齐地排列在中部赤道板上,形态致密。共聚焦对每个卵母细胞的扫描角度不同,因此纺锤体中间膨隆部分的直径和两端锥形角度就不一定完全相同,只要纺锤体保持中间膨隆逐渐过渡到两端锥形的极性形态结构均属正常形态。纺锤体轻度损伤表现为两极失去极性,变圆变钝,或伴有少数纺锤丝断裂;重度损伤表现为纺锤丝断裂扭曲或塌陷,整个纺锤体皱缩失去正常形态。轻度染色体异常为单一或少数染色单体离散,重度染色体异常表现为染色单体重度离散弥乱,甚至完全和纺锤体分离。

四、荧光原位杂交

荧光原位杂交(fluorescence in situ hybridization, FISH)的原理是将荧光素(或生物素、地高辛)直接标记在核酸探针上,与待测卵母细胞染色体上的靶序列进行杂交,通过直接观察或通过检测信号强度以判断靶序列是否正常的检测方法,从而对卵母细胞染色体中的待测核酸进行变性、定位或定量的研究。FISH简便、快捷,具有高度敏感性和特异性,可用于检测常见的染色体异常。

1. 主要仪器 荧光显微镜、相差显微镜、烤箱、图像分析系统等。

2. 主要耗材 微量加样器、平皿、量筒、微吸管、凹玻片、湿盒、吸管、封片胶等。

3. 主要试剂及配制 荧光探针（Vysis 公司）、0.9% 的枸橼酸钠溶液、固定剂Ⅰ、固定剂Ⅱ、固定剂Ⅲ、无水乙醇、4′,6-二脒基-2-苯基吲哚（DAPI）、70% 甲酰胺变性液、20×SSC 粉末、乙基苯基聚乙二醇（NP-40）、盐酸（HCl）、蒸馏水等。

（1）固定液Ⅰ：甲醇、冰醋酸、蒸馏水的体积比例分别为 5:4:1。

（2）固定液Ⅱ：甲醇、冰醋酸、蒸馏水的体积比例分别为 3:1:0。

（3）固定液Ⅲ：甲醇、冰醋酸、蒸馏水的体积比例分别为 3:3:1。

（4）20×SSC 溶液：加 132g 20×SSC 至 400ml 纯水中并充分混匀，通过 pH 计用 HCl 在室温下调整 pH 至 5.3，再加入蒸馏水调整最终体积至 500ml，用 0.45μm 的滤器过滤后，室温下可保存 6 个月。

（5）70% 甲酰胺变性液：35ml 甲酰胺，5ml 20×SSC，10ml 蒸馏水，上述三种液体充分混合。

（6）0.4×SSC/0.3% NP-40（1L）：950ml 蒸馏水中加入 20ml 20×SSC（pH=5.3），混匀后加入 3ml NP-40，加水至 1000ml。用 10% 的 NaOH 调 pH 至 7.0~7.5。

（7）2×SSC/0.1% NP-40（1L）：850ml 蒸馏水中加入 100ml 20×SSC（pH=5.3），混匀后加入 1ml NP-40，加水至 1000ml，调 pH 至 6.8~7.2。

4. 荧光原位杂交

（1）探针类型的选择：可选择生物公司提供的探针，也可以自己设计探针。杂交探针主要包括两种类型：染色体着丝粒探针（CEP）和染色体位点特异探针（LSI）。

（2）卵母细胞的固定：取单个卵母细胞放入 0.9% 的枸橼酸钠溶液中低渗 10 分钟，然后将其转移至固定剂Ⅰ（甲醇:冰醋酸:水=5:4:1）中行预固定。将卵母细胞转至玻片上后，取少量固定剂Ⅱ（甲醇:冰醋酸=3:1），使其缓慢地覆盖过卵母细胞表面，然后将玻片分别放入固定剂Ⅱ和固定剂Ⅲ（甲醇:冰醋酸:水=3:3:1）中固定。玻片晾干后乙醇脱水，相差显微镜下观察固定结果，各条染色体分散较好且胞质去除完全者为理想固定效果；镜下见中期分裂象，分裂象不局限在一定范围内，染色体分散

过开或胞质去除不全者表明固定效果欠佳；未见中期分裂象者行 DAPI 染色，荧光显微镜下观察，见间期染色质者为处于分裂间期；见固缩核者表示卵母细胞退化。

（3）探针与标本共变性玻片和探针分开变性，玻片置于 73℃ 70% 甲酰胺变性液中温育 5 分钟，使 DNA 解链，然后固定在冷乙醇中以避免在加入探针前 DNA 链退火。

（4）标记探针与变性靶 DNA 特异杂交：将已变性的探针加在玻片上卵母细胞所在区域，覆盖干净盖玻片，边缘用封片胶封片，封片后置于 37℃ 湿盒内杂交 12 小时。

（5）洗脱杂交完毕后，将玻片分别置于 73℃ 0.4×氯化钠枸橼酸钠缓冲液（SSC）/0.3% 乙基苯基聚乙二醇（NP-40）溶液中 5 分钟和室温下 2×SSC/0.1% NP-40 溶液中 1 分钟，洗脱非特异性杂交。以试剂盒自带的质控片做为对照。

（6）荧光信号检测、分析：荧光显微镜下分别用相应滤光片观测结果采用 CCD 照相机摄取图片，利用染色体软件分析系统分析荧光信号。结果评定：在减数分裂第二次分裂的中期卵母细胞的染色体是由两条染色单体组成的，正常情况下每条染色体应显示一对（两个）信号；如果分裂象中多一条或少一条染色体，那么就会显示多一对（两个）或少一对（两个）信号；若分裂象中多或少一条姐妹染色单体，那么就会显示多或缺一个（非一对）信号；如果分裂象两条姐妹染色单体分离，那么两个信号间的距离会较远。

五、光谱核型分析

光谱核型分析（spectral karyotyping，SKY）是对传统多色原位荧光杂交技术的改进，对 5 种荧光素采用不同组合来同时辨别 46 条染色体，可用于检测结构复杂的易位、缺失、扩增、重排、双着丝粒等异常，具有高度敏感性和特异性，显示常规核型通常不能检测到的染色体结构上的微细变异。

1. 主要仪器 荧光显微镜、SkyVison 光谱核型分析软件、水浴箱、烤箱、冰箱等。

2. 主要耗材 微量加样器、平皿、量筒、微吸管、凹玻片、湿盒、吸管、封片胶等。

3. 主要试剂及配制 盐酸（HCl）、胰蛋白酶、1% 多聚甲醛溶液、1×PBS、氯化镁（MgCl₂）、无水乙醇、SKY 试剂盒（Applied Spectral Imaging 公司）、4′,6-二脒基-2-苯基吲哚（DAPI）、甲酰胺、20×SSC 粉

末、无水乙醇、蒸馏水等。

（1）PBS 液（1L）：NaCl 8g、KCl 0.2g、Na$_2$HPO$_4$ 1.42g、KH$_2$PO$_4$ 0.24g。上述配方定容至 1L，高压或过滤，得到 1×PBS。

（2）1% 多聚甲醛：水瓶中放入 10ml PBS，放入磁力搅拌器，加热至温度达 60～70℃，放入 1g 多聚甲醛，继续搅拌 10 分钟，加入 4μl NaOH（10mol/L），继续搅拌至瓶底颗粒溶解。放入冰箱中冷却，加入 PBS 定容至 100ml，并调 pH 值至 7.2～7.4，-20℃ 保存。

（3）70% 甲酰胺溶液/2×氯化钠-枸橼酸钠缓冲液（SSC）：35ml 甲酰胺，5ml 20×SSC，10ml 蒸馏水，上述三种液体充分混匀。

4. SKY 分析

（1）卵母细胞的固定：固定方法同 FISH 实验方法。

（2）杂交前预处理：50ml 0.01mol/L 的 HCl 预温至 37℃，加入 6μl 10% 的胰蛋白酶（Sigma 公司）混匀后，将卵母细胞玻片放入其中处理 3～5 分钟，1×PBS/MgCl$_2$（50mmol/L）混合液室温下漂洗后放入 1% 多聚甲醛溶液中孵育 10 分钟，1×PBS 漂洗，乙醇

脱水后晾干。

（3）杂交：选用 Applied Spectral Imaging 公司的 SKY 试剂盒，操作按说明书进行。玻片放入 73℃ 70% 甲酰胺溶液/2×氯化钠-枸橼酸钠缓冲液（SSC）中变性 2 分钟，放入预冷的乙醇系列溶液中脱水，空气中晾干。探针放入 80℃ 水浴中变性 8 分钟，37℃ 预杂交 1 小时。将 10μl 变性好的探针加在玻片上，封片后 37℃ 湿盒内杂交 36 小时。

（4）洗脱与信号分析：洗脱按 SKY 试剂盒说明书操作。4,6-联脒-2-苯基吲哚（DAPI）复染后荧光显微镜下观察结果。分别摄取红绿蓝（RGB）和 DAPI 图像，信号分析采用 SkyVison 光谱核型分析软件，每个卵母细胞分裂象分别采用反转的 DAPI 图像、RGB 图像以及模拟的 24 色图像进行分析。

（5）结果判断：若分裂象中的卵母细胞拥有 23 条染色体，各染色体由两条染色单体组成，则该卵母细胞为正常核型；若分裂象中增加或缺少 1 条染色体或染色单体时为非整倍体。若分裂象中缺少 1 条染色体，而代之为两条相应的染色单体时，表明 2 条姐妹染色单体平衡性过早分离情况。

第二节　卵子线粒体的检查

卵子成熟是一个复杂的生理过程，在减数分裂的过程中必须经历细胞核和细胞质等一系列生物学变化才能成熟，具备受精和进一步发育的能力。细胞质成熟水平一直缺乏有效的观察和评价指标。线粒体是细胞质中含量最丰富的细胞器。除能量代谢外，线粒体还与多个信号转导有关，几乎参与机体所有生理和病理过程。有研究发现，受精卵线粒体 DNA（mtDNA）主要来自卵母细胞，线粒体的功能状况是细胞质成熟的一个重要指标。mtDNA 拷贝数不足，或线粒体的数量缺乏、线粒体分布异常、功能失调和 ATP 生成不足等均会直接影响卵母细胞的成熟、受精和胚胎发育。

线粒体是由两层膜包围的封闭囊状细胞器，哺乳动物细胞的线粒体呈扁长形，由外膜、内膜基质和嵴等结构组成。线粒体是人类细胞中除细胞核外唯一具有自身遗传物质的细胞器，称为 mtDNA，它具备完整的遗传信息传递与表达系统。mtDNA 为双链环状，长度大约为 16.6kb，分别为重（H）链和轻（L）链，两条链均有编码能力，共编码 37 个基因，包括 22 个 tRNA、2 个 rRNA 和编码氧化磷酸化酶复合体的 13 个蛋白质亚基。由于 mtDNA 为裸露 DNA 分子，无组蛋白缠

绕保护，同时不具备完整的 DNA 突变修复机制，造成 mtDNA 突变率十分高。这样不仅产生了可作为遗传学标记的 SNP 位点，也产生了大量的新发致病突变。mtDNA 分子严格按照母系遗传方式进行传递，即仅能母亲将其 mtDNA 传递给下一代，而后通过其女儿再传播给后代。胚胎植入前遗传学诊断（preimplantation genetic diagnosis，PGD）可以预防此类遗传病的发生。而单个卵子或胚胎的核内 DNA 和线粒体 DNA 分析是遗传物质检测、性别鉴定以及基因表达研究的一项重要技术手段。

自 1997 年以来，已经有 30 多个经卵胞质移植的婴儿和部分哺乳动物出生。1997 年首次应用卵胞质移植技术在一名老年妇女卵子内注入年轻妇女质量较好的卵胞质，对重组卵进行显微受精，获得了受精卵。近来美国俄勒冈州比弗顿市的国家灵长类动物研究中心等机构的科研人员，在英国期刊《自然》杂志报道认为，如果一个卵子的 mtDNA 有问题，但核 DNA 正常，可将其细胞核取出植入另一个 mtDNA 正常同时细胞核被取出的细胞中，这样得到的卵子就可同时具有健康的核 DNA 及 mtDNA。在此项工作中，研究人员用 65 个卵子进行实验，让交换过

mtDNA 的卵子人工授精,并将受精卵培育五六天,直至其进入囊胚期。由于科学伦理管理的限制,实验到此为止,没有进一步的植入子宫实验。2009年,该机构研究人员曾用同样方法交换了恒河猴卵子的 mtDNA,并人工授精成功最终产下小猴。这些小猴的 DNA 分别来自两个"猴妈"和一个"猴爸",随后的出生后观察未发现这些小猴有明显异常。这些结果提示改善 IVF 成功率及避免 mtDNA 相关遗传疾病成为可能。

本节主要介绍 SYBR® Green 荧光定量 PCR、Taqman 荧光定量 PCR 法卵子中线粒体 DNA 拷贝数变化的测定,主要包括卵母细胞线粒体 DNA 的提取、实时荧光定量 PCR 标准品的制备、样品检测与分析。

(一) 卵母细胞 DNA 的提取

参照 Santos 等研究方案,具体实验操作步骤如下:

1. 控制性超排卵获取卵母细胞,步骤同第二十四章第一节。

2. 利用拉细的巴氏管在显微镜下,小心将卵母细胞移入含 20μl 去离子水的 0.2ml PCR 管内(每管仅含一枚卵母细胞)。

3. 将含卵母细胞的 PCR 管投入液氮,在液氮中反复冻融 2 次,裂解细胞,以释放 DNA。使用 DNA 抽提试剂盒提取全基因组 DNA(包括 mtDNA)。所得 DNA 溶于 TE 缓冲液(10mmol/L Tris-HCl,1mmol/L EDTA,pH 8.0),并用 Nanodrop 分光光度计测定 DNA 浓度,确定 DNA 的浓度在(50 ~ 300)ng/ml,−20℃保存备用。

(二) 实时荧光定量 PCR 标准品的制备

1. 引物设计和合成 根据 mtDNA 轻链序列设计荧光定量 PCR 上游引物:5'-cga aaggacaag aga aat aag g;-3';下游引物:5'-ctgtaaagttttaagttt tat gcg-3',目标片段长度为 158bp。

2. 标准品序列的扩增 在标准条件下进行 PCR 扩增,PCR 总反应体积 50μl,PCR 扩增反应体系中反应物的终浓度为:DNA 含量 100ng,Taq DNA 聚合酶 2U,PCR 缓冲液 1×,MgCl₂ 1.5mmol/L,dNTP 各 200μmol/L,引物 0.2μmol/L。PCR 扩增反应条件如下:95℃,5 分钟预变性;95℃,30 秒:58℃,30 秒;72℃,30 秒共 40 个循环。

3. 标准品 PCR 产物鉴定及回收提纯 PCR 扩增产物和标准 DNA Marker,经 2% 琼脂糖凝胶分离,目的产物大小约为 150bp,割胶后用琼脂糖凝胶 DNA 回收试剂盒(QIAquick Gel Extraction Kit)按照说明书回收 DNA,最后用去离子水洗脱得到高纯度 DNA。

4. 标准品浓度检测及稀释 取 PCR 回收产物,紫外分光光度仪下分别读取 260nm 和 280nm 波长 OD 值。OD260/OD280 比值范围在 1.8 ~ 2.0,表明标准品纯度符合要求。再将 PCR 回收产物进行 10 倍梯度稀释,制备浓度为 $10^3 ~ 10^8$ 拷贝/μl 的荧光定量 PCR 标准曲线的模板。计算标准:1ng 的 158bp PCR 回收产物包含 $5.8×10^9$ 个双链 DNA 分子。

(三) 实时荧光定量 PCR 反应

使用 Roche 公司的 Faststart Universal SYBR Green Master 试剂盒,在 ABI 7900 HT Fast 荧光定量 PCR 仪检测分析成熟卵母细胞的 mtDNA 拷贝数。mtDNA 标准品按 10 倍系列稀释($10^3 ~ 10^8$ 拷贝)用于制各标准曲线,所有样品均重复三次。

1. 反应体系如下

Faststart Universal SYBR Green Master(ROX)	5μl
正向/反向引物(终浓度 300nM)	0.25/0.25μl
mtDNA	2μl
超纯水	2.5μl
总体积	10μl

2. 反应程序如下

①95℃	10 分钟
②95℃	10 秒
③60℃	20 秒
④GO TO ②	40 循环

在 60℃ 采集荧光信号,共 40 个循环。利用 Applied Biosystems 的 SDS 2.4 软件进行分析,计算得到 mtDNA 拷贝数。拷贝数计算方法:通过已知 DNA 浓度的外标准品得到标准曲线。按照标准曲线换算公式得到每个样品的 DNA 浓度值。重复三次实验,每个样本重复 3 次,取平均值计算出各组卵母细胞线粒体 DNA 拷贝数。

第三节 卵子和极体的 aCGH 检查

比较基因组杂交(comparative genomic hybridization,CGH)是检测基因组 DNA 的片段是否存在扩增或缺失的一种可靠方法,而基于微阵列技术的比较基因组杂交(array CGH,aCGH)是 2002 年发明的一

项新技术。其原理是将对照样本和待测样本的
DNA 标记不同的荧光素,同时与芯片杂交,通过检
测荧光判断待测样本 DNA 是否发生拷贝数变化
(copy number variation,CNV)。该方法目前常用于
遗传性疾病 CNV 检测,直观地展现出整个染色体组
的缺失或扩增情况。

相较于传统的核型分析、FISH 等检测方法,
aCGH 具有高分辨率、高通量、高效率等优点。传统方
法仅检测得到 5~10Mb 染色体异常,并且需要细胞培
养。aCGH 可以将分辨率提升一百倍左右,最小可检
测到几十 kb 的染色体异常,这一方法有效地克服或
弥补了现有染色体检测技术的局限性,将染色体病的
诊断技术提高到亚显微甚至基因水平上,极大地提高
了染色体异常的检出率。在产后诊断中,传统方法的
染色体异常检出率为 5%,而 aCGH 的染色体异常检
出率可达到 15%~20%。在产前诊断中,aCGH 可增
加 1.7% 的唐筛高危孕妇的染色体异常检出率,可增
加 6% 的超声异常胎儿的染色体异常检出率,为临床
遗传咨询医师进行基因型-表型关系的分析提供更多
有价值的信息和依据,用于产前诊断中可有效控制出
生缺陷儿的出生,提高人口素质。

（一）主要仪器及试剂

1. 主要仪器　PCR 仪、冰箱等、GCOS 软件和
Genotyping Console 软件等。

2. 主要试剂　MDA 试剂盒、乙醇、0.2M KOH、
NSP1 限制性内切酶、STY1 限制性内切酶、T4 连接酶等。

3. 主要耗材　加样器、EP 管、PCR 管、无粉乳
胶手套、冰盒等。

（二）卵母细胞样本的准备

参照二十四章第一节。

（三）对提取的卵母细胞或极体进行单细胞全
基因组扩增

1. 准备 0.2N KOH（200μl 10N KOH + 10ml
H₂O）,常温保存。

2. 戴无粉乳胶手套,将实验台用 75% 酒精擦拭
一遍,取出冰盒,用 75% 酒精再擦拭一遍。

3. 将实验用的试剂盒从冰箱中取出,放置到室
温备用。

4. 将样品从冰箱内拿出,放置于冰盒上化冻,
待样品完全溶解时,用桌面离心机轻轻离心,将挂在
管壁上的液体都离心到管底部。

5. 准备 RBreagent blank,拿出一个无菌的 PCR
管,加 5μl lyses buffer(0.2N KOH)。

6. 准备一个 1.5ml 的 EP 管,标记上 Buffer D2,
放置于冰盒上。

Buffer D2 配方

成分	体积
DTT(1M)	5μl
Reconstituted buffer DLB	55μl
PBS	60μl
总体积	120μl

7. 将配制好的 Buffer D2 混匀,再用桌面离心机
将挂在管壁上的液体都离心到管底部。

8. 每个样品加入 7μl 的 Buffer D2,震荡混匀。

9. 每个样品加入 3.5μl 的 stop solution,震荡混
匀,再用桌面离心机将挂在管壁上的液体都离心到
管底部。

10. 准备一个 1.5ml 的 EP 管,标记上 Master Mix。

Master Mix 配方

成分	体积
HPLC water	10μl
REPLI-g midi reaction buffer	29μl
REPLI-g midi DNA polymerase	1μl
总体积	40μl

11. 每个样品中加入 40μl Master Mix,震荡混
匀,再用桌面离心机将挂在管壁上的液体都离心到
管底部。

12. PCR 扩增

30℃	4h
65℃	3min
4℃	forever

13. 扩增结束后,样品可放置于 -20℃ 保存,或
进行下一轮的扩增。

14. 每份样本完整基因组 DNA500ng 平分成两
份分别经 NSP1 和 STY1 两种限制性内切酶 37℃ 消
化 2 小时。

15. 用 T4 连接酶 16℃ 连接相应接头 3 小时。

16. 进行 PCR 扩增

94℃	30 分钟
94℃	30 秒
60℃	30 秒
68℃	15 秒
Go to step 2	30 个循环
68℃	7 分钟
4℃ 保存	

17. 扩增产物使用 Agencourt 的磁珠吸附法纯化至 45μl,浓度为 5.0~6.0μg/μl。

18. 纯化产物经 0.01U/μl 反应浓度的 DNase I 37℃消化 35 分钟至 50bp 大小长度。

19. 使用末端转移酶在 DNA 的末端标记生物素,37℃,4 小时。

（四）探针变性与杂交

样本标记后（70μl）,加入新配制的杂交液 190μl,共计 260μl。混匀后 95℃变性 10 分钟,变性后将探针保持在 49℃,此时取 200μl 探针注入到芯片中,芯片在 50℃杂交 16~18 小时。

（五）洗涤和染色

芯片杂交后经过洗涤（洗液 A:6×SSPE,0.01% Tween 20;洗液 B:0.6×SSPE,0.01% Tween 20）和染色（invitrogen 的 SAPE 染色液）,随后再与生物素标记的羊抗链霉素亲和素抗体结合。

（六）芯片扫描和结果分析

芯片经过洗涤和染色后,在流体工作站上自动进行扫描,扫描出来的信号图经 GCOS 和 Genotyping Console 两种软件进行分析和计算,得到每个位点的 SNP 类型和荧光信号相对强度,从而判断基因组 DNA 拷贝数的变异（copy number variation,CNV）。

第四节 卵子的单核苷酸多态性检查

单核苷酸多态性（single nucleotide polymorphism, SNP）是指在基因组水平上由单个核苷酸变异引起的 DNA 序列多态性。它是造成同种生物间染色体基因组多样性的基础。SNP 是正常存在的遗传变异,在人类基因组中大约存在 1000 万个,它们在基因组上的分布呈不均匀状态,编码区的 SNP 比非编码区更常见。SNP 能稳定遗传,并且在基因组中呈高频分布,因此非常适合做关联分析。

（一）DNA 芯片实验原理

将大量在人群中高频分布的有价值的 SNP 位点序列采用特殊方法固定在厘米见方的硅芯片上,获得高密度的 SNP 微阵列,然后与样品杂交,将携带有荧光的 ddNTPs 滴加在芯片上进行单碱基扩增。通过激光扫描荧光值,软件分析结果以判断 SNP 位点所在的片段是否发生重复和缺失的技术。

（二）主要试剂及仪器

1. 主要仪器 振荡器、杂交炉、PCR 仪、Illumina-HiScanSQ 仪器、4℃离心机、GenomeStudio 软件、冰箱等。

2. 主要耗材 96 深孔板、铝箔纸、深孔板盖子、芯片等。

3. 主要试剂 Infinium HD assay kit、0.2N KOH、0.1NaOH、异丙醇等。

（三）技术流程

1. 第一天,经过活检的卵母细胞由于 DNA 含量微小,需要经过两轮扩增:第一轮是全基因组扩增,DNA 量从 pg 到 ng;第二轮扩增为 Illumina 公司提供的 Infinium HD 试剂扩增,大约扩增 1000 倍,使 DNA 量从 ng 到 μg。

2. 第二天,扩增后的样品 DNA 需经过片段化、沉淀纯化,然后与 SNP 芯片杂交。

3. 第三天,芯片进行杂交后,进行碱基延伸,荧光染色和芯片扫描。对扫描后的芯片结果,使用 Genome Studio 软件进行分析,判断结果。

（四）操作细则

1. 第一天,活检的卵母细胞 DNA 两轮扩增。

（1）准备 0.2N KOH（200μl 10N KOH + 10ml H₂O）,常温保存。

（2）戴无粉乳胶手套,将实验台用 75% 酒精擦拭一遍,取出冰盒,用 75% 酒精再擦拭一遍。

（3）将实验用的试剂盒从冰箱中取出,放置到室温备用。

（4）将样品从冰箱内拿出,放置于冰盒上化冻,待样品完全溶解时,用桌面离心机轻轻离心,将挂在管壁上的液体都离心到管底部。

（5）准备 RB:reagent blank,拿出一个无菌的 PCR 管,加 5μl lyses buffer（0.2N KOH）。

（6）准备一个 1.5ml 的 EP 管,标记上 Buffer D2,放置于冰盒上。

Buffer D2 配方

成分	体积
DTT(1M)	5μl
Reconstituted buffer DLB	55μl
PBS	60μl
总体积	120μl

（7）将配制好的 Buffer D2 混匀,再用桌面离心机将挂在管壁上的液体都离心到管底部。

（8）每个样品加入 7μl 的 Buffer D2,震荡混匀。

（9）每个样品加入 3.5μl 的 stop solution,震荡

混匀,再用桌面离心机将挂在管壁上的液体都离心到管底部。

（10）准备一个1.5ml的EP管,标记上Master Mix。

Master Mix 配方

成分	体积
HPLC water	10μl
REPLI-g midi reaction buffer	29μl
REPLI-g midi DNA polymerase	1μl
总体积	40μl

（11）每个样品中加入40μl Master Mix,震荡混匀,再用桌面离心机将挂在管壁上的液体都离心到管底部。

（12）PCR扩增:

30℃	4h
65℃	3min
4℃	forever

（13）扩增结束后,样品可放置于-20℃保存,或进行下一轮的扩增。

2. 第二轮扩增为Illumina公司提供的Infinium HD试剂扩增,大约扩增1000倍。

（1）把杂交炉温度调为37℃。

（2）配制0.1 N NaOH(50μl 10N NaOH +950μl H₂O)。

（3）将Infinium HD Assay Kit中的试剂MA1、MA2和MSM放置在室温中解冻。

（4）将待测样品的DNA浓度调至50ng/μl。

（5）取出一个96孔的深孔板,同时将标签贴在板的正面。

（6）待试剂都化冻后,震荡混匀,并离心使管壁上的液体都在管底。

（7）在96孔板需要加样的孔中加入20μl/孔的MA1。

（8）每个孔中加入4μl的样品。

（9）待测的孔中加入4μl 0.1N NaOH,给96孔板盖上盖子,放置在振荡器上,1600r/min,震荡1分钟。

（10）将板子置于离心机中,280g离心1分钟。

（11）将板子从离心机中取出,室温孵育10分钟。

（12）取掉盖子,在每个装有样品的孔中加入34μl的MA2和38μl的MSM,盖上96孔板的盖子。

（13）将板子放置在振荡器上,1600r/min,震荡1分钟,将板子放置于离心机中,280g离心1分钟。

（14）将板子放置于杂交炉内,37℃孵育14～24小时。

3. 第二天,扩增的样品DNA经过片段化和沉淀纯化,然后与SNP芯片杂交。

（1）将加热块调至37℃。

（2）从冰箱中取出FMS和PM1,室温化冻。

（3）从杂交炉中取出96孔板,50g离心1分钟。

（4）每个样品孔中加入25μl FMS,盖上盖子。

（5）放置于振荡器上,1600r/min,震荡1分钟,50g离心1分钟。

（6）将板子放置于加热块上,37℃孵育45分钟;此时打开杂交炉,将温度调为48℃,同时从冰箱中取出试剂RA1和PB2,室温解冻。

（7）每个样品孔中加入50μl的PM1,盖上盖子。

（8）放置于振荡器上,1600r/min,震荡1分钟,50g离心1分钟。

（9）每个样品孔中加入155μl异丙醇。

（10）更换96孔板盖子,盖紧盖子,上下翻转至少10次。

（11）把96孔板放置于4℃冰箱中25分钟,同时将离心机调至4℃,3000g离心20分钟,扔掉96孔板盖子。

（12）将96孔板反过来,在干燥纸上用力拍打,使96孔板干燥,然后将板子放在一个隔空架子上,空干35分钟。

（13）每个样品孔中加入23μl RA1。

（14）用铝封膜将96孔板封口。

（15）将板子放置在杂交炉中,48℃孵育40分钟。

（16）从杂交炉中取出96孔板,1600r/min震荡1分钟,280g离心1分钟。

（17）把板子放置在加热块上,95℃,20分钟。

（18）准备芯片杂交盒,在盒子里的凹槽孔中加入400μl PB2,把芯片盒对称扣紧。

（19）从冰箱中拿出芯片,放置于室温。

（20）从加热块中拿出96孔板,放置于室温,15分钟;280g离心1分钟。

（21）撕开芯片包装纸,记下芯片条码,将芯片放置于杂交盒里,正面朝上,芯片的条形码和杂交盒的条形码在一个方向。

（22）在芯片的加样孔中加入15μl DNA样品,盖紧杂交盒,放置于杂交炉内,48℃,轻摇(转速为5),12小时。

4. 第三天,芯片进行杂交后的单碱基延伸,荧光染色和芯片扫描。

(1) 从杂交炉中取出杂交盒,让其晾至室温,打开杂交盒,拿出芯片,放置于芯片架上。

(2) 在一个漂洗盒里倒 150ml 的 PB1,将芯片架放置其中,并上下提拉 10 次,然后浸泡 5 分钟,清洗芯片。

(3) 将芯片架放置在另一个放满 PB1 的漂洗盒里,重复 4.3 步骤。

(4) 将芯片放置于一个黑盒子里,盒子里放满 PB1,按照金属底座-芯片-spacer-透明玻璃板的顺序,用金属卡子卡住,注意赶走玻璃板与芯片间的气泡。

(5) 打开水浴锅,调至 46℃,使 chamber Rack 的温度稳定在 45℃,误差不超过 ±0.2℃,用温控器探针在不同区域检测 chamber Rack 的温度,确保其各处的温度恒定。

(6) 期间左右颠倒晃动 chamber Rack,赶走里面的气泡;同时从冰箱里拿出 RA1、XCI、XC2、TEM 至室温。

(7) 当 chamber Rack 的温度恒定在 44℃后,迅速将金属夹子放置于 chamber Rack 上。

150μl RA1,30 秒,重复 5 次

450μl XC1,10 分钟

450μl XC2,10 分钟

200μl TEM,15 分钟

450μl 95% 甲酰胺/1mM EDTA,1 分钟,重复一次,5 分钟

450μl XC3,1 分钟

(8) 将水浴锅调至 33℃,并且用温度计检测 Tecan Te Flow 的温度,使之稳定在 32℃,误差不超过 ±0.2℃。

250μl STM,10 分钟	
450μl XC3,1 分钟	450μl XC3,6 分钟
250μl STM,10 分钟	
450μl XC3,1 分钟	450μl XC3,6 分钟
250μl STM,10 分钟	
450μl XC3,1 分钟	450μl XC3,6 分钟
250μl STM,10 分钟	
450μl XC3,1 分钟	450μl XC3,6 分钟

(9) 立即把含有芯片的金属夹从 Tecan Te Flow 取下。

(10) 把玻璃片去除,也轻轻去除 spacer,把芯片放在一个染色架上,放置于盛有 300ml 的洗涤槽中。

(11) 将染色架上下提拉清洗 10 次,然后浸泡 5 分钟。

(12) 将染色架放置于盛有 XC4 的槽中,上下提拉 10 次,然后浸泡 5 分钟。

(13) 将芯片放在一个隔空架子上,将架子放置于真空锅内,真空抽 35 分钟。

(14) 芯片放置于常温避光保存或进行下一步操作。

(15) 将芯片放置于 IlluminaHiScanSQ 扫描仪中,芯片条码朝上,进行扫描。

(五) 芯片结果分析

使用 Illumina 公司开发的 GenomeStudio 软件对芯片扫描结果进行解读分析。

第五节 人单个卵母细胞的基因组分析技术

多次退火环状循环扩增(multiple annealing and looping-based amplification cycles,MALBAC)技术是目前最先进的全基因组扩增技术。以往的全基因组扩增多采用非线性或指数性扩增,MALBAC 技术则利用特殊引物,使得扩增产物的首尾互补,通过连接成环,在扩增时最大限度防止 DNA 的非线性或指数性扩增。单细胞测序作为单细胞研究领域的新兴核心技术,是指将单细胞扩增和第二代高通量测序相结合针对单细胞个体进行研究的新兴技术。其原理是将已分离的单个细胞的微量遗传物质进行均一性的扩增,获得高覆盖度、高质量的扩增产物之后通过高通量测序揭示细胞遗传物质的个体差异和细胞的进化关系。

传统的全基因组测序方法得到的结果仅为一群细胞的全基因组序列信息的平均值,或者仅代表其中占优势数量的基因组信息,单个细胞基因组及其稀有的信息常被掩盖。

单细胞测序必须解决如下矛盾:

1. 线性扩增 如果用全基因组 PCR 扩增,由于 DNA 序列 GC% 含量不同,高 GC% 含量的不易被扩增,从而造成 PCR 的扩增偏向性,另外 PCR 为指数型扩增,从而将扩增偏向性进一步扩大,造成基因组的某些区域为低覆盖甚至没有覆盖。

2. 全基因组覆盖 应用常规的建库方法,此过程涉及补平、加 A、接头连接等步骤,会造成原始 DNA 的一部分丢失。而在单细胞测序中,这些情况

显然是不会发生。

3. 高扩增效率　理论上,在染色体的每个特定的位置仅为 2 个拷贝。要想获得测序所需要的 DNA量则需要非常高的扩增效率,使每个基因拷贝从 2扩增到足够量。而目前的线性扩增方法很难达到。

MALBAC 技术成功解决了以上难题,达到近乎线性扩增、90% 以上的覆盖度和高扩增效率(高产量)。所得到的 DNA 文库可用于检测单细胞 CNV。该技术是源于哈佛大学的一项专利技术,相关论文发表于顶级科学期刊《科学》(*Science*)、《细胞》(*Cell*)、《国家科学院院刊》(*PNAS*)。使用 MALBAC技术,科学家们完成了迄今覆盖度最高的单精子基因图谱,首次对人类单个卵母细胞完成了测序(图23-1)。

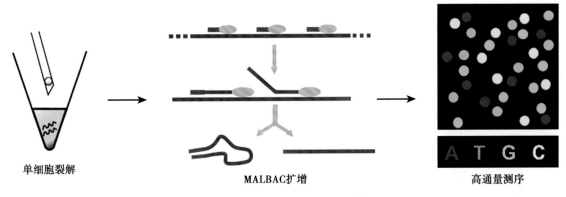

图 23-1　MALBAC 技术原理示意图

単细胞裂解　　　　　MALBAC扩增　　　　　高通量测序

2012 年,由北京大学第三医院乔杰教授、北京大学生物动态光学成像中心汤富酬和谢晓亮教授所领导的 3 个研究小组,共同完成了对单个卵母细胞的全基因组测序。在卵母细胞成熟及受精前会产生独特的副产物——极体,它不参与卵母细胞后续的正常发育过程。该团队巧妙地利用了此副产物,利用 MALBAC 技术对极体全基因组进行测序,进而推断出在受精卵中母源基因组的情况,从而选择出一个正常的胚胎进行移植。

单个卵母细胞测序技术也有局限性。因为它只检测卵子发育过程中附属结构的遗传物质,而非精子的遗传物质,所以它只能用于检测女方家族的遗传疾病,而无法检测男方的遗传疾病。要想检测来自男方的遗传疾病或新发突变,则需提取受精后胚胎细胞进行检测。这一方法能够帮助医师诊断出来自母亲卵子或者父亲精子的遗传病或胎儿新发突变,提高体外受精术(IVF)的成功率。同时,该技术既能涵盖染色体异常,又能检测与遗传疾病有关的DNA 序列变异,将大大提高试管婴儿的活产成功率。具体实验方法请参考本章最后两篇参考文献。

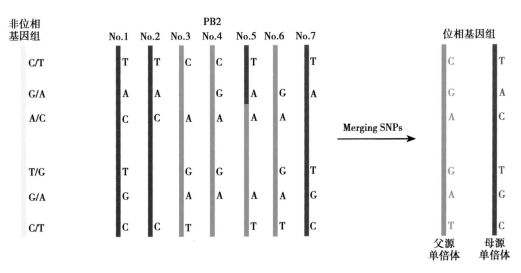

图 23-2　利用单倍体的第二极体进行基因组分型的原理图

(孔祥东)

参 考 文 献

1. Lin T, Diao YF, Kang JW, et al. Chromosomes in the porcine first polar body possess competence of second meiotic division within enucleated MII stage oocytes. PLoS One, 2013, 8 (12):e82766.

2. Harper JC, Harton G. The use of arrays in preimplantation genetic diagnosis and screening. Fertil Steril, 2010, 94 (4): 1173-1177.

3. Eaton JL, Hacker MR, Harris D, et al. Assessment of day-3 morphology and euploidy for individual chromosomes in embryos that develop to the blastocyst stage. Fertil Steril, 2009, 91(6):2432-2436.

4. Altarescu G, Reish O, Renbaum P, et al. Preimplantation genetic diagnosis(PGD) for SHOX-related haploinsufficiency in conjunction with trisomy 21 detection by molecular analysis. J Assist Reprod Genet, 2011, 28(3):233-238.

5. Balderman S, Lichtman MA. A history of the discovery of random x chromosome inactivation in the human female and its significance. Rambam Maimonides Med J, 2011, 2(3):e0058.

6. Santos TA, El Shourbagy S, St John JC. Mitochondrial content reflects oocyte variability and fertilization outcome. Fertil Steril, 2006, 85(3):584-591.

7. Dumollard R, Duchen M, Carroll J. The role of mitochondrial function in theOocyte and embryo. Curr Top Dev Biol, 2007, 77:21-49.

8. Van Blerkom J. Mitochondrial function in the human oocyte and embryo and their role ill developmental competence. Mitochondrion, 2011, 11(5):797-813.

9. Wallace DC. Mitochondrial diseases in man and mouse. Science, 1999, 283(5407):1482-1488.

10. Taylor RW, Turnbull DM. Mitochondrial DNA mutations in human disease. Nat Rev Genet, 2005, 6(5):389-402.

11. Liu N, Yan J, Chen X. Prenatal diagnosis of a de novo interstitial deletion of 11q(11q22. 3→q23. 3) associated with abnormal ultrasound findings byarraycomparative genomic hybridization. Mol Cytogenet, 2014, 7(1):62.

12. Evangelidou P, Alexandrou A, Moutafi M. Implementation of high resolution whole genomearrayCGHin theprenatalclinical setting:advantages, challenges, andaviewof the literature. Biomed Res Int, 2013, 2013:346762.

13. Jin Y, Miao Z, Ge J. Prenataldiagnosis of fetal chromosome aneuploidy by massively parallel genomic sequencing. Zhonghua Yi Xue Za Zhi, 2014, 94(23):1788-1790.

14. Qu HQ, Jacob K, Fatet S. Genome-wide profiling using single-nucleotide polymorphism arrays identifies novel chromosomal imbalances in pediatric glioblastomas. Neuro Oncol, 2010, 12(2):153-163.

15. Zong C, Lu S, Chapman AR, et al. Genome-wide detection of single-nucleotide and copy-number variations of a single human cell. Science, 2012, 338(6114):1622-1626.

16. Hou Y, Fan W, Yan L. Genome analyses of single human oocytes. Cell, 2013, 155(7):1492-1506.

第二十四章

卵子研究中的新技术

第一节 形态学技术

本节将简要介绍卵母细胞形态学研究领域的主流技术。了解细胞结构是研究细胞功能的必要前提。我们将首先介绍光学显微技术，近些年，对于某些特定细胞组分标记和成像的技术的发展以及三维重构技术的建立使光学显微技术变得更为重要。将特定的细胞组分标记上荧光探针（如荧光蛋白）后，可以在活细胞内观察到这些蛋白的动态变化及相互作用。光学显微技术的重要优点是可见光相对来说破坏性较小，但是光学显微技术的分辨率受到可见光的波长限制。电子显微技术利用电子束作为光源，可以对细胞内的大分子复合物在接近原子大小的分辨率上进行三维成像。

一、光学显微镜技术

19 世纪早期，较为先进的光学显微镜发明后，Schleiden 和 Schwann 才提出了所有的植物和动物组织都是由细胞构成的观点。他们在 1838 年的发现被称为细胞学说，细胞学说的提出标志着细胞生物学的诞生。

（一）普通光学显微镜技术

动物细胞较小且无色透明，因此对细胞内主要特征的观察依赖于 19 世纪晚期的多种染色方法的发明，这些染色方法使细胞内的结构具备了足够的色差，利于观察。20 世纪 40 年代出现的电子显微镜也需要能够保护并使细胞着色的新染色技术。当今的显微技术既依赖于样品制备技术，也依赖显微镜的功能本身。因此，在下面的讨论中我们将同时关注这两个方面。

光学显微镜可以将 0.2μm 的细节分辨开。所有显微镜的主要局限在于，对于一种给定的放射线（光源），它不能够观测小于光源波长的细节。光学显微镜的极限分辨率由可见光的波长（在 0.4 ~

0.7μm 之间）决定。细菌和线粒体的宽度约为 0.5μm，这是我们可以利用光学显微镜分辨的最小物体，由于光的类波特性，更小的细节我们无法分辨。为了了解这种情况发生的原因，我们要首先认识一束光穿过显微镜的镜头时所经过的路线。由于光的类波特性，光并不是遵循几何光学预测的直线传播。实际上，光波通过多种略微不同的路线通过光学系统，所以不同的光波会互相干扰，导致光衍射效应。如果两束光波通过不同的路径到达同一点时恰好同相（即波峰与波峰相对，波谷与波谷相对），两束光将互相增强，从而增加亮度。相反地，如果两束光不同相，它们将互相干扰，部分或完全地互相抵消。与物体的相互作用会改变光波之间的相位关系，产生复杂的干扰效应。比如，用固定波长的光波照射物体的直线边缘时，在高倍镜下看到的阴影是一组平等线，而圆点的阴影则是一组同心圆。基于同样的原因，通过显微镜看一个单独点的阴影将是一个模糊的圆盘，两个接近的点的图像会发生重叠，并且可能重合为同一个图像。任何对于镜头的改进都不可能克服由于光的波动特性导致的这种限制。

分辨率的限制依赖于光的波长和镜头系统的数值孔径。数值孔径（numerical aperture，NA）是物镜前透镜与被检物体之间介质的折射率（n）和孔径角（2α）半数的正弦之乘积。用公式表示如下：NA = n× sin α。孔径角又称"镜口角"，是物镜光轴上的物体点与物镜前透镜的有效直径所形成的角度。孔径角与物镜的有效直径成正比，与距焦点的距离成反比；孔径角越大，进入物镜的光通量就越大。在最佳的条件下，紫色可见光的波长可达到 0.4μm，数值孔径最大可达到 1.4μm，理论上光学显微镜的分辨率极限可以达到 0.2μm。19 世纪末期的显微镜制造者在少数情况下能使显微镜达到这一分辨率。尽管我们能够使图像任意放大（例如投影在屏幕上），但是用光学显微镜不可能区分距离小于 $0.2\mu m$ 的两个物体，这样的两个物体在光学显微镜下显示为同一个物体。要注意区分分辨率（resolution）和检测能力（detection）。如果小于分辨率极限的小物体发光，我们仍然可能检测到这个物体。因此，我们能够在显微镜下看到比分辨率极限小 10 倍、用荧光标记的微管。尽管如此，光衍射效应使微管在显微镜下显示模糊并且至少直径至少 $0.2\mu m$。利用灵敏的检测方法，我们甚至可以在光学显微镜下检测和追踪单个荧光蛋白分子的行为。

（二）相差显微镜和微分干涉显微镜

显微镜学家经常面临的问题是在制片的过程中，细胞的某些组分可能丢失或者失真。避免这个问题的唯一可靠方法是检测活细胞，无需经过固定或者冷冻的处理。为达到这一目的，显微镜学家设计了具有特殊光学系统的光学显微镜。当光穿过活细胞时，光波的相位由于细胞的折射率而发生了改变，细胞中较厚或者密度较大的部分能够延缓通过这部分光的传播。这部分光的相位相对于穿过相邻较薄区域的光的相位发生了移位。相差显微镜和微分干涉显微镜利用了这两种光汇合时发生的干涉现象，能够显示细胞结构的图像，这两种光学显微技术已被广泛应用于观察活细胞。

观察细胞内某些特征的一个更简单的方法是仅检测细胞内多种成分的散射光。常用的明视野显微镜中，通过细胞的光线直接形成图像。而在暗视野显微镜中，进入物镜的光线只有被标本反射和衍射的光线，因而物体的边缘发亮，而视野的背景是黑的。相差显微镜、微分干涉显微镜和暗视野显微镜使观察有丝分裂和细胞迁移等过程中细胞组分的运动成为可能。由于实时的细胞动态过慢不易观察到，人们常常制作间隔定时影像（time-lapse movie）进行分析。

（三）数字技术

近年来，数字（或电子）成像系统以及相关的图像处理技术对光学显微技术产生了重大影响。这些技术使由于光学系统的不足而导致的诸多限制被克服。电子成像系统同时规避了人眼的两个极限：对极弱光的识别和在亮背景下对光强度的微弱差异的区分。为了增强在弱光环境下对细胞的观察能力，人们在显微镜上安装了灵敏的数码相机。这种数码相机包含与消费型数码相机中的类似的电荷耦合器件（charge-coupled device，CCD），但这种 CCD 经常

被降温以降低成像的噪声干扰。这就使在极低的光强下长时间观察细胞成为可能，同时避免了长时间的强光照射产热和对细胞的破坏。这种低光相机对观测活细胞中的荧光分子时尤其重要。

由于 CCD 相机产生的图像是电子形式的，在传输到电脑后它们可以方便地被数字化，并且通过多种方式处理后提炼出有用的信息。图像处理过程能够补偿显微镜的多种光学缺陷从而得到理论上的分辨率。另外，利用数字图像处理技术，可以增强图像的对比度从而克服人眼不能识别光强微小差异的限制。尽管这种处理同时也增强了光学系统中的不规则的背景信号，但是利用数字方法去除空白区域的信号能够消除这种不足。数字处理技术使科学家们发现了细胞中许多小的透明结构，而之前这种结构无法与背景区分开来。计算机辅助下微分干涉显微镜可获得的最高对比度使显微镜可以看到小至单根微管的物体，微管的直径只有 $0.025\mu m$，小于光的波长的 $1/10$。在荧光显微镜下也可以看到荧光染色的单根微管。在这两种情况下，不可避免的光衍射效应都会使图像变得模糊，微管在图像中的直径至少会达到 $0.2\mu m$，因此无法区分单根微管和微管束。

（四）荧光显微镜技术

荧光显微镜是利用荧光或磷光替代光的反射或吸收来检测生物组织样本的光学显微镜。荧光显微镜技术是目前在光镜水平对特异蛋白质等生物大分子定性定位研究的最有力的工具之一。在荧光显微镜下，样品通过特异波长的光进行观察，荧光基团能够吸收特定波长的荧光并发射出更长波长的光（与吸收的激发光颜色不同）。典型的荧光显微镜的组件包括光源、激发光滤片、分色镜、阻断滤片。根据用来标记样本的荧光基团的激发光和发射光的不同，可以在荧光显微镜中选择不同的滤片和分色镜。这样，荧光显微镜每次仅能检测一种荧光基团（颜色）的分布情况。只有将多张单色的图片组合起来才能得到不同种类荧光基团分布情况的多色图片。

免疫荧光是最常用的利用荧光显微镜进行检测的技术方法，主要用于检测微观的生物学样品。免疫荧光技术利用抗体与抗原的特异性结合，使荧光染料定位于细胞内特异的生物分子上，这样就可以观测到目标分子在整个样品中的分布情况。免疫组织化学利用荧光团观测抗体的定位情况，而免疫荧光是免疫组织化学的特殊例子。

免疫荧光可用于组织切片、培养的细胞系或者单个细胞中蛋白质、多糖和小生物分子。免疫荧光

可以与其他的不用抗体的荧光染色方法(如用 DAPI 标记 DNA 等)组合使用。目前用于观测免疫荧光样品的显微镜有多种,其中最简易的是普通荧光显微镜,激光共聚焦显微镜也已经广泛使用。

免疫荧光分为直接免疫荧光法和间接免疫荧光法两种。

用于直接法免疫荧光的抗体通过化学方法被标记上荧光团。抗体与目标分子上的特异区域(表位,epitope)结合,与抗体相连的荧光团可以用荧光显微镜检测到,不同的荧光团在激发后会发射出特异波长的激发光。直接法免疫荧光虽然应用不太广泛,但相对于间接法免疫荧光来讲,有几个明显的优点。荧光团与抗体的直接结合减少了实验流程的步骤、节省了操作时间,同时也可以降低非特异性的背景信号。直接法免疫荧光也能够减少抗体发生交叉相互作用的可能性以及减少操作错误的可能性。尽管如此,由于能够与抗体结合的荧光分子的数目有限,直接法免疫荧光的灵敏性不如间接法免疫荧光高,并且可能会出现假阴性的结果。从经济方面考虑,直接法免疫荧光通常耗费的抗体量也较多。

间接法免疫荧光需要两个抗体:未标记的一抗特异性地与目标分子结合,带有荧光团的二抗识别并与一抗结合。多个二抗分子可以与同一个一抗分子结合,这使得与每一个抗原分子相结合的荧光团分子的数目增加,从而起到了信号放大的作用。相对于直接法免疫荧光,间接法免疫荧光更加复杂和耗时,但是却更加灵活,因为对于同一个一抗有多种不同的二抗和检测方法可供选择。

间接法免疫荧光之所以成为可能,是因为抗体由两部分组成:可变的区域识别抗原,而不变的区域组成了抗体分子的结构。这种不同区域的划分是人为的,实际上,抗体分子由四条多肽链组成:两条重链和两条轻链。研究人员可以生产多种一抗分别识别不同的抗原(具有不同的可变区域),而这些一抗可以具有相同的不变区域。这样这些一抗就可以被同一个二抗识别,这样就节省了对不同的一抗进行修饰并连接荧光团的费用。具有不同的不变区域的一抗通常利用不同的物种来生产。

免疫荧光技术有一定的局限性。与其他的荧光技术一样,免疫荧光技术面临的重要问题是光漂白(photobleaching)。控制光漂白的方法有降低照射光的强度或者照射时间、提高荧光团的浓度或者应用不易被漂白的荧光基团(如 Alexa Fluors、DyLight Fluors)等。由于抗体不能穿过细胞膜,当需要观测

的结构位于细胞内部时,免疫荧光技术只能应用于已经固定的细胞(即死细胞)。如果需要观测的蛋白质位于细胞膜外或者上清液中,则可以用活细胞进行免疫荧光实验。根据所使用的固定剂的不同,目标蛋白质可能会发生交联,从而与抗体非特异结合导致假阳性或者假阴性的结果。

免疫荧光技术的一般实验步骤包括固定、透膜、封闭、一抗及二抗的孵育和封片等。卵母细胞的固定通常使用 4% 的多聚甲醛(用 PBS 溶解,pH 7.2),透膜则使用 0.5% 的 Triton X-100。

（五）激光扫描共聚焦显微镜技术

普通荧光显微镜下,存在许多来自焦平面以外的荧光,使观察到的图像对比度和分辨率降低,而激光扫描共聚焦显微镜(laser scanning confocal microscope)则大大减少了这种焦平面以外的荧光,它在某一瞬间只有很小的一束光用于照明,这一束光穿过检测器前的小孔或狭缝后成像,这样就确保只有来自该焦平面的光能够成像,而来自焦平面以外的散射光则因为被小孔或狭缝挡住而不能成像。经此原理所成的像清晰度大大提高,激光扫描共聚焦显微镜的分辨率比普通荧光显微镜提高了 1.4 ~ 1.7 倍。共聚焦的含义是:物镜和聚光镜聚焦到同一个点上,亦即它们彼此共焦点。与普通荧光显微镜相比,共聚焦显微镜优势明显。由于可自动改变观察的焦平面,纵向分辨率得到改善,所以通过"光学切片"即改变焦点获得一系列细胞不同切面上的图像,经叠加后便可重构出样品的三维结构。激光扫描共聚焦显微镜在研究亚细胞结构与组分的定位及动态变化等方面的应用越来越广泛。

（六）活细胞成像和时差显微技术

活细胞成像(live cell imaging)技术通过研究细胞动态使科学家对细胞生物学功能有更深刻的认识。这种技术将细胞培养设备与显微成像设备结合在一起使用。活细胞成像(time-lapse microscopy)是利用时差显微技术研究活细胞的研究方法。时差显微技术是延时摄影在显微技术中的应用。利用显微镜在不同的时间点拍摄细胞图像,显微图像的序列被记录后,经过软件处理在较快的播放速度下观看,就能够得到整个过程显微水平的加速影像。常用于活细胞成像的显微镜有相差显微镜、荧光显微镜以及激光扫描共聚焦显微镜等。

二、电子显微镜

光学显微技术受到可见光波长的限制,分辨率

有限。使用电子束作为光源的电子显微镜可以区分更细微的结构。但是这种高分辨率同时也伴随着更大的代价:电子显微镜的样品制备较光学显微镜复杂得多;在电子显微镜上观察的图像是否是样品的真实结构有时难以确定。最近发展起来的快速冷冻技术使电子显微镜制片时样品结构的保持成为可能。通过数字图像处理技术对不同颗粒或者不同层面观测信息进行整合,可以重构物体的三维图像。这些技术扩大了电子显微镜可以观测样品的范围,使我们可以如实地对单个大分子以及它们形成的复合物进行成像。

分辨率与激发射线波长之间的关系并不因射线的类型(可见光、电子束等)而改变。因此利用电子束作为光源可以获得更高的分辨率。单个电子的波长随着速度的升高而降低。在电子显微镜中,加速电压高达100 000V,单个电子的波长为0.004nm。理论上电子显微镜的分辨率应为0.002nm。是光学显微镜的100 000倍。由于电磁透镜的偏差相对于光学透镜更难校正,所以多数电子显微镜的分辨率最好可达到0.1nm。这是因为电磁透镜只有非常靠近中心的区域可用,有效的数值孔径很小。此外,样品制备、对比度以及射线对于样品的破坏等问题使生物样品的正常有效分辨率仅为1nm,是光学显微镜分辨率的200倍。近些年,一种叫做场发射枪(field emission guns)的光源的应用使电子显微镜的性能有了较大的提高。

透射电子显微镜技术

尽管透射电子显微镜(transmission electron microscope,TEM)的体积较大,但其总体设计与光学显微镜类似。透射电子显微镜的光源是位于约高2m的圆柱的顶端,能够发射电子的细丝或阴极。电子束与气体分子碰撞后会散开,因此必须将圆柱体内的气体抽成真空。靠近细丝的阳极使细丝发射出的电子加速,之后电子通过小孔形成电子束,向下穿过圆柱体。圆柱体内的电磁线圈使电子束聚焦。样品要放到真空中的电子束传输线路上。与光学显微技术一样,用于电子显微镜观察的样品也需要经过染色,而使用的染色物质是电子致密物。穿过样品的电子遇到电子致密物着色的结构时会散开,没有散开的电子则会聚焦形成图像。图像可以显示在荧光屏上,也可以用底片或者高分辨率数码相机记录。由于散开的电子从电子束中丢失,样品中的致密区在图像中显示为电子流密度降低的区域(黑色)。

在电子显微镜应用于生物样品的早期,人们发现了之前无法想象的细胞内部结构。而在此之前,电子显微镜学家花费大量精力发展了组织包埋、切片以及染色技术。

由于样品在电子显微镜内需要暴露在高真空中,组织需要先进行固定,早期使用的固定剂是戊二醛,它能使相邻的蛋白质分子发生共价交联,之后使用的是锇酸,锇酸能够结合并且稳定脂双层以及蛋白质。由于电子的穿透力十分有限,为获得较高的分辨率,固定的组织通常要做成十分薄的切片(厚度一般为50~100nm,约为单个细胞厚度的1/200)。这就对样品的刚性和韧性同时有较高要求,而生物样品正常情况下并不兼备这些特性。为了解决这样的问题,常用特殊的介质包埋样品,包埋的目的就是要保证样品中各种超微结构在切片过程中都能有良好均匀的支撑,获得的超薄切片完整连续并有足够的强度,同时能耐受观察时的高温、电子轰击和真空挥发等。包埋剂的要求是:在高倍放大时不显示其本身结构、聚合时不发生明显的收缩,这样可有效防止样品中超微结构的移位和损坏;还需具有良好的机械性能(如韧性和刚度)以利于切片的操作;另外,包埋剂要易被电子穿透等。目前最常用的包埋剂是环氧树脂。通常来讲,生物样品固定后仍含有大量水分,而包埋剂又多与水不相溶,故在包埋前常需进行一系列脱水处理过程。

制备用于电子显微镜观察的生物材料样品的复杂步骤对于电子显微镜学家一直是重大挑战。如何确定经过固定、脱水、树脂包埋的样品的图像与活细胞中的水相生物体系一致呢?目前解决这个问题最好的方法是快速冷冻。如果水相系统能够足够快速地冷却到足够的低温,其中的水分和其他成分没有时间重组或者结晶成冰。相反,水被快速冷却成刚性但非晶状态——"玻璃化"状态——被称为玻璃化的冰。使水达到这种状态的方法有多种,如将样品用力放到液氦冷却的抛光铜块上、将液态丙烷喷洒在样品上或者是在高压下进行冷却。

某些冷冻样品可以用预冷的特殊样品支架直接在电子显微镜下观察。在有些情况下,可以将冰冻块样品断裂以显示其内部表面或者将冰冻块周围的冰升华暴露出其外表面。尽管如此,我们经常需要观测切片,然后进行染色以在电子显微镜下获得有足够对比度的图像。折中的办法是首先快速冷冻组织,然后将组织中玻璃化的冰用有机溶剂代替,再用树脂包埋、切片和染色。尽管在技术上仍然有难度,但是这种方法能使组织稳定并保留在接近活体时的状态。

电子显微镜的对比度依赖于样品中的原子数目:原子数目越多,散开的电子数就越多,分辨率也越大。生物组织通常由原子序数较小的原子组成(主要是碳、氧、氮和氢)。为了观测到这些原子,通常需要用重金属(如铀、铅等)盐浸渍生物样品。被浸渍(或染色)程度的不同在电子显微镜下展现为具有不同对比度的不同细胞组分。例如,用锇酸固定后,脂类易被染成暗黑色,显示出细胞膜的位置。

第二节 组学技术

组学技术的应用已经在生殖医学领域取令人瞩目的成就,主要包括基因组学、蛋白质组学和代谢组学技术等,其中又以基因组学发展最为迅速,组学的发展为生物医学的研究带来一个新的高地。

一、基因组学技术

基因组学一词来源于基因组,基因组是由一个单倍体细胞的所有 DNA 组成,或者一个双倍体细胞 DNA 组成的 1/2,包括所有的基因和基因间区域。目前研究发现人类基因组约 30 亿个碱基对,至少有80 000个基因。基因组学包含了数量巨大的数据以及高通量的方法(快速获得 DNA 序列的方法)。基因组学研究包括 DNA 测序、基因组多样性采集以及基因表达与转录调控的研究。提到基因组学,不得不提人类对自身研究的一个丰碑:人类基因组草图的绘制。花费 4.37 亿美元耗时 13 年的人类基因组草图于 2001 年 2 月 15 日公布,揭开了人类遗传学研究的大序幕。

DNA 测序技术在基因组学的研究进展中也取得了较大的进展,DNA 双螺旋结构发现(Watson 和 Crick,1953)不久,就有学者试图测定 DNA 的序列并报道了 DNA 测序技术,但是限于当时技术水平,当时研发的 DNA 测序技术操作繁杂并且工作效率低下,不能完成大规模 DNA 序列的测定。1977 年,Sanger 发明了末端终止测序法,这在 DNA 测序史上具有里程碑式的意义;同年,A. M. Maxam 和 W. Gilbert 共同发明了化学降解法。Sanger 法因为既简便又快速,并经过后续的不断改良,成为了曾经 DNA 测序的主流被广泛应用,极大推动了人类基因组学的研究。然而,随着科学的发展,人们迫切需要对人类基因组有更深入的理解,传统的测序已经不能完全满足研究的需要,对模式生物进行基因组重测序以及对一些非模式生物的基因组测序、新物种的基因测定,以及对人类基因组进行重测序和转录组学的全面研究,都需要费用更低、通量更高、速度更快的测序技术,第二代测序技术(next-generation sequencing)应运而生。目前较为流行的第二代测序技术的核心思想是边合成边测序(sequencing by synthesis),其技术流程主要包括:测序文库构建,测序文库锚定链接,测序文库预扩增,单碱基延伸测序和数据分析几部分,近年来它的数据产出能力呈指数增长,同时也对海量的数据分析提出了更高的计算要求。二代测序在全基因组测序、基因分型、SNP 检测、CNV 检测和短片段测序、转录组研究等取得了很多重要的成果。人类对科学的追求从来没有止步,二代测序已经较为成熟,第三代测序技术相信在不久的将来也会面世,第三代测序技术(next-next generation sequencing)又称为单分子测序,其技术原理和二代测序技术不同,主要是基于纳米孔单分子读取技术,将会有更快读取速度和更高的读取质量。

基因组测序完成之后,很多人可能认为无需再进行进一步的分析,这种表面的认识是可以理解的,但是实际情况是对生物体基因组序列的认识不代表基因研究的结束,很多情况下细胞的基因组会随着细胞的生长条件而变化。因此对细胞或组织的转录组学研究就显得尤为重要。转录组,顾名思义是细胞中总的 mRNA,个体在不同发育阶段,受到外界的刺激以及营养成分的改变后,不同的基因表达开启或者关闭,转录组会随着变化。例如卵子由 GV 期到 M I 期,再到 M II 期,以及精子卵子结合后,其内部伴随不同基因表达的开或关,会有不同的转录组以完成个体的发育前阶段或者应对外界环境的变化。

传统的分子生物学技术 RT-PCR、Northern bloting 等均可以检测到基因表达的改变,但是这些技术限制了可供分析的基因的数量,不能够对细胞或组织不同发育阶段内所有基因的表达进行检测。DNA 芯片技术(DNA microarray)使得这一设想成为现实,DNA 芯片分析是一项用来快速分析基因组内所有基因表达的技术,即通过一个固定的单链 DNA 与标记 cDNA 片段互补结合,再进行进一步的分析,DNA 片段物理固定于一种惰性载体上:即芯片。目前较为流行的芯片之间的主要的区别在于 DNA 序列连接芯片方式以及连接序列本身的长度不同。当前最受认可的芯片是 Affymetrix® 公司研发的商业芯片,其主要原理是合成一组化学合成的单链 DNA 寡核苷酸(约 25 个碱基长度),通过荧光标记以及光刻技术固定于石英表面,之后通过机器人点样将 PCR 扩增得到的 DNA 片段加到一个载玻片的精确位点,在经过荧光标记杂交,通过检测芯片上每点的标记信号强度相对比来检测每个样品中特异的 mRNA 的丰度。

但是人们对转录组的探索远没有停滞,二代测序在转录组的应用加深了人们对转录组学的认识,相比 DNA 芯片,二代测序技术不需要提前知道研究对象的基因序列,可以运用生物信息学技术手段,采用高性能计算机将测序结果比对到已知的数据中,寻找最接近的序列来预测新的转录本,因此能够检测到 de novo 的基因表达产物以及同一个基因新的可变剪切变体(alternative splicer)。二代测序技术研究转录组学(RNA-seq)相对传统的 DNA 芯片技术,RNA-seq 能更好地捕捉基因表达的差异,颠覆了对生物学中一些经典的学说的认识。采用转录组学技术结合生物信息学分析对传统的 Ohno 学说重新认识便是一个很好的例子。传统的学说认为:正常雌性哺乳动物体细胞中的两条 X 染色体之一在遗传性状表达上是失活的;在同一个体的不同细胞中,失活的 X 染色体可来源于雌性亲本,也可来源于雄性亲本;研究认为失活现象发生在胚胎发育的早期,一旦出现则从这一细胞分裂增殖而成的体细胞克隆中失活的都是同一来源的染色体。中国的学者通过 RNA-seq 结合生物信息学分析颠覆了经典的 Ohno 假说,发现哺乳动物中单条 X 染色体的总体表达量约为两条染色体的总表达量的 1/2,而不是之前认为的与两条染色体表达量相当,由此推翻了关于性染色体演化的著名的 Ohno 假说,并对性染色体相关的剂量补偿提出了新的问题,由此也引发学者对传统 DNA 芯片技术应用一些新的思考。

对全基因组的转录情况进行全面了解之后,下一个主要的问题就是,哪些因子调控了基因的表达?染色质免疫共沉淀技术(chromatin immunoprecipitation,ChIP)可以很好地研究调控因子对基因表达的调控作用。ChIP 的原理简单地描述是采用特定抗体,选择性富集与要研究的目的蛋白结合的 DNA 片段,进而确定该蛋白在基因组上的调控位点。ChIP 包括以下几个步骤:①采用甲醛交联蛋白和 DNA;②将染色质切割成较小片段,并使用特异性抗体结合调控因子于染色质结合的片段;③对切成片段的染色体(质)进行免疫共沉淀;④分离调控因子和目标序列,通过 Q-RT-PCR、DNA 芯片或者二代测序技术对 DNA 片段进行分析,寻找调控因子的结合部位(图 24-1)。

目前 ChIP 技术主要在组织和大量细胞中运用,在单细胞或者卵子的研究中还没有实现,主要是因为起始材料的限制,不过可以预见在不久的将来,

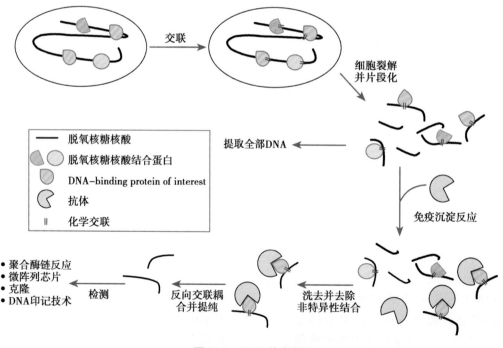

图 24-1 ChIP 技术原理

ChIP 将会在卵子的研究中得到应用,揭示卵母细胞成熟以及精卵受精过程中的奥秘。

细胞和组织内基因组的表达受环境影响,表观遗传学调控发挥重要作用。表观遗传学(epigenetics)是近年来发展起来的主要研究基因组修饰以及基因表达调控的学科,是遗传变异(epigenetic variation)多样化现象的遗传学分支学科。1939 年,Waddington 在《现代遗传学导论》中最早提出 Epigenetics 一词,当时的观点认为表观遗传学研究的是基因型产生表型的过程。而近来的研究认为表观遗传学是研究没有 DNA 序列变化的、可遗传的基因表达的改变,其中基因组与环境相互作用是一个重要的方面。人类基因组含有两类遗传信息:一类是传统意义上的 DNA 序列信息,提供蛋白质合成的模板;另一类是表观遗传学信息,提供何时、何地及如何适当的调控基因表达的遗传学信息指令。在多细胞生物中绝大多数体细胞具有相同的基因组,但不同组织基因表达谱差异很大,这都是表观遗传学在发挥作用,调控基因适当的开关,维持机体的稳定。

DNA 甲基化是基因组的一种主要表观遗传修饰,是哺乳动物基因组的显著特征,在调节基因表达和维持细胞正常分化中起重要作用。它是指 DNA 在 DNA 甲基转移酶(DNMT)的作用下,以 S-腺苷甲硫氨酸(SAM)作为甲基供体,将 CpG 二核苷酸胞嘧啶 5-位碳原子甲基化。哺乳动物基因组的 CpG 以两种形式存在:一种分散于 DNA 序列中,另一种是 CpG 高度聚集形成的 CpG 岛。CpG 岛通常位于基因的转录调控区附近,即启动子或第一外显子中,是基因组序列中富含 CpG 二核苷酸序列的 DNA 片段,CG 含量一般大于 50%,达 60% 以上,长度在 300~2000bp 之间,近年来的研究表明位于基因上(intergenic)、基因间(intragenic)以及的 CpG 对基因的剪切起到调控作用。人类约 60% 的基因含有 CpG 岛,约占整个基因组的 1%。在正常组织中,70%~90% 散在的 CpG 是经甲基化修饰的,而 CpG 岛则大部分处于低甲基化状态,DNA 甲基化与去甲基化动态平衡,共同发挥对基因组的调控作用。在人体内发挥作用的 DNA 甲基转移酶有 3 种:DNMT1、DNMT3a 和 DNMT3b。总体上,DNMT1 参与维持 DNA 甲基化状态,而 DNMT3a 和 3b 与 DNA 从头甲基化有关,DNMT2 因缺少有活性的功能域,所以不具有 DNA 甲基转移酶的作用。DNA 甲基化调控基因的表达,它通常被看做基因转录抑制的标志。研究认为 DNA 甲基化抑制基因转录的机制可能有 3 种:①DNA 甲基化直接干扰转录调控因子与其启动子的识别位点结合,降低了序列特异的转录调控因子结合的亲和力。甲基基团并不干扰碱基配对,但对蛋白质功能结构域伸入 DNA 大沟中与 DNA 相互作用的影响不容忽视。②通过在甲基化 DNA 上结合特异的转录阻遏物(repressor)而起作用。目前发现这一类甲基结合蛋白主要有 MeCP2、MeCP1/MBD1、MBD2、MBD4 等,它们能结合特定 DNA 序列中甲基化的胞嘧啶,从而抑制转录因子与基因调控序列两者间的结合。③DNA 甲基化后可通过甲基-CpG-结合蛋白募集组蛋白去乙酰化酶(HDAC),形成复合物,使组蛋白去乙酰化,导致染色质结构聚集,从而抑制基因的转录。正常情况下,哺乳动物 DNA 甲基化状态受到严格的调控,如生殖细胞中和多能干细胞中的 Oct4 和 Nanog 基因是处于表达状态,可是,在分化的细胞中,这两个基因的启动子区高度甲基化导致基因沉默。对基因组甲基化的研究产生了表观基因组学,DNA 的甲基化研究极大地丰富了后基因组学的研究内容,对 DNA 甲基化研究基于的方法学原理主要有 DNA 甲基化特异性酶处理、DNA 甲基化亲和富集、亚硫酸氢盐处理等。不同的方法具有不同的分辨率,结合二代测序都可以进行全基因组范围对 DNA 甲基化进行扫描,其中全基因组甲基化亚硫酸氢盐处理后结合二代测序(WGSBS)可以达到全基因组单碱基的分辨率,是目前分辨率最高的研究方法,其成本相对也较高;令人振奋的是单细胞或者少量细胞全基因组甲基化方法已经取得成功,卵子的精细 DNA 甲基化谱已经面世。

DNA 甲基化修饰可以对基因表达进行调控,那么 RNA 的修饰呢? 近来,对 RNA 的修饰研究也日新月异,6-甲基腺嘌呤(N6-methyl-adenosine,m6A)是 RNA 修饰中含量最为丰富的一种 RNA 甲基化形式,其甲基化和 DNA 甲基化类似,主要由 SAM 类甲基化转移酶催化而成。m6A 可能参与 mRNA 剪接、运输等加工过程,mRNA 中 m6A 的生物学功能研究有待进一步深入,研究认为 RNA m6A 去甲基化调控精子的发生,推测 RNA m6A 去甲基化在卵子发育过程中也起到重要调控作用。RNA 的修饰中还存在另外一种形式:5-甲基胞嘧啶(5-mC)修饰,有些研究认为 RNA 甲基化在翻译调控中和 RNA 稳定性及结构中起着重要作用。在人类中,研究发现 5-mC 会出现在各种不同形式的 RNA 分子上,包括 tRNAs、rRNAs、mNRAs、非编码 RNA(ncRNAs)等。截至目前至少超过一万个的 5-mC 候选位点被发现在 mRNAs 和 ncRNAs 上,这些位点重复覆盖约 10% 残留在转录组的总胞嘧啶。5-mC 在某些类型的

ncRNA 中丰度较高,但研究发现 mRNAs 上相对分布较少,提示 5-mC 发挥调控功能。mRNA 上 5-mC 分布偏好在蛋白质编码序列,且主要分布在 5' 和 3' UTRs,提示在 mRNA 后翻译中发挥调控功能。最近的研究表明,RNA 上胞嘧啶的甲基化作用调节各种生理过程,如信使核糖核酸(mRNA)的翻译与 RNA 稳定性的维持,并有可能在发育过程中发挥重要作用或导致人类疾病的发生。

二、蛋白质组学技术

最为世人瞩目的人类基因组计划已经完成,破解了人类基因组的序列。但是,基因是遗传信息的携带者,而蛋白质作为基因表达的产物在生物体内充当执行者的角色。因此人类全部基因序列只是帮助人们解读了遗传物质的序列。鉴于基因组研究的局限性,1994 年,来自澳大利亚 Macquaie 大学的 Wilkins 和 Williams 教授在意大利的一次学术会议上首次提出了蛋白质组(Proteome)概念。定义为"蛋白质组指的是一个基因组所表达的蛋白质",即"PROTEOME"是由蛋白质的"PROTE"和基因组的"OME"字母拼接而成。

蛋白质组学,顾明思议也是组学相关的一门学科,生物信息学分析在蛋白质组学研究中发挥重用作用,它又是一门方法学。目前对蛋白质组的研究工作主要集中在两个方面。一方面,通过二维凝胶电泳等技术得到正常生理条件下组织或细胞的全部蛋白质的图谱,作为基础数据库供研究使用。另一方面是比较分析在生理条件变化、病理条件情况下蛋白质组所发生的变化,为透彻理解生理过程、疾病发生发展提供参考。目前蛋白质组研究常用技术如下:①蛋白质分离技术如双向"高效"柱层析技术、双向凝胶电泳(2-DE)技术等;②蛋白质鉴定技术如凝胶图像分析技术、氨基酸组成分析技术、质谱技术、蛋白质和多肽的 N 端、C 端测序技术等;③研究蛋白质相互作用及其作用方式的酵母双杂交系统;④用于分析大量数据的生物信息学等。蛋白质组学研究许多领域取得了令人瞩目的成果,诸如肝脏蛋白质组学研究,但是目前尚没有卵子蛋白质组学的研究,其限制因素在于材料来源太少,相信在不久的将来蛋白质组学的技术方法将在卵子中应用,揭示卵子形成过程、精子卵子结合过程和卵子老化过程中起关键作用的蛋白因子,为辅助生殖中提高患者妊娠率提供理论基础。

三、代谢组学技术

基因组学和蛋白质组学的研究思想同样给细胞和组织内代谢物研究极大的启迪,代谢组学(metabonomics/metabolomics)是运用生物化学、分析化学等手段对生物体内所有代谢物进行定量分析,并寻找代谢物与生理病理变化之间的关系,为阐述生理过程、病理过程中代谢物的作用提供物质基础,是系统生物学的重要组成部分。代谢组学的研究对象大多是相对分子质量小于 1000 的小分子物质。运用分析化学和物理学原理分析结合信息建模与系统整合是代谢组学研究的基本思路。

基因组学和蛋白质组学分别从基因和蛋白质层面揭示生物体内奇妙调控网络,揭示生物个体发育以及疾病发生发展的分子机制。而在代谢物水平上发生着细胞或者组织器官内许多重要生命活动,如代谢物调控细胞信号传导(cell signaling)、代谢能量传递、细胞间通信等。基因与蛋白质的表达密切相连,共同决定了细胞内基本组成构架,细胞内代谢物则更多地反映了细胞所处的外部和内部环境,与细胞受到药物作用、环境污染物作用、细胞所处的营养状态以及其他外界因素的影响密切相关。因此有学者认为,"基因组学和蛋白质组学告诉你什么可能会发生,而代谢组学则告诉你什么确实发生了。"代谢组学研究中主要技术手段是磁共振(NMR)、质谱(MS)、色谱(HPLC,GC)等,其中磁共振有助于动态揭示代谢物变化,质谱与色谱则在某一个时态揭示代谢物的改变,可以研究细胞、组织或者生物个体的病理生理状态,并有可能筛选出和疾病发生发展相关的生物标志物(biomarker)。为疾病预警以及治疗提供一个预知平台。但是目前尚没有卵子代谢组学的研究,其限制因素在于材料来源太少,相信在不久的将来代谢组学的技术方法将在卵子中应用,取得重要成果。

第三节 单细胞技术

测序技术的出现使基因组学的研究发生了翻天覆地的变化,随着千人基因组计划、癌症基因组计划、Meta-Hit 计划等重大国际合作项目的相继开展,基因学组研究展现了前所未有的活力。但是,这些项目其 DNA 来源于数百万细胞的混合 DNA 样本。这种方法虽然能够得到全基因组的序列信息,但是得到的结果只是一群细胞的信号平均值,或者只代表其中占优势数量的细胞信息,单个细胞的特性却被掩盖。

卵母细胞发育的各个阶段：GV、MⅠ、MⅡ期细胞内基因表达情况具有很大的差异，以前要想知道在卵母细胞发育的不同时期内基因表达情况几乎是不可能的，再者在肿瘤细胞中，研究人员想找出哪种突变存在于哪种细胞中或者哪几个细胞中几乎是不可能的，只存在于少数细胞（如早期癌细胞，受精卵早期发育的各个细胞）中的突变也基本上被目前的方法所掩盖。肿瘤循环细胞、早期发育的胚胎细胞、胚胎植入前诊断活检的细胞等无法用传统的全基因组或转录组测序来完成，这些遇到的难题亟待解决。可以预见与传统的全基因组测序相比，单细胞测序技术不仅能够提供更为精确的全基因组表达谱，而且还能检测到微量的基因表达变化或罕见的非编码RNA（包括 miRNA、sncRNA、piRNA、lncRNA），单细胞技术对目前生物医学的革新将是全方位和多层次的。

基于流式细胞分选和激光捕获显微切割技术的出现，对生殖细胞高精度单细胞分离技术让单细胞的捕获成为可能，全基因组扩增方法的革新，加快了单细胞测序技术从实验研究方法成为应用于临床的有利工具，解决了临床中许多问题，诸如辅助生殖技术中非整倍体胚胎的筛查，对单基因疾病胚胎植入前遗传学诊断等。单细胞测序主要涉及单细胞全基因组测序、转录组测序（包括 mRNA、noncoding RNA 等）以及单细胞 DNA 甲基化组测序等方面，分别针对单个细胞的 DNA 和 RNA 进行序列分析和比较，进而揭示基因组和转录组的变化以及在发育和疾病发生发展过程中 DNA 甲基化的作用和变化。这些方法中，如单细胞全基因组扩增已经在临床得到应用，单细胞 RNA-Seq 分析已取得巨大的进步。亦有学者坚持成像技术将作为单细胞研究的终极有效方法，引起了巨大的争议，人们持有争议的主要原因是成像技术的瓶颈主要在于影像的获取和分析方法：它们能否在足够大的范围内获取高信息量的数据以及是否可以做出合理的解释而最终获得对生物体发育或临床有价值的结论。可以预见的是，当各种已知技术延伸至体内、外单细胞水平时，利用生物信息学和模型构建方法来分析预测检测到的变异对细胞功能的影响，将会使我们获得更加细致的生物学细微差别图谱，将会对临床应用和基础研究产生巨大的推进。

单细胞全基因组测序是在单细胞水平对全基因组进行扩增与测序相结合的一项新技术。其原理是将分离的单个细胞的微量全基因组 DNA 通过单细胞全基因组扩增技术进行扩增，获得高覆盖率的完整的基因组之后进行全基因组测序或者通过外显子捕获进而高通量测序用于揭示细胞群体之间各个细胞的差异。单细胞全基因组只含有 1~2 个拷贝的DNA，在对单细胞进行测序前需要进行全基因组扩增（whole genome amplification，WGA），WGA 是一组对全部基因组序列进行非选择性扩增的技术，其目的是在"没有"倾向性的前提下大幅提升 DNA 的总量，进而达到测序需求量的要求。该技术通过对微量组织样本甚至单细胞进行全基因组扩增，然后以其扩增产物为模板，进行多位点、多基因或者全基因组测序。

全基因组扩增技术主要分为两种类型：一是以PCR 为基础的全基因组扩增技术，如连接反应介导PCR（LM-PCR）、简并寡核苷酸引物 PCR（DOP-PCR）、扩增前引物延伸反应（PEP）等；另一种是不以 PCR 为基础而基于等温反应的全基因组扩增技术，如基于引物酶的全基因组扩增（pWGA）和多重置换扩增（MDA）。在单细胞全基因组扩增技术两种类型中，PCR 扩增对不同的来源的基因组或者基因组上不同的区域，PCR 扩增的效率存在相当大的偏差，故扩增过程中容易产生扩增偏倚：如富含 CG 的 DNA 序列和等位基因的非随机丢失（Alle Drop Out），以及与 DNA 降解引起的偏差——倾向于扩增更多短片段。Navin 等利用 DOP 全基因组扩增及DNA 测序技术对单个乳腺癌细胞进行拷贝数变异分析，进而推断出细胞的群体结构和肿瘤的进展过程。但是，该方法的局限性在于基因覆盖率较低，而且不能在单个核苷酸水平上评价单个肿瘤细胞的遗传学特性，故无法检测在肿瘤发生发展过程中发挥重要作用的单个核苷酸的改变。亦有学者指出DOP-PCR 对单细胞进行扩增，其产物应用与二代测序可以产生很好的全基因组覆盖度，可应用于胚胎植入前遗传学诊断等领域。

目前单细胞全基因组扩增技术主流为多重置换扩增技术（multiple displacement amplification，MDA），MDA 的技术采用具有高度延伸活性的 DNA 聚合酶（Phi 29）和耐核酸外切酶的随机引物在等温条件下对基因组进行扩增，该方法基于链置换的原理，能够高度忠实地复制整个基因组 DNA，扩增出 10~100kb 大小的片段，能提供大量完整均一的全基因组序列，其优点是操作流程简单，扩增产物片段较长，对单细胞的全基因组扩增使得对单细胞的测序成为可能，这种方法被广泛地应用于胚胎植入前遗产学诊断中。MDA 是目前公认的最先进的单细胞基因组扩增技术之一。

多次萃火环状循环扩增技术(multiple annealing and looping-based amplification cycles, MALBAC)主要由哈佛大学终身教授、美国科学院院士谢晓亮(Sunney Xie)教授团队研发,研究表明 MALBAC 技术相对 MDA 有更多的优点,有可能取代 MDA 技术成为单细胞扩增的主流。MALBAC 技术能从一个细胞的基因组中,通过可与 DNA 随机结合的引物作为 DNA 复制的起点。用于 MALBAC 的引物由两个部分构成:一个包含 8 个核苷酸的黏性部分随机引物,可随机与 DNA 结合,再加上一个包含 27 个核苷酸的共同序列使得单细胞中基因组的约 93% 能够被测序,该方法的巧妙之处在于通过引物上的共同序列使扩增产物自身成环,防止 DNA 在扩增中倾向性过多复制,这样就极大地降低了扩增偏倚(图 24-2)。这种方法得到的单细胞扩增产物使得检测单细胞基因组微重复微缺失的检测成为可能,能够发现个别细胞之间的遗传差异。通过检测这种微小差异可以帮助解释疾病发生发展的遗传学机制、生殖细胞形成机制等。

该技术显示了其在二代测序技术方面巨大的优势,利用该技术对一个亚洲男性的 99 个精子进行了单细胞全基因组 DNA 扩增,利用二代测序技术对每个精子分别进行了 1× 的测序,提供了高精度的男性个人遗传图谱。运用 MALBAC 技术也首次详细描绘了人类单个卵子的基因组图谱,建立了人类卵子遗传图谱。DNA 甲基化研究中传统的研究方法只能最少分析到 50~100 个细胞,北京大学汤富酬教授课题组首次实现了单个细胞的 DNA 甲基化测序,为以后研究基因的表达模式与 DNA 的表观修饰打下了基础。

存在高度异质性的干细胞及胚胎发育早期的细胞亟需单细胞转录组学技术挖掘其基因调控网络,研究细胞分化、细胞重编程及转分化等基因调节机制。由于当前技术手段的限制,单细胞转录组测序存在覆盖率低的缺点,导致除 mRNA 以外的长链非编码 RNAs(lncRNA)难以被检测到,并且无法区分正义链与反义链,目前已有研究解决了这一瓶颈。近年来处于研发阶段的单分子测序技术无需反转录和扩增步骤而能够实现对单个细胞的全长 mRNAs 直接进行测

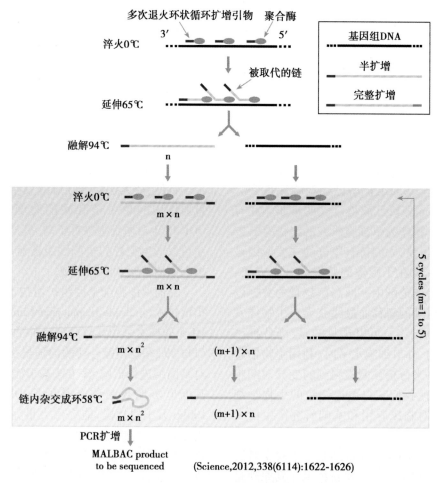

图 24-2 MALBAC 技术原理图

序,凭借无 PCR 偏倚性和测序长度的优势,单分子测序有望提供更为精细的单细胞转录组图谱。

单细胞测序新方法为卵子的基因组、表观基因组以及生殖细胞的遗传重组研究、干细胞的异质性研究、胚胎的植入前遗传学诊断等研究领域提供了一个更具前景的研究工具。

第四节 其 他 技 术

一、显微操作技术

显微操作技术(micromanipulation)是早期建立的一种胚胎学技术,即用显微操作装置在显微镜下对细胞进行解剖和微量注射(microinjection)的技术。目前,显微操作装置的精密度越来越高,不仅可用于核移植,而且可向细胞内注入遗传物质和对细胞核进行解剖。在卵子研究过程中经常用到的显微操作技术有卵胞浆内单精子注射技术(intracytoplasmic sperm injection, ICSI)以及微量注射技术等。ICSI 技术主要用于卵母细胞受精机制的研究。微量注射技术可用于向卵母细胞中注入特定的遗传物质改变卵子内特定基因的表达,从而研究这些基因的作用。例如,向卵母细胞中注入特异的 siRNA 或者 Morpholino,可以使特定基因的表达水平降低;而向卵母细胞中注入体外转录的 mRNA,则可以使特异的基因过表达或者通过荧光标记特定的蛋白质来观察它们在细胞内的动态变化。

二、染色体铺展技术

染色体铺展技术可以用于研究卵母细胞成熟过程中染色体的行为以及非整倍体的情况。卵母细胞染色体铺展的常用方法是先利用 1% 的柠檬酸钠对卵母细胞进行低渗,再用新配制的甲醇乙酸混合溶液(甲醇、乙酸的体积比为 3∶1)在玻片上进行固定卵母细胞。待玻片干燥后,可用荧光染料进行染色观察。

(徐家伟 陈磊 孙莹璞)

参 考 文 献

1. Zong C, Lu S, Chapman AR, et al. Genome-Wide Detection of Single Nucleotide and Copy Number Variations of a Single Human Cell. Science, 2012, 338(6114):1622-1626.
2. Lu S, Zong C, Xie XS, et al. Probing Meiotic Recombination and Aneuploidy of Single Sperm Cells by Whole Genome Sequencing using MALBAC. Science, 2012, 338(6114):1627-1630.
3. Ni X, Zhuo M, Xie XS, et al. Reproducible copy number variation patterns among single circulating tumor cells of lung cancer patients. PNAS, 2013, 110(52):21083-21088.
4. Hou Y, Fan W, et al. Genome Analyses of Single Human Oocytes. Cell, 2013, 155(7):1492-1506.
5. Berdasco M, M Esteller. Aberrant epigenetic landscape in cancer: how cellular identity goes awry. Dev Cell, 2010, 19(5):698-711.
6. SA Smallwood, S Tomizawa, F Krueger, et al. Dynamic CpG island methylation landscape in oocytes and preimplantation embryos. Nat Genet, 2011, 43(8):811-814.
7. Sijia Lu, Chenghang Zong, Wei Fan, et al. Probing meiotic recombination and aneuploidy of single sperm cells by whole-genome sequencing. Science, 2012, 338(6114):1627-1630.
8. C Zong, S Lu, AR Chapman, et al. Genome-wide detection of single-nucleotide and copy-number variations of a single human cell. Science, 2012, 338(6114):1622-1626.
9. J Wang, HC Fan, B Behr, et al. Genome-wide single-cell analysis of recombination activity and de novo mutation rates in human sperm. Cell, 2012, 150(2):402-412.
10. Y Hou, L Song, P Zhu, et al. Single-cell exome sequencing and monoclonal evolution of a JAK2-negative myeloproliferative neoplasm. Cell, 2012, 148(5):873-885.
11. X Xu, Y Hou, X Yin, et al. Single-cell exome sequencing reveals single-nucleotide mutation characteristics of a kidney tumor. Cell, 2012, 148(5):886-895.
12. E Falconer, M Hills, U Naumann, et al. DNA template strand sequencing of single-cells maps genomic rearrangements at high resolution. Nat Methods, 2012, 9(11):1107-1112.
13. C Lorthongpanich, LF Cheow, S Balu, et al. Single-cell DNA-methylation analysis reveals epigenetic chimerism in preimplantation embryos. Science, 2013, 341(6150):1110-1112.
14. Alberts B, Johnson A, Lewis J, et al. Molecular biology of the cell. 5th edition. Garland Science, Taylor & Francis Group, 2007:579-615.

第二十五章

干细胞与卵子发生

第一节 概 述

目前学界普遍认为,干细胞是一类来自于胚胎、胎儿或成体内可在一定条件下无限制自我更新与增殖分化的细胞。根据来源的差异,可将干细胞分为胚胎干细胞(embryonic stem cells, ESCs)和成体干细胞(adult stem cells, ASCs)。胚胎干细胞是指胚胎早期发育如胚胎内细胞团(inner cell mass, ICM)或原始生殖细胞(primordial germ cells, PGCs)过程里面分离出来的一类特化的细胞,这一小群特化的细胞经过培养以后有两个最大的特点,一个几乎是可以无限制的繁殖,另外一个是能够变成所有的组织类型细胞。到目前为止,人类有史以来冻存的最早的干细胞还具有分化和扩增的能力。

成体干细胞存在于体内已经分化的组织,具有能够自我更新并能特化成该类型组织的能力。成体干细胞是机体中普遍存在的一种细胞类型,包括造血干细胞、骨髓间充质干细胞(bone marrow mesenchymal stem cell, BM-MSCs)、脂肪干细胞、神经干细胞等一系列能够维持机体不断生长的细胞。这些细胞类型使我们在生长发育过程中能够得到不断的更新,也是一些重要疾病能够不断被克服治疗的核心,如骨髓移植治疗白血病,就是最典型的干细胞治疗。

干细胞的多潜能性使其在医学领域的应用具有广泛的前景,但免疫排斥成为该技术在医学领域应用的屏障。2006 年,日本科学家山中伸弥(Shinya Yamanaka)通过病毒载体将 Oct3/4、Sox2、Klf4 和 c-Myc 四个转录因子导入体细胞重编程为诱导多能干细胞(induce pluripotent stem cells, iPSCs)。诱导多能干细胞(iPS)技术,为再生医学研究提供了获得病人自身体细胞来源的多能性干细胞的体外培养途径,不但不存在自身免疫排斥的风险,同时也规避了伦理问题,为获得患者特异性自身遗传背景的多能干细胞提出一条新途径,从而成为现代医学的全新治疗手段。目前 iPS 细胞可诱导分化成多种细胞,如神经元、心肌细胞、胰岛细胞、血细胞、听神经祖细胞、生殖细胞等,甚至可得到类似体内的组织结构。由于人类 iPS 细胞系可为患者提供"个性化"的自体干细胞,这将为许多退行性或损伤性疾病的治疗带来巨大的希望,在治疗血液系统疾病、神经系统疾病和生殖系统疾病等方面将展现出其光明的前途。日本科学家山中伸弥教授凭借 iPS 的发明技术获得2012 年诺贝尔生理学或医学奖。

生殖细胞始于原始生殖细胞(PGCs)。雌性体内,生殖细胞要经历如下几个过程,如移行前期PGCs、移行期 PGCs、移行后期 PGCs、生殖母细胞、卵原细胞、初级卵母细胞等。在初生女婴的卵巢中,初级卵母细胞共有约两百万个。这些初级卵母细胞都已进入并停留在第一次减数分裂前期 I 期,不再生长发育。当女性进入性成熟时期,约有 400 000 个初级卵母细胞在促性腺激素的刺激下继续发育。然而,初级卵母细胞的苏醒及再发育并不是同时发生的,而是从性成熟期开始,一批批原始卵泡开始发育,其结果是每 28 天左右有 1 个卵母细胞发育成熟。在女性的一生中只有 400 多个卵母细胞能发育成为成熟的卵子。目前,ESCs 和 iPSCs 都可在体外诱导分化为生殖细胞,但是 iPS 避免了 ESCs 所涉及的道德伦理问题,而且不孕不育患者通过自身组织细胞可获得个体化的 iPSCs,经进一步诱导分化为个体化的生殖细胞。总之,iPSCs 在向生殖细胞诱导分化方面已经取得了巨大进展,不孕不育患者来源的个体化 iPSCs 经诱导分化为生殖细胞,可能为生殖细胞发生提供理想的研究模型,并可能给不孕不育患者的治疗开辟一条全新的途径。

第二节　卵巢干细胞定向诱导卵泡发生

传统观念认为一些低等生物,如:无脊椎动物和鱼类等,卵巢中存在生殖干细胞(germline stem cells,GSCs),而在哺乳动物内则不存在。这种分类是基于不同物种间繁殖能力的不同,存在这样具有有丝分裂能力的卵原细胞对于适应高水平持续的卵子生成是必要的;而哺乳动物则相反,在其一生中其卵巢中只有几百个卵母细胞存在。经典生殖生物学研究认为,哺乳动物出生后卵巢内卵泡是不可更新的。然而,越来越多的实验数据证明,哺乳动物出生后存在着卵泡更新的现象,并提出了雌性生殖干细胞(female germline stem cells,FGSCs)的概念。FGSCs也被称为卵原干细胞(oogonial stem cells,OSCs),按其产生位置可被称为卵巢干细胞(ovarian stem cells,OSCs)或卵巢生殖干细胞(ovarian germ stem cell,OGSC),甚至被更形象地称为可以产生卵子的干细胞(egg-making stem cells)。卵巢干细胞概念的提出及其深入研究,不仅对旧的基础生殖理论提出了严峻的挑战,也对雌性生殖、生殖期的延长、干细胞研究及未来的临床应用等许多相关问题产生了巨大的影响并有极为深远的意义。

一、传统生殖理论

在雄性哺乳动物的整个生命周期中,由于精原干细胞(spermatogonial stem cells,SSCs)的存在、不断地复制和分裂,可以源源不尽地产生雄性精子。而关于哺乳动物卵巢中是否存在生殖干细胞(GSCs)的争议已经持续了一个多世纪,最早的观点主要集中在两个方面:①哺乳动物的卵子数量在出生时已经固定;②卵巢生殖上皮中因卵子发生而产生增殖性GSCs是与哺乳动物发情周期相一致的。

早在1951年,Zukerman整理了1900～1950年间关于不同物种卵子发生的所有相关研究成果,以确认哺乳动物出生后的卵泡是否有更新以及GSCs的增殖是否来源于生殖上皮。Zukerman总结了诸多物种(大鼠、猕猴、兔子、狗、豚鼠及人类)在不同年龄阶段卵巢中卵子数量后,发现每个物种的卵子数量随着时间的延长不断减少。并且对一系列研究提出了质疑:一方面利用秋水仙素(colchicine)去界定卵巢中活跃GSCs的有丝分裂活动;另一方面通过破坏生殖上皮来抑制许多物种卵巢中的卵泡发生均是不可行的;最后他得出结论说出生后的哺乳动物

卵巢中不存在GSCs。该结论也成为了之后60年关于“卵泡发生”的基础理论并被广泛接受。

传统观点认为雌性哺乳动物个体出生后不再有新的卵细胞生成,即个体出生时生殖细胞已发育到原始卵泡(primordial follicle)阶段,停留在第一次减数分裂前期的双线期(diplotene),之后卵泡池中的配子或凋亡,或重新启动发育,没有生殖干细胞通过再生来产生新的卵子补充到卵泡库中。在人类胎儿阶段,女性生殖细胞数量可以高达七八百万,但此后女性生殖细胞会经历一次细胞凋亡导致其数量急剧下降,到出生时,女性生殖细胞的数量仅剩百万,而到了青春期,女性生殖细胞的数量会再度下降,仅剩400～500枚卵母细胞可以在女性一生中完成成熟和排卵,从而获得受精及继续发育的能力。一旦卵母细胞供给不足,绝经就会开始。此外,从雌性生殖细胞的发育角度来看,一个卵原细胞经过两次减数分裂,最终仅形成一个成熟的卵母细胞,增殖效率显著低于其他类型的细胞。

二、卵巢干细胞的发现

哺乳动物出生后的卵泡更新现象受到越来越多的实验数据支持,对旧的生殖理论“卵泡恒定论”不断提出挑战,“卵巢干细胞”的概念逐渐清晰,其发现被麻省理工《科技创业》评为2012年度十大新兴技术(TR10)之一。卵巢中是否存在卵泡更新及卵巢干细胞的研究进展如下所述:

早在1993年9月,Lin等首次在果蝇卵巢管中发现生殖干细胞(germline stem cells,GSCs)的存在,并命名为卵巢干细胞(OSCs)。这种细胞可以不断地产生卵巢管样结构,支持卵子发生的整个过程,并能对终末分化组织,如端丝,产生负调控作用。

2004年3月,美国科学家Tilly等对卵巢中健康卵泡和退化闭锁卵泡的速率进行了分析,推论出生后小鼠卵巢中卵泡应很快消耗殆尽。但是他们在幼鼠及成年鼠卵巢中发现部分生殖细胞具有有丝分裂活性,并持续更新卵泡池。与此一致的是,以细胞周期非特异性的药物白消安(busulphan)处理不孕小鼠卵巢,仍能发现非闭锁卵母细胞的健康卵泡,进一步说明存在能持续补充卵泡的增殖性生殖细胞。他们还进一步在幼鼠及成鼠卵巢中检测到细胞减数分裂起始标志物联会复合体蛋白3(synaptonemal complex protein 3,SCP3)的表达。此外,将野生型小鼠的卵巢组织移植到表达绿色荧光蛋白(green fluo-rescent protein,GFP)的雌性转基因小鼠卵巢后,他们发现移植的卵巢中产生了能表达 GFP 的卵母细胞。因此,通过这一系列的实验,作者推测出生后的哺乳动物卵巢中存在维持卵母细胞和卵泡产生的生殖干细胞(GSCs)存在,并将该成果发表在 *Nature* 上。

2005 年 5 月,Bukovsky 等发现,成年人类女性的卵巢表面上皮(ovarian surface epithelium,OSE)在体外培养的条件下可分化为次级卵母细胞,即有卵泡重生现象的发生。也因此证明了 OSE 有可能是卵泡和颗粒细胞的来源。

2005 年 7 月,Tilly 等又发现尽管成年小鼠卵巢中减数分裂前的生殖细胞数量很少,但是可以很快地产生卵泡,由此他们推测可能存在性腺外的其他生殖细胞来源。他们利用化疗的方法将雌性小鼠卵巢内功能性卵母细胞消除,然后进行骨髓或外周血细胞移植,发现野生型小鼠卵巢可重新产生卵泡,而失调性毛细管扩张症基因缺陷小鼠则无法产生卵泡。因此,该研究认为出生后小鼠卵巢中存在卵母细胞和卵泡的更新,而骨髓和外周血则可能是 GSCs 的潜在来源,即所谓的 GSCs 是机体循环系统中的祖细胞,会受到失能卵巢释放的化学信号引导并迁移至卵巢,以完成卵母细胞补偿。

2006 年 7 月,Kerr 等运用无偏差立体测量学方法,结合抗原免疫标记的方法对处于减数分裂的卵母细胞和增殖的生殖细胞进行染色,对 1~200 天的 C57BL/6 小鼠卵巢中的健康卵泡数进行量化和统计分析。他们的实验结果虽然没有找到卵巢生殖干细胞存在的直接证据,但却支持出生后小鼠及成年小鼠卵巢内存在"卵泡更新"这一假说。

2007 年 11 月,Lee 等发现敲除细胞周期调节基因 Cables1(cyclin-dependent kinase(CDK)-5 and ABL enzyme substrate 1)对雌性小鼠造血干细胞的发育几乎没影响,但是整个成年期产生的卵母细胞数量明显减少,并伴随着不成熟和闭锁卵母细胞的数量急剧增加。这些数据证明了成年雌性小鼠卵巢内可以产生新的卵母细胞和滤泡。

2008 年 2 月,Zhang 等利用 EGFP 转基因动物模型,结合免疫组化和 RT-PCR 技术,研究成年小鼠卵巢中干细胞和生殖细胞标志物。他们通过检测小鼠脉管同系物(mouse vasa homologue,Mvh)、干细胞因子受体(stem cell factor receptor,SCFR)、阶段特异性

胚胎抗原 1(stage-specific embryonic antigen-1)、SCP3 和生长分化因子 9(growth differentiation factor-9,GDF-9)等细胞及干细胞标志物在 GFP⁺ 卵巢组织中的表达,发现在成年小鼠卵巢中这群 GFP⁺ 细胞能共表达生殖与干细胞表面标记,却不同于卵泡细胞,因此,他们认为这类细胞群是生殖细胞与生殖干细胞的混合物。

2008 年 3 月,Bukovsky 等发现 SCP3 可表达在成年人和猴的卵巢中,并经过一系列的实验验证后得出结论,认为减数分裂前的活动在新形成的原始滤泡中继续或终止,即包括高等脊椎动物在内的多种动物成年后的一定时期内均存在着新的卵子发生及卵泡更新。

2008 年 10 月,Klun 等在绝经妇女和患有卵巢功能早衰女性的 OSE 中分离出小圆形细胞,这些细胞不仅表达胚胎早期发育的一些特异性标志物 SSEA4、Oct4、Nanog、Sox2 和 c-kit,并且在体外培养过程中增殖,形成卵母细胞样细胞,并表达早期卵母细胞转录因子 Oct4A、Oct4B、c-kit、Vasa 和 ZP2。因此,这些细胞被界定为成体中的胚胎样干细胞,即卵巢干细胞(OSCs)。

2009 年 5 月,在卵巢干细胞方面有突破性进展的是我国学者吴际教授首次成功从小鼠卵巢中分离出雌性生殖干细胞/卵巢干细胞。其研究利用小鼠 Vasa 标志物作为筛选标记,通过免疫磁珠筛选的方法,建立了拥有正常核型和很强端粒酶活性的新生小鼠 FGSCs 细胞系,该细胞系可在体外培养 15 个月;而从成年小鼠分离的 FGSCs 细胞系可在体外培养超过 6 个月的时间。这些干细胞不仅在体外可以分化成为卵母细胞,同时可以完成成熟、受精、发育等过程,最终形成动物个体。这是国际上首次成功分离出卵巢干细胞,开辟了"卵子发生"研究新领域。

2009 年 12 月,Tilly 等将生殖细胞特异性表达 GFP 的转基因老年小鼠的卵巢组织移植到野生型年轻小鼠后,发现原本处于休眠状态的生殖细胞被激活产生新的 GFP 阳性的卵母细胞并形成滤泡。因此,他们的结论认为老年小鼠卵巢中存在一小群能够产生卵母细胞的减数分裂前的生殖细胞。

2011 年 12 月,吴际教授研究组筛选出一个卵巢干细胞特异性的新标志物干扰素诱导的跨膜蛋白 3(interferon-inducible transmembrane protein 3,Iftm3 或 Fragilis),利用这个标志物可以大大提高 FGSCs 的筛选效率,对 FGSCs 的应用和临床研究具有很大

的帮助。但在吴际教授成功的同时,仍然存在一些质疑的声音,主要是认为分离的 FGSCs 可能并不是干细胞,而仅仅是卵原细胞。

2012 年 2 月,Tilly 等成功从 20～30 岁年轻女性的卵巢上皮组织中分离出 OSCs。他们通过荧光活化细胞分选系统(fluorescence-activated cell sorting, FACS)成功从小鼠和人卵巢中分离出稀有的具有有丝分裂活性的细胞,该类细胞与原始生殖细胞具有相似的基因表达(Ddx4,也称为 Vasa),可在体外扩增培养数月,并能自发产生 35～50μm 的卵母细胞。将这些能稳定表达 GFP 的人生殖干细胞注射到生殖期女性离体卵巢皮质组织中,再将其移植入免疫缺陷的小鼠卵巢中,1～2 周后会发现表达 GFP 的卵母细胞。由此可以证明生殖期女性卵巢中存在与成年小鼠类似的具有有丝分裂活性的生殖细胞,能够在体外繁殖,并在体外和体内产生卵母细胞。虽然利用小鼠卵巢组织的这种异基因移植法与正常人生理环境有所不同,但由于伦理的限制,这仍然是研究人类新生卵泡的好方法。

2012 年 7 月,Zhang 等设计了一种"彩虹小鼠"来跟踪 Ddx4(DEAD box polypeptide 4,通常也被称为 mouse vasa homolog or MVH)阳性细胞在体内外的增殖和分化情况。在这种小鼠中,内源性的 Ddx4 启动子驱动 Cre 重组酶在生殖细胞中表达,并在彩虹表达盒(依次编码 4 种不同的荧光蛋白)处诱导重组,重组导致了 Ddx4 阳性细胞中的红色荧光蛋白(red fluorescent protein,RFP)、橙色荧光蛋白(orange fluorescent protein,OFP)或是蓝绿色荧光蛋白(cyan fluorescent protein,CFP)随机表达,而增强型绿色荧光蛋白(enhanced green fluorescent protein,EGFP)在小鼠体细胞中始终表达。这样,通过改变荧光颜色就能够将表达 Ddx4 的生殖细胞和不能表达 Ddx4 的体细胞区分开。研究发现来自出生后小鼠卵巢的 Ddx4 阳性细胞并没有进入有丝分裂。卵泡重新生成实验中,作者通过腹腔注入白消安和环磷酰胺使野生型雌鼠不孕,2 周后用多点注射的方式将 12.5 天的彩虹胎鼠中能够表达 EGFP 的卵巢细胞注射到野生型不孕小鼠的卵巢中。4 周后在野生型小鼠的卵巢中发现了由 EGFP 阳性的卵母细胞和 EGFP 阳性的颗粒细胞组成的卵泡,却没有找到嵌合型卵泡。当长期培养彩虹小鼠卵巢细胞时,也形成了一些 EGFP 阳性细胞克隆。虽然这些细胞与卵母细胞相似,但它们并不表达 Ddx4。因此,作者认为出生后的雌性哺乳动物体内不存在卵泡更新,也就没有卵巢干细胞。

2013 年 5 月,Lei 等发现不管是在生理状态还是在病理条件下(利用白消安清空卵巢内的生殖细胞),均未发现生殖干细胞;而只是稳定的原始卵泡发育为成熟卵子。

2013 年 10 月,西北农林科技大学团队定位了猪卵巢内的生殖干细胞。他们在猪卵巢膜部位分离的细胞不仅表达干细胞标记分子(OCT4、SSEA4 SSEA3、NANOG、KLF4、TERT、CD133、C-MYC 和 SOX2),还表达增殖和生殖细胞相关分子 CD40f、C-KIT(CD117)、VASA 和 NANOS2,这些细胞在体外具有与胚胎干细胞(ESCs)类似的多能性,可向三胚层细胞分化。因此他们指出猪的生殖干细胞(GSCs)存在于卵巢膜内,他们同时还在小鼠、牛、羊的卵巢相同部位分离得到了 GSCs。

2014 年 4 月,吴际教授团队发现女性生殖干细胞(female germline stem cells,FGSCs)可被诱导转变为女性类胚胎干细胞(female embryonic stem-like cells,fESLCs),这类细胞具有 ESCs 样表面标记和分化潜能。病人特异性 fESLCs 为未来的个性化治疗提供了可能。

2014 年 12 月,Zhang 等通过三种小鼠动物模型证实了初始的卵母细胞库是小鼠整个生命周期中生殖细胞更新的唯一来源,并且在生理条件下没有卵子发生。也就是说小鼠体内没有生殖干细胞(GSCs)存在。

2015 年 10 月,Zhang 等重复了 2012 年 Tilly 团队的实验,利用 FACS 从人和小鼠卵巢内分选出 DDX4 阳性的卵巢干细胞(OSCs),通过 qPCR 和单细胞 mRNA 测序发现该群细胞不表达 *DDX4-mRNA*;将表达绿色荧光(enhanced green fluorescent protein,EGFP)的该群细胞输入到人或小鼠卵巢皮质中,也未发现同样表达 EGFP 的卵泡产生。此外,Tilly 等小鼠肝脏、脾脏及肾脏等本不表达 DDX4 的组织内利用 FACS 分选到了 DDX4 阳性的细胞。由此,他们得出结论:先前发现的 DDX4 阳性 OSCs 细胞并非特异性表达 DDX4,并且也并非功能性的 OSCs。

2016 年 2 月,中国科学院昆明动物研究所郑萍课题组利用(Oct4)-MerCreMer 转基因小鼠联合 EYFP 小鼠建立了一种抗雌激素他莫昔芬(tamoxifen)诱导的卵巢干细胞(OGSCs)追踪系统。利用该系统 5～6 周龄小鼠表达 Oct4 的 OGSCs 可被标记上黄色荧光,表现出活跃的 DNA 复制、有丝分裂,并且可进入减数分裂和原始卵泡发生阶段;在4个月后,仍能观察到持续的减数分裂活动和原始卵泡更新。由此表明出生后小鼠的卵巢在生理条件下存在活跃的、有功能性的卵巢干细胞。

尽管目前卵巢干细胞的研究存在一定争议,但仍然是当前生殖领域的研究热点,主要是因为卵巢干细胞的发现是对传统生殖细胞发育生物学观点的极大挑战。而对于雄性动物,目前已获得精原干细胞且能够在成年动物体内产生成熟精子。但是雌性动物却不然,成年雌性动物体内存在着大量卵泡,在生殖周期中被募集、发育,且仅有为数不多的卵子能够成熟和排卵,目前对这一生理机制的了解也并不透彻,而卵母细胞来源或是卵泡发生问题则更是扑朔迷离,建立卵巢干细胞有助于弄清卵泡周期发生及优势卵泡筛选与排卵机制提供可能。目前,我们对卵巢干细胞了解的还不够清楚,许多技术上和概念上的问题需要解决。例如,改进纯化和培养卵巢干细胞的方法,评估这些细胞在体外产生卵母细胞的潜能,阐明卵巢干细胞产生功能性卵母细胞的关键性信号通路,以及提高分离卵巢干细胞并使其转化为卵母细胞的效率等等。总之,卵巢干细胞研究还处于基础研究阶段,随着技术的成熟,必将会为不孕不育的临床治疗开辟一条崭新的途径。

三、卵巢干细胞定向诱导卵泡发生及其影响因素

胚胎干细胞(embryonic stem cells,ESCs)来源于胚泡期胚胎内细胞团(inner cell mass,ICM),具有很强的自我更新能力多向分化潜能,是所有细胞的初始来源,在再生医学中具有很大的应用价值。卵泡再生学说及卵巢干细胞(OSCs)的发现不仅丰富了人们对生殖理论的认识,也为不孕不育的治疗提供了新思路。但与 ESCs 不同的是,OSCs 仍保留着与原始生殖细胞(primordial germ cells,PGCS)一样的甲基化程度,并且其甲基化程度与 PGC 的不同发育阶段有关。此外,PGCS 可以将遗传信息通过配子传递给后代。因此,OSCs 一方面具有干细胞的特性,另一方面也具有分化为具有受精能力的雌性生殖细胞/配子的潜能。

生殖干细胞需要经过两次分裂形成生殖细胞。首先经过的是非对称分裂,结果能产生一个子代生殖干细胞和一个定向分化的生殖细胞,即卵母细胞,以实现自我更新。然后,再经过对称分裂,产生两个子代生殖细胞。可见,生殖干细胞的形成和自我更新在很大程度上是受有丝分裂和不等分配的机制所调控的。此外,对比其他细胞,生殖细胞具有细胞周期长、需经过减数分裂等特性。因此,生殖细胞分化的启动、微环境对分化的影响及其分化诱导机制受到多种因素的调控和影响。

由于化疗或者其他的理化因素导致卵巢微环境的破坏使得卵子成熟发生障碍,是卵巢早衰的发生机制。绝经期女性未能成功产生卵子也是由于OSCs 微环境受到破坏而导致的;若是将该卵巢组织移植到适龄期女性卵巢内,又可重新启动卵子的发生。2006 年,Bukovsky 发现无卵子产生和绝经后女性卵巢中的卵巢上皮细胞(ovarian surface epithelium,OSE)具有体外分化成卵母细胞的能力,即在适宜条件下这引起处于休眠期的细胞能重新获得分化能力。2012 年,Tilly 等将从人类女性卵巢组织中分离出的 OSCs 在体外培养,发现只能产生初级卵母细胞,而不产生减数分裂二期的次级卵母细胞。而将 OSCs 移植到生殖期女性的离体卵巢皮质组织中,可以依次诱导产生原始卵泡、初级卵泡、窦前卵泡、窦状卵泡等。这种差异可能是由于体外培养体系与人体自体卵巢组织的微环境差别所造成的:体外某些活性物质的缺乏而影响到 OSCs 的分化。目前认为调控 OSCs 分化的因素主要有以下几个方面:

(一) 不对称分裂决定因子

在对果蝇卵巢 GSCs 的研究中发现,FGSCs 的维持和分化是受某些不对称表达的细胞调节因子控制的,如:功能截然相反的 Pumilio(Pum)和 Bam(bag-of-marbles)。Pum 是一种 RNA 结合蛋白,转录抑制因子,对于维持 OSCs 的自我更新起着非常重要的作用,在 GSCs 中高表达,而在生殖细胞中表达水平较低。因此,Pum 可选择性地阻止一些 RNA 的翻译,从而防止 GSCs 的分化。与 Pum 功能截然相反的 Bam 则在 GSCs 分化过程中起着重要作用。有研究表明,Bam 完全突变的 GSCs 只能如干细胞一样增殖而不能发生分化;而当 Bam 异位表达时 GSCs 不能实现分化。由此可见,Bam 也可能是一种决定 GSCs 命运的不对称表达调节因子。现已在哺乳动物 GSCs 中发现了类似 Pum 的同源性基因发挥着调节作用;而 Bam 在哺乳动物中的作用还需要更进一步的研究。

(二) 雌激素

2008 年,Bukovsky 等在对 OGSCs 体外诱导分化的过程中发现,雌激素可能是诱导 GSCs 向卵母细胞分化的重要因素。OGSCs 在体外培养 5~6 天后,未

加入雌激素组的细胞分化为包括颗粒细胞、上皮细胞、间充质细胞及神经细胞等表型的小型细胞;而加入雌性激素组则直接分化成个体比较大的卵母细胞。因此可以推测雌激素对于OGSCs的分化起着重要的调节作用。已有研究表明,人绒毛膜促性腺激素(human chorionic gonadotropin,hCG)和雌二醇(estradiol)的分泌水平影响着卵子生成。但是也有研究发现,在缺乏雌激素的情况下,OGSCs也可以分化成卵母细胞。因此,雌激素在OGSCs分化方面的作用需要更多的实验来证实。

(三)免疫细胞

有研究表明伴随着35~40岁女性卵巢内卵泡更新能力的下降,其免疫系统的功能也在逐渐下降。2008年,Bukovsky等发现,即使在满足激素水平的条件下,如果缺乏免疫系统相关的细胞信号通路,也仅有一部分卵巢干细胞(OSCs)分化为生殖细胞,由此说明免疫细胞在FGSCs分化过程中亦起着相当重要的作用。通过对T细胞和单核细胞来源细胞(monocyte-derived cells,MDC)等免疫系统相关细胞的免疫组化分析发现,OSCs分化为生殖细胞需要MDC和活化的CD8$^+$T细胞。激活的MDC伴随着迁移的生殖细胞,与CD8$^+$T等细胞共同参与了OSCs非对称分裂生成生殖细胞的过程。

(四)端粒酶

端粒酶(telomerase)可将端粒DNA加至细胞染色体末端,是基本的核蛋白反转录酶,对于维持不同物种细胞中染色体的稳定性和细胞的增殖潜能具有重要作用。端粒酶活性是多能干细胞标志,在生殖细胞和干细胞中都能检测到端粒酶活性。Wang等在人类胎儿、新生儿及成人卵巢OSE中均检测到端粒酶活性。还有研究发现人卵巢中端粒酶的活性随着年龄的增加而下降。由此推测端粒酶的活性可能对生殖干细胞向生殖细胞分化的能力产生影响,但

影响机制及其影响过程有待进一步实验证实。

(五)细胞因子

细胞因子的生物学效应包括诱导和激活细胞增殖分化、维持细胞存活等。可通过各种机制作用于细胞发育过程中分化的不同环节,调控细胞的生长和分化。生殖腺微环境中的细胞因子则调控着原始生殖细胞(PGC)的迁移、增殖和分化。在对果蝇GSCs的研究中发现,来源于胚胎外胚层和内脏内胚层的骨形态发生蛋白(bone morphogenetic proteins,BMP)可通过抑制分化调节基因*Bam*转录调节GSCs的非对称分裂,从而参与卵子的发生过程。BMP-4作为转化生长因子-β(transforming growth factor-β,TGF-β)超家族成员,其完全敲除的小鼠胚胎不能发育分化成PGCs,由此提示BMP-4参与调节哺乳动物生殖细胞发育分化过程,但其具体作用机制尚不清楚。

干细胞微环境对干细胞的分化起着重要的指导作用。目前对于各类影响因子和微环境对OSCs分化的影响的认识仍然比较有限,具体的作用机制还不清晰。因此,需要进一步研究卵巢内诱导GSCs分化的信号通路。但随着生命科学技术和干细胞研究技术的发展,干细胞的体外培养现已可获得生殖细胞,而这必将对人类生殖产生深远影响。

四、展望

卵巢干细胞(OSCs)的研究是当前生殖领域的研究热点,其发现是对传统生殖细胞发育生物学观点的极大挑战。尽管如此,人们对于卵巢干细胞仍然存在一定的质疑,主要原因是很多研究成果还没有得到广泛推广,并且无法得到有效的重复。但是OSCs的发现为研究女性卵巢功能提供了全新的研究思路,更重要的是它为女性生育力保存提供了一条新的途径。

第三节 体外激活沉睡的卵泡

一、前言

(一)卵泡概述

卵巢,位于子宫两侧的一对生殖器官,呈卵圆形的,其外表有一层上皮组织,其下方有薄层的结缔组织。内部结构可分为皮质和髓质:皮质由卵泡和结缔组织构成,位于卵巢的周围部分;髓质位于中央,由疏松结缔组织构成,含有许多血管、淋巴管和神经。卵巢的主要功能包括产生卵子和分泌卵巢

激素。

卵泡是一个卵巢的基本功能单位,由位于中央的卵子及外围一层或多层颗粒细胞构成。按照卵泡中卵母细胞的不同生长发育阶段,可以分为原始卵泡、初级卵泡、次级卵泡、囊状卵泡和排卵前卵泡。卵母细胞和颗粒细胞之间的双向通讯在卵巢卵泡的生长过程中发挥重要作用,卵母细胞的生长需要颗粒细胞分泌的生长因子和营养素,同时卵母细胞不是简单的被动受体;相反,在卵泡的生长发育过程

中,卵母细胞起着关键的控制增殖及促进颗粒细胞分化的作用。

（二）原始卵泡的发育和原始卵泡的活化

卵泡在未被激活时处于一种休眠的状态,称为原始卵泡(primordial follicle)。原始卵泡体积小,数量多,位于皮质浅部。有一个初级卵母细胞(primary oocyte)位于中央,周围为单层扁平状的卵泡细胞(又称前颗粒细胞)。原始卵泡是卵巢中处于静息状态的卵泡,原始卵泡集合称为卵泡库,在哺乳动物出生前或出生后,其数量是固定的,在人类出生时每个卵巢中的原始卵泡大约有 400 000 个左右。

原始卵泡库中不停有原始卵泡被激活而进入生长期,这个过程被称为初始招募(initial recruitment),也称为原始卵泡的激活。卵泡生长启动后,颗粒细胞的分化和生长是关键环节。初始招募并不受 FSH 的调节,而是受卵巢产生的一些生长因子的影响。许多生长因子都被发现参与了这个过程如 PDGF、SDF、EGF 等。在人类每个月大约有 1000 个左右的原始卵泡被激活进入生长期,而当原始卵泡库中的原始卵泡不足于 1000 时,卵巢将不再排卵,而此时女性也将进入绝经期。正常女性进入绝经期的年龄都在 50 岁左右,而在一些病理条件下,由于卵巢中原始卵泡库中储备不足而令女性提前进入绝经期(40 岁之前)而引起卵巢早衰(POF)。

原始卵泡的激活主要表现为卵细胞的增殖和周围卵泡细胞的增殖和分化,对于原始卵泡的选择性激活的机制目前了解还是较少的,主要有两个原因,一方面是因为原始卵泡激活是一个长期的过程,另一方面是因为研究模型的建立和取材困难。原始卵泡激活的机制到现在还是不甚明了,因为有些原始滤泡进入生长期而另外的仍旧是处于沉睡状态。早前的研究显示,原始卵泡的激活,生长为初级卵泡的过程中,最先发生的改变就是前粒细胞,随后就是卵细胞。在小鼠的卵巢中,当卵母细胞被 10 个以上的成立方状的粒细胞包裹时,卵细胞的增长明显加速。

（三）原始卵泡激活的意义

年轻的生殖器肿瘤患者、接受化疗放疗的其他肿瘤患者以及因妇科疾病需切除卵巢的患者治疗后往往会导致卵巢功能部分丧失,造成不育,严重影响了生活质量。目前,如果能将卵泡体外进行培养,结合卵巢组织冷冻保存技术,是学界的热点,也为这类患者带来了新的希望。在患者接受抗癌等治疗前,先将其卵巢皮质组织冻存,等到病情好转或有能力生育后代时,再将冷冻卵巢组织解冻,通过卵泡体外培养结合 IVM、IVF 技术,可使她们有机会再次孕育亲生后代。这一技术方案的优势在于不会通过由体外生长的卵泡所产生的胚胎引起体内癌症复发。卵巢组织冻融后的卵子存活率和体外培养状态已在近十年里取得巨大的进步,大量实验数据证实卵巢组织冷冻后能够保持原始卵泡生长重新启动和继续发育的潜力。此外,这项技术也可以应用于推迟生育的妇女,使其在高龄的时候仍有生育健康后代的能力。

二、培养方法

体外培养人新鲜的或冰冻保存的卵巢皮质中的卵泡,已经建立的较成熟的方法有体外卵巢组织培养和分离的卵泡培养。如果要体外培养出成熟的卵子,需要建立一个动态的多步骤培养系统。其中第一步就是促进原始卵泡的起始招募,以促使原始卵泡向初级卵泡转换;第二步就是腔前卵泡向囊状卵泡转化阶段;第三步就是卵细胞的生长条件最优化,使最终能产生健康成熟的卵子。为了体外能培养出成熟的卵细胞,科学家们提出了一个多步骤的培养系统。主要包括:①通过体外培养卵巢皮质激活原始卵泡;②分离和培养生长的腔前卵泡促使卵泡的生长和发育并成功发育为囊状卵泡;③获取成熟的卵丘卵细胞复合物。这些研究的最终目的就是把每一步都结合起来,最终能够完成体外培养成熟的卵细胞。

（一）卵巢皮质片的体外培养

卵泡培养的方法有多种,但普遍认为卵巢皮质片的体外培养是最佳选择。因其可避免因酶解或机械消化方法造成的卵泡损伤,保证了卵泡的正常发育,并可维持卵母细胞及其支持细胞两者之间的间隙联系,提供一个和内环境接近的培养环境,有利于支持卵泡的生长、发育及成熟。培养时,要保证卵巢皮质片小且薄,只有这样才能保证正常的扩散作用,并供给卵泡生长足够的营养代谢需要,减少坏死的发生。这种技术已于鼠原始卵泡、胎牛卵泡和人胎儿卵巢的体外培养上成功应用,期间能够观察原始卵泡的生长启动并发育至初级阶段。然而,由于卵巢皮质片中细胞类型并不单一,不同类型的细胞对营养、激素和生长因子等需求也有所不同。一方面,卵泡周围的细胞对其存活和发育起到什么生物学作用目前尚未明晰;另一方面,在培养过程中组织片常见因缺氧而出现退化坏死情况,人的卵巢组织因伦理问题也较难获取,致使国内外仍鲜见关于人卵巢皮质片体外培养的研究报道。

为了最大可能地保留冰冻保存的或者体外新鲜

培养的卵巢的生殖潜力,原始卵泡的起始活化并且随后的持续生长是非常重要的。培养新生鼠的卵巢已经取得一定的突破,在添加血清的培养基中体外培养 8 天后,可以观察到和体内相似的卵泡激活模式,分离的卵泡粒细胞和卵细胞的复合物,进一步培养能够体外产生成熟的卵子,这些实验第一次证明了体外培养原始卵泡并且生成成熟的卵泡的可行性。

培养和研究家畜(包括牛、羊、山羊、猫和猪)的卵巢组织,对于研究原始卵泡活化也是非常有意义的。一般来说,对于较小的动物,比如大鼠和小鼠,体外培养一般采用完整的卵巢组织,但是对于体型较大的动物,比如人或牛,仅培养富含原始卵泡的卵巢皮质组织。对于体外培养啮齿动物的完整的卵巢和较大动物的卵巢皮质片,两者之间还是有一些差别的。比如,牛和狒狒卵巢皮质片的体外培养过程中,大多数的原始卵泡能够被激活,但是小鼠的卵巢培养时,只有髓质的一小部分的原始卵泡被激活。有科学家在发表的文章中推测,卵巢髓质具有抑制原始卵泡激活的作用。体外培养牛的卵巢皮质片导致原始卵泡的自发激活,随后发现如果培养液中缺乏胰岛素,原始卵泡的激活被阻滞。随后 Fortune 在 2011 年的文章中,报道了在体外培养新生仓鼠和大鼠的卵巢,添加胰岛素可以促进原始卵泡的活化。

通过转基因敲除小鼠敲除某些基因的表达,我们对于原始卵泡激活的研究取得了巨大的进步,根据我们目前对于卵泡激活分子机制的了解,在培养基中添加一些小分子的药物从而促进卵泡的激活是非常可行的。培养液中添加小分子抑制剂比如抑制 PTEN、Tsc1、Tsc2、p27 和 Foxo3a 能很大程度促进原始卵泡的活化。在体外培养 PTEN 抑制剂已经被成功地应用激活人和小鼠的原始卵泡,因为最初的培养小鼠卵巢的方案中,不能有效进行生发泡破裂(germinal vesicle breakdown,GVBD),随后在培养方案中添加了 PTEN 抑制剂和 PI3K 激活剂,培养 13 天后的小鼠卵巢,可以成功地分离腔前卵泡并且在小鼠卵巢基质细胞上培养。

在体外培养人的卵巢组织的过程中,模拟体内的营养、生长因子、pH、温度、氧浓度,仍然需要进一步的优化。研究显示,在无血清的培养基中,体外培养卵巢皮质片 6 天,原始卵泡能够被培养到腔前卵泡的阶段,随后分离腔前卵泡,在卵泡刺激素和活化素 A 刺激的条件下培养 4 天,能够进一步发育为囊状卵泡。但是作者也提出了一个问题,人类卵巢中,初级卵泡发育次级卵泡大约需要 120 天,次级卵

泡发育到早期的囊状卵泡需要 71 天,而体外培养整个过程仅需要 10 天,这样发育成熟卵细胞的质量不能保证。

考虑 PTEN 是一个非常重要的抑癌基因和卵巢短暂的培养在含有 PTEN 抑制剂的培养基中,很快原始卵泡被激活,卵巢随后被移植到肾皮质下并且生成成熟的卵泡。成熟的卵细胞通过受精并且移植到小鼠的子宫中并且生下健康的小鼠。这些实验说明,采用 PTEN 的抑制剂体外培养激活人类的原始卵泡,也可能是安全的和有效的。

(二) 原始卵泡的体外培养

在卵巢皮质的冻存时候,原始卵泡对于冻存的耐受相对较好,但是基质细胞对于冻存的耐受力较差,容易出现坏死。卵巢组织中不仅含有原始卵泡,而且还含有其他处于不同阶段生长发育的卵泡。在不同人的卵巢皮质中,原始卵泡的数量不同,即便一个人的一侧卵巢的不同区域,原始卵泡的分布也不均一。当一整块的卵巢皮质片体外培养的时候,单个卵泡的发育过程是比较难以把握和追踪的,这也是采用卵巢皮质片培养得到的实验结果的一致性较差的一个原因。为了避免这些问题,通过酶消化和一些机械的方法,可以把单个原始卵泡从卵巢中分离出来单独培养。

通过部分解离随后进行显微解剖,可以从新鲜或者冰冻保存人卵巢皮质中分离出原始卵泡,并且不影响原始卵泡的活性。运用这些分离的原始卵泡作为研究材料,单个卵泡的体外培养和生长过程可以被较好的记录。问题是,体外培养的人的卵泡容易退化,并且丢失其三维结构。另一个问题是,体外培养分离培养原始卵泡,前粒细胞和卵细胞分离,会导致卵泡降解。为了防止这个过程的发生,从恒河猴的卵巢中分离出的原始卵泡先用藻酸盐水凝胶包裹,随后在体外培养。水凝胶可以很好地模拟体内的生理环境,并且支持体外培养的卵泡的生存。这个研究说明了,体外培养时模拟体内的卵巢内的生理状况对于维持卵泡的发育的重要性。把体外培养的技术和优化的培养基结合在一起,再使用一些我们已知的原始卵泡的激活剂,我们可以体外获得成熟的卵细胞。

三、原始卵泡激活的分子机制

卵子贮存的基本单位是原始卵泡,卵泡生长启动的关键为颗粒细胞的分化和生长。而在人类最后一组原始卵泡的启动延迟至约 50 年后,在这期间某个原始卵泡能被激活启动生长而其邻近的卵泡仍保

持静止。目前仍未在原始卵泡细胞上发现任何性激素受体，原始卵泡的启动如何受周期性调控及其生长发育的选择性机制仍是个谜。

静止原始卵泡的激活从胎儿期开始发生，并被募集至初级卵泡生长池，这个过程从出生后维持到卵巢功能衰竭，且随着卵泡簇募集发生周期性变化。从原始卵泡至初级卵泡的转化过程及以后的发育阶段，是由来源于卵母细胞、颗粒细胞、卵泡膜细胞和细胞外基质的各种生长因子，通过自分泌和旁分泌途径参与的。

（一）原始卵泡激活抑制因子

对小鼠遗传修饰基因的研究发现，始基卵泡由于抑制因子的作用一直处于休眠状态，丢失任何一个抑制因子，始基卵泡池都将被过早激活，引起卵泡池耗尽和卵巢早衰（POF）。这些抑制因子主要包括：第 10 染色体丢失的磷酸酶张力蛋白同源物基因（PTEN）、Foxo3a、p27、Foxl2、结节性硬化病因子 1（Tsc-1）、Tsc/mTORC1。这里我们重点阐释 PTEN 和 Foxo3a 抑制原始卵泡活化的分子机制。

1. 卵母细胞中的 PTEN 抑制原始卵泡的活化 PTEN（第 10 号染色体缺失的磷酸酶和张力蛋白同源基因）位于染色体 10q23.3，由 9 个外显子组成，编码的蛋白质由 403 个氨基酸组成，具有磷酸酯酶的活性。

纯合子的 Pten 的缺失对于小鼠是致死性的，因此 Pten 在体功能的研究主要是通过 Cre-loxP 系统产生条件缺失 Pten 小鼠来进行。这对于了解 Pten 在肿瘤发生中的作用起到了极大的帮助。通过特异敲除小鼠卵细胞中的 PTEN，我们对于 PI3K 信号通路控制卵泡活化有了较多的了解。采用 Gdf-9 启动子控制的 Cre 重组酶，可以敲除原始卵泡中卵细胞中 Pten 的表达。有人认为这样会导致畸胎瘤的发生，但是作者并没有观察到这样的现象。结果是观察到敲除原始卵泡中卵细胞的 Pten 表达导致不成熟的卵细胞过度生长，同时导致原始卵泡的过程活化。研究发现，不成熟的卵细胞过度生长是由于活化的 Akt 和磷酸化 rpS6 引起的。同时，活化 rpS6 依赖 mTOR 复合体 1（mTORC1）。在不成熟的卵细胞中，PI3K/PTEN-Akt-mTORC1-S6K-rpS6 信号转导对于控制原始卵泡的活化过程中起始增殖至关重要。因此，这个研究显示，PI3K/PTEN 信号对于卵细胞通过调节卵细胞生长调控卵泡的活化。因为卵泡的活化和发育是不可逆的，活化的卵泡如果没有被选择进一步发育，则要进入萎缩。在敲除小鼠卵巢的 Pten 后，过早激活的卵泡最终都经历了萎缩，从而引

起卵巢早衰。另一个研究团队采用生殖细胞特异的 Vasa 启动子控制的 Cre 重组酶敲除卵细胞中 Pten 的表达，观察到同样的现象。同时，卵细胞特异的敲除 Pten 的小鼠，出生后原始卵泡的完全丢失，一般发生在大约性成熟的阶段。

但是，采用 zp3 启动子控制 Cre 重组酶，敲除初级卵泡和进一步发育卵泡中卵细胞的 Pten 的表达，这种小鼠的生育是正常的，说明 Pten 在对于初级卵泡和进一步发育的卵泡中的卵细胞的生长不是必需的。

2. 卵细胞中 FOXO3A 抑制卵泡的激活 插头样转录因子 O 亚家族（FOXO）主要包括 3 个成员：Foxo1、Foxo3a 和 Foxo4。这些分子最主要的共同点就是都具有保守的 Akt 磷酸化位点。当生长因子存在的条件，Akt 磷酸化 Foxo 因子，使其从细胞核内转运至细胞质，从而抑制其转录活性，抑制其下游基因的表达。在缺乏生长因子的环境中，Akt 失活，Foxo 去磷酸化，进入细胞核，促进下游靶基因表达。

Foxo3a 对于哺乳动物生育能力的影响，直到敲除 Foxo3a 的转基因小鼠出现后才有所了解，主要表现为随着年龄增加出现的生育能力的快速下降，而且到 15 周即出现卵泡耗尽导致不育。与野生型小鼠相比，Foxo3a-/-小鼠出生后第 14 天即出现大量早期增殖的卵泡，而且原始卵泡储备也消耗加快。这些可以说明 Foxo3a 能够抑制原始卵泡的活化。但是，这篇研究并没有说明 Foxo3a 发挥功能在卵巢中卵泡细胞类型和卵泡的发展阶段仍不清楚。

通过对野生型小鼠的研究发现，Foxo3a 主要表达在原始卵泡和初级卵泡卵细胞的细胞核，并且随着卵泡的进一步发育，Foxo3a 表达量降低。这个发现不但说明 Foxo3a 抑制原始卵泡的活化，而且提示 Foxo3a 在卵细胞中的表达水平的下降，是原始卵泡活化的先决条件。进一步的实验，在通过 Zp3 启动子控制表达的活化 Foxo3a 转基因鼠的初级卵泡和进一步发育的卵泡模型中，研究显示，活化 Foxo3a 抑制卵子的生长和卵泡的进一步发育，并且导致不育。这些数据说明 Foxo3a 抑制小鼠的原始卵泡的活化，并且敲除 Foxo3a 导致原始卵泡库的消耗殆尽，从而出现卵巢早衰。

Foxo3a 是 Akt 的底物，PI3K 和 PTEN 都调控其功能，在缺乏 Pten 的卵细胞中，Akt 活性升高导致磷酸化 Foxo3a 从而导致其丧失功能。另外，在 Pten 和 Foxo3a 同时突变的卵细胞中，并没有表现出过度的原始卵泡活化，说明在 Pten 敲除小鼠中原始卵泡过度活化是依赖于 Foxo3a 的失活。

另有独立的研究表明,在敲除 Pten 的卵细胞中(*Vasa-Cre*;*Pten-/L*)细胞中,导致 PIP3 水平升高,进一步激活 Akt,随后磷酸化 Foxo3a 使其定位于胞质。在这个实验中,在体外培养新生鼠的卵巢培养液中添加 PI3K 抑制剂 LY294002 培养 8 天,结果显示 LY294002 能够抑制 *Vasa-Cre*;*Pten-/L* 敲除卵泡的生长,但是对于 *Vasa-Cre*;*Foxo3-/L* 鼠的卵泡生长没有影响。说明 Pten 调控卵细胞生长通过 PI3K-PIP3-Akt-Foxo3a 完成的。

(二) 原始卵泡生长促进因子

原始卵泡激活的过程不仅有抑制原始卵泡过早活化的抑制信号,也有促进原始卵泡向初级卵泡转化的其他信号。这些信号来源不同,相互协同调节卵泡生长发育。由于原始卵泡细胞表面没有卵泡刺激素(FSH)受体的表达,原始卵泡激活的过程中,FSH 不发挥作用。转基因模型小鼠和人类卵巢的相关研究发现,Kit/KL 参与卵泡早期发育中的许多事件,如原始卵泡生长的启动、卵泡膜细胞和卵泡腔的形成等。TGF-β 家族的几个成员(BMP-4、BMP-7 和 GDF-9)在始基卵泡激活过程中有重要作用。我们重点阐释 c-Kit 配体(KL)的作用。

c-Kit 和 c-Kit 配体(KL)Kit 是一个受体蛋白,为域型跨膜酪胺酸激酶受体。其配体由基因编码,包括 KL1 和 KL2 两种膜结合形式。Kit/KL 参与了卵泡早期发育中的系列事件,包括原始卵泡生长的启动、卵泡膜细胞和卵泡腔的形成等,说明它对出生前后雌性胎儿卵巢上原始卵泡的存活起到关键作用。在小鼠卵巢原始卵泡和生长卵泡的卵母细胞中均可检测到该基因的 mRNA,且其表达不依赖于卵母细胞表达的 GDF-9 和颗粒细胞表达的 KL。同时,在卵巢膜间质细胞中也可检测到大量 mRNA。实验表明,新生小鼠从产后 1~12 天每天接受注射 ACK2 以阻断 Kit/KL 的相互作用后,原始卵泡的始动募集被完全阻断。另一方面,体外添加 KL 或其阻断剂 ACK2 培养新生小鼠卵巢的实验发现,KL 能促进原始卵泡的始动生长,而抗体 ACK2 对自发的或 KL 诱导的原始卵泡的生长起始有阻断作用。综上所述,Kit/KL 可能是一个原始卵泡启动生长并进一步发育突破初级卵泡阶段的关键调节因素。

四、体外激活卵泡的评价

(一) 组织形态学检测

组织形态学检测体外培养卵巢是评价卵泡激活的主要方法。采用甲醛固定,石蜡包埋,切片随后采用 HE 染色评估卵泡状况被广泛应用。通过显微镜观察卵泡大小、粒细胞增殖、卵细胞健康状况,从而评价原始卵泡的激活情况。这些观察,主要是观察卵巢体外培养前后的变化。

(二) 免疫组织化学和免疫荧光检测

通过检测卵细胞和粒细胞表面不同的分子标记来评估卵泡的激活是近年来发展的新的方法。增殖细胞核抗原(proliferating cell nuclear antigen,PNCA)是一个细胞增殖和生长的标志物,经常被用来评估卵泡的激活。在前颗粒细胞和不成熟牛的、大鼠和小鼠的卵细胞中,PNCA 的表达是不能检测到的,但是在生长中的初级卵泡中,粒细胞和卵细胞的增殖可以很明显检测到,在萎缩的卵泡中,可以检测到激活的 caspase-2 和 caspase-3 的表达。

卵泡粒细胞如果吸收溴脱氧尿嘧啶核苷表明细胞处于增殖状态,也说明了卵泡处于生长状态。AMH 也是一个经常被用来评估活化卵泡的因子。AMH 在原始卵泡的前粒细胞中是不表达的。当卵泡被激活后,粒细胞开始表达 AMH。GDF-9 和透明带蛋白在激活的卵泡的卵细胞中表达。这些因子的表达说明了卵泡的活化,可以作为卵泡活化生长的检测指标。

五、应用前景

原始卵泡体外培养在基础研究方面及临床应用上均有广阔的应用前景。

(一) 为女性提供生殖保险

随着对于肿瘤治疗的进展,许多年轻肿瘤患者得到治愈,但是由于放疗和化疗等治疗对卵巢造成严重损害,治疗后往往丧失卵巢功能,影响其生活质量。将卵泡体外培养和卵巢组织冷冻保存技术结合应用,结合 IVM、IVF 技术使这些患者在康复后再次获得亲生后代的机会。

卵巢组织低温保存技术使得数以百计的原始卵泡实现了原位保存,其优势在于:不需要刺激卵巢;无需推迟患者治疗进程;最大程度地保护生殖细胞,由于原始卵泡体积小,代谢慢,缺乏透明带,使其而在冷冻解冻过程不易受损;材料保存时不需要男性伴侣,这一过程可以是成年单身女性的另一个选择。对于儿童患者,卵巢组织低温保存是生殖功能保护的唯一措施,待肿瘤治疗结束后可选择原位移植、异位移植或体外培养。对于癌症患者而言,用从冻融卵巢组织中获取的卵泡进行体外培养能确保所产生的胚胎不会引起癌症复发,更好地保存优良的生育能力。

2010 年 5 月 17 日,《美国国家科学院院刊》

（PNAS）网络版报道了科学家利用基因敲除技术在小鼠中证实了 PI3K、PTEN 和 FOXO3a 这三个蛋白在维持卵泡休眠状态的重要作用,尚不确定这些蛋白对激活休眠卵泡的调控作用是否也存在于人类中。另外,利用 PTEN 的抑制剂和 PI3K 的激活剂在体外对新生小鼠卵巢组织进行短期处理后再移植至小鼠体内便能激活大量的休眠卵泡,从而获得能够受精并发育成正常后代的成熟卵子。该研究组还将同样的方案应用在人类上,处理了卵巢组织并获得成熟卵子,但基于伦理,这些卵子并未用于进一步受精。而另外一个日本的研究小组通过激活处于休眠状态的原始卵泡,使卵巢早衰患者成功妊娠,并且生育一名健康婴儿:利用腹腔镜手术摘出患者的卵巢组织并进行冷冻保存,待患者 3 个月后身体恢复后解冻并将其切成约 1mm 见方的碎片,然后加入 PTEN 抑制剂对原始卵泡进行培养。其后,研究人员将原始卵泡移植到患者输卵管系膜下以在体内培育出卵子。卵子成熟后收集卵子,再通过体外受精将受精卵移植回患者子宫。该研究小组至今已经取出了 27 名卵巢早衰患者的卵巢组织,对其中存在原始卵泡的 13 人进行了卵巢组织冷冻保存,共采集到 5 人的卵子,经过人工授精后对 3 名女性行受精卵的子宫移植,其中 2 人怀孕,最终一名已经闭经 4 年的 30 岁女性生下一个男婴,目前母子健康状况良好。结果说明体外激活沉睡的卵泡对于治疗卵巢早衰患者的可行性,但目前该方法仅对卵巢内还存在原始卵泡的患者具可行性。

（二） 研究卵泡发生发育提供模型

在基础研究上,卵巢组织及原始卵泡的体外培养可为探讨卵泡发生发育过程中卵母细胞及其周围环境之间的信号传导通路提供研究模型,为在细胞和分子水平认识卵泡的体内发育过程和凋亡事件的发生及其机制提供载体。

（三） 动物物种保存和动物商业化生产

对于稀有或濒危动物物种,卵泡体外培养和卵巢组织冷冻结合起来将有助于物种的保存;对于畜牧业及养殖业公务,可通过将基因优良的动物卵巢组织中的大量早期卵泡 IVM 后进行体外受精胚胎移植,不但可以缩短动物的生殖周期,还可以最大限度地保留优良遗传物质,进行商业化规模生长,更好地收获商业利润。

六、总结

卵泡体外培养技术从最初建立到发展至今,原始卵泡的体外培养和选择激活研究已经取得了明显的突破,但仍有一些问题亟待解决,包括针对不同物种的特异性培养体系的建立、培养时间、培养液添加因子、环境 pH 和 O_2 的最适浓度、培养后卵泡质量的评估等。随着技术的进一步发展和完善,这项辅助治疗手段将为基础研究和临床带来巨大裨益。

第四节　干细胞在女性不孕中的应用前景

干细胞研究之所以受到科学家和公众的广泛关注有其必然性。在基础研究领域,干细胞对于了解人类发育过程是很好的研究模型。在药物研发领域,干细胞及其衍生物由于在毒理学、病理学等方面的特性较目前常用的动物模型来说更接近人类正常组织,因而反映了一种新的药物筛选模式。更重要的是,干细胞这种可以自我复制且分化成其他组织器官的能力在再生医学领域显示出巨大的应用潜力。最近有研究显示,干细胞可以分化为生殖细胞,这为利用干细胞治疗不孕不育提供了理论基础,因此干细胞具有成为新型保存生育力资源的重要载体。本节着重介绍干细胞分化为生殖细胞的研究进展和在女性不孕中的应用前景。

一、胚胎干细胞体外分化为生殖细胞

生殖细胞承载着将哺乳动物遗传信息从亲代传递给子代的重要使命,生殖细胞分为雄性生殖细胞和雌性生殖细胞,均来自于原始生殖细胞(primordial germ cells,PGCs)。PGCs 源于早期胚胎的原始外胚层或上胚层(epiblast)。随着胚胎发育,PGCs 迁移至生殖嵴,继而发生性别分化,形成了精原细胞或卵原细胞,然后经过减数分裂过程,最终成为精子或卵子。精子和卵子结合形成二倍体受精卵,受精卵继续发育形成胚胎,最终形成生命个体。因此,在哺乳动物生殖过程中,配子扮演着不可或缺的重要角色。

现代社会由于社会环境、自然环境等因素的影响,不孕不育的发生率呈逐年上升趋势。中国人口协会于 2012 年发布的调查数据显示,不孕不育患者目前已占育龄人口的 12.5%,超过 4000 万,且以 25～30 岁年龄段的人数最多,出现年轻化趋势,不孕不育不仅对育龄夫妇自身造成困扰,同时还会带来严重的家庭纠纷和社会矛盾,阻碍社会的发展与进步。近年来,辅助生殖技术在治疗不孕不育方面得到了广泛的应用,但是无法治疗因缺乏成熟生殖细胞而导致的不孕不育。精子或卵子捐赠是解决不孕不育患者生殖细胞缺乏的策略之一,尽管卵子捐赠可以帮助这些患者获得妊娠,但仍存在伦理道德、法律和个人情感等争议。目前,干细胞体外分化为生殖细胞为无精子症患者和卵巢功能异常患者的治疗带来了希望。因此,研究人类干细胞向生殖细胞的发育分化,能为不孕症患者提供获得自身遗传后代的机会,具有巨大的潜在应用价值。

(一) 胚胎干细胞分化为雄性生殖细胞

目前,科学家们研究 ESCs 体外诱导分化为雄性生殖细胞已经取得了令人瞩目的研究成果。

2003 年,Toyooka 等首次报道小鼠 ESCs 体外向精子的分化。他们将报告基因绿色荧光蛋白(GFP)插入到 VASA 启动子,而 VASA 是一种 ATP 依赖的 RNA 解旋酶,在迁移后期到减数分裂后的生殖细胞中均有表达,其缺失导致雄性生殖细胞增殖和分化的缺陷。Toyooka 等利用这一 VASA 报告基因 ES 细胞株,将其分化形成拟胚体并与分泌 BMP4 的饲养层细胞共培养,观察到有 GFP 阳性的生殖细胞产生。细胞经分选后移植入不育小鼠睾丸曲细精管,产生了高度分化的精子,但该实验尚缺乏精子的生物学功能检测和受精能力分析。

2004 年,Geijsen 等发现在小鼠 ESCs 自然分化时存在部分 SSEA1 阳性、持续表达 Oct4 的细胞,并伴有生殖细胞特异性基因的高丰度表达及基因印迹消除,在体外分选后经 RA 及 LIF 共培养后形成了胚胎生殖细胞样(embryonic germ cells,EGCs)克隆,从而表明这些 SSEA1[+] 的细胞为 PGCs;研究进一步发现,ESCs 在分化中出现了少量能表达精子顶体蛋白(FE-J1)的单倍体类精母细胞。将这些类精母细胞进行卵细胞质内显微注射后,大约 50% 的受精卵可发生卵裂并发育到二细胞期胚胎,其中约有 20% 的受精卵发育到囊胚期。但该实验未能进一步证实这种来源的胚胎能否正常发育出生小鼠。

2006 年,Nayernia 等报道利用含 Stra8-GFP 及 Prm1-dsRed 报告基因的 ESCs 分化得到精原干细胞系,然后通过在培养液中加入视磺酸,诱导减数分裂,形成拟胚体。作者观察到这种体外获得的类精子细胞在视磺酸诱导后,表达减数分裂或减数分裂后的标志物。然而,最令人感兴趣的是,将这些细胞移植入受体小鼠睾丸中,可以获得活动力有限的单倍体精子。这种体外人工精子可以使卵母细胞受精,启动胚胎发育,并且最终获得成活的个体,从而证明 ESCs 来源的生殖细胞是有功能的。但获得的后代都出现了表型改变,包括生长迟缓、早衰和过早

死亡,这可能是 ESCs 来源的人工配子在早期生殖系印迹建立过程中出现甲基化异常所导致。

2007 年,Kerkis 等同样用视黄酸诱导雄鼠的 ESC 经拟胚体分化为精子和卵子,细胞表达了生殖细胞特异性分子标记,将诱导所得的精子和卵子共培养能形成受精卵并最终发育为桑葚胚、胚泡样结构。该研究显示,雄鼠的 ESCs 具有同时向精子和卵子分化的能力。

2009 年,Yu 等利用 Dazl 基因在雄鼠 ESC 的异位表达直接诱导出游动的精子,将其行胞质内单精注射能观察发育到 8-细胞期但不能发育至囊胚期,证明分化的精子具有受精能力。同年,Kee 等首次构建了携带绿色荧光蛋白报告基因和生殖细胞特异性基因 Vasa(Vasa-GFP)的重组质粒,经慢病毒载体转染人胚胎干细胞(hESCs),通过体外诱导,分选表达 Vasa 的 hESCs 得到生殖细胞,并发现人 DAZL、DAZ 和 BOULE 基因能促进后期减数分裂进行和单倍体配子形成。

2011 年,Hayashi 等以携带 Blimp1 启动子融合 GFP 报告基因的小鼠 ESCs 为模型,在含 Activin A 和 beta-FGF 的 N2B27 培养基中将其诱导形成表达 GFP 的顶胚层样细胞(epiblast-like cells,EpiLCs)。然后将 GFP 阳性细胞在 BMP4 和 LIF 等因子的作用下利用拟胚体分化方式将 EpiLCs 进一步诱导分化成 PGCs 类似细胞(primordial germ cell-like cells,PGCLCs),其中部分 PGCLCs 能检测到 SSEA1 及 CD61 的共表达。这些分化所得的细胞被植入生殖缺陷型新生小鼠的曲细精管中,可发育成有功能的成熟精子,经过受精最终获得正常的子代小鼠,据报道利用此种方法诱导的 PGCLCs 形成率高达 40%。

2012 年,Charles 等研究发现,在不借助遗传操作的情况下,人 ESCs 和 iPSCs 两种干细胞体外诱导能够产生一些关键性细胞包括精原干细胞、包含了细胞减数分裂前完整染色体的精母细胞,染色体数目只有的 1/2 的减数分裂后精母细胞以及圆形精子,其中圆形精子是精子的前体。该研究为体外研究精子发生提供了新策略。

2014 年,中科院北京动物所韩春生团队以携带视黄酸 8(retinoic acid 8)启动子融合 EGFP 报告基因(Stra8-EGFP)的小鼠 iPSCs 为模型,发现小鼠 iPSCs 细胞可依次发育成诱导型顶胚层样细胞(induced epiblast-like cells,iEpiLCs)和诱导型原始生殖细胞样细胞(induced PGC-like cells,iPGCLCs)。iPGCLCs 不仅可分化为诱导型生殖干细胞样细胞(induced germline stem cell-like cells,iGSCLCs)和精

子细胞,而且还可逆转为胚胎生殖细胞样细胞(induced embryonic germ cell-like cells,iEGCLCs)。

2016 年,中科院北京动物所周琪团队发现了由胚胎干细胞(ESC)来源的原始生殖细胞样细胞(PG-CLCs)体外减数分裂的完整过程。实验中,他们将PGCLCs 与新生小鼠的睾丸体细胞共培养,在成形素(morphogens)和激素的双重刺激下完成了减数分裂,如:消除遗传印迹、染色体联会与重组、生成含有正确核 DNA 和染色体含量的单倍体细胞等等。将得到的精子细胞样细胞(spermatid-like cells)注射入育龄小鼠的卵巢内可生成活的、可生育的子代。该发现为体外研究减数分裂机制和人类单倍体精子提供了良好的技术平台。

(二) 胚胎干细胞分化为雌性生殖细胞

2003 年,Hübner 等首次报道了小鼠 ESCs 体外诱导分为卵母细胞:在无饲养细胞和生长因子的条件下将携带 *Oct4-GFP* 报告基因的 ESCs,进行体外诱导分化,观察到有 Vasa 滤泡样结构的类似卵母细胞的生成且表达了 Oct4,同时也检测到了卵细胞透明带蛋白 ZP2、ZP3 等标志物的表达。这些细胞在随后的 3 ~ 4 周继续培养中表达了减数分裂相关标记基因,并最终形成囊胚样结构,暗示其具有自发的孤雌生殖活性。而该实验中并未对其受精能力进行测定。

2004 年,Clark 等采用拟胚体分化的方法,首先发现 hESCs 在这种自发分化条件下伴随有生殖细胞特异性基因(包括 *VASA*、*SCP1*、*SCP3*、*GDF9* 及 *TEKT1* 等)的上调表达,暗示在此自分化条件下可能有生殖细胞的形成。然而,由于 ESC 的体外减数分裂可能需要微环境中一些促进其分化发育的细胞因子参与,而在该实验中无法完全模拟,导致并未观察到完整的联会复合体的形成,细胞无法进入减数分裂周期。

2006 年,Novak 等在 Clark 等研究的基础上,检测 ESC 在自发分化为卵母细胞过程中各种减数分裂特异性蛋白的表达情况,结果表明只有联会复合体蛋白 SYCP3 表达,其他蛋白如 SYCP1、SYCP2、STAG3、REC8、SMC1-β 均未表达。SYCP3 阳性细胞在体细胞中表现出染色体结构,而在所诱导的卵母细胞核中分布高度异常且与染色体无关联,这说明 ESC 来源的生殖细胞体外不能自发进行减数分裂,进一步证实了 Clark 等的结论。同年,Lacham-Kaplan 等将小鼠 ESC 形成 EBs 后,用小鼠睾丸细胞条件培养液进行诱导,有卵巢样结构形成,结构中含有被 1 ~ 2 层扁平细胞围绕的卵母细胞样细胞,无可

见透明带,检测到有卵母细胞特异性标志物 Fig-α和 ZP3。但由于这种诱导培养液成分多样复杂不易控制,其促进卵母细胞发生的作用机制有待进一步阐明。

2007 年,Qing 等将小鼠 ESC 分化得到 EBs,待EBs 继续分化产生 PGCs 时,将 EBs 与卵巢颗粒细胞共培养,10 天生成表达生殖细胞标记 Mvh 和 SYCP3的克隆群,同时表达卵母细胞特异基因 *Fig-α*、*GDF-9* 和 *ZP1-3* 而不表达任何雄性生殖细胞标记,说明卵巢颗粒细胞能有效、特异地诱导 ESC 来源的 PGCs向雌性生殖细胞分化。2009 年,Nicholas 等成功攻克了卵母细胞体外成熟的障碍,将 ESCs 来源的未成熟卵母细胞移植到卵巢环境中使其成熟。同年,Yu等在贴壁培养 20 天的条件下,以 ESCs 为材料通过超表达小鼠 Dazl 基因而诱导出游动的精子,同时也检测到了少量 GDF9 阳性的卵母细胞产生。结果表明运用该方法体外诱导 ESC 不需 EBs 模拟的早期胚胎环境的参与。然而迄今为止,关于 ESCs 来源的卵母细胞在体内的功能及生物学活性仍未见报道。

2012 年,日本科学家 Hayashi 等首次报道获得了具有功能的干细胞分化来源的卵母细胞。他们同样利用转染体系,将卵母细胞减数分裂的标志物基因转入 ES 细胞后,形成原始生殖细胞,将原始生殖细胞移入卵巢中,经过一个月左右的时间,取出移植物,可以发现移植物中存在 OLCs。将这些卵母细胞在体外受精后,移入受体小鼠子宫,最终获得成活的子代小鼠。与精子不同的是,这些小鼠的子代并没有出现表型异常,该项研究也被国际多个权威杂志评选为 2012 年十大科技进展。

2013 年,日本科学家 Hayashi 等又报道了在体外从 ESCs 或 iPSCs 获得功能性卵子的方法。他们首先将 ESCs 或 iPSCs 分化为原始生殖细胞样细胞(PGCLCs),PGCLCs 可聚集形成雌性生殖嵴样结构,经过 1 个月时间该结构中的 PGCLCs 可生长为生发泡(germinal vesicle,GV)卵母细胞,PGCLCs 来源的卵母细胞在体外仅需一天的时间便可发育为成熟的卵子,通过体外受精技术(in vitro fertilization,IVF)将该卵子与精子结合,可获得健康的有生殖力的子代。

尽管多个研究组已能实现利用 ESCs 诱导生殖细胞,但这一领域仍存在许多问题有待阐明,尤其是PGCs 以及减数分裂的发生机制。利用 ESCs 体外自发分化形成 PGCs 的方案效率非常低(<5%),导致PGCs 无法大量获得,限制了其中分化效率及形成机制的研究和应用。

（三）人胚胎干细胞（ESCs）或诱导多能干细胞（iPSCs）向生殖细胞分化的体系及存在的问题

目前无论是 hESCs 还是 iPSCs，体外向生殖细胞诱导分化的效率是很低的。目前，hESCs 诱导分化成为生殖细胞主要采用 3 种方式：①特定细胞因子诱导；②与特定的体细胞（例如：STO、Sertoli 细胞等）共培养；③导入与生殖细胞形成有关的特定基因以提高其形成效率。Kee 等发现在 BMP4/7/8b 的共同作用下，hESCs 向 VASA$^+$ 细胞的形成率有所升高；Park 等以 VASA 作为 PGCs 的标志基因，在对人类胚胎生殖嵴（10 周龄）的免疫组化染色时，发现 PGCs 共表达 c-KIT、SSEA1 及 PLAP，因而在后续的诱导方案中将 hESCs 与人胚胎生殖腺支持细胞共培养，发现显著促进了 PGCs 的形成；Kee 等报道构建了 VASA-GFP 的 hESCs，诱导分化后分选出 GFP 阳性的细胞，并经过遗传基因印迹消除实验证明其为 PGCs，可在特定培养条件下形成 EG 样细胞；Kee 等更为重要的发现是证明过表达 Daz 家族成员 Boule 不仅能促进 hESCs 向 PGCs 分化，还可以促进 PGCs 进行减数分裂并最终形成单倍体配子。然而，由于伦理学及方法学的限制，hESCs 或 iPSCs 来源的 PGCs 及其配子的生物学功能在目前的条件下尚难以验证。

虽然目前利用多能干细胞体外诱导分化为生殖细胞的研究已经取得了重要进展，但是距离完全了解人类生殖细胞发育的具体机制还很遥远。尽管已经证明了生殖细胞可以通过体外分化体系得到，但如何使其正确减数分裂仍然是一个重要的挑战。目前，尽管已有多种减数分裂调控相关基因被筛选出，但其具体的调控机制还不明确，特别是生殖细胞特化过程，这种调控机制如何进行还需要更深入的研究。另一个重要的问题是生殖细胞分化过程中的表观遗传变化。在生殖细胞特化过程中，当到达生殖嵴后，原始生殖细胞经历 DNA 去甲基化，基因组印迹被抹除。表观遗传信息的抹除对于激活一些沉默基因的表达是十分重要的，而这些基因的表达对生殖细胞最终的分化至关重要，在随后的发育过程中，基因组将重新获得甲基化修饰。在精子发生过程中，重新甲基化发生在减数分裂启动前，而在卵母细胞发生过程中，重新甲基化则发生在减数分裂启动后。尽管在整个人类基因组中，印迹基因的数量仅有 5% 左右，但其对于胎儿生长发育的调控至关重要。正确的印迹对配子发生及受精合子的正确发育和功能获得是必需的。印迹异常已经被证明与胎儿发育异常及一些疾病密切相关，如 Prader-Willi、An-gelman、Beckwith-Wiedemann 和 Russell-Silver 综合征。因此，在 ES 细胞分化形成生殖细胞的研究中，必须重视表观遗传及印迹对于生殖细胞发育的调控作用，其可能对于生殖细胞的后续发育潜能及获得子代的健康具有重要影响。

二、成体干细胞向卵母细胞分化

成体干细胞主要来源于机体内各个器官和组织，根据不同来源可以分为造血干细胞、骨髓间充质干细胞、神经干细胞、卵巢干细胞等多个细胞类型。相比于胚胎干细胞，成体干细胞具有来源范围广、数量众多、伦理局限小等优势。目前研究认为，卵巢干细胞和骨髓间充质干细胞具有分化为卵母细胞的能力，在女性不孕和生殖力保持方面应用前景广泛。

（一）骨髓间充质干细胞与生殖细胞形成

研究表明，骨髓间充质干细胞（bone marrow mesenchymal stem cell，BM-MSCs）可能同样具有促进形成生殖细胞的潜力。1994 年，Salooja 等研究发现，经过高剂量化疗从而导致卵巢功能早衰的患者，经过骨髓移植，可以在一些育龄妇女中恢复卵巢功能及生育力。随后，多个研究小组均报道了这种临床治疗手段和结局。

2004 年，Tilly 教授研究团队发现在一些品系的小鼠中，卵巢内卵泡数量下降的比例与原始卵泡凋亡的比例是不符的，提示可能存在某些机制，可以在出生后补偿卵巢内卵母细胞储备。基于这些研究成果，其研究团队提出假设，认为卵巢外的某些祖细胞可能具有迁移回卵巢，从而形成新的卵母细胞的能力。

2005 年，Johnson 等首先发现骨髓（bone marrow，BM）细胞中存在着生殖细胞标志物。通过尾静脉将 BM 注射到经过化疗药物处理的不孕小鼠和基因突变缺陷型小鼠（不能产生卵母细胞）体内，结果发现这些小鼠在处理后 24 小时和 36 小时卵母细胞的生成能力得以恢复；而以外周血（peripheral blood）为材料的移植实验也得到了类似结果。上述研究结果表明，BM 和外周血作为一种潜在的生殖细胞资源能够维持成年小鼠卵母细胞的产生。2007 年，Lee 等的实验也得到了相同的研究结果。

另一方面，Johnson 的研究结果也受到其他研究人员的强烈质疑。2006 年，Eggan 等为了研究循环系统中的细胞是否能够转变为成熟的卵母细胞，利用外科手术将野生型小鼠和能表达 GFP 的突变小鼠连接构成连体小鼠，使其共用一个循环系统。该连体小鼠在4~8周龄时被连接在一起,并且在连体持续6~8个月后进行排卵处理,结果在野生型小鼠中没有发现GFP阳性的卵母细胞,GFP小鼠中也没有发现GFP阴性的卵母细胞。另一实验中,预先用化疗药物处理连体小鼠中的野生型小鼠,同样发现没有GFP阳性细胞交叉进入野生型小鼠中发育成为成熟卵母细胞。最后研究人员将GFP转基因小鼠的骨髓移植给预先用化疗药物或者低剂量全身辐射处理过的野生型小鼠,结果在其体内发现了GFP阳性血液细胞而未见GFP阳性卵母细胞,从而推论骨髓或是外周血中不可能存在雌性生殖干细胞。

(二) 前景与展望

骨髓间充质干细胞是否能够再生生殖细胞尚存在争议,但是BM-MSCs移植对生育力恢复具有重要的促进作用,同时由于BM-MSCs获取容易,体外增殖条件成熟,随着人们对于干细胞研究巨大投入与基础研究的不断深入,也使得我们相信干细胞将来终究会应用于临床,为女性生育力保存和恢复以及不孕提供新的治疗方法。

(孙筱放)

参 考 文 献

1. Fortune JE, Yang MY, Muruvi W. In vitro and in vivo regulation of follicular formation and activation in cattle[J]. Reprod Fertil Dev, 2011, 23(1): 15-22.

2. Hayashi K, Ohta H, Kurimoto K, et al. Reconstitution of the mouse germ cell specification pathway in culture by pluripotent stem cells[J]. Cell, 2011, 146(4): 519-532.

3. Zou K, Hou L, Sun K, et al. Improved efficiency of female germline stem cell purification using fragilis-based magnetic bead sorting[J]. Stem Cells Dev, 2011, 20(12): 2197-2204.

4. Adhikari D, Gorre N, Risal S, et al. The safe use of a PTEN inhibitor for the activation of dormant mouse primordial follicles and generation of fertilizable eggs[J]. PLoS One, 2012, 7(6): e39034.

5. Easley CA4ht, Phillips BT, McGuire MM, et al. Direct differentiation of human pluripotent stem cells into haploid spermatogenic cells[J]. Cell Rep, 2012, 2(3): 440-446.

6. Hayashi K, Ogushi S, Kurimoto K, et al. Offspring from oocytes derived from in vitro primordial germ cell-like cells in mice[J]. Science, 2012, 338(6109): 971-975.

7. Hornick JE, Duncan FE, Shea LD, et al. Isolated primate primordial follicles require a rigid physical environment to survive and grow in vitro[J]. Hum Reprod, 2012, 27(6): 1801-1810.

8. White YA, Woods DC, Takai Y, et al. Oocyte formation by mitotically active germ cells purified from ovaries of reproductive-age women[J]. Nat Med, 2012, 18(3): 413-421.

9. Zhang H, Zheng W, Shen Y, et al. Experimental evidence showing that no mitotically active female germline progenitors exist in postnatal mouse ovaries[J]. Proc Natl Acad Sci U S A, 2012, 109(31): 12580-12585.

10. Adhikari D. In vitro activation of dormant follicles for fertility preservation[J]. Advances in experimental medicine and biology, 2013, 761: 29-42.

11. Bai Y, Yu M, Hu Y, et al. Location and characterization of female germline stem cells(FGSCs) in juvenile porcine ovary[J]. Cell Proli, 2013, 46(5): 516-528.

12. Hayashi K, Saitou M. Generation of eggs from mouse embryonic stem cells and induced pluripotent stem cells[J]. Nat Protoc, 2013, 8(8): 1513-1524.

13. Kazuhiro Kawamura, Yuan Cheng, Nao Suzuki, et al. Hippo signaling disruption and Akt stimulation of ovarian follicles for infertility treatment[J]. PNAS, 2013, 110(43): 17474-17479.

14. Lei L, Spradling AC. Female mice lack adult germ-line stem cells but sustain oogenesis using stable primordial follicles[J]. Proc Natl Acad Sci U S A, 2013, 110(21): 8585-8590.

15. Li Y, Wang X, Feng X, et al. Generation of male germ cells from mouse induced pluripotent stem cells in vitro[J]. Stem Cell Res, 2014, 12(2): 517-530.

16. Wang H, Jiang M, Bi H, et al. Conversion of female germline stem cells from neonatal and prepubertal mice into pluripotent stem cells[J]. J Mol Cell Biol, 2014, 6(2): 164-171.

17. Zhang H, Liu L, Li X, et al. Life-long in vivo cell-lineage tracing shows that no oogenesis originates from putative germline stem cells in adult mice[J]. Proc Natl Acad Sci U S A, 2014, 111(50): 17983-17988.

18. Zhang H, Panula S, Petropoulos S, et al. Adult human and mouse ovaries lack DDX4-expressing functional oogonial stem cells[J]. Nat Med, 2015, 21(10): 1116-1118.

19. Guo K, Li CH, Wang XY, et al. Germ stem cells are active in postnatal mouse ovary under physiological conditions[J]. Mol Hum Reprod, 2016, 22(5): 316-328.

20. Zhou Q, Wang M, Yuan Y, et al. Complete Meiosis from Embryonic Stem Cell-Derived Germ Cells In Vitro[J]. Cell Stem Cell, 2016, 18(3): 330-340.

中英文名词对照索引

T

W

X

Y